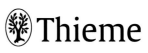

Orthopädie und Orthopädische Chirurgie

Herausgegeben von
Carl Joachim Wirth und Ludwig Zichner

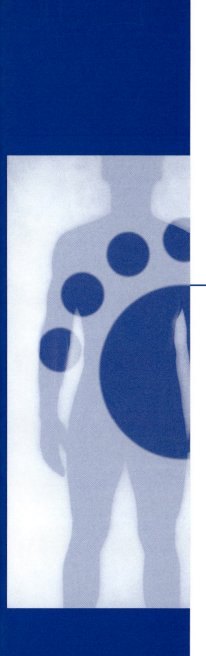

Tumoren, tumorähnliche Erkrankungen

Herausgegeben von
Winfried Winkelmann

Mit Beiträgen von

Chr. August	J. G. Grünert	K. Ludwig
W. E. Berdel	J. Hardes	J.-N. Machatschek
St. Bielack	W. Heindel	M. Paulussen
I. B. Brecht	Chr. Hoffmann	R. Rödl
H. Bürger	M. Jakubietz	O. Schober
H. Bürkle	H. Jürgens	A. Schuck
B. Dankbar	D. Kloss	J. Sciuk
Chr. Franzius	G. Köhler	A. Streitbürger
S. Fuchs	B. Leidinger	M. Thomas
C. Gebert	U. Lepsien	N. Willich
G. Gosheger	N. Lindner	W. Winkelmann

500 Abbildungen
 55 Tabellen

Georg Thieme Verlag
Stuttgart · New York

Bibliografische Information der Deutschen Bibliothek
Die Deutsche Bibliothek verzeichnet diese Publikation in der Deutschen Nationalbibliografie; detailliertere bibliografische Daten sind im Internet über http://dnb.ddb.de abrufbar

Wichtiger Hinweis: Wie jede Wissenschaft ist die Medizin ständigen Entwicklungen unterworfen. Forschung und klinische Erfahrung erweitern unsere Erkenntnisse, insbesondere was Behandlung und medikamentöse Therapie anbelangt. Soweit in diesem Werk eine Dosierung oder eine Applikation erwähnt wird, darf der Leser zwar darauf vertrauen, dass Autoren, Herausgeber und Verlag große Sorgfalt darauf verwandt haben, dass diese Angabe **dem Wissensstand bei Fertigstellung des Werkes** entspricht.

Für Angaben über Dosierungsanweisungen und Applikationsformen kann vom Verlag jedoch keine Gewähr übernommen werden. **Jeder Benutzer ist angehalten**, durch sorgfältige Prüfung der Beipackzettel der verwendeten Präparate und gegebenenfalls nach Konsultation eines Spezialisten festzustellen, ob die dort gegebene Empfehlung für Dosierungen oder die Beachtung von Kontraindikationen gegenüber der Angabe in diesem Buch abweicht. Eine solche Prüfung ist besonders wichtig bei selten verwendeten Präparaten oder solchen, die neu auf den Markt gebracht worden sind. **Jede Dosierung oder Applikation erfolgt auf eigene Gefahr des Benutzers.** Autoren und Verlag appellieren an jeden Benutzer, ihm etwa auffallende Ungenauigkeiten dem Verlag mitzuteilen.

© 2005 Georg Thieme Verlag KG
Rüdigerstraße 14
D-70469 Stuttgart
Telefon: +49/0711/8931-0
Unsere Homepage: http://www.thieme.de

Printed in Germany

Zeichnungen: Piotr und Malgorzata Gusta, Paris
Umschlaggestaltung: Thieme Verlagsgruppe
Umschlaggrafik: Martina Berge, Erbach-Ernsbach
Satz und Druck: Druckhaus Götz GmbH, D-71636 Ludwigsburg, System 3B2

ISBN 3-13-126181-1   1 2 3 4 5 6

Geschützte Warennamen (Warenzeichen) werden **nicht** besonders kenntlich gemacht. Aus dem Fehlen eines solchen Hinweises kann also nicht geschlossen werden, dass es sich um einen freien Warennamen handelt.

Das Werk, einschließlich aller seiner Teile, ist urheberrechtlich geschützt. Jede Verwertung außerhalb der engen Grenzen des Urheberrechtsgesetzes ist ohne Zustimmung des Verlages unzulässig und strafbar. Das gilt insbesondere für Vervielfältigungen, Übersetzungen, Mikroverfilmungen und die Einspeicherung und Verarbeitung in elektronischen Systemen.

Vorwort der Reihenherausgeber

Mit den acht Bänden Orthopädie und Orthopädische Chirurgie wird eine umfassende Übersicht über den gegenwärtigen Wissensstand der Orthopädie einschließlich ihrer Grenzgebiete angeboten. Der rasche Wissenszuwachs in vielen Bereichen der Orthopädie und die heutigen Möglichkeiten des Informationstransfers über wissenschaftliche Datenbanken scheinen den Wert der Handbücher einzuschränken. Andererseits können elektronische Datenträger keine kompetent ausgewählte, kritisch wertende und am Arbeitsplatz stets verfügbare Nachschlagequelle über das gesamte Gebiet der Orthopädie zur Verfügung stellen.

Dies waren die Gründe für Verlag und Herausgeber, eine Präsentationsform zu wählen, die das klassische Handbuch weiterführt. Entscheidend für Auswahl und Gewichtung des zu berücksichtigenden Stoffes war dessen aktuelle klinische Relevanz.

Die Dokumentation des Wissens auf dem Gebiet der Orthopädie ist bis etwa 1985 im deutschen Schrifttum in Handbüchern und ähnlichen Sammel- und Übersichtswerken in hervorragender Weise niedergelegt. Hauptanliegen der Beiträge des vorliegenden Werkes sollte es deshalb sein, besonderes Gewicht auf die Darstellung der neueren Entwicklung – etwa seit 1980 – zu legen. Älteres Wissensgut wurde dementsprechend weitgehend als bekannt vorausgesetzt, wenngleich gelegentlich seine Erwähnung notwendig war – sei es, dass sich dies im Interesse einer schlüssigen und geschlossenen Abhandlung als zweckmäßig erwies oder sei es, dass durch einen Mangel an neuen, weiterführenden Fakten zum Thema der Rückgriff auf Altwissen zur Abrundung des Gesamttextes erforderlich wurde.

Die zwei allgemeinen Bände der Reihe tragen zum Verständnis der System- und Stoffwechselerkrankungen sowie der Tumoren und der tumorähnlichen Erkrankungen bei. Die weiteren sechs Bände sind monothematisch geprägt und haben Anatomie und Biomechanik, Diagnostik und Therapie, Fehlbildungen und Deformitäten, entzündliche, rheumatische und degenerative Erkrankungen, neurogene und stoffwechselbedingte Störungen, Verletzungen und Verletzungsfolgen des gesamten Haltungs- und Bewegungsapparates zum Inhalt. Eigene Kapitel befassen sich mit Begutachtungsfragen. Ein übersichtliches Inhaltsverzeichnis, eine einheitliche Gliederung der regionenbezogenen Bände sowie ein ausführliches, im Internet abrufbares Sachverzeichnis dienen der klaren und raschen Orientierung.

Soweit in der vorliegenden Bandreihe Orthopädie und Orthopädische Chirurgie zu Operationen Stellung zu nehmen ist, geschieht dies lediglich in prinzipieller Weise mit wenigen Schemazeichnungen, ohne auf Operationsverfahren, -konzepte und -alternativen im Detail einzugehen.

Die Mitwirkung einer großen Zahl von Autoren bringt zwangsläufig eine gewisse Variationsbreite in der Form der Textgestaltung mit sich. Dies erhöht aber auch die Farbigkeit des Dargestellten und schafft eine reizvolle Meinungspalette. Die Vorteile dieser Stoffbewältigung dürften deren Nachteile aufwiegen, zumal es heute auf Schwierigkeiten stoßen würde, genügend Autoren zu finden, die in der Lage und willens wären, sehr große heterogene und möglicherweise auch komplizierte Themenkomplexe mit gleichbleibend hoher Kompetenz im Alleingang zu bearbeiten.

Den Herausgebern der Einzelbände gebührt unser besonderer Dank, denn ohne ihre Kooperation wäre das Gesamtwerk nicht realisierbar gewesen.

Für die Bereitschaft, ein derart weit gespanntes Vorhaben in Angriff zu nehmen, sind wir Herrn Albrecht Hauff und den Mitarbeitern des Georg Thieme Verlages, besonders Frau Silvia Buhl, für die stets gute Zusammenarbeit und die sachkundige Betreuung des Projektes zu großem Dank verpflichtet.

Wir hoffen, mit diesem Werk den konservativ und operativ tätigen Kollegen ein aktuelles und verlässliches Hilfsmittel für ihre tägliche Arbeit an die Hand geben zu können.

Hannover und Frankfurt,   Carl Joachim Wirth
im Frühjahr 2002   Ludwig Zichner

Vorwort des Bandherausgebers

Die Diagnostik und Behandlung eines Knochen- und Weichteiltumors oder einer tumorähnlichen Läsion sollte grundsätzlich interdisziplinär sein. Insgesamt sind die bösartigen Tumoren des Haltungs- und Bewegungsapparates sehr selten, so dass ein wenig erfahrener Arzt allein sie kaum von den wesentlich häufigeren gutartigen Tumoren sicher abgrenzen kann. Das rechtzeitige Erkennen eines bösartigen Knochen- oder Weichteiltumors ist jedoch der erste wichtige Schritt für einen sehr guten Behandlungserfolg. Für die sichere Diagnostik ist heute eine moderne Bildgebung notwendig, wobei sich die verschiedenen Verfahren – radiologische und nuklearmedizinische Diagnostik sowie Ultraschall – sinnvoll ergänzen müssen. Die endgültige Diagnose ist in vielen Fällen nur durch eine pathologisch-histologische Untersuchung von sachgerecht und repräsentativ entnommenem Gewebe möglich. Wegen der Seltenheit der bösartigen Tumoren und einer sehr großen Variationsbreite der verschiedenen Entitäten sollten nur auf diesem Gebiet sehr erfahrene Pathologen zu Rate gezogen werden.

Dank multimodaler Behandlungsstrategien hat sich wie bei keiner anderen Krebserkrankung in den letzten 20 Jahren die Überlebenswahrscheinlichkeit bei bösartigen Knochen- und Weichteiltumoren verbessert. Die Therapie besteht heute aus einer individuellen Kombination von Poly-Chemotherapie, chirurgischer Lokaltherapie, Strahlen- und Radionuklidtherapie, wobei die Schwerpunkte der Therapie immer im interdisziplinären Team besprochen werden müssen. Man kann einen bösartigen Knochen- oder Weichteiltumor nur einmal richtig behandeln. Kommt es zu einem Rezidiv, hat der betroffene Patient praktisch keine Langzeit-Überlebenschancen mehr. Leider beinhaltet eine derart aggressive Primärtherapie auch eine Reihe von zum Teil schweren Komplikationen mit Früh- und Spätfolgen. Ein Forschungs- und Behandlungsschwerpunkt am Universitätsklinikum in Münster ist die Tumormedizin. So war es mir möglich, für diesen achten Band der Handbuchreihe „Orthopädie und Orthopädische Chirurgie" im Klinikum noch bzw. ehemals tätige hervorragend qualifizierte Autoren gewinnen zu können. Natürlich können bei diesem schwierigen Themenkomplex die jeweiligen Kapitel nur eine Übersicht über den derzeitigen Stand des Wissens geben. Die Literaturverzeichnisse verweisen jedoch auf die speziellen Publikationen bzw. Bücher.

Den Autoren gilt mein Dank für die viele Zeit, die sie zum Gelingen dieses Buches aufgebracht haben. Mein Dank gilt nicht zuletzt auch dem Thieme Verlag für die Geduld und schwierige Koordination eines derartig umfangreichen „Viel-Autoren-Buches".

Münster, im Dezember 2004   Winfried Winkelmann

Anschriften

Reihenherausgeber

Wirth, C. J., Univ.-Prof. Dr. med.
 Orthopädische Klinik II
 der Medizinischen Hochschule
 im Annastift e.V.
 Anna-von-Borries-Str. 1–7
 30625 Hannover

Zichner, L., Univ.-Prof. Dr. med.
 Orthopädische Univ.-Klinik
 und Poliklinik Friedrichsheim
 Marienburgstr. 2
 60528 Frankfurt

Bandherausgeber

Winkelmann, W., Univ.-Prof. Dr. med.
 Klinik und Poliklinik für Allgemeine Orthopädie
 Universitätsklinikum Münster
 Albert-Schweitzer-Str. 33
 48149 Münster

Mitarbeiter

August, Chr., Dr. med.
 Gerhard-Domagk-Institut für Pathologie
 Universitätsklinikum Münster
 Domagkstr. 17
 48149 Münster

Berdel, W. E., Univ.-Prof. Dr. med.
 Med. Klinik/Innere Medizin A
 Universitätsklinikum Münster
 Albert-Schweitzer-Str. 33
 48149 Münster

Bielack, St., Priv.-Doz. Dr. med.
 Klinik und Poliklinik für Kinder- und Jugendmedizin
 Pädiatrische Hämatologie und Onkologie
 Universitätsklinikum Münster
 Albert-Schweitzer-Str. 33
 48149 Münster

Brecht, Ines Beatrice, Dr. med.
 Olgahospital
 Pädiatrisches Zentrum der Landeshauptstadt Stuttgart
 Abt. Hämatologie und Onkologie
 Postfach 103 652
 70031 Stuttgart

Bürger, H., Priv.-Doz. Dr. med.
 Gerhard-Domagk-Institut für Pathologie
 Universitätsklinikum Münster
 Domagkstr. 17
 48149 Münster

Bürkle, H., Prof. Dr. med.
 Klinikum Memmingen
 Bismarckstr. 23
 87700 Memmingen

Dankbar, B., Dr. rer. nat.
 Klinik und Poliklinik für Allgemeine Orthopädie
 Universitätsklinikum Münster
 Albert-Schweitzer-Str. 33
 48149 Münster

Franzius, Christiane, Priv.-Doz. Dr. med.
 Klinik und Poliklinik für Nuklearmedizin
 Universitätsklinikum Münster
 Albert-Schweitzer-Str. 33
 48149 Münster

Fuchs, Susanne, Prof. Dr. med.
 Klinik und Poliklinik für Allgemeine Orthopädie
 Universitätsklinikum Münster
 Albert-Schweitzer-Str. 33
 48149 Münster

Gebert, C., Dr. med.
 Klinik und Poliklinik für Allgemeine Orthopädie
 Universitätsklinikum Münster
 Albert-Schweitzer-Str. 33
 48149 Münster

Gosheger, G., Priv.-Doz. Dr. med.
 Klinik und Poliklinik für Allgemeine Orthopädie
 Universitätsklinikum Münster
 Albert-Schweitzer-Str. 33
 48149 Münster

Grünert, J. G., Prof. Dr. med.
Klinik für Hand-, Plastische und
Wiederherstellungschirurgie
Kantonsspital
Rorschacherstr. 95
9007 St. Gallen
SCHWEIZ

Hardes, J., Dr. med.
Klinik und Poliklinik für Allgemeine Orthopädie
Universitätsklinikum Münster
Albert-Schweitzer-Str. 33
48149 Münster

Heindel, W., Univ.-Prof. Dr. med.
Institut für Klinische Radiologie
Universitätsklinikum Münster
Albert-Schweitzer-Str. 33
48149 Münster

Hoffmann, Christiane, Dr. med.
Am Brenbach 45
40724 Hilden

Jakubietz, M., Dr. med.
Klinik für Hand-, Plastische und
Wiederherstellungschirurgie
Kantonsspital
Rorschacherstr. 95
9007 St. Gallen
SCHWEIZ

Jürgens, H., Univ.-Prof. Dr. med.
Klinik und Poliklinik für Kinder- und Jugendmedizin
Pädiatrische Hämatologie u. Onkologie
Universitätsklinikum Münster
Albert-Schweitzer-Str. 33
48149 Münster

Kloss, Danni, Dr. med.
Klinik für Hand-, Plastische und
Wiederherstellungschirurgie
Kantonsspital
Rorschacherstr. 95
9007 St. Gallen
SCHWEIZ

Köhler, Gabriele, Univ.-Prof. Dr. med.
Gerhard-Domagk-Institut für Pathologie
Universitätsklinikum Münster
Domagkstr. 17
48149 Münster

Leidinger, B., Dr. med.
Klinik und Poliklinik für Allgemeine Orthopädie
Universitätsklinikum Münster
Albert-Schweitzer-Str. 33
48149 Münster

Lepsien, U., Dr. med.
Orthopädisches Forschungsinstitut Münster OFI
Hafenstr. 3–5
48153 Münster

Lindner, N., Priv.-Doz. Dr. med.
Klinik für Orthopädie und Orthopädische Chirurgie
Husener Str. 46
33098 Paderborn

Ludwig, K., Priv.-Doz. Dr. med.
Sektion diagnostische Radiologie
Stiftung Orthopädische Universitätsklinik Heidelberg
Schlierbacher Landstr. 200 a
69118 Heidelberg

Machatschek, J.-N.
Klinik und Poliklinik für Kinder- und Jugendmedizin
Pädiatrische Hämatologie und Onkologie
Universitätsklinikum Münster
Albert-Schweitzer-Str. 33
48149 Münster

Paulussen, M., Priv.-Doz. Dr. med.
Klinik und Poliklinik für Kinder- und Jugendmedizin
Pädiatrische Hämatologie und Onkologie
Universitätsklinikum Münster
Albert-Schweitzer-Str. 33
48149 Münster

Rödl, R., Priv.-Doz. Dr. med.
Klinik und Poliklinik für Allgemeine Orthopädie
Universitätsklinikum Münster
Albert-Schweitzer-Str. 33
48149 Münster

Schober, O., Univ.-Prof. Dr. Dr.
Klinik und Poliklinik für Nuklearmedizin
Universitätsklinikum Münster
Albert-Schweitzer-Str. 33
48149 Münster

Schuck, A., Priv.-Doz. Dr. med.
Klinik und Poliklinik für Strahlentherapie
Radioonkologie
Universitätsklinikum Münster
Albert-Schweitzer-Str. 33
48149 Münster

Sciuk, J., Univ.-Prof. Dr. med.
Klinik für Nuklearmedizin
Klinikum Augsburg
Stenglinstr. 2
86156 Augsburg

Streitbürger, A., Dr. med.
  Klinik und Poliklinik für Allgemeine Orthopädie
  Universitätsklinikum Münster
  Albert-Schweitzer-Str. 33
  48149 Münster

Thomas, M., Univ.-Prof. Dr. med.
  Medizinische Klinik und Poliklinik A
  Universitätsklinikum Münster
  Albert-Schweitzer-Str. 33
  48149 Münster

Willich, N., Univ.-Prof. Dr. med.
  Klinik und Poliklinik für Strahlentherapie
  Radioonkologie
  Universitätsklinikum Münster
  Albert-Schweitzer-Str. 33
  48149 Münster

Winkelmann, W., Univ.-Prof. Dr. med.
  Klinik und Poliklinik für Allgemeine Orthopädie
  Universitätsklinikum Münster
  Albert-Schweitzer-Str. 33
  48149 Münster

Inhaltsverzeichnis

1 Knochentumoren und tumorartige Läsionen

1.1 Allgemeine Pathologie der Knochentumoren und tumorartigen Läsionen ... 1
W. Winkelmann, B. Leidinger und G. Köhler

1.2 Diagnostik bei Knochentumoren und tumorartigen Läsionen ... 19

1.2.1 Radiologische Diagnostik von Knochentumoren und tumorähnlichen Läsionen ... 20
K. Ludwig und W. Heindel
Allgemeines diagnostisches Vorgehen ... 20
Vorgehen bei speziellen Tumoren und Läsionen ... 27
Knochenbildende Tumoren ... 27
Knorpelbildende Tumoren ... 31
Knochenmarktumoren ... 36
Bindegewebige Tumoren ... 38
Vaskuläre Tumoren ... 39
Tumoren notochordialer Abstammung ... 40
Histiozytäre Tumoren ... 41
Metastasen ... 41
Tumorähnliche Läsionen und tumoröse Läsionen unbekannter Herkunft ... 42

1.2.2 Nuklearmedizinische Diagnostik bei Knochentumoren und tumorvortäuschenden Läsionen ... 47
Chr. Franzius, J. Sciuk und O. Schober
Skelettszintigraphie ... 47
Knochenmarkszintigraphie ... 53
Positronen-Emissions-Tomographie ... 53
Andere szintigraphische Methoden ... 56

1.2.3 Biopsie bei Knochentumoren ... 57
N. Lindner
Einleitung ... 57
Wahl der Biopsiemethode ... 58

1.2.4 Pathologisch-histologische Untersuchungen ... 62
H. Bürger
Interdisziplinärer Ansatz ... 62
Intraoperative Schnellschnittdiagnostik ... 62
Routinemäßige histologische Färbungen ... 63
Immunhistochemische Diagnostik ... 63
Aufarbeitung von tumortragenden Knochen- und Weichteilresektaten ... 66
Aufarbeitung von Weichteiltumoren ... 67
Möglichkeiten der Molekularbiologie ... 67

1.3 Spezielle Pathologie der Knochentumoren und tumorartigen Läsionen ... 73

1.3.1 Tumorklassifikation ... 74
G. Köhler

1.3.2 Tumorartige Läsionen und benigne Knochentumoren ... 77
G. Köhler
Tumorartige reaktive und posttraumatische Veränderungen ... 77
Benigne Kochentumoren ... 79

1.3.3 Spezielle Pathologie maligner Knochentumoren ... 103
H. Bürger
Osteosarkom ... 103
Niedrigmaligne zentrale Osteosarkome ... 108
Primär oberflächlich lokalisierte Osteosarkome ... 109
Parosteales Osteosarkom ... 110
Periosteales Osteosarkom ... 111
Hochmalignes Oberflächenosteosarkom (high-grade surface osteosarcoma) ... 111
Chondrosarkom ... 112
Periosteales (juxtakortikales) Chondrosarkom ... 114
Mesenchymales Chondrosarkom ... 114
Dedifferenziertes Chondrosarkom ... 115
Klarzellchondrosarkom ... 116
Malignes fibröses Histiozytom des Knochens (MFH) ... 117
Ewing-Sarkom – primitiver neuroektodermaler Tumor (PNET) ... 118
Adamantinom des Knochens ... 120
Seltene primäre Sarkome des Knochens ... 120
Metastasen ... 121
Hämatogene Neubildungen ... 123
Maligne Lymphome ... 124

1.4 Konservative und perioperative Therapie der Knochentumoren und tumorartigen Läsionen ... 129

1.4.1 Chemotherapie bei malignen Knochentumoren ... 130
J.-N. Machatschek, M. Paulussen und St. Bielack
Therapiestrategie ... 130
Verwendete Substanzen ... 130
Prognostische Faktoren bei multimodaler Therapie ... 131

Stellenwert der Chemotherapie für die Lokalkontrolle 132
Aktuelle Studien 133
Knochentumorrezidiv 134
Knochentumoren als Zweitmalignome 134
Akute Nebenwirkungen 135

1.4.2 Anästhesie und Intensivmedizin in der orthopädischen Tumorchirurgie 140
H. Bürkle
Präoperative Evaluation 142
Perioperative Anästhesie 143
Prinzipien der perioperativen Schmerzbehandlung 144
Postoperative Anästhesie 144

1.5 Chirurgische Therapie der Knochentumoren 147

1.5.1 Einleitung 148
B. Leidinger und W. Winkelmann

1.5.2 Therapeutisches Vorgehen in Abhängigkeit vom Tumorstadium 149
B. Leidinger und W. Winkelmann
Tumorähnliche Läsionen 150
Latente, inaktive gutartige Läsionen (Stadium 1) 151
Aktive, gutartige Läsionen (Stadium 2) 151
Aggressiv wachsende gutartige Läsionen (Stadium 3) 153

1.5.3 Biologische Rekonstruktion 156
W. Winkelmann
Verfahren ohne knöcherne Rekonstruktion .. 157
Hüftverschiebeplastik 157
Ersatz von Knochen 158
Komplikationen nach Knochenverpflanzung . 162
Knochenersatzstoffe 163

1.5.4 Kallusdistraktion 164
R. Rödl
Bedeutung der adjuvanten Therapie 165
Resektionsgrenzenverbesserung durch Epiphysendistraktion 165
Primäre und sekundäre Defektrekonstruktionen 166
Korrektur von Deformitäten und Beinlängendifferenzen 167

1.5.5 Tumorprothesen 168
G. Gosheger und A. Streitbürger
Prothesentypen 168
Präoperative Planung 170
Implantateigenschaften 171
Implantatfixation 172
Trevira-Anbindungsschlauch zur Kapsel- und Weichgeweberekonstruktion 173
Neue Materialien und antiinfektiöse Oberflächen 174
Spezielle Tumorendoprothetik nach Lokalisation 175

1.5.6 Allograftknochen und Knochenbank 179
N. Lindner
Osteosynthese von Allografts 181
Indikation von Allografts und Vergleich verschiedener Rekonstruktionstechniken 182

1.5.7 Umkehrplastik 184
W. Winkelmann

1.5.8 Spezielle Therapieverfahren 190
N. Lindner
Kryochirurgie 190
Thermokoagulation 190
Hyperthermie 191
Kontinuierliche Druckentlastung (bei der juvenilen Knochenzyste) 192

1.6 Komplikationen nach Resektion von Knochentumoren 195
C. Gebert und J. Hardes

1.6.1 Einleitung 196

1.6.2 Operationstypische Komplikationen 197
Komplikationen bei Tumorendoprothesen ... 197
Komplikationen bei massiven Allografts 199
Komplikationen bei biologischen Rekonstruktionsverfahren 200

1.6.3 Sekundäre Komplikationen 201

1.6.4 Zusammenfassung 201

1.7 Indikation zur Amputation 203
W. Winkelmann

1.7.1 Einleitung 204

1.7.2 Onkologische Gründe 204

1.7.3 Komplikationen 206

1.7.4 Vernunftindikation 206

1.7.5 Palliation 207

1.7.6 Amputationen bei malignen Weichteiltumoren . 207

1.7.7 Modifizierte Amputationen 208

1.8 Nachsorgeempfehlung bei Knochensarkomen ... 211
Chr. Hoffmann

1.8.1	Einleitung ... 212	1.8.3	Spätfolgenmonitoring ... 213
1.8.2	Rezidivdiagnostik ... 213	1.8.4	Funktionsmonitoring ... 213

1.9 Strahlentherapie bei Knochentumoren und tumorartigen Läsionen ... 215
A. Schuck und N. Willich

1.9.1	Osteosarkom ... 216	1.9.8	Hämangiom des Wirbelkörpers ... 220
1.9.2	Ewing-Tumor ... 217	1.9.9	Solitäres und extramedulläres Plasmozytom ... 220
1.9.3	Chondrosarkom ... 219	1.9.10	Multiples Myelom ... 220
1.9.4	Fibrosarkom ... 219	1.9.11	Primär ossäres Lymphom ... 221
1.9.5	Malignes fibröses Histiozytom des Knochens ... 219	1.9.12	Eosinophiles Granulom ... 221
1.9.6	Riesenzelltumor ... 219	1.9.13	Radiogene Nebenwirkungen ... 221
1.9.7	Chordom ... 219		

1.10 Radionuklidtherapie bei Knochentumoren ... 223
Chr. Franzius, J. Sciuk und O. Schober

1.10.1	Einleitung ... 224	1.10.3	Tumorspezifische Radionuklidtherapie bei Knochenmetastasen ... 227
1.10.2	Palliative Schmerztherapie bei Knochenmetastasen ... 224 Radiopharmaka ... 224		Radioiodtherapie beim differenzierten Schilddrüsenkarzinom ... 227 ^{131}I-mIBG beim Neuroblastom und Phäochromozytom ... 227
		1.10.4	Radionuklidtherapie beim nichtresezierbaren Osteosarkom ... 228

1.11 Alternative Therapieverfahren ... 231
S. Fuchs

1.11.1	Einleitung ... 232	1.11.9	Vitamine und Selen ... 234
1.11.2	Enzymtherapie ... 232	1.11.10	Bisphosphonate ... 234
1.11.3	Arsen ... 233	1.11.11	Galliumnitrat ... 235
1.11.4	Grüner Tee ... 233	1.11.12	Akupunktur ... 235
1.11.5	Mistelextrakte ... 233	1.11.13	Bach-Blütentherapie ... 235
1.11.6	Makrobiotische Diät ... 233	1.11.14	Eigenbluttherapie ... 235
1.11.7	Gerson-Diät ... 234	1.11.15	Osteoprotegerin ... 236
1.11.8	Livingstone-Therapie ... 234		

1.12 Therapiekonzept bei Knochenmetastasen ... 237
U. Lepsien

1.12.1	Einleitung ... 238	1.12.3	Therapiekonzept bei speziellen Lokalisationen ... 243 Wirbelsäulenmetastasen ... 243 Beckenmetastasen ... 245 Metastasen im Bereich der langen Röhrenknochen ... 246
1.12.2	Allgemeines Therapiekonzept bei Knochenmetastasen ... 238		

1.13 Tissue Engineering ... 249
B. Dankbar

1.13.1	Einleitung ... 250		1.13.5	Bioreaktoren ... 253
1.13.2	Zellkultur ... 251		1.13.6	Tissue-Engineering-Produkte in der Klinik ... 253
1.13.3	Trägermaterialien ... 252		1.13.7	Entwicklung ... 254
1.13.4	Zytokine ... 252			

2 Weichteiltumoren und tumorartige Läsionen

2.1 Allgemeine Pathologie der Weichteiltumoren und tumorartigen Läsionen ... 257
B. Leidinger und W. Winkelmann

2.1.1	Einleitung ... 258	2.1.6	Anatomisches Kompartment ... 263
2.1.2	Terminologie und Klassifikation ... 258	2.1.7	Tumorwachstum, Pseudokapsel und reaktive Zone ... 264
2.1.3	Häufigkeitsverteilung ... 259	2.1.8	Stadieneinteilung und histologisches Grading ... 266
2.1.4	Ätiologie ... 262		
2.1.5	Klinische Diagnostik ... 262		

2.2 Diagnostik bei Weichteiltumoren und tumorartigen Läsionen ... 271

2.2.1	Radiologische Diagnostik von Weichteiltumoren und tumorähnlichen Läsionen der Weichteile ... 272 K. Ludwig Radiologische Verfahren ... 272 Diagnostik spezieller Tumoren ... 273	2.2.2	Nuklearmedizinische Diagnostik bei Weichteiltumoren und tumorvortäuschenden Läsionen ... 277 Chr. Franzius, J. Sciuk und O. Schober Skelettszintigraphie ... 277 Positronen-Emissions-Tomographie ... 278
		2.2.3	Biopsie bei Weichteiltumoren ... 280 N. Lindner Wahl der Biopsietechnik ... 280

2.3 Spezielle Pathologie der Weichgewebstumoren und tumorartigen Läsionen ... 283
Chr. August

2.3.1	Einführung ... 284	2.3.5	Tumoren mit Differenzierungsmerkmalen glatter Muskelzellen ... 306 Benigne Varianten ... 307 Maligne Varianten ... 307
2.3.2	Fettgewebstumoren ... 290 Benigne Fettgewebstumoren, superfizial gelegen ... 290 Benigne Fettgewebstumoren, tief gelegen ... 292 Fettgewebstumoren mit intermediärer Dignität ... 292 Maligne Fettgewebstumoren ... 293	2.3.6	Tumoren mit Skelettmuskeldifferenzierungen ... 308 Benigne Varianten ... 309 Maligne Varianten ... 309
2.3.3	Fibroblastische/myofibroblastische Tumoren ... 295 Benigne Tumoren ... 295 Intermediäre Tumoren – lokal aggressiv ... 299 Intermediäre Tumoren – selten metastasierend ... 300 Maligne Tumoren ... 302	2.3.7	Neurogene Weichgewebstumoren ... 312 Benigne Varianten ... 312 Intermediäre Varianten ... 314 Maligne Varianten ... 314
		2.3.8	Tumoren mit vaskulären Differenzierungsmerkmalen ... 316 Benigne Varianten ... 316 Gefäßtumoren von intermediärer Dignität ... 317 Maligne Gefäßtumoren ... 318
2.3.4	Fibrohistiozytische Tumoren ... 303 Benigne Tumoren ... 303 Intermediäre fibrohistiozytische Tumoren – selten metastasierend ... 305 Maligne fibrohistiozytische Tumoren ... 305	2.3.9	Tumoren ungeklärter Differenzierung bzw. ungeklärter histogenetischer Zuordnung ... 320 Benigne Tumoren ... 320 Intermediäre Tumoren ... 321 Maligne Tumoren ... 322

2.4 Konservative und perioperative Therapie der Weichteiltumoren und tumorartigen Läsionen ... 331

2.4.1 Chemotherapie bei Weichteilsarkomen des Kindes- und Jugendalters ... 332
St. Bielack, I.B. Brecht und H. Jürgens
Einleitung ... 332
RMS-artige Weichteilsarkome ... 333
Non-RMS-artige Tumoren ... 333
Verwendete Substanzen ... 334
Prognostische Faktoren bei multimodaler Therapie ... 335
Zusammenspiel von Chemotherapie, Chirurgie und Radiotherapie zwecks Lokalkontrolle ... 336
Aktuelle Studien ... 337
CWS-Studien ... 337
IRS-Studien ... 337
SIOP-Studien ... 338
ICG-Studien ... 338
Spätfolgen der interdisziplinären Therapie ... 339

2.4.2 Chemotherapie im Erwachsenenalter bei malignen Weichteiltumoren ... 341
M. Thomas und W. E. Berdel
Einleitung ... 341
Chemotherapie im metastasierten Tumorstadium ... 342
Adjuvante Chemotherapie des Weichteilsarkoms ... 343
Neoadjuvante Chemotherapie von Weichteilsarkomen ... 344

2.5 Chirurgische Therapie der Weichteiltumoren und tumorartigen Läsionen ... 347
B. Leidinger und W. Winkelmann

2.5.1 Therapeutisches Vorgehen in Abhängigkeit vom Tumorstadium ... 348
2.5.2 Adjuvante Therapieformen bei Weichteilsarkomen ... 349
2.5.3 Chirurgische Therapie bei tumorähnlichen Läsionen ... 349
2.5.4 Chirurgisches Vorgehen bei Weichteiltumoren ... 349
Intrakapsuläre, intraläsionale Tumorausräumung ... 349
Marginale Tumorresektion ... 350
Weite Tumorresektion ... 350
Radikale Tumorresektion/Amputation ... 350

2.6 Komplikationen nach Resektion von Weichteiltumoren ... 353
C. Gebert und J. Hardes

2.6.1 Einleitung ... 354
2.6.2 Wundheilungsstörungen ... 354
2.6.3 Behandlung von Wundheilungsstörungen ... 355
2.6.4 Langzeitkomplikationen ... 356

2.7 Strahlentherapie bei Weichteiltumoren und tumorartigen Läsionen ... 359
A. Schuck und N. Willich

2.7.1 Weichteilsarkome ... 360
Weichteilsarkome im Erwachsenenalter ... 360
Radiotherapie von Weichteilsarkomen im Kindes- und Jugendalter ... 362
2.7.2 Aggressive Fibromatose ... 363
2.7.3 Hämangiome ... 363
2.7.4 Therapiekomplikationen ... 363

2.8 Nachsorgeempfehlung bei Weichteiltumoren ... 365
Chr. Hoffmann

2.8.1 Einleitung ... 366
2.8.2 Rezidivdiagnostik ... 366
2.8.3 Spätfolgendiagnostik ... 367

2.9 Plastisch-chirurgische Maßnahmen bei Knochen- und Weichteiltumoren ... 369
J.G. Grünert, D. Kloss und M. Jakubietz

2.9.1 Einleitung ... 370
2.9.2 Strategien zur Extremitätenerhaltung ... 370
2.9.3 Defektdeckung ... 371
Weichteildefekte ... 371
Gefäßrekonstruktion ... 374
Nervenrekonstruktion ... 375
Motorische Rekonstruktionsverfahren ... 375
Knochendefekte ... 376
Umkehrplastiken, Replantationen ... 376
Palliative Indikation ... 376
Nachbehandlung ... 377
Komplikationen ... 377

Sachverzeichnis ... 380

1 Knochentumoren und tumorartige Läsionen

1.1 Allgemeine Pathologie der Knochentumoren und tumorartigen Läsionen

1.2 Diagnostik bei Knochentumoren und tumorartigen Läsionen

1.3 Spezielle Pathologie der Knochentumoren und tumorartigen Läsionen

1.4 Konservative und perioperative Therapie der Knochentumoren und tumorartigen Läsionen

1.5 Chirurgische Therapie der Knochentumoren

1.6 Komplikationen nach Resektion von Knochentumoren

1.7 Indikation zur Amputation

1.8 Nachsorgeempfehlung bei Knochensarkomen

1.9 Strahlentherapie bei Knochentumoren und tumorartigen Läsionen

1.10 Radionuklidtherapie bei Knochentumoren

1.11 Alternative Therapieverfahren

1.12 Therapiekonzept bei Knochenmetastasen

1.13 Tissue Engineering

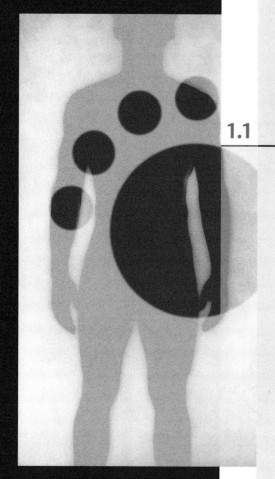

1.1 Allgemeine Pathologie der Knochentumoren und tumorartigen Läsionen

W. Winkelmann, B. Leidinger und G. Köhler

Einleitung

Geschwülste an Knochen- und Weichgeweben können aus unterschiedlichen Ursachen gewachsen sein. Bei den primären Knochensarkomen bleibt die Ätiologie meist unbekannt. Reproduzierbare Einflüsse durch Umweltfaktoren, ionisierende Strahlung oder genetische Faktoren sind nur in Ausnahmefällen nachweisbar. Die sekundären Knochentumoren, das strahleninduzierte Osteosarkom, das Chondrosarkom bei Maffucci-Syndrom und die Knochenmetastasen von Sarkomen und Karzinomen sind dagegen ursächlich abgeklärt. Der Charakter eines Knochentumors ist einerseits durch sein biologisches Verhalten, seine Wachstumstendenz, seine Lokalisation und sein altersabhängiges Auftreten gekennzeichnet. Seine Identität zeigt der Tumor aber häufig erst in der histologischen Aufarbeitung. Anhand seiner Differenzierung und Zellmorphologie sind seine Malignität sowie sein Ursprung zu erkennen und somit zu klassifizieren. Nach Jaffe (1958) muss jeder Tumor als eigene anatomische und klinische Entität betrachtet werden. Das bedeutet, dass manche Tumoren zwar denselben histogenetischen Ursprung haben, aber sich in ihrem klinischen Verhalten nicht gleichbedeutend ähneln und somit auch völlig unterschiedlich behandelt werden müssen.

Im Folgenden ist zunächst von Wichtigkeit, sich eine eindeutige Begrifflichkeit hinsichtlich Terminologie und Klassifikation der Tumoren anzueignen. Danach sollen Häufigkeitsverteilung und klinische Erscheinung der Knochentumoren dargestellt werden. Anschließend wird auf den Begriff des anatomischen Kompartments und das Tumorwachstum sowie das Stadiensystem eingegangen.

Terminologie

Hyperplasie

Nicht jede Geschwulst ist im eigentlichen Sinne auch ein Tumor. Unter dem Begriff **Hyperplasie** wird eine Ansammlung von Zellen verstanden, die als reaktiver oder reparativer Prozess entweder durch beschleunigte Proliferation oder verlangsamte Reifung und Degeneration der betroffenen Zellen in einem Gewebsverband bedingt ist. Auslöser dieses Vorgangs ist ein externer oder interner Stimulus, z.B. eine Fraktur oder hormonell bedingte Einflüsse. Die Hyperplasie tritt mit Beginn dieses Stimulus auf und endet sobald sich der Stimulus inaktiviert. Sie ist von funktionellem Charakter und organischer Struktur, sie neigt zur Differenzierung und Reifung. Beispiele sind die hypertrophe Kallusbildung und die Myositis ossificans (Campanacci 1999).

Dysplasie und Hamartom

Während der Embryonalphase, der fetalen oder infantilen Entwicklung kann es zum Ausschluss eines regional organisierten Gewebeverbandes kommen, der scheinbar ohne Funktion zurückbleibt. Dieser Gewebeverband unterliegt keiner weiteren Steuerung und kann sich durch unabhängiges Wachstum wie ein gutartiger Tumor verhalten. Das Produkt dieses Wachstums nennt man **Hamartom**. Ähnlich wie ein Hamartom verhalten sich die als **Dysplasien** in der Terminologie von Knochenerkrankungen bezeichneten Veränderungen, die durch überschüssiges, tumorähnliches Wachstum normalen und abnormalen Gewebes während der Adoleszenz entstehen. Ähnlich wie die Hyperplasie haben das Hamartom und die Dysplasie histologisch eine recht geordnete Struktur. Sie neigen dazu, ihr Wachstum nach Ende der Pubertät zu erschöpfen. Beispiele sind die Exostose, das Chondrom und die fibröse Dysplasie (Campanacci 1999).

Benigne Tumoren

Kennzeichen gutartiger Tumoren ist ihr autonomes, vergleichsweise langsames Wachstum. Ihre Zellmorphologie ist typisch und die Gewebestruktur hochdifferenziert. Meist erhält sich ein beträchtlicher Teil der ursprünglichen normalen Zellfunktion. Das Wachstum ist im Vergleich zu bösartigen Tumoren weniger permeativ und gut abgrenzbar zu benachbarten Gewebestrukturen. Diese Tumoren können über eine gut abgrenzbare Pseudokapsel verfügen. Nach vollständiger Entfernung neigen gutartige Tumoren nicht zu Rezidivien und Metastasen. Typische Beispiele sind der Riesenzelltumor des Knochens, das Osteoidosteom und das Osteo- und Chondroblastom.

Niedriggradig maligne Tumoren

Ihr Wachstumsverhalten ist eher langsam, aber fortschreitender als das der gutartigen Tumoren. Sie können dadurch eine enorme Größe annehmen. Auch der Wachstumscharakter ist eher permeativ als bei den gutartigen Geschwülsten und die Grenzen sind weniger gut zu definieren. Bei chirurgischer Entfernung sollte eine gesunde Gewebeschicht das Resektat umfassen, denn die Neigung dieser Tumoren zum Lokalrezidiv ist erheblich. Metastasen treten nur selten auf, jedoch kann der Malignitätsgrad dieser Tumoren durch Dedifferenzierung höhergradig werden. Dies geschieht durch die Entwicklung neuer Zellklone. Typische Beispiele solcher Tumoren sind das Chondrosarkom Grad I und II und das parossale Osteosarkom.

Hochgradig maligne Tumoren

Das Wachstumsverhalten solcher Tumore ist in der Regel schnell und aggressiv. Die Zellmorphologie ist atypisch und undifferenziert, die Gewebsstrukturen nicht mehr organoid. Die ursprüngliche Funktion der Zelle ist aufgehoben. Das Wachstum ist invasiv und permeativ, so dass die Grenzen der Geschwulst kaum vom umgebenden Gewebe unterschieden werden können. Bei der chirurgischen Resektion führt eine nicht weit im Gesunden durchgeführte Entfernung des Tumors sicher zum Lokalrezidiv. Die Metastasierungsrate ist sehr hoch. Beispiele solcher Tumoren sind das klassische Osteosarkom, Ewing-Sarkom und das Chondrosarkom Grad III.

Klassifikation

Die Basis für die Klassifikation von Tumoren ist histologisch bzw. histogenetisch. Tumoren werden anhand des Zelltyps unterschieden, aus dem sie bestehen und aus dem sie hervorgegangen sind. Falls ein Tumor aus Chondrozyten, Chondroblasten und kartilaginärer Matrix besteht, handelt es sich zum Beispiel um ein Chondrom oder Chondrosarkom.

Die richtige Identifikation des Tumors ist bei gutartigen Tumoren einfach, da sie eine hohe Zelldifferenzierung aufweisen. Schwieriger kann die Einschätzung bösartiger Tumoren sein, die einerseits in ihrem Gewebsverband über uneinheitlich differenzierte Zellareale verfügen und andererseits durch ihre geringe Differenzierung von ihrem Ursprungszellcharakter abweichen. Die histogenetische Diagnostik wird in solchen Fällen durch immunhistochemische, molekularbiologische und elektronenmikroskopische Untersuchungen unterstützt.

Werden verschiedene Differenzierungsstadien in einem Tumor beobachtet, ist es immer der niedrigste Differenzierungsgrad, der den Tumor definiert. Sind z. B. in einem Sarkom neben einer Osteoidbildung fibroblastische Zellreihen zusammen mit chondroblastischen und osteoblastischen zu beobachten, wird ein Osteosarkom diagnostiziert.

Die histogenetische Klassifikation der Knochentumoren wurde von der WHO anhand des Gewebeursprungs des Tumors vorgenommen (Fletcher u. Mitarb. 2002). An dieser Klassifikation orientiert sich die Terminologie der Kapitel 1.3 in diesem Buch. Nach der Identifikation des Tumors anhand histologischer und histogenetischer Kriterien besteht das zweite, entscheidende Merkmal aus der Einstufung der Dignität eines Tumors zwischen gutartig, niedrigmaligne und hochmaligne.

Eine verlässliche Klassifikation muss zusätzlich zu histologischen Merkmalen die typischen Eigenschaften des Tumors berücksichtigen, die aus der klinischen, makroskopischen und radiologischen Darstellungsweise zu analysieren und aus der klinisch prognostischen und therapeutischen Erfahrung abzuleiten sind.

Trotzdem besteht noch immer eine gewisse Unsicherheit in der Klassifikation von Knochen- und Weichteiltumoren. Besonders im vergangenen Jahrzehnt sind auf dem Gebiet der Tumordifferenzierung durch immunohistochemische und molekularbiologische Untersuchungen entscheidende Fortschritte gemacht worden. Einige Weichteiltumoren wie z. B. das maligne fibröse Histiozytom bleiben aber hinsichtlich ihrer Histogenese und Diagnose noch immer diskutabel.

Ein weiteres Problem stellt die Einschätzung des histologischen Malignitätsgrades dar. Dieser ist abhängig von der Erfahrung des Pathologen eher subjektiv. Daher sollten Knochentumoren in einem in der Bewertung von Knochen- und Weichteiltumoren erfahrenen Zentrum referenzpathologisch bewertet werden. Tumoren werden nach ihrer Histogenese und ihrem histologischem Grad klassifiziert. Für Knochentumoren beruht diese Klassifikation (Tab. 1.1.1) auf den Ergebnissen von Schajowicz u. Mitarb. (1972) und Campanacci (1999), deren Erkenntnisse in die WHO-Klassifikation (Fletcher u. Mitarb. 2002) eingegangen sind.

Häufigkeitsverteilung

Knochentumoren sind sehr selten. Statistische Analysen zeigen eine jährliche Inzidenz von knapp 10 Fällen primärer bösartiger Knochentumoren pro 1 Millionen Einwohner (Fletcher u. Mitarb. 2002). Ihr Anteil an der Häufigkeit aller Neoplasien beträgt nur 0,2% (Dorfmann u. Czerniak 1995). Knochentumoren sind etwa zehnmal seltener als Weichteiltumoren. Gutartige Knochentumoren sind weitaus häufiger. Deren wahre Inzidenz kann nicht festgestellt werden, ist doch davon auszugehen, dass die meisten gutartigen Tumoren unentdeckt bleiben. Bezüglich der Häufigkeitsverteilungen von Knochentumoren wurde Zahlenmaterial verschiedener pathologischer Institute verglichen. Alle Tumoren wurden in diesen Instituten histologisch gesichert. Dabei erfolgt ein Vergleich der Verteilung aus den Registern von Dahlin (1978), Schajowicz u. Mitarb. (1972) und Schajowicz (1981) mit dem Gerhard-Domagk Institut für Pathologie des Universitätsklinikums Münster, dem epidemiologischen Krebsregister für den Regierungsbezirk Münster, sowie mit der Arbeit von Dorfmann und Czerniak (1955) über bösartige Knochentumoren. Dahlin und Schajowicz beschreiben insgesamt 8066 Tumoren, wobei 3.385 (42%) sicher benigner und 3.975 (48%) sicher maligner Natur waren (Abb. 1.1.1 bis 1.1.3). Im Knochengeschwulstregister des Gerhard-Domagk-Instituts für Pathologie des Universitätsklinikums Münster fanden sich von 1974–2003 10.809 Knochentumore, wobei 6.829 (63%) benigner und 3.980 (37%) sicher maligner Natur waren. Weiterhin erfolgte die Auswertung aus den gemeldeten bösartigen Neubildungen der Knochen und des Gelenkknorpels mit den ICD-Codes C40 und C41 an das Epidemiologische Krebsregister für den Regierungsbezirk Münster der Jahre 1992–2001 (Abb. 1.1.4 und 1.1.5).

Nach Dahlin und Schajowicz (n = 3.385) ist der häufigste, durch Biopsie gesicherte gutartige Tumor das Osteochondrom (40%), gefolgt vom Chondrom mit 19% und vom Riesenzelltumor mit 17%. Die Angaben decken sich in etwa mit der statistischen Analyse aus dem klinikeigenen Institut (n = 7.944), wobei das Chondrom mit 31% und das Osteochondrom mit 20% repräsentiert sind. Der Riesenzelltumor des Knochens ist mit 8% eher selten, auch das Osteoidosteom mit nur 5%, das aber in unserer ortho-

Tab. 1.1.1 Klassifikation der Knochentumoren in Anlehnung an Schajowicz u. Mitarb. (1972), Campanacci (1999) und Fletcher u. Mitarb. (2002)

Zelldifferenzierung	Gutartig	Niedriggradig bösartig	Hochgradig bösartig
Kartilaginär	Exostose Chondrom • Enchondrom • periostales Chondrom Chondroblastom chondromyxoides Fibrom	fibrokartilaginäres Mesenchymom Chondrosarkom Grad 1 • peripheres CS • periostales CS • Klarzell-CS	Chondrosarkom Grad 2 und 3 • zentrales CS • dedifferenziertes CS • mesenchymales CS
Ossär	Osteom Osteoidosteom Osteoblastom	Osteosarkom • periostales OS • parossales OS • Low-grade zentrales OS	Osteosarkom • klassisches OS • teleangiektatisches OS • kleinzelliges OS • multifokales OS • High-grade surface OS • sekundäres OS
Fibrös	desmoblastisches Fibrom	Fibrosarkom Grad 1 und 2	Fibrosarkom Grad 3 und 4
Fibrohistiozytär	benignes fibröses Histiozytom		malignes fibröses Histiozytom
Ewing-Sarkom/PNET			Ewing-Sarkom primitiver neuroektodermaler Tumor (PNET)
Hämatopoetisch			Lymphom multiples Myelom
Riesenzellen	Riesenzelltumor		maligne entarteter Riesenzelltumor
Notochordal		Chordom	
Vaskulär	Hämangiom Lymphangiom Hämangioendotheliom	Hämangioendotheliom Hämangioperizytom	Angiosarkom Hämangioperizytom
Glatte Muskulatur	Leiomyom		Leiomyosarkom
Lipomatös	Lipom		Liposarkom
Nerval	Neurofibrom Neurinom		Neurofibrosarkom
Gemischt		Adamantinom	malignes Mesenchymom Metastasen
Tumorähnliche Läsion	aneurysmatische Knochenzyste juvenile Knochenzyste fibröse Dysplasie osteofibröse Dysplasie Langerhans-Zell-Histiozytose		sekundäre maligne Entartung
Synovial	Gelenkchondromatose		

pädischen Klinik nicht mehr biopsiert, sondern durch Flow-CT gesichert und dann thermokoaguliert wird.

Der häufigste bösartige Knochentumor ist nach der Statistik von Dahlin und Schajowicz (n = 3.975) das Osteosarkom mit 47%, danach das Chondrosarkom mit 23% und das Ewing-Sarkom mit 8% (s. Abb. 1.1.2). Die Angaben aus dem Gerhard-Domagk-Institut (n = 4.861) zeigen als häufigsten Tumor das Chondrosarkom mit 29%, das Osteosarkom mit 20% und das Ewing-Sarkom mit 12% (s. Abb. 1.1.4). In dieser Statistik sind allerdings die Metastasen mit 19% miterfasst worden. In der zehnjährigen Sammelstatistik des Epidemiologischen Krebsregisters für den Regierungsbezirk Münster ist das Osteosarkom mit 29% die häufigste bösartige Neubildung des Knochens, gefolgt vom Chondrosarkom (22%) und Ewing-Sarkom (20%) (s. Abb. 1.1.5). Hierbei ist zu bedenken, dass die Ewing-Sarkom-Diagnostik in Münster ein Schwerpunkt ist. Auch nach Dorfmann und Cerniak (1995) sind in einer Sammelstatistik von knapp 2.700 Fällen zwischen 1973 und 1987 das Osteosarkom mit 35%, das Chondrosarkom mit 26% und das Ewing-Sarkom mit 16% die häufigsten Tumoren.

1.1 Allgemeine Pathologie der Knochentumoren und tumorartigen Läsionen

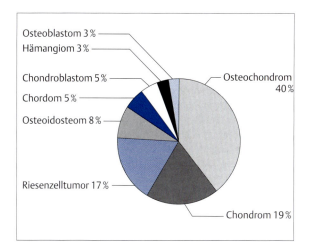

Abb. 1.1.1 Verteilung der häufigsten gutartigen Tumoren aus den Knochentumorregistern von Dahlin u. Schajowicz (n = 3385).

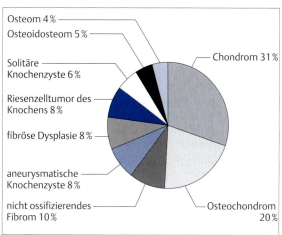

Abb. 1.1.3 Verteilung der häufigsten gutartigen Tumoren aus dem Knochengeschwulstregister des Gerhard-Domagk-Instituts für Pathologie des Universitätsklinikums Münster (n = 7944).

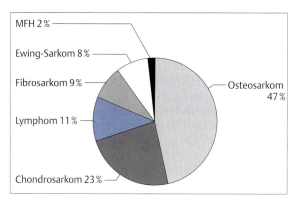

Abb. 1.1.2 Verteilung der häufigsten bösartigen Tumoren aus den Knochentumorregistern von Dahlin u. Schajowicz (n = 3975).

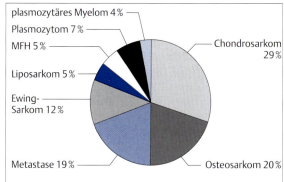

Abb. 1.1.4 Verteilung der häufigsten bösartigen Tumoren aus dem Knochengeschwulstregister des Gerhard-Domagk-Instituts für Pathologie des Universitätsklinikums Münster (n = 4861).

Hinsichtlich der Repräsentativität der Häufigkeitsverteilung dieses Zahlenmaterials ist kritisch zu betrachten, dass es sich um histologische Register aus großen, aber sicher sehr spezialisierten Zentren handelt. Diese erhalten ein Krankengut, welche die Entitäten nicht repräsentativ der Allgemeinbevölkerung wiedergeben und seltene oder speziell für diese Institution zugeschnittene Entitäten überrepräsentiert. Aus diesen Zahlen können deshalb keine direkten Rückschlüsse auf Prävalenz der Tumorentitäten in der Allgemeinbevölkerung gezogen werden (Unni u. Dahlin 1996). Traditionell sind die gutartigen Knochentumoren in solchen Zentren im Verhältnis zu ihrer tatsächlichen Prävalenz deutlich unterrepräsentiert, da in den Verzeichnissen nur die biopsierten Tumoren aufgelistet werden und die Fälle gutartiger Geschwülste, die nach Bildgebung und klinischem Verlauf konservativ behandelt wurden, nicht erfasst sind.

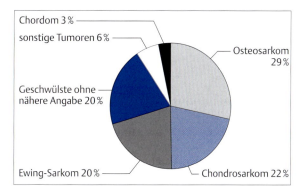

Abb. 1.1.5 Verteilung der gemeldeten bösartigen Neubildungen der Knochen und des Gelenkknorpels an das Epidemiologische Krebsregister für den Regierungsbezirk Münster der Jahre 1992 – 2001.

Ätiologie

Die meisten primären Knochentumoren entstehen aus noch ungeklärter Ätiologie. Die Kanzerogenese ist ein komplexer und für die verschiedenen Tumorentitäten unterschiedlicher Prozess, der trotz großer Fortschritte in der Tumorforschung nicht vollständig verstanden ist. Generell scheint es erwiesen zu sein, dass die Tumorentwicklung durch dynamische Alterationen im Genom gesunder Zellen und den folgenden, essentiellen Veränderungen in der Zellphysiologie bedingt ist (Hanahan u. Weinberg 2000):
- Selbstversorgung mit Wachstumssignalen,
- Insensitivität gegenüber Antiwachstumsfaktoren,
- Umgehung des programmierten Zelltodes (Apoptose),
- unbegrenztes replikatives Potential,
- unterstützende Angiogenese,
- Fähigkeit zur Invasion und Metastasierung.

Als ursächliche Faktoren werden physikalische und chemische Einflüsse durch **Umweltfaktoren**, **ionisierende Strahlung** und angeborene oder erworbene **immunologische und genetische Faktoren** diskutiert.

Umweltfaktoren

Traumata oder vorausgegangene Verletzungen werden häufig für die Entstehung von Sarkomen verantwortlich gemacht. Dennoch zeigt sich nur gelegentlich ein glaubwürdiger kausaler Zusammenhang. So wird vereinzelt über die Entwicklung von Sarkomen in Narbengewebe infolge chirurgischer Eingriffe oder Hitze- bzw. Säureverbrennungen, an Knochenbruchstellen und vor allem in der Nähe von Plastik-, Metall-, oder verschiedenen Biomaterialimplantaten, meist nach einer Latenzzeit von mehreren Jahren, berichtet (Aboulafia u. Mitarb. 1999, Burns u. Mitarb. 1972, Ozyazghan und Kontas 1999, Kirkpatrick u. Mitarb. 2000). Umweltkarzinogene stehen ebenfalls in Beziehung zur Tumorgenese, ihre Rolle ist jedoch noch weitgehend unerforscht, und es sind bisher nur wenige Substanzen bekannt wie z.B. Asbest, die erwiesenermaßen Sarkome im Menschen induzieren können.

Ionisierende Strahlung

Bestrahlung steht im Zusammenhang mit der Genese von Sarkomen. Die Inzidenz von strahleninduzierten Sarkomen ist schwer zu schätzen, bewegt sich aber zwischen 0,03–0,80% (Amendola u. Mitarb. 1989, Mark u. Mitarb. 1994).

Immunologische und genetische Faktoren

Immuninsuffizienz und immunsuppressive Therapie infolge von Transplantationen kann in Einzelfällen in der Pathogenese von Sarkomen mitwirken. Gendefekte und Genomveränderungen werden für eine familiäre Häufung von Knochensarkomen verantwortlich gemacht. Zukünftige epidemiologische molekularbiologische Studien werden den pathogenetischen Mechanismus der malignen Transformation im Knochen weiter erforschen.

Maligne Entartung gutartiger Läsionen

Die meisten primären Knochentumoren entstehen de novo. Einige bekanntermaßen gutartige Tumoren und tumorähnlichen Läsionen prädisponieren mit unterschiedlichem Risiko zur malignen Entartung. Insgesamt ist die maligne Entartung gutartiger Läsionen selten zu beobachten. Syndromerkrankungen wie das Maffucci-Syndrom als Form der multiplen Enchondromatose haben ein relativ hohes Risiko zur malignen Entartung. Ein moderates Risiko weisen die multiple kartilaginäre Exostosenkrankheit, der Morbus Paget und die strahleninduzierte Osteitis auf. Als sehr gering wird das Risiko bei der fibrösen Dysplasie, dem Riesenzelltumor, der Osteogenesis imperfecta, dem Knocheninfarkt, der chronischen Osteomyelitis und dem Osteoblastom eingeschätzt (Fletcher u. Mitarb. 2002).

Klinische Darstellung

Klinisches Bild. Das klinische Bild eines Knochentumors ist in der Regel unspezifisch. Es kann deshalb ein relativ langer Zeitabschnitt vergehen, bis der Tumor diagnostiziert wird. Schmerzen, Schwellung und allgemeines Unwohlsein sowie eingeschränkte Mobilität und pathologische Frakturen gehören zu diesen Symptomen.

Jeder Tumor ist eine für sich eigene Entität und kann sich klinisch unterschiedlich darstellen. Deswegen ist es wichtig, genaue Informationen über das Erscheinungsbild des Tumors zu erheben. Neben den erforderlichen **Staging-Untersuchungen** ist eine akkurat erfasste **Anamnese** Ausgangspunkt jeder Tumordiagnose. Hierzu gehört neben Fragen nach dem Auftreten der Geschwulst und ihrem Wachstumsverhalten, Unfällen und Vorerkrankungen auch die Erhebung der Familienanamnese, die z.B. im Falle der multiplen Exostosenkrankheit und der Neurofibromatose aussagekräftig ist.

Außerdem spielt die **Lokalisationsverteilung** eine wichtige Rolle. Der Riesenzelltumor ist nahezu immer in der Meta-Epiphysen-Region lokalisiert. Er tritt regelmäßig kurz nach Verschluss der Wachstumsfugen auf. Das Chondroblastom ist fast ausnahmslos in der Epiphyse zu beobachten. Das Adamantinom ist ein typischer Tumor der Tibia. Das Chordom ist vor allem in der Schädelbasis, dem Os sacrum und den Wirbelkörpern zu finden. Knorpeltumoren in der Hand sind definitionsgemäß fast ausnahmslos gutartig, da Sarkome an der Hand eine Rarität darstellen. Eine Ausnahme ist das Epitheloidzellsarkom, dessen Prädilektionsstelle die Hand und der Unterarm ist.

Es ist eine generelle Regel, dass periostal lokalisierte Tumoren biologisch weniger bösartig sind als ihr intramedulläres Vorkommen.

Altersabhängigkeit. Hinsichtlich des Auftretens bestimmter Tumoren besteht eine eindeutige Altersabhängigkeit. Diese ist bimodal. Der erste Altersgipfel tritt während der zweiten Lebensdekade auf, der zweite nach dem 60. Lebensjahr (Abb. 1.1.**6**). Mit diesem Verlauf unterscheiden sich die Knochentumoren von den Weichteiltumoren, die in ihrer Verteilung einen chronologischen Anstieg der Inzidenz aufweisen. Das Osteosarkom tritt meist vor dem 20. Lebensjahr auf und ist zu 80% in der Metaphyse der langen Röhrenknochen lokalisiert. Ein Chondrosarkom ist außergewöhnlich selten im Kindesalter. Die Inzidenz dieses Tumors steigt graduell bis zum 75. Lebensjahr an. Auch hier sind mehr als 50% der Tumoren in den langen Röhrenknochen lokalisiert. Ein Ewing-Sarkom tritt selten vor dem 5. und nach dem 30. Lebensjahr auf. In der Altersverteilung ähnelt es dem Osteosarkom, tritt aber eher diaphysär auf. Ein Riesenzelltumor des Knochens ist vor Einsetzten der Pubertät extrem selten. Das multiple Myelom und das Chordom sind Erkrankungen des Erwachsenenalters, ebenso wie Karzinommetastasen.

Wachstumsgeschwindigkeit. Eine schnelle Wachstumsgeschwindigkeit und ein rasch eintretendes Lokalrezidiv kennzeichnet hochgradige Bösartigkeit. Es gibt Ausnahmen von dieser Regel. Das eosinophile Granulom und die aneurysmatische Knochenzyste sind Erkrankungen, die zu schnellem Wachstum neigen können.

Schmerzen sind für die meisten Tumoren eher uncharakteristisch. Sie treten bei Knochentumoren vor allen Dingen in bereits fortgeschrittenen Stadien auf, wenn bei mechanischer Beanspruchung der osteolytisch geschwächte Knochen belastet wird. Deutlich belastungsabhängige Schmerzen sprechen für eine drohende pathologische Fraktur. Anfangs hat der Schmerz neuralgiformen Charakter und tritt nur intermittierend auf. Schließlich wird der Schmerzcharakter intensiver, tritt nachts auf und strahlt in die Nachbarregion aus. Er kann so quälend werden, dass eine Therapie mit Opioiden notwendig wird. Bei fortschreitendem Wachstum kann z. B. durch Kompression von spinalen Nervenbahnen auch eine radikuläre Symptomatik festgestellt werden. In einigen Fällen eines im Becken, Oberschenkel oder in der Poplitealregion gelegenen Extremitätensarkoms kann auch eine Ischialgie durch direkten Kontakt mit dem Nerven auftreten (Bickels u. Mitarb. 1999). Ein eindrucksvoll Aspirin- oder NSAR-abhängiger Nachtschmerz ist typisch für die Diagnose eines Osteoidosteoms. Im Falle eines intraossären Knorpeltumors ohne Anhalt einer Fraktur würden Schmerzen eher für ein Chondrosarkom als ein Chondrom sprechen.

Schwellung. Neben Schmerzen ist die Schwellung ein Kardinalsymptom aller Raum fordernden knöchernen Prozesse. Ist im Falle gutartiger Tumoren eher ein langsames Zunehmen der Schwellung gewöhnlich, kann sich bei bösartigen Läsionen innerhalb kurzer Zeit eine sicht- und tastbare Prominenz entwickeln. Auch Hautveränderungen wie Kolorierung, Venenprominenz, die Ausbildung von Striae und Ulzerationen, können festgestellt werden. Auch die Konsistenz der Schwellung, ob eher weich, prallelastisch oder induriert, wird beurteilt. Je weniger gut verschiebbar die Schwellung ist, desto wahrscheinlicher handelt es sich eher um eine maligne Raumforderung.

Bewegungseinschränkung. Tumoren in Gelenknähe können dazu veranlagen, durch ihr Wachstum und eine reaktive Synovitis im Gelenk neben Schmerzen eine Bewegungseinschränkung zu verursachen. Dies trifft vor allen Dingen auf das gelenknahe Osteoblastom, das Chondroblastom und den Riesenzelltumor zu.

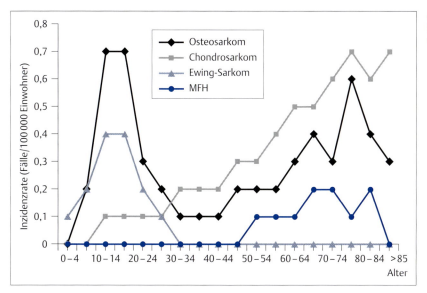

Abb. 1.1.6 Altersverteilung der Knochentumoren nach Dorfmann u. Czerniak (1995).

Pathologische Fraktur. Sie führt dazu, dass sich der Patient aufgrund der Schmerzen und des Funktionsverlustes unmittelbar in Behandlung begibt. Im Falle juveniler Knochenzysten kann diese ohne jede Vorwarnung spontan auftreten. Bei bösartigen Knochentumoren ist die pathologische Fraktur Ausdruck eines weit fortgeschrittenen Krankheitsstadiums. Sie bedeutet für die chirurgische Resektionsplanung eine entscheidende Erschwernis, da häufig aus onkologischer Sicht eine extraartikuläre Resektion oder sogar eine Amputation notwendig wird.

Allgemeinbefinden. Die Einschränkung des Allgemeinbefindens durch Gewichtsverlust und Erschöpfung tritt im späten Stadium von malignen Knochentumoren auf und spielt bei gutartigen Läsionen keine Rolle. Fieber als klinisches Symptom ist selten, kann aber typischerweise bei einem Ewing-Sarkom auftreten und erschwert somit die Abgrenzung zur Osteomyelitis.

Anatomisches Kompartment

Vor jeder lokaltherapeutischen Behandlung eines Knochen- oder Weichteiltumors muss man sich ein genaues Bild davon machen, wo und mit welcher Ausdehnung der Tumor gewachsen ist. Dies gilt zum Zeitpunkt der ersten Diagnosestellung und auch nach erfolgter neoadjuvanter Vorbehandlung. Generell kann man Tumoren einteilen, ob sie innerhalb eines Gewebekompartments gewachsen sind oder sich aus diesem heraus ausdehnen. Diese Einschätzung ist von entscheidender Bedeutung für die Planung einer Operation. Je nach Aggressivität und Ausdehnung des Tumors, intra- oder extrakompartmentell, muss die Entfernung der Geschwulst geplant werden. Für ein einheitliches Verständnis ist eine genaue Definition des Kompartmentbegriffs und seiner anatomischen Räume notwendig.

Enneking u. Mitarb. (1980) und Enneking (1983) beschreiben den Begriff des Kompartments als einen Raum, der durch natürliche Barrieren den Tumor begrenzt. Natürliche Grenzen sind der kortikale Knochen, die Faszien, die Muskelsepten, der Gelenkknorpel, die Gelenkkapsel, die Sehnen und die Sehnenscheiden.

Am Beispiel des Oberschenkels lässt sich der Begriff erläutern. Der Oberschenkelknochen ohne das Kniegelenk ist ein in sich geschlossenes Kompartment. Eine funktionelle Muskelgruppe, die durch eine Faszie in allen Ebenen begrenzt ist, stellt ebenfalls ein geschlossenes Kompartment dar. So ist ein Tumor, der an der Oberfläche eines Knochens gewachsen ist, z. B. ausgehend vom Periost, auf der einen Seite begrenzt durch die Kortikalis, auf der anderen Seite durch die dem Knochen zugewandte Faszie mit der darüber liegenden Muskelgruppe. Nach proximal und distal wird dieser so genannte parossale Raum durch die Muskelinsertion abgeschlossen. Somit kann man auch hier von einem intrakompartmentellen Tumorwachstum sprechen.

Auch die Strahlen im Bereich der Hände und Füße sind in sich geschlossene Kompartimente. Das Gleiche gilt für bestimmte weitere Körperregionen. Auf der anderen Seite gibt es so genannte definitionsgemäß extrakompartmentelle Räume, die auf ein oder zwei Seiten durch Faszien begrenzt, nach proximal oder distal jedoch offen sind. Werden diese Räume durch das Tumorwachstum erreicht oder ist der Tumor primär in ihnen entstanden, gilt er als extrakompartmentell. Dies ist z. B. der Fall im Bereich der Axilla und der Fossa poplitea. Auch die Mittelhand, der Rückfuß, das innere Becken und der paraspinale Raum sind extrakompartmentelle Räume.

Extrakompartmentelle Tumoren haben entweder ihren Ursprung ausgehend von Gewebe des extrakompartmentellen Raumes oder sind zunächst primär intrakompartmentell gewachsen, aber aufgrund ihrer Größenausdehnung und Permeativität aus dem Ursprungskompartment herausgewachsen.

Die natürlichen Barrieren, die die Läsion begrenzen, werden von Tumoren am leichtesten dort durchbrochen, wo eine Gefäßperforation möglich ist (Abb. 1.1.7). Im Bereich der Meta- bzw. Epiphyse, im Bereich der Sehnenansätze, im Ursprungs- und Ansatzbereich der Gelenkkapsel, der Synovialis und dem Ansatz der Gelenkbänder kann der Tumor sehr leicht aus dem spongiösen Knochen he-

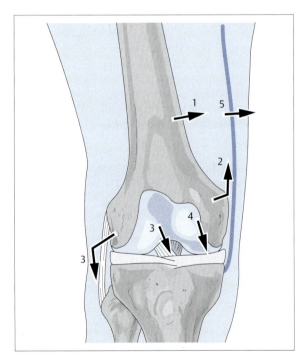

Abb. 1.1.7 Anatomische Barrieren für das Knochentumorwachstum.
1 diapysäre Kortikalis
2 metaphysärer dünner Kortex
3 ligamentäre Strukturen
4 Gelenkknorpel
5 Fasziengewebe

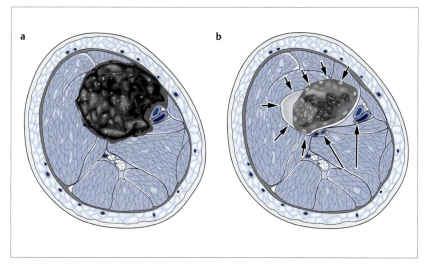

Abb. 1.1.8 a u. b Down-Staging eines extrakompartmentellen Tumors durch neoadjuvante Vorbehandlung. Der zuvor extrakompartmentell gewachsene Tumor der ventralen Oberschenkelregion (**a**) hat sein Kompartment nach lateral und medial verlassen und infiltriert die umgebenen Gefäß- und Nervenstrukturen. Nach neoadjuvanter Vorbehandlung verliert der Tumor deutlich an Volumenausdehnung (**b**) und gibt Gefäß- und Nervenstrukturen frei (große Pfeile). Er wird in sein Ursprungskompartment, der medialen Femurregion, zurückgedrängt (kleine Pfeile). An seinem Rand wird die Ausbildung einer Tumorkapsel induziert, innerhalb seines Zentrums bilden sich Nekrosen.

rauswachsen. Der Gelenkknorpel hingegen ist eine sehr gute Barriere gegen das permeative Tumorwachstum, da er keine Gefäßperforation zulässt und wahrscheinlich eine natürliche Resistenz gegenüber Tumorwachstum hat. Auch die Wachstumsfugen sind relativ gute Barrieren, abhängig von der anatomischen Lage und dem Lebensalter. Sie werden bekanntlich im frühen Kindesalter und später kurz vorm Wachstumsabschluss durch Gefäße perforiert.

Faszien, Aponeurosen, Sehnen und Sehnenscheiden sind ebenfalls noch relevante Barrieren gegen das Tumorwachstum.

Relative Barrieren, obwohl von nur dünner Struktur, stellen die nicht perforierte und reaktiv blutende Synovialmembran und das Epineurium größerer Nervenbahnen dar.

Primär intrakompartmentell gewachsene Tumoren können durch intraläsionale oder kontaminierende Voroperation, durch akzidentelle Eröffnung während der Operation oder durch ein Hämatom nach pathologischer Fraktur in ein extrakompartmentelles Stadium umgewandelt werden, was die weitere Behandlung entscheidend erschwert. Nicht selten gelingt es aber auch, einen extrakompartmentell gewachsenen Tumor durch erfolgreiche neoadjuvante Therapie auf seine ursprüngliche intrakompartmentelle Ausdehnung zurückzudrängen. Dieser Vorgang wird im angloamerikanischen Sprachraum als sog. Down-Staging bezeichnet (Abb. 1.1.8 a u. b).

Dieses Phänomen lässt sich mit modernen bildgebenden Verfahren gut darstellen (Abb. 1.1.9 a u. b).

Tumorwachstum

Da das Wachstum eines Tumors immer zentripedal ist, liegen die vitalen Tumoranteile in der Peripherie. Mit dem Tumorwachstum wird das normale, umgebene Bindegewebe zusammengedrückt und formt eine Art **Pseudokapsel** aus reifem, fibrösem Bindegewebe (Abb. 1.1.10).

Wächst ein Knochentumor innerhalb eines Muskels oder dehnt sich in ihm aus, erkennt man mikroskopisch

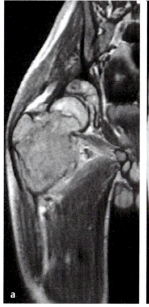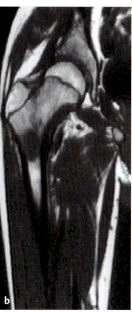

Abb. 1.1.9 a u. b Dargestellt sind MRT-Bilder eines Ewing-Sarkoms des proximalen Femurs rechts mit deutlicher Auftreibung, die die knöchernen Strukturen des Femurs vollständig penetriert und ins angrenzende Weichgewebe reicht (**a**). Die Wachstumsfuge des Femurkopfes bietet dem Tumor eine natürliche Barriere. Die deutliche intramedulläre Ausdehnung und Weichteilreaktion ist in (**b**) vollständig rückläufig. Der Tumor besitzt nur noch $1/10$ seiner ursprünglichen Größe und ist allein intramedullär intratrochantär lokalisiert.

zwischen den Muskelbündeln eine dünne, bindegewebige Kapsel. Diese besteht aus einer komprimierten Membran, die 2 bis 5 Zellen dick ist. Eine echte Pseudokapsel entsteht erst, wenn der Tumor die Faszie erreicht hat. Wächst der Tumor gegen die gebildete Kapsel, wird diese unterschiedlich stark ausgeweitet. So entstehen Septen, die den Tumor in einzelne Läppchen unterteilen. Mit den septenartigen Ausbuchtungen des Tumors verlaufen auch die

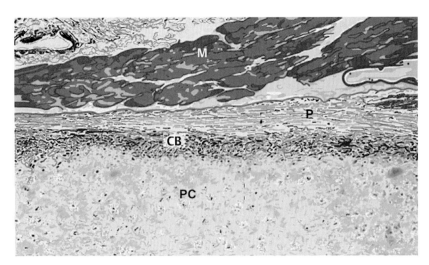

Abb. 1.1.10 Pseudokapsel am Beispiel eines periostalen Chondroms. Diese verläuft zwischen der Zone der Chondroblasten (CB) und dem angrenzenden Muskelgewebe (M).
PC periostales Chondrom
CB Chondroblasten
P Pseudokapsel
M Muskulatur

Versorgungsgefäße in den Tumor. Diese Gefäße sind zunächst die ortständigen, die durch das Tumorwachstum verlängert wurden.

Die in einem Knochen wachsenden Tumoren werden auch von einer feinen, bindegewebige Kapsel umgeben, die vom Knochenmark, dem Endost und dem Periost ausgeht. Der Tumor nimmt bei seinem Wachstum den Weg des geringsten Widerstandes zwischen den Knochentrabekeln und den Havers-Kanälen und bleibt dabei von einer dünnen, komprimierten Kapselgewebeschicht umschlossen. Die äußere Schicht eines intraossären Tumors ist irregulär und unregelmäßig. Dies wird durch die ungleichmäßige Ausdehnung zwischen den Trabekeln bedingt.

Als Ergebnis der Pseudokapselbildung lässt sich der Weichgewebsanteil knöcherner Läsionen unter kontinuierlicher Palpation entlang der extrakapsulären Grenze mit wenig Widerstand herauspräparieren. Gelangt man nach sub- oder intrakapsulär, ändert sich dieses Gewebegefühl, da man hier auf Ausläufer des Tumors trifft. Ein intraossär ausgedehnter Tumor wie z. B. der Riesenzelltumor ist kaum entlang seiner intraossären Kapsel herauszuschälen, denn der irreguläre Abdruck des Tumors an den angrenzenden Knochen lässt sich makroskopisch kaum verfolgen. In solchen Fällen ist je nach Läsion die Kürettage oder En-bloc-Resektion indiziert.

Um den Tumor herum kann sich eine **reaktive Zone** bilden, die aus proliferierenden Mesenchymzellen, Gefäßneubildungen und Infiltrationen mit Entzündungszellen besteht. Der Proliferationscharakter der Mesenchymzellen ist unspezifisch. Der Stimulus kann physikalisch, biochemisch, chemotaktisch oder metabolisch sein. Der reaktive Knochen um einen Tumor kann mikroskopisch nicht von einer reaktiven bzw. reparativen Reaktion wie bei der Knochenentzündung oder einer Fraktur unterschieden werden. Die Differenzierung der reaktiven Zone ist meist abhängig von der Lokalisation der Läsion. Weichteiltumoren stimulieren eine mehr fibröse Reaktion, intraossäre Tumoren mehr eine knöcherne. Die gleiche Läsion kann unterschiedliche mesenchymale Reaktionen generieren. Wächst z. B. ein Knochentumor aus dem Knochen heraus in das umgebene Weichgewebe, ist hier die mesenchymale Reaktion fibrösen Charakters. Dehnt sich die Veränderung intraossär aus, produziert sie reaktiven Knochen.

Die **mesenchymale Reaktion** kann je nach Belastung unterschiedlich ausreifen: knorpelig, knöchern oder fibrös, je nach Art des Stresses, dem sie ausgesetzt ist. Sie verhält sich ähnlich, wie wir das von der Kallusbildung her kennen.

Da es sich um eine unspezifische Reaktion handelt, ist es nicht möglich, anhand des Gewebes dieser reaktiven Zone auf einen gutartigen oder bösartigen Tumor zu schließen. Die Reifung der mesenchymalen Reaktion lässt allerdings Rückschlüsse über die Dauer des bisherigen Tumorwachstums zu. Der Proliferationsprozess ähnelt im Knochengewebe dem der Frakturheilung und im Weichgewebe dem der Narbenbildung.

Parallel mit der mesenchymalen Reaktion kommt es zu einer **Gefäßneubildung** als zweitem Bestandteil der reaktiven Zone. Auch sie ist unspezifisch und kann demzufolge in der Unterscheidung zwischen gutartigen und bösartigen Tumoren keinen Aufschluss geben. Sie besteht einerseits aus einer Elongation bereits vorhandener, regionaler Gefäße, andererseits aus neuer Gefäßproliferation, um dem erhöhten Ernährungsbedarf des Tumors gerecht zu werden. Die Gefäße selbst haben einen normalen Aufbau, verlaufen innerhalb der Kapsel entlang der Septen und verteilen sich als Kapillaren innerhalb des Tumors. Die Anzahl der Gefäßneubildung variiert jedoch zwischen den verschiedenen Entitäten. Dies hängt mit ihrer metabolischen Aktivität zusammen. Eine stark wachsende Läsion weist auch eine sehr hohe Neovaskularität auf. Heutzutage wird den Tumor-Angiogenese-Faktoren in der Differenzierung der Entitäten große Bedeutung beigemessen, da diese von den Tumoren selbst produziert werden.

Der dritte Bestandteil der reaktiven Zone beinhaltet eine **Entzündungsreaktion** bestehend aus Entzündungszellen, Ödem und Fibrin. Ähnlich wie bei der Gefäßneubildung erscheint diese Reaktion zum einen von der Art des Tumors abhängig zu sein, zum anderen ist sie wieder unspezifisch. Der tumorunspezifische Anteil besteht hauptsächlich aus Lymphozyten, Plasmazellen und Makrophagen, Ödem und Fibrin. Es sind die gleichen Bestandteile, die man bei der Wundheilung beobachtet. Der Anteil dieser unspezifischen Entzündungsreaktion variiert. Er ist z. B. bei einer Exostose besonders niedrig und in Fällen höhergradiger Malignität besonders groß. Hier spielt die Reaktion des Gewebes auf Einblutung und nekrotische Anteile bei aggressiveren Läsionen eine Rolle. Der zweite Anteil der Entzündungsreaktion in der reaktiven Zone ist die zelluläre, immunologische Antwort auf bestimmte tumorassoziierte Antigene. Ihre Zellbestandteile setzen sich aus unreifen, immunkompetenten B- und T-Lymphozyten und Plasmazellen zusammen. Sie sammeln sich als perivaskuläre Knoten um die kleinen Blutgefäße und können diese thrombosieren. Je aggressiver die Läsion sich verhält, desto intensiver sind diese Zellcluster in der reaktiven Zone angesammelt. Ihre Ausprägung ist auch bei Patienten gleicher Grunderkrankung individuell unterschiedlich stark.

Die gewebeproliferative Kraft der reaktiven Zone kann auf der anderen Seite aber auch eine Penetration des Tumors von einem Kompartment in das andere induzieren. Erreicht der Tumor mit seiner Pseudokapsel bzw. der reaktiven Zone eine natürliche Barriere, z. B. Faszie, Kortikalis oder eine Sehnenscheide, entsteht auf der anderen Seite dieser Strukturen ebenfalls eine Gewebereaktion. Neue Gefäße aus der reaktiven Zone können, stimuliert durch Tumor-Angiogenese-Faktoren, die natürliche Barriere penetrieren. Dadurch entstehen Kanäle, durch die der Tumor unter Umständen hindurchwachsen kann. Ein Knochentumor ist z. B. dann als extrakompartmentell wachsend zu bezeichnen, wenn er an seiner Periostoberfläche reaktive Knochenneubildung zeigt und mittels Kernspintomographie-Untersuchungen Gefäßneubildungen in diesem Bereich nachzuweisen sind.

In der reaktiven Zone können auch mikroskopisch kleine Tumorausdehnungen, so genannte Satelliten oder Mikrometastasen, vorhanden sein. Das sind kleine Absiedlungen aus der zentralen Hauptläsion. Dies ist besonders bei hochgradig bösartigen Tumoren von Bedeutung. Eine Erhaltung von durch die reaktive Zone verlaufenden, großen Gliedmaßengefäßen und -nerven kann aufgrund eines aus onkologischer Sicht ungenügend weiten Resektionsrandes problematisch sein.

Mit den modernen Bildgebungsverfahren, insbesondere der Kernspintomographie mit ihren unterschiedlichen Aufnahmesequenzen, kann man heute sehr effizient den Tumor selbst und seine reaktive Zone darstellen. Hierbei ist es jedoch häufig nicht möglich, in der reaktiven Zone zwischen unspezifischer Reaktion und infiltrativem Tumorwachstum bzw. Mikrometastasierung zu unterscheiden.

Noch problematischer ist die Situation im Hinblick auf die Einschätzung der ursprünglichen Tumorgrenzen, besonders wenn der Tumor auf eine neoadjuvante Therapie, z. B. der Polychemotherapie, gut angesprochen hat. Insbesondere beim Ewing-Sarkom verschieben sich die Grenzen derart, dass der ehemals aus dem Knochen gewachsene, extrakompartmentelle Tumoranteil als Weichteilkomponente vollständig verschwindet (s. Abb. 1.1.**9 a** u. **b**). Auch histologisch erkennt man dann in dem der Tumorkapsel anliegenden Gewebe keine vitalen Tumorformationen sondern evtl. nur noch geringe reaktive Veränderungen. Dies hat entscheidende Bedeutung für die Qualitätsbeurteilung der chirurgischen Ränder im Rahmen der Tumorresektion. Auf die genaue Definition der chirurgischen Resektionsränder wird im Kapitel 1.5 eingegangen.

Allgemeine Stadieneinteilung

Knochen- und Weichteiltumoren werden in erster Linie nach ihrem histologischen Bild klassifiziert. Der gleiche Tumor kann aber bei verschiedenen Patienten in einem unterschiedlichen Stadium diagnostiziert werden. Es ist deshalb notwendig, sich an einem System zu orientieren, das die Tumoren in Gruppen mit ähnlichem Stadium und demnach ähnlicher Prognose einteilt. Dazu wird das **TNM-System** benutzt (Fletcher u. Mitarb. 2002). Mit T wird die Größe des Tumors bezeichnet (T0–T3), mit N das Vorliegen regionaler Lymphknotenmetastasen (N0–N1) und mit M das Vorhandensein von Metastasen (M0–M1).

Von Enneking u. Mitarb. (1980) und Enneking (1983, 1986) wurde das „**Musculoskeletal Tumour Society Staging-System**" eingeführt, das mittlerweile vorwiegend verwendet wird. Das System beruht auf drei Parametern:
- **G**: Malignitätsgrad des Tumors,
- **T**: anatomische Ausdehnung des Tumors,
- **M**: Grad der Metastasierung.

Tumorgrad (G)

Generell wird histogenetisch zwischen niedrigmalignen und hochmalignen Tumoren unterschieden. Im Vergleich zum TNM-System unterscheidet Enneking bei bösartigen Tumoren nur 2 Malignitätsgrade (G1 und G2), während beim TNM-System teils 2, 3 bzw. 4 Grade zur weiteren Tumorcharakterisierung beschrieben werden. Zur Vergleichbarkeit der Systeme informiert Tabelle 1.1.**2**.

Mit dem histologischen Grading wird versucht, das biologische Verhalten des Tumors zu beschreiben. Enneking u. Mitarb. (1980) klassifizieren zwischen **G0**, **G1** und **G2** wie folgt:
- **G0** beschreibt einen gutartigen Tumor, der gut differenziert ist und eine deutliche Kapsel ohne Tumorsatelliten, Skip-Läsionen oder Metastasen zeigt.

Tab. 1.1.2 **Histopathologisches Grading**

Enneking	TNM zwei Grade	TNM drei Grade	TNM vier Grade
Niedrigmaligne (G1)	Low-grade	Grad 1	Grad 1
			Grad 2
Hochmaligne (G2)	High-grade	Grad 2	Grad 3
		Grad 3	Grad 4

Tab. 1.1.3 **Klassifikation der anatomische Tumorausdehnung (T1–2) in Relation zum Kompartmentbegriff nach Enneking (1983)**

Intrakompartmentell (T1)	Extrakompartmentell (T2)
Intraossär	Kortikalispenetration mit Weichteilreaktion
Intraartikulär	extraartikuläre Ausdehnung
Haut: epifaszial	Haut: subfaszial
paraossal	intraossäre oder Weichgewebepenetration
Per Definition *intrakompartmentell*: Strahlen der Hand Strahlen des Fußes Wade	per Definition *extrakompartmentell*: Mittelhand Mittel- und Rückfuß Poplitealregion
Oberschenkel Ventrolateral Ventral Medial Dorsal	Kniegelenk Leistendreieck Region um Foramen obturatorium Region um Foramen ischiadicum
Unterarm Volar Dorsal Ventral Dorsal	Ellenbeuge Ellenbogengelenk Achselhöhle
Deltoidregion	periklavikulär
Skapularegion	paraspinal, Hals, Kopf

- **G1** bedeutet niedriggradig bösartig und trifft auf Tumoren zu, die sich meist schmerzlos, überwiegend langsam vergrößern, moderate Zelldedifferenzierung aufweisen und extrakapsuläre Satelliten aufweisen können.
- **G2** klassifiziert hochgradig bösartige Tumoren, die durch schlechte Differenzierung, Zellaplasien und schnelles Wachstum charakterisiert sind. Sie neigen zur frühen regionalen und systemischen Metastasierung.

Anatomische Lokalisation zum Kompartment (T)

Die Lagebeziehung des Tumors in seinem Kompartment zu seiner Pseudokapsel und reaktiven Zone spiegelt die Aggressivität der Läsion wider. Dieses Verhältnis kann das Verhalten des Tumors voraussagen. Deshalb ist es wichtig, dies möglichst vor einer chirurgischen Behandlung zu analysieren. Intrakapsuläres Wachstum wird nach dem Staging-System von Enneking mit **T0**, intrakompartmentelles Wachstum mit **T1** und extrakompartmentelles Wachstum mit **T2** bezeichnet.

Enneking hat dazu eine Klassifikation der anatomischen Tumorausdehnung vorgenommen, die in Tabelle 1.1.**3** wiedergegeben wird. Durch Kortikalisperforation wird ein Tumor z. B. als extrakompartmentell definiert. Es werden auch bestimmte anatomische Abschnitte wie z. B. die langen Fingerstrahlen der Hand oder die Wade als intrakompartmenteller Raum beschrieben, während eine Tumorlokalisation in der Fossa poplitea als extrakompartmentell gilt.

Metastasen (M)

Man unterscheidet im System nach Enneking u. Mitarb. (1980) die Stadien **M0** = keine Metastasen und **M1** = Vorhandensein von Metastasen.

Mit der nun vorhandenen Definition nimmt Enneking eine Stadieneinteilung in gutartige und bösartige Knochentumoren vor, an der sich der onkologische Chirurg orientieren kann (s. Kap. 1.5).

Stadieneinteilung gutartiger Tumoren

Gutartige Tumoren (G0) des Knochens werden entsprechend ihres Wachstumscharakters in 3 gesonderte Stadien eingeteilt:

- **Stadium 1 (latente Läsionen)**: Dies sind gutartige, intrakapsuläre Tumoren, die während der Kindheit oder Adoleszenz wachsen und sich anschließend statisch verhalten oder von selbst ausheilen (Abb. 1.1.**11 a**).
- **Stadium 2 (aktive Läsionen)**: Es handelt sich hierbei um Tumoren, deren natürliches Wachstumsverhalten nicht selbstlimitierend ist. Das progressive Wachstum dehnt sich aus und induziert in der Randumgebung des Tumors eine unregelmäßige, irreguläre Reaktion zwischen Läsion und Pseudokapsel, ohne diese jedoch zu durchdringen (Abb. 1.1.**11 b**).
- **Stadium 3 (aggressiv wachsende Läsionen)**: Bei den aggressiven, gutartigen Läsionen führt das invasive Wachstumsverhalten zu einer Penetration der Pseudokapsel, die teilweise nicht mehr abgegrenzt werden kann, in benachbarten Knochen oder Faszie. Der Tumor wächst extrakapsulär (T1) oder sogar extrakompartmentell (T2). Das Risiko, in der reaktiven Zone Tumorsatelliten anzutreffen, ist hoch (Abb. 1.1.**11 c**).

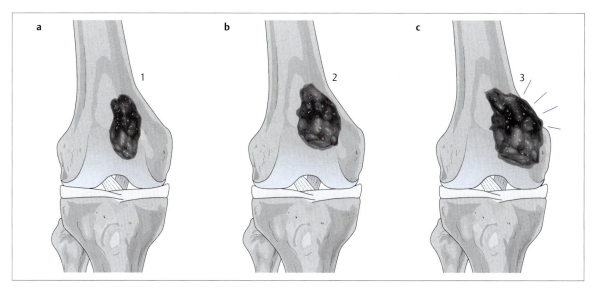

Abb. 1.1.11 a–c Stadieneinteilung der gutartigen Knochentumoren nach Enneking (1980).
a Stadium 1: gutartiger, latenter Tumor.
b Stadium 2: gutartiger, aktiver Tumor, der sich mit seinem Wachstumsverhalten mehr ausdehnt, aber allseits von Kortikalis bedeckt ist und diese nicht penetriert.
c Stadium 3: gutartiger, aggressiv wachsender Tumor, der teilweise aufgrund seiner Aggressivität extrakompartmentelles Wachstum zeigt (Linien).

Stadieneinteilung bösartiger Tumoren

Bösartige Knochentumoren (G1+2) werden ebenfalls in 3 Stadien eingeteilt, die durch römische Kennziffern bezeichnet werden. Jedes dieser Stadien wird noch in A und B unterteilt, abhängig davon, ob ein Tumor innerhalb des Kompartments (A) oder extrakompartmentell (B) gewachsen ist:
- **Stadium I**: niedriggradige Bösartigkeit (G1) mit intrakompartmenteller (A) oder extrakompartmenteller (B) Tumorausdehnung ohne Metastasen.
- **Stadium II**: hochgradige Bösartigkeit (G2) mit intrakompartmenteller (A) oder extrakompartmenteller (B) Tumorausdehnung ohne Metastasen.
- **Stadium III**: Metastasierung des Tumors mit gleichzeitig vorliegender intrakompartmenteller (A) oder extrakompartmenteller (B) Tumorausdehnung.

Eine Übersicht über die unterschiedlichen Stadien bösartiger Knochentumoren enthält Tabelle 1.1.4.

Die Abbildung 1.1.12a zeigt einen intraossären, niedrig malignen Tumor im Stadium IA, der intrakompartmentell gewachsen ist. Abbildung 1.1.12b stellt den permeativen Wachstumscharakter einer Stadium IB-Läsion dar, die das Kompartment des Oberschenkelknochens in einigen Arealen bereits verlassen hat.

Die Abbildung 1.1.13a zeigt eine hochmaligne Läsion im Stadium IIA, die bereits noch im intrakompartmentellen Stadium in ihrer reaktiven Zone einige Tumorsatelliten demonstriert. Der Tumor wächst weiter nach extrakompartmentell in ein Stadium IIB (Abb. 1.1.13b) und penetriert die natürlichen Grenzschichten des angrenzenden Gewebes. Auch hier sind massiv Tumorsatelliten in der reaktiven Zone und im Kapselgewebe zu erkennen.

Die Abbildung 1.1.14 zeigt den ehemalig hochmalignen Tumor, der vom Stadium IIB in ein Stadium IIA überführt wurde.

Tab. 1.1.4 Stadiensystem maligner Knochentumoren nach Enneking (1983)

Stadium	Grad	Lokalisation	Metastasen
IA	niedrigmaligne (G1)	intrakompartmentell (T1)	keine (M0)
IB	niedrigmaligne (G1)	extrakompartmentell (T2)	keine (M0)
IIA	hochmaligne (G2)	intrakompartmentell (T1)	keine (M0)
IIB	hochmaligne (G2)	extrakompartmentell (T2)	keine (M0)
IIIA	(G1 + G2)	intrakompartmentell (T1)	vorhanden (M1)
IIIB	(G1 + G2)	extrakompartmentell (T2)	vorhanden (M1)

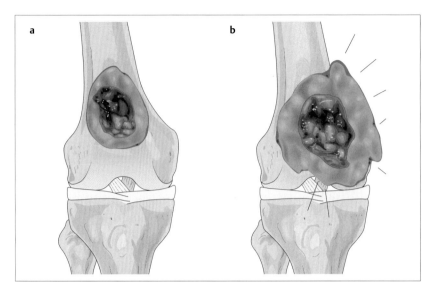

Abb. 1.1.12 a u. b Knochentumoren im Stadium IA und IB.
a Intraossärer, niedrig maligner Tumor im Stadium IA, der intrakompartmentell gewachsen ist.
b Permeativer Wachstumscharakter einer Stadium-IB-Läsion, die das Kompartment des Oberschenkelknochens in einigen Arealen bereits verlassen hat (Linien).

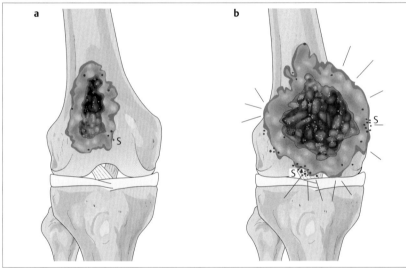

Abb. 1.1.13 a u. b Hochmaligne Läsion im Stadium IIA (a), die bereits im intrakompartmentellen Stadium in ihrer reaktiven Zone einige Tumorsatelliten (S) zeigt. Die Läsion wächst nach extrakompartmentell in ein Stadium IIB und penetriert die natürlichen Grenzschichten des angrenzenden Gewebes (Linien) In der reaktiven Zone und im Kapselgewebe sind massiv Tumorsatelliten zu erkennen (b).

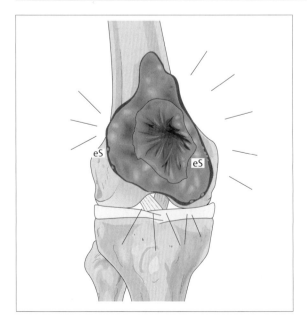

Abb. 1.1.14 Hochmaligner Tumor mit Down-Staging: Diese Abbildung zeigt den ehemalig hochmalignen Tumor, der zentral Einblutungen und Nekrosen statt vitalem Tumorgewebe aufweist sowie eine deutliche Verdickung seiner Pseudokapsel mit nekrotisierten, ehemaligen Tumorsatelliten (eS). Die Linienkonturen stellen die ehemalige Größenausdehnung des Tumors dar, der nun vollständig in sein Ursprungskompartment zurückgedrängt und somit vom Stadium IIB in ein Stadium IIA überführt wurde.

Literatur

Aboulafia, A.J., F. Brooks, J. Piratzky, S. Weiss (1999): Osteosarcoma arising from heterotopic ossification after an electrical burn. A case report. J Bone Joint Surg Am 81: 564–570

Amendola, B.E., M.A. Amendola, K.D. McClatchey, C.H. Miller jr. (1989): Radiation-associated sarcoma: a review of 23 patients with postradiation sarcoma over a 50-year period. Am J Clin Oncol 12: 411–415

Bickels, J., N. Kahanovitz, C.K. Rubert, R.M. Henshaw, D.P. Moss, I. Meller, M.M. Malawer (1999): Extraspinal bone and soft-tissue tumors as a cause of sciatica. Clinical diagnosis and recommendations: analysis of 32 cases. Spine 24: 1611–1616

Campanacci, M. (1999): Bone and soft tissue tumors. 2nd ed. Springer, Wien

Dahlin, D.C. (1978): Bone tumors. 3rd ed. Thomas, Springfield

Dorfmann, H.D., B. Czerniak (1995): Bone cancers. Cancer 75: 203–210

Enneking, W.F. (1983): Musculosceletal tumor surgery. Churchill Livingstone, Edinburgh

Enneking, W.F. (1986): A system of staging musculoskeletal neoplasms. Clin Orthop 204: 9–24

Enneking, W.F., S.S. Spanier, M.A. Goodman (1980): A system for the surgical staging of musculosceletal sarcoma. Clin Orthop 153: 106–120

Fletcher, C.D.M., K.K. Unni, F. Mertens (2002): World Health Organisation classification of tumors. Pathology and Genetics of tumors of soft tissue and bone. IARCPress, Lyon

Hanahan, D., R.A. Weinberg (2000): The hallmarks of cancer. Cell 100: 57–70

Jaffe, H.L. (1958): Tumours and tumorous conditions of the bones and joints. Kimpton, London

Kirkpatrick, C.J., A. Alves, H. Kohler, J. Kriegsmann, F. Bittinger, M. Otto, D.F. Williams, R. Eloy (2000): Biomaterial-induced sarcoma: A novel model to study preneoplastic change. Am J Pathol 156: 1455–1467

Mark, R.J., J. Poen, L.M. Tran, Y.S. Fu, M.T. Selch, R.G. Parker (1994): Postirradiation sarcomas. A single-institution study and review of the literature. Cancer 73: 2653–2662

Ozyazgan, I., O. Kontas (1999): Burn scar sarcoma. Burns 25: 455–458

Schajowicz, F. (1981): Tumors and tumorlike lesions of bone and joints. Springer, Berlin

Schajowicz, F., L.V. Ackermann, H.A. Sissons (1972): Histological typing of bone tumours. World Health Organisation, Genf

Unni, K.K., D.C. Dahlin (1996): Bone tumors, general aspects and data on 11,087 cases. 5th ed. Lippincott-Raven, Philadelphia

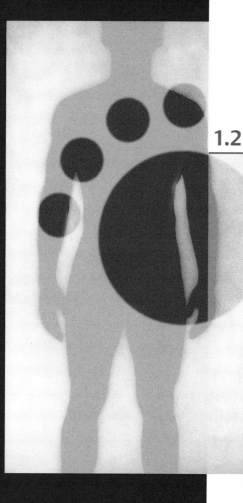

1.2 Diagnostik bei Knochentumoren und tumorartigen Läsionen

1.2.1 Radiologische Diagnostik von Knochentumoren und tumorähnlichen Läsionen
K. Ludwig und W. Heindel

1.2.2 Nuklearmedizinische Diagnostik bei Knochentumoren und tumorvortäuschenden Läsionen
Chr. Franzius, J. Sciuk und O. Schober

1.2.3 Biopsie bei Knochentumoren
N. Lindner

1.2.4 Pathologisch-histologische Untersuchungen
H. Bürger

1.2.1 Radiologische Diagnostik von Knochentumoren und tumorähnlichen Läsionen

K. Ludwig und W. Heindel

Allgemeines diagnostisches Vorgehen

Einleitung

Es wird eine große Zahl verschiedener tumoröser und tumorähnlicher Knochenläsionen unterschieden, deren Inzidenz teilweise jedoch sehr gering ist. Der nicht auf Knochentumoren spezialisierte Radiologe, Orthopäde oder Onkologe wird statistisch betrachtet vielen tumorösen oder tumorähnlichen Knochenläsionen innerhalb seines Berufslebens selten oder nie begegnen. Nur durch eine gezielte Auseinandersetzung mit den möglichen radiologischen Erscheinungsbildern wird er in der Lage sein, tumoröse und tumorähnliche Läsionen des Knochens richtig zu bewerten oder diese, wenn erforderlich, gezielt an spezialisierte Zentren weiterzuleiten (Freyschmidt u Mitarb. 2003).

Die Rolle der radiologischen Diagnostik beginnt beim Erkennen einer tumorösen oder tumorähnlichen Knochenläsion. Besonders initiale radiographische Befunde können bei einer Reihe dieser Läsionen äußerst diskret sein, beispielsweise zarte periostale Reaktionen oder schwer auszumachende permeative Osteolysen. Nur bei gezielter Suche nach solchen Veränderungen im Röntgenbild und bei korrekter Indikationsstellung für weitere Untersuchungen – wenn das Röntgenbild unauffällig und die klinische Symptomatik nicht erklärt ist – wird man diagnostisch erfolgreich arbeiten. Auch jede neu diagnostizierte Fraktur sollte dahingehend bewertet werden, ob es sich um eine pathologische Fraktur handeln kann.

Dem Erkennen einer Knochenläsion folgt die artdiagnostische Zuordnung und – damit verknüpft – die Entscheidung für das weitere Vorgehen. In Bezug auf letzteres kann man unter therapeutischen Gesichtspunkten 2 Gruppen von Knochenläsionen unterscheiden:
- Knochenläsionen, die eindeutig als benigne klassifiziert werden können und per se – insofern sie nicht frakturgefährdend sind oder andere Strukturen komprimieren – nicht operativ behandlungsbedürftig sind; solche Läsionen werden im angloamerikanischen Sprachgebrauch als „Leave-me-alone-Lesions" bezeichnet. Beispiele sind typische Erscheinungsbilder des nichtossifizierenden Fibroms oder des Enchondroms.
- Knochenläsionen, die entweder eine spezifische Behandlung erfordern oder die aufgrund ihrer bildgebenden Erscheinung nicht eindeutig als benigne klassifiziert werden können. Bei solchen Läsionen ist eine histologische Abklärung notwendig.

Die Rolle der radiologischen Diagnostik endet jedoch damit keineswegs: In vielen Fällen ist zur korrekten Interpretation des histologischen Befundes durch den Pathologen die Zusammenschau mit dem radiologischen Befund, der teilweise sehr präzise Informationen über das Wachstumsverhalten bzw. die Aggressivität einer Knochenläsion liefert, erforderlich. Ein Beispiel hierfür ist die Unterscheidung zwischen einem Enchondrom als benigne und einem hoch differenzierten Chondrosarkom als maligne Knochenläsion, die nicht selten allein aufgrund des histologischen Befundes ohne Kenntnis von Destruktionsmuster und Lokalisation der Läsion nicht vorgenommen werden kann (Murphey u. Mitarb. 1998).

Die radiologische Diagnostik muss darüber hinaus zur Planung der Biopsie beitragen, indem sie Knochentumoren, die aus mehreren Tumorkomponenten bestehen – ein Beispiel hierfür ist das dedifferenzierte Chondrosarkom – rechtzeitig erkennt und eine nichtrepräsentative Biopsie verhindert.

Nach erfolgtem Nachweis und nach artdiagnostischer Zuordnung eines Knochentumors hat die radiologische Diagnostik gerade bei bestimmten malignen Knochentumoren eine zentrale Bedeutung im prätherapeutischen Staging, im Verlauf zur Kontrolle des Ansprechens auf eine eventuelle Chemotherapie oder Bestrahlung und der Nachsorge nach Abschluss der Therapie (Freyschmidt u. Wiers 1998, Freyschmidt 1998). Eine Besonderheit im Staging präoperativ mittels Chemotherapie behandelter Knochentumoren ist, dass meist nicht die lokale Tumorausdehnung unmittelbar vor der Operation, sondern die Tumorausdehnung vor Beginn der Chemotherapie die Resektionsgrenzen bestimmt. Die qualitativ hochwertige und zweifelsfreie Ausdehnungsbestimmung vor Beginn der Chemotherapie ist hier unabdingbar, weil nach Abschluss der Chemotherapie offene Fragen zur Tumorausdehnung oder zu weiteren, distanziert im gleichen Kompartiment gelegenen Läsionen (Skip-Lesions) häufig auch histologisch nicht mehr zu klären sind.

Im vorliegenden Kapitel werden die Grundprinzipien der radiologischen Differenzialdiagnose sowie der Ausdehnungsbestimmung tumoröser und tumorähnlicher Knochenläsionen erklärt und die Erscheinungsbilder verschiedenartiger Knochenläsionen im Röntgenbild und in Schnittbildverfahren beschrieben.

Differenzialdiagnostische Zuordnung im Röntgenbild

Die differenzialdiagnostische Zuordnung tumoröser und tumorähnlicher Läsionen erfolgt in der Regel am Röntgenbild. Dieses kann Aufschluss über das Wachstumsverhalten bzw. die Aggressivität einer Knochenläsion, über das Vorliegen einer spezifischen Tumormatrix und über die Reaktion des Knochens auf die Läsion geben. Für ein erfolgreiches differenzialdiagnostisches Vorgehen muss die **Röntgenmorphologie** einer Läsion immer in Zusammenschau mit ihrer **Lokalisation**, dem **Alter des Patienten** und der **klinischen Symptomatik** interpretiert werden, weshalb die Betrachtung dieser Kriterien ebenfalls innerhalb dieses Abschnittes erfolgt.

Muster der Knochendestruktion

Ein wesentliches Kriterium für die spätere differenzialdiagnostische Einordnung ist die Wachstumsgeschwindigkeit einer Knochenläsion. Diese ist eng verknüpft mit dem im Röntgenbild sichtbaren Muster der Knochendestruktion. Auf Basis dieser Verknüpfung wurde von Lodwick bereits in den 1960er Jahren ein Graduierungssystem für tumoröse und tumorähnliche Knochenläsionen erarbeitet (Abb. 1.2.1 a–f) (Lodwick u. Mitarb. 1980, Lodwick 1965, Erlemann u. Mitarb. 1994). Generell werden 3 Muster der Knochendestruktion unterschieden: das geographische, das mottenfraßartige und das permeative Muster.

Das geographische ist das am wenigsten aggressive Muster. Sein Kennzeichen ist, dass sich der Übergang zwischen der Läsion und dem gesunden Knochen definieren lässt. Dieser Übergang kann scharf oder unscharf, sogar riffartig unregelmäßig sein, es kann ein umgebender Sklerosesaum vorhanden sein oder nicht – aber er muss eindeutig definierbar sein. Läsionen mit einem ausschließlich geographischen Destruktionsmuster werden als **Läsionen vom Lodwick-Grad I** bezeichnet, die in Abhängigkeit von der Schärfe des Überganges zum gesunden Knochen, vom Vorliegen eines Sklerosesaumes und vom Vorliegen einer Kortikalispenetration in 3 Untergruppen unterteilen werden:

- Läsionen, die allseits scharf begrenzt sind, einen Randsklerosesaum aufweisen und die originäre Kortikalis nicht destruieren sind die am langsamsten wachsenden Läsionen dieser Gruppe. Sie werden als Läsionen vom Lodwick-Grad IA bezeichnet.
- Dem Lodwick-Grad IB werden geographische Läsionen zugeordnet, wenn sie zwar scharf begrenzt sind, aber entweder keinen Randsklerosesaum aufweisen oder die originäre Kortikalis destruiert haben, jedoch noch von einer Neokortikalis umgeben ist.
- Von einem Lodwick-Grad IC spricht man, wenn die originäre Kortikalis von der Läsion destruiert ist, die Läsion jedoch nicht oder nicht vollständig durch eine Neokortikalis begrenzt wird.

Aggressiver als das geographische ist das mottenfraßartige Muster der Knochendestruktion. Sein Kennzeichen ist eine breite, nicht klar zu definierende Übergangszone zwischen destruiertem und normalem Knochen.

Noch aggressiver ist das permeative Muster, bei dem der Übergang vom destruierten zum normalen Knochen kaum oder nicht zu erkennen ist. Am häufigsten ist es in der Kortikalis der Röhrenknochenschäfte als Ansammlung punktueller Transparenzvermehrungen zu beobachten.

Nach Lodwick ordnet man Läsionen, die neben einem geographischen ein aggressiveres, also mottenfraßartiges oder permeatives Muster aufweisen, dem Lodwick-Grad II

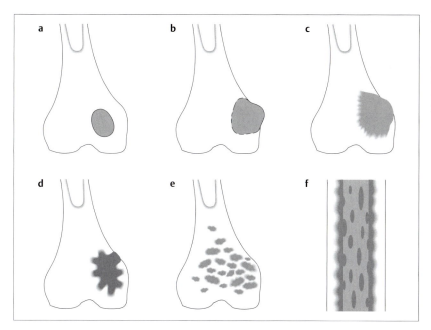

Abb. 1.2.1 a–f Schematische Darstellung der Lodwick-Grade I–III. Läsionen vom Lodwick-Grad I sind rein geographisch (**a–c**). Läsionen vom Grad II weisen mottenfraßartige (**d**) oder permeative (**e, f**) Komponenten auf. Läsionen vom Grad III sind ausschließlich mottenfraßartig oder permeativ.

zu. Läsionen, die kein geographisches Muster, sondern ausschließlich ein mottenfraßartiges und/oder permeatives Muster aufweisen, sind Läsionen vom Lodwick-Grad III.

Die Wachstumsgeschwindigkeit oder Aggressivität einer Läsion bzw. ihre Einordnung nach der von Lodwick definierten Graduierung reflektiert dabei nicht unmittelbar die Dignität einer Läsion: So sind zwar Läsionen vom Lodwick-Grad IA oder IB in den meisten Fällen benigne, solche vom Lodwick-Grad III in den meisten Fällen maligne. Ein benigner Tumor wie etwa das eosinophile Granulom kann aber durchaus aggressiv wachsen und als Läsion vom Lodwick-Grad II zur Darstellung kommen, ein maligner Tumor wie das Plasmozytom zu Läsionen vom Lodwick-Grad IB führen. Die Bedeutung des Lodwick Gradings liegt darin, in Zusammenschau mit anderen Parametern, etwa dem Patientenalter, der Lokalisation der Läsion und der klinischen Symptomatik zu einer Differenzialdiagnose zu kommen.

Sklerosesaum

An der Grenze zwischen destruiertem und gesundem Knochen kann es als Reaktion des gesunden Knochens zu einer saumartigen Sklerosierung kommen (Madewell u. Mitarb. 1981).

Die Morphologie dieses Sklerosesaums lässt Rückschlüsse auf die Wachstumsgeschwindigkeit einer Läsion zu: Ein scharf begrenzter, dichter und sehr schmaler Sklerosesaum weist auf eine langsam wachsende, wenig aggressive Läsion hin. Ein unscharf begrenzter, breiter Sklerosesaum ist Ausdruck eines aggressiveren, schnell wachsenden Geschehens.

Tumormatrix

Bestimmte tumoröse oder tumorähnliche Läsionen des Knochens produzieren eine Grundsubstanz (Matrix) mit Verkalkungen oder Verknöcherungen, deren Morphologie zur differenzialdiagnostischen Zuordnung verwendet werden kann (Abb. 1.2.2 a u. b) (Sweet u. Mitarb. 1981): Chondrogene Läsionen wie das Chondrom, Chondroblastom, Osteochondrom oder das gut differenzierte Chondrosarkom weisen in vielen Fällen stippchenförmige oder ringförmige, gelegentlich popcornartige Verkalkungen auf. Diese sind so typisch, dass man sie als chondrogene Verkalkungen bezeichnet.

Osteogene Tumoren, vor allem Osteosarkome, können bei Mineralisation des von ihnen direkt gebildeten Osteoids zu einer radiographisch sichtbaren Knochenneubildung führen. Pathogenetisch ist diese zu trennen von einer indirekten, metaplastischen Knochenneubildung, wie sie als Regressionsphänomen in einer Reihe ossärer Läsionen auftreten kann. Bildgebend ist diese Trennung jedoch manchmal nur eingeschränkt möglich.

Periostreaktion

Pathologische Knochenprozesse können zu einer Aktivierung oder auch Reaktion des Periosts führen. Die Art und Ausprägung dieser Periostreaktion liefert Information über die Aggressivität der zugrunde liegenden Läsion (Abb. 1.2.3 a–f) (Ragsdale u. Mitarb. 1981, Erlemann 1999). Dabei werden kontinuierliche von unterbrochenen Periostreaktionen sowie divergierende spikuläre Reaktionen unterschieden:

- **Kontinuierliche Periostreaktionen** treten bei weniger aggressiv ablaufenden Läsionen auf. Eine kontinuierliche Periostreaktion, die unter begleitender vollständiger Resorption der Kortikalis verläuft, bezeichnet man als Periostschale. Sie ist Ausdruck einer sehr langsam wachsenden Läsion.
- **Unterbrochene Periostreaktionen** hingegen sind Zeichen sehr aggressiver, schnell wachsender Läsionen. Sie kommen dadurch zustande, dass das Wachstum der Läsion sozusagen die von ihm induzierte, zunächst kontinuierliche Periostreaktion durchwächst. Reste der Periostreaktion im Randbereich der Läsion können dann als so genannte Codman-Dreiecke imponieren.

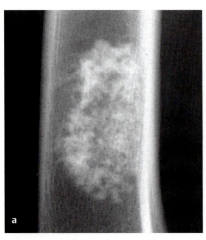
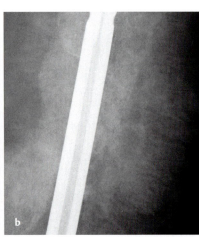

Abb. 1.2.2 a u. b Chondrogene Matrix bei einem Enchondrom (**a**) und osteogene Matrix bei einer osteoplastischen Metastase (**b**). Die chondrogenen Kalzifikationen erscheinen schollig, stippchenförmig, die Knochenneubildung eher flächig.

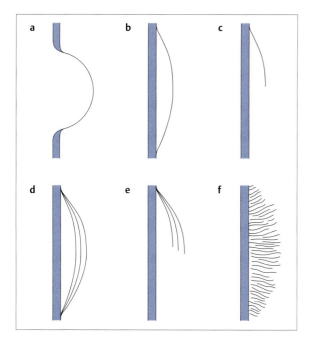

Abb. 1.2.3 a–f Schematische Darstellung periostaler Reaktionen. Die Periostschale (**a**) ist Ausdruck von wenig aggressiv wachsenden Läsionen. Lamelläre (**b**) und zwiebelschalenartige (**d**) Periostreaktionen stellen die nächsten Stufen in Richtung aggressiverer Periostreaktionen dar. Unterbrochene lamelläre (**c**) und unterbrochene zwiebelschalenartige Periostreaktionen (**e**) sind bereits als sehr aggressiv zu werten. Noch aggressiver ist die spikuläre Periostreaktion (Sunburst-Phänomen) (**f**).

- Eine besonders aggressive Periostreaktion ist die **divergierende spikuläre Reaktion**, auch Sunburst-Phänomen genannt, die nicht selten bei Osteosarkomen anzutreffen ist.

Kortikalisintegrität

Der kortikale Knochen kann eine biologische Barriere für intramedullär oder subperiostal ablaufende Prozesse sein (Freyschmidt u. Mitarb. 2003, Campanacci 1999). Aus der Tumorausdehnung im Hinblick auf die Kortikalis lassen sich Rückschlüsse auf die Aggressivität eines knöchernen Prozesses ziehen: So kann ein wenig aggressiver Prozess die Kortikalis vollständig intakt lassen und an ihr entlang wachsen oder zu einer langsamen Resorption der Kortikalis mit einem gleichzeitigen periostalen Knochenanbau im Sinne einer Periostschale führen. Ein aggressiverer Prozess kann die Kortikalis vollständig destruieren und aus dem Markraum in die den Knochen umgebenden Weichteile einwachsen.

Größe und Form

Größe und Form einer Läsion helfen nur in Zusammenschau mit anderen Kriterien bei der differenzialdiagnostischen Zuordnung bestimmter Läsionen (Freyschmidt u. Mitarb. 2003, Campanacci 1999). So ist z. B. bei nichtossifizierenden Fibromen, die im Zeitraum des Skelettwachstums selbst nur sehr langsam an Größe zunehmen, eine längs zur Knochenwachstumsrichtung orientierte oväläre Form häufig. Im Allgemeinen werden sehr langsam wachsende Prozesse, bezogen auf das Lebensalter des Patienten, bestimmte Größen kaum überschreiten können.

Trabekulierung

Eine innerhalb einer tumorösen oder tumorähnlichen Knochenläsion sichtbare Trabekulierung erlaubt zunächst keine Aussage zur Dignität oder Wachstumsgeschwindigkeit einer Läsion. Bei bestimmten Läsionen, etwa aneurysmatischen Knochenzysten, kommt sie jedoch vergleichsweise häufig vor, ihr Vorliegen kann deshalb für die differenzialdiagnostische Zuordnung genutzt werden.

Weichteilkomponente

Sowohl maligne Tumoren des Knochens wie auch benigne ossäre Veränderungen, z. B. eine Osteomyelitis können eine extraossäre Komponente oder auch Weichteilkomponente aufweisen. Eine Vielzahl benigner Läsionen weist jedoch typischerweise keine Weichteilkomponente auf und kann beim Vorliegen einer solchen aus der Differenzialdiagnose ausgeschlossen werden.

Lokalisation

Die meisten tumorösen oder tumorähnlichen Knochenläsionen weisen eine deutliche Präferenz für bestimmte Lokalisationen im Skelettsystem auf (Freyschmidt u. Mitarb. 2003, Campanacci 1999). Dies gilt einerseits für die Lokalisation in einem bestimmten Skelettabschnitt, etwa für das Femur oder den Humerus, andererseits für die Lokalisation innerhalb des befallenen Knochens, also etwa für eine epi-, meta- oder diaphysäre Lokalisation.

Welche Faktoren zu diesen Lokalisationspräferenzen führen, ist meist ungeklärt. Welche Lokalisationen präferiert werden, ist jedoch für die meisten tumorösen und tumorähnlichen Läsionen gut beschrieben: So treten Osteosarkome gehäuft in Regionen starken Wachstums, z. B. den kniegelenksnahen Abschnitten langer Röhrenknochen auf. Nichtossifizierende Fibrome sind typischerweise in mechanisch beanspruchten Regionen im Sehnenansatzbereich langer Röhrenknochen der unteren Extremität zu finden. Das multiple Myelom folgt in seiner Ausdehnung der Ausdehnung des Blut bildenden Knochenmarks.

Die Lokalisationspräferenz ist bei bestimmten Läsionen so ausgeprägt, dass sie entscheidend für die Dignitätseinordnung einer Läsion durch den Pathologen ist: Zum Beispiel treten Chondrosarkome meist stammnah, jedoch fast nie im Bereich der kurzen Röhrenknochen von Hand und Fuß auf, Enchondrome hingegen sind an den kurzen Röhrenknochen sehr häufig. Bei einer zwischen einem Enchondrom und einem hoch differenzierten Chondrosarkom nicht zu unterscheidenden Histologie kann die Lokalisation entscheidend für die Zuordnung zu einer der beiden Entitäten sein.

Die Lokalisation einer Läsion muss, wie auch das Alter des Patienten, zwingend Eingang in die differenzialdiagnostischen Überlegungen finden. Bei sehr atypischen Lokalisationen muss die radiographisch gestellte Diagnose kritisch hinterfragt werden.

Patientenalter

Die Mehrzahl der tumorösen und tumorähnlichen Knochenläsionen kommen gehäuft in einem bestimmten Lebensalter vor (Freyschmidt u. Mitarb. 2003, Campanacci 1999). So sind zum Beispiel Ewing-Sarkome, Osteosarkome (dies bezieht sich auf die häufigen, primären, medullären Osteosarkome) und Osteoidosteome typische Beispiele für Tumoren des Wachstumsalters. Riesenzelltumoren kommen gehäuft beim jungen Erwachsenen vor, primäre Chondrosarkome, multiple Myelome und Metastasen werden typischerweise beim älteren Patienten gefunden. Deshalb muss das Lebensalter des Patienten wie auch die Lokalisation der Läsion zwingend Eingang in differenzialdiagnostische Überlegungen finden.

Computertomographie

Die Computertomographie kommt als röntgenstrahlenbasiertes Schnittbildverfahren immer dann zum Einsatz, wenn das Röntgenbild als Summationsbild aller von der Röntgenstrahlung durchdrungenen Strukturen keine ausreichende Darstellung der zu untersuchenden Läsion erlaubt. Dies ist insbesondere im Bereich komplexer anatomischer Strukturen wie der Wirbelsäule oder Skapula erforderlich, aber auch bei Überlagerung durch pathologische Strukturen wie etwa der Überlagerung des Nidus eines Osteoidosteoms durch die umgebende Sklerose. Diagnostische Prinzipien wie die Graduierung der Wachstumsgeschwindigkeit, die Beurteilung einer Matrixbildung oder einer Periostreaktionen sind dabei auf computertomographisches Bildmaterial genau so anwendbar wie auf das Röntgenbild.

Da in der Computertomographie die Dichtedifferenz zwischen verschiedenen Strukturen den im Bild vorliegenden Kontrast bestimmt, können mit ihr vor allem Strukturen stark unterschiedlicher Dichte sehr gut voneinander abgegrenzt werden, wie zum Beispiel die erhaltene Spongiosa oder Kortikalis einerseits von einem osteolytischen Tumor geringerer Dichte andererseits (Abb. 1.2.**4a–c**). Da sich mit der Computertomographie die Dichte der untersuchten Strukturen messen lässt – nichts anderes als die Dichte wird ja in Form von Grauwerten in computertomographischen Aufnahmen abgebildet – können mit ihr aufgrund der Dichtezuordnung bestimmte Gewebe eindeutig erkannt werden. Insbesondere Fettgewebe ist eindeutig charakterisiert, so kann zum Beispiel die Diagnose eines intraossären Lipoms computertomographisch eindeutig gestellt werden. Da der Kontrast in computertomographischen Aufnahmen jedoch allein vom Dichteunterschied zwischen den abgebildeten Strukturen abhängig ist, lassen sich Grenzen zwischen Weichgeweben ähnlicher Dichte – etwa zwischen einer extraossären, nicht verkalkten Tumorkomponente und der umgebenden Muskulatur – com-

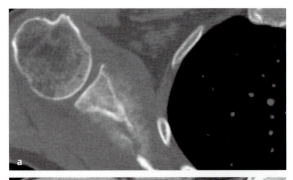
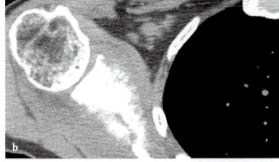
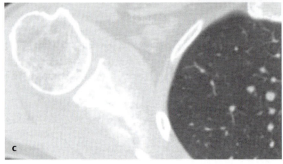

Abb. 1.2.4a–c Computertomographische Darstellung eines Thoraxausschnitts auf Höhe des Humeroglenoidalgelenks. Durch unterschiedliche Fensterung, d. h. unterschiedliche Zuordnung der im Bild dargestellten Grauwerte zu der computertomographisch gemessenen Dichte des einzelnen Bildpunkts können Knochen (**a**), Weichteile (**b**) und Lunge (**c**) jeweils optimal dargestellt werden.

putertomographisch nur schwer abzugrenzen. Die Bestimmung der Tumorausdehnung in die extraossären Weichteile ist deshalb heutzutage Domäne der Magnetresonanztomographie (MRT).

Als spezielles Einsatzgebiet kommt die Computertomographie als Steuerungsverfahren für Punktionen zur Histologiegewinnung oder zur perkutanen Thermokoagulation von Osteoidosteomen zum Einsatz.

Magnetresonanztomographie

Die Magnetresonanztomographie ist das Verfahren der Wahl zur lokalen Ausdehnungsbestimmung von Knochentumoren vor Therapiebeginn, zur Kontrolle des Therapieerfolges, etwa während einer Chemotherapie, und in der Nachsorge nach Abschluss der Therapie.

Für bestimmte Läsionen ermöglicht sie durch die spezifische Darstellung zum Beispiel von Fettgewebe, Wasser oder Blut-Flüssigkeits-Spiegeln darüber hinaus auch eine genaue differenzialdiagnostische Einordnung.

Die Magnetresonanztomographie beruht auf bestimmten Wechselwirkungen zwischen dem Eigenmagnetfeld von Wasserstoffatomen im Körper und einem unter Einstrahlung von Radiofrequenzenergie künstlich erzeugten äußeren Magnetfeld. Auf die Prinzipien der magnetresonanztomographischen Bilderzeugung wird soweit eingegangen, wie zum Verständnis einer korrekten Interpretation von magnettomographischen Bildern im Zusammenhang mit Knochentumoren und tumorähnlichen Knochenläsionen erforderlich ist.

Grundsätzlich gibt es verschiedene, voneinander unabhängige Wechselwirkungen zwischen dem Eigenmagnetfeld von Wasserstoffatomen und einem äußerlichen Magnetfeld. Die wichtigsten Wechselwirkungen sind die T_1-Relaxation und die T_2-Relaxation. Je nachdem, welche der beiden Wechselwirkungen zur Bilderzeugung vorwiegend genutzt wird, unterscheidet man T_1- und T_2-gewichtete Bilder. Wasserstoffatome kommen im Körper überwiegend in Wasser und in Fett vor. Diese beiden Substanzen sind am wichtigsten für die Bildgebung in der MRT. Die T_1- und die T_2-Relaxation von in Wasser gebundenen Wasserstoffatomen und von in Fett gebundenen Wasserstoffatomen sind unterschiedlich stark. Dadurch kommen Wasser und Fett in T_1- und T_2-gewichteten Sequenzen jeweils unterschiedlich signalreich, d.h. unterschiedlich hell zur Darstellung: In T_1-gewichteten Bildern ist Wasser signalarm, also dunkel, Fett signalreich, also hell. In T_2-gewichteten Bildern ist Wasser signalreich, also hell, Fett intermediär bis signalarm. Zusätzlich zu Wasser und Fett tragen auch andere Substanzen – mit jeweils unterschiedlichem Signal in verschiedenen Sequenzen – zur Bildgebung bei, unter anderem Blutabbauprodukte, Melanin, oder gadoliniumhaltige Kontrastmittel. Neben reinen T_1- oder T_2-gewichteten Sequenzen – sozusagen als Prototypen – existieren eine Vielzahl weiterer Sequenzen: Dazu zählen im Bereich der Bildgebung von Knochentumoren zum Beispiel fettsupprimierte T_1- und T_2-gewichtete Sequenzen, etwa die STIR-Sequenzen (Short Tau Inversion Recovery-Sequenzen), bei denen das aus den in Fett gebundenen Wasserstoffatomen stammende Signal gezielt unterdrückt wird. Fettsupprimierte T_1-gewichtete Sequenzen werden üblicherweise in Zusammenhang mit einer intravenösen Gabe gadoliniumhaltigen Kontrastmittels verwendet. Durch die Suppression des Fettsignals ist die Kontrastmittelanreicherung in diesen Sequenzen besonders gut sichtbar. Fettsupprimierte T_2-gewichtete Sequenzen oder STIR-Sequenzen lassen durch die Suppresion des Fettsignals zum Beispiel im Knochenmarkraum gelegene wasserreiche Prozesse – etwa Tumorgewebe oder ein umgebendes Knochenmarködem – besonders gut erkennen.

Die Orientierung der Schnittebene kann in der MRT frei gewählt werden – ein Vorteil gegenüber der Computertomographie, die nur axiale Schnitte mit sekundären Rekonstruktionen zulässt.

Eine erfolgreiche magnetresonanztomographische Untersuchung hängt entscheidend von der richtigen Auswahl der zur Untersuchung verwendeten Spulen, der Sequenzen, der Orientierung der Schnittebenen und der sinnvollen Indikationsstellung für eine Kontrastmittelgabe ab.

MRT der physiologischen Knochenstruktur

Kortikaler Knochen ist als extrem wasser- und fettarme Struktur generell signalarm, unabhängig von der verwendeten Sequenz (Abb. 1.2.**5a–c**).

Gelbes Knochenmark, also Fettmark, stellt sich aufgrund seines hohen Fettanteils in T_1-gewichteten Sequenzen signalreich, in T_2-gewichteten Sequenzen intermediär bis signalreich, in fettsupprimierten Sequenzen signalarm dar.

Rotes Knochenmark, d.h. das Blut bildende Mark, kommt als wasserhaltiges Gewebe in T_1-gewichteten Sequenzen signalarm, also dunkel, in T_2-gewichteten Sequenzen signalreich, also hell zur Darstellung.

Mit dem Lebensalter des Patienten ändert sich die physiologische Verteilung des gelben und des roten Knochenmarkes: Beim Neugeborenen ist praktisch der gesamte Markraum mit blutbildendem Knochenmark gefüllt. Mit steigendem Lebensalter wird dieses zunehmend durch gelbes Knochenmark ersetzt, ein Prozess, der von peripher nach zentral verläuft und innerhalb langer Röhrenknochen zunächst in den Epiphysen beginnt und anschließend von den Dia- zu den Metaphysen weitergeht. Beim Heranwachsenden sind Reste roten Markes im Bereich der stammnahen Röhrenknochen noch metaphysennah erkennbar. Beim Erwachsenen liegt lediglich im Stammskelett noch ein geringer Anteil blutbildenden Knochenmarks neben dem das magnetresonanztomographische Bild prägenden gelben Knochenmark vor.

Sehr häufig liegt damit ein mehr oder weniger durch ein Fettsignal geprägtes Bild des Markraumes mit einer signalreichen Darstellung in T_1-gewichteten Sequenzen vor. Tritt eine tumoröse, in den allermeisten Fällen wasserreiche und fettarme Läsion (Ausnahmen: lipomatöse Lä-

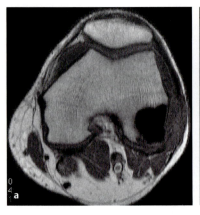 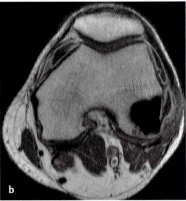 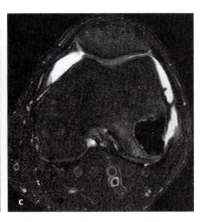

Abb. 1.2.5 a–c Sequenzen-MRT. Die Kortikalis und die im Femurkondylus eingebrachte Palakosplombe enthalten weder Wasser noch Fett und sind deshalb in allen Sequenzen signalarm.
a T_1-Wichtung nativ: Subkutanes Fett ist signalreich, ebenso der fetthaltige Knochenmarkraum. Der Kniegelenkerguss ist etwa muskelisointens.
b T_1-Wichtung nach KM-Gabe: Kontrastmittelanreicherung der Synovia durch eine Synovialitis.
c Fettgesättigte T_2-Wichtung: Kniegelenkerguss sehr signalreich, alle übrigen Strukturen vergleichsweise signalarm.

sionen) im Markraum auf, so erscheint diese signalarm und ist damit gut vom gesunden Gewebe abgrenzbar. T_1-gewichtete Sequenzen sind deshalb Sequenzen der Wahl zur Darstellung der intraossären Tumorausdehnung.

MRT zur Bestimmung der Tumorausdehnung

Eine magnetresonanztomographische Untersuchung eines Knochentumors muss die intraossäre Tumorausdehnung, die Ausdehnung der extraossären Tumorkomponente, deren Lagebeziehungen zu Gefäß-Nerven-Bahnen oder im Bereich der Wirbelsäule zum Myelon zeigen. Sie muss klären, ob eine Infiltration angrenzender Gelenke durch den Tumor vorliegt und, abhängig von der Art des Tumors, Skip-Lesions nachweisen oder ausschließen.

Einfluss der MRT auf die Wahl des Biopsieortes

Einige Tumoren sind aus verschiedenen Tumorkomponenten zusammengesetzt, die sich magnetresonanztomographisch gut voneinander abgrenzen lassen. Hierzu zählen zum Beispiel dedifferenzierte Chondrosarkome, sekundäre Fibrosarkome oder sekundäre aneurysmatische Knochenzysten gemeinsam mit den ihnen zugrunde liegenden Läsionen. Hier lässt die MRT eine sinnvolle Planung der zu biopsierenden Lokalisation zu.

Magnetresonanztomographisches Erscheinungsbild spezieller Läsionen

Das Vorkommen von Fettgewebe in einer tumorösen oder tumorähnliche Knochenläsion kann mit der MRT nichtinvasiv sicher nachgewiesen werden. Dadurch lässt sich bei lipomatösen Läsionen die Zahl der möglichen Differenzialdiagnosen erheblich einschränken oder eine spezifische Diagnose bereits verbindlich stellen. Zu den fetthaltigen Läsionen zählen einerseits das intraossäre Lipom oder das typische Hämangiom des Wirbelkörpers, andererseits kommt Fettgewebe als dystrophes Fettgewebe in ausgeheilten benignen Läsionen vor.

Gut differenzierte chondrogene Tumoren weisen ein relativ spezifisches magnetresonanztomographisches Bild auf (s. Chondrom) und sind magnetresonanztomographisch dadurch in der Regel gut zu diagnostizieren.

Ferner kann die MRT zur Diagnosestellung zystischer, also flüssigkeitsgefüllte Läsionen beitragen: Juvenile Knochenzysten sind mit seröser Flüssigkeit gefüllt, sie stellen sich demzufolge als in T_1-gewichteten Sequenzen homogen signalarme, in T_2-gewichteten Sequenzen homogen signalreiche Läsionen dar. Aneurysmatische Knochenzysten sind überwiegend aus multiplen einzelnen Kammern, jeweils gefüllt mit Blutabbauprodukten, zusammengesetzt, die sich magnetresonanztomographisch als multiple Spiegelbildungen darstellen.

Angiographie

Als diagnostische Untersuchung zum Nachweis einer tumorösen Gefäßinfiltration oder zur Darstellung der Vaskularisation einer Läsion muss die invasive Angiographie heutzutage als von der MRT abgelöst gelten.

Indikationen für invasiv angiographische Untersuchungen bestehen nur noch im Zusammenhang mit einer präoperativen Embolisationsbehandlung von Tumoren, die zur Reduktion des intraoperativen Blutverlustes, insbesondere bei gut vaskularisierten Läsionen wie etwa Hämangiomen oder Nierenzellkarzinommetastasen und bei operativ schwer zugänglicher Lokalisation vorgenommen werden kann.

Die Indikation für eine Embolisationsbehandlung wird im Einzelfall unter Abwägung angiographischer und operativer Risiken gestellt.

Sonographie

Der Stellenwert der sonographischen Diagnostik im Bereich von Knochentumoren und tumorähnlichen Läsionen ist gering. Verwendet werden kann die Sonographie als steuerndes Verfahren zur perkutanen Histologiegewinnung aus extraossären Tumorkomponenten. Von einigen Autoren wird sie ferner als Untersuchungsmethode zur Dickenbestimmung von Knorpelkappen bei Osteochondromen favorisiert. Dem Vorteil der niedrigen Kosten und der guten Verfügbarkeit der Sonographie steht hier der Nachteil der Untersucherabhängigkeit und der eingeschränkten Beurteilbarkeit in die Tiefe gerichteter Knorpelkappenanteile gegenüber, beides Nachteile, die bei der magnetresonanztomographischen Untersuchung von Osteochondromen nicht gegeben sind.

Vorgehen bei speziellen Tumoren und Läsionen

Knochenbildende Tumoren

Enostom

Enostome oder Kompaktainseln sind häufige, benige und in jedem Lebensalter vorkommende Läsionen, deren histologischer Aufbau dem von kortikalem Knochen entspricht (Greenspan u. Mitarb. 1991, Heuck u. Mitarb. 2001). Lokalisiert sind sie am häufigsten im proximalen Femur oder in den Rippen, können grundsätzlich aber in jedem Skelettabschnitt gefunden werden.

Im Röntgenbild imponieren sie als scharf begrenzte, homogen dichte Sklerosezonen, die innerhalb des Markraumes mit oder ohne Kontakt zur Kortikalis liegen (Abb. 1.2.**6 a–c**). Destruktionen der Kortikalis oder Periostreaktionen gehören nicht zum Erscheinungsbild von Enostomen. Magnetresonanztomographisch stellen sie sich wie kortikaler Knochen – also signalarm in allen Sequenzen und ohne Anreicherung nach Kontrastmittelgabe – dar. Von osteoplastischen Metastasen unterscheidet sie insbesondere das Fehlen einer Anreicherung in der Skelettszintigraphie.

Osteom

Osteome sind eher seltene, benigne und in jedem Lebensalter vorkommende Läsionen. Sie entstehen meist in bindegewebig präformierten Knochenarealen, häufigste Lokalisation sind die Wände der Nasennebenhöhlen. Im Röntgenbild kommen sie als glatt begrenzte, umschriebene Ausstülpungen oder Verdickungen der Kortikalis zur Darstellung. Sie sind in der Regel asymptomatisch, sofern nicht die Kompression anderer anatomischer Strukturen zu Beschwerden führt. Multiple Osteome können im Rahmen eines Gardner-Syndroms auftreten.

Osteoidosteom

Osteoidosteome sind benigne, osteoblastische Tumoren des Heranwachsendenalters, die eine charakteristische Schmerzsymptomatik mit zirkadianer Rhythmik (während der Nacht stärker als am Tag) und hervorragendem Ansprechen auf Salicylate aufweisen (Heuck u. Mitarb. 2001, Lindner u. Mitarb. 2001). Ihre bevorzugte Lokalisation sind die langen Röhrenknochen. Etwa die Hälfte aller Osteoidosteome liegt im Femur oder in der Tibia. Ebenfalls

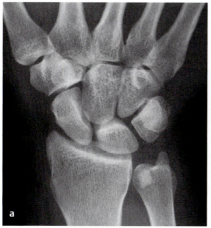
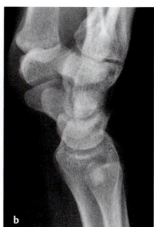
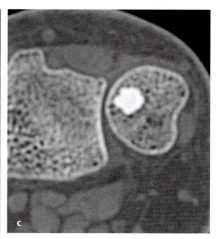

Abb. 1.2.6 a–c Enostome kommen im Röntgenbild (**a** u. **b**) oder in der Computertomographie (**c**) als scharf begrenzte, homogen sklerotische Läsionen zur Darstellung. Sie können zentral im Markraum oder exzentrisch mit Kontakt zur Kortikalis liegen.

häufig sind sie im Hand- oder Fußskelett, aber auch in der Wirbelsäule lokalisiert.

Innerhalb langer Röhrenknochen ist ihre Lage meist diaphysär, manchmal mit Ausdehnung in die Metaphysenregion. In der Wirbelsäule ist eine Lage in den posterioren Elementen am häufigsten. Außerhalb der genannten, typischen Lokalisationen liegen Osteoidosteome meist paraartikulär.

Morphologisch bestehen Osteoidosteome aus einem gefäßreichen, zentralen Gewebeanteil, dem sog. Nidus, und einer umgebenden Zone sklerosierten Knochens.

Der Nidus kommt im Röntgenbild als scharf begrenzte, rundliche oder ovale Osteolyse zur Darstellung und ist typischerweise von einer Sklerosezone bzw. einer Zone des Knochenanbaus umgeben (Abb. 1.2.7 a–c). Diese kann zu einer lokalen Verdickung des befallenen Knochens führen und so ausgeprägt sein, dass im Projektionsbild der Nidus selbst aufgrund der Überlagerung durch die Sklerosezone nicht mehr erkennbar ist. Der Nidus selbst liegt meistens intrakortikal, selten auch subperiostal. Häufig weist er zentrale Verkalkungen auf. Eine aggressive periostale Reaktion gehört nicht zum Erscheinungsbild eines Osteoidosteoms.

In CT und MRT sind häufig größere, zum Nidus ziehende Gefäße erkennbar. Beide Verfahren können im Rahmen dynamischer Untersuchungen den Nidus als eine arteriell Kontrastmittel aufnehmende Struktur darstellen – dies kann zur Unterscheidung von einer Osteitis verwendet werden. In der MRT kann das Osteoidosteom eine erhebliche parossale Reaktion auslösen, die man nicht als Weichteilkomponente eines malignen Tumors fehlinterpretieren darf.

Histologisch ähnelt der Aufbau von Osteoidosteomen dem von Osteoblastomen, zwischen beiden Entitäten besteht ein fließender Übergang. Definitionsgemäß bezeichnet man Läsionen mit einer Nidusgröße von bis zu 1 cm als Osteoidosteom, ab 2 cm als Osteoblastom. Läsionen zwischen 1 und 2 cm ordnet man den Osteoidosteomen zu, wenn sie eine typische Klinik aufweisen, sonst den Osteoblastomen.

Osteoblastom

Osteoblastom und Osteoidosteom bestehen aus dem gleichen, gut vaskularisiertem, knochenbildendem Tumorgewebe. Sie unterscheiden sich durch ihre Größe, ihre klinische Symptomatik und ihr radiologisches Erscheinungsbild (McLeod u. Mitarb. 1976, Kroon u. Schurmans 1990).

Definitionsgemäß spricht man von einem Osteoblastom, wenn die Nidusgröße 2 cm überschreitet oder die Nidusgröße von 1 cm überschreitet und die Klinik eher der eines Osteoblastoms als der eines Osteoidosteoms entspricht. Klinisch ist das Osteoblastom durch eine gegenüber dem Osteoidosteom weniger intensive und weniger gut auf Salicylate ansprechende Schmerzsymptomatik gekennzeichnet, die keine zirkadiane Rhythmik aufweist. Die Altersverteilung des Osteoblastoms ähnelt der des Osteoidosteoms: Etwa die Hälfte aller Osteoblastome wird in der 2. Lebensdekade entdeckt, 95 % in der 1.–3. Lebensdekade. Osteoblastome im Kleinkind-/Säuglingsalter sind Raritäten. Das Osteoblastom ist wesentlich seltener als das Osteoidosteom.

Häufigste Lokalisation des Osteoblastoms im Skelettsystem ist die Wirbelsäule. Dort kommen etwa ein Drittel aller Osteoblastome vor. Mehr als die Hälfte derselben sind in den posterioren Wirbelelementen lokalisiert. Weitere, bevorzugte Lokalisationen des Osteoblastoms sind die langen Röhrenknochen, wo etwa ein Viertel aller Osteoblastome zu finden ist, und das Schädelskelett mit einer Häufigkeit von etwa 10 %. In den langen Röhrenknochen liegt das Osteoblastom meist im diametaphysären Übergangsbereich, eine epiphysäre Lage ist möglich, aber selten.

Das radiologische Erscheinungsbild des Osteoblastoms (Abb. 1.2.8 a–c) ist variabler als die des Osteoidosteoms. An der Wirbelsäule imponiert es meist als scharf begrenzte, vorwiegend expansiv wachsende Osteolyse. Etwa in der Hälfte der Fälle findet sich ein umgebender Sklerosesaum sowie eine Matrixossifikationen. In einem Fünftel der Fälle liegt eine eindeutige Kompaktadestruktion vor. Nicht selten kommt es durch das Osteoblastom zu einer Skoliose.

In den langen Röhrenknochen imponiert das Osteoblastom häufig als osteolytische Läsion vom Lodwick-Grad IB

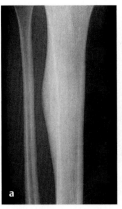
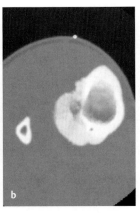
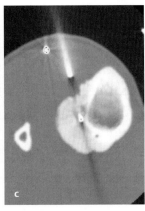

Abb. 1.2.7 a–c Osteoidosteom. Auf dem Röntgenbild (**a**) ist der Nidus des Osteoidosteoms aufgrund der Überlagerung durch die ausgeprägte umgebende Sklerose bzw. den ausgeprägten umgebenden Knochenanbau kaum abgrenzbar. Die CT (**b**) zeigt den Nidus mit zentralen Verknöcherungen. Die CT kann auch zur bildgesteuerten interventionellen Radiofrequenzablation genutzt werden (**c**) und zeigt die Spitze der Ablationssonde im Nidus.

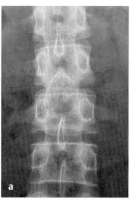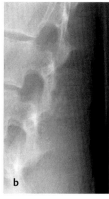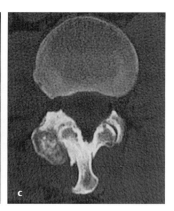

Abb. 1.2.8 a–c Osteoblastom. Röntgenaufnahmen der LWS (**a** u. **b**) zeigen eine expansiv-osteolytische Läsion mit angedeuteten erkennbaren Matrixverkalkungen im Dornfortsatz des zweiten Lendenwirbels. In der Computertomographie (**c**) eines anderen Patienten sind die Matrixverkalkungen in der im Facettgelenkfortsatz gelegenen Läsion deutlich erkennbar.

oder IC, seltener vom Lodwick-Grad II. Eine Umgebungssklerose ist meist gering ausgeprägt oder nicht sichtbar. Matrixossifikationen kommen in der Hälfte der Fälle vor.

Aufgrund ihrer Vaskularisation zeigen Osteoblastome, unabhängig von ihrer Lokalisation, in der Computertomographie oder Magnetresonanztomographie eine ausgeprägte Anreicherung nach Kontrastmittelgabe. Selten kann es zu besonders aggressiven Formen des Osteoblastoms kommen, die nicht mehr als eindeutig benigne anzusehen sind.

Osteosarkom

Osteosarkome sind maligne Tumoren, deren Zellen direkt Osteoid oder Knochen bilden (Freyschmidt u. Mitarb. 2003, Campanacci 1999, Dahlin u. Coventry 1967). Osteosarkome sind die häufigsten malignen Knochentumoren. Man unterscheidet die erheblich häufigeren medullären von den selteneren juxtakortikalen und den ausgesprochen seltenen intrakortikalen Osteosarkomen. Die juxtakortikalen Osteosarkome werden gegliedert in die parossalen und die periostalen Osteosarkome sowie die so genannten Oberflächenosteosarkome vom hohen Malignitätsgrad. Diese verschiedenen Osteosarkomtypen unterscheiden sich zum Teil ganz erheblich hinsichtlich ihres radiologischen Erscheinungsbildes, ihres Wachstumsverhaltens und ihrer Prognose (Bielack u. Mitarb. 2002).

Unterscheiden muss man ferner zwischen den häufigeren primären Osteosarkomen und den selteneren sekundären Osteosarkomen. Letztere entstehen iatrogen nach Bestrahlung oder durch zugrunde liegende Skeletterkrankungen mit erhöhter Knochenstoffwechselaktivität (z. B. Morbus Paget).

Histologisch unterscheidet man nach der vorwiegend vorliegenden Zelllinie histologische Subtypen wie das osteoblastische, chondro- oder fibroplastische Osteosarkom.

Primäre Osteosarkome können allgemein als Tumoren des Wachstumsalters angesehen werden, über 50 % kommen in der 2. Lebensdekade vor (Freyschmidt u. Mitarb. 2003, Campanacci 1999). Mit zunehmenden zeitlichem Abstand dazu werden sie seltener, ihr Vorkommen ist prinzipiell jedoch vom Kleinkindesalter bis zum Senium beschrieben. Sekundäre Osteosarkome kommen eher beim älteren Menschen vor, ihr Häufigkeitsgipfel liegt in der 5. und 6. Lebensdekade.

Osteosarkome können prinzipiell in jedem Abschnitt des Skelettsystems auftreten. Ihre häufigste Lokalisation sind die langen Röhrenknochen, innerhalb derselben kommen sie in der Regel metaphysär, gelegentlich auch diaphysär vor. Unter den Lokalisationen am langen Röhrenknochen sind die kniegelenknahen Femur- oder Tibiametaphysen am häufigsten. Im Gegensatz dazu sind sekundäre Osteosarkome in den Skelettabschnitten lokalisiert, in denen eine Bestrahlung vorgenommen wurde bzw. folgen in ihrem Verteilungsmuster dem der zugrunde liegenden Skeletterkrankung. Das Vorkommen multizentrischer Osteosarkome ist äußerst selten.

Medulläres Osteosarkom

Das radiographische Erscheinungsbild des medullären Osteosarkom setzt sich durch eine Kombination von tumorbedingter Knochendestruktion, von Knochenneubildung und periostaler Reaktion jeweils unterschiedlichen Ausprägungsgrades zusammen (Abb. 1.2.9 a–d). In Abhängigkeit vom Ausmaß der Knochenneubildung kann das Spektrum der radiographischen Manifestation von einer rein osteolytischen bis zu einer rein osteosklerotischen Läsion reichen (Freyschmidt u. Mitarb. 2003, Campanacci 1999).

Etwa 10 % der medullären Osteosarkome sind rein osteolytisch. Sie können als Osteolyse vom Lodwick-Grad IC–III zur Darstellung kommen. Weil bei osteolytischen Osteosarkomen die sichtbare Knochenneubildung als wichtiges Diagnosekriterium fehlt, umfasst das Spektrum der Differenzialdiagnosen eine Vielzahl von Entitäten, sowohl benigner (z. B. Riesenzelltumor) als auch maligner Natur (z. B. Chondrosarkom).

Ebenfalls etwa 10 % der medullären Osteosarkome sind rein osteosklerotisch. Sie kommen radiographisch als sklerotische Areale zur Darstellung, nicht selten relativ scharf begrenzt und lange Zeit die Kortikalis nicht durchbrechend. Differenzialdiagnostisch müssen sie von anderen sklerosierenden Prozessen wie der Melorheostose, der sklerosierenden Osteomyelitis oder osteoplastischen Me-

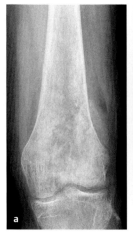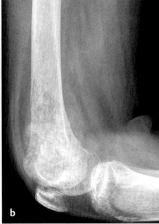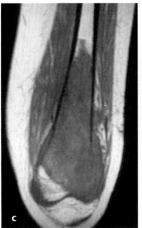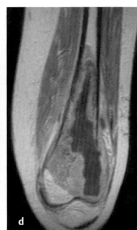

Abb. 1.2.9 a–d Konventionelles Osteosarkom. Röntgenaufnahmen (**a** u. **b**) zeigen eine teils geographische, teils mottenfraßartige, von der distalen Diaphyse bis in die Epiphyse reichende Osteolyse mit unterbrochener, angedeutet auch spikulärer Periostreaktion. T_1-gewichtete MRT-Aufnahmen vor (**c**) und nach (**d**) Kontrastmittelgabe zeigen die intra- und extraossäre Tumorausdehnung. Der vorliegende Erguss spricht für eine Tumorinfiltration des Kniegelenks.

tastasen abgegrenzt werden. Als rein sklerotische und damit wasserarme Prozesse können sie in der Magnetresonanztomographie sowohl in T_1- als auch in T_2-gewichteten Sequenzen signalarm zur Darstellung kommen. Ein Problem kann dann auftreten, wenn zusätzlich Läsionen im Kompartiment vorliegen, bei denen die Differenzierung einer Skip Lesion von einer tumorunabhängig vorliegenden Kompaktainsel nicht möglich ist.

Gemischtförmige Osteosarkome, bei denen im Röntgenbild eine Kombination aus osteolytischen Veränderungen und tumoreigener Knochenneubildung erkennbar ist, machen mit etwa 80 % den größten Anteil der medullären Osteosarkome aus.

Die durch Osteosarkome verursachten periostalen Reaktionen sind häufig agressiver Natur. Nicht selten sind unterbrochene periostale Reaktionen mit sog. Codman-Dreiecken, aber auch zwiebelschalenartige oder spikuläre Periostreaktionen kommen vor, je nach Größe des Tumors, Agressivität und Lagebeziehung zur Kortikalis.

Das Ausmaß der radiographisch sichtbaren Knochenneubildung lässt keinen Rückschluss auf den histologischen Subtyp zu, da es lediglich eine Aussage über den kalzifizierten Anteil des gebildeten Osteoids, nicht jedoch über die zelluläre Zusammensetzung des Tumors gibt.

Die Diagnose eines medullären Osteosarkoms ist, wenn eine Knochenneubildung sichtbar ist, am Röntgenbild in der Regel eindeutig zu stellen. Schwierigkeiten können frühe Formen des Osteosarkoms bereiten, bei denen die genannten Veränderungen noch sehr diskret sind. Hier kann die eindeutige Abgrenzung zum Beispiel gegenüber einer Stressfraktur oder einer Osteomyelitis schwierig oder unmöglich sein. Manchmal kann in solchen Fällen die überlagerungsfreie Darstellung mit einer dünnschichtigen computertomographischen Untersuchung zur korrekten Diagnosestellung beitragen. Bei atypischer Lokalisation kann ferner die differenzialdiagnostische Abgrenzung gegenüber Ewing-Sarkomen schwierig sein.

Zum lokalen Staging des Osteosarkoms wird die Magnetresonanztomographie eingesetzt (Freyschmidt u. Wiers 1998). Diese vermag unter allen bildgebenden Verfahren am besten die intraossäre Tumorausdehnung, die Größe der Weichteilkomponente sowie die Lagebeziehung des Tumors zu Gefäß-Nerven-Bahnen oder Gelenken zu zeigen. Ein fehlender Gelenkerguss schließt eine Gelenkinfiltration in der Regel aus. Ein vorliegender Gelenkerguss kann entweder durch eine tumoröse Gelenkinfiltration oder sympathisch bedingt sein. Die Magnetresonanztomographie eignet sich ferner hervorragend zur Erfassung von Satellitenherden im gleichen Kompartiment, sog. Skip Lesions.

Da die Festlegung der Resektionsgrenzen sich in der Regel an der Tumorausdehnung vor Chemotherapiebeginn orientiert und die histologische Abklärung bildgebend zweifelhafter Areale nach erfolgter Chemotherapie zum Teil nicht mehr sinnvoll erfolgen kann, ist eine möglichst eindeutige Klärung der lokalen Tumorausdehnung vor Beginn der Chemotherapie zwingend erforderlich. Dabei sollte bereits vor Beginn der Chemotherapie das gesamte Kompartiment untersucht werden.

Als Besonderheit des Osteosarkoms ist bei der Suche nach hämatogenen oder lymphogenen Metastasen darauf zu achten, dass diese wie der Primärtumor ebenfalls Knochen bilden und damit als knochendichte Läsionen im Bereich der Lunge oder der Lymphabflusswege zur Darstellung kommen können.

Parossales Osteosarkom

Parossale Osteosarkome machen etwa 5 % aller Osteosarkome aus. Sie sind außen dem Knochen aufsitzende Tumoren niedriger Malignität mit vergleichsweise günstiger

Prognose und einem Altersgipfel in der 3. und 4. Lebensdekade (Freyschmidt u. Mitarb. 2003, Campanacci 1999, Unni u. Mitarb. 1976a). Radiographisch kommen sie in der Regel als sehr dichte, dem Knochen breitbasig aufsitzende, relativ scharf begrenzte Raumforderungen zur Darstellung, die langsam wachsen (Abb. 1.2.10 a–c). Sie können ausgesprochen groß werden und den Knochen, von dem sie ausgehen, schalenförmig umgeben. Sekundär können sie in den Markraum einbrechen, was computertomographisch gut nachweisbar ist. Häufigste Lokalisation der parossalen Osteosarkome ist die dorsale Fläche des distalen metaphysären Femurs. Die Differenzialdiagnose des parossalen Osteosarkoms umfasst das Osteochondrom, das periostale Osteosarkom, die Myositis ossificans und das verknöchernde, subperiostale Hämatom.

Periostales Osteosarkom

Periosteale Osteosarkome machen etwa 1% aller Osteosarkome aus. Radiographisch finden sich beim periostalen Osteosarkom feine, spikuläre oder wolkig dichtere Ossifikationen, die der Kortikalis außen aufsitzen (s. Abb. 1.2.**10 a–c**) (Freyschmidt u. Mitarb. 2003, Campanacci 1999, Unni u. Mitarb. 1976b). Die Kortikalis kann von außen muldenförmig verdünnt sein. Obwohl histologisch bei periostalen Osteosarkomen nicht selten auch intramedullär Tumorzellen nachweisbar sind, ist definitionsgemäß bei bildgebendem Nachweis von Tumorgewebe im Markraum die Diagnose eines periostalen Osteosarkoms nicht mehr eindeutig zu stellen.

Die radiologische Differenzialdiagnose des periostalen Osteosarkoms umfasst die Stressfraktur, das subperiostale Chondrom, das subperiostale Chondrosarkom und das parossale Osteosarkom, ferner die unmittelbar dem Knochen anliegende Myositis ossificans.

Hochmalignes Oberflächensarkom

Hochmaligne Oberflächenosteosarkome sind äußerst seltene, prognostisch ungünstige Tumoren, die radiographisch als oberflächliche Ausdünnungen der Kortikalis, häufig mit spikulärer Periostreaktion oder mit Codman-Dreiecken sowie mit einer unterschiedlich starke Verknöcherungen aufweisenden Weichteilmasse in Erscheinung treten.

Sekundäre Osteosarkome

Sekundär können Osteosarkome iatrogen nach Radiatio oder auf dem Boden von knochenstoffwechselaktiven Erkrankungen entstehen – hier ist vor allem der Morbus Paget zu nennen, in seltenen Fällen auch andere Erkrankungen wie z.B. die chronische Osteomyelitis. Beim Morbus Paget können neu auftretende Schmerzen Symptom eines Osteosarkoms bei ansonsten asymptomatischer Grunderkrankung sein, häufig werden sekundäre Osteosarkome auf dem Boden eines Morbus Paget im Rahmen einer pathologischen Fraktur diagnostiziert.

Das Risiko der Osteosarkombildung aufgrund einer Bestrahlung steigt mit der applizierten Dosis und sinkt mit zunehmendem Alter des Patienten. Die Latenz zwischen Bestrahlung kann wenige Jahre, aber auch viele Jahrzehnte betragen.

Knorpelbildende Tumoren

Chondroblastom

Das Chondroblastom ist ein benigner, vorwiegend aus Chondroblasten und mehrkernigen Riesenzellen bestehender Tumor (Moser 1990, Brien u. Mitarb. 1997). Es wird überwiegend in der zweiten Lebensdekade diagnostiziert.

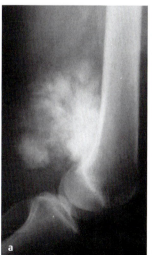
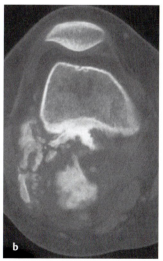
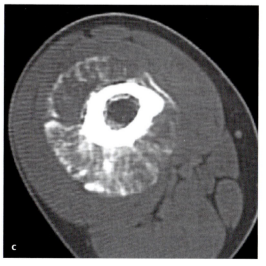

Abb. 1.2.10 a–c Osteosarkom. Röntgenaufnahme (**a**) und CT (**b**) zeigen ein parossales Osteosarkom in typischer Lokalisation. Der Markraum ist frei von Tumoranteilen. Die CT eines anderen Patienten (**c**) zeigt eine ausgeprägte, sunburstartige Periostreaktion als Ausdruck eines hochmalignen Oberflächenosteosarkoms.

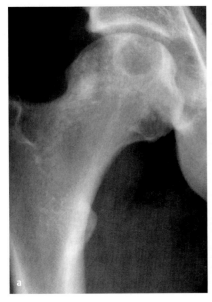
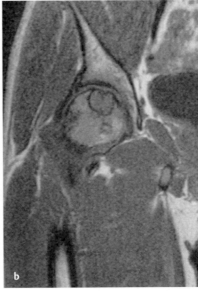

Abb. 1.2.11 a u. b Typisch für das Chondroblastom ist seine Lage im epiphysären Abschnitt der langen Röhrenknochen. Im Röntgenbild (**a**) kommt es als osteolytische Läsion vom Lodwick-Grad IC zur Darstellung. Die MRT (**b**) zeigt in der abgebildeten koronaren T_1-gewichteten Sequenz eine muskelisointense Läsion, umgeben von einem signalarmen Saum, der dem im Röntgenbild erkennbaren Sklerosesaum entspricht.

Drei Viertel aller Chondroblastome liegen in den langen Röhrenknochen (Abb. 1.2.**11 a** u. **b**). Dort sind sie in den epi- oder apophysenfugennahen Abschnitten exzentrisch lokalisiert. Die Hälfte der in den langen Röhrenknochen lokalisierten Chondroblastome liegt ausschließlich in der Epi- oder Apophyse, die andere Hälfte zusätzlich in der Metaphyse.

Außerhalb der langen Röhrenknochen sind Talus, Kalkaneus und Beckenskelett häufigere Lokalisationen, prinzipiell können Chondroblastome in jedem Skelettabschnitt liegen.

Radiographisch imponieren Chondroblastome meist als scharf, seltener als unscharf begrenzte osteolytische Läsionen, rundlich oder oval und manchmal von einem Sklerosesaum umgeben. Eine Ausdünnung, Destruktion oder expansive Veränderung der Kortikalis ist in den meisten Fällen vorhanden. Etwa 10 % der Chondroblastome führen durch Destruktion der subchondralen Knochenanteile zu einer Gelenkbeteiligung. Trabekulierungen und einzelne amorphe Verkalkungen kommen vor. Ein Fünftel aller Chondroblastome führt zu einer periostalen, z. B. lamellären Reaktion.

Chondromyxoidfibrom

Das Chondromyxoidfibrom ist ein ausgesprochen seltener, läppchenartig aufgebauter benigner Tumor mit myxoider oder chondroider Interzellularsubstanz (Moser 1990, Brien u. Mitarb. 1997, White u. Mitarb. 1996).

Mit Ausnahme des frühen Kindesalters und des Seniums kommen Chondromyxoidfibrome in jedem Lebensalter, mit einem Häufigkeitsgipfel in der 2. Lebensdekade, vor.

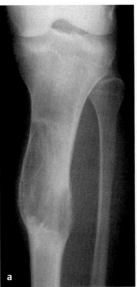
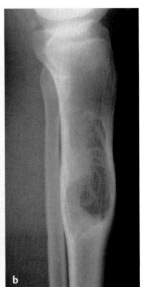

Abb. 1.2.12 a u. b Chondromyxoidfibrom. In den Röntgenaufnahmen erkennt man eine überwiegend expansiv wachsende osteolytische Läsion in der proximalen Tibiadiaphyse.

Sie sind überwiegend in der unteren Extremität lokalisiert, ein Vorkommen an Becken, Rippen, distalem Unterarm und Handskelett ist beschrieben, aber selten. In langen Röhrenknochen liegen Chondromyxoidfibrome bevorzugt exzentrisch in den metaphysennahen Abschnitten der Diaphyse (Abb. 1.2.**12 a** u. **b**).

Radiographisch imponieren Chondromyxoidfibrome meistens als glatt begrenzte, rundliche oder ovale osteolytische Läsionen, zum Teil expansiv wachsend, gelegentlich die Kortikalis destruierend. Sie entsprechen damit in der

Regel einem Lodwick-Grad I A, B oder C. Matrixkalzifikationen sind in 10–15% der Fälle sichtbar. Chondromyxoidfibrome, die die Kortikalis durchbrochen haben, können zu Druckarrosionen in benachbarten Knochen führen.

Osteochondrom

Osteochondrome (syn. kartilaginäre Exostosen) sind häufig vorkommende, benigne, von einer knorpeligen Kappe überzogene Ausziehungen eines Knochens (Abb. 1.2.**13a** u. **b**) (Moser 1990). Sie sind für sich genommen klinisch inapparent, können aber durch Druckphänomene auf benachbarte Strukturen symptomatisch werden. Zu diesen Phänomenen zählt auch die Wachstumsstörung benachbarter Knochen und die Ausbildung von über der Knorpelkappe liegenden Bursen.

Osteochondrome können in allen knorpelig präformierten Knochen vorkommen, am häufigsten sind sie jedoch in stark wachsenden Abschnitten der langen Röhrenknochen, also im distalen Femur, in der proximalen Tibia und im proximalen Humerus. Dort liegen sie typischerweise metaphysär, früh im Leben auftretende Osteochondrome können jedoch mit dem Wachstum nach diaphysär „auswandern".

Osteochondrome treten immer im Wachstumsalter auf, mit Abschluss des Wachstums sistiert auch das Wachstum eines Osteochondroms. Nach Abschluss des Wachstums neu aufgetretene oder deutlich progrediente Läsionen sind in der Regel keine Osteochondrome. Radiologisches Kennzeichen der Osteochondrome ist, dass sich sowohl die Spongiosa als auch die Kortikalis homogen vom betroffenen Knochen in die Läsion fortsetzen. Die sich fortsetzende Kortikalis kann dabei ausgedünnt sein, eine Kortikalisdestruktion im eigentlichen Sinne liegt jedoch nie vor. Im Metaphysenbereich langer Röhrenknochen lokalisierte Osteochondrome weisen in der Regel in Richtung eines Muskelzuges, meist vom Gelenk weg. Man unterscheidet gestielte und breitbasig aufsitzende (sessile) Osteochondrome.

Im Bereich der Knorpelkappe kann es zu chondrogenen Kalzifikationen oder zu Ossifikationen kommen, die dann im Röntgenbild sichtbar sind. Die MRT wie auch die (allerdings untersucherabhängige) Sonographie können die Dicke der Knorpelkappe hervorragend darstellen.

Multiple Osteochondrome

Multiple Osteochondrome unterscheiden sich in ihrer Röntgenmorphologie grundsätzlich nicht von solitären Osteochondromen. Häufiger als letztere sind sie breitbasig angelegt, aufgrund ihrer Multiplizität kommen sie auch in sonst selteneren Lokalisationen öfter vor. In 5–10% der Fälle kommt es bei multiplen Osteochondromen zu einer malignen Entartung, das heißt zur Ausbildung eines sekundären Chondrosarkoms.

Osteochondrome im Schultergürtel- und Beckenbereich neigen besonders zur malignen Entartung. Bei erwachsenen Osteochondromträgern sind Knorpelkappendicken von mehr als 2 cm als suspekt auf ein sekundäres Chondrosarkom anzusehen, Knorpelkappendicken zwischen 1 und 2 cm sind hinsichtlich der Wachstumsdynamik kontrollbedürftig.

Chondrom

Chondrome sind relativ häufige Tumoren, die vollständig aus reifem Knorpel ohne histologischen Anhalt für Malignität bestehen (Moser 1990, Brien u. Mitarb. 1997). Nach ihrer Lage unterscheidet man die im Markraum gelegenen Enchondrome (Abb. 1.2.**14a** u. **b**) von den juxtakortikalen Chondromen sowie eine dritte Form, als Enchondroma protruberans bezeichnet, das vom Markraum aus die Kortikalis abbaut und zur Ausbildung einer dünnen Knochenschale führt.

Enchondrome sind, sofern sie nicht bei expansivem Wachstum durch Druckarrosion symptomatisch werden oder zu einer pathologischen Fraktur führen, asymptomatisch. Das Alter, in dem Chondrome erstmals diagnostiziert werden, reicht von der ersten Lebensdekade bis in das Senium, mit einem Häufigkeitsgipfel in der 3. und 4. Lebensdekade.

Mehr als die Hälfte aller Chondrome sind in den kurzen Röhrenknochen der Hand lokalisiert. Zweithäufigste Loka-

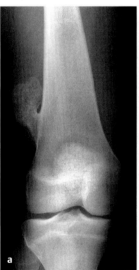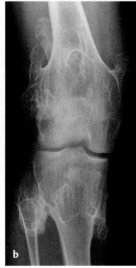

Abb. 1.2.13a u. b Gestieltes solitäres Osteochondrom in der häufig vorkommenden Lokalisation am distalen Femur (**a**). Kennzeichen des Osteochondroms sind die Fortsetzung des Markraumes in die Läsion und die Durchgängigkeit der Kortikalis am Übergang zum gesunden Knochen. Häufig sind Osteochondrome in der Metaphysenregion langer Röhrenknochen zur Knochendiaphyse hin ausgerichtet, vermutlich aufgrund mechanischer Voraussetzungen durch den Muskelzug. Multiple Osteochondrome bei einem anderen Patienten (**b**).

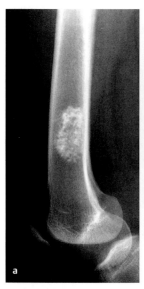 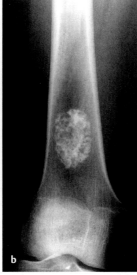

Abb. 1.2.14 a u. b Enchondrom im distal dia-/metaphysären Femur. Die Läsion ist vor allem durch ihre ausgeprägten scholligen Kalzifikationen, nicht durch ihre osteolytische Komponente erkennbar. Sie liegt zentral im Markraum, die Kortikalis ist intakt, eine Periostreaktion liegt nicht vor.

lisation ist das Femur, gefolgt von den kurzen Röhrenknochen des Fußes sowie von Humerus, Rippen und Tibia.

Grundsätzlich können Chondrome in allen nicht bindegewebig präformierten Knochen vorkommen. Innerhalb langer Röhrenknochen liegen Chondrome bevorzugt metaphysär, seltener epiphysär.

Multiple Chondrome

Enchondrome können multipel vorkommen und dadurch zu grotesken Deformierungen des Skelettsystems führen. Bei diesen auch als Enchondromatosen bezeichneten Erkrankungen handelt es sich nach heutigen Erkenntnissen um eine heterogene Gruppe mehrerer Entitäten mit verschiedenem Erbgang und verschiedenen assoziierten Veränderungen auch außerhalb des Skelettsystems. Besonders zu berücksichtigen ist bei den multiplen Enchondromen die Möglichkeit der malignen Entartung.

Chondrosarkom

Das Chondrosarkom ist der dritthäufigste maligne Knochentumor nach dem Plasmozytom und dem Osteosarkom (Campanacci 1999, Moser 1990, Brien u. Mitarb. 1997). Es kann primär vorkommen oder sekundär auf dem Boden eines Enchondroms, eines Osteochondroms oder einer Chondromatose entstehen. Primäre Chondrosarkome sind in der Regel vom zentralen, ihren Ursprung im Markraum nehmenden Typ. Subperiostale oder extraossäre Chondrosarkome sind Raritäten.

Chondrosarkome kommen am häufigsten in den stammnahen Skelettabschnitten vor und unterscheiden sich darin von Enchondromen, die am häufigsten in den stammfernen Skelettabschnitten lokalisiert sind. In etwa der Hälfte aller Fälle sind Chondrosarkome im Femur, dort meist metadiaphysär, oder im Beckenskelett zu finden. Die nächst häufigsten Lokalisationen sind Rippen und Schultergürtel.

Die verschiedenen histologischen Malignitätsgrade, in denen Chondrosarkome vorkommen, spiegeln sich auch bildgebend in verschieden differenziert aufgebauten und verschiedenen aggressiven Tumoren nieder.

Chondrosarkome vom Malignitätsgrad I weisen einen geordneten lobulären Aufbau auf, bei dem Läppchen aus Knorpelzellen von bindegewebigen Septen getrennt werden (Abb. 1.2.**15 a – d**). Darüber hinaus finden sich geordnete, ring- und bogenförmige Matrixkalzifikationen. Radiographisch imponieren sie als Osteolysen vom Lodwick-Grad IA–IC. Erreicht der Tumor gerade die Kortikalis, so führt der lobuläre Aufbau nicht selten zu einer muschelartigen Arrosion der Kortikalisinnenseite, aus dem Englischen auch „Scallopping" genannt. Die Matrixkalzifikationen sind im Röntgenbild und in der Computertomographie, manchmal auch in der Magnetresonanztomographie erkennbar. Der lobuläre Aufbau niedrig maligner Chondrosarkome ist in der MRT darstellbar: Nach Kontrastmittelgabe reichern die bindegewebigen Septen stark, die zwischen den Septen liegenden Knorpelläppchen kaum an. Aufgrund des hohen Wassergehaltes des Knorpelgewebes sind niedrig maligne Chondrosarkome in nativen T_1-gewichteten Sequenzen signalarm, in T_2-gewichteten Sequenzen ausgesprochen signalreich. Mit steigendem Malignitätsgrad gehen lobulärer Aufbau und geordnete Matrixkalzifikationen zunehmend verloren, was die Erscheinung des Chondrosarkoms in den bildgebenden Verfahren ebenso beeinflusst wie das mit steigendem Malignitätsgrad aggressiver werdende Wachstum. Chondrosarkome von Malignitätsgrad III kommen somit im Röntgenbild häufiger als Osteolysen vom Lodwick-Grad II zur Darstellung, Matrixkalzifikationen sind eher spärlich und weniger geordnet, ein lobulärer Aufbau ist MR-tomographisch nicht mehr erkennbar, computer- und magnetresonanztomographisch kommen häufig Nekroseareale zur Darstellung.

Dedifferenziertes Chondrosarkom

Als dedifferenzierte Chondrosarkome oder Chondrosarkome vom Malignitätsgrad IV bezeichnet man solche Chondrosarkome, bei denen neben einem benignen oder niedrigmalignen chondrogenen Gewebeanteil ein hochmaligner anaplastischer Gewebeanteil, meistens bestehend aus einem Osteosarkom, einem malignen fibrösen Histiozytom oder Fibrosarkom vorhanden ist. Beide Gewebeanteile sind dabei scharf voneinander abgegrenzt, so dass gelegentlich im Röntgenbild, deutlicher noch in Computer- oder Magnetresonanztomographie, eine aus zwei Komponenten zusammengesetzte Läsion erkennbar ist. Aufgrund der Bildgebung kann die geeignete Biopsiestelle

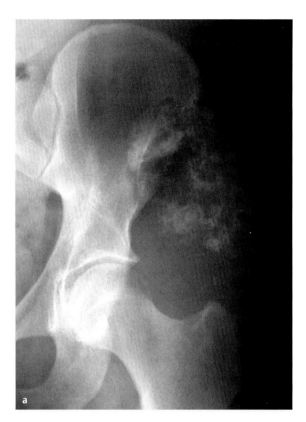
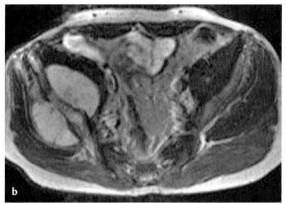
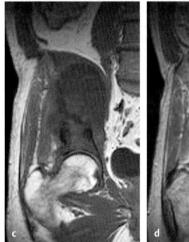
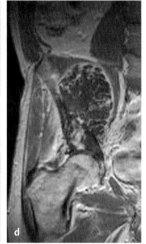

Abb. 1.2.15 a–d Gut differenziertes Chondrosarkom. Radiographisch sind gut differenzierte Chondrosarkome wie Chondrome durch vergleichsweise geordnete schollige Kalzifikationen gekennzeichnet (**a**). In der MRT eines anderen Patienten kommen sie in der T_2-Wichtung (**b**) signalreich, in der T_1-Wichtung (**c**) wegen ihres hohen Wassergehalts signalarm zur Darstellung. Nach Kontrastmittelgabe ist durch die Kontrastmittelanreicherung der Septen die lobuläre Struktur des Tumors zu erkennen (**d**).

festgelegt und eine falsche histologische Einordnung durch eine nichtrepräsentative Biopsie vermieden werden.

Sekundäres Chondrosarkom

Als sekundäre Chondrosarkome bezeichnet man Chondrosarkome, die aus einer vorbestehenden benignen chondrogenen Läsion, in der Regel aus einem Enchondrom oder Osteochondrom, seltener aus einer Gelenkchondromatose, hervorgehen (Abb. 1.2.16 a u. b). Dies geschieht gehäuft bei Patienten mit multiplen Enchondromen oder Osteochondromen. Bei Patienten mit multiplen Enchondromen besteht beim Auftreten von Schmerzen grundsätzlich der Verdacht auf eine Malignisierung, wenn im Röntgenbild eine Penetration der Kortikalis sichtbar wird oder eine für den Verlauf von Enchondromen zu ausgeprägte Wachstumstendenz vorliegt. Bei Osteochondromen sind gelegentlich Destruktionen der Kortikalis, ausgehend vom chondralen Teil der Läsion, als Hinweis auf eine Malignisierung sichtbar. Häufiger ist jedoch die Malignisierung im Röntgenbild zunächst nicht erkennbar. Die Wahrschein-

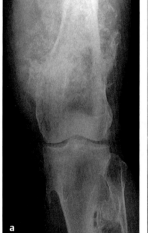
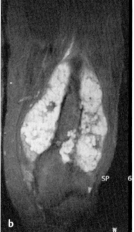

Abb. 1.2.16 a u. b Sekundäres Chondrosarkom am distalen Femur bei einem Patienten mit multiplen Osteochondromen. In der Röntgenaufnahme (**a**) sind mehrere Osteochondrome erkennbar, zusätzlich ausgedehnte chondrogene Kalzifikationen im Weichgewebe. Am distalen Femur (**b**) zusätzlich Nachweis ausgedehnter chondrogener Kalzifikationen und einer großen lobulierten Weichteilraumforderung in der fettgesättigten, T_2-gewichteten MRT.

lichkeit für eine Malignisierung steigt mit der Dicke der Knorpelkappe, die sich magnetresonanztomographisch hervorragend darstellen lässt.

Unterscheidung von Enchondrom und Chondrosarkom Grad I

Die Unterscheidung eines Enchondroms von einem Chondrosarkom Grad I kann schwierig sein und erfordert in der Regel besonders die zusammenhängende Interpretation von klinischer Symptomatik, Bildgebung und histopathologischen Befunden (Murphey u. Mitarb. 1998, Moser 1990). Der Verdacht auf ein Grad-I-Chondrosarkom besteht, wenn in den bildgebenden Verfahren ein über das rein expansive Wachstumsmuster hinausgehende Vergrößerung wie z.B. eine Kortikalispenetration abgrenzbar ist, wenn ein chondrogener Tumor in einer für Enchondrome untypischen Lokalisation, z.B. der Beckenregion liegt oder wenn der Patient Schmerzen im Bereich einer chondrogenen Läsion angibt, ohne dass hierfür eine andere Ursache, z.B. im Sinne einer pathologischen Fraktur vorliegt. Insbesondere bei diskreten Befunden kann die Frage nach einer Kortikalispenetration im Projektionsbild häufig nicht eindeutig beurteilt werden. Verfahren der Wahl ist dann die mit geringer Schichtdicke vorgenommene Computertomographie.

Knochenmarktumoren

Ewing-Sarkom

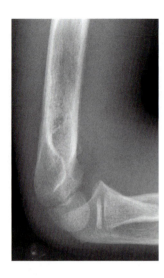

Abb. 1.2.17 Ewing-Sarkom am distal dia-/metaphysären Abschnitt des Humerus. Das Röntgenbild zeigt eine permeativ-osteolytische Läsion (Lodwick-Grad III) mit unterbrochener Periostreaktion. Beugeseitig am distalen Humerus ist die Kontur der Weichteilkomponente erkennbar.

Das Ewing-Sarkom ist nach dem Osteosarkom der zweithäufigste maligne Knochentumor des Kindes- und Heranwachsendenalters (Freyschmidt u. Mitarb. 2003, Campanacci 1999, Henk u. Mitarb. 1998). Häufigste Lokalisation ist das Femur, gefolgt von Humerus, Tibia und Os ileum. Grundsätzlich kann das Ewing-Sarkom jedoch in jedem Abschnitt des Skeletts sowie – selten – auch extraskeletal auftreten. Innerhalb langer Röhrenknochen liegt es meistens diaphysär.

Entsprechend dem ausgesprochen aggressiven Wachstum des Ewing-Sarkoms manifestiert es sich radiographisch meistens als osteolytische Läsion vom Lodwick-Grad II oder III (Abb. 1.2.17). Dabei sind häufig aggressive periostale Reaktionen sichtbar, nicht selten solide oder unterbrochene zwiebelschalenartige Periostreaktionen, Codman-Dreiecke oder Spikulae.

Häufig liegt ein im Vergleich zum intraossären Tumoranteil ausgesprochen großer extraossärer Tumoranteil vor (Abb. 1.2.18 a-c). Innerhalb der intraossären Tumoranteile können Verkalkungen auftreten, die die differenzialdiagnostische Abgrenzung gegenüber einem Osteosarkom oder, bei geringer Tumorgröße, gegenüber einer Stressfraktur erschweren. Eine in vielen Fällen nur durch bioptische Abklärung ausreichend sicher abzugrenzende Differenzialdiagnose ist die Osteomyelitis. Diese ist unter anderem deshalb schwer von einem Ewing-Sarkom zu unterscheiden, weil letzteres klinisch ebenfalls zu einer leicht entzündlichen Allgemeinsymptomatik führen kann. Eine weitere Differenzialdiagnose ist das eosinophile Granulom, das hinsichtlich der Lokalisationspräferenz und des radiographischen Erscheinungsbildes von einem Ewing-Sarkom nicht abzugrenzen sein kann.

Die MR-Tomographie ist Mittel der Wahl zur Darstellung der lokalen Tumorausdehnung vor Beginn, während und nach Beendigung der Chemotherapie. Sie ist das am besten geeignete Verfahren zur Überprüfung des klinischen Ansprechens auf die Chemotherapie, welches sich meistens in einer deutlichen Größenregredienz der extraossären Tumorkomponente widerspiegelt. Sie dient der Festlegung der Resektionsgrenzen bei der in der Mehrzahl der Fälle erfolgenden operativen Therapie.

Peripherer primitiver neuroektodermaler Tumor (PNET)

Der PNET gehört zur Gruppe der Ewing-Tumoren, vom Ewing-Sarkom im engeren Sinn unterscheidet er sich durch seine stärkere neurale Differenzierung. Wie das Ewing-Sarkom tritt es überwiegend im Kindes- und Heranwachsendenalter auf. Bevorzugte Lokalisationen sind die Unterschenkelknochen, das Becken und die Skapula. Innerhalb der langen Röhrenknochen ist eine dia- oder metaphysäre Lokalisation am häufigsten, gelegentlich dehnt sich der Tumor in die Epiphysenregion aus. Das PNET ist in seinem sehr aggressiven Wachstumsverhalten dem Ewing-Sarkom sehr ähnlich. Dies äußert sich in einer praktisch identischen Röntgenmorphologie, und einem identischen magnetresonanztomographischen Erscheinungsbild.

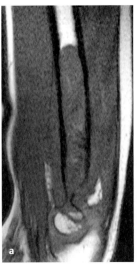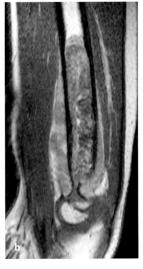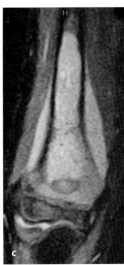

Abb. 1.2.18 a–c Ewing-Sarkom. MRT vom gleichen Patienten wie in Abb. 1.2.17. Die T_1-gewichtete Aufnahme (**a**) zeigt die Markraumausdehnung des Tumors. Auf der T_2-gewichteten Aufnahme (**b**) und der kontrastmittelgestützten T_1-gewichteten Aufnahme (**c**) ist die erhebliche Ausdehnung der extraossären Tumorkomponente erkennbar.

Non-Hodgkin-Lymphom des Knochens

Primäre Non-Hodgkin-Lymphome des Knochens sind seltene Tumoren, die in einem breiten Altersspektrum, mit leichter Bevorzugung der 3.–6. Lebensdekade vorkommen können (Ludwig 2002).

Häufigste Lokalisationen sind Femur, Becken, Humerus und Wirbelsäule, in absteigender Reihenfolge. Innerhalb langer Röhrenknochen sind Non-Hodgkin-Lymphome am häufigsten metaphysär, seltener diaphysär lokalisiert.

Ihr typisches radiographisches Erscheinungsbild ist gekennzeichnet durch aggressives Wachstum mit Osteolysen vom Lodwick-Grad II oder III. Häufig liegen periostale Reaktionen vor, meist lamellär, zwiebelschalenartig oder spikulär. In seltenen Fällen kommen osteosklerotische Veränderungen vor, die zu Schwierigkeiten in der differenzialdiagnostischen Abgrenzung gegenüber dem Osteosarkom führen können.

Von den primären Non-Hodgkin-Lymphomen des Knochens unterscheidet man üblicherweise den Skelettbefall im Rahmen eines extraskelettal lokalisierten Non-Hodgkin-Lymphoms. Dieser weist eine Lokalisationspräferenz für die Skelettabschnitte auf, die an der Hämatopoese beteiligt sind. Radiographisch liegen meistens gemischte osteolytisch-osteosklerotische Läsionen vor, mit einem Destruktionsmuster vom Lodwick-Grad II oder III.

Morbus Hodgkin

Ein Skelettbefall bei Morbus Hodgkin kommt vergleichsweise häufig vor, wohingegen eine primäre Manifestation des Morbus Hodgkin im Skelettsystem als Rarität gilt (Ludwig 2002).

Die Lokalisationspräferenz und Morphologie des skelettalen Morbus-Hodgkin ähneln der des Non-Hodgkin-Lymphoms. Die differenzialdiagnostische Zuordnung ergibt sich in den allermeisten Fällen durch die von den extraskelettalen Tumoranteilen bekannte Diagnose.

Plasmozytom

Das Plasmozytom ist die häufigste Tumorentität im Bereich des Skelettsystems. Man unterscheidet das seltenere solitäre Plasmozytom einerseits, eine unilokuläre Tumorentität, ohne dass Tumorzellen in anderen Skelettabschnitten z.B. im Knochenmarkspunktat zu finden sind und das multiple Myelom oder disseminierte Plasmozytom (Abb. 1.2.**19 a** u. **b**), bei dem ein diffuser Skelettbefall vorliegt. Insbesondere das generalisierte Plasmozytom führt häufig zu charakteristischen Veränderungen der Laborwerte (Freyschmidt u. Mitarb. 2003, Campanacci 1999).

Die Lokalisationspräferenz des Plasmozytoms folgt der Verteilung des blutbildenden Knochenmarks. Damit sind primär am häufigsten Wirbelkörper, Rippen, Schädel, Beckenskelett, Klavikula, Skapula und proximale Anteile von Femur und Humerus befallen. Bei fortgeschrittenem Plasmozytom, bei dem durch Markraumrekonversion wieder blutbildendes Mark in den weiter peripher gelegenen Skelettabschnitten wie im distalen Humerus und Femur entsteht, kommt zusätzlich ein Befall dieser Regionen vor.

Das Plasmozytom ist ein Tumor des älteren Menschen, mit einem Altersgipfel in der 6. und 7. Lebensdekade.

Radiologisch sind mehrere Formen des Plasmozytoms zu unterscheiden: Am häufigsten führt das Plasmozytom zu multiplen, scharf begrenzten Osteolysen, denen typischerweise jegliche Randsklerosierung fehlt, was zurückzuführen ist auf die Fähigkeit der Plasmozytomzellen, os-

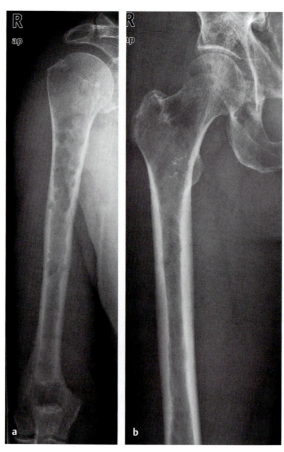

Abb. 1.2.19 a u. b Disseminierter Plasmozytombefall. Radiographisch sind multiple, konfluierende, scharf begrenzte Osteolysen erkennbar, die die Kortikalis muschelartig aushöhlen (sog. scalloping). Eine osteosklerotische Komponente der Läsionen oder eine Periostreaktion sind nicht sichtbar.

teoklastenaktivierende Faktoren auszuschütten. Diese wirken häufig wie aus dem Knochen ausgestanzt (punched-out lesion). Das Spektrum der Plasmozytommanifestationen umfasst jedoch sowohl kleinherdig-konfluierende, mottenfraßartige Erscheinungsbilder, wie auch wabenartige, zusammenhängende, osteolytische Läsionen. Differenzialdiagnostisch ist bei diesem Erscheinungsbild vor allem an rein osteolytische Metastasen zu denken.

Zweithäufigste Erscheinungsform des Plasmozytoms ist die einer ausgeprägten Osteopenie. Diese kann durch eine bei disseminierter Ausbreitung der Plasmazellen im Markraum erfolgende Knochenresorption zu einer radiographisch sichtbaren Transparenzzunahme des Knochens und Vergröberung der Trabekelstruktur führen. Die Differenzierung gegenüber einer Osteopenie anderer Genese wie einer Osteoporose, die in fortgeschrittenen Patientenalter ebenfalls häufig vorkommt, ist dabei radiographisch nicht möglich, auch wenn das Fehlen osteoporotischer Veränderungen im peripheren Skelett oder in den Bogenwurzeln Hinweise auf die Genese der Osteopenie geben kann.

Als Raritäten sind Fälle von osteosklerotischen Erscheinungsformen in der Literatur beschrieben. Plasmozytomherde, besonders solitäre Plasmozytome und Plasmozytommanifestationen im Bereich der Rippen, können große Weichteilanteile aufweisen.

In anatomisch komplexen Regionen kann die Computertomographie osteolytische Läsionen wesentlich sensitiver und spezifischer darstellen als die Projektionsradiographie. Ihre standardmäßige Anwendung hat jedoch in die derzeitigen Diagnose- und Behandlungsprotokolle keinen Eingang gefunden. Die MRT ist zur Detektion umschriebener osteolytischer Läsionen ausgesprochen sensitiv und vermag einen eventuellen Weichteilanteil exzellent darzustellen. Bei diffusem Plasmozytombefall und dem radiologischen Bild einer Osteoporose ist magnetresonanztomographisch häufig eine fleckförmige Signalintensitätsminderung in nativen, T_1-gewichteten Sequenzen sichtbar. Diese ist auf die Verdrängung von fettigen Knochenmarkanteilen durch Tumorzellen zurückzuführen. Erschwert wird die magnetresonanztomographische Diagnostik häufig durch die vom Plasmozytom selbst oder durch Chemotherapie induzierte Knochenmarkrekonversion. Zunehmend erfolgt der standardisierte Einsatz der MRT im Rahmen von Therapieprotokollen.

Bindegewebige Tumoren

Benignes fibröses Histiozytom

Als benigne fibröse Histiozytome werden Läsionen bezeichnet, deren histologischer Aufbau denen nichtossifizierender Fibrome entspricht, die im Gegensatz zu diesen jedoch eine andere Alters- und Lokalisationspräferenz aufweisen, meist größer sind und häufiger zu Symptomen führen. So kommen benigne fibröse Histiozytome typischerweise nach Abschluss des Wachstums im Becken, in den Rippen, der Wirbelsäule oder den epi- oder diaphysären Anteilen langer Röhrenknochen vor.

Radiographisch imponieren sie meist als Osteolysen vom Lodwick-Grad IA mit kräftigem Randsklerosesaum. Bei epiphysärer Lage unterscheidet sie diese Randsklerose sowie das Fehlen einer Kortikalispenetration von den differenzialdiagnostisch ebenfalls infrage kommenden Riesenzelltumoren.

Lipom des Knochens

Intraossäre Lipome sind seltene asymptomatische Läsionen, die bevorzugt in den Metaphysen langer Röhrenknochen, aber auch im Kalkaneus auftreten. Radiographisch stellen sie sich als osteolytische Läsionen vom Lodwick-Grad IA oder IB dar, umgeben von einem dichten, schmalen Sklerosesaum. Sie können zentral dystrophe Kalzifikationen aufweisen, die im Gegensatz zu chondrogenen Verkalkungen nicht ring- oder stippchenförmig sind. Im Röntgenbild zählen je nach Lokalisation und Ausmaß der dystrophen Verkalkung vor allem das Enchondrom, der Knochenmarkinfarkt oder die juvenile Knochenzyste zu den Differenzialdiagnosen. In der Computertomographie sind Lipome sehr eindeutig als fettisodense Läsionen, in der MRT als fettisointense Läsionen mit oder ohne zentrale Verkalkungen identifizierbar. Berücksichtigt werden sollte jedoch, dass nicht jede fetthaltige Läsion einem Lipom gleichzusetzen ist. Dies gilt insbesondere für die häufigen und meist fettige Anteile aufweisenden Hämangiome der Wirbelkörper.

Desmoplastisches Fibrom

Desmoplastische Fibrome sind außerordentlich seltene Tumoren mit einer Alterspräferenz für die erste bis dritte Lebensdekade und einer Lokalisationspräferenz für die langen Röhrenknochen und das Beckenskelett. Ihre Röntgenmorphologie ist vergleichsweise variabel und umfasst osteolytische Läsionen vom Lodwick-Grad IB–II. Selten sind periostale Reaktionen oder amorphen Matrixkalzifikationen sichtbar.

Malignes fibröses Histiozytom

Das maligne fibröse Histiozytom (MFH) ist ein aggressiv wachsender Tumor, der im gesamten Erwachsenenalter, mit allenfalls leichter Bevorzugung der 5. Lebensdekade, vorkommt (Campanacci 1999, Ros u. Mitarb. 1984). Als Lokalisation kommen Femur, Tibia, Humerus und Beckenskelett gehäuft vor.

Radiographisch handelt es sich beim MFH meistens um eine osteolytische Läsion vom Lodwick-Grad II, selten vom Grad IB, IC oder III. Überwiegend ist die Kortikalis penetriert und ein deutlicher extraossärer Tumoranteil vorhanden. Etwa 20% der MFH weisen eine pathologische Fraktur auf. Matrixkalzifikationen werden nicht beobachtet. Periostale Reaktionen können vom Bild der ausgebeulten Knochenschale bis hin zu unterbrochenen lamellären oder zwiebelschalenartigen Reaktionen mit Codman-Dreiecken reichen. Etwa 20% aller MFH entstehen auf dem Boden einer bereits vorhandenen und häufig im Röntgenbild noch sichtbaren Läsion, zum Beispiel einer Paget-Läsion, sie werden als sekundäre MHF bezeichnet.

Das beschriebene radiographische Bild des MFH ist wenig spezifisch, die Altersverteilung relativ breit, so dass die verbindliche Abgrenzung, z.B. gegenüber einem Fibrosarkom, einem Osteosarkom, einem Lymphom ohne sklerotische Komponente, einem hochmalignem Chondrosarkom ohne Matrixkalzifikationen oder einer Metastase meist histologisch erfolgen muss.

Fibrosarkom

Das Fibrosarkom ist ein seltener, aggressiver Tumor, der in jedem Lebensalter mit Ausnahme des Kleinkindesalters vorkommen kann (Campanacci 1999). Bevorzugte Lokalisation sind Femur, Tibia, Humerus, Becken und Schädelskelett. Radiographisch liegt meistens eine osteolytische Läsion vom Lodwick-Grad II vor, seltener vom Lodwick-Grad IC oder III. Periostale Reaktionen sind häufig, ihr Spektrum reicht von der soliden lamellären bis zur unterbrochenen Periostreaktion. Eine Penetration der Kortikalis mit Ausbildung einer extraossären Tumorkomponente ist häufig. Nicht selten sind Fibrosarkome bei Diagnosestellung bereits relativ groß und/oder pathologisch frakturiert. Matrixkalzifikationen können vorkommen. Sekundäre Fibrosarkome auf dem Boden einer vorbestehenden ossären Läsion oder auf dem Boden einer Bestrahlung machen etwa ein Drittel aller Fibrosarkome aus.

Das radiographische Erscheinungsbild des Fibrosarkoms ist wenig spezifisch, insbesondere vom malignen fibrösen Histiozytom und von den Differenzialdiagnosen desselben meistens nicht zu unterscheiden.

Sonstige sarkomatöse Tumoren

Das Liposarkom des Knochens, das maligne Mesenchymom und das Leiomyosarkom des Knochens sind ausgesprochen seltene Entitäten, die, soweit die beobachteten Fallzahlen diesen Schluss zulassen, durch ein aggressives Wachstum mit wenig charakteristischem radiographischen Erscheinungsbild gekennzeichnet sind.

Vaskuläre Tumoren

Hämangiom

Hämangiome sind sehr häufige, meisten asymptomatische und am häufigsten in den Wirbelkörpern vorkommende Läsionen.

Sie weisen eine charakteristische Erscheinung in der Projektionsradiographie sowie der Computer- und Magnetresonanztomographie auf: Radiographisch kommen sie als Areal senkrecht orientierter, vergrößerter Spongiosabälkchen zur Darstellung. Computertomographisch kommen diese Spongiosabälkchen aufgrund der axialen Schnittführung als punktförmiges Muster zur Darstellung, auch als Pfeffer-und Salz-Muster bezeichnet. Die überwiegende Zahl der Wirbelkörperhämangiome hat eine fetthaltige Komponente. Dies führt dazu, dass Wirbelkörperhämangiome in nativen T_1-gewichteten Sequenzen signalreich sind, was sie von praktisch allen anderen neoplastischen Läsionen unterscheidet und die differenzialdiagnostische Zuordnung eindeutig macht. Hämangiome können einen Teil des Wirbelkörpers oder den gesamten Wirbelkörper einnehmen. Vom Morbus Paget des Wirbelkörpers sind sie in letzterem Fall durch die fehlende Volumenvermehrung bereits radiographisch gut zu unterscheiden. Von den beschriebenen typischen Hämangiomen des Wirbelkörpers sind solche zu unterscheiden, die symptomatisch sind und solche, die sich bei fehlendem Nachweis einer fetthaltigen Komponente in der MRT nicht eindeutig diagnostizieren lassen. Gelegentlich stellen sich solche Läsionen bei Untersuchungen im Rahmen eines Tumorstagings dar und können von einer metastatischen Läsion schwer zu unterscheiden sein, so dass sie biopsiert werden müssen.

Wesentlich seltener als im Bereich der Wirbelkörper kommen Hämangiome im übrigen Skelettsystem vor und sind dann in langen Röhrenknochen, in Becken und Schädel zu finden. In langen Röhrenknochen kommen sie meistens als Läsionen vom Lodwick-Grad IA oder IB zur Darstellung, wobei ihre Morphologie ausgesprochen variabel sein kann. Sie reicht von scharf begrenzten Osteolysen, die differenzialdiagnostisch an ein Plasmozytom denken lassen (Punched-out-Lesion) bis hin zu fibrös-dysplastischen Herden, wabenartigen Erscheinungsbildern ähnlich. Im Bereich der Schädelkalotte können Hämangiome eine sonnenstrahlenartige Binnenstruktur aufweisen, durch die sie von anderen dort vorkommenden Läsionen wie der Dermoidzyste oder dem eosinophilen Granulom abgegrenzt werden können.

Sonstige vaskuläre Tumoren

Die WHO-Klassifikation der Knochentumoren unterscheidet von den benignen Hämangiomen die Tumoren intermediärer oder unbestimmter Dignität, zu denen Hämangioendotheliom, und Hämangioperizytom zählen, von dem eindeutig malignen Angiosarkom. Alle drei Tumorentitäten sind ausgesprochen selten.

Hämangioendotheliome kommen in jedem Lebensalter vor, treten bevorzugt in langen Röhrenknochen und in platten Knochen auf und sind in einem Drittel der Fälle multizentrisch. Ihre Röntgenmorphologie ist uncharakteristisch, so dass die Diagnose histologisch erfolgen muss.

Hämangioperizytome sind lokal aggressiv wachsende, nicht selten hämatogen metastasierende Tumoren. Eine Präferenz für bestimmte Lokalisationen ist nicht bekannt, Hämangioperizytome können in jedem Lebensalter vorkommen. Radiographisch handelt es sich vorwiegend um aggressiv lytische Läsionen, ein charakteristisches Erscheinungsbild ist, möglicherweise aufgrund der Seltenheit, nicht bekannt.

Angiosarkome sind lokal aggressive, häufig in einem Skelettabschnitt, z.B. einer Extremität multizentrisch auftretende und zur Fernmetastasierung neigende Tumoren.

Tumoren notochordialer Abstammung

Chordom

Das Chordom ist ein von den Residuen der Chorda dorsalis ausgehender, meist lokal aggressiv wachsender und zu Lokalrezidiven neigender, weniger häufig metastasierender Tumor. Entsprechend seiner Herkunft handelt es sich beim Chordom um einen Mittellinientumor, der am häufigsten an den Enden der ehemaligen Chorda dorsalis, dem Sakrokokzygealbereich und der Sphenookzipitalregion lokalisiert ist (Abb. 1.2.**20a** u. **b**). Seltener treten Chordome – in absteigender Reihenfolge – in den zervikalen, lumbalen und thorakalen Wirbelsäulenabschnitten auf. Das Prädi-

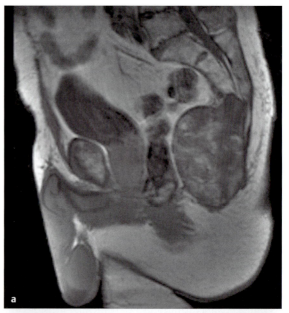

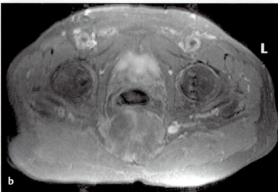

Abb. 1.2.20 a u. b Chordom. In der MRT erkennt man in T_1-gewichteten kontrastmittelgestützten Aufnahmen ohne (**a**) und mit Fettsättigung (**b**) einen in der Mittellinie gelegenen Tumor mit inhomogener Kontrastmittelanreicherung, der eine eher kleine intraossäre und eine große extraossäre Komponente aufweist. Das Rektum wird durch den Tumor deutlich nach ventral verdrängt.

lektionsalter für das Chordom liegt in der 4.–7. Lebensdekade. Insbesondere sakrokokzygeale Chordome sind bei Diagnosestellung aufgrund der häufig schlechten Beurteilbarkeit dieser Region im Röntgenbild und aufgrund der erst spät einsetzenden Symptome bereits sehr groß.

Radiographisch bzw. computertomographisch kommen Chordome typischerweise als geographische Osteolysen mit unterschiedlich stark ausgeprägter Randsklerose zur Darstellung. Sehr häufig finden sich innerhalb der Tumormasse amorphe Verkalkungen, die die Differenzierung von einem Chondrosarkom ausgesprochen erschweren können.

Magnetresonanztomographisch sind Chordome, ebenso wie Chondrosarkome, als stark perfundierte, wasserreiche Tumoren in T_1-gewichteten Sequenzen signalarm bis intermediär, in T_2-gewichteten Sequenzen signalreich.

Neben dem Chondrosarkom sind als Differenzialdiagnose sphenookzipitaler Chordome das Kraniopharyngeom zu nennen, die Differenzialdiagnose von zervikal, lumbal oder thorakal gelegenen Chordomen schließt insbesondere Metastasen ein.

Histiozytäre Tumoren

Langerhans-Zell-Histiozytose

Zur Langerhans-Zell-Histiozytose (syn. Histiozytose X) zählt man 3 verschiedene Entitäten, die durch das Auftreten bestimmter histiozytärer Zellen, sog. Langerhans-Zellen gekennzeichnet sind.

Eosinophiles Granulom
Das eosinophile Granulom (Abb. 1.2.21 a u. b) ist die klinisch mildeste Form der Langerhans-Zell-Histiozytosen. Es kann mit Schmerzen und Schwellung einhergehen, aber auch asymptomatisch sein und als Zufallsbefund entdeckt werden. Es kommt am häufigsten im frühen Schulkindalter vor, wobei Fälle bereits im zweiten Lebensjahr, sowie bis in die fünfte Lebensdekade beschrieben sind.

Prädilektionsorte sind – absteigend nach der Häufigkeit geordnet – die Schädelkalotte, Femur, Becken, Wirbelsäule und Rippen.

Die Röntgenmorphologie des eosinophilen Granuloms ist sehr variabel. Sie umfasst das gesamte Spektrum der Lodwick-Grade I–III, kann also sowohl als geographisch begrenzte, von einem Sklerosesaum umgebene Osteolyse, als auch als permeativ osteolytische Läsion auftreten. Das typische Erscheinungsbild des eosinophilen Granuloms ist abhängig vom Manifestationsort: Im Bereich der Schädelkalotte und des Beckens kommt das eosinophile Granulom als scharf begrenzte, ovale oder rundliche Osteolyse zur Darstellung, im englischen Sprachraum mit dem Terminus Punched-out-Lesion belegt. Bei multiplem Vorkommen im Bereich der Schädelkalotte können die einzelnen Herde konfluieren. Es kann zu Sequesterbildungen kommen.

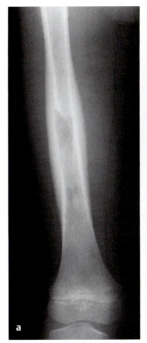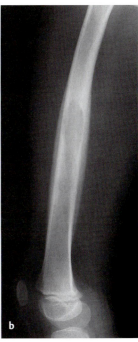

Abb. 1.2.21 a u. b Eosinophiles Granulom. Die Röntgenaufnahmen des Femurs zeigen eine geographisch begrenzte, kortikalisarrodierende Osteolyse im mittleren Diaphysenbereich. Es liegt eine kräftige, solide Periostreaktion vor.

In langen Röhrenknochen liegt das eosinophile Granulom in der Regel diaphysär, das Muster der Knochendestruktion ist variabel und kann einem Lodwick-Grad I, II oder III entsprechen. Häufig liegt eine zwiebelschalenartige Periostreaktion vor.

In der Wirbelsäule kommt es meist zu einer Osteolyse des Wirbelkörpers, bricht dieser zusammen, so entsteht das Bild einer Vertebra plana. Die dorsalen Wirbelelemente sind seltener betroffen.

In den Rippen ist das eosinophile Granulom die häufigste osteolytische Läsion im Schulkindalter, seine Morphologie ist, wie im langen Röhrenknochen, sehr variabel.

Hand-Schüller-Christian-Erkrankung und Letterer-Siwe-Erkrankung
Bei der Hand-Schüller-Christian- und der Letterer-Siwe-Erkrankung handelt es sich um klinisch schwerer verlaufende, zum Teil prognostisch sehr ungünstige Erkrankungen, bei denen neben einer meist multiplen Skelettbeteiligung ein Befall innerer Organe durch die Histiozytose vorliegt.

Metastasen

Ossäre Metastasen (Abb. 1.2.22) sind im fortgeschrittenen Alter häufige Läsionen. In den meisten Fällen kommen sie multizentrisch vor, was eine differenzialdiagnostische Abgrenzung gegenüber den meisten primären Knochentu-

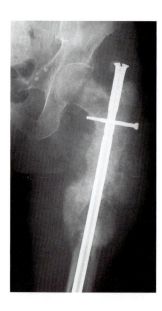

Abb. 1.2.22 Metastasen können rein osteolytisch, rein osteosklerotisch oder gemischtförmig sein. Das Röntgenbild zeigt eine Metastase mit kräftiger osteosklerotischer und gering ausgeprägter osteolytischer Komponente.

moren des fortgeschrittenen Lebensalters, die in der Regel unizentrisch vorkommen, zulässt.

Eine wichtige Differenzialdiagnose osteolytischer Metastasen im fortgeschrittenen Alter ist das Plasmozytom.

Im Kindes- und Jugendlichenalter sind Metastasen selten, als Primärtumoren erwähnenswert sind hier das Neuroblastom, das Ewing-Sarkom und das Osteosarkom.

Solitäre Metastasen können beim älteren Menschen durchaus Schwierigkeiten hinsichtlich der differenzialdiagnostischen Abgrenzung gegenüber primären Knochentumoren bereiten. Als Differenzialdiagnosen kommen hier insbesondere das Chondrosarkom ohne Matrixverkalkungen, das Lymphom, das maligne fibröse Histiozytom und das Fibrosarkom in Betracht. Kleinere osteosklerotische Metastasen unterscheiden sich von Enostomen durch ihre kräftige Mehrbelegung in der Skelettszintigraphie.

Metastasen können grundsätzlich als rein osteolytische, als rein osteosklerotische oder als gemischt osteolytisch-osteosklerotische Läsionen imponieren. Bestimmte Primärtumoren führen dabei bevorzugt zu osteolytischen, andere bevorzugt zu osteosklerotischen Metastasen.

Ein gemeinsames Merkmal aller Metastasen ist, dass sie im Gegensatz zu primären Knochentumoren wesentlich seltener zu periostalen Reaktionen führen. Metastasen weisen eine Lokalisationspräferenz für die Skelettabschnitte auf, die blutbildendes Mark enthalten, also für Wirbelsäule, Becken, proximale Metaphysen von Femur und Humerus, und Schädelskelett.

Da das Röntgenbild allgemein wenig sensitiv für das Vorliegen einer Metastasierung und die Röntgenuntersuchung des gesamten Skelettsystems in der Regel nicht praktikabel ist, wird zur Metastasensuche in der Regel die Skelettszintigraphie eingesetzt. Szintigraphisch auffällige Befunde können radiographisch weiter untersucht werden. Dabei muss betont werden, dass im Fall eines szintigraphisch metastasensuspekten Befundes ein unauffälliges Röntgenbild eine Metastase keinesfalls ausschließt, sondern Ausdruck der niedrigeren Sensitivität der Röntgenuntersuchung im Vergleich zur Szintigraphie ist.

Bei klinischer Relevanz darf deshalb die diagnostische Kette nicht nach Anfertigung eines Röntgenbildes beendet werden, sondern sensitivere Verfahren wie die Computer- oder Magnetresonanztomographie sind einzusetzen. Gegebenenfalls muss eine bioptische Abklärung erfolgen.

Tumorähnliche Läsionen und tumoröse Läsionen unbekannter Herkunft

Fibröse Dysplasie

Bei der fibrösen Dysplasie (Abb. 1.2.**23a** u. **b**) handelt es sich um eine tumorähnliche Läsion, bei der Knochen durch fibröses Gewebe mit unreifen Knochenbälkchen ersetzt wird (Freyschmidt u. Mitarb. 2003, Campanacci 1999). Etwa 10% aller fibrös-dysplastischen Herde enthalten knorpelige Anteile. Lang bestehende Läsionen können sich regressiv verändern und dann zystisch oder verfettet sein. Die fibröse Dysplasie kann mono- oder polyostotisch vorkommen. Klinisch ist die monostotische Form der fibrösen Dysplasie meist ein Zufallsbefund, manchmal kann sie zu Schmerzen führen, was jedoch häufiger bei der polyostotischen Form vorkommt. Die polyostotische Form wird oft schon in der 1. Lebensdekade diagnostiziert, die monostotische Form beginnt zwar meist schon im Kindesalter, am häufigsten diagnostiziert wird sie jedoch als Zufallsbefund in der 2.–4. Lebensdekade.

Prädilektionsorte der monostotischen fibrösen Dysplasie sind Femur, Tibia, Schädel, Rippen und Becken. Die polyostotische Form kann auch andere, sonst seltenere Lokalisationen betreffen. Im Femur kommt die fibröse Dysplasie meist proximal dia- oder metaphysär vor.

Das radiologische Erscheinungsbild der fibrösen Dysplasie ist variabel: Außerhalb des Schädels kann sie sich als rein lytische, als milchglasartig getrübte oder sklerosierte Läsion darstellen, nicht selten ist sie leicht expansiv. Sie ist in der Regel scharf begrenzt und von einem Sklerosesaum umgeben, der unterschiedlich breit sein kann. Insbesondere bei der polyostotischen Form kann es zu Verbiegungen von Femur und Tibia kommen, im Bereich des Schenkelhalses bezeichnet man diese als „Hirtenstabdeformität". Konsekutiv, aufgrund veränderter statischer Verhältnisse, sind häufig Insuffizienzfrakturen zu beobachten. Die polyostotische Form der fibrösen Dysplasie hat eine gering erhöhte Entartungswahrscheinlichkeit.

Als osteofibröse Dysplasie oder Kempson-Campanacci-Läsion bezeichnet man eine meist in der Tibiakortikalis gelegene und häufig zu einer Tibia antecurvata führende Form der fibrösen Dysplasie.

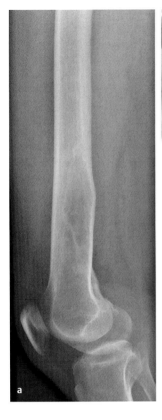
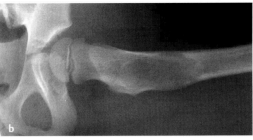

Abb. 1.2.23 a u. b Fibröse Dysplasie. Röntgenaufnahmen zweier verschiedener Patienten zeigen jeweils eine scharf begrenzte, leicht expansive, osteolytische Läsion mit milchglasartiger Transparenz. Solche Befunde sind pathognomonisch für eine fibröse Dysplasie.

Riesenzelltumor

Der Riesenzelltumor (Abb. 1.2.**24a** u. **b**) ist ein lokal aggressiv wachsender, stark vaskularisierter und zahlreiche osteoklastäre Riesenzellen enthaltender Tumor (Freyschmidt u. Mitarb. 2003, Campanacci 1999). Er wird – obwohl eigentlich benigne – von manchen Autoren als semimaligne oder potentiell maligne bezeichnet, weil er in seltenen Fällen hämatogen metastasieren kann. Klinisch führen Riesenzelltumoren zu lokalen Schmerzen.

Häufigste Lokalisation sind die langen Röhrenknochen, hier liegen über 80% aller Riesenzelltumoren, 50% liegen kniegelenknah in Femur oder Tibia. Eine weitere, häufigere Lokalisation ist das Beckenskelett, in anderen Skelettabschnitten sind Riesenzelltumoren selten. Innerhalb langer Röhrenknochen liegen Riesenzelltumoren typischerweise epiphysär, seltener epimeta- oder metaphysär.

Radiographisch kommt der Riesenzelltumor als Osteolyse ohne sichtbare Matrix mit variabel scharfer Begrenzung zur Darstellung. Er zeichnet sich durch seine Tendenz aus, die Kortikalis zu destruieren und aus dem Knochen herauszuwachsen. Eine periostale Reaktion ist meist nicht sichtbar. Aufgrund seiner bevorzugten Lage kommt es nicht selten zu einem Gelenkeinbruch.

In der Magnetresonanztomographie reichert der Riesenzelltumor nach Kontrastmittelapplikation aufgrund seiner kräftigen Vaskularisation stark an, nicht selten sind einzelne Spiegelbildungen sichtbar.

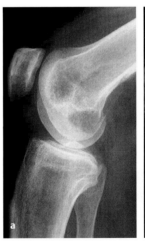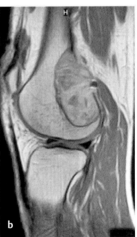

Abb. 1.2.24 a u. b Riesenzelltumor. Typisch für Riesenzelltumoren ist die epiphysäre oder epimetaphysäre Lage im langen Röhrenknochen. Riesenzelltumoren neigen dazu, die Kortikalis zu durchbrechen. Im Röntgenbild (**a**) erkennt man eine osteolytische Läsion vom Lodwick-Grad IC, in der kontrastmittelgestützten T_1-gewichteten MRT (**b**) erkennt man gut den intra- und extraossären Anteil des Riesenzelltumors.

Juvenile Knochenzyste

Die juvenile Knochenzyste (Abb. 1.2.**25**) ist eine häufige, tumorähnliche Läsion mit einer Alterspräferenz für die 1. und 2. Lebensdekade. Etwa die Hälfte aller juvenilen Knochenzysten ist im proximalen Humerus, ein Drittel im proximalen Femur, jeweils in meta-/diaphysären Position lokalisiert. Als weitere bevorzugte Lokalisationen lassen sich Tibia, Fibula, Kalkaneus und Beckenskelett nennen.

Radiographisch stellt sich die juvenile Knochenzyste als osteolytische Läsion vom Lodwick-Grad IA dar, mit sehr schmaler, aber eindeutig abgrenzbarer Randsklerosierung. Dabei können riffartige, in die Zyste reichende Knochenvorsprünge (fälschlicherweise) den Eindruck einer mehrkammerigen Zyste erwecken. Matrixverkalkungen oder periostale Reaktionen gehören nicht zum Erscheinungsbild der juvenilen Knochenzyste.

In der Magnetresonanztomographie kommen juvenile Knochenzysten als scharf begrenzte, in nativen T_1-gewichteten Sequenzen homogen signalarme, in T_2-gewichteten Sequenzen homogen signalreiche Läsionen ohne Kontrastmittelaufnahme und ohne perifokales Ödem zur Darstellung.

Nicht selten kommt es zu pathologischen Frakturen im Bereich von juvenilen Knochenzysten. Werden dabei kleinere Fragmente ins Zysteninnere disloziert und sinken der Schwerkraft folgend an den tiefsten Punkt der Zyste, ist aus dem Röntgenbild der zystische Charakter der Läsion zu beweisen. Dies bezeichnet man als Fallen-Fragment-Sign. Die artdiagnostische Zuordnung solcher frakturierter juveniler Knochenzysten kann jedoch durch Sekundärveränderungen wie Periostreaktionen, Granulationsgewebe oder ein perifokales Ödem kompliziert werden.

Differenzialdiagnostisch ist die juvenile Knochenzyste abzugrenzen gegenüber der aneurysmatischen Knochenzyste (häufig expansiver, andere Lokalisationspräferenz, anderes magnetresonanztomographisches Erscheinungsbild), der rein lytischen fibrösen Dysplasie, von der sie manchmal nicht zu unterscheiden sein kann, und dem nichtossifizierenden Fibrom (entlang der Kortikalis orientiert, polyzyklisch begrenzt) sowie dem Knochenlipom (magnetresonanztomographisch eindeutig zu unterscheiden). Neben diesen benignen Differenzialdiagnosen muss die juvenile Knochenzyste von dem seltenen teleangiektatischen Osteosarkom abgegrenzt werden.

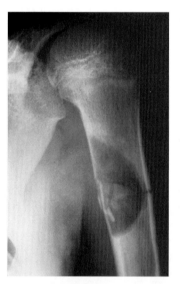

Abb. 1.2.25 Juvenile Knochenzyste mit pathologischer Fraktur. Man erkennt eine scharf begrenzte osteolytische Läsion mit schmalem Randsklerosesaum ohne Matrixbildung in der proximalen Humerusdiaphyse. Es liegt eine pathologische Fraktur vor. Besonders richtungweisend ist das Vorliegen kleiner Frakturfragmente, die auf den Boden der Zyste abgesunken sind (Fallen-Fragment-Sign).

Aneurysmatische Knochenzyste

Die aneurysmatische Knochenzyste (Abb. 1.2.**26a–c**) ist eine tumorähnliche Läsion, die gehäuft in den ersten drei Lebensdekaden vorkommt. Man unterscheidet die primäre aneurysmatische Knochenzyste von der als Epiphänomen auf dem Boden anderer Knochenläsionen entstehenden sekundären aneurysmatischen Knochenzyste. Im Gegensatz zur juvenilen Knochenzyste ist sie eine mehrkamme-

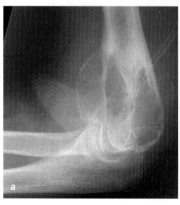 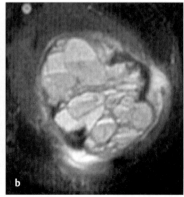 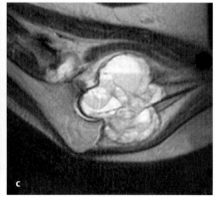

Abb. 1.2.26 a–c Aneurysmatische Knochenzyste. Im Röntgenbild (**a**) erkennt man eine expansiv wachsende osteolytische Läsion ohne Matrixbildung im distalen epimetaphysären Humerus. Die MRT zeigt in T_2-gewichteten Sequenzen mit (**b**) und ohne Fettsättigung (**c**) eine mehrkammerige zystische Läsion mit multiplen Spiegelbildungen.

rige Zyste, bestehend aus blutgefüllten Hohlräumen, die regelmäßig auch solide Gewebeanteile enthält.

Häufige Lokalisationen sind die langen Röhrenknochen, die Wirbelsäule, hier überwiegend die posterioren Wirbelelemente, und das Beckenskelett. Auch an den kurzen Röhrenknochen von Hand- und Fußskelett kommen aneurysmatische Knochenzysten nicht selten vor.

Radiographisch kommen sie meist als Osteolysen vom Lodwick-Grad IB, selten IC zur Darstellung und weisen eine deutliche Trabekulierung auf. Die aneurysmatische Knochenzyste ist in langen Röhrenknochen häufig exzentrisch gelegen, ausgeprägt expansiv und nur durch eine ausgesprochen dünne Periostschale begrenzt. Periostale Reaktionen gehören nicht zum typischen Erscheinungsbild der aneurysmatischen Knochenzyste. Die aneurysmatische Knochenzyste kann – insbesondere bei Lokalisation im Bereich der Metakarpalia oder bei subperiostaler Lage – sehr aggressiv wirken und von malignen Tumoren schwer abzugrenzen sein.

Die MRT zeigt typischerweise eine mehrkammerige Zyste mit multiplen Spiegelbildungen und häufig auch kleineren soliden Gewebeanteilen. In der Magnetresonanztomographischen Differenzialdiagnose ist wichtig, dass auch andere Läsionen, z.B. Riesenzelltumoren, vereinzelte Spiegelbildungen aufweisen können. Differenzialdiagnostisch abzugrenzen sind insbesondere die juvenile Knochenzyste und das teleangiektatische Osteosarkom.

Nichtossifizierendes Fibrom

Das nichtossifizierende Fibrom (NOF) (Abb. 1.2.**27**) ist eine tumorähnliche Läsion, die als Zufallsbefund im Kindes- und Jugendlichenalter, unter Aussparung des Kleinkindesalters, extrem häufig vorkommt.

Es ist typischerweise metaphysär im Ansatzbereich von Sehnen lokalisiert. Mechanische Faktoren im Bereich des Sehnenansatzes werden von einigen Autoren als wichtig in seiner Pathogenese betrachtet. In 80–90% der Fälle ist das NOF in den kniegelenknahen Abschnitten von Femur, Tibia und Fibula zu beobachten, die übrigen Fälle sind überwiegend in den distalen Anteilen von Tibia und Fibula oder im distalen Radius zu beobachten.

Mit dem Wachstum des Patienten können NOF in eine diaphysäre Lokalisation gelangen. Sie können dabei vorübergehend eine leichte Größenprogredienz aufweisen, die meisten NOF heilen mit dem Wachstum jedoch ohne Residuen aus. Pathologische Frakturen im Bereich eines NOF kommen gelegentlich vor.

NOF haben ein charakteristisches radiographisches Erscheinungsbild, das eine eindeutige differenzialdiagnostische Zuordnung fast immer ermöglicht, so dass eine bioptische Abklärung nicht erforderlich ist: Sie kommen als ovale oder polyzyklisch begrenzte, exzentrisch gelegene, einen breitem Kortikaliskontakt aufweisende Osteolysen vom Lodwick-Grad IA zur Darstellung, weisen keine sichtbare Matrixbildung auf und sind von einer scharf begrenz-

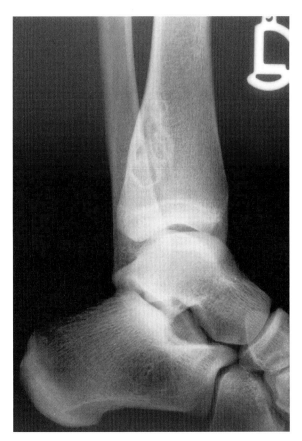

Abb. 1.2.27 Nichtossifizierendes Fibrom. Im Röntgenbild erkennt man eine exzentrisch metaphysär gelegene, lobulierte Osteolyse vom Lodwick-Grad IA.

ten, schmalen Randsklerose umgeben. Periostale Reaktionen gehören nicht zum Erscheinungsbild der NOF, sie können lediglich im Rahmen pathologischer Frakturen auftreten.

Periostales Desmoid

Das periostale Desmoid ist eine tumorähnliche Läsion des Wachstumsalters, die typischerweise im Sehnenansatzbereich, am häufigsten an der Dorsomedialseite der distalen Femurmetaphyse im Ansatzbereich des medialen Kopfes des M. gastrocnemius, des M. plantaris und des M. adductor magnus zu finden ist.

Wie beim NOF wird von einigen Autoren deshalb mechanischen Faktoren eine pathogenetische Bedeutung zugesprochen. Von einigen Autoren wird der Begriff metaphysäre kortikale Irregularität für das periostale Desmoid verwendet, insbesondere, wenn es sich um eine nicht an der Dorsomedialseite des Femur lokalisierte Läsion handelt.

Radiographisch stellt sich das periostale Desmoid als irreguläre, wenige Millimeter tiefe Defektbildung der

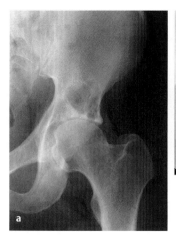
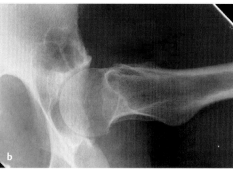

Abb. 1.2.28 a u. b Ganglion. Die Röntgenbilder zeigen eine gelenknah gelegene, scharf begrenzte, von einem schmalen Randsklerosesaum umgebene, osteolytische Läsion im oberen Anteil des Azetabulums.

oberflächlichen Kortikalisanteile dar, ohne Periostreaktion und Matrixverkalkungen. Die radiographische Diagnose ist in der Regel eindeutig zu stellen, so dass eine Biopsie nicht erforderlich ist.

Ganglion

Ganglien (Abb. 1.2.**28 a** u. **b**) sind mit myxomatösem Material gefüllte periartikulär gelegene Läsionen, die häufig im Bereich arthrotisch oder entzündlich vorgeschädigter Gelenke entstehen. Intraossäre Ganglien kommen radiographisch als scharf begrenzte, von einer schmalen Randsklerose umgebene Läsionen zur Darstellung, juxtaossäre Ganglien als flache Exkavationen der Kortikalisaußenseite. Magnetresonanztomographisch sind Ganglien unabhängig von ihrer Lage als wasserreiche Läsionen homogen signalarm in T_1-gewichteten und homogen signalreich in T_2- und T_2^*-gewichteten Sequenzen.

Brauner Tumor

Braune Tumoren sind im Rahmen eines Hyperparathyreoidismus auftretende osteolytische Läsionen, die durch Ersatz von Knochen durch fibröses Gewebe entstehen. Radiographisch sind sie charakterisiert durch eine in ihrer Umgebung stattfindende Auflockerung oder Rarefizierung der Spongiosastruktur sowie durch gleichzeitig vorliegende radiographische Veränderungen im Sinne eines zugrunde liegenden Hyperparathyreoidismus.

Literatur

Bielack, S. S., B. Kempf-Bielack, G. Delling, G.U. Exner, S. Flege, K. Helmke, R. Kotz, M. Salzer-Kuntschik, M. Werner, W. Winkelmann, A. Zoubek, H. Jurgens, K. Winkler (2002): Prognostic factors in high-grade osteosarcoma of the extremities or trunk: an analysis of 1,702 patients treated on neoadjuvant cooperative osteosarcoma study group protocols. J Clin Oncol 20 (3): 776-790

Brien, E.W., J.M. Mirra, R. Kerr (1997): Benign and malignant cartilage tumors of bone and joint: their anatomic and theoretical basis with an emphasis on radiology, pathology and clinical biology. I. The intramedullary cartilage tumors. Skeletal Radiol 26 (6): 325-353

Campanacci, M. (1999): Bone and soft tissue tumors. Clinical features, imaging, pathology and treatment. 2. Aufl. Springer, Wien

Dahlin, D.C., M.B. Coventry (1967): Osteogenic sarcoma. A study of six hundred cases. J Bone Joint Surg Am 49 (1): 101-110

Erlemann, R. (1999): Periostreaktionen. Radiologe 39 (10): 910-920

Erlemann, R., G. Edel, A. Roessner, H. Muller-Miny (1994): Ermittlung der Wachstumsrate tumoröser Raumforderungen des Knochens. Eine Untersuchung an 1154 Läsionen der langen Röhrenknochen. Radiologe 34 (2): 53-58

Freyschmidt, J. (1998): Standards und diagnostische Strategien bei der Diagnostik von Knochengeschwülsten und geschwulstähnlichen Läsionen. Radiologe 38: 287-300

Freyschmidt, J., H. Ostertag, G. Jundt (2003): Knochentumoren. Klinik – Radiologie – Pathologie. 2. Aufl. Springer, Heidelberg

Freyschmidt, J., J. Wiers (1998): Das Staging von malignen Knochentumoren. Radiologe 38 (6): 483-491

Greenspan, A., G. Steiner, R. Knutzon (1991): Bone island (enostosis): clinical significance and radiologic and pathologic correlations. Skeletal Radiol 20 (2): 85-90

Henk, C.B., S. Grampp, P. Wiesbauer, A. Zoubek, F. Kainberger, M. Breitenseher, G.H. Mostbeck, H. Imhof (1998): Das Ewing-Sarkom. Bildgebende Diagnostik. Radiologe 38 (6): 509-522

Heuck, A., A. Stabler, K. Wortler, M. Steinborn (2001): Gutartige knochenbildende Tumoren. Radiologe 41 (7): 540-547

Kroon, H.M., J. Schurmans (1990): Osteoblastoma: clinical and radiologic findings in 98 new cases. Radiology 175 (3): 783-790

Lindner, N.J., T. Ozaki, R. Roedl, G. Gosheger, W. Winkelmann, K. Wortler (2001): Percutaneous radiofrequency ablation in osteoid osteoma. J Bone Joint Surg Br 83 (3): 391-396

Lodwick, G.S. (1965): A probabilistic approach to the diagnosis of bone tumors. Radiol Clin North Am 3 (3): 487-497

Lodwick, G.S., A.J. Wilson, C. Farrell, P. Virtama, F.M. Smeltzer, F. Dittrich (1980): Estimating rate of growth in bone lesions: observer performance and error. Radiology 134 (3): 585-590

Ludwig, K. (2002): Muskuloskelettale Lymphome. Radiologe 42 (12): 988-992

Madewell, J.E., B.D. Ragsdale, D.E. Sweet (1981): Radiologic and pathologic analysis of solitary bone lesions. Part I: internal margins. Radiol Clin North Am 19 (4): 715-748

McLeod, R.A., D.C. Dahlin, JW. Beabout (1976): The spectrum of osteoblastoma. Am J Roentgenol 126 (2): 321–325
Moser, R.P. (1990): Cartilaginous tumors of the skeleton. AFIP Atlas of radiologic-pathologic correlations. Hanley Belfus, Philadelphia
Murphey, M.D., D.J. Flemming, S.R. Boyea, J.A. Bojescul, D.E. Sweet, H.T. Temple (1998): Enchondroma versus chondrosarcoma in the appendicular skeleton: differenziating features. Radiographics 18 (5): 1213–1237
Ragsdale, B.D., J.E. Madewell, D.E. Sweet (1981): Radiologic and pathologic analysis of solitary bone lesions. Part II: periosteal reactions. Radiol Clin North Am 19 (4): 749–783
Ros, P.R., M. Viamonte jr., A.M. Rywlin (1984): Malignant fibrous histiocytoma: mesenchymal tumor of ubiquitous origin. AJR Am J Roentgenol 142 (4): 753–759
Sweet, D.E., J.E. Madewell, B.D. Ragsdale (1981): Radiologic and pathologic analysis of solitary bone lesions. Part III: matrix patterns. Radiol Clin North Am 19 (4): 785–814
Unni, K.K., D.C. Dahlin, J.W. Beabout (1976): Periosteal osteogenic sarcoma. Cancer 37 (5): 2476–2485
Unni, K.K., D.C. Dahlin, J.W. Beabout, J.C. Ivins (1976): Parosteal osteogenic sarcoma. Cancer 37 (5): 2466–2475
White, P.G., L. Saunders, W. Orr, L. Friedman (1996): Chondromyxoid fibroma. Skeletal Radiol 25 (1): 79–81

1.2.2 Nuklearmedizinische Diagnostik bei Knochentumoren und tumorvortäuschenden Läsionen

Chr. Franzius, J. Sciuk und O. Schober

Das Erscheinungsbild von ossären Veränderungen ist bei der Darstellung durch nuklearmedizinische Methoden unabhängig von der Ätiologie und Lokalisation relativ uniform. Dennoch gibt es viele pathophysiologische Situationen, in denen nuklearmedizinische Untersuchungen Informationen liefern, die nicht mit morphologisch orientierten Verfahren ermittelt werden können. Dabei ist die funktionelle Information der nuklearmedizinischen Bildgebung oft komplementär zur strukturellen Information der radiologischen Verfahren. Eine Diagnose ist häufig erst durch die Kombination mehrerer Methoden möglich.

Während mit einer Röntgenuntersuchung, Computertomographie (CT) und/oder Kernspintomographie (MRT) üblicherweise eine einzelne Lokalisation dargestellt wird, bieten die nuklearmedizinischen Methoden den Vorteil der einfachen, schnellen und kosteneffektiven Ganzkörperuntersuchung. Dieser Vorteil ist besonders bei Erkrankungen mit potentiell systemischer Ausbreitung wichtig. Zudem werden metabolische Veränderungen, die mit nuklearmedizinischen Verfahren erfasst werden, oft früher evident als Änderungen der Struktur, woraus sich die hohe Sensitivität der szintigraphischen Untersuchungen ergibt. Allerdings ist trotz deutlicher messtechnischer Verbesserungen, z.B. durch Einzelphotonencomputertomographie (SPECT) die Spezifität der szintigraphischen Verfahren weiterhin begrenzt. Eine detailgetreue Abbildung bleibt den morphologisch orientierten Methoden vorbehalten. Die Spezifität der szintigraphischen Verfahren kann jedoch gesteigert werden, wenn Form, Größe, Lokalisation, Zahl und Intensität der Veränderungen mit berücksichtigt werden (Büll u. Mitarb. 1999, Harbert u. Mitarb. 1996, Schicha u. Schober 2003).

Skelettszintigraphie

Die am häufigsten eingesetzte nuklearmedizinische Methode zur Diagnostik von Erkrankungen, die das Skelettsystem betreffen, ist die Knochenszintigraphie. Das Skelettsystem ist einem ständigen knöchernen Umbau unterworfen. Veränderungen des Knochenstoffwechsels, insbesondere regional pathologisch erhöhte Knochenumbauprozesse, können mit der Skelettszintigraphie hoch empfindlich erfasst werden (Bares 1999, Fogelman 1987).

Radiopharmaka

Für die Skelettszintigraphie werden knochenaffine Radiopharmaka verwendet. Heutzutage wird die Skelettszintigraphie mit ^{99m}Technetium-markierten (^{99m}Tc) Phosphonaten, z.B. ^{99m}Tc-Methylendiphosphonat (^{99m}Tc-MDP) oder ^{99m}Tc-Dicarboxidiphosphonat (^{99m}Tc-DPD) durchgeführt. Der Gammastrahler ^{99m}Tc hat optimale physikalische Eigenschaften für die szintigraphische Diagnostik. Die regionale Verteilung in vivo kann mit einer Gammakamera dargestellt werden.

Anreicherungsmechanismus

Die radioaktiv markierten Phosphonate werden an das Hydroxylapatit der Knochenmatrix adsorbiert. Dabei ist das Ausmaß der Anreicherung abhängig von der regionalen Durchblutung, der osteoblastische Aktivität und der Dicke des Knochens. Die Verteilung der Tracer ist daher physiologisch inhomogen. Mechanisch beanspruchte Lokalisationen, z.B. Knie oder Iliosakralfugen, zeigen eine physiologisch erhöhte Aktivitätsanreicherung. Bei Kindern reichern die Wachstumsfugen physiologisch vermehrt Phosphonate an. Ossäre Läsionen, ob entzündlich oder tumorös bedingt, stellen sich meist als fokale Mehranreicherungen dar, d. h., es kommt unabhängig von der Art des Stimulus zu einem relativ monomorphen skelettszintigraphischen Erscheinungsbild. Ursache der Mehranreicherung ist hierbei unter anderem die osteoblastische Reaktion des gesunden Knochens in der Umgebung der Läsion. Weiterhin trägt die erhöhte Perfusion in vielen Läsionen zur Mehranreicherung bei.

Pharmakokinetik

Etwa die Hälfte der applizierten Phosphonate wird an den Knochen adsorbiert. Der Rest wird über die Nieren ausgeschieden. Eine erhöhte Untergrundaktivität findet man bei einer höhergradigen Niereninsuffizienz. Bei fehlender Harnblasenentleerung kann die Harnblasenaktivität eine Beurteilung des knöchernen Beckens erheblich beeinträchtigen oder sogar unmöglich machen (ggf. Katheterisierung).

Durchführung

Größere Vorbereitungen müssen für eine Skelettszintigraphie nicht getroffen werden. Die Patienten müssen nicht nüchtern sein.

Statische Skelettszintigraphie

Der Tracer wird intravenös appliziert. Die Injektionsstelle sollte dokumentiert werden, da Paravasate zu Fehlinterpretationen führen können. Allergische Reaktionen sind nicht zu erwarten. Die statischen Aufnahmen werden ca. 3 Stunden nach der Injektion angefertigt. In der zweiten Hälfte dieser Wartezeit sollten die Patienten viel trinken, um die Ausscheidung des nicht am Skelett adsorbierten Tracers über die Nieren zu fördern. Unmittelbar vor den Aufnahmen sollte die Harnblase geleert werden. In der Regel werden heute Ganzkörperaufnahmen von ventral und dorsal mit einer Doppelkopfkamera angefertigt. Üblicherweise wird der Kopf zusätzlich in Einzelaufnahmen von beidseits lateral dargestellt. Oft werden weitere Einzelaufnahmen von interessierenden Lokalisationen in einer anderen Projektion angefertigt (zweite Ebene).

3-Phasen-Skelettszintigraphie

Die 3-Phasen-Skelettszintigraphie, auch Mehrphasenskelettszintigraphie genannt (Tab. 1.2.1), ist indiziert, wenn eine bekannte „verdächtige" Region differenzierter als mit der Standardtechnik untersucht werden soll (Abb. 1.2.29a u. b). Unmittelbar nach der Injektion des Radiopharmakons (Perfusionsphase) werden dynamische Aufnahmen der Perfusion der interessierenden Region angefertigt (schnelle Bildsequenz). Anschließend werden in der 3.–5. Minute nach Injektion Einzelaufnahmen oder bei multifokalen Prozessen eventuell auch Ganzkörperaufnahmen akquiriert (Blutpoolphase, Frühphase, Weichteilphase). Die Mehrphasentechnik liefert Hinweise auf eine vermehrte Durchblutung, z. B. durch vermehrte Vaskularisation (z. B. Tumor) und/oder eine Gefäßdilatation (z. B. Entzündung) und hilft bei der Beurteilung der Floridität entzündlicher Prozesse und ggf. bei der Diagnostik und Differenzialdiagnostik von Tumoren. Im Anschluss erfolgt die Wartezeit bis zur Ganzkörperaufnahme 3 Stunden nach Injektion (Spätphase, Mineralisationsphase).

Planare Bildgebung

Neben den beschriebenen Möglichkeiten der planaren Aufnahmen (Einzelaufnahmen, Ganzkörperaufnahmen) gibt es hoch auflösende Spezialkollimatoren für Detailaufnahmen kleiner Stukturen (Pinhole-Kollimatoren) (Bahk 1994).

Tab. 1.2.1 **Drei-Phasen-Skelettszintigraphie**

Phase	Bezeichnung	Zeitlicher Ablauf	Darstellung
1	Perfusionsphase	dynamische Aufnahmen (Bildsequenz) unmittelbar nach Injektion des Tracers	Perfusion
2	Frühphase Blutpoolphase Weichteilphase	statische Aufnahmen in der 3.–5. min nach Injektion	Blutpool
	Wartezeit	etwa 3 h, in der 2. Hälfte gute Hydrierung (ca. 1 l Flüssigkeit p. o.), Harnblasenentleerung	
3	Spätphase Mineralisationsphase	statische Aufnahmen (Ganzkörperaufnahmen) ca. 3 h nach Injektion, ggf. SPECT	Knochenstoffwechsel

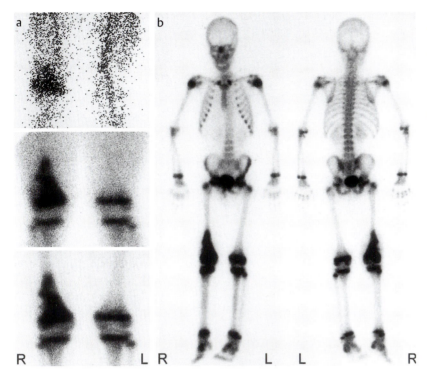

Abb. 1.2.29 a u. b 8-jähriger Junge mit einem Osteosarkom im rechten distalen Femur.
a 3-Phasen-Skelettszintigraphie (^{99m}Tc-MDP) mit Tracermehranreicherung in der Perfusions- (oben), Weichteil- (Mitte) und Mineralisationsphase (unten).
b In der Ganzkörperdarstellung von ventral (links) und dorsal (rechts) zeigen sich keine ossären Metastasen.

SPECT

Mit der SPECT (single photon emission computed tomography) bzw. der SPET (single photon emission tomography) ist die überlagerungsfreie, tomographische Darstellung von Skelettabschnitten möglich. Diese Aufnahmetechnik bietet sich insbesondere zur Untersuchung komplexer Strukturen an, z.B. Becken, Wirbelsäule, Schädel (Abb. 1.2.30 a-c).

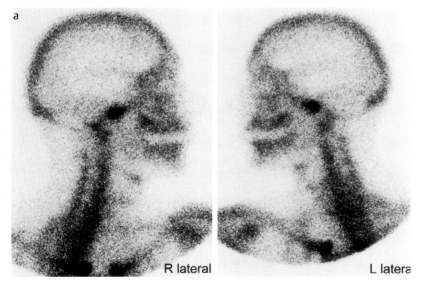

Abb. 1.2.30 a-c 22-jährige Patientin mit einer Metastase eines Osteosarkoms im Bereich der Schädelbasis.
a In der ^{99m}Tc-MDP-Skelettszintigraphie (seitliche Aufnahmen des Kopfes) projiziert sich die Mehranreicherung auf die Temporomandibulargelenke.

Fortsetzung →

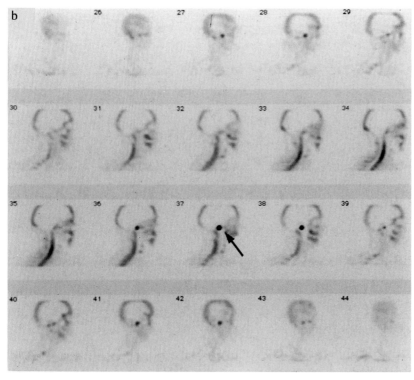
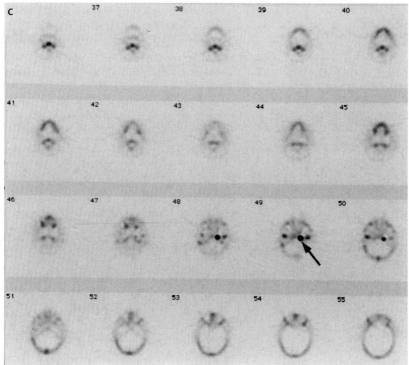

Abb. 1.2.30 a–c Fortsetzung.
In der Einzelphotonen-Computertomographie (SPECT) des Kopfes stellt sich zusätzlich zu der physiologischen, symmetrischen Betonung der Temporomandibulargelenke eine Mehranreicherung links der Mittellinie dar, die sich der Schädelbasis zuordnen lässt.
b Sagittale Schnittbilder, von rechts nach links.
c Transversale Schnittbilder, von kaudal nach kranial.

Indikationen

Primäre maligne Knochentumoren

Die primären Knochentumoren werden auch im Schnittbildzeitalter am besten mit einer konventionellen Röntgenaufnahme klassifiziert. CT und MRT geben gezielte Information zur Tumorlokalisation und lokalen Tumorausdehnung (Reiser u. Semmler 1992). Die 3-Phasen-Skelettszintigraphie stützt mit einer erhöhten Traceraufnahme in allen 3 Phasen die Verdachtsdiagnose eines primär malignen Knochentumors, z.B. Osteosarkom, Ewing-Tumor, Chondrosarkom, malignes fibröses Histozytom. Allerdings ist dieses Muster nicht spezifisch. Auch eine floride Entzündung weist in der Regel solch ein Anreicherungsmuster auf. Zudem zeigen einige benigne tumorähnliche Läsionen ebenfalls eine gesteigerte Traceranreicherung in allen 3 Phasen, wie z.B. das Osteoidosteom oder der Morbus Paget. Auf der anderen Seite legt eine normale oder nur gering gesteigerte Perfusionsphase und eine nur mäßige Mehranreicherung in der Mineralisationsphase die benigne Genese einer Läsion nahe. Aber auch hier gibt es gelegentlich Ausnahmen. Die Skelettszintigraphie bietet den Vorteil der Ganzkörperdiagnostik, so dass eine Aussage über die Singularität bzw. Multifokalität von Läsionen möglich ist. Eine Besonderheit des Osteosarkoms ist die tumoreigene Knochenmatrixproduktion. Dies führt dazu, dass auch extraossäre Osteosarkommanifestationen – am häufigsten pulmonal – eine vermehrte Traceranreicherung in der Skelettszintigraphie aufweisen können (Brady u. Ennis 1990, Pevarski u. Mitarb. 1998). Die Sensitivität in der Erkennung der pulmonalen Metastasen lässt sich mit einer Thorax-SPECT erhöhen. Im Anschluss an eine neoadjuvante Chemotherapie der primär malignen Knochentumoren wird die 3-Phasen-Skelettszintigraphie benutzt, um das Therapieansprechen nichtinvasiv vorher-

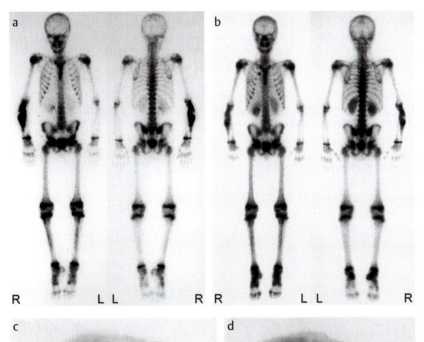

Abb. 1.2.31 a–d 12-jähriger Junge mit einem Osteosarkom in der rechten proximalen Ulna. Das Osteosarkom spricht auf die neoadjuvante Chemotherapie gut an.
- **a** In der ^{99m}Tc-MDP-Skelettszintigraphie (Ganzkörperdarstellung von ventral und dorsal) stellt sich der Tumor initial mit deutlich gesteigertem Knochenstoffwechsel dar.
- **b** Nach neoadjuvanter Chemotherapie ist die Mehranreicherung weniger deutlich.
- **c** In der ^{18}F-FDG-PET zeigt das Osteosarkom initial einen intensiv gesteigerten Glukosestoffwechsel. Am linken Arm stellt sich die Injektionsstelle dar.
- **d** Nach neoadjuvanter Chemotherapie ist der Glukosestoffwechsel des Osteosarkoms nur noch geringgradig gesteigert.

Diese rückläufige Knochen- und Glukosestoffwechselaktivität ist ein Hinweis auf das gute Ansprechen auf die Therapie.

zusagen (Quantifizierung, Region-of-interest-(ROI-)Technik) (Abb. 1.2.**31 a–d**). Eine Abnahme der Stoffwechselaktivität in der Früh- und Mineralisationsphase um mindestens 30% deutet auf ein gutes Ansprechen auf die Therapie hin (Erlemann u. Mitarb. 1990, Knop u. Mitarb. 1990). Initial kann sich allerdings auch bei gutem Therapieansprechen zunächst eine Steigerung der Knochenstoffwechselaktivität zeigen (Flare-Phänomen). Daher lässt sich die Skelettszintigraphie erst nach längerer Therapiephase zur Therapiekontrolle einsetzen.

Sekundäre Knochentumoren

Die Skelettszintigraphie ist eine einfache, schnelle und preiswerte Screening-Methode zum Nachweis bzw. Ausschluss von Skelettmetastasen (Bares 1999, Fogelman 1987, Munz 1994). Der Vorteil der Ganzkörperdiagnostik ist hier unumstritten. Die Sensitivität zur Erkennung von Metastasen ist mit über 90% hoch. Ein szintigraphische Korrelat zeigt sich bei Knochenmetastasen in der Regel 3–6 Monate bevor es zu radiologisch fassbaren Veränderungen kommt. So zeigt sich bei weniger als 5% der Patienten mit röntgenologisch fassbaren Metastasen ein unauffälliges Skelettszintigramm, während bei 10–40% aller szintigraphisch sichtbaren Skelettmetastasen das Röntgenbild unauffällig ist (O'Mara 1988). Die mit 60–70% relativ niedrige Spezifität macht jedoch häufig weitere Untersuchungen zur Verifikation bzw. Falsifikation notwendig. Mehrere Studien zeigten die Überlegenheit der MRT in der Erkennung von Knochenmetastasen, insbesondere in der Wirbelsäule (Algra u. Mitarb. 1991, Link u. Mitarb. 1995). Allerdings ist die MRT heutzutage als Ganzkörperverfahren für die Routine als Screening-Methode zu teuer, zu aufwendig und nicht immer durchzuführen. Typisch für multiple ossäre Metastasen sind multifokale inhomogene Mehranreicherungen im Stammskelett und in den proximalen Extremitäten. Dagegen sind kleine einzelne Rippenherde, periartikuläre Mehranreicherungen und Betonungen in den Facettengelenken der Wirbelkörper eher benigner Genese. Metastatische, neoplastische Zellen induzieren eine vermehrte Aktivität der Osteoklasten. Dies wiederum stimuliert die osteoblastische Aktivität, was letztlich zur Mehranreicherung im Skelettszintigramm führt, besonders intensiv z.B. bei Metastasen des Prostatakarzinoms. Bei etwa 5% der Knochenmetastasen liegt diese Osteoklastenaktivierung nicht vor, so dass sich diese Metastasen im Skelettszintigramm nicht oder als „kalte Läsionen" darstellen (Minderanreicherungen), während radiologisch reine Osteolysen nachweisbar sind. Knochenmetastasen anaplastischer Tumoren, des differenzierten Schilddrüsenkarzinoms, des Hypernephroms (Nierenzellkarzinoms) und des Plasmozytoms (multiples Myelom) gehören häufig in diese Gruppe. Eine diffuse Knochen-/Knochenmarkinfiltration kann sich mit einem sehr hohen Knochen-zu-Weichteil-Kontrast darstellen („Superscan"). Einzelne Herde lassen sich bei diesem Befallsmuster meist nicht abgrenzen. Charakteristisch ist die fehlende oder sehr blasse Nierendarstellung auf den Spätaufnahmen. Die Skelettszintigraphie eignet sich zur Verlaufskontrolle bzw. zum Therapiemonitoring einer ossären Filiarisierung (Abb. 1.2.**32 a** u. **b**) Während der ersten 1–3 Monate einer Chemotherapie können Skelettmetastasen jedoch im Szintigramm ein Flare-Phänomen zeigen. Das Ansprechen auf die Therapie ist dabei mit einer vermehrten Traceranreicherung in den Metastasen verbunden, be-

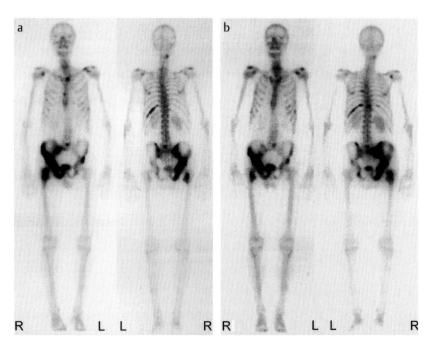

Abb. 1.2.32 a u. b 60-jähriger Patient mit einem Prostatakarzinom und multiplen ossären Metastasen, die sich in der ^{99m}Tc-MDP-Skelettszintigraphie (Ganzkörperdarstellung von ventral und dorsal) als deutliche Mehranreicherungen darstellen (**a**). Im Verlauf nehmen die ossären Metastasen geringfügig an Größe und Zahl zu (**b**).

dingt durch Knochenmatrixproduktion des gesunden Knochens in der Umgebung der Metastasen. Diese zunehmende Traceranreicherung in den Metastasen kann initial nicht eindeutig von einer Progredienz der Metastasierung differenziert werden (Fogelman 1987).

Gutartige Knochentumoren und tumorähnliche Läsionen

Viele gutartige Knochentumoren wie das Chondroblastom, das Enchondrom, das Osteoblastom, der benigne Riesenzelltumor, der Morbus Paget, das eosinophile Granulom, Knochenläsionen bei Langerhanszellhistiozytosen, die fibröse Dysplasie, die braunen Tumoren beim Hyperparathyreoidimus, das Osteoidosteom und die aneurysmatische Knochenzyste können vermehrt Phosphonate anreichern. Eine sichere Differenzierung von malignen Prozessen ist skelettszintigraphisch nicht möglich. Allerdings deutet z. B. eine intensive Traceranreicherung bei Enchondromen auf eine mögliche Entartung hin. Osteoidosteome zeigen häufig ein charakteristisches szintigraphisches Muster, das sog. Double-Density-Zeichen, eine kleine, fokale, sehr intensive Mehranreicherung (entspricht dem Nidus) innerhalb einer mäßig intensiven Mehrbelegung. Andere benigne Knochenläsionen, wie Knochenzysten und nichtossifizierende Fibrome, weisen meist keinen gesteigerten oder einen nur sehr gering gesteigerten Knochenstoffwechsel auf.

Postoperative Verlaufsuntersuchungen

Prothesenlockerung und Infektionen sind postoperative Komplikationen, die in der Regel eine operative Revision nach sich ziehen. Eine sichere Differenzierung einer rein mechanischen von einer septischen Prothesenlockerung ist für die Planung eines erneuten Eingriffs essentiell. Diese Unterscheidung gelingt mit der konventionellen Röntgendiagnostik nur bedingt, und eine MRT ist wegen Metallartefakten meist nicht aussagekräftig. Mit der Skelettszintigraphie wird eine hohe Sensitivität in der Erkennung dieser Komplikationen erreicht. Die Spezifität kann mit Hilfe der Leukozytenszintigraphie gesteigert werden. Hierdurch gelingt die Unterscheidung der septischen und der aseptischen Prothesenlockerung. Die Leukozytenszintigraphie wird mit radioaktiv markierten autologen Granulozyten (^{111}Indiumoxinat, ^{99m}Tc-HMPAO) oder einfacher mit ^{99m}Tc markierten monoklonalen Antikörpern gegen ein Oberflächenantigen der Granulozyten (^{99m}Tc-Anti-NCA-95, s. Knochenmarkszintigraphie) durchgeführt (Sciuk u. Mitarb. 1992).

Bei Verwendung gefäßgestielter autologer Knochenimplantate können die intakte Perfusion und die Knochenstoffwechselaktivität im Implantat mittels 3-Phasen-Skelettszintigraphie inklusive SPECT überprüft werden. Bei Verwendung allogener Knochentransplantate oder nichtgefäßgestielter Autotransplantate kann das Einwachsen vitalen Eigenknochens im Laufe der Zeit skelettszintigraphisch dargestellt werden (Harbert u. Mitarb. 1996).

Knochenmarkszintigraphie

Radiopharmaka und Durchführung

Für die Knochenmarkszintigraphie werden Tracer verwendet, die sich im blutbildenden Knochenmark anreichern. Hierfür können ^{99m}Tc-markierte monoklonale Antikörper (intakt oder Fragment, ^{99m}Tc-Anti-NCA-95) gegen ein Oberflächenantigen auf Granulozyten und deren Vorstufen (Myelozyten, Metamyelozyten) verwendet werden. Alternativ ist auch eine Knochenmarkdarstellung mit ^{99m}Tc-markierten Kolloiden in Nanometergröße (^{99m}Tc-Nanokolloide) möglich, da diese durch Phagozytose vom retikuloendothelialen System aufgenommen werden. Neben der Anreicherung in den retikuloendothelialen Anteilen des Knochenmarks kommt es zu einer intensiven Anreicherung in Leber und Milz, so dass der thorakolumbale Übergang der Wirbelsäule nicht beurteilt werden kann. Beide Tracer werden jeweils intravenös appliziert und 1 Stunde (^{99m}Tc-Nanokolloide) bzw. 4–6 Stunden (^{99m}Tc-Anti-NCA-95) nach Injektion werden Ganzkörperaufnahmen von ventral und dorsal analog zur Skelettszintigraphie angefertigt.

Indikationen

Mit der Knochenmarkszintigraphie kann eine lokale oder diffuse Knochenmarkinfiltration durch die Verdrängung des blutbildenden Knochenmarks erkannt werden. In der Szintigraphie stellt sich diese Verdrängung als Anreicherungsdefekt dar. Die Knochenmarkszintigraphie ist daher bei malignen Erkrankungen indiziert, bei denen es insbesondere zu einer Knochenmarkinfiltration kommen kann, wie z. B. bei Lymphomen inklusive dem Plasmozytom (Abb. 1.2.33). Aber auch solide Tumoren mit initial medullärer Metastasierung, bei denen sich Knochenmetastasen durch rein osteolytische Veränderungen dem Nachweis in der Skelettszintigraphie entziehen können, sind Indikationen für die Knochenmarkszintigraphie (z. B. Nierenzellkarzinom, Mammakarzinom).

Positronen-Emissions-Tomographie

Die Positronen-Emissions-Tomographie (PET) bietet die Möglichkeit tomographischer Ganzkörperdarstellungen. Die räumliche Auflösung ist deutlich höher als mit der planaren Szintigraphie oder der SPECT (Büll u. Mitarb. 1999, Harbert u. Mitarb. 1996, Schicha u. Schober 2000).

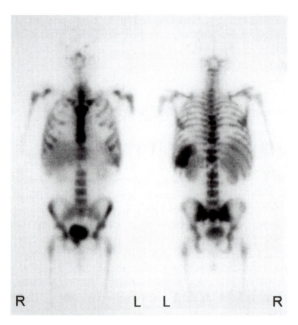

Abb. 1.2.33 35-jähriger Patient mit einem Non-Hodgkin-Lymphom mit Knochenmarkinfiltration. In der Knochenmark-Szintigraphie (^{99m}Tc-Anti-NCA-95, Ganzkörperdarstellung von ventral und dorsal) stellen sich die Lymphomherde als Anreicherungsdefekte dar, da sie das blutbildende Knochenmark verdrängen.

Radiopharmaka

Das in der klinischen Routine mit Abstand am meisten eingesetzte und kommerziell erhältliche Radiopharmakon für die PET ist das mit ^{18}Fluor-markierte (^{18}F) Glukoseanalogon Desoxyglukose (FDG).

Für Knochenstoffwechseluntersuchungen mit der PET wird ^{18}F-Fluorid verwendet, welches als Kalziumanalogon in die Knochenmatrix eingelagert wird. Die ^{18}F-Fluorid-PET wird derzeit noch nicht als Routineuntersuchung durchgeführt.

Anreicherungsmechanismus

FDG wird ebenso wie Glukose über Glukosetransporter in die Zellen aufgenommen und mit Hilfe der Hexokinase phosphoryliert. Die weiteren Stoffwechselschritte werden nicht vollzogen, so dass das phosphorylierte FDG intrazellulär akkumuliert (trapping). Die Anreicherungsintensität ist anhängig von der Zelldichte, der Anzahl an Glukosetransportern und der Aktivität der Hexokinase. In vielen malignen Tumoren kommt es im Vergleich zum gesunden Gewebe durch eine Überexpression an Glukosetransporten und/oder erhöhtem Glukosemetabolismus zu einer vermehrten FDG-Aufnahme. Eine FDG-Mehranreicherung ist aber nicht spezifisch für Malignome. Auch einige benigne Tumoren und aktive Entzündungen (Makrophagenaktivität) können eine gesteigerte FDG-Aufnahme zeigen.

Durchführung

Der Patient sollte mindestens 4 Stunden (besser 12 Stunden) vor der Untersuchung nüchtern bleiben. Vor der FDG-Applikation sollte der Blutzuckerspiegel (BZ) bestimmt werden. Anzustreben ist die Euglykämie (BZ < 120 mg/dl), da in Hyperglykämie die FDG-Anreicherung in Tumoren reduziert ist (Zimny u. Mitarb. 1997). Um die FDG-Aufnahme der Muskulatur zu reduzieren, sollte der Patient 1 Stunde vor der FDG-Applikation möglichst entspannt liegen. Zusätzlich kann ein Benzodiazepin-Präparat zur Muskelrelaxation verabreicht werden (z.B. Diazepam 5 mg p.o.). FDG wird über einen sicheren Zugang intravenös appliziert. Es folgt eine weitere Ruhephase von $1-1^{1}/_{2}$ Stunden. Um die Ausscheidung des nicht im Körper angereicherten Tracers zu fördern, wird der Patient in dieser Phase hydriert, z.B. 500 ml NaCl-Lösung (0,9%) i.v. Zusätzlich kann ein Diuretikum verabreicht werden (z.B. Furosemid 20 mg i.v.). Die Akquisition wird 60–90 min nach der FDG-Injektion gestartet.

Bei klinischen Fragestellungen werden in der Regel statische PET-Aufnahmen angefertigt. Moderne PET-Scanner verfügen über ein axiales Messfeld von 15–25 cm. Durch Verschieben der Untersuchungsliege können mehrere Untersuchungsfelder aneinandergesetzt werden, so dass Teil- und Ganzkörperaufnahmen möglich sind. Neben diesen Emissionsaufnahmen gibt es die Möglichkeit der Schwächungskorrektur durch zusätzliche Transmissionsaufnahmen. Diese Technik erlaubt eine absolute, quantitative Messung der FDG-Verteilung in vivo. Für viele klinische Fragestellungen (z.B. Staging) ist eine qualitative, visuelle Auswertung der Aufnahmen ausreichend. Eine Quantifizierung ist z.B. für das Therapiemonitoring hilfreich.

Seit kurzem sind Kombinationsgeräte im Einsatz, mit denen in identischer Position des Patienten unmittelbar nacheinander eine PET und eine Computertomographie (CT) akquiriert werden können (PET-CT-Scanner).

Indikationen

In interdisziplinären Konsensuskonferenzen wird regelmäßig geprüft, für welche klinischen Fragestellungen auf der Basis internationaler Veröffentlichungen eine Indikation für eine FDG-PET vorliegt (Reske u. Kotzerke 2001). Für die Knochen- und Weichteiltumoren wurden die Ergebnisse der Konsensuskonferenz „PET in der Onkologie" 2000 gesondert zusammengefasst (Franzius u. Mitarb. 2001b) (Tab. 1.2.**2**).

Primäre Knochentumoren

Die FDG-PET eignet sich zum nichtinvasiven Grading der Knochentumoren und tumorähnlichen Läsionen. Dabei ist eine sichere Differenzierung zwischen benignen und hochgradig malignen Prozessen möglich. Niedriggradig maligne Läsionen lassen sich hingegen nicht eindeutig von aggres-

Tab. 1.2.2 Indikationen für die FDG-PET bei Knochentumoren nach der Konsensuskonferenz 2000 „PET in der Onkologie III", Ergebnisse der Arbeitsgruppe Knochen- und Weichteiltumoren (Franzius u. Mitarb. 2001b, Reske u. Kotzerke 2001)

Indikation	Klassifizierung
Grading	1b
Staging	
T	4
N	4
M:	
Ossär	3
Skip Lesions	3
Pulmonal	3
Therapiekontrolle	3
Rezidivdiagnostik	3

Klassifizierungssystem:
1a klinischer Nutzen erwiesen
1b die Studienergebnisse sprechen überwiegend für klinischen Nutzen
2 klinischer Nutzen wahrscheinlich
3 (noch) keine Bewertung möglich, Datenlage unzureichend
4 im Allgemeinen ohne Nutzen

siven benignen Veränderungen unterscheiden (Schulte u. Mitarb. 2000). Dennoch kann die FDG-PET-Information die Planung einer Probenentnahme bzw. einer Operation wesentlich beeinflussen. In der Erkennung von Knochenmetastasen des Ewing-Sarkoms scheint die FDG-PET der Skelettszintigraphie überlegen zu sein (Franzius u. Mitarb. 2000b). Für die Erkennung pulmonaler Metastasen der primären Knochentumoren ergibt sich eine Überlegenheit der Spiral-CT gegenüber der FDG-PET (Franzius u. Mitarb. 2001a). Weitere potentielle FDG-PET-Indikationen sind die Rezidivdiagnostik (Franzius u. Mitarb. 2002) und das Therapiemonitoring. Erste Arbeiten ergaben, dass mit der FDG-PET gutes und schlechtes Ansprechen auf eine neoadjuvante Chemotherapie nichtinvasiv vorhergesagt werden kann (Schulte u. Mitarb. 1999) (s. Abb. 1.2.31 a–d). Bei dieser Fragestellung scheint die FDG-PET der Skelettszintigraphie überlegen zu sein (Franzius u. Mitarb. 2000a).

Sekundäre Knochentumoren

Je nach Glukosestoffwechselaktivität der verschiedenen Tumorentitäten eignet sich die FDG-PET unterschiedlich gut für den Nachweis einer Knochen- und Knochenmarkmetastasierung. Zu den Tumorentitäten mit hoher Glukosestoffwechselaktivität und damit in der Regel deutlich

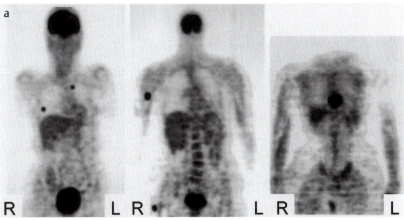
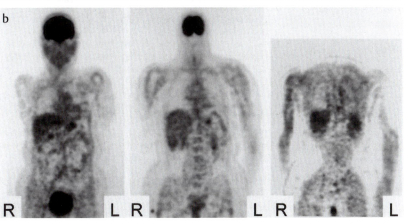

Abb. 1.2.34 a u. b 50-jährige Patientin mit einem metastasierten malignen Melanom. Der Primärtumor am rechten Unterschenkel wurde reseziert.
a In der initialen ^{18}F-FDG-PET (Körperstamm, Ausschnitt aus der Ganzkörperdarstellung, koronale Schnittbilder von ventral nach dorsal) zeigen sich neben den Knochenmetastasen im Humerus rechts und in der BWS multiple extraossäre Metastasen mit deutlich gesteigertem Glukosestoffwechsel (pulmonal rechts basal, links apikal, in den Weichteilen des Oberschenkels rechts).
b In der ^{18}F-FDG-PET nach Chemotherapie stellt sich die BWS-Metastase nur noch mit einem geringen gesteigerten, inhomogenen Glukosestoffwechsel dar, ebenso die Weichteilmetastase in den Weichteilen des Oberschenkels rechts, die übrigen Metastasen zeigen keinen gesteigerten Stoffwechsel. Dies ist ein Zeichen des Ansprechens auf die Chemotherapie, mit jedoch verbliebenem vitalem Resttumorgewebe (BWS, Oberschenkel).

erhöhter FDG-Aufnahme gehören z. B. die Lymphome, das Bronchialkarzinom, das Ösophaguskarzinom und das maligne Melanom (Abb. 1.2.**34 a** u. **b**). Bei anderen Tumorentitäten mit nur gering gesteigertem Glukosestoffwechsel eignet sich die FDG-PET in der Regel nicht für den Nachweis bzw. Ausschluss ossärer Metastasen (z. B. Prostatakarzinom). Für viele Tumorentitäten liegen zur Zeit noch nicht genügend publizierte Studien vor, um den Nutzen in der Erkennung ossärer Metastasen abschließend beurteilen zu können (Reske u. Kotzerke 2001). Der Vorteil der FDG-PET als Ganzkörperverfahren ist, dass Primärtumor, Lymphknoten und Fernmetastasen in Weichteilen und Knochen in einer Untersuchung dargestellt werden können.

Die Darstellung des Knochenstoffwechsels mit der ^{18}F-Fluorid-PET ist der planaren Skelettszintigraphie und der SPECT hinsichtlich der Erkennung, Lokalisation und Artdiagnostik von Knochenläsionen überlegen (Schirrmeister u. Mitarb. 1999). Derzeit ist noch keine abschließende Bewertung möglich, bei welchen Indikationen der höhere zeitliche und finanzielle Aufwand mit einem Nutzen für die Patienten gerechtfertigt ist (Kosten-Nutzen-Analyse).

Andere szintigraphische Methoden

Für das Therapiemonitoring primär maligner Knochentumoren werden verschiedene andere Radionuklide eingesetzt: die Szintigraphie mit ^{67}Galliumcitrat (^{67}Ga), ^{201}Thalliumchlorid (^{201}Tl) und ^{99m}Tc-Isonitrilen (z. B. ^{99m}Tc-MIBI). Mit diesen Radiopharmaka werden bessere Ergebnisse in der Vorhersage des Ansprechens bzw. Nichtansprechens auf eine neoadjuvante Chemotherapie erreicht als durch die Skelettszintigraphie (Estes u. Mitarb. 1990, Ramanna u. Mitarb. 1990, Söderlund u. Mitarb. 1997). Aufgrund der im Vergleich zu anderen Ländern hohen Dichte an PET-Scannern haben sich diese Methoden für die genannte Fragestellung in Deutschland nicht allgemein durchgesetzt.

Literatur

Algra, P.R., J.L. Bloem, H. Tissing u. Mitarb. (1991): Detection of vertebral metastases: comparison between MR imaging and bone scintigraphy. Radiographics 11: 219–232

Bahk, Y.W. (1994): Combined scintigraphic and radiographic diagnosis of bone and joint diseases. Springer, Berlin

Bares, R. (1999): Leitlinien für die Skelettszintigraphie. Nuklearmedizin 38: 251–253

Brady, A.P., J.T. Ennis (1990): The scintigraphic detection of ossific mediastinal and pulmonary metastases in osteosarcoma. Br J Radiol 63: 978–980

Büll, U., H. Schicha, H.-J. Biersack u. Mitarb. (1999): Nuklearmedizin. 3. neubearbeitete Auflage. Thieme, Stuttgart

Erlemann, R., J. Sciuk, A. Bosse u. Mitarb. (1990): Response of osteosarcoma and Ewing sarcoma to preoperative chemotherapy: Assessment with dynamic and static MR imaging and skeletal scintigraphy. Radiology 175: 791–796

Estes, D.N., H.L. Magill, E.I. Thompson, F.A. Hayes (1990): Primary Ewing sarcoma: Follow-up with Ga-67 scintigraphy. Radiology 177: 449–453

Fogelman, I. (1987): Bone scanning in clinical practice. Springer, Berlin

Franzius, C., H. E. Daldrup-Link, A. Wagner-Bohn u. Mitarb. (2002): FDG-PET for detection of recurrences from malignant primary bone tumors: comparison with conventional staging. Ann Oncol 13: 157–160

Franzius, C., H.E. Daldrup-Link, J. Sciuk u. Mitarb. (2001): FDG-PET for detection of pulmonary metastases from malignant primary bone tumors: Comparison with spiral CT. Ann Oncol 12: 479–486

Franzius, C., M. Schulte, A. Hillmann u. Mitarb. (2001): Klinische Wertigkeit der Positronen-Emissions-Tomographie (PET) in der Diagnostik der Knochen- und Weichteiltumore. 3. Konsensuskonferenz „PET in der Onkologie", Ergebnisse der Arbeitsgruppe Knochen und Weichteiltumore. Chirurg 72: 1071–1077

Franzius, C., J. Sciuk, C. Brinkschmidt u. Mitarb. (2000): Evaluation of chemotherapy response in primary bone tumors with F-18-FDG-PET in comparison with histologically assessed tumor necrosis. Clin Nucl Med 25: 874–881

Franzius, C., J. Sciuk, H.E. Daldrup-Link u. Mitarb. (2000): FDG-PET for detection of osseous metastases from malignant primary bone tumors: Comparison with bone scintigraphy. Eur J Nucl Med 27: 1305–1311

Harbert, J.C., W.C. Eckelman, R.D. Neumann (1996): Nuclear medicine, diagnosis and therapy. Thieme, Stuttgart

Knop, J., G. Delling, U. Heise, K. Winkler (1990): Scintigraphic evaluation of tumor regression during preoperative chemotherapy of osteosarcoma. Skeletal Radiol 19: 165–172

Link, M., J. Sciuk, H. Fründt u. Mitarb. (1995): Wirbelsäulenmetastasen – Wertigkeit diagnostischer Verfahren bei der Erstdiagnose und im Verlauf. Radiologe 35: 21–27

Munz, D.L. (1994): Ist die Skelettszintigraphie als Metastasenscreening erforderlich? Nuklearmedizin 33: 5

O'Mara, R.E. (1988): Bone scanning in osseous metastatic disease. JAMA 229: 1915

Pevarski, D.J., W.E. Drane, M.T. Scarborough (1998): The usefulness of bone scintigraphy with SPECT images for detection of pulmonary metastases from osteosarcoma. Am J Roentgenol 170: 319–322

Ramanna, L., A. Waxman, G. Binney u. Mitarb. (1990): Thallium-201 scintigraphy in bone sarcoma: comparison with Gallium-67 and Technetium-MDP in the evaluation of chemotherapeutic response. J Nucl Med 31: 567–572

Reiser, M., W. Semmler (1992): Magnetresonanztomographie. Springer, Berlin

Reske, S. N., J. Kotzerke (2001): FDG-PET for clinical use. Results of the 3rd German Interdisciplinary Consensus Conference. Eur J Nucl Med submitted

Schicha, H., O. Schober (2003): Nuklearmedizin, Basiswissen und klinische Anwendung. 5. Aufl. Schattauer, Stuttgart

Schirrmeister, H., A. Guhlmann, K. Elsner u. Mitarb. (1999): Sensitivity in detecting osseous lesions depends on anatomic localization: planar bone scintigraphy versus ^{18}F-PET. J Nucl Med 40: 1623–1629

Schulte, M., D. Brecht-Krauss, B. Heymer u. Mitarb. (2000): Grading of tumors and tumorlike lesions of bone: Evaluation by 2-(fluorine-18)-fluoro-2 deoxy-D-glucose positron emission tomography. J Nucl Med 41: 1695–1701

Schulte, M., D. Brecht-Krauss, M. Werner u. Mitarb. (1999): Evaluation of neoadjuvant therapy response of osteogenic sarcoma Using FDG-PET. J Nucl Med 40: 1637–1643

Sciuk, J., C. Pusks, B. Greitemann, O. Schober (1992): White blood cell scintigraphy with monoclonal antibodies in the study of the infected endoprosthesis. Eur J Nucl Med 19: 497–502

Söderlund, V., S. A. Larsson, H.C.F. Bauer u. Mitarb. (1997): Use of Tc-99 m-MIBI scintigraphy in the evaluation of the response of osteosarcoma to chemotherapy. Eur J Nucl Med 24: 511–515

Zimny, M., R. Bares, J. Faß u. Mitarb. (1997): Fluorine-18 fluorodeoxyglucose positron emission tomography in the differential diagnosis of pancreatic carcinoma: a report of 106 cases. Eur J Nucl Med 24: 678–682

1.2.3 Biopsie bei Knochentumoren

N. Lindner

Einleitung

Dieses Kapitel soll Hilfe und Unterstützung für die Ausführung von Biopsien bei knöchernen Läsionen geben. Schon 1949 schrieb Bradley Coley in seinem Buch „Neoplasms of bone and related conditions": „the biopsy is an integral part of the management of a case of bone tumor, which should be the responsibility of the surgeon, who is prepared to carry out later treatment. Ill-advised and improperly performed biopsy may, and frequently does, reduce the patient's chance of cure to zero". Seitdem hat sich an der Gültigkeit dieser Aussage nichts geändert (Mankin u. Mitarb. 1982, 1996; Springfield u. Rosenberg 1996).

Die Biopsie von Tumoren des Bewegungsapparates erscheint einfach, sollte jedoch mit gleicher Sorgfalt und Planung wie große Tumorresektionen ausgeführt werden (Enneking u. Mitarb. 1980).

Es gilt die **chirurgische Regel**: „Biopsiere nur, was du auch selbst adäquat mit gutem Gewissen resezieren kannst." (Springfield u. Rosenberg 1996). Nicht die schnelle Suche nach einer richtigen Diagnose sollte im Vordergrund stehen, sondern schon **vor** der **Biopsie** ist bereits zu überlegen, welche verschiedenen **Differenzialdiagnosen** in Betracht kommen und welche weiteren **Konsequenzen** sich daraus für den **Patienten** ergeben. Wenn man sich bei der vorliegenden Liste der Differenzialdiagnosen zur kompetenten operativen Therapie dieser Läsionen imstande sieht, sollte man sie selbst planen. Falls nicht, sollte der Patient an einen onkologisch erfahrenen Orthopäden überwiesen werden, der Biopsie und Resektion routiniert planen kann. Es sind nicht allein die operativen Fähigkeiten, die eine Rolle spielen, sondern auch die gute Kooperation mit einem in der Schnellschnittdiagnostik von Knochentumoren sachverständigen Pathologen, der idealer Weise vor Biopsieentnahme mit den vorliegenden Bildern und der klinischen Informationen versorgt wurde, ist bedeutsam. Es macht wenig Sinn, eine Biopsie technisch einwandfrei durchzuführen, wenn der nicht ausreichend informierte Pathologe bei der Diagnosestellung im Gefrierschnitt unsicher ist und nur deshalb ein zweiter Eingriff notwendig wird (Copley u. Dormans 1996). Zur Gewebeentnahme sollte bei unklarem Gefrierschnitt auch eine **mikrobiologische Probeentnahme** erfolgen, um ein eventuelles Infektgeschehen (häufige Differenzialdiagnose) nachzuweisen. Die Operation sollte vom onkologisch erfahrenen Kollegen geplant und zumindest in dessen Anwesenheit ausgeführt werden (Schweiberer u. Mitarb.1997).

Vorbereitende Maßnahmen

Wie bei jeder anderen Erkrankung sind eine ausführliche Anamnese des Patienten und körperliche Untersuchung die Grundlage für die Bestimmung der korrekten Diagnose und Therapie.

Ein **konventionelles Röntgenbild** in 2 Ebenen ist der erste Schritt zur Diagnostik von Knochen- und Weichteiltumoren. Die meisten Knochentumoren können bereits am Röntgenbild diagnostiziert werden (Campanacci u. Mitarb. 1998, Priolo u. Cerase 1998). Wenn die Röntgenbilder eine unklare Läsion zeigen, welche die Kriterien für einen aktiven, aggressiven oder gar malignen Tumor erfüllen, sind weitere bildgebende Verfahren angezeigt. Ein **Kernspin-** oder **Computertomogramm** hilft die Läsion genau zu lokalisieren. Das CT lässt die Knochenzerstörung und Tumormatrixmineralisierung sehr gut erkennen, während MRT-Aufnahmen die betroffenen Weichgewebe und die intramedulläre Ausdehnung des Tumors zeigen. Ein **Ganzkörperszintigramm** gibt Informationen über die biologische Aktivität der Läsion und kann weitere Herde aufdecken, die einer Biopsie leichter zugänglich sein können (Focacci u. Mitarb. 1998). Eine **Angiographie** kann angezeigt sein, um das Verhältnis der Gefäßstrukturen zum Tumor zu überprüfen und zur präoperativen Embolisation dienen, um den Blutverlust bei der Operation zu verringern. Ein **Röntgenbild** der **Lunge** oder ein **Lungen-CT** kann angezeigt sein, um Lungenmetastasen aufzuzeigen und um wichtige diagnostische Hinweise zu geben (Jaovisidha u. Mitarb. 1998).

Zur Erzielung eines optimalen Ergebnisses sollte eine Gewebeentnahme erst nach Vervollständigen aller angezeigten radiologischen Stadienuntersuchungen einschließlich der Schichtbildgebung mit MRT oder CT sowie nach vorheriger Rücksprache mit dem Radiologen, Pathologen und einem in der orthopädischen Tumorchirurgie erfahrenen Operateur durchgeführt werden (Delling 1998, Freyschmidt 1998).

Spezielle tumorchirurgische Richtlinien

Um die von der Biopsie ausgehenden Risiken für den Patienten zu minimieren, sollten einige **spezielle tumorchirurgische Richtlinien** beachtet werden. Unabdingbar für die chirurgische Planung der Biopsie ist die Kenntnis der exakten **Lage der Veränderung** in Beziehung zu benachbarten Gewebsstrukturen. Es führt beispielsweise unweigerlich zu Komplikationen, wenn man erst intraoperativ beim Präparieren einer Geschwulst am Oberschenkel plötzlich feststellt, dass der Tumor um die A. femoralis oder den N. ischiadicus gewachsen ist; insbesondere, wenn man die notwendigen Konsequenzen vorher nicht mit dem Patienten besprochen hat. Die genaue präoperative Bildgebung hilft nicht nur zur Planung der Biopsie, sondern ist wichtig, da nach einer Probeentnahme das Erscheinungsbild des Tumors verändert sein kann, was die spätere Diagnostik und Therapie erheblich erschweren kann.

Vor einer Biopsie sollte sich der Operateur zwei zentrale Fragen beantworten:
- Welchen Anteil des Tumors muss ich biopsieren? Bei einer vorliegenden Weichteilkomponente eines Knochentumors reicht in der Regel daraus die Gewebeentnahme, der Knochen muss nicht zusätzlich geschwächt werden.
- Welcher Zugang ist die anatomisch sicherste Variante, die folgende Kriterien erfüllt:
  - weit von den Gefäßnervenstrukturen entfernt,
  - kurzer Weg durch möglichst wenig gesunde Gewebeschichten bzw. nur durch ein Kompartiment,
  - Berücksichtigung des Zuganges zur eventuell späteren Tumorresektion.

Die für die spätere Rekonstruktion wichtigen Muskellappen, z.B. der M. gastrocnemius im Bereich der Tibia oder die Glutealmuskulatur bei Beckentumoren, dürfen nicht von der Biopsie kontaminiert werden, da diese sonst zur plastischen Deckung des Resektionsdefektes fehlen würden. Die Abbildungen 1.2.35 bis 1.2.37 zeigen die Standardzugänge für die Knochenbiopsie von Tumoren in verschiedenen Lokalisationen.

Wahl der Biopsiemethode

Die Wahl der optimalen Biopsiemethode für einen Tumor am Bewegungsapparat hängt von folgenden Kriterien ab:
- Liste der Differenzialdiagnosen,
- Lage des Tumors,
- der Möglichkeit des Pathologen eine Diagnose an kleinen Gewebefragmenten zu sichern.

In jedem Fall ist vor dem Eingriff zu empfehlen, die Biopsie und die daraus möglicherweise entstehenden Konsequenzen mit dem Pathologen zu besprechen, insbesondere, wenn ein Schnellschnitt geplant ist. Es stehen die **perkutane Feinnadelpunktion**, die **Hohlnadelbiopsie**, und die **offene Inzisions-** und **Exzisionsbiopsie** als Möglichkeiten zur Auswahl. **Feinnadelaspirate** können nur durch speziell ausgebildete Pathologen beurteilt werden, die in Deutschland kaum vorhanden sind.

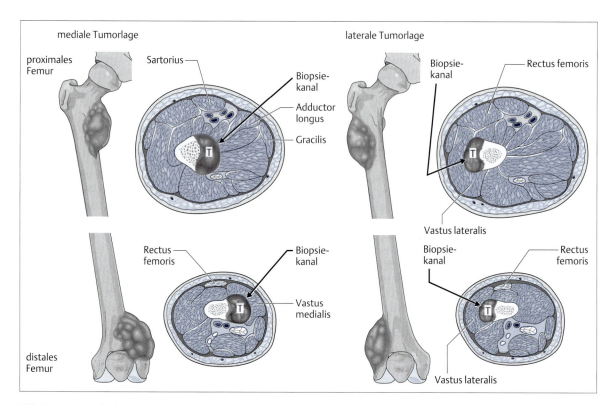

Abb. 1.2.35 Standardzugänge für Knochenbiopsien im proximalen und distalen Femur. Es wird zwischen medialer und lateraler Lage unterschieden (T = Tumor).

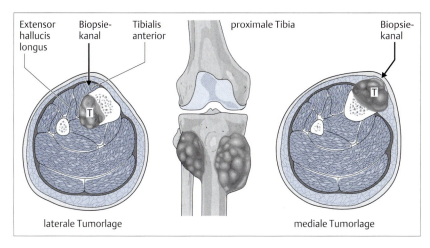

Abb. 1.2.36 Standardzugänge für Knochenbiopsien in der proximalen Tibia. Es wird zwischen medialer und lateraler Lage unterschieden (T = Tumor).

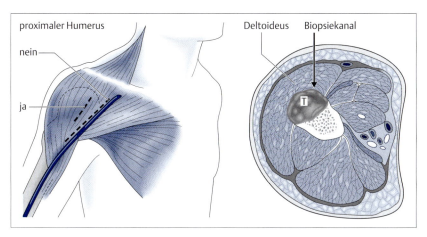

Abb. 1.2.37 Standardzugang für Knochenbiopsien im proximalen Humerus. Es wird stumpf im Längsverlauf durch den Deltoideus vorgegangen ohne die Vena cephalica und mediale Muskulatur zu kontaminieren (T = Tumor).

Perkutane Biopsie (minimalinvasiv)

Im Allgemeinen wird die perkutane **Hohlnadelbiopsie** (Core-Biopsy) mittels einer so genannten True-cut- (Weichteil-) oder Yamshidi-(Knochen-)Stanze – d.h. die Nadel schneidet einen bis zu 2 cm langen Gewebezylinder heraus – durchgeführt. Diese Methode wird bevorzugt, wenn nur wenig Gewebe zur Diagnose benötigt wird, d.h. die Liste der Differenzialdiagnosen klein ist und das Tumorgewebe sehr homogen erscheint. Die Möglichkeit, ein falsches Areal zu biopsieren, d.h. der Sampling-Error ist gering. Beispielsweise können Plasmozytome, Lymphome oder Karzinommetastasen häufig damit gesichert werden. In einer Serie von 270 Yamshidi-Stanzbiopsien betrug die Diagnoserate 90,7 %, in einer anderen Serie von 62 Patienten 96 % (Skrzynski u. Mitarb 1996, van der Bijl u. Mitarb. 1997). Eine sonographische, radiologische (mittels Bildwandler) bzw. computer- oder kernspintomographische Steuerung kann zusätzlich die Platzierung der Nadel sichern, insbesondere wenn der Tumor in einer anatomisch schwer zugänglichen Lokalisation liegt, z.B. im Becken oder in der Wirbelsäule.

Vorteile der Nadelbiopsie: Sie ist schnell einsetzbar und die Anwendung unter Lokalanästhesie ist einfach, sicher und kostengünstig. Eine definitive Operation kann gegebenenfalls zügig daran angeschlossen werden, da keine längere Wundheilung abgewartet werden muss.

Nachteile liegen vorwiegend in der geringen gewonnenen Gewebemenge, wodurch eventuell zu wenig Material für Spezialuntersuchungen (Immunhistochemie, Elektronenmikroskopie, Zytogenetik) zur Verfügung steht. Bei den perkutanen Verfahren ist die Vermeidung eines Hämatoms durch behutsames Vorgehen und postoperative Kompression wichtig. Außerdem ist die Eintrittsstelle gut zu dokumentieren, damit diese bei einer späteren Resektion sicher gefunden wird und gegebenenfalls en bloc mit dem Tumor weit reseziert werden kann. Die transrektale oder transvaginale Nadelbiopsie, die bei Rektumkarzinomen oder gynäkologischen Läsionen üblich ist, sollte bei pararektalen oder paravaginalen Beckentumoren, wie z.B. dem präsakralen Chordom nicht angewendet werden. Eine spätere Tumorresektion hätte beim Chordom neben einer Sakrektomie auch unweigerlich die Rektumamputation zur Folge, da dieses durch die Biopsie kontaminiert wurde.

Offene Biopsie

Offene Probeentnahmen stellen ein kleines Resektat des Tumors zur Verfügung. Die Gewebemenge ist größer als bei den perkutanen Verfahren, wodurch die Diagnosegenauigkeit erhöht wird. Nachteile gegenüber den perkutanen Verfahren sind ein höherer Aufwand durch eine erforderliche Narkose sowie zusätzliche operative Auswirkungen, z. B. mehr Kontamination, Blutungsgefahr und Zeitverlust. Daraus resultieren auch höhere Kosten für diese Methode.

Wenn eine offene Probeentnahme ausgewählt wird, stellt sich zusätzlich die Frage, ob eine **Inzisionstechnik** oder **Exzisions-** bzw. **Resektionsbiopsie** durchzuführen ist. **Inzisionsbiopsien** erzeugen einen intraläsionalen Rand, mit **Exzisionsbiopsien** kann dagegen ein marginaler oder weiter Resektionsrand erreicht werden.

Sollte die Läsion in der Bildgebung vermutlich gutartig und kleiner als 5 cm sein, ist die Exzisionsbiopsie, zur Vermeidung einer weiteren Operation möglich. Der Operateur sollte sich dabei vorher sicher sein, dass sein geplanter Resektionsrand für die vermutete Läsion zur lokalen Kontrolle ausreicht.

Als Regel sollte die **Schnittführung** zur Biopsie bei Läsionen der Extremitäten entlang der Längsachse platziert werden (Abb. 1.2.38), um unvermeidliche Probleme bei der Defektdeckung nach Resektion des Biopsietraktes zu minimieren. Im **Becken** sind die meisten Zugangswege entlang der Crista iliaca zu wählen, da von diesem Zugang aus auch die meisten Hemipelvektomien begonnen werden können. Die offene Biopsie an Extremitäten wird, falls möglich, in **Blutsperre** ohne Auswickeln nach Hochhalten der Extremität durchgeführt. Die Wunde wird erst nach Öffnen der Blutsperre und suffizienter Blutstillung über einer Saugdrainage, welche aus einem Wundpol in der späteren Resektionslinie herausgeleitet wird, geschlossen. Auch bei unvollständigen Resektionen oder bei Abbruch der Operation sollten die Redon-Drainagen niemals weit entfernt von der Wunde ausgeleitet werden, da die Austrittsstellen später bei einer eventuell notwendigen weiten Nachresektion mit zu entfernen sind. **Saugdrainagen** werden großzügig eingesetzt – um der Hämatombildung vorzubeugen – und in einer Linie mit dem Hautschnitt ausgestochen, da diese Stellen später mit zu resezieren sind. Während der Probeinzision muss auf **peinlichste Blutstillung** geachtet werden, um eine Kontamination durch ein Hämatom aus der Läsion möglichst klein zu halten. Eine schichtweise weite Präparation mit der Schere und starkes Spreizen von Gewebe sollte vermieden werden, weil dadurch die Tumorzellen verstreut werden. Außerdem sollte chirurgisch nicht in der üblichen Weise zwischen stumpf getrennten Muskeln präpariert und der Knochen mittels Hebeln vollständig in seiner Zirkumferenz dargestellt werden, sondern **transmuskulär** vorgegangen werden. Dadurch wird nur ein Muskel mit Tumorzellen kontaminiert. So sollte beispielsweise beim lateralen Zugang zum Femur nicht der Subvastuszugang, sondern ein durch den Vastus hindurch gehender Weg gewählt werden (s. Abb. 1.2.35). Dieser Zugang führt direkt durch die Muskulatur nur eines Kompartments auf den Tumor. Die Wunde ist mit Langenbeck-Haken, die sich auf die Biopsiestelle beschränken und den Knochen nur im Zugangsbereich darstellen, offen zu halten. Große Hohlräume, stumpfe Präparation mit den Fingern, und Zugang durch mehrere Kompartments sollten unter allen Umständen vermieden werden. Sobald die Pseudokapsel der Läsion dargestellt ist, wird ein etwa **1 cm großer Zylinder** aus der Peripherie der Läsion scharf ausgeschnitten und zum Gefrierschnitt gesandt. Multiple tiefere Proben werden bei entsprechender Indikation gewonnen. Quetschartefakten am Gewebe ist durch Anwendung scharfer Operationstechnik und Vermeidung von Druck durch Pinzetten vorzubeugen. Bei der Durchführung der offenen Probeinzision sollte ein **Gefrierschnitt** noch während der Operation über die Aussagefähigkeit des Materials entscheiden. Wenn nur nekrotisches oder stark gequetschtes Gewebe im Präparat vorliegt, muss erneut zusätzliches Material gewonnen werden. Bei intraossären Läsionen ist eine schonende Kortikotomie durchzuführen, um besonders im Röhrenknochen eine weitere Strukturschwächung mit Frakturgefahr zu vermeiden. Eine **längsoval zu planende Öffnung in der Kortikalis** sollte zunächst mit kleinen Bohrungen vorgelegt werden. Anschließend werden die Vorbohrungen mit einem scharfen Meißel schonend in Längsrichtung verbunden und so ein Knochendeckel gewonnen, der ebenfalls zur Pathologie eingesandt werden sollte. Durch die Öffnung kann dann ein scharfer Löffel in den Tumor eingebracht und das Gewebe

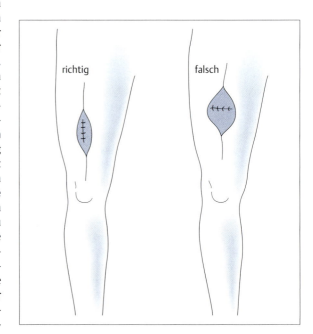

Abb. 1.2.38 Hautschnitt für eine Biopsie: Ein möglichst kurzer längs verlaufender Hautschnitt sollte gewählt werden. Quere Inzisionen sind an den Extremitäten zu vermeiden.

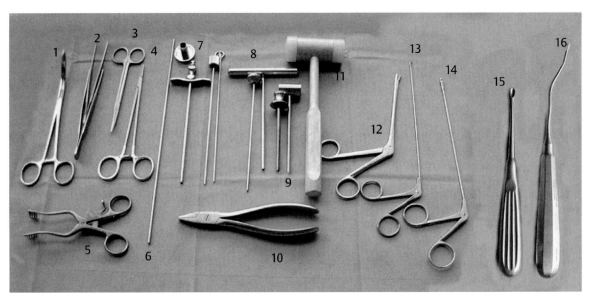

Abb. 1.2.39 Typische Instrumente zur Durchführung einer Stanz- bzw. halboffenen Biopsie am Knochen.
1 Kornzange
2 Pinzette anatomisch, chirurgisch
3 Präparierschere
4 Nadelhalter
5 kleiner Wundspreizer
6 Kirschner-Draht, 1,5 mm
7 Yamshidi-Nadel mit Zubehör
8 Hohlfräse mit Mandrin, 5 mm
9 Führungshülse mit Mandrin
10 Flachzange
11 Hammer
12 kleinster Rongeur
13 Camping-Zange, abgewinkelt
14 Camping-Zange, gerade
15 kleiner gerader Löffel
16 biegbarer Löffel

hervorgeholt werden. Bei großen Hohlräumen (z. B. blutgefüllte Knochenzyste) kann es hilfreich sein, etwas Gewebe von der Wand zur Öffnung hin zu kürettieren, um es anschließend mit einem Rangeur ohne Quetschung zu bergen.

Das Instrumentarium für die Durchführung von Biopsien ist in Abbildung 1.2.**39** dargestellt.

Biopsiebedingte **Knochenöffnungen** können mit etwas Knochenzement oder Gewebeschwämmchen ohne große Druckwirkung abgestopft werden, um ein Ausfließen eines flüssigen Tumors zu verhindern. Postoperativ ist der Knochen gegebenenfalls zur Vermeidung einer pathologischen Fraktur zu schützen. Vor Wundverschluss wird die Manschette abgelassen, die Blutstillung kontrolliert und die tiefen Gewebe mittels wasserdichter Naht readaptiert. Weit durchgreifende Umstechungen sind jedoch zu vermeiden, da unnötig Gewebe kontaminiert wird. Die **Hautnaht** sollte wie die tiefe Naht auf den bereits offenen Zugang beschränkt werden. Ideal ist eine fortlaufende intrakutane Hautnaht, ungünstig ist eine weit ausgestochene Einzelknopfnaht, da später eventuell mehr Haut geopfert werden müsste. Sollten Vorgeschichte, Bildgebung und Histologie beim intraoperativen Gefrierschnitt eine verlässliche Diagnose ermöglichen, und sollte dies die Entität zulassen, kann die **definitive Operation** in gleicher Sitzung vollzogen werden. Beispielsweise kann an einen positiven Schnellschnitt eine prophylaktische Osteosynthese bei drohender Fraktur durch eine Knochenmetastase angeschlossen werden. Ist die Diagnose unklar, sollte die definitive Therapie auf einen späteren Zeitpunkt verlegt werden. Auf keinen Fall sollte bei einem Sarkom nach der Eröffnung des Tumors zur Probenentnahme die Resektion in gleicher Sitzung angeschlossen werden, da immer ein intraläsionaler Resektionsrand resultiert. Die Wunde ist schonend zu verschließen und bei guter Wundheilung kann eventuell nach 1–2 Wochen die weite Nachresektion angeschlossen werden, falls keine weitere Vorbehandlung mehr notwendig ist.

Bei **Gelenknähe** eines Tumors sollte nicht das Gelenk eröffnet werden. Eine transarthroskopische Biopsie eines malignen periartikulären Knochen- oder Weichteiltumors ist äußerst ungünstig, falls eine spätere weite Resektion durchzuführen ist, da das Gelenk nicht mehr eröffnet werden darf und somit alle Gelenkpartner vollständig zu resezieren sind. Dies bedeutet in vielen Fällen unnötigen Funktionsausfall. Ist die Biopsie ohne eindeutiges Ergebnis verlaufen oder konnte der Pathologe keinen richtungsweisenden Befund erstellen, so sollte bei Wiederholung des Eingriffs **kein neuer Operationszugang** gewählt werden. Liegt bei unklarem Tumor eine pathologische Fraktur vor oder kommt es intraoperativ, während der Biopsie zur Fraktur des geschwächten Knochens, ist es ratsam, zunächst die Diagnose abzuwarten und unter keinen Umständen eine Osteosynthese in Unkenntnis der Diagnose durchzuführen. Auch beim älteren Menschen kann eine Osteolyse durch ein primäres Sarkom verursacht sein, welches ein weites Resezieren im Gesunden erfordert. Eine schnell angeschraubte Platte bzw. ein intraläsional angebrachter Fixateur oder Marknagel würde die Situation verschlechtern. Besser ist eine Ruhigstellung im Gips oder in Extension, bis die Diagnose sicher vorliegt und das entsprechende Handeln festgelegt werden kann.

Sollte trotz aller Untersuchungen die Diagnose weiter unsicher sein und die Entscheidung über Zugang und Art der Probe- oder Exzisionsbiopsie unklar bleiben, ist die **Überweisung** des Patienten an einen **erfahrenen orthopädischen Onkologen** ratsam.

Literatur

van der Bijl, A.E., A.H. Taminiau u. Mitarb. (1997): Accuracy of the Jamshidi trocar biopsy in the diagnosis of bone tumors. Clin Orthop 334: 233–243
Campanacci, M., M. Mercuri u. Mitarb. (1998): The value of imaging in the diagnosis and treatment of bone tumors. Eur J Radiol 27 Suppl 1: 116–122
Copley, L., J.P. Dormans (1996): Benign pediatric bone tumors. Evaluation and treatment. Pediatr Clin North Am 43 (4): 949–966
Delling, G. (1998): Diagnosis of bone tumors. Verh Dtsch Ges Pathol 82: 121–132
Enneking, W.F., S.S. Spanier u. Mitarb. (1980): A system for the surgical staging of musculoskeletal sarcoma. Clin Orthop 153: 106–120
Focacci, C., R. Lattanzi u. Mitarb. (1998): Nuclear medicine in primary bone tumors. Eur J Radiol 27 Suppl 1: 123–131
Freyschmidt, J. (1998): Standards and diagnostic strategies in diagnosis of bone tumors and tumor-simulating lesions. Radiologe 38 (4): 287–300
Jaovisidha, S., T. Subhadrabandhu u. Mitarb. (1998): An integrated approach to the evaluation of osseous tumors. Orthop Clin North Am 29 (1): 19–39
Mankin, H.J., T.A. Lange u. Mitarb. (1982): The hazards of biopsy in patients with malignant primary bone and soft-tissue tumors. J Bone Joint Surg Am 64 (8): 1121–1127
Mankin, H.J., C.J. Mankin u. Mitarb. (1996): The hazards of the biopsy, revisited. Members of the Musculoskeletal Tumor Society (see comments). J Bone Joint Surg Am 78 (5): 656–663
Priolo, F., A. Cerase (1998): The current role of radiography in the assessment of skeletal tumors and tumor-like lesions. Eur J Radiol 27 Suppl 1: 77–85
Schweiberer, L., R. Baumgart u. Mitarb. (1997): Instrumental diagnosis for therapy decision making – what is possible and desirable, what is essential and what is superfluous? Langenbecks Arch Chir Suppl Kongressbd 114: 410–414
Skrzynski, M.C., J.S. Biermann u. Mitarb. (1996): Diagnostic accuracy and charge-savings of outpatient core needle biopsy compared with open biopsy of musculoskeletal tumors (see comments). J Bone Joint Surg Am 78 (5): 644–649
Springfield, D.S., A. Rosenberg (1996): Biopsy: complicated and risky (editorial; comment) (see comments). J Bone Joint Surg Am 78 (5): 639–643

1.2.4 Pathologisch-histologische Untersuchungen

H. Bürger

Interdisziplinärer Ansatz

Die Diagnostik von Knochen- und Weichteiltumoren erfordert aufgrund der vielfältigen klinischen und pathomorphologischen Präsentation eine sehr hohe interdisziplinäre Kooperationsbereitschaft von allen beteiligten Institutionen. Die Möglichkeiten der präoperativen Abklärung wurden in den vorhergehenden Kapiteln bereits abgehandelt. Für den Pathologen steht heute neben der klassischen konventionellen Aufarbeitung, abhängig vom primären Tumor, ein vielfältiges Methodenrepertoire unter Einschluss molekularbiologischer Techniken zur Verfügung. Allerdings ist für alle Beteiligten ein fundiertes Wissen um die Möglichkeiten und Grenzen des Untersuchungsrepertoires der pathomorphologischen Diagnostik notwendig. Eine Diagnosefindung ist ohne Kenntnis des klinischen Erscheinungsbildes, der Anamnese und der klinisch-radiologischen Bildgebung oftmals nur sehr eingeschränkt möglich (Unni 1996, Ostertag u. Mitarb. 1998). Deshalb und aus unseren eigenen Erfahrungen sowie nicht zuletzt auch aus Qualitätssicherungsgründen hat es bewährt, alle Fälle im Rahmen einer regelmäßig stattfindenden interdisziplinären Konferenz zu diskutieren (Abb. 12.**40**).

Intraoperative Schnellschnittdiagnostik

Die intraoperative Schnellschnittdiagnostik ist inzwischen für die Vielzahl von Tumorentitäten (z.B. gastrointestinal, pulmonal) eine fest etablierte Untersuchungstechnik. Sie ermöglicht zum einem eine Einschätzung der Tumordignität, zum anderem auch eine Beurteilung der Resektionsränder. Die Wertigkeit in der primären Diagnostik von Knochen- und Weichteiltumoren muss jedoch etwas modifizierter gesehen werden. In erster Linie ist eine Dignitätsabschätzung in bis zu 90% aller Fälle möglich, aber nicht immer mit gegebener Sicherheit zu gewährleisten. Dies kann speziell in der Abgrenzung bestimmter Differenzialdiagnosen zu großen Schwierigkeiten führen. Als Beispiele können die Differenzialdiagnosen niedrigmalig-

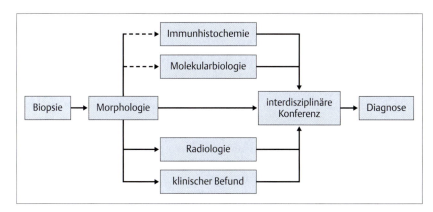

Abb. 1.2.40 Ablauf der Diagnosefindung bei Knochen- und Weichteiltumoren. Die Diagnosefindung ist immer auf eine enge interdisziplinäre Zusammenarbeit angewiesen, ein detailliertes Wissen um klinische, radiologische und morphologische Besonderheiten des jeweiligen Tumors ist erforderlich.

ner Prozesse, wie z. B. Low-grade-Osteosarkom versus reaktive Periostitis versus desmoplastisches Fibrom o. ä. Entitäten, aber auch die gesamte Palette der niedrigmalignen Weichteilsarkome genannt werden. Aber auch die Festlegung der Tumorentität kann speziell bei malignen Knochen- und Weichteiltumoren in manchen Fällen nur grob orientierend vorgenommen werden, Beispiele sind: chondroblastisches Osteosarkom versus Chondrosarkom oder Ewing-Sarkom versus Lymphom. Somit ist aufgrund der mangelnden Spezifität und Sensitivität mittels einer intraoperativen Schnellschnittuntersuchung nur eine erste orientierende Untersuchung möglich. Der intraoperative Schnellschnitt hat außerdem bei malignen Knochentumoren seine Grenzen, wenn das Tumorgewebe ausgesprochen verknöchert oder gar homogen sklerosiert ist. Von Seiten des Operateurs sollten somit die präoperativ als weniger mineralisiert erkannten Regionen für die Schnellschnittdiagnostik biopsiert werden. Die sklerosierten Bereiche sollten ausschließlich für die Routineeinbettung verwendet werden. Methodisch bedingte Schnittartefakte können eine Beurteilung nahezu unmöglich machen. Dies gilt für die Tumordiagnostik aber auch für die Definition von knöchernen Resektionsgrenzen.

Die routinemäßige Anwendung eines intraoperativen Schnellschnitts bei malignen Knochen- und Weichteiltumoren ist in 2 klinisch relevanten Vorteilen zu sehen.

- Unabhängig von der endgültigen Diagnose kann schon zum Zeitpunkt der Probenentnahme eine Aussage über die Qualität der Probe (mengenmäßig ausreichend? nur Tumornekrose? vitale Gewebeanteile?) gemacht werden, d. h. in enger Konsultation mit dem Operator kann die Repräsentativität des Tumorgewebes bestimmt werden und entsprechend bei Durchsage von „spärlichem, teils nekrotischem Tumormaterial" eine sofortige Rebiopsie vorgenommen werden. Bei diesem Vorgehen sind weitere diagnostische Rebiopsien zur Definition der Tumorentität vergleichsweise selten.
- Zum anderen gewährleistet dieses Procedere in einem eingespielten interdisziplinären Team die schnelle Asservation von nichtfixiertem, für weitere molekularbiologischen Untersuchungen hochqualitativem Tumormaterial in flüssigem Stickstoff und später die dauerhafte

Asservation bei -80 °C. Mit der Einführung der Genchipanalyse für prognostische oder prädiktive Aussagen bei hämatologischen und epithelialen, soliden Neoplasien wird dieser Aspekt zunehmend auch bei mesenchymalen Tumoren von Bedeutung sein (s. auch Molekularbiologie).

Routinemäßige histologische Färbungen

Das eingesandte Tumormaterial sollte heute standardmäßig in 4 %igem, gepuffertem Formalin fixiert und anschließend in Paraffin eingebettet werden. Dies ermöglicht im Gegensatz zu einer Einbettung in Plastik eine routinemäßige Verwendbarkeit des Materials sowohl für immunhistochemische Untersuchungen als auch in eingeschränktem Maße für molekularbiologische Bestimmungen bei vergleichbarer morphologischer Beurteilbarkeit. Eine Entkalkungsprozedur ist bei fast allen Knochentumoren notwendig. Die Verwendung von Kalziumchelatbildnern wie EDTA, die auch bei nicht saurem pH eingesetzt werden können, ist dabei vorzuziehen. Zum einen ist eine gute Beurteilbarkeit, speziell der Kernmorphologie möglich, zum anderen werden weitere immunhistochemische Untersuchungen bei diesem Verfahren nur gering eingeschränkt.

Für die meisten primären, speziell matrixbildenden Knochenprozesse ist eine standardisierte Hämatoxylin-Eosin-Färbung (HE) ausreichend. Die Notwendigkeit weiterer Färbungen (PAS, Giemsa, Ziehl-Nelson, EVG) ergibt sich aus speziellen differenzialdiagnostischen Erwägungen.

Immunhistochemische Diagnostik

Immunhistochemische Untersuchungen haben in der pathologischen Evaluation von primären malignen matrix- oder knorpelbildenden Knochentumoren im Gegensatz zu Weichteiltumoren einen untergeordneten Stellenwert. Zum einem liegt das am Mangel von spezifischen Antikörpern oder einem Antikörperfärbemuster für bestimmte Tumorentitäten, wie z.B. beim Osteosarkom oder dem Chondrosarkom. Antikörper gegen spezielle Matrixproteine oder Osteoidbestandteile, wie sie immer wieder beschrieben werden, haben vor allem einen wissenschaftlichen Stellenwert. Zum anderen ist speziell bei stark sklerosierten Prozessen, bei den das Tumormaterial einer aggressiven säurehaltigen Entkalkungsprozedur ausgesetzt wird, die Immunhistochemie nicht immer zuverlässig auszuwerten.

Das Potential der Immunhistochemie bei **Knochentumoren** zeigt sich in erster Linie in der Diagnostik von hämatogenen Erkrankungen (Plasmozytom, maligne Lymphome), von metastatischen Prozessen und sog. kleinblau-rundzelligen Tumoren. Weiterhin sind das eosinophile Granulom sowie die Osteomyelitis zu nennen.

Es konnten in den letzten Jahren teilweise sehr komplexe immunhistochemische differenzialdiagnostische Algorithmen erarbeitet werden. Dabei wurde in vielen Pathologieinstituten ein Set von Antikörpern etabliert, welches oft eine sichere Diagnose, zumindest aber eine erste Einordnung von tumorösen Prozessen ermöglicht (Tab. 1.2.3).

Besonders wichtig sind die Antikörper gegen zelluläre Intermediärfilamente wie Keratine oder Vimentin zu nennen. Da Metastasen die häufigsten Knochentumoren darstellen und in vielen Fällen die Erstmanifestation des Grundleidens sind, kann über die Verwendung von speziellen Antikörpern an der Metastase ein Rückschluss auf die Lokalisation des Primärtumors gezogen werden (s. Tab. 1.2.3). Eine Anfärbung mit niedermolekularen Antizytokeratin-Antikörper würde z.B. bei einer Patientin mit entsprechendem histomorphologischem Bild für ein Adenokarzinom, d.h. ein Mammakarzinom sprechen. Eine Reaktion mit Antizytokeratin-5-Antikörpern stützt die Diagnose einer Plattenepithelkarzinommetastase. Eine Koexpression von Keratin und Vimentin ist ein starker Hinweis auf ein Nierenzellkarzinom. Antikörper gegen PSA (prostataspezifisches Antigen) oder TTF-1 (Lunge, Schilddrüse) ermöglichen sogar eine sehr enge Eingrenzung auf einzelne Organe. Antikörper gegen Lymphozytensubgruppen (CD3, CD20) geben Hinweise auf das Vorliegen eines malignen Lymphoms und sind wichtige Parameter in der Abgrenzung gegen eine chronische Osteomyelitits (s. Tab. 1.2.3). In entsprechenden Referenzzentren werden daneben für weiter gehende Fragestellungen eine größere Auswahl von teilweise noch spezifischeren Antikörpern vorgehalten. Es muss allerdings betont werden, dass so-

Tab. 1.2.3 **Übersicht immunhistochemischer Parameter in malignen Weichteil- und Knochentumoren**

Antigen	Normales Vorkommen	Tumoren mit entsprechender Expression des Antigens
Vimentin*	mesenchymale Zellen	Nierenzellkarzinom
Keratin 5 und 14 (sog. hochmolekulare Zytokeratine)*	Plattenepithel	Plattenepithelkarzinom
Keratin 8/18 und 19 (sog. niedermolekulare Zytokeratine)*	Drüsenepithel (z.B. Dickdarm, Mamma)	Adenokarzinome
Keratin 20*	Urothel	Urothelkarzinom
p63*	basale Zellen des Plattenepithels	Plattenepithelkarzinom
Epitheliales Membranantigen*	epitheliale Zellen	Adenokarzinome
Prostataspezifisches Antigen (PSA)*	Prostata	Prostatakarzinom
TTF-1*	Lunge, Schilddrüse	Bronchialkarzinom, Schilddrüsenkarzinom
LCA (leucocyte common antigen)**	Lymphozyten, B- und T	Lymphome
CD3**	T-Lymphozyt	T-Zell-Lymphome und Leukämien
CD20**	B-Lymphozyt	B-Zell-Lymphome und Leukämien
CD30**	Plasmazellen	Morbus Hodgkin, großzellig-anaplastische Lymphome
Kappa-/Lamba-Leichtketten**	Plasmazellen	Plasmozytom
S-100**	neurogene Zellen	Langerhans-Zellen, eosinophiles Granulom
CDIa**		Langerhans-Zellen, eosinophiles Granulom
CD-68**	Makrophagen	Osteomyelitis

* auch immunhistochemischer Parameter in Metastasen unklarer Herkunft
** auch immunhistochemischer Parameter in ossär lokalisierten, primär vom hämatopoetischen System ausgehenden Tumoren

wohl immunhistochemische als auch molekularbiologische Befunde immer nur im Kontext der lichtmikroskopischen, der klinischen und der radiologischen Befunde zu werten sind. Ein isolierter immunhistochemischer Befund stellt – wie auch für die Molekularbiologie gezeigt – keine Diagnose per se dar.

Eine fast schon obligate Rolle nimmt die Immunhistochemie hingegen in der Diagnostik von **Weichteiltumoren** ein. Bis zum Zeitpunkt der Einführung der Immunhistochemie in die Routinediagnostik waren die Diagnosen von Weichteiltumoren sehr morphologisch orientiert und dementsprechend deskriptiv (spindelzellig, rundzellig, epitheloid, klein-blau-rundzellig, usw.). Mit Einführung differenzierungsspezifischer Marker ist eine genauere Klassifikation möglich. Auf das Tumorgrading als einen der härtesten Prognoseparameter hat das nur selten einen unmittelbaren Einfluss. Allerdings ist es jetzt speziell bei früher als klein-blau-rundzellig klassifizierten Tumoren zuverlässig möglich, diese verschiedenen Tumorentitäten mit jeweils eigener Prognose und Therapieschemata zu trennen (Ewing-Sarkom, Rhabdomyosarkom, Neuroblastom, Lymphome).

Häufig benutzte, gegen Desmin und (glatt-)muskuläres Aktin gerichtete Antikörper ermöglichen somit z. B. die Diagnostik eines Tumors mit muskulärer Differenzierung, eine Anfärbbarkeit mit CD31 und Faktor VIII spricht für eine Blutgefäßdifferenzierung. Neuroendokrine Marker, wie neuronenspezifische Enolase, S-100, Chromogranin und Synaptophysin, aber auch GFAP (glial fibrillar acid protein) sprechen für einen Tumor mit neurogenem Differenzierungspotential. Expressionsprofile geben jedoch nur bedingt Aufschluss über die Ausgangszelle des jeweiligen Sarkoms.

Eine weitere schon jetzt wichtige Anwendung liegt in der Bestimmung von sog. prädiktiven Faktoren wie dem epidermalen Wachstumsfaktorrezeptor (EGFR) oder dem c-Kit, deren Bedeutung in der Zukunft noch wesentlich stärker sein wird. Es existieren bereits gegen die jeweiligen Moleküle gerichtete, molekularbasierte Therapieansätze deren Einsatz natürlich nur bei Expression des Moleküls sinnvoll ist (Abb. 1.2.41 u. 1.2.42). Sonstigen Molekülen, wie z. B. Bestandteilen von Zellzyklusregulatoren, kommt derzeit eher eine wissenschaftliche, klinisch jedoch eingeschränkte Bedeutung zu (Abb. 1.2.43).

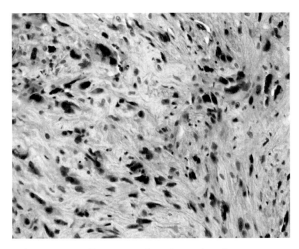

Abb. 1.2.41 Prädiktive immunhistochemische Faktoren in Weichteiltumoren (c-Kit). Nachweis der Expression von c-Kit in malignen Weichteiltumoren. Die Tumorzellen zeigen teilweise eine starke membranbetonte, teilweise aber auch eine zytoplasmatische Anfärbung für die jeweiligen Proteine.

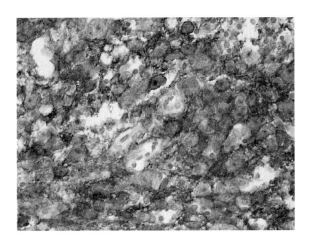

Abb. 1.2.42 Prädiktive immunhistochemische Faktoren in Weichteiltumoren (EGFR). Die Bestimmung des epidermalen Wachstumsfaktorrezeptor (EGFR) wird mit der Einführung zahlreicher molekular basierter Therapieschemata, die sich gegen den Rezeptor richten, in der Zukunft an Bedeutung gewinnen.

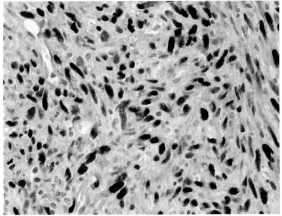

Abb. 1.2.43 Nachweis einer p53-Überexpression in einem mittelgradig differenzierten Fibrosarkom. Dem Nachweis der nukleären p53-Überexpression als Ausdruck einer gestörten Zellzyklusregulation kommt derzeit ein eher wissenschaftlicher Wert zu.

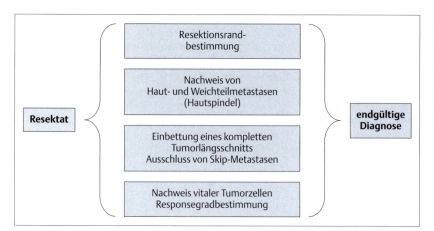

Abb. 1.2.44 Besonderheiten der Aufarbeitung von tumortragenden Knochen- und Weichteilresektaten. Die Aufarbeitung sollte standardisiert erfolgen, um speziell eine Bestimmung des Therapieansprechens zu ermöglichen. Die genannten Parameter sind Bestandteil der endgültigen Diagnose.

Aufarbeitung von tumortragenden Knochen- und Weichteilresektaten

Die Aufarbeitung von tumortragenden Knochenresektaten gehört zu den aufwendigsten Präparationen in der Routinepathologie und ist meist im Rahmen von entsprechenden Studien spezialisierten Zentren überlassen (Salzer-Kuntschick u. Mitarb. 1983). Zielsetzung der Präparation ist zum einem die Bestimmung der Resektionsränder und zum anderen das Feststellen des Ansprechens auf die neoadjuvante Chemotherapie, speziell bei Osteosarkomen und Ewing-Sarkomen (Abb. 1.2.44). Das Resektat wird mittels eines Längsschnitts aufgetrennt, was im Operationssaal durchgeführt kann. Um eine spätere Reproduzierbarkeit des Befundes zu gewährleisten, sollte das jedoch immer von einem oder im Beisein eines Pathologen erfolgen. Die Schnellschnittdiagnostik limitiert sich nahezu ausschließlich auf den intramedullären Resektionsrand bzw. auf die Weichteilkomponenten ohne Verknöcherungen. Die Schnellschnittbeurteilung von knöchernen Strukturen ist sehr artefaktbehaftet, schlecht beurteilbar und aus diesem Grunde nicht zu empfehlen.

Aus dem Resektat wird eine etwa 3 mm breite Scheibe entlang der Längsachse herausgeschnitten. Diese wird einer Präparatradiographie und einer Fotodokumentation zugeführt (Abb. 1.2.45). Die Präparatradiographie ermöglicht die Bestimmung der Mineralisation in einem Resektat und stellt wie eine konventionelle Fotodokumentation eine wichtige Zusatzinformation in der Interpretation des klinischen Erscheinungsbild und der histologischen Präsentation dar. Dieselbe Tumorscheibe wird anschließend in 4%igem, gepuffertem Formalin fixiert. Nach kompletter Fixation schließt sich eine Entkalkung des Präparates mit Trichloressigsäure und Zinksulfat an. Das Präparat wird in maximal 2 cm große Teilstücke zerschnitten, gleichzeitig eine orientierenden Zeichnung unter Verwendung einer Klarsichtfolie mit Kennzeichnung der entsprechenden Tumorabschnitte oder einer Fotografie angefertigt und die Schnittführung entsprechend eingetragen. Die histologische Routinefärbung ist fast ausschließlich eine Hämato-

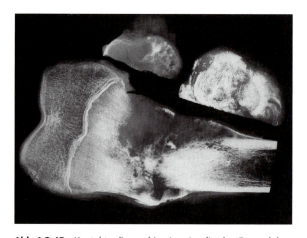

Abb. 1.2.45 Kontaktradiographie eines im distalen Femur lokalisierten Osteosarkoms. Erkennbar sind die pathologische Fraktur, die intakte Epiphsenfuge sowie der große Substanzdefekt mit noch partiell erhaltenem Codman-Dreieck. Die mineralisierten Tumorabschnitte finden sich vor allem in den horizontalen Schnitten bei noch schemenhaft erkennbarer Kortikalis.

xylin-Eosin-Färbung (HE). Nur in seltenen Fällen (z. B. PAS-Färbung beim Ewing-Sarkom) sind weitergehende Zusatzfärbungen notwendig.

Im weiteren Verlauf der Diagnostik ermöglicht dieses Vorgehen aufgrund der Übertragung der entsprechenden morphologischen Befunde auf die Zeichnung eine exakte Definition und Quantifizierung (in Prozent der soliden Tumorabschnitte) von vitalen oder nekrotischen Tumorabschnitten im Originalverhältnis.

Für die Regressionsgradbeurteilung hat sich in den deutschsprachigen Ländern die Klassifikation nach Salzer-Kuntschik in 6 Regressionsgrade durchgesetzt und wird im Rahmen der jeweiligen multizentrischen Studien entsprechend empfohlen. Als komplette Regression (Grad I) gilt das Fehlen jeglichen vitalen Tumoranteils. Der Nachweis von einzelnen, diffus verteilten Tumorzellen oder auch einer Tumorinsel von bis zu 5 mm Durchmesser rechtfertigt die Diagnose einer Grad-2-Regression. Sollte mehr vitaler Tumor nachweisbar sein, liegt bei weniger als 10% der Tumorfläche eine Responsegrad III vor, bei mehr als 10% aber weniger als 50% handelt es sich um einen Responsegrad IV. Überwiegend vitale Tumoren (mehr als 50% der Tumorschnittfläche) sind als Grad V zu werten. Die Abgrenzung gegenüber einem Grad VI, d.h. einem Tumor ohne jegliches Ansprechen, kann schwierig sein, da nicht immer zwischen einer tumoreigenen oder therapieinduzierten Nekrose entschieden werden kann. Die Wichtigkeit dieses Vorgehens zeigt sich in der klaren und reproduzierbaren Abhängigkeit des langfristigen Überlebens vom chemotherapeutisch induzierten Tumorregressionsgrad (s. Kap. 1.4.1).

Aufarbeitung von Weichteiltumoren

Für Weichteilsarkome hat sich ein solches standarisiertes Vorgehen noch nicht etabliert. Bei neoadjuvanter Chemotherapie kann das Salzer-Kuntschik-Schema zwar angewandt werden, eine definitive klinische Bedeutung kommt diesem Verfahren jedoch nicht zu. Die Aufarbeitung von malignen Weichteiltumoren sollte wie auch bei Knochentumoren zur Dokumentation eines Standards von Parametern führen. Dieser beinhaltet zum einem die Definition des histologischen Typs (Leiomyosarkom, Liposarkom, usw.) sowie des Tumorgrades (G 1–3). Darüber hinaus muss die Tumorausdehnung mit ihrem größten Tumordurchmesser und die Lage des Tumors (Subkutis, Muskel usw.) angegeben werden. Der Abstand des Tumors von den Resektionsrändern sollte, wenn möglich, quantifiziert werden (Angabe in cm oder auch mm). Bei sehr knappen Resektionsrändern sollte das Resektat an den knappen Stellen mit spezieller Farbe markiert werden. Eine Angabe des Tumorstadiums (TNM) ist oft nur aufgrund der Kenntnis des klinisch durchgeführten Staging möglich. Bei der Aufarbeitung ist allerdings darauf zu achten, dass multiple verschiedene Tumorabschnitte eingebettet und untersucht werden um verschiedene Differenzierungsformen in einem Sarkom erfassen zu können (Enzinger u. Weiss 2001).

Möglichkeiten der Molekularbiologie

Molekularbiologische Untersuchungsmethoden nehmen bereits eine wichtige Rolle in der Diagnostik von benignen und malignen Knochentumoren ein und es ist damit zu rechnen dass sich diese Entwicklung in der Zukunft fortsetzt (Fletcher 2001). Hierbei zeichnen sich derzeit verschiedene Ansatzpunkte ab. Die Beschreibung von kongenitalen Syndromen, welche mit einer erhöhten Inzidenz von Knochentumoren einhergehen, hat multiple, involvierte Gene bzw. Gengruppen definiert. Zu den bekanntesten gehören das Albright-Syndrom (GNAS1-Gen), der Morbus Paget (TNFRSF11 A), das Bloom-Syndrom (BLM), die familiäre adenomatöse Polyposis (APC), der Morbus Ollier (EXT-Gene), das Li-Fraumeni-Syndrom (p53) sowie die vererbte Retinoblastomerkrankung (RB1), um nur eine kurze Auswahl der häufigsten zu nennen. Sollte sich aus der klinischen Befundkonstellation ein Hinweis auf ein solches vererbbares Syndrom ergeben ist es die zentrale Aufgabe der pathologischen und humangenetischen, molekularen Diagnostik in Verbindung mit der klinischen Anamnese die Abklärung einer solchen ererbten Knochenerkrankung mit entsprechenden Konsequenzen zu ermöglichen. Der Nachweis der entsprechenden Genmutation sollte an der Keimbahn-DNA durchgeführt werden. Der Genmutationsnachweis am Tumorgewebe ist nur von sehr beschränkter Aussagekraft, da solche Mutationen, wie z.B. bei p53 auch sekundär im Rahmen der Tumorprogression auftreten können (s. Abb. 1.2.43).

Weiterhin wurden für verschiedene Entitäten von benignen wie malignen Knochen- und Weichteiltumoren rekurrente und nichtrekurrente genetische Alterationen beschrieben, die mittels unterschiedlicher methodischer Ansätze detektiert werden können. Der **klassischen Tumorzytogenetik**, basierend auf einer Giemsa-Färbung der Metaphasen der Tumorchromosomen, kommt hierbei nur noch in sehr seltenen Einzelfällen eine Bedeutung zu (Abb. 1.2.46). Die Einführung dieser zytogenetischen Technik hat allerdings in der Vergangenheit erst die Definition von rekurrenten chromosomalen Bruchpunkten bei malignen Knochen- und Weichteiltumoren ermöglicht. Bei malignen Knochentumoren sind hierbei vor allem Tumoren der Ewing-Sarkom-Familie mit Translokationen des Chromosoms 22, speziell der Bande 22q12 zu nennen. Der Nachteil dieser Technik ist in der personal- und zeitaufwendigen Präparation von Tumorfrischmaterial mit Anlage einer Kurzzeitkultur zu sehen, was eine Anwendbarkeit außerhalb von Zentren nahezu unmöglich macht. Zudem ist die Erfolgsrate speziell bei soliden Tumoren, im

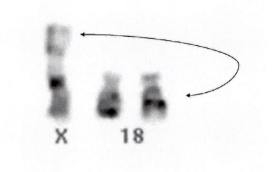

Abb. 1.2.46 Zytogenetik eines Synovialsarkoms. Auf der rechten und linken Seite die veränderten Chromosomen X und 18. In der Mitte ein normales Chromosom 18. Die beiden involvierten Chromosomen tauschen die jeweiligen chromosomalen Abschnitte (Teile des kurzen Arms des X-Chromosoms und Teile des langen Arms von Chromosom 18 untereinander aus (Pfeil).

Gegensatz zu Fruchtwasseruntersuchungen bei humangenetischen Fragestellungen, bei maximal 20% und darunter, was die diagnostische Anwendung noch weiter einschränkt (Dei Tos u. Dal Cin 1997).

Die genaue Eingrenzung der chromosomalen Bruchpunkte ermöglicht in diesem Zusammenhang jedoch die Entwicklung von Techniken an Interphase-Zellkernen mittels spezifischen fluoreszenzfarbstoffmarkierten DNA-Sonden, der sog. **Interphase-Fluoreszenz-in-situ-Hybridisierung (FISH)**. Der Vorteil liegt in der Verwendbarkeit von unfixiertem und fixiertem Tumorgewebe ohne die Notwendigkeit einer Kurzzeitzellkultur wie bei der klassischen Tumorzytogenetik. Die Auswertung hat den Vorteil, dass sie vor dem Hintergrund der Tumormorphologie erfolgt, die Sensitivität jedoch gering sein kann.

Die **Comparative Genomische Hybridisierung (CGH)** stellt die neueste Entwicklung im molekularbiologischen Untersuchungsrepertoire dar. Mittels dieser Technik können unbalancierte chromosomale Alterationen, d.h. Zugewinne oder Verluste von bestimmten Chromosomen oder Chromsomenstücken in einem Tumor detektiert werden.

Maligne Knochenerkrankungen zeichnen sich im Gegensatz zu reaktiven Knochenveränderungen oder benignen Knochentumoren durch eine Vielzahl unterschiedlicher, unbalancierter genetischer Alterationen aus, die das gesamte Genom betreffen. Somit dient diese Untersuchungsmethode in erster Linie zur Abgrenzung von malignen und benignen Knochentumoren, z.B. Riesenzelltumor versus riesenzellhaltiges Osteosarkom, aneurysmatische Knochenzyte versus teleangiektatisches Osteosarkom (s. auch Kap. 1.3.3). Da allerdings bis auf wenige Ausnahmen (z.B. niedrigmalignes Osteosarkom) keine spezifischen genetischen Veränderungen in Knochentumoren bekannt sind und balancierte Translokationen wie z.B. beim Ewing-Sarkom mit dieser Methode grundsätzlich nicht gesehen werden können, ist eine ausreichende Spezifität der Methode nicht gegeben. Da zudem auch die Sensitivität der Methode sehr vom Ausgangsmaterial und technischen Besonderheiten abhängig ist, sollte der Einsatz dieser Technik bei sehr speziellen Fragestellungen nur erfahrenen Labors überlassen bleiben (Abb. 1.2.**47** u. 1.2.**48**).

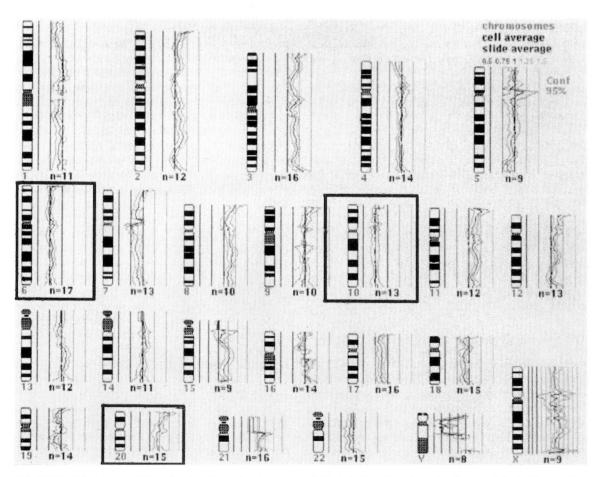

Abb. 1.2.47 Beispiel einer CGH-Analyse bei einem chondrogenen Tumor der Wirbelsäule eines 4-jährigen Kindes. In der CGH-Analyse erkennt man einen klaren Verlust und Zugewinn genetischen Materials verschiedener Chromosomen (umrandet). Bei nicht eindeutiger Einordnung des Tumors als hochdifferenziertes Chondrosarkom, bzw. als ungewöhnliche kartilaginäre Exostose ist das Ergebnis der CGH-Analyse als klarer Hinweis auf einen malignen Prozess zu werten.

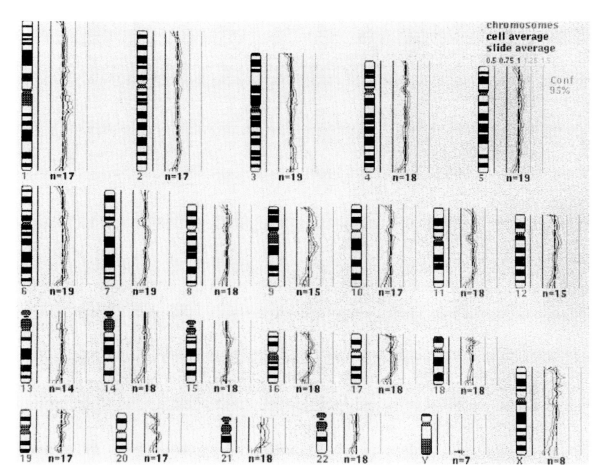

Abb. 1.2.48 Beispiel einer CGH-Analyse bei einem zystischen, radiologisch sehr aggressiven Prozess der proximalen Tibia. Die wiederholt durchgeführte Biopsie des Tumors ergab immer den Befund einer aneurysmatischen Knochenzyste. In der molekularzytogenetischen CGH-Analyse konnte kein Hinweis für das Vorliegen eines Verlusts oder Zugewinns genetischen Materials gefunden werden. Die Kurven liegen allesamt auf der Mittellinie, die den Normalzustand charakterisiert.

Den breitesten Raum in der molekularen Diagnostik nimmt heute die **RT-PCR-Diagnostik** (RT = reverse Transkriptase, PCR = Polymerasen-Kettenreaktion) ein. Diese beruht auf der Kenntnis um detaillierte Abläufe in der Pathogenese bestimmter maligner Tumoren wie z.B. dem Ewing-Sarkom. Bedingt durch den balancierten Austausch genetischen Materials zwischen zwei Chromosomen kommt es zu einer Verlagerung und Fusion von jeweils zwei Genen. Diese Genfusion führt zur Expression eines entsprechenden, neuen Genfusionstranskripts auf der RNA-Ebene (Tab. 1.2.**4**). Diese RNA-Transkripte lassen sich sowohl aus Frischmaterial als auch, eine gute Gewebefixierung vorausgesetzt, mit etwas geringerer Erfolgsquote und signifikant höheren Untersuchungskosten aus in Paraffin eingebettetem Tumorgewebe, isolieren (Abb. 1.2.**49**). Da aufgrund der PCR-Technik sehr kleine RNA-Mengen zum Nachweis ausreichen, weist diese Methode eine äußerst hohe Sensitivität auf. Da zudem die chromosomalen Bruchpunkte eingehend definiert sind, gewährleistet die Auswahl spezifischer PCR-Primer eine bemerkenswerte Spezifität. Speziell bei Ewing-Sarkomen mit definierten Translokationen ist aufgrund der hohen Sensitivität auch eine Verwendung im Rahmen der Bestimmung der Minimal-Residual-Disease möglich. Mit diesem derzeit in kontrollierten klinischen Studien getestetem Verfahren verbindet sich die Hoffnung, neben prognostischen Aussagen in der Zukunft durch eine frühere Detektion auch die Behandlung eines Tumorrezidivs zu ermöglichen (Czerniak 2003).

Die Befunde aus der RT-PCR sollten jedoch noch mit einer zweiten Nachweismethode verifiziert werden. Dafür stehen die Methoden des direkten Nachweises der Genfusions mittels der **Southern-Blot-Technik** als auch die direkte **Gensequenzanalyse** zur Verfügung. Auf die Besonderheiten der Techniken und die damit verbundenen Perspektiven wird im Rahmen der jeweiligen Tumorerkrankung gesondert eingegangen.

Die Methode der **globalen Genexpressionsanalyse** hat derzeit eher noch wissenschaftlichen Wert (Nielsen u. Mitarb. 2002). Erste Studien an soliden epithelialen Tumo-

Tab. 1.2.4 Übersicht über spezifische, balancierte Gentranslokationen in Weichteilsarkomen mit ihren spezifischen Genfusionstranskripten, neben der speziellen Zytogenetik sind die beteiligten Proteine aufgeführt (Die für das Ewing-Sarkom spezifischen Befunde werden im Kapitel 1.3.3 gesondert erklärt.)

Tumorentität	Zytogenetik	Genfusionstranskripte
Rhabdomyosarkom, alveolärer Subtyp	t(11;12)(q24;q12) t(21;22)(q22;q12) t(7;22)(p22;q12) t(17;22)q12;q12) t(2;22)(q33;q12)	FLI-1-EWS-Fusion ERG-EWS-Fusion ETV1-EWS-Fusion EIAF-EWS-Fusion FEV-EWS-Fusion
Synovialsarkom	T(X;18)(p11.2;q11.2)	SSX1-SYT-Fusion SSX-2-SYT-Fusion
Klarzellsarkom	t(12;22)(p13;q12)	ATF-1-EWS-Fusion
Desmoplastisches Rundzellsarkom	t(11;22)(p13;q12)	WT-1-EWS-Fusion
Myxoides Liposarkom	t(12;16)(q13;q11) t(12;22)(q13;q11–12)	CHOP-TLS-Fusion CHOP-EWS-Fusion
Infantiles Fibrosarkom	t(12;15)(p13;q25)	ETV-6-NTRK-3-Fusion
Extraskeletales Chondrosarkom	t(9;22)(q22;q12)	TEC-EWS-Fusion
Dermatofibrosarcoma protuberans	t(17;22)(q22;q13)	PDGFB-COL-1 A1-Fusion

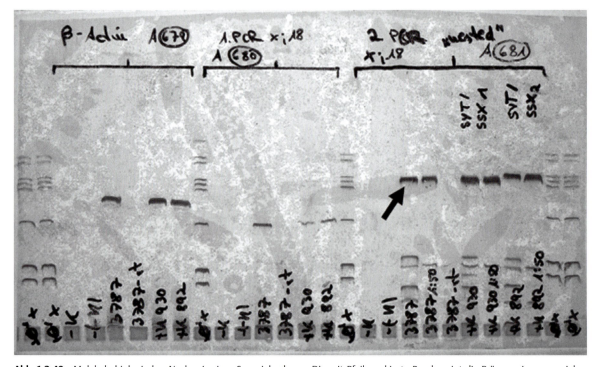

Abb. 1.2.49 Molekularbiologischer Nachweis eines Synovialsarkoms. Die mit Pfeil markierte Bande zeigt die Präsenz eines synovialsarkomspezifischen Genfusionstranskript an.

ren zeigen jedoch bereits ein hohes prognostisches und prädiktives Potential (van't Veer u. Mitarb. 2002). Speziell für die Behandlung von Tumoren mit neoadjuvanter Chemotherapie wird sich hierfür in der Zukunft eine große Perspektive abzeichnen.

Literatur

Czerniak, B. (2003): Pathologic and molecular aspects of soft tissue sarcomas. Surg Oncol Clin N Am 12: 499–521

Dei Tos, A.P., P. Dal Cin (1997): The role of cytogenetics in the classification of soft tissue tumours. Virchows Archiv 431: 82–94

dos Santos, N.R., D.R. de Bruijn, A.G. van Kessel (2001): Molecular mechanisms underlying human synovial sarcoma development. Genes Chromosomes Cancer 30: 1–14

Enzinger, F.M., S.W. Weiss (2001): Soft tissue tumours. 4. Aufl. Mosby, St. Louis

Fletcher, C.D.M. (2001): Soft tissue tumours. In: Fletcher, C.D.M.: Diagnostic histopathology of tumours. 2. Aufl. Churchill Livingstone, Edinburgh: 1473–1540

Nielsen, T.O., R.B. West, S.C. Linn, O. Alter, M.A. Knowling, J.X. O'Connell, S. Zhu, M. Fero, G. Sherlock, J.R. Pollack, P.O. Brown, D. Botstein, M. van de Rijn (2002): Molecular characterisation of soft tissue tumours: a gene expression study. Lancet 359: 1301–1307

Ostertag, J., G. Jundt, H. Freyschmidt (1998): Knochentumoren: Klinik, Radiologie, Pathologie. Springer, Berlin

Salzer-Kuntschick, M., G. Brand, G. Delling (1983): Bestimmung des Regressionsgrades nach Chemotherapie bei malignen Knochentumoren. Pathologie 4: 135–141

Sreekantaiah, C. (1998): The cytogenetic and mlecular characterization of benign and malignant soft tissue tumours. Cytogenet Cell Gent 30: 761–767

Unni, K.K. (1996): Dahlin's bone tumors. In: Unni, K.K.: General aspects and data on 11087 cases. Lippincott-Raven, Philadelphia

van't Veer, L.J., H. Dai, M.J. van de Vijver, Y.D. He, A.A. Hart, M. Mao, H.L. Peterse, K. van der Kooy, M.J. Marton, A.T. Witteveen, G.J. Schreiber, R.M. Kerkhoven, C. Roberts, P.S. Linsley, R. Bernards, S.H. Friend (2002): Gene expression profiling predicts clinical outcome of breast cancer. Nature 415: 530–536

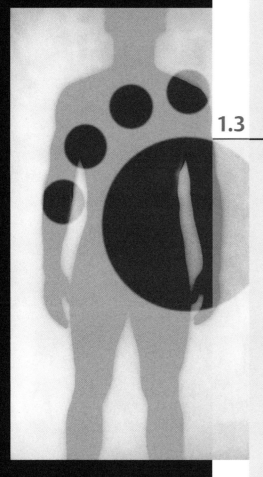

1.3 Spezielle Pathologie der Knochentumoren und tumorartigen Läsionen

1.3.1 Tumorklassifikation
G. Köhler

1.3.2 Tumorartige Läsionen und benigne Knochentumoren
G. Köhler

1.3.3 Spezielle Pathologie maligner Knochentumoren
H. Bürger

1.3.1 Tumorklassifikation

G. Köhler

Das knöcherne Skelett ist formgebend und durch die Verkalkung sehr tragfähig. Es wird durch modellierende Umbauprozesse aufgrund von Druck- und Zugbelastung permanent den aktuellen Anforderungen angepasst. Die **ontogenetischen Läsionen** des Skelettsystems gehen vorwiegend auf angeborene oder erworbene Störungen der enchondralen oder desmalen Ossifikation zurück. Sie äußern sich in Form- oder Längenveränderungen einzelner Skelettabschnitte. Der systemische Knochenumbau unterliegt den osteotropen Hormonen (z. B. Parathormon), während die lokalen Knochenumbauprozesse durch Wachstumsfaktoren kontrolliert werden. Die Knochenmatrix wird durch einen fließend ineinander übergehenden Prozess von den Osteoblasten aufgebaut und von den Osteoklasten wieder abgebaut. Daraus wird verständlich, dass **endokrine Störungen** oder **metabolische Störungen** (Abb. 1.3.1) am ganzen Skelettsystem Strukturschäden verursachen können. Auch können **Stoffwechselerkrankungen** (Abb. 1.3.2) mit abnormer Speicherung eines Stoffwechselproduktes außer in den parenchymatösen Organen im Markraum des Knochens manifest werden.

Die erregerbedingten **entzündlichen Läsionen** (Abb. 1.3.3) des Knochengewebes spielen sich vorwiegend im Markraum ab, und erst sekundär kommt es zur Einbeziehung der Kompakta und Spongiosa, sie werden daher als Osteomyelitis bezeichnet. Zu unterscheiden sind die posttraumatischen entzündlichen Veränderungen, die Osteomyelitis cricumscripta (z. B. entzündliche Zahnerkrankung) und die hämatogene Osteomyelitis. Auch kann eine spezifische Osteomyelitis in Form einer Osteomyelitis tuberculosa vorliegen oder eine Mitbeteiligung im Rahmen granulomatös-entzündlicher Grundkrankheiten wie z. B. beim Morbus Boeck vorkommen. Morphologisch wird bei einer floriden Osteomyelitis der betroffene Knochen entzündlich zerstört, es liegt eine landkartenartige Konfiguration mit hämorrhagischem Randsaum vor. Außerdem ist die Kortikalis verschmälert und der Markraum ödematös aufgequollen mit dichten Granulozytenansammlungen und nekrotischen Knochenbälkchen (Knochensequester). Das Periost kann bei einer Osteomyelitis mit einer Fibrose und Ausbildung von Faserknochen reagieren, entsprechend einer Periostitis ossificans, welche radiologisch möglicherweise tumorartig imponiert. Neben den akut entzündlichen Erkrankungen finden sich chronische Osteomyelitiden, die mit regeneratorischen und reparativen Knochenumbauprozessen und einer Knochenneubildung und bindegewebigen Faservermehrung im Markraum einhergehen. Die Ostitis deformans Paget (Morbus Paget) gehört zu einer ätiologisch noch ungeklärten Gruppe von mit einer entzündlichen Komponente einhergehenden Osteopathien und weist einen gesteigerten, teils aggressiven Knochenumbau auf (Abb. 1.3.4).

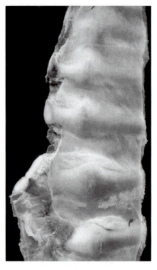

Abb. 1.3.1 Rachitis (Vitamin D-Mangel) mit kolbigknotigen Auftreibungen im Knochen-Knorpel-Übergang der Rippen (sog. rachitischer Rosenkranz).

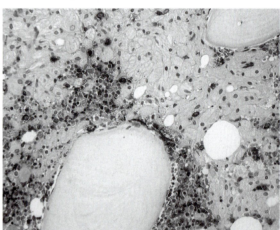

Abb. 1.3.2 Glukozerebrosidose (Morbus Gaucher) mit intralysosomaler Zerebrosidspeicherung in Makrophagen, welche charakteristischerweise an zerknittertes Seidenpapier erinnern. Es findet sich eine die Hämatopoese verdrängende Speicherung im Markraum (Vergr. 400fach, Chlorazetatesterase-Färbung).

Die **Knochennekrosen** können durch eine Entzündung, im Rahmen zirkulatorischer (z. B. Caisson-Krankheit, Sichelzellanämie) oder traumatischer Veränderungen bzw. endokrinologischer Einflüsse (z. B. Kortikosteroidosteonekrose) oder idiopathisch (z. B. aseptische Knochennekrose) (Abb. 1.3.5) entstehen und radiologisch als Herdbefund imponieren. Morphologisch findet sich bei den Osteonekrosen unabhängig von der jeweiligen Genese ein weitgehend gleichartiges Bild, es stellt sich lediglich ein Unterschied in der Verteilung der Osteonekrose im Knochengewebe (Meta-, Dia- oder Epiphyse) dar und es tritt eine

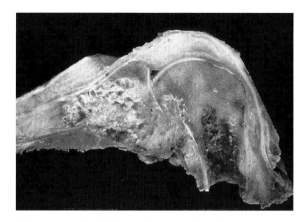

Abb. 1.3.3 Echinokokkose in der proximalen Tibia mit multiplen, dicht gepackten Zysten und umgebendem entzündlich-hämorrhagischem Randsaum bei hämatogener Streuung eines Echinococcus multilocularis (Fuchsbandwurm).

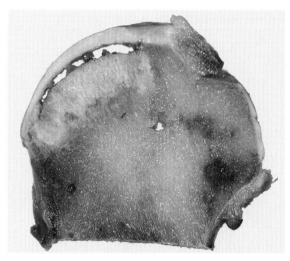

Abb. 1.3.5 Aseptische Knochennekrose in einem Hüftkopfresektat mit unterhalb der Gelenkfläche gelegener, herdförmiger Nekrosezone und bindegewebiger Demarkation.

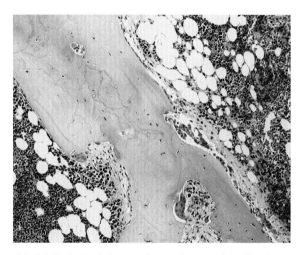

Abb. 1.3.4 Ostitis deformans Paget mit aggressivem Knochenumbau und mosaikartiger Texturstörung der Spongiosa sowie multiplen kleinen Abbaulakunen und vermehrter Osteoklastenaktivität sowie peritrabekulärer Fibrosierung (Vergr. 200fach, Chloracetatesterase-Färbung).

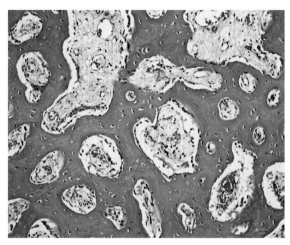

Abb. 1.3.6 Regeneratorischer Knochenumbau mit gleichmäßig etwas vermehrten Spongiosabälkchen und dazwischen liegendem Fettmark (Vergr. 200fach, HE-Färbung).

unterschiedliche klinische Manifestation sowie Altershäufigkeit auf. Morphologisch findet sich im Anfangsstadium einer Knochennekrose eine zentrale grau-gelbliche Einschmelzungszone sowie ein hämorrhagischer Randsaum. Später kommt es zu einer Resorption der Nekrose mit lockerer Faservermehrung und reparativen Knochenumbauvorgängen (Abb. 1.3.6).

Neben den genannten Knochenerkrankungen, die häufig systemisch teilweise auch herdförmig das Skelettsystem betreffen, gibt es **tumorartige Läsionen** des Knochens. Dies ist ein Sammelbegriff für Skelettveränderungen, welche klinisch und radiologisch als „Knochentumor" entweder solitär oder multipel auftreten. Üblicherweise zeigen sie kein autonomes Wachstum, sie weisen ein gutartiges Verhalten ohne Metastasenbildung auf, wobei jedoch Rezidive vorkommen können. Bei einigen tumorartigen Läsionen ist eine spontane Remission möglich.

Die **Neoplasien** des Skelettsystems beruhen auf einem autonomen Wachstum und können vom Knochen-, Knorpel- oder Bindegewebe, bzw. hämatologische Tumoren vom Markraum ausgehen oder es sind metastatische Tumorabsiedlungen mit osteoblastischer oder osteoklastischer Aktivität. Primäre Skeletttumoren sind selten und machen beim Menschen etwa 5 % aller malignen Tumoren aus, die benignen Knochentumoren sind etwa dreimal häufiger als die malignen. Jeder dieser Tumoren ist bezüglich Manifestationsalter, Prädilektionsort, Geschlecht und Symptomatik anders. Die primären Skeletttumoren treten

1.3 Spezielle Pathologie der Knochentumoren und tumorartigen Läsionen

Tab. 1.3.1 WHO-Klassifikation der Knochentumoren

Chondrogene Tumoren	Osteochondrom	9210/0
	Chondrom	9220/0
	• Enchondrom	9220/0
	• periostales Chondrom	9221/0
	• multiple Chondromatose	9220/1
	Chondroblastom	9230/0
	Chondromyxoidfibrom	9241/0
	Chondrosarkom:	9220/3
	• zentral primär und sekundär	9220/3
	• peripher	9221/3
	• dedifferenziert	9243/3
	• mesenchymal	9240/3
	• klarzellig	9242/3
Osteogene Tumoren	Osteoidosteom	9191/0
	Osteoblastom	9200/0
	Osteosarkom:	9180/3
	• klassisch	9180/3
	chondroblastisch	9181/3
	fibroblastisch	9182/3
	osteoblastisch	9180/3
	• teleangiektatisch	9183/3
	• kleinzellig	9185/3
	• hochdifferenziert zentral	9187/3
	• sekundär	9180/3
	• parostal	9192/3
	• periostal	9193/3
	• hochmaligne oberflächlich	9194/3
Fibrogene Tumoren	Desmoblastisches Fibrom	8823/0
	Fibrosarkom	8810/3
Fibrohistiozytäre Tumoren	benignes fibröses Histiozytom	8830/0
	malignes fibröses Histiozytom	8830/3
Ewing-Sarkom/primitiver neuroektodermaler Tumor (PNET)	Ewing-Sarkom	9260/3
Hämatopoetische Tumoren	multiples Myelom	9732/3
	malignes Lymphom, NOS	9590/3
Riesenzelltumor	Riesenzelltumor	9250/1
	maligner Riesenzelltumor	9250/3
Notochordale Tumoren	Chordom	9370/3

Fortsetzung →

Tab. 1.3.1 Fortsetzung

Vaskuläre Tumoren	Hämangiom	9120/0
	Angiosarkom	9120/3
Glattmuskuläre Tumoren	Leiomyom	8890/0
	Leiomyosarkom	8890/3
Lipogene Tumoren	Lipom	8850/0
	Liposarkom	8850/3
Neurogene Tumoren	Neurilemmom/Schwannom	9560/0
Verschiedene Tumoren	Adamantinom	9261/3
Metastatische Tumoren		
Verschiedene Läsionen	aneurysmale Knochenzyste	9751/1
	einfache Knochenzyste	
	fibröse Dysplasie	
	osteofibröse Dysplasie	
	Langerhans-Zell-Histiozytose	
	Erdheim-Chester-Erkrankung	
	Brustwandhamartom	
Gelenkveränderungen	synoviale Chondromatose	9220/0

bevorzugt im Kindes- und Jugendalter im Bereich des intensiven Längenwachstums und somit in Epiphyse und Metaphyse auf. Im Gegensatz dazu treten sekundäre Skeletttumoren (Metastasen) bevorzugt im Erwachsenenalter auf und sind im Bereich der Wirbelsäule häufiger als die primären Knochentumoren (Riede u. Mitarb. 2004). Im Vergleich mit der Inzidenz der Weichteilsarkome kommen primäre maligne Knochentumoren etwa 10-mal seltener vor. Es findet sich eine Inzidenzrate von 0,8 Neuerkrankungen pro 100.000 Einwohner und Jahr (Dorfman u. Czerniak 1995).

Die morphologische Klassifikation der Knochentumoren erfolgt anhand der von der Weltgesundheitsorganisation (WHO) beschriebenen **Tumorklassifikation** (Tab. 1.3.1) (Fletcher u. Mitarb. 2002), der frühere Einteilungen und Graduierungen wie z.B. die Klassifikationen von Schajowicz u. Mitarb. (1972) oder Campanacci (1999) vorausgehen (vgl. Kapitel 1.1.).

Die morphologische Klassifikation bezieht sich auf die internationale Klassifikation der Tumorerkrankungen (ICD-O) und die systematische Nomenklatur der Medizin (SNOMED). Die Dignität ist klassifiziert: /0 für benigne Tumoren, /1 für unspezifische, Borderline-Tumoren oder Tumoren mit unklarer Dignität, /2 für In-situ-Karzinome und Grad 3 intraepitheliale Neoplasien sowie /3 für maligne Tumoren.

1.3.2 Tumorartige Läsionen und benigne Knochentumoren

G. Köhler

Tumorartige reaktive und posttraumatische Veränderungen

Reaktive Veränderungen können im Knochen in den bildgebenden Verfahren teilweise wie Neoplasien imponieren. Beim Vorkommen von Belastungsfrakturen oder pseudosarkomatösen Veränderungen der Knochenoberfläche kann die differenzialdiagnostische Abgrenzung schwierig sein.

Floride reaktive Periostitis

Epidemiologie und Lokalisation

Die floride reaktive Periostitis (Spjut u. Dorfman 1981) ist eine seltene, vorwiegend an den tubulären Knochen der proximalen oder mittleren Phalangen an Händen und weniger an den Füßen vorkommende Erkrankung in der 3. oder 4. Lebensdekade.

Makroskopie

Es handelt sich um eine flache 0,5–3,0 cm große kappenartige Verbreiterung der Kortikalis mit scharfer Randbegrenzung.

Mikroskopie

Die knöcherne Matrix wird von einer proliferierenden kartilaginären Schicht bedeckt. Es findet sich eine spindelzellige fibroblastäre Proliferation mit einer riesenzelligen Reaktion, auch können Hämorrhagien am Rand der Veränderung sichtbar sein.

Differenzialdiagnose

Erworbenes Osteochondrom, parostales Osteosarkom.

Subunguale Exostose

Synonyme

Dupuytren-Exostose, erworbenes Osteochondrom.

Epidemiologie und Lokalisation

Die subunguale Exostose ist eine osteochondromatöse reaktive Erkrankung, die von den distalen Phalangen ausgeht und in 80% am Großzeh lokalisiert ist. Die von Dupuytren 1847 beschriebene knöcherne Proliferation kommt bevorzugt an den Füßen und sehr viel seltener an den Händen vor. Ein Trauma geht zumeist voraus.

Ähnliche Veränderungen an anderen Stellen der Phalangen werden als **Turret-Exostose** (Wissinger u. Mitarb. 1966) bezeichnet und sind auch als ossifizierendes Hämatom der Phalangen bekannt.

Mikroskopie

Abhängig vom Krankheitsstadium findet sich zunächst eine zellreiche bindegewebige Proliferation mit kartilaginärer Metaplasie. Später tritt eine Verkalkung und Verknöcherung hinzu. Die kappenartige kartilaginäre Schicht wird nicht – wie in einem Osteochondrom – von Periost bedeckt, das fibrokartilaginäre Proliferat geht vielmehr direkt in das angrenzende Bindegewebe über.

Differenzialdiagnose

Osteochondrom, Osteosarkom.

Bizarre parostale osteokartilaginäre Proliferation

Synonyme

Nora-Läsion.

Epidemiologie und Lokalisation

Die bizarre parostale osteochondromatöse Proliferation (Nora u. Mitarb. 1983) ist eine seltene, der floriden reaktiven Periostitis sowie der subungualen Exostose verwandte Erkrankung, welche auch ein Zwischenstadium dieser Veränderungen darstellen kann und bevorzugt in den proximalen oder mittleren Phalangen von Händen oder Füßen vorkommt. Ein vorausgegangenes Trauma liegt üblicherweise nicht vor, es findet sich eine hohe Rezidivrate.

Mikroskopie

Eine bizarre fibroblastenreiche Proliferation ist am Rand eines zellreichen Knorpels nachweisbar, teilweise sind doppelkernige chondroide Zellen mit Atypien vorhanden und eine Knochenneubildung nachweisbar. Die zellreiche, tumortige Proliferation weist eine zonale Gliederung mit zentral gelegenen knöchernen Anteilen und irregulären, kartilaginären Arealen in der Peripherie auf.

Differenzialdiagnose

Reaktive Periostitis, subunguale Exostose, juxtakortikales Chondrosarkom, parostales Osteosarkom.

Periostales Desmoid

Synonyme

Cortical irregularity Syndrome.

Epidemiologie und Lokalisation

Der periostale Desmoidtumor (Kimmelstiel u. Rapp 1951, Young u. Mitarb. 1972) wird als reaktive bindegewebige Proliferation bevorzugt bei männlichen jungen Erwachsenen in der distalen Metaphyse des Femurs aufgrund eines Traktionstraumas im Bereich des Ansatzes der Adduktorensehne beobachtet. Es findet sich röntgenologisch eine knöcherne Irregularität, die einen neoplastischen Prozess vortäuschen kann.

Mikroskopie

Es stellt sich ein dichtes, uniformes, kollagenfaserreiches Proliferat mit einer reaktiven Knochenneubildung ohne Nachweis von Atypien dar.

Differenzialdiagnose

Fibromatose, Fibrosarkom.

Epidermale Inklusionszyste

Synonyme

Epidermiszyste.

Epidemiologie und Lokalisation

Die epidermale Inklusionszyste ist eine im Knochen selten vorkommende Veränderung, welche nach einem Trauma in nahe der Haut gelegenen Knochen vorkommen kann, bevorzugt in den distalen terminalen Phalangen, der Calvaria oder der proximale Tibia (Wang u. Mitarb. 2003).

Mikroskopie

Die Zystenformation wird von einem geschichteten, ausgereiften Plattenepithel ausgekleidet und ist mit abgelösten Keratinmassen angefüllt.

Differenzialdiagnose

Enchondrom, reparatives Riesenzellgranulom, Knochenmetastase.

Ganglion des Knochens

Epidemiologie und Lokalisation

Das intraossäre Ganglion ist eine seltene zystische Läsion, welche im mittleren Lebensalter vorwiegend in der Epiphyse von langen Röhrenknochen (De Schrijver u. Mitarb. 1998), dem Malleolus, der Knieregion oder der Schulter (Ticker u. Mitarb. 1998) vorkommt. Bei entsprechender Lage kann auch ein Gelenk oder das bedeckende Weichgewebe einbezogen sein. Die Rezidivneigung ist gering.

Mikroskopie

Die Zystenwand wird von einem dichten fibrösen Bindegewebe mit fokaler mukoider Degeneration ausgekleidet, teilweise sind entzündliche Zellinfiltrate vorhanden (Abb. 1.3.7).

Differenzialdiagnose

Degenerative Gelenkerkrankungen.

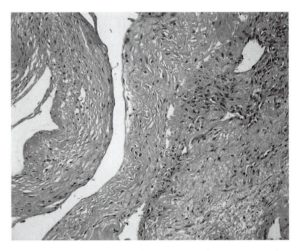

Abb. 1.3.7 Intraossäres Ganglion mit Zystenformationen, welches bindegewebige Septen aufweist und eine geglättete Innenauskleidung sowie teilweise mukoide Degenerationen erkennen lässt. Gewebe aus dem Malleolus medialis einer 45-jährigen Patientin (Vergr. 200fach, HE-Färbung).

Benigne Knochentumoren

Chondrogene Tumoren

Osteochondrom

Synonyme

Kartilaginäre Exostose, osteokartilaginäre Exostose.

Epidemiologie und Lokalisation

Das Osteochondrom oder die solitäre kartilaginäre Exostose stellt den häufigsten benignen Knochentumor mit einer Inzidenz von 35% der gutartigen Knochentumoren und kommt in den ersten drei Lebensjahrzehnten bevorzugt bei jungen Männern vor. Möglicherweise ist die angegebene Zahl als zu gering einzuschätzen, da die meisten solitären kartilaginären Exostosen asymptomatisch und daher klinisch inapparent sind (Khurana u. Mitarb. 2002). Die Veränderung kommt bevorzugt in den langen Röhrenknochen, insbesondere häufig in der metaphysären Region des distalen Femurs oder des proximalen Humerus und der proximalen Tibia sowie Fibula vor. Flache Knochen sind weniger betroffen, bevorzugt das Os ilium sowie die Scapula in etwa 5% der Fälle. Es wurde zunächst angenommen, dass die Veränderung durch eine Herniation und Separation eines von der Wachstumsfuge stammenden Knorpelfragmentes entsteht und durch das persistierende Wachstum des Knorpels mit subsequenter enchondraler Ossifikation eine kappenartig von Knorpel bedeckte subperiostale Knochenformation entsteht (D'Ambrosia u. Ferguson 1968). Aktuelle genetische Untersuchungen weisen jedoch auf das Vorliegen einer echten Neoplasie hin. Nach Abschluss der Adoleszenz und Verschluss der Wachstumsfuge findet üblicherweise keine weitere Größenzunahme des Osteochondroms statt.

Makroskopie

Es findet sich ein unregelmäßig gestaltetes knöchernes Proliferat welches als breitbasige, sessile Proliferation dem Knochen anhängt oder gestielt mit weißlicher, kappenartig bedeckender Knorpelschicht imponiert, welche mit zunehmendem Alter dünner erscheint. Im Randbereich der Veränderung geht das kortikale Knochengewebe in die Kortikalis des angrenzenden Knochenschaftes über. Die bedeckende Knorpelkappe kann eine wechselnde Dicke aufweisen sowie herdförmige Kalzifikationen (Abb. 1.3.**8a** u. **b**).

Mikroskopie

Das kappenartig bedeckende Knorpelgewebe ist etwas ungleichmäßig strukturiert und mit gering wechselnder Zellularität, es findet sich eine bedeckende dünne fibröse Periostschicht. Angrenzend stellt sich eine enchondrale Ossifikationszone und Spongiosa dar (Abb. 1.3.**8c**).

Bei der **multiplen Osteochondromatose** findet sich ein häufig autosomal-dominantes Vererbungsmuster. Etwa 15% der Patienten mit kartilaginären Exostosen weisen multiple Tumoren auf, eine Geschlechterbevorzugung findet sich nicht (Pierz u. Mitarb. 2002). In seltenen Fällen kann auf dem Boden einer solitären oder auch multifokalen kartilaginären Exostose ein sekundäres Chondrosarkom entstehen (Ahmed u. Mitarb. 2003), welches zumeist von der äußeren Knorpelkappe (Abb. 1.3.**9**) seltener von der Innenzone ausgeht.

Genetik

Zytogenetische Veränderungen, die das Chromosom 8q22–24.1 auf dem das EXT1-Gen lokalisiert ist, involvieren, wurden in sporadischen und hereditären Osteochondromen nachgewiesen (Bridge u. Mitarb. 1998). Auch konnte mittels der DNA-Flow-Cytometrie eine Aneuploidie in der kartilaginären Zone nachgewiesen werden (Bovee u. Mitarb. 1999). Mittels der Fluoreszenz-in-situ-Hybridisierung (FISH) ließ sich ein Verlust des 8q24.1-Locus nachweisen (Feely u. Mitarb. 2002), so dass kartilaginäre Exostosen als echte Neoplasien und nicht als reaktive Veränderungen zu betrachten sind.

Differenzialdiagnose

Chondrosarkom.

Chondrome des Knochens

Das Chondrom, Enchondrom, periostale Chondrom und die Enchondromatose stellen eine Gruppe von benignen Tumoren dar, welche aus hyalinem Knorpel aufgebaut sind und eine histomorphologische Ähnlichkeit aufweisen, während sie in ihrer klinischen Manifestation und Lokalisation unterschiedlich sind. Enchondrome und periostale Chondrome treten sporadisch auf, während eine Enchondromatose als kongenitales Tumorsyndrom einzuordnen ist. Chondrogene Tumoren weisen häufig zytogenetische Veränderungen auf (Tallini u. Mitarb. 2002, Buddingh u. Mitarb. 2003). Differenzialdiagnostisch müssen Chondrome vom hochdifferenzierten Chondrosarkom abgegrenzt werden. Chondrosarkome sind im Beckenskelett häufig, während Chondrome in dieser Lokalisation eine Rarität darstellen.

Enchondrom

Synonyme

Solitäres Enchondrom, zentrales Chondrom.

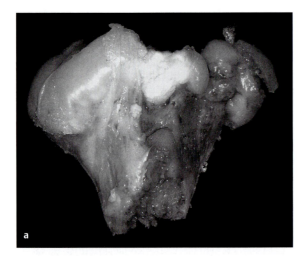

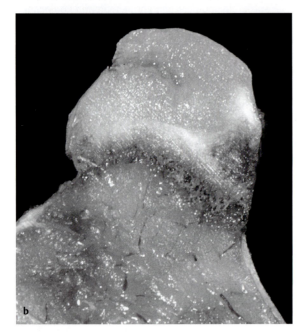

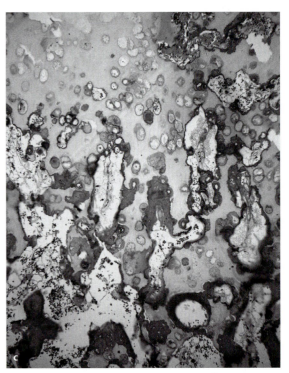

Abb. 1.3.8 a–c Osteochondrom mit kappenartig bedeckender chondroider Matrix, die sich in der Aufsicht (**a**) über die höckrige knöcherne Proliferation ausbreitet und auf der Schnittfläche (**b**) mit wechselnder Dicke imponiert. Das Periost zieht sich vom Knochenschaft über die chondroide Formation hinweg. Übergangszone zwischen ossärer und kartilaginärer Proliferation mit enchondraler Ossifikation (**c**) (Vergr. 100fach, HE-Färbung).

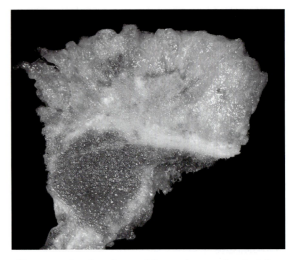

Abb. 1.3.9 Chondrosarkom auf dem Boden einer kartilaginären Exostose mit zentral noch erkennbarer exostotischer knöcherner Erhebung und aus der Knorpelkappe hervorgegangenem Chondrosarkom aus dem Os ilium.

Epidemiologie und Lokalisation

Das Enchondrom ist eine relativ häufige, etwa 10–25 % aller benignen Knochentumoren ausmachende, asymptomatische intramedulläre kartilaginäre Neoplasie. Zirka 50 % aller Enchondrome sind in den kurzen tubulären Knochen von Händen oder Füßen lokalisiert, weitere Prädilektionsstellen sind der proximale Humerus sowie proximaler und distaler Femur. Sehr selten sind Enchondrome in flachen sowie in kraniofazialen Knochen nachweisbar. Zumeist findet sich eine solitäre Manifestation. Diese Läsionen werden häufig radiologisch diagnostiziert und selten biopsiert. Die Altersverteilung überspannt alle Altersgruppen, wobei eine Häufung zwischen dem 2. und 4. Lebensjahrzehnt ohne Geschlechterbevorzugung beobachtet wird (Lucas u. Bridge 2002). Beim Vorkommen in großen

Knochen des Achsenskelettes ist die differenzialdiagnostische Abgrenzung gegenüber einem hochdifferenzierten Chondrosarkom häufig schwierig.

Makroskopie

Die meisten Enchondrome sind kleiner als 3 cm mit weißgrauer, durchscheinender Farbe und überschreiten einen Durchmesser von 5 cm nur selten. Es findet sich eine scharfe Randbegrenzung sowie teilweise eine multinoduläre Grundstruktur mit dazwischen liegendem Knochenmark. Eine grobknotige Architektur kommt häufiger in langen Röhrenknochen vor, während in kleinen tubulären Knochen ein eher konfluierendes Wachstumsmuster vorherrscht.

Mikroskopie

Die Enchondrome sind hypozelluläre, relativ avaskuläre Tumoren mit hyaliner, knorpeliger Matrix. Die Chondrozyten liegen in scharf begrenzten Lakunen vor und zeigen teilweise ein eosinophiles, etwas granuliertes Zytoplasma mit Vakuolen. Es finden sich kleine runde Nuklei mit kondensiertem Chromatin, eine geringe Kernpolymorphie ist möglich. Die Chondrozyten sind in wechselnd dichten Zellgruppen angeordnet. Binukleäre Zellen können beobachtet werden, die mitotische Aktivität ist nur minimal. Enchondrome können knotig untergliedert sein oder konfluieren, zwischen die Knotenformationen tritt häufig residuales Knochenmark oder es bilden sich fibröse Septen. Außerdem können ischämische Nekrosen, insbesondere in ausgeprägt kalzifizierten Tumoren beobachtet werden, selten findet sich eine enchondrale Ossifikation.

Genetik

Mittels DNA-Flow-Cytometrie und comparativer genomischer Hybridisierung (CGH) konnte ein diploides Wachstumsmuster mit geringer zellulärer proliferativer Aktivität in Enchondromen gefunden werden. In zytogenetischen Untersuchungen sind strukturelle Veränderungen nachgewiesen worden, die teilweise das Chromosom 6 und 12 betreffen (Alho u. Mitarb. 1994, Kusuzaki u. Mitarb. 1999).

Differenzialdiagnose

Hochdifferenziertes Chondrosarkom.

Periostales Chondrom

Synonyme

Juxtakortikales Chondrom, parostales Chondrom.

Epidemiologie und Lokalisation

Das periostale Chondrom ist eine benigne hyaline kartilaginäre Neoplasie der Knochenoberfläche, welche vom Periost ausgeht und üblicherweise nicht mehr als 3–6 cm durchmisst. Es macht etwa 2% der Chondrome aus. Das periostale Chondrom ist sowohl im Kindes- als auch Erwachsenenalter zu beobachten und bevorzugt in langen Röhrenknochen wie z.B. dem proximalen Humerus lokalisiert (Lucas u. Bridge 2002).

Makroskopie

Es finden sich scharf begrenzte, teilweise in der Kortikalis eingebettete Tumoren, welche von Periost überzogen werden. Die Schnittfläche ist grau-weiß und lobuliert.

Mikroskopie

Die proliferierenden Chondrozyten zeigen eine geringgradige Pleomorphie und nukleäre Atypie, fokale Kalzifikationen und Ossifikationen können beobachtet werden. Sie penetrieren nicht in den Markraum und zeigen eine gleichartige Morphologie und Zellularität wie andere Chondrome (Abb. 1.3.**10**).

Genetik

Ein Fall eines periostalen Chondroms mit strukturellen Veränderungen im Chromosom 12 ist beschrieben worden (Mandahl u. Mitarb. 1993).

Enchondromatose

Synonyme

Multiple Chondromatose, Chondrodysplasie, Morbus Ollier, Maffuzzi-Syndrom.

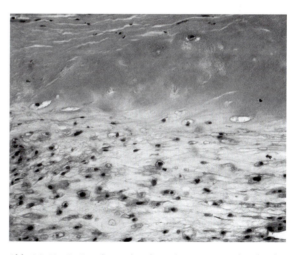

Abb. 1.3.10 Periostales Enchondrom der Rippe mit chondroider Proliferation, ausgehend von der Kortikalis. Die Chondrozyten zeigen kleine chromatindichte Kerne ohne Atypien (Vergr. 400fach, HE-Färbung).

Epidemiologie und Lokalisation

Der **Morbus Ollier** ist eine entwicklungsbedingte Erkrankung mit einer Störung der normalen enchondralen Ossifikation. Des Weiteren wird eine vermehrte Produktion von kartilaginärem Gewebe in Metaphysen und angrenzenden Regionen des Knochenschaftes bzw. in flachen Knochen beobachtet, die mit einer konsekutiven Knochendeformität verbunden ist. Häufig finden sich ein unilaterales Verteilungsmuster sowie ein Auftreten im Kindesalter. Das **Maffuzzi-Syndrom** stellt ein Erkrankungsbild des Morbus Ollier mit Vorkommen von Angiomen im Weichgewebe dar.

Die Enchondromatose ist insgesamt eine seltene Erkrankung, welche im 1. oder 2. Lebensjahrzehnt entdeckt wird und häufig um das 40. Lebensjahr herum mit der Entwicklung eines Chondrosarkoms einhergeht. Davon sind 25% der Patienten mit Morbus Ollier betroffen, das Risiko eines sekundären Malignoms beim Maffuzzi-Syndrom ist höher. Die Veränderungen können das gesamte Skelett betreffen, sie werden teilweise multifokal in einem einzelnen Knochen beobachtet oder auch in multiplen Knochen mit Bevorzugung der Hände und Füße sowie von Femur und Humerus. In seltenen Fällen sind Veränderungen in den flachen Knochen zu finden (Mertens u. Unni 2002).

Mikroskopie

Die Morphologie entspricht der wie bei den Enchondromen beschriebenen. Es kann jedoch eine vermehrte Zellularität und zytologische Atypie vorkommen (Abb. 1.3.**11 a** u. **b**).

Genetik

Eine autosomal-dominante Vererbung mit reduzierter Penetranz wird angenommen. Untersuchungen an einem Patienten mit Morbus Ollier zeigen Mutationen des PTHR1-Gens, welches für den Rezeptor des Parathormones kodiert. In einem Fall wurde eine Keimbahnmutation sowie in einem weiteren Fall eine somatische Mutation in Enchondromen beschrieben (Hainaut u. Mitarb. 1999).

Differenzialdiagnose

Chondrom, Chondrosarkom.

Primäre synoviale Chondromatose

Synonyme

Primäre synoviale Chondrometaplasie, Reichel-Krankheit.

Epidemiologie und Lokalisation

Bei der primären synovialen Chondromatose handelt es sich um eine seltene metaplastische Proliferation von kleinen Knorpelinseln in der Synovia der großen Gelenke. Häufig wird diese Veränderung im Bereich des Knies beobachtet, sie kommt bevorzugt in der 2.–7. Lebensdekade mit Bevorzugung des männlichen Geschlechtes vor. Weitere häufige Lokalisationen sind das Hüftgelenk oder der Ellenbogen (Wittkop u. Mitarb. 2002). Die Veränderung zeigt bei nicht vollständiger Resektion eine hohe Rezidivrate, auch eine Entartung ist möglich.

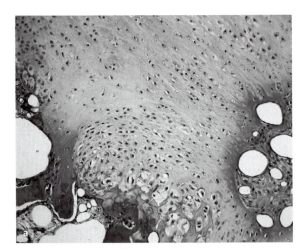 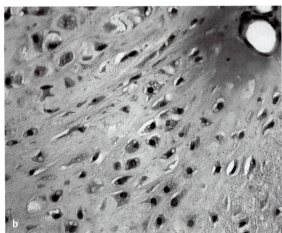

Abb. 1.3.11 a u. b Enchondromatose (Morbus Ollier) bei einem 6-jährigen Mädchen mit multiplen Enchondromen in den Phalangen von Händen und Füßen. Mikroskopisch finden sich herdförmige chondrozytäre Proliferate (**a**), welche etwas zellreich imponieren und teils etwas vergrößerte und irreguläre Kerne aufweisen (**b**) (Vergr. **a**: 200fach, **b**: 600fach, HE-Färbung).

Makroskopie

Es finden sich multiple knotenförmige, teils etwas bizarr konfigurierte Knorpelinseln sowohl in der Synovia als auch als abgelöste freie Gelenkkörper.

Mikroskopie

Die kartilaginären Proliferate in der Synovia sind zellreich, teilweise mit zytologischen Atypien, außerdem können binukleäre, myxoide Veränderungen vorkommen (Abb. 1.3.12).

Genetik

Zytogenetische Untersuchungen erbrachten vorwiegend einen diploiden Karyotyp, einzelne Fälle zeigten strukturellen Aberrationen.

Differenzialdiagnose

Reaktive Knorpelproliferationen, posttraumatische Veränderungen, Osteochondritis dissecans oder Osteoarthritis, Chondrosarkom.

Chondroblastom

Synonyme

Kalzifizierender Riesenzelltumor, epiphysärer chondromatöser Riesenzelltumor.

Epidemiologie und Lokalisation

Das Chondroblastom ist eine seltene, etwa 1% aller Knochentumoren ausmachende, benigne, kartilaginäre Neoplasie, die in der Epiphyse von langen Röhrenknochen in der 2. Lebensdekade mit einer Bevorzugung des männlichen Geschlechtes (Turcotte u. Mitarb. 1993) vorkommt, selten ist die Metaphyse betroffen. In etwa 20% der Fälle sind die Veränderungen zystisch mit Hämorrhagien (zystisches Chondroblastom). In höherem Alter tritt die Veränderung im Schädelknochen und temporalen Knochen auf. In seltenen Fällen sind multiple Chondroblastome sowie Weichgewebesimplantationen und/oder Lungenmetastasen beschrieben. Diese Metastasen erschienen klinisch wenig progredient und waren durch chirurgische Resektionen zu behandeln. Es liegen histologisch keine Parameter vor, welche ein aggressiveres Wachstumsverhalten der Chondroblastome voraussagen lassen. Das Chondroblastom weist eine gesteigerte Rezidivrate von 14–18% auf, häufig innerhalb der ersten zwei Jahre nach der primären Therapie. Es sind aggressive Chondroblastome beschrieben, die Existenz einer malignen Variante eines Chondroblastoms wird jedoch kontrovers diskutiert.

Makroskopie

Das Kürettagematerial zeigt eine grau-weiße Farbe mit teils zystischer Struktur.

Mikroskopie

Es findet sich eine kartilaginäre lobuläre Proliferation mit herdförmiger scholliger, irregulärer Kalzifikation. Die uniformen Tumorzellen sind weitgehend rund bis polygonal mit einem hellen bis gering eosinophilen Zytoplasma und runden bis gering ovalen Kernen. Häufig sind eine longitudinale Kernbuchtung sowie mehrere Nukleoli zu finden. Ungleichmäßig verteilt können osteoklastäre Riesenzellen vorkommen (Abb. 1.3.13a u. b). In geringem Umfang sind zytologische Atypien der Chondroblasten zu beobachten, auch finden sich Mitoseformen jedoch ohne Atypien (Schajowicz u. Gallardo 1970). Immunhistochemisch exprimieren die Chondroblasten S100-Protein und Vimentin, in seltenen Fällen ist eine Zytokeratin-Expression beschrieben (Edel u. Mitarb. 1992).

Genetik

In Flow-cytometrischen Untersuchungen wurde gezeigt, dass die meisten Chondroblastome diploid sind mit geringer proliferativer Aktivität. Eine klonale Abnormalität wurde in einigen Chondroblastomen beschrieben (el-Naggar u. Mitarb. 1995). Strukturelle Anomalien des Chromosoms 5 und 8 sind bekannt mit einem Rearrangement im Chromosom 8 q21, das ausschließlich in aggressiven Chondroblastomen gefunden wurde (Swarts u. Mitarb. 1998).

Differenzialdiagnose

Chondrosarkom.

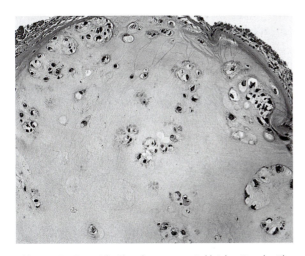

Abb. 1.3.12 Synoviale Chondromatose mit kleinknotiger kartilaginärer zellreicher Proliferation und bedeckender Synovialis (Vergr. 400fach, HE-Färbung).

Makroskopie

Es findet sich ein blau-graues, teils weißes Tumorgewebe ohne Nekrosen oder Zystenformationen (Abb. 1.3.**14a**). In flachen Knochen ist der Tumor häufig multilobuliert und scharf begrenzt sowie von Periost überzogen.

Mikroskopie

Das Chondromyxoidfibrom zeigt eine lobulierte Architektur aus dicht gepackten spindelzelligen, teils sternförmigen Zellproliferaten mit einer myxoiden Interzellularsubstanz. Es treten vergrößerte hyperchromatische und pleomorphe Kerne vermehrt auf, diese Zellen zeigen ein verbreitertes Zytoplasma (Abb. 1.3.**14b-d**). Es findet sich eine unterschiedlich dichte Zellularität sowie teilweise eine Bildung von hyalinem Knorpel oder eine fokale Kalzifikation. Mitosen sind selten nachweisbar. Im Randbereich der Veränderung können vermehrt osteoklastäre Riesenzellen sowie eine gesteigerte Hämosiderineinlagerung und begleitende entzündliche Reaktion beobachtet werden. In 10% der Fälle ist eine sekundäre aneurysmatische Knochenzyste zu erkennen.

Immunhistochemisch zeigen Chondromyxoidfibrome eine bevorzugte Expression von S100-Protein, die Reagibilität ist auch beim Nachweis von glattmuskulärem Aktin sowie CD34 beschrieben (Nielsen u. Mitarb. 1999).

Genetik

Einzelne Literaturberichte belegen eine klonale Abnormalität des Chromosom 6 (Tallini u. Mitarb. 2002). Die Untersuchung der Matrixzusammensetzung von Chondromyxoidfibromen zeigt eine bevorzugte Expression von Proteoglykanen als Komponente der myxoiden Matrix sowie eine fokale Expression von Kollagen Typ II als Ausdruck einer chondroiden Zelldifferenzierung sowie der Kollagene Typ I, III und VI (Soder u. Mitarb. 2001).

Differenzialdiagnose

Chondrosarkom.

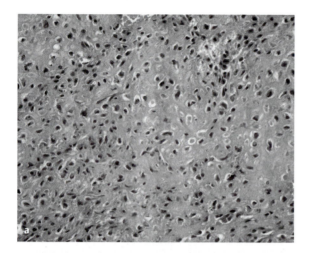
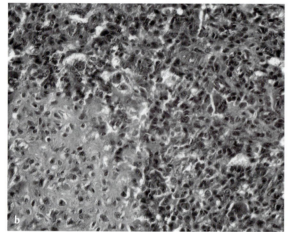

Abb. 1.3.13 a u. b Chondroblastom aus dem Talus bei einem 17-jährigen Patienten. Es finden sich relativ gleichmäßig imponierende Chondroblasten, welche teils ovale bis etwas gekerbte Kerne mit einzelnen kleinen Nukleoli aufweisen, das Zytoplasma zeigt eine scharfe Grenze (**a**). Des Weiteren lassen sich reichlich ungleichmäßig verteilt liegende Riesenzellen vom osteoklastären Typ erkennen (**b**) (Vergr. 400fach, HE-Färbung).

Chondromyxoidfibrom

Epidemiologie und Lokalisation

Bei dem Chondromyxoidfibrom handelt es sich um eine seltene, weniger als 1% aller Knochentumoren ausmachende Neoplasie, welche in der 2. und 3. Lebensdekade bevorzugt beim männlichen Geschlecht beobachtet wird. Bevorzugte Lokalisationen sind: die Metaphyse des distalen Femurs oder der proximalen Tibia, im Os ilium und in den kurzen tubulären Knochen der Füße (Wu u. Mitarb. 1998). Chondromyxoidfibrome wachsen lokal destruierend, die Rezidivrate ist gesteigert.

Osteogene Tumoren

Osteom

Synonyme

Knocheninsel, solitäre Enostose.

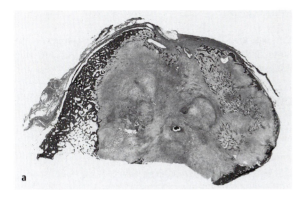
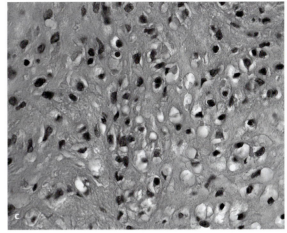
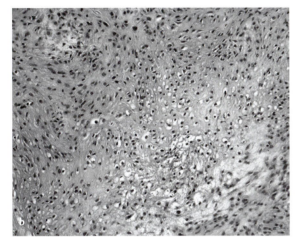

Abb. 1.3.14a–d Chondromyxoidfibrom im Großflächenschnitt (**a**) mit ausgedehnten knotigen Tumorproliferaten im Femurkopf. Histologisch stellt sich eine chondroide Proliferation mit einem eosinophilen Zytoplasma und geringgradigen nukleären Atypien dar (**b** u. **c**). Die teilweise spindelzelligen Proliferate zeigen ein myxoides Stroma (**d**) (**a**: Ladewig-Färbung; **b**: Vergr. 200fach, HE-Färbung; **c**: Vergr. 600fach, HE-Färbung; **d**: Vergr. 100fach, HE-Färbung).

Epidemiologie und Lokalisation

Das Osteom ist eine nicht selten vorkommende, intramedulläre knöcherne Verdichtung in der Spongiosa (Greenspan u. Mitarb. 1991).

Makroskopie

Die Läsionen nehmen häufig 1–2 mm im Durchmesser ein, können jedoch auch bis 1 cm oder größer werden.

Mikroskopie

Ein reifer Lamellenknochen mit regelrecht entwickelten Havers-Kanälen (Abb. 1.3.**15**) liegt vor, ohne enchondrale Ossifikationszone. Dieser kompakte Knochen geht über in das schwammartige Knochengerüst der Spongiosa.

Differenzialdiagnose

Osteoidosteom, sklerosierendes Osteosarkom.

Osteopoikilose

Synonyme

Multiple Knocheninseln.

Epidemiologie und Lokalisation

Die Osteopoikilose ist eine angeborene autosomal-dominant vererbte Erkrankung, bei welcher im Knochen multiple, teils diffus verteilte, teils herdförmig angeordnete röntgendichte Herde vorkommen. Häufig findet sich ein symmetrisches Auftreten in der Epi- und Metaphyse der

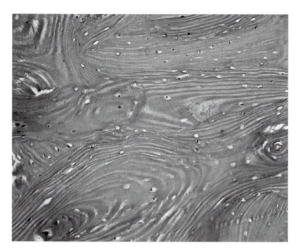

Abb. 1.3.15 Osteom mit soliden Arealen und einer etwas wellenförmig verlaufenden knöchernen Matrix (Vergr. 200fach, HE-Färbung).

kleinen Knochen von Händen und Füßen sowie an den Enden langer Röhrenknochen (Borman u. Mitarb. 2002).

Mikroskopie

Multiples Vorkommen gleichartiger histologischer Veränderungen wie bei der solitären Enostose.

Differenzialdiagnose

Osteom, Osteoidosteom, sklerosierendes Osteosarkom.

Melorheostose

Epidemiologie und Lokalisation

Die Melorheostose ist eine seltene, eigentümliche irreguläre kortikale Hyperostose, welche sowohl an der periostalen als auch endostalen Knochenoberfläche entstehen kann. Es findet sich ein gehäuftes Vorkommen mit kutanen Veränderungen und vaskulären Malformationen sowie Fibrosen. Beim Auftreten im Kindesalter lassen sich charakteristische Hyperostosen an den Extremitäten und am Beckengürtel nachweisen, die bei irregulärem Längenwachstum und Kontraktionen zu Gelenkdeformitäten führen. Im Erwachsenenalter bedingen die Veränderungen eine Bewegungseinschränkung der Gelenke (Greenspan u. Azouz 1999).

Makroskopie

Die periostalen und endostalen Oberflächen der Knochen sind irregulär mit einer ungleichmäßig dicken Kortikalis und einem eingeengten Markraum gestaltet.

Mikroskopie

Der neu gebildete Knochen zeigt eine teils wellige, teils lamelläre Architektur mit irregulären Trabekeln und eine mäßiggradige Markfibrose.

Differenzialdiagnose

Osteom, Osteoidosteom, sklerosierendes Osteosarkom.

Osteoidosteom

Epidemiologie und Lokalisation

Das Osteoidosteom ist eine benigne, knochenbildende tumoröse Veränderung von geringer Größe und limitiertem Wachstumspotential, welche vorwiegend bei Kindern und jungen Erwachsenen mit männlicher Bevorzugung vorkommt. Im Prinzip können alle Knochen betroffen sein, wobei besonders das Sternum sowie die langen Knochen, insbesondere die proximale Tibia befallen werden. Üblicherweise berichten die Patienten über Schmerzen, die intermittierend und bevorzugt nachts auftreten (Healey u. Ghelman 1986).

Makroskopie

Das Osteoidosteom ist eine kleine, kortikal basierte sowie scharf begrenzte, weißliche, sklerotische ossäre Läsion.

Mikroskopie

Das Osteoidosteom hat ein begrenztes Wachstumspotential. Es ist mikrotrabekulär aufgebaut mit teils plumpen angelagerten Osteoblasten (Abb. 1.3.**16a** u. **b**). Eine nukleäre Pleomorphie ist nicht nachweisbar. Um den zentral gelegenen Nidus findet sich ein zirkulärer, hypervaskulärer, sklerotischer Knochensaum, der sich nach außen hin verdünnt und abrupt in eine umgebende reaktive Knochenveränderung übergeht.

Genetik

Bislang wurden nur wenige Osteoidosteome untersucht, sie weisen einen annähernd diploiden Karyotyp und chromosomale Veränderungen an Chromosom 22 sowie 17 auf (Baruffi u. Mitarb. 2001).

Differenzialdiagnose

Osteom, Osteoidosteom, sklerosierendes Osteosarkom.

1.3.2 Tumorartige Läsionen und benigne Knochentumoren

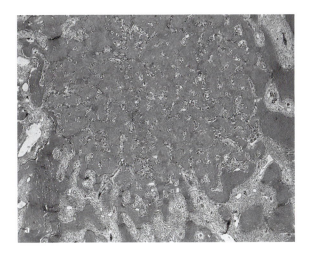

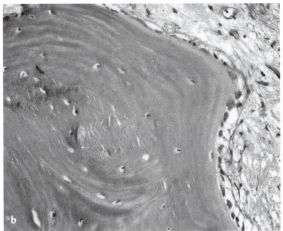

Abb. 1.3.16 a u. b Osteoidosteom aus der mittleren Phalanx eines Fingers mit zentralem Nidus, welcher aus irregulären Trabekeln von unreifem, wellenförmig verlaufendem Knochen gebildet wird (**a**). Die nähere Vergrößerung zeigt einen Trabekel aus dem Nidus mit begleitendem Osteoblastensaum sowie angrenzendem lockerem gefäßreichem Bindegewebe (**b**)
(Vergr. **a**: 40fach, **b**: 400fach, HE-Färbung).

Oberflächenosteom

Epidemiologie und Lokalisation

Die Oberflächenosteome des Kraniums und der Gesichtsknochen sowie anderer Knochen sind relativ selten vorkommende, asymptomatische, benigne und langsam wachsende Tumoren. Sie erscheinen bevorzugt in der äußeren Begrenzung der Calvaria. Das **Gartner-Syndrom** ist eine sehr seltene autosomal-dominante Erkrankung mit Osteomen des fazialen Knochens in Assoziation mit Kolonpolypen (Cerase u. Priolo 1998).

Mikroskopie

Es stellt sich ein reifer Knochen mit geringer assoziierter bindegewebiger Komponente dar.

Differenzialdiagnose

Osteosarkom.

Osteoblastom

Synonyme

Ossifizierender Riesenzelltumor, Riesenosteoidosteom.

Epidemiologie und Lokalisation

Das Osteoblastom ist eine seltene, etwa 1 % aller Knochentumoren einnehmende, bevorzugt im männlichen Geschlecht vorkommende Erkrankung, die im Alter zwischen 10 und 30 Jahren auftritt. Diese benigne knochenbildende Neoplasie befindet sich bevorzugt in der Wirbelsäule und dem Os sacrum sowie dem proximalen Femur und der proximalen Tibia. Die meisten Fälle sind intraossäre (medulläre) Osteoblastome, während einige auch auf der Knochenoberfläche als periostale, periphere Osteoblastome beschrieben sind (Malcolm u. Mitarb. 2002).

Makroskopie

Das Osteoblastom ist ein gefäßreicher Tumor mit rötlich-bräunlicher Schnittfläche. Häufig findet sich eine scharfe Tumorbegrenzung mit am Rand anliegender reaktiver Knochenneubildung sowie teils zystischen Veränderungen. Es findet sich ein verdrängendes Wachstumsmuster, eine invasive Tumorfront ist nicht nachweisbar.

Mikroskopie

Das Osteoblastom setzt sich aus etwas gebogen imponierenden Knochentrabekeln zusammen, welche irregulär begrenzt sind und von einer Osteoblastenschicht umgeben werden. Es findet sich ein stark vaskularisiertes Stroma. Die Osteoblasten können Mitosen aufweisen, atypische Mitosen fehlen jedoch (Abb. 1.3.**17 a – c**). Es kommen multinukleäre Riesenzellen vom osteoklastären Typ vor. Auch können Knorpelinseln sowie eine Kallusformation beobachtet werden. Bei atypischen oder aggressiven Osteoblastomen ist die differenzialdiagnostische Abgrenzung gegenüber einem Osteosarkom nur anhand der Infiltrationszone am Rand möglich.

Genetik

Chromosomale Rearrangements mit hypodiploiden bis hyperdiploiden Formen sind beschrieben (Radig u. Mitarb. 1998). Es lassen sich jedoch keine konsistenten Aberratio-

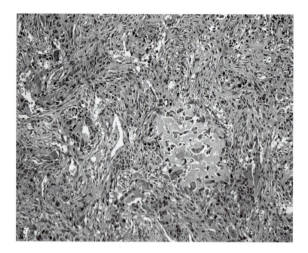
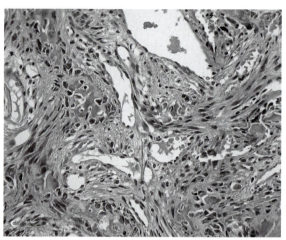
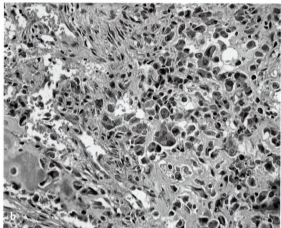

Abb. 1.3.17 a–c Osteoblastom aus dem Azetabulum, das radiologisch als osteolytische Läsion imponierte. Histologisch stellt sich ein desorganisiertes Trabekelwerk von unreifem Knochen in einem zellreichen vaskulären Stroma dar (**a**). Es findet sich eine gesteigerte osteoblastische sowie osteolytische Aktivität mit großen, etwas plumpen Osteoblasten mit teils epitheloidem Charakter (**b**) Das Stroma ist faser- und gefäßreich (**c**) (Vergr. **a**: 200fach, **b**: 400fach, **c**: 400fach, HE-Färbung).

nen erkennen. Im Vergleich zum Osteosarkom sind die genetischen Aberrationen gering. Sie zeigen keine wesentliche Telomeraseaktivität (Kido u. Mitarb. 1999).

Differenzialdiagnose

Osteosarkom.

Fibrogene Tumoren

Nichtossifizierendes Fibrom

Synonyme

Fibröser metaphysärer Defekt, benignes fibröses Histiozytom.

Epidemiologie und Lokalisation

Das nichtossifizierende Fibrom (NOF) ist eine relativ häufige, gutartige, schmerzhafte umschriebene Läsion in der Metaphyse langer Röhrenknochen, insbesondere von Femur und Tibia. Es kommt bevorzugt im Kindesalter vor. Eine spontane Regression ist möglich.

Das **benigne fibröse Histiozytom** (Synonym: Fibroxanthom, fibröses Xanthom, Xanthofibrom, Xanthogranulom) des Knochens ist histologisch nicht von einem nichtossifizierenden Fibrom zu unterscheiden. Eine Differenzierung ist lediglich anhand des klinischen Verlaufs sowie des radiologischen Bildes möglich (Kyriakos 2002, Bertoni u. Mitarb. 1986).

Makroskopie

Die meisten Tumoren durchmessen nicht mehr als 3 cm, Fälle von Tumoren mit einem Durchmesser bis 7 cm sind jedoch beschrieben. Es findet sich ein grau-weißes festes Tumorgewebe mit ungleichmäßig herdförmig verteilten, gelblichen bis bräunlichen Gewebeeinlagerungen.

Mikroskopie

Das nichtossifizierende Fibrom zeigt eine vorwiegend spindelzellige fibroblastäre Proliferation mit wirbelartigem und storiformem Aufbau sowie Nachweis von mehr-

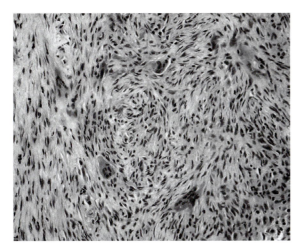

Abb. 1.3.18 Nichtossifizierendes Fibrom (NOF) der Fibula eines 12-jährigen Jungen mit faszikulärer spindelzelliger Proliferation und wenigen, diffus verteilt liegenden, multinukleären Riesenzellen. Es findet sich ein storiformes Muster mit fokal verstärkter Kollagenfasereinlagerung und hyalinen Veränderungen (Vergr. 400fach, HE-Färbung).

kernigen osteoklastären Riesenzellen in diffusem, lockerem Verteilungsmuster (Abb. 1.3.**18**). Die Zellkerne sind chromatindicht und rundlich bis oval, teils auch etwas länglich konfiguriert. Sehr selten können nukleäre Atypien beobachtet werden. Eingestreut sind schaumzellig transformierte Makrophagen zwischen den Stromazellen sowie chronisch entzündliche Infiltrate in lockerer herdförmiger Anordnung. Mitosen sind nachweisbar, jedoch ohne Atypien. Herdförmige Hämorrhagien sowie Hämosiderinpigmenteinlagerungen können in Makrophagen gefunden werden. Auch sind ischämische Nekrosen in der ansonsten scharf begrenzten Tumorproliferation zu finden.

Differenzialdiagnose

Riesenzellhaltige Tumoren, Osteosarkom.

Desmoplastisches Fibrom des Knochens

Synonyme

Desmoidtumor des Knochens, intraossäre Variante der Weichgewebefibromatose.

Epidemiologie und Lokalisation

Das desmoplastische Fibrom des Knochens ist eine seltene, etwa 0,1 % der primären Knochentumoren einnehmende Erkrankung, welche vorwiegend im jungen Erwachsenenalter ohne Bevorzugung eines Geschlechts vorkommt. Es kann jeden Knochen betreffen, kommt jedoch gehäuft in der Mandibula oder im Becken vor. Klinisch findet sich meist eine schmerzreiche Knochenveränderung mit Funktionseinschränkung und Deformität.

Die histologische Ähnlichkeit des desmoplastischen Fibroms zu anderen fibrösen Läsionen, wie z. B. der Palmarfibromatose und dem Desmoidtumor legen nahe, dass es sich um eine intraossäre Variante dieser fibromatösen Veränderungen handelt. Es findet sich eine gesteigerte Rezidivrate, eine Metastasierungstendenz besteht nicht (Fornasier u. Mitarb. 2002).

Makroskopie

Der Tumor ist prall-elastisch, fest und zeigt auf der Schnittfläche eine weißlich-beige, etwas wirbelartige Textur. Die Randbegrenzung ist scharf, eine Ausbreitung in das angrenzende Weichgewebe ist möglich (Abb. 1.3.**19 a**).

Mikroskopie

Das desmoplastische Fibrom des Knochens setzt sich aus spindelzelligen Fibroblasten und Myofibroblasten zusammen, welche in einem kollagenreichen, teils hyalinisierten Stroma eingebettet sind (Abb. 1.3.**19 b** u. **c**). Es kann eine wechselnd dichte Zellularität beobachtet werden, zelluläre Atypien oder Pleomorphien sind selten, ebenfalls sind Mitosen kaum nachweisbar.

Genetik

In der FISH-Untersuchung zeigen desmoplastische Fibrome des Knochens eine Trisomie 8 und 20, ähnlich wie Desmoidtumoren des Weichgewebes.

Differenzialdiagnose

Fibroossäre Läsionen des Knochens.

Sonstige benigne Tumoren des Knochens

Riesenzelltumor

Synonyme

Osteoklastom.

Epidemiologie und Lokalisation

Der Riesenzelltumor des Knochens ist ein lokal aggressiver Tumor mit unklarem biologischem Verhalten, welcher ungefähr 4–5 % aller primären Knochentumoren ausmacht, er entspricht etwa einem fünftel aller benignen primären Knochentumoren mit einem bevorzugten Vorkommen zwischen dem 20. und 25. Lebensjahr und geringer Bevorzugung des weiblichen Geschlechts. Üblicherweise werden die Diaphysen aller Röhrenknochen wie Femur, proximale Tibia und distaler Radius sowie proximaler Humerus betroffen. In etwa 5% der Fälle sind flache Knochen wie z. B. das Becken involviert (Biscaglia u. Mitarb. 2000).

Makroskopie

Es findet sich häufig eine exzentrisch gelegene knöcherne Destruktion, welche von einer dünnen, teils inkompletten reaktiven Knochenneubildung umsäumt wird. Tumorformationen reichen teilweise an den artikulären Knorpel heran ohne diesen jedoch zu penetrieren. Das Tumorgewebe ist weich und bräunlich (Abb. 1.3.**20a**), teilweise mit gelblich-xanthomatösen Veränderungen und fokaler Fibrosierung. Sekundäre Veränderungen mit blutgefüllten zystischen Hohlräumen sind möglich.

Mikroskopie

Es lassen sich charakteristische rund bis ovale polygonale, teilweise etwas elongierte mononukleäre Zellen nachweisen, welche von reichlich osteoklastären Riesenzellen begleitet werden. Diese Riesenzellen tragen 50–100 Kerne mit einem lockeren Kernchromatin und zumeist 1–2 Nukleoli (Abb. 1.3.**20b**). Das Zytoplasma ist scharf begrenzt, Mitosefiguren kommen vor, ohne jedoch Atypien aufzuweisen. Im interzellulären Stroma findet sich wenig Kollagen (Abb. 1.3.**20c**). Immunhistochemisch exprimieren die Riesenzellen die charakteristischen Marker von histiozytären Zellen entsprechend Osteoklasten.

Die großen osteoklastären Riesenzellen sind nicht als neoplastische Zellen zu interpretieren, vielmehr entspricht die mononukleäre Zellpopulation der neoplastischen Komponente. Es wird angenommen, dass diese Zellproliferation einer primitiven mesenchymalen Stromazelle entspringt. Sie exprimiert RANKL, welche die Bildung und Reifung von Osteoklasten aus osteoklastären Vorläuferzellen stimuliert (Roux u. Mitarb. 2002). Diese Stromazellen entspringen einer monozytären Zelllinie. Eine maligne Dedifferenzierung von konventionellen Riesenzelltumoren ist nach Radiatio beschrieben. Es ist von besonderer Wichtigkeit, dass eine vaskuläre Emission oder ein Übergreifen auf das Weichgewebe sowie gesteigerte mitotischer Aktivität nicht beweisend sind für Malignität.

Genetik

Eine Reduktion der Telomerlänge in Riesenzelltumoren ist beschrieben (Schwartz u. Mitarb. 1993), wobei bevorzugt die Chromosomen 11p, 13p, 14p, 15p, 19q, 20q und 21p betroffen sind. Es sind Zellen von Riesenzelltumoren beschrieben mit einem Rearrangement im Chromosom 16q22 oder 17p13 (Sciot u. Mitarb. 2000). Diese Veränderungen weisen auf eine Assoziation mit einer aneurysmatischen Knochenzyste – die in etwa 10% der Fälle als sekundäre Veränderung vorliegen kann – hin. Außerdem wird vermutet, dass eine Beziehung zwischen chromosomalen Veränderungen und klinischem Verlauf besteht.

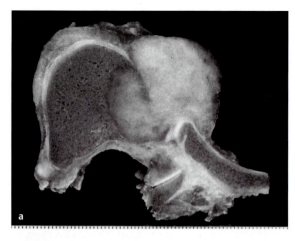

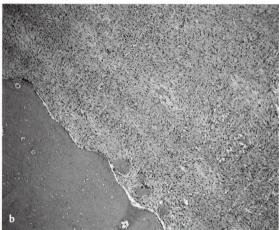

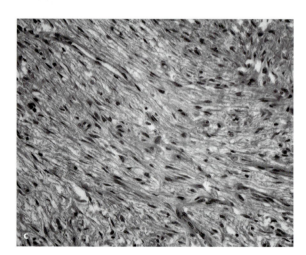

Abb. 1.3.19a–c Desmoplastisches Fibrom der Rippe mit scharf begrenzter Tumorproliferation intraossär sowie über die Kortikalis bis in das angrenzende Weichgewebe übergreifend mit einer weißlichen, etwas wirbelartig imponierenden Schnittfläche (**a**). Histologisch finden sich direkt am Knochen anliegende spindelzellige, teils parallel, teils wirbelartig angeordnete Proliferate ohne Atypien (**b** u. **c**) (Vergr. 400fach, HE-Färbung).

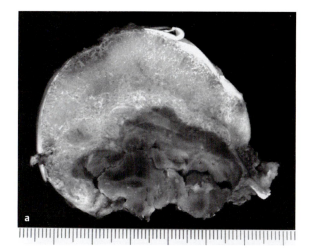
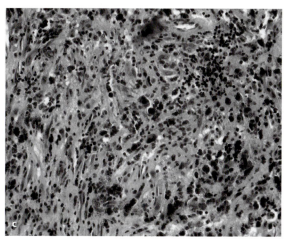
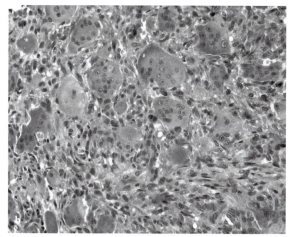

Abb. 1.3.20 a–c Riesenzelltumor des Knochens in einem Resektat des Femurkopfes mit scharf begrenzten Tumorformationen von weicher Konsistenz und bräunlich-rötlicher Farbe (**a**). Histologisch weist der Riesenzelltumor typische mehrkernige Riesenzellen vom osteoklastären Typ auf (**b**), welche von gleichmäßigen rundlich-ovalen mononukleären Zellen begleitet werden. Ein storiformes spindelzelliges Fibroblastenproliferat kann den Riesenzelltumor begleiten, es finden sich reichlich grobschollig imponierende Eisenpigmenteinlagerungen (**c**) als Ausdruck alter Blutungsresiduen (Vergr. **b**: 400fach, **c**: 400fach, HE-Färbung).

Differenzialdiagnose

Fibröses Histiozytom, riesenzellhaltiges Osteosarkom, aneurysmatische Knochenzyste.

Pigmentierte villonoduläre Synovitis

Synonyme

Riesenzelltumor der Sehnenscheide, benignes synoviales Histiozytom.

Epidemiologie und Lokalisation

Die pigmentierte villonoduläre Synovitis (PVNS) ist ein lokal aggressiver synovialer Tumor, welcher bevorzugt große Gelenke betrifft und teils solitär, teils auch diffus multinodulär vorkommen kann. Bevorzugte Regionen sind das Kniegelenk, die Hüfte sowie der Fuß. Bei inkompletter Resektion ist die Rezidivrate deutlich gesteigert; in sehr seltenen Fällen sind sekundäre maligne Riesenzelltumoren beschrieben (Masih u. Antebi 2003).

Makroskopie

Es findet sich eine gelblich-braune Farbe (Abb. 1.3.**21 a**) des mäßig festen, teils etwas fibrös imponierenden Gewebes, welches teilweise scharf begrenzt ist, teilweise aber auch diffus in das angrenzende Weichgewebe übergeht.

Mikroskopie

Es liegt ein Bindegewebsproliferat vor, welches vereinzelt von mehrkernigen Riesenzellen durchsetzt wird und reichlich eisenpigmentbeladene Makrophagen enthält (Abb. 1.3.**21 b**). Das trabekuläre Muster kann zum Teil eine pseudosarkomatöse Morphologie aufweisen. Es finden sich kleinere mit einer Synovialmembran ausgekleidete Hohlräume sowie ein begleitendes, chronisch-entzündliches Infiltrat.

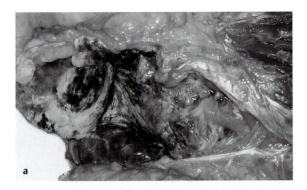

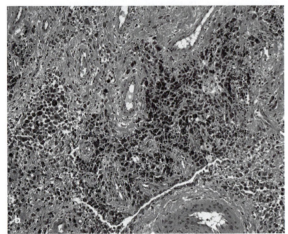

Abb. 1.3.21 a u. b Pigmentierte villonoduläre Synovialitis (PVNS) des Kniegelenks mit makroskopisch typischer bräunlich-gelblicher Färbung als Ausdruck der Eisenpigmenteinlagerungen (**a**). Histologisch stellen sich charakteristische mononukleäre Zellformationen und reichlich eisenbeladene Makrophagen dar (**b**) (**b**: Vergr. 400fach, HE-Färbung).

Genetik

Es sind chromosomale Aberrationen beschrieben, die eine zytogenetische Verwandtschaft mit der lokalisierten Form des Riesenzelltumors aufweisen.

Differenzialdiagnose

Chronische intraartikuläre Blutung, reaktive Veränderungen mit Fremdkörperriesenzellen, hämosiderotische Synovitis.

Hämangiom

Synonyme

Kapilläres Hämangiom, kavernöses Hämangiom, venöses Hämangiom, Angiomatose.

Epidemiologie und Lokalisation

Das intraossäre Hämangiom ist üblicherweise asymptomatisch und solitär, vorwiegend in Wirbelkörpern oder im Schädel zu finden. Häufig handelt es sich um inzidentelle radiologische Befunde, welche bei einer Lokalisation an der Wirbelsäule auch mit neurologischen Symptomen einhergehen können. Sie sind in jedem Alter mit Bevorzugung der 5. Lebensdekade und dem weiblichen Geschlecht zu finden. Hämangiome zeigen eine geringgradige Tendenz zur Rezidivbildung. Ein Übergang in ein Angiosarkom ist sehr selten (Adler u. Wold 2002).

Makroskopie

Das Hämangiom ist eine weiche, scharf begrenzte, dunkelrot imponierende Tumorformation mit teils honigwabenartiger Struktur mit zwischen den Knochentrabekeln liegenden blutgefüllten Hohlräumen.

Mikroskopie

Aufgrund ihrer unterschiedlichen Morphologie werden kavernöse, kapilläre, epitheloide, histiozytoide sowie sklerosierende Hämangiome unterschieden. Es handelt sich um dünnwandige blutgefüllte Gefäße, welche von einer flachen einschichtigen Endothelschicht ausgekleidet werden. Diese Gefäße permiieren den Markraum und umgeben die vorbestehenden Knochentrabekel. Beim epitheloiden Hämangiom finden sich vergrößerte neoplastische endotheliale Zellen mit einem bläschenförmigen Kern und eosinophilem Zytoplasma, das Stroma wird von einem lockeren Bindegewebe mit vermehrten inflammatorischen Zellinfiltraten und Eosinophilen eingenommen.

Immunhistochemisch weisen endotheliale Zellen eine Vimentin-Expression sowie Expression der Gefäßmarker Faktor VIII, CD31 und CD34 auf. Beim epithelialen Hämangiom kann partiell eine Zytokeratin- und EMA-Expression vorkommen.

Ultrastrukturell enthalten die endotheliale Zellen Weibel-Palade-Körperchen, die zytoplasmatischen Filamente sind vorwiegend in epitheloiden endothelialen Zellen vorhanden.

Differenzialdiagnose

Andere zystische Läsionen des Knochens.

Lymphangiom

Mikroskopie

Parallel zum Hämangiom des Knochens finden sich dilatierte, sinusoidal strukturierte sowie von Lymphflüssigkeit ausgefüllte Hohlräume, welche von einer flachen einlagigen Endothelschicht ausgekleidet werden. Das umgebende Stroma kann Lymphozyten enthalten.

Skelettale Hämangiomatose/ Lymphangiomatose

Synonyme

Zystische Angiomatose des Knochens, Lymphangiektasie des Knochens.

Epidemiologie und Lokalisation

Eine systemische Hämangiomatose/Lymphangiomatose, welche das Skelett betrifft, ist oft ein zufälliger radiologischer Befund oder Ursache für eine pathologische Fraktur oder chylöse oder hämorrhagische Gewebeveränderung. Kombiniertes Vorkommen mit viszeralen Hämangiomata oder Lymphangiomata ist häufig, eine familiäre Belastung ist nicht bekannt.

Makroskopie

Es findet sich eine zystisch imponierende, von Blut oder weiß-gelblicher Lymphe gefüllte Struktur. Kombinationsformen von diffusen hämangiomatösen und lymphangiomatösen Veränderungen sind beschrieben.

Mikroskopie

Von einer flachen Endothelschicht ausgekleidete vaskuläre Räume liegen in unterschiedlicher Größe mit einem lockeren kollagenen Fasergewebe vor (Abb. 1.3.22 a u. b).

Differenzialdiagnose

Andere zystische Läsionen des Knochens.

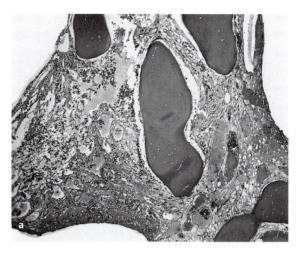
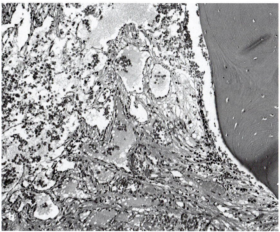

Abb. 1.3.22 a u. b Intraossäres Hämangiom aus dem Azetabulum bei Angiomatose (**a**) mit wechselnd weiten, blutgefüllten Gefäßräumen und flacher Endothelauskleidung (**b**) (Vergr. **a**: 100fach, **b**: 200fach, HE-Färbung).

Leiomyom

Epidemiologie und Lokalisation

Das Leiomyom des Knochens ist ein gutartiger spindelzelliger Tumor mit glattmuskulärer Differenzierung. Es handelt sich um einen sehr selten im Knochen nachweisbaren Tumor, der bevorzugt nach dem 30. Lebensjahr vorkommt. Bevorzugt ist dieser Tumor in der Mandibula sowie der Tibia lokalisiert (Vaillo-Vinagre u. Mitarb. 2000).

Makroskopie

Es findet sich ein fester graufarbener Tumor, welcher häufig nicht größer als 3 cm wird.

Mikroskopie

Histologisch findet sich entsprechend der Herkunft ein spindelzelliges immunhistochemisch glattmuskuläres Aktin sowie Desmin exprimierendes Proliferat in teils wirbelartiger Anordnung mit mäßig elongierten locker chromatindichten Kernen (Abb. 1.3.23).

Differenzialdiagnose

Fibröse Läsionen des Knochens.

Lipom

Synonyme

Intramedulläres Lipom, intrakortikales Lipom, ossifizierendes Lipom, parosteales Lipom.

Epidemiologie und Lokalisation

Das Lipom des Knochens ist eine benigne Neoplasie, das sich aus Adipozyten zusammensetzt und etwa 0,1 % der primären Knochentumoren ausmacht. Es ist in allen Altersabschnitten zu beobachten, eine besondere Häufigkeit findet sich um das 40. Lebensjahr mit männlicher Präponderanz. Lipome werden häufig in metaphysären Regionen langer Röhrenknochen beobachtet, insbesondere in Femur, Tibia und Fibula sowie im Kalkaneus. Häufig handelt es sich um einen schmerzfreien, inzidentell radiologisch entdeckten Befund (Rosenberg 2002).

Makroskopie

Zumeist liegt ein im Durchmesser 3–5 cm großer weicher intramedullärer gelblicher Tumor vor, welcher von einem häufig sklerotischen Knochen umgeben wird. Die parostalen Lipome erscheinen etwas größer (4–10 cm).

Mikroskopie

Die intramedullären Lipome sind scharf begrenzt und zeigen eine lobuläre Untergliederung mit reifen Adipozyten. Diese haben kleine am Rand gelegene Kerne und ein helles Zytoplasma. Fokal können Fettgewebenekrosen mit reaktiver schaumzellig-histiozytärer Infiltration vorkommen. In ossifizierenden Lipomen stellen sich etwas wellig angeordnete lamelläre Knochenformationen dar. Immunhistochemisch zeigen die Fettzellen eine charakteristische Expression von Vimentin sowie S100-Protein.

Genetik

In einem Fall ist eine Translokation t(3.12)(q28;q14) entsprechend den subkutanen Lipomen in einem parostalen Lipom beschrieben worden.

Differenzialdiagnose

Liposarkom.

Schwannom

Synonyme

Neurilemmom, Neurinom.

Epidemiologie und Lokalisation

Der neurogene Tumor des Knochens ist extrem selten und kann bei Patienten mit Neurofibromatose auftreten. Bevorzugt sind die Mandibula sowie das Os sacrum betroffen.

Makroskopie

Das Schwannom zeigt sich als scharf begrenzter weißlichglänzender Knoten mit fibröser Kapsel.

Mikroskopie

Das Schwannom ist aus spindelzelligen Proliferaten aufgebaut, es finden sich herdförmig palisadenartig angeordnete Kerne (Abb. 1.3.**24**) sowie Zonen mit wechselnd dichter Zellularität. Die Mitoserate ist gering, es lässt sich immunhistochemisch eine charakteristische ausgeprägte S100-Positivität nachweisen.

Differenzialdiagnose

Fibröse Läsionen des Knochens.

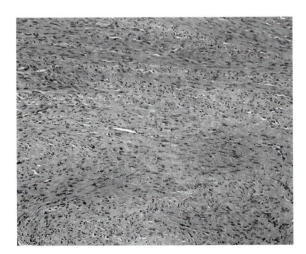

Abb. 1.3.23 Leiomyom aus dem Os sacrum, das morphologisch die gleichen Charakteristika wie im Weichgewebe aufweist. Es finden sich uniforme spindelzellige Verbände mit längs ovalen, etwas wellig imponierenden Kernen (Vergr. 200fach, HE-Färbung).

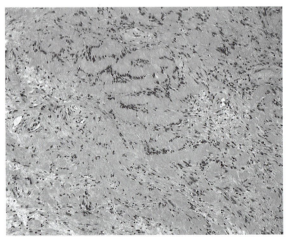

Abb. 1.3.24 Das Schwannom im Knochen zeigt eine gleichartige Morphologie wie sein Counterpart im Weichgewebe. Es finden sich teilweise palisadenartig angeordnete charakteristische Kernformationen, entsprechend dem Antony-A-Muster (Vergr. 400fach, HE-Färbung).

Tumoren undefinierter neoplastischer Herkunft

Aneurysmatische Knochenzyste

Synonyme

Reparative Riesenzellgranulom.

Epidemiologie und Lokalisation

Die aneurysmatische Knochenzyste ist eine häufig exzentrisch angeordnete und im jungen Erwachsenenalter vorkommende schmerzhafte Läsion, welche lange Röhrenknochen, die Wirbelsäule sowie flache Knochen betrifft. Die aneurysmatische Knochenzyste kommt oft als sekundäre reaktive Veränderung bei benignen Knochentumoren wie einem Osteoblastom oder Chondroblastom, dem nichtossifizierenden Fibrom oder der fibrösen Dysplasie vor (Leithner u. Mitarb. 1999). Etwa 95% der aneurysmatischen Knochenzysten entsprechen der zystischen Variante, nur etwa 5% zeigen ein solides Wachstumsmuster.

Makroskopie

Die Zystenwand ist fibrös, es findet sich eine teils mehrkammerige Untergliederung sowie ein braun-rot tingierter blutiger Zysteninhalt (Abb. 1.3.**25 a**).

Mikroskopie

Es stellen sich wechselnd weite, häufig multiple zystische Hohlräume dar, die aus fibrösen Septen (Abb. 1.3.**25 b**) bestehen und mit Blut angefüllt (Abb. 1.3.**25 c**) sind. Teilweise lassen sich Riesenzellen, teils Formationen eines unreifen und unmineralisierten Osteoids erkennen. Hämosiderineinlagerungen als Ausdruck alter Blutungsresiduen sowie reaktive schaumzellig transformierte Makrophagen und Lymphozyten sowie Plasmazellen durchsetzen die Septen.

Genetik

Es findet sich ein charakteristisches Rearrangement vom kurzen Arm des Chromosoms 17 mit Nachweis einer ballancierten Translokation (Panoutsakopoulos u. Mitarb. 1999). Die zytogenetischen Untersuchungen weisen darauf hin, dass die aneurysmatischen Knochenzysten einer klonalen Proliferation mit Aktivierung von auf dem Chromosom 17p lokalisierten Onkogenen entsprechen, welche die Tumorgenese bedingen. Bislang ist unklar, inwieweit die chromosomalen Veränderungen in den verschiedenen Formen der aneurysmatischen Knochenzysten vertreten sind.

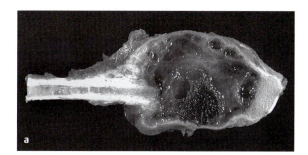

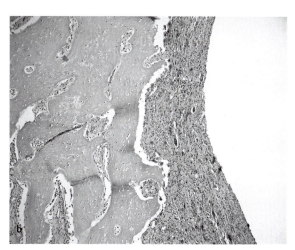

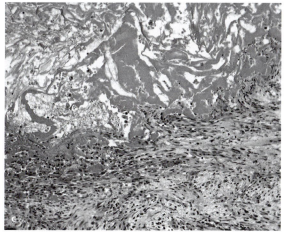

Abb. 1.3.25 a – c Aneurysmatische Knochenzyste mit einem Durchmesser von 6,5 cm in der proximalen Fibula eines 17-jährigen Jungen. Es finden sich scharf begrenzte, multiple Zystenformationen mit Bluteinlagerungen sowie einer zentralen Verdichtungszone (**a**). Histologisch werden die Zystenwände aus Bindegewebe gebildet und weisen einzelne osteoklastäre Riesenzellen auf (**b**). Im Zystenlumen finden sich Blutbestandteile und Fibrin (**c**) (Vergr. **b**: 100fach, **c**: 200fach, HE-Färbung).

Differenzialdiagnose

Teleangiektatisches Osteosarkom.

Reparatives Riesenzellgranulom

Synonyme

Solide aneurysmatische Knochenzyste.

Epidemiologie und Lokalisation

Das reparative Riesenzellgranulom ist eine nicht neoplastische benigne intraossäre Veränderung, die häufig in der Mandibula oder Maxilla (Gungormus u. Akgul 2003) sowie in kleinen Knochen von Händen und Füßen (MacDonald u. Mitarb. 2003) beobachtet wird. Es kann in jedem Alter vorkommen, wobei eine Bevorzugung in der 2. und 3. Lebensdekade besteht.

Die solide Variante der aneurysmatischen Knochenzyste wurde 1983 erstmals von Sanerkin u. Mitarb. als ungewöhnliche intraossäre Läsion mit fibroblastischen, osteoklastischen, osteoblastischen und aneurysmatischen Gewebeanteilen beschrieben.

Das besonders in den Kieferknochen vorkommende reparative Riesenzellgranulom ist auch als **Chirubismus** (früher auch: familiäre fibröse Dysplasie) bekannt. Es handelt sich hierbei um eine seltene autosomal-dominante Erkrankung mit multiplen Läsionen in bevorzugt symmetrischer Anordnung. Es findet sich ein typisches klinisches und radiologisches Bild.

Makroskopie

Das Gewebe ist von grau-brauner Farbe und bröckliger Struktur.

Mikroskopie

Es finden sich unterschiedlich zellreiche Areale mit spindelzellig-bindegewebiger Proliferation und histiozytärer Zellinfiltration. Außerdem sind vermehrt Riesenzellen in unterschiedlich dichter Anordnung nachzuweisen sowie herdförmige Hämorrhagien (Abb. 1.3.26). Eine Osteoideinlagerung und ein gesteigerter Knochenumbau können vorkommen, aber auch chronisch entzündliche Zellinfiltrate können vertreten sein.

Differenzialdiagnose

Brauner Tumor bei Hyperparathyreoidismus, Riesenzelltumor, aneurysmatische Knochenzyste.

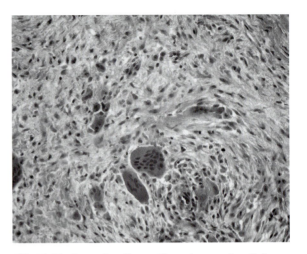

Abb. 1.3.26 Reparatives Riesenzellgranulom aus dem Kieferwinkel mit spindelzelliger Bindegewebsproliferation und vereinzelt einliegenden mehrkernigen Riesenzellen sowie fokalen Hämorrhagien. Atypien sind nicht nachweisbar (Vergr. 400fach, HE-Färbung).

Solitäre Knochenzyste

Synonyme

Unikamerale Knochenzyste, juvenile Knochenzyste, essentielle Knochenzyste.

Epidemiologie und Lokalisation

Die solitäre Knochenzyste ist eine nicht selten in der Metaphyse langer Röhrenknochen bei männlichen Kindern oder jungen Erwachsenen vorkommende zystische Läsion, die eine langsame Wachstumsrate aufweist (Chigira u. Mitarb. 1983). Sie tritt vor Abschluss des Längenwachstums in topographischer Beziehung zu einer Wachstumsfuge in metadiaphysärer Lokalisation auf und enthält eine seröse Flüssigkeit. Im Verlauf des Längenwachstums verlagern sich die Zysten in den langen Röhrenknochen in Richtung Diaphyse, so dass die Beziehung zur Wachstumsfuge nicht mehr erkennbar ist.

Makroskopie

Der zystische Hohlraum ist mit einer serösen oder serössanguinen Flüssigkeit gefüllt, es findet sich eine geglättete Innenfläche, welche teilweise septiert sein kann.

Mikroskopie

Zystischer, flüssigkeitsgefüllter Hohlraum im Knochen mit fibröser Gewebeauskleidung ohne epitheliale Zellformation (Pseudozyste). Die Knochenzyste ist mit einer serösen Flüssigkeit gefüllt, begleitend finden sich häufig Einblutungen, Hämosiderinablagerungen, Granulationsgewebe, eventuell Cholesterinkristalleinlagerungen sowie Kalzifikation und ein reaktiver Knochenumbau.

Differenzialdiagnose

Aneurysmatische Knochenzysten, Riesenzelltumor.

Fibröse Dysplasie

Synonyme

Fibroossäre Dysplasie, fibroossäre Läsion.

Epidemiologie und Lokalisation

Die fibröse Dysplasie ist eine relativ häufig vorkommende monostotische hamartomatöse Läsion, welche eine langsame Wachstumsprogression aufweist und vorwiegend aus knöchernem sowie fibrösem Gewebe besteht (Ogunsalu u. Mitarb. 1998). Die Veränderung wird im Kindes- oder jungen Erwachsenenalter entdeckt und zeigt im weiteren Verlauf eine langsame Wachstumsprogredienz. Knochendeformitäten können aufgrund kleinerer Frakturen der betroffenen Knochen entstehen, eine familiäre Assoziation ist nicht bekannt.

Es handelt sich um eine häufig inzidentell im Rahmen einer radiologischen Untersuchung entdeckte asymptomatische Veränderung, welche bevorzugt Femur, Tibia, Schädel und Rippen betrifft. Aufgrund der mehrfach vorkommenden Frakturen können sekundäre resorptive sowie regeneratorische Veränderungen das morphologische Bild bestimmen. Vorwiegend sind mehrkernige Riesenzellen sowie Histiozyten und eine Kallusbildung zu finden.

In sehr seltenen Fällen treten polyostotische Veränderungen mit ausgeprägten Fehlstellungen und Deformitäten der Knochen auf. Ein entsprechendes Krankheitsbild mit vermehrter Hautpigmentierung und Endokrinopathien ist das **Albright-McCune-Syndrom**.

Makroskopie

Bei der fibrösen Dysplasie zeigt der betroffene Knochen eine typische fusiforme Expansion mit Ausdünnung des Kortex und Ersatz des Knochengewebes durch festes weißliches Bindegewebe, teilweise mit Zystenformationen.

Mikroskopie

Es finden sich irregulär verflochtene, nicht lamelläre Knochentrabekel in einem zellreichen atypiefreien fibrösen Stroma (Abb. 1.3.27). Teilweise ist ein storiformes Muster im fibrösen Stroma vorhanden. Die fokal nachweisbaren knorpeligen Einlagerungen können einerseits als intrinsische Veränderung angesehen werden, andererseits möglicherweise als sekundäre Veränderung bei Zustand nach

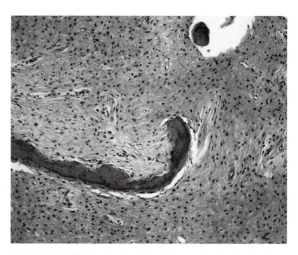

Abb. 1.3.27 Fibröse Dysplasie des Femurs mit charakteristischen, etwas gebogenen Knochenspikula und umgebendem hypozellulärem spindelzelligem Stroma. Die Knochenspikula zeigen typischerweise keinen begleitenden Osteoblastensaum (Vergr. 200fach, HE-Färbung).

Knochenfraktur oder im Kindesalter auch als verschleppte Anteile der Wachstumsfuge.

Genetik

Aktivierende Mutationen in dem GNAS-1-Gen, die einer Alpha-Untereinheit des G-Proteins entsprechen, wurden sowohl in monostotischen als auch polyostotischen fibrösen Dysplasien beschrieben (Cohen 2001). Des Weiteren ist eine klonale chromosomale Aberration in 8 von 11 untersuchten Fällen nachgewiesen worden, so dass von einer Neoplasie ausgegangen werden muss (Dal Cin u. Mitarb. 2000).

Differenzialdiagnose

Benignes fibröses Histiozytom, Chondrosarkom.

Osteofibröse Dysplasie

Synonyme

Ossifizierendes Fibrom, Kempson-Campanacci-Läsion, kortikale fibröse Dysplasie.

Epidemiologie und Lokalisation

Die osteofibröse Dysplasie tritt vorwiegend in der Tibia und Fibula auf, selten in den Unterarmen. Sie wird als eine Variante der fibrösen Dysplasie angesehen und kommt häufig bei jüngeren Kindern vor. Sie grenzt sich auch von der fibrösen Dysplasie durch ihre spontane Regressionsfähigkeit ab. Es stellt sich ein relativ schnell wachsender schmerzloser Tumor dar, welcher zu einer Deformität des betroffenen Knochens führt. Häufig wird die Dia- oder Metaphyse der Tibia betroffen, die Epiphysen sind üblicherweise nicht einbezogen (Vigorita u. Mitarb. 2002). Eine Transformation einer osteofibrösen Dysplasie in ein Adamantinom wird diskutiert.

Makroskopie

Es stellt sich eine exzentrisch gelegene, intrakortikale Osteolyse mit Distorsion und Ausdünnung bis Verlust des Kortex dar. Das bedeckende Periost ist erhalten.

Mikroskopie

Es findet sich eine ähnliche Morphologie wie bei der fibrösen Dysplasie mit irregulären Knochenfragmenten und einem zellreichen, fibrösen Stroma. Die Knochenspikulae sind jedoch üblicherweise mit Osteoblasten gesäumt, die einen Saum aus Lamellenknochen formen (Abb. 1.3.**28**). Begleitend können Einblutungen und histiozytäre Infiltrate sowie auch kleine Knorpelinseln vorkommen. Immunhistochemisch lassen sich einzelne Zytokeratin-exprimierende Zellen in der osteofibrösen Dysplasie finden, dieses Phänomen weist auf eine enge Beziehung zu einem Adamantinom hin.

Genetik

Vermehrte chromosomale Aberrationen, insbesondere Trisomie 7 und 8 sind beschrieben sowie eine FOS- und JUN-Proto-Onkogenproduktion (Bridge u. Mitarb. 1994).

Differenzialdiagnose

Fibröse Dysplasie.

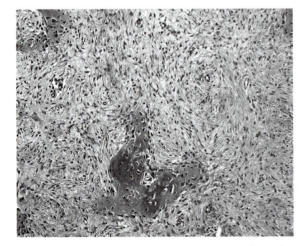

Abb. 1.3.28 Osteofibröse Dysplasie (Campanacci-Syndrom) der Tibia mit fibrösem Stroma und von Osteoblasten umgebenen Knochenbälkchen (Vergr. 200fach, HE-Färbung).

Langerhans-Zell-Histiozytose

Synonyme

Eosinophiles Granulom, Langerhans-Granulomatose, Histiozytosis X; Hand-Schüller-Christian-Erkrankung, Letterer-Sieve-Erkrankung.

Epidemiologie und Lokalisation

Die **Langerhans-Zell-Histiozytose** ist eine neoplastische Proliferation von Langerhans-Zellen, welche etwa 1 % aller ossären Läsionen ausmacht und bevorzugt Kinder und junge Erwachsene mit einer Prädominanz des männlichen Geschlechtes betrifft. Häufige Lokalisationsorte stellen der Schädel sowie der Femur, Beckenknochen und Mandibula dar. Häufiger ist ein monostotischer Befund im Vergleich zu polyostotischen Läsionen vorhanden. Klinisch findet sich zumeist eine Schwellung und eine mäßig schmerzhafte Veränderung mit funktionalen Störungen des entsprechenden Knochens (Wester u. Mitarb. 1982).

Das **Hand-Schüller-Christian-Syndrom** entspricht einem multiplen eosinophilen Granulom mit der klassischen Triade von Schädeldefekten, Exophthalmus und Diabetes insipitus. Die Erkrankung wird zumeist bei kleinen Kindern unter 3 Jahren manifest.

Makroskopie

Das Gewebe ist weich und von rötlicher, teils opak-gelblicher Farbe.

Mikroskopie

Es finden sich dicht gelagerte histiozytoide, teils mononukleäre, teils multinukleäre Zellen (Langerhans-Zellen) mit charakteristischem eingebuchtetem Kern und einem hellen Zytoplasma. Teilweise ist auch eine nestartige Anordnung, insbesondere in ossären Langerhans-Zell-Histiozytosen im Vergleich zu den im Weichgewebe vorkommenden Langerhans-Zell-Histiozytosen vorhanden. Eingestreut findet sich ein buntes Entzündungszellbild, bevorzugt mit eosinophilen Granulozyten (Abb. 1.3.**29 a**), Lymphozyten sowie Plasmazellen. Nekrosen können vorkommen, auch lassen sich teilweise osteoklastenartige Riesenzellen sowie histiozytäre Zellinfiltrate nachweisen. Die Mitoserate der Langerhans-Zellen kann gesteigert sein.

Immunhistochemisch zeigen die Langerhans-Zellen eine charakteristische CD1a-membrangebundene Expression (Abb. 1.3.**29 b**) sowie eine nukleäre und zytoplasmatische Expression von S100-Protein (Abb. 1.3.**29 c**) bei fehlender Expression von CD45.

Ultrastrukturell finden sich in den Langerhans-Zellen charakteristische tennisschlägerartige zytoplasmatische membranartig gestaltete Organellen, welche als Bierbeck-Granula bekannt sind.

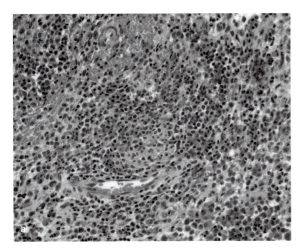
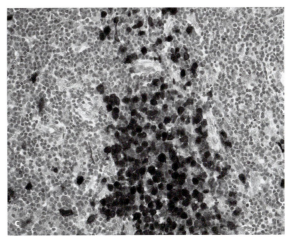
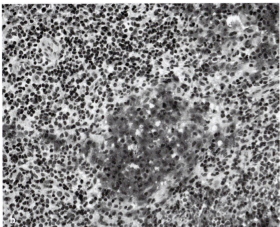

Abb. 1.3.29 a – c Langerhans-Zell-Histiozytose des Femurs bei einem 4-jährigen Kind. Dicht gelagerte histiozytäre Zellformationen werden untermischt von eosinophilen Granulozyten (**a**). Die histiozytären Zellen zeigen eine deutliche Expression von CD1a (**b**) sowie S100-Protein (**c**) (**a**: Vergr. 400fach, HE-Färbung; **b**: Vergr. 400fach, CD1a-Immunhistochemie; **c**: Vergr. 400fach, S100-Immunhistochemie).

Genetik

Untersuchungen zeigen eine X-chromosomale Inaktivierung, wodurch belegt wird, dass die Langerhans-Zell-Histiozytose eine klonale Erkrankung ist (Willman u. Mitarb. 1994).

Differenzialdiagnose

Morbus Hodgkin.

Erdheim-Chester Erkrankung

Synonyme

Lipidgranulomatose des Knochens, Lipogranulomatose, polyostotische sklerosierende Histiozytose.

Epidemiologie und Lokalisation

Die Erdheim-Chester-Erkrankung ist eine seltene Histiozytose mit Infiltration des Skeletts und der Eingeweide durch mit Lipid beladene Histiozyten, welche zu einer Fibrose und Osteosklerose führen. Die Erkrankung wird bevorzugt beim männlichen Geschlecht zwischen der 5. und 7. Lebensdekade gefunden und betrifft große Extremitätenknochen bevorzugt (Vinh u. Sweet 2002).

Makroskopie

Die Knochen erscheinen mäßig fest mit schwefelgelblicher Färbung.

Mikroskopie

Eine diffuse Infiltration des Markraumes durch schaumzellig transformierte Histiozyten liegt vor, daneben findet sich ein dichtes fibröses, teils lymphozytär durchsetztes und plasmazelluläres Infiltrat mit Nachweis von Touton-Riesenzellen sowie eine reaktive Knochenneubildung.

Immunhistochemisch bestätigen die lipidbeladenen Makrophagen ihre histiozytäre Natur durch Expression von Lysozym, CD68, Alpha-1-Antichymotrypsin sowie Alpha-1-Antitrypsin.

Differenzialdiagnose

Eosinophiles Granulom, nichtossifizierendes Fibrom, Lipidspeichererkrangungen (z. B. Morbus Gaucher).

Systemische Mastozytose

Epidemiologie und Lokalisation

Die systemische Mastozytose ist eine seltene, den Knochen oder andere Organe betreffende Erkrankung, welche häufig einen gutartigen Verlauf aufweist, aggressive Erkrankungen kommen jedoch auch vor. Die systemische Mastozytose geht mit einer Osteoporose oder Osteosklerose, einer Hepatosplenomegalie sowie Lymphadenopathie und ausgedehnten Mastzellinfiltraten in der Haut (Urticaria pigmentosa), im Gastrointestinaltrakt oder in anderen parenchymatösen Organen einher (Akin u. Metcalfe 2004).

Mikroskopie

Der Knochen wird von herdförmigen Mastzellansammlungen eingenommen, die begleitet von Lymphozyten, eosinophilen Granulozyten und Plasmazellen in einem fibrös verdichteten Stroma liegen (Abb. 1.3.**30a** u. **b**). Die Mastzellen stellen sich bevorzugt in einer metachromatischen Färbung mit ihrem charakteristischen violett-blauen Granula dar.

Immunhistochemisch findet sich eine charakteristische Expression von Mastzelltryptase (Abb. 1.3.**30c**).

Differenzialdiagnose

Hämatologische Systemerkrankung.

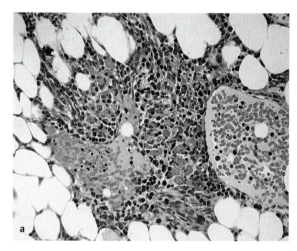

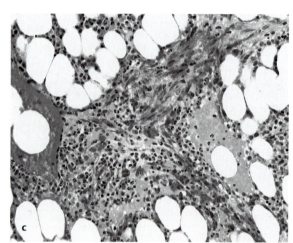

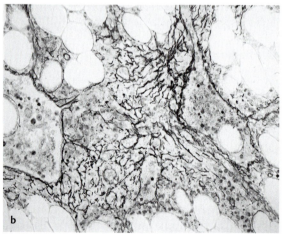

Abb. 1.3.30 a–c Systemische Mastozytose mit im Markraum peritrabekulär und paravasal nachweisbarer teilweiser hypogranulärer Mastzellvermehrung (**a**). Es findet sich ein verdichtetes argyrophiles Gitterfasergerüst (**b**) sowie eine deutliche Darstellung der Mastzellen beim immunhistochemischen Nachweis der Mastzelltryptase (**c**) (**a**: Vergr. 400fach, Giemsa-Färbung; **b**: Vergr. 400fach, Gomori-Färbung; **c**: Vergr. 400fach, Mastzelltryptase-Immunhistochemie).

Literatur

Adler, C.P., L. Wold (2002): WHO Classification of tumours. In: Fletcher, C.D.M., K.K. Unni, F. Mertens: Pathology and genetics of tumours of soft tissue and bone. IARC Press: 320–321

Ahmed, A.R., T.S. Tan, K.K. Unni, M.S. Collins, D.E. Wenger, F.H. Sim (2003): Secondary chondrosarcoma in osteochondroma: report of 107 patients. Clin Orthop 411: 193–206

Akin, C., D.D. Metcalfe (2004): Systemic mastocytosis. Annu Rev Med 55: 419–432

Alho, A., S. Skjeldal, E.O. Pettersen, J.E. Melvik, T.E. Larsen (1994): Aneuploidy in benign tumors and nonneoplastic lesions of musculoskeletal tissues. Cancer 73 (4): 1200–1205

Baruffi, M.R., J.B. Volpon, J.B. Neto, C. Casartelli (2001): Osteoid osteomas with chromosome alterations involving 22 q. Cancer Genet Cytogenet 124 (2): 127–131

Biscaglia, R., P. Bacchini, F. Bertoni (2000): Giant cell tumor of the bones of the hand and foot. Cancer 88 (9): 2022–2032

Borman, P., K. Ozoran, S. Aydog, S. Coskun (2002): Osteopoikilosis: report of a clinical case and review of the literature. Joint Bone Spine 69 (2): 230–233

Bovée, J.V., A.M. Cleton-Jansen, W. Wuyts, G. Caethoven, A.H. Taminiau, E. Bakker, W. van Hul, C.J. Cornelisse, P.C. Hogendoorn (1999): EXT-mutation analysis and loss of heterozygosity in sporadic and hereditary osteochondromas and secondary chondrosarcomas. Am J Hum Genet 65 (3): 689–698

Bertoni, F., P. Calderoni, P. Bacchini, A. Sudanese, N. Baldini, D. Present, M. Campanacci (1986): Benign fibrous histiocytoma of bone. J Bone Joint Surg Am 68 (8): 1225–1230

Bridge, J.A., A. Dembinski, J. De Boer, J. Travis, J.R. Neff (1994): Clonal chromosomal abnormalities in osteofibrous dysplasia. Implications for histopathogenesis and its relationship with adamantinoma. Cancer 73 (6): 1746–1752

Bridge, J.A., M. Nelson, C. Orndal, P. Bhatia, J.R. Neff (1998): Clonal karyotypic abnormalities of the hereditary multiple exostoses chromosomal loci 8 q24.1 (EXT1) and 11 p11–12 (EXT2) in patients with sporadic and hereditary osteochondromas. Cancer 82 (9): 1657–1663

Buddingh, E.P., S. Naumann, M. Nelson, J.R. Neffa, N. Birch, J.A. Bridge (2003): Cytogenetic findings in benign cartilaginous neoplasms. Cancer Genet Cytogenet 141 (2): 164–168

Cerase, A., F. Priolo (1998): Skeletal benign bone-forming lesions. Eur J Radiol 27 Suppl 1: 91–97

Chigira, M., S. Maehara, S. Arita, E. Udagawa (1983): The aetiology and treatment of simple bone cysts. J Bone Joint Surg Br 65 (5): 633–637

Cohen jr., M.M. (2001): Fibrous dysplasia is a neoplasm. Am J Med Genet 98 (4): 290–293

Dal Cin, P., R. Sciot, P. Brys, I. De Wever, H. Dorfman, C.D. Fletcher, K. Jonsson, N. Mandahl, F. Mertens, F. Mitelman, J. Rosai, A. Rydholm, I. Samson, G. Tallini, H. van den Berghe, R. Vanni, H. Willen (2000): Recurrent chromosome aberrations in fibrous dysplasia of the bone: a report of the CHAMP study group. CHromosomes And MorPhology. Cancer Genet Cytogenet 122 (1): 30–32

D'Ambrosia, R., A.B. Ferguson jr. (1968): The formation of osteochondroma by epiphyseal cartilage transplantation. Clin Orthop 61: 103–115

De Schrijver, F., J.P. Simon, L. De Smet, G. Fabry (1998): Ganglia of the superior tibiofibular joint: report of three cases and review of the literature. Acta Orthop Belg 64 (2): 233–241

Dorfman, H.D., B. Czerniak (1995): Bone cancers. Cancer 75: 203–210

Dupuytren, G. (1847): On the injuries and diseases of bones. Publications of the Sysdenham Society, London

Edel, G., Y. Ueda, J. Nakanishi, K.H. Brinker, A. Roessner, S. Blasius, T. Vestring, H. Muller-Miny, R. Erlemann, P. Wuisman (1992): Chondroblastoma of bone. A clinical, radiological, light and immunohistochemical study. Virchows Arch A Pathol Anat Histopathol 421 (4): 355–366

el-Naggar, A.K., K. Hurr, Z.N. Tu, K. Teague, K.A. Raymond, A.G. Ayala, J. Murray (1995): DNA and RNA content analysis by flow cytometry in the pathobiologic assessment of bone tumors. Cytometry 19 (3): 256–262

Feely, M.G., A.K. Boehm, R.S. Bridge, P.A. Krallman, J.R. Neff, M. Nelson, J.A. Bridge (2002): Cytogenetic and molecular cytogenetic evidence of recurrent 8 q24.1 loss in osteochondroma. Cancer Genet Cytogenet 137 (2): 102–107

Fletcher, C.D.M., K.K. Unni, F. Mertens (2002): WHO Classification of tumours: Pathology and genetics of tumours of soft tissue and bone. IARC Press, Lyon: 226

Fornasier, V., K.P.H. Pritzker, J.A. Bridge (2002): WHO Classification of tumours. In: Fletcher, C.D.M., K.K. Unni, F. Mertens: Pathology and genetics of tumours of soft tissue and bone. IARC Press: 288

Greenspan, A., E.M. Azouz (1999): Bone dysplasia series. Melorheostosis: review and update. Can Assoc Radiol J 50 (5): 324–330

Greenspan, A., G. Steiner, R. Knutzon (1991): Bone island (enostosis): clinical significance and radiologic and pathologic correlations. Skeletal Radiol 20 (2): 85–90

Gungormus, M., H.M. Akgul (2003): Central giant cell granuloma of the jaws: a clinical and radiologic study. J Contemp Dent Pract 4 (3): 87–97

Hainaut, P., V. Lesage, B. Weynand, E. Coche, P. Noirhomme (1999): Calcifying fibrous pseudotumor (CFPT): a patient presenting with multiple pleural lesions. Acta Clin Belg 54 (3): 162–164

Healey, J.H., B. Ghelman (1986): Osteoid osteoma and osteoblastoma. Current concepts and recent advances. Clin Orthop 204: 76–85

Khurana, J., F. Abdul-Karim, J.V. Bovée (2002): WHO Classification of tumours. In: Fletcher, C.D.M., K.K. Unni, F. Mertens: Pathology and genetics of tumours of soft tissue and bone. IARC Press: 234–236

Kido, A., R. Schneider-Stock, K. Hauptmann, A. Roessner (1999): Telomerase activity in benign bone tumors and tumor-like lesions. Pathol Res Pract 195 (11): 753–757

Kimmelstiel, P., I.H. Rapp (1951): Cortical defect due to periosteal desmoids. Bull Hosp J Dis 12: 286–297

Kusuzaki, K., H. Murata, H. Takeshita, M. Hirata, S. Hashiguchi, Y. Tsuji, S. Nakamura, T. Ashihara, Y. Hirasawa (1999): Usefulness of cytofluorometric DNA ploidy analysis in distinguishing benign cartilaginous tumors from chondrosarcomas. Mod Pathol 12 (9): 863–872

Kyriakos, M. (2002): WHO Classification of tumours. In: Fletcher, C.D.M., K.K. Unni, F. Mertens: Pathology and genetics of tumours of soft tissue and bone. IARC Press: 292–293

Leithner, A., R. Windhager, S. Lang, O.A. Haas, F. Kainberger, R. Kotz (1999): Aneurysmal bone cyst. A population based epidemiologic study and literature review. Clin Orthop 363: 176–179

Lucas, D.R., J.A. Bridge (2002): WHO Classification of tumours. In: Fletcher, C.D.M., K.K. Unni, F. Mertens: Pathology and genetics of tumours of soft tissue and bone. IARC Press: 237–240

MacDonald, D.F., P.A. Binhammer, J.D. Rubenstein, V.L. Fornasier (2003): Giant cell reparative granuloma of the hand: case report and review of giant cell lesions of hands and feet. Can J Surg 46 (6): 471–473

Malcolm, A.J., A.L. Schiller, R. Schneider-Stock (2002): WHO Classification of tumours. In: Fletcher, C.D.M., K.K. Unni, F. Mertens: Pathology and genetics of tumours of soft tissue and bone. IARC Press: 262–263

Mandahl, N., H. Willen, A. Rydholm, S. Heim, F. Mitelman (1993): Rearrangement of band q13 on both chromosomes 12 in a periosteal chondroma. Genes Chromosomes Cancer 6 (2): 121–123

Masih, S., A. Antebi (2003): Imaging of pigmented villonodular synovitis. Semin Musculoskelet Radiol 7 (3): 205–216

Mertens, F., K.K. Unni (2002): WHO Classification of tumours. In: Fletcher, C.D.M., K.K. Unni, F. Mertens: Pathology and genetics of tumours of soft tissue and bone. IARC Press: 356–357

Nielsen, G.P., S.B. Keel, G.R. Dickersin, M.K. Selig, A.K. Bhan, A.E. Rosenberg (1999): Chondromyxoid fibroma: a tumor showing myofibroblastic, myochondroblastic, and chondrocytic differentiation. Mod Pathol 12: 514–517

Nielsen, G.P., S.B. Keel, G.R. Dickersin, M.K. Selig, A.K. Bhan, A.E. Rosenberg (1999): Chondromyxoid fibroma: a tumor showing myofibroblastic, myochondroblastic, and chondrocytic differentiation. Mod Pathol 12 (5): 514–517

Nora, F.E., D.C. Dahlin, J.W. Beabout (1983): Bizarre parosteal osteochondromatous proliferations of the hands and the feet. Am J Surg Pathol 7: 245–250

Ogunsalu, C., N.J. Smith, A. Lewis (1998): Fibrous dysplasia of the jaw bone: a review of 15 new cases and two cases of recurrence in Jamaica together with a case report. Aust Dent J 43 (6): 390–394

Panoutsakopoulos, G., N. Pandis, I. Kyriazoglou, P. Gustafson, F. Mertens, N. Mandahl (1999): Recurrent t(16;17)(q22;p13) in aneurysmal bone cysts. Genes Chromosomes Cancer 26 (3): 265–266

Pierz, K.A., J.R. Stieber, K. Kusumi, J.P. Dormans (2002): Hereditary multiple exostoses: one center's experience and review of etiology. Clin Orthop 401: 49–59

Radig, K., R. Schneider-Stock, U. Mittler, H.W. Neumann, A. Roessner (1998): Genetic instability in osteoblastic tumors of the skeletal system. Pathol Res Pract 194 (10): 669–677

Riede, U.N., A.J. Olah, H.H. Goebel, W. Mohr, H.H. Peter, W.W. Höpker, U.V. Gerlach, W. Werner (2004): Lokomotorisches System. In: Allgemeine und spezielle Pathologie. Thieme, Stuttgart: 1132

Rosenberg, A.E. (2002): WHO Classification of tumours. In: Fletcher, C.D.M., K.K. Unni, F. Mertens: Pathology and genetics of tumours of soft tissue and bone. IARC Press: 330

Roux, S., L. Amazit, G. Meduri, A. Guiochon-Mantel, E. Milgrom, X. Mariette (2002): RANK (receptor activator of nuclear factor kappa B) and RANK ligand are expressed in giant cell tumors of bone. Am J Clin Pathol 117: 210–216

Sanerkin, N.G., M.G. Mott, J. Roylance (1983): An unusual intraosseous lesion with fibroblastic, osteoclastic, osteoblastic, aneurysmal and fibromyxoid elements. „Solid" variant of aneurysmal bone cyst. Cancer 51 (12): 2278–2286

Schajowicz, F., H. Gallardo (1970): Epiphysial chondroblastoma of bone. A clinico-pathological study of sixty-nine cases. J Bone Joint Surg Br 52 (2): 205–226

Schwartz, H.S., G.A. Dahir, M.G. Butler (1993): Telomere reduction in giant cell tumor of bone and with aging. Cancer Genet Cytogenet 71 (2): 132–138

Sciot, R., H. Dorfman, P. Brys, P. Dal Cin, I. De Wever, C.D. Fletcher, K. Jonson, N. Mandahl, F. Mertens, F. Mitelman, J. Rosai, A. Rydholm, I. Samson, G. Tallini, H. van den Berghe, R. Vanni, H. Willen (2000): Cytogenetic-morphologic correlations in aneurysmal bone cyst, giant cell tumor of bone and combined lesions. A report from the CHAMP study group. Mod Pathol 13 (11): 1206–1210

Soder, S., C. Inwards, S. Muller, T. Kirchner, T. Aigner (2001): Cell biology and matrix biochemistry of chondromyxoid fibroma. Am J Clin Pathol 116 (2): 271–277

Spjut, H.J., H.D. Dorfman (1981): Florid reactive periostitis of the tubular bones of the hands and feet: a benign lesion which may simulate osteosarcoma. Am J Surg Pathol 5: 423–433

Swarts, S.J., J.R. Neff, S.L. Johansson, M. Nelson, J.A. Bridge (1998): Significance of abnormalities of chromosomes 5 and 8 in chondroblastoma. Clin Orthop 349: 189–193

Tallini, G., H. Dorfman, P. Brys, P.Dal Cin, I. De Wever, C.D. Fletcher, K. Jonson, N. Mandahl, F. Mertens, F. Mitelman, J. Rosai, A. Rydholm, I.Samson, R. Sciot, H. van den Berghe, R. Vanni, H. Willen (2002): Correlation between clinicopathological features and karyotype in 100 cartilaginous and chordoid tumours. A report from the Chromosomes and Morphology (CHAMP) Collaborative Study Group. J Pathol 196 (2): 194–203

Ticker, J.B., M. Djurasovic, R.J. Strauch, E.W. April, R.G. Pollock, E.L. Flatow, L.U. Bigliani (1998): The incidence of ganglion cysts and other variations in anatomy along the course of the suprascapular nerve. J Shoulder Elbow Surg 7 (5): 472–478

Turcotte, R.E., A.M. Kurt, F.H. Sim, K.K. Unni, R.A. McLeod (1993): Chondroblastoma. Hum Pathol 24 (9): 944–949

Vaillo-Vinagre, A., C. Ballestin-Carcavilla, S. Madero-Garcia, S. Pastor Garcia, A. Checa Garcia, F.J. Martinez-Tello (2000): Primary angioleiomyoma of the iliac bone: clinical pathological study of one case with flow cytometric DNA content and S-phase fraction analysis. Skeletal Radiol 29 (3): 181–185

Vigorita, V.J., B. Ghelman, P.C.W. Hogendorn (2002): WHO Classification of tumours. In: Fletcher, C.D.M., K.K. Unni, F. Mertens: Pathology and genetics of tumours of soft tissue and bone. IARC Press: 243–244

Vinh, T.N., D.E. Sweet (2002): WHO Classification of tumours. In: Fletcher, C.D.M., K.K. Unni, F. Mertens: Pathology and genetics of tumours of soft tissue and bone. IARC Press: 347

Wang, B.Y., J. Eisler, D. Springfield, M.J. Klein (2003): Intraosseous epidermoid inclusion cyst in a great toe. A case report and review of the literature. Arch Pathol Lab Med 127 (7): 298–300

Wester, S.M., J.W. Beabout, K.K. Unni, D.C. Dahlin (1982): Langerhans' cell granulomatosis (histiocytosis X) of bone in adults. Am J Surg Pathol 6 (5): 413–426

Willman, C.L., L. Busque, B.B. Griffith, B.E. Favara, K.L. McClain, M.H. Duncan, D.G. Gilliland (1994): Langerhans'-cell histiocytosis (histiocytosis X) – a clonal proliferative disease. N Engl J Med 331 (3): 154–160

Wissinger, H.A., E.J. McClain, J.H. Boyes (1966): Turret exostosis: ossifying hematoma of the phalanges. J Bone Joint Surg 48-A: 105–110

Wittkop, B., A.M. Davies, D.C. Mangham (2002): Primary synovial chondromatosis and synovial chondrosarcoma: a pictorial review. Eur Radiol 12 (8): 2112–2119

Wu, C.T., C.Y. Inwards, S. O'Laughlin, M.G. Rock, J.W. Beabout, K.K. Unni (1998): Chondromyxoid fibroma of bone: a clinicopathologic review of 278 cases. Hum Pathol 29 (5): 438–446

Young, D.W., M.B. Nogrady, J.S. Dunbar, F.W. Wiglesworth (1972): Benign cortical irregularities in the distal femur of children. J Can Assoc Radiol 23: 107–115

1.3.3 Spezielle Pathologie maligner Knochentumoren

H. Bürger

Einleitung

Maligne Knochen- und Weichteiltumoren sind mit einem Anteil von etwa 1% an allen malignen Erkrankungen vergleichsweise seltene Erkrankungen. Nach den bisher vorliegenden Daten ist die Inzidenz konstant (Dorfman u. Czerniak 1995). Für die Diagnostik von malignen Knochentumoren ist aus der Sicht des Pathologen eine detaillierte Kenntnis von Altershäufigkeiten und Prädilektionsstellen unerlässlich.

Grading

Eine Graduierung nach histopathomorphologischen Parametern (sog. Grading) sollte immer durchgeführt werden, da sich daraus prognostische Aussagen und spezifische Behandlungsmodalitäten ableiten können (Evans u. Mitarb. 1977). Dies sollte trotz der Kenntnis um eine nicht optimale interindividuelle Reproduzierbarkeit und dementsprechende Subjektivität erfolgen (Green u. Mitarb. 2002, Unni u. Dahlin 1984). In der Vergangenheit wurden deshalb Klassifikationsschemata mit 3 und 4 Tumorgraden beschrieben (Meister u. Mitarb. 1979). Die neueste Klassifikation der WHO strebt nun vor allem aus klinischen Gesichtspunkten, eine Vereinfachung mit Einführung von hoch- und niedrigmalignen Knochensarkomen an (WHO 2002). Grundlage des Tumorgradings sind unabhängig von den einzelnen Graduierungsschemata sowohl zelluläre Parameter wie die Ausprägung der Zellpleomorphie, der Hyperchromasie und der Zellgröße, als auch die Ausprägung der Tumorzellproliferation und der Tumornekrose (Evans u. Mitarb. 1977). Speziell bei Knochentumoren – wie dem Chondrosarkom, aber auch dem Osteosarkom – fließt in das Tumorgrading noch die Tumorzellularität ein, d.h. der Gehalt der Tumorzellen im Vergleich zum Tumorstroma oder der tumoreigenen Matrix (Knorpel, bzw. Osteoid/Knochen). Für einzelne Tumorentitäten ist ein eigener Tumorgrad zugeordnet (s. auch Chondrosarkome und Ewing-Sarkom).

Osteosarkom

Definition

Das maligne Osteosarkom ist ein maligner, primär intramedullärer Tumor, der durch eine teilweise sehr geringe Produktion von Osteoid durch die Tumorzellen charakterisiert ist.

Nach der neuen WHO-Klassifikation wird das konventionelle Osteosarkom mit seinen histologischen Unterformen den Sonderformen gegenübergestellt, wobei diese Sonderformen außer ihrem makroskopischen und histologischen Erscheinungsbild keine biologischen Charakteristika haben, welche sie von den konventionellen Formen unterscheiden (WHO 2002).

Epidemiologie, Lokalisation, Radiologie

Das Osteosarkom ist der häufigste maligne, primär aus dem Knochen hervorgehende Tumor. Die Inzidenz ist vergleichsweise gering. Es ist mit etwa 200–300 Neuerkrankungen pro Jahr in Deutschland auszugehen. Hierbei sind vor allem jungen Patienten in der 2. Lebensdekade betroffen, d.h., der Tumor tritt in erster Linie im Zeitraum des stärksten Wachstums der langen Röhrenknochen bei meist noch offener Epiphysenfuge auf. Osteosarkome bei Patienten über 60 Jahre stellen eine ausgesprochene Rarität dar (Green u. Mitarb. 2002). Eine Häufung dieser Tumorentität ist vor allem bei männlichen Patienten zu beobachten, wobei diese geschlechtsspezifische Verteilung mit zunehmendem Lebensalter konstant abzunehmen scheint. Ein primäres Osteosarkom nach dem 50. Lebensjahr ist häufig mit einer prädisponierenden Erkrankung (Morbus Paget) oder einer entsprechenden Vorbehandlung (Radiotherapie) assoziiert und sollte dementsprechend Anlass zu einer klinischen Abklärung geben (Arlen u. Mitarb. 1971, Arlen u. Mitarb. 1972, Huvos u. Mitarb. 1983a).

Die Ätiologie des Osteosarkoms ist unter Ausnahme der genannten, prädisponierenden Grunderkrankungen weitgehend unbekannt. Auch ist eine Assoziation mit anamnestisch berichteten Traumata, Osteomyelitiden und der fibrösen Dysplasie nicht mit Sicherheit belegt (Puri u. Mitarb. 2003, Ruggieri u. Mitarb. 1994, Ruggieri u. Mitarb. 1995).

Generell können alle Knochenabschnitte des Körpers Ausgangspunkt eines primären Osteosarkoms sein. Es besteht jedoch eine sehr starke und klinisch relevante Häufung für die metaphysären Abschnitte der langen Röhrenknochen. Die häufigste Prädilektionsstelle ist hierbei der distale Femur (Abb. 1.3.**31**), die proximale Tibia, gefolgt vom proximalen Femur und dem distalen Humerus. Somit sind die meisten Osteosarkome (>50%) im Bereich des Knies zu finden (Dorfman u. Czerniak 1995). Flache Knochenabschnitte, wie die Maxilla, die Mandibula, das Becken sowie die die Wirbelkörper sind wesentlich seltener betroffen und sollten bei entsprechender Anamnese auch Anlass zur Abklärung einer anderweitigen, zugrunde liegenden Grunderkrankung geben (Li-Fraumeni-Syndrom, Morbus Paget) und bedürfen einer gesonderten klinischen Betrachtung (Glasser u. Mitarb. 1992, Kawai u. Mitarb. 1998).

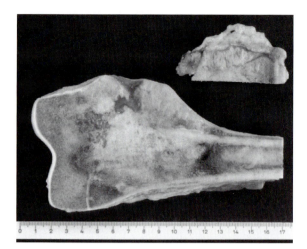

Abb. 1.3.31 Klassisches osteoblastisches Osteosarkom des distalen Femurs mit Penetration der Epiphysenfuge und Ausbildung eines breiten Weichgewebeanteils. Nach neoadjuvanter Chemotherapie waren noch in mehr als 60 % des Tumors vitale Abschnitte zu beobachten, so dass das Bild nahezu als Primärbefund betrachtet werden kann.

Die radiologische Bildgebung mittels konventionellem Röntgenbild, CT oder MRT kann abhängig vom pathologischen Befund sehr variabel sein. Neben osteolytischen Tumorabschnitten kommen hypermineralisierte, sklerotische Tumorabschnitte mit Destruktion der Kortikalis und Einbruch in das umgebende Weichgewebe vor. Als nahezu pathognomonisch werden das sog. Codman-Dreieck, bzw. ein Sun-burst-Phänomen betrachtet. Typisch sind weiterhin reaktive, periosteale Knochenumbaureaktionen.

Die postoperative Diagnostik umfasst immer die Bestimmung des postchemotherapeutischen Regressionsgrades nach Salzer-Kuntschick, unabhängig vom histologischen Subtyp (Salzer-Kuntschik u. Mitarb. 1983) bei Aufarbeitung des gesamten Resektates zum Ausschluss von Skip-Metastasen (Abb. 1.3.32).

Makroskopie

Die makroskopische Präsentation des Osteosarkoms ist abhängig vom histologischen Typ äußerst variabel. Die Konsistenz der Tumoren reicht von fleischig-festen über zystisch-nekrotische bis hinzu stark eingebluteten Tumoren (teleangiektatische Subform) (Abb. 1.3.33). Außerdem finden sich in umschriebenen Tumorabschnitten, teilweise aber auch den gesamten Tumor einnehmend auch knorpelige und knochenharte, sklerosierte Regionen (Abb. 1.3.34). Ein sehr homogenes Erscheinungsbild innerhalb eines Tumors ist eher selten.

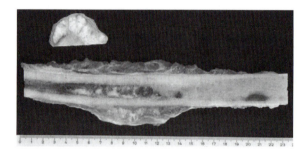

Abb. 1.3.32 Osteoblastisches Osteosarkom mit Skip-Metastase bei Zustand nach Chemotherapie. Der rechte, vom Haupttumor klar abgegrenzte Tumor zeigte mikroskopisch neben seinen Einblutungen noch Anteile von devitalisiertem Tumorgewebe.

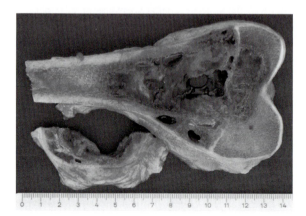

Abb. 1.3.33 Teleangiektatisches Osteosarkom des distalen Femurs. Große zystische mit Blut gefüllte Hohlräume bestimmen das makroskopische Bild.

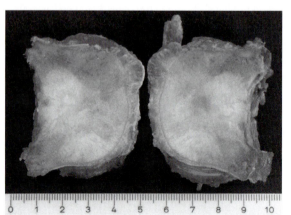

Abb. 1.3.34 Chondroblastisches Osteosarkom des Wirbelkörpers. Mikroskopisch diffuse Knorpelproliferate, die den gesamten Wirbelkörper durchsetzten.

Mikroskopie

Konventionelles Osteosarkom

Die Histologie kann innerhalb eines Tumors äußert variabel sein und dementsprechend multiple Differenzierungen aufweisen. Speziell das synchrone Vorkommen von mehreren histologischen Subformen und die Expression zahlreicher, nichtmesenchymaler Marker weist darauf hin, dass eine pluripotente, undifferenzierte mesenchymale Stammzelle den Ausgangspunkt für die Tumorentwicklung darstellt (Hasegawa u. Mitarb. 1991, 1993; Yagami u. Mitarb. 2004).

Unterschieden wird beim konventionellen, intramedullären Osteosarkom in drei unterschiedliche Subtypen. Die jeweils führende histologische Differenzierung ist hierbei letztendlich für die Namensgebung ausschlaggebend. Klinisch mag diese Unterteilung in der Zukunft eine Relevanz erhalten (Bacci u. Mitarb. 1998, Hauben u. Mitarb. 2002). Das osteoblastische Osteosarkom repräsentiert in etwa die Hälfte aller Osteosarkome, gefolgt vom fibroblastischen und chondroblastischen Subtyp mit etwa gleicher Häufigkeit (Glasser u. Mitarb. 1992).

Das osteoblastische Osteosarkom ist in erster Linie durch die Bildung und Ablagerung von osteoidartiger Substanz und/oder Knochen um die Tumorzellen gekennzeichnet (Abb. 1.3.**35** u. 1.3.**36**). In einzelnen Fällen kann eine Abgrenzung von Osteoid gegen eine kollagene Grundsubstanz sehr fließend sein. Eine klinisch-pathologisch praktikable Zusatzmethode zur genauen Definition besteht nicht. Der Grad der Ablagerung kann quantitativ sehr schwanken. Die Extremform mit großen homogenen Osteoidflächen, teilweise in Übergang zu atypischen Knochenstrukturen (sog. Tumorknochen) stellt das sog. osteosklerotische Osteosarkom dar (Firman u. Mitarb. 1992) (Abb. 1.3.**37**). Zumeist finden sich Tumorzellen mit deutlicher Pleomorphie und Hyperchromasie sowie teilweise reichlich mitotischer Aktivität.

Das chondroblastische Osteosarkom ist im Gegensatz zum osteoblastischen Osteosarkom charakterisiert durch eine vorwiegend hyaline, chondroide Matrix als Grundsubstanz (Abb. 1.3.**38** u. 1.3.**39**). Daneben können sich aber auch Bereiche ohne eine spezifische Differenzierung, bzw. auch Tumorabschnitte mit Ablagerung einer osteoidähnlichen Matrix finden (Ishida u. Mitarb. 1991, Stark u. Mitarb. 1984).

Das fibroblastische Osteosarkom lässt sich gegen nicht weiter differenzierte, intramedulläre maligne Neubildungen mit spindelzelligem Tumorzellphänotyp wie das Fibrosarkom oder auch das maligne fibröse Histiozytom oftmals einzig durch den fokalen Nachweis von Osteoid oder

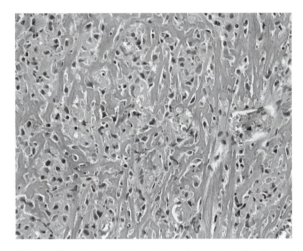

Abb. 1.3.36 Osteoblastisches Osteosarkom mit netzförmigen, osteoblastenfreien Osteoidablagerungen sowie einem diffusen Nachweis atypischer mesenchymaler Zellen.

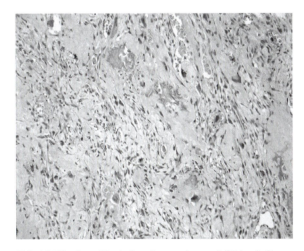

Abb. 1.3.35 Osteoblastisches Osteosarkom mit flächenhaften Osteoidformationen unter Einschluss pleomorpher und hyperchromatischer Tumorzellen.

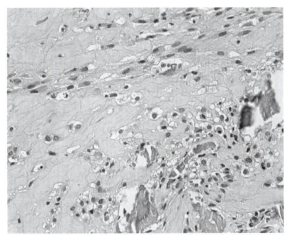

Abb. 1.3.37 Sog. osteosklerotisches Osteosarkom mit Nachweis weniger Tumorzellen vor dem Hintergrund einer großflächigen Tumormatrix.

Knochen bzw. tumorösen Knorpel abgrenzen (Hasegawa u. Mitarb. 1997, Naka u. Mitarb. 1995). Bei entsprechenden Zellbild und typischer radiologischer Bildgebung kann das fibroblastische Osteosarkom eine Ausschlussdiagnose darstellen (Meister u. Mitarb. 1995).

Sonderformen des konventionellen Osteosarkoms

Das breite Differenzierungspotential der malignen Tumorzellen in Osteosarkomen findet zudem seinen hauptsächlich historisch bedingten Niederschlag in der vorwiegend sehr deskriptiven Nomenklatur für Sondervarianten des Osteosarkoms. Eine besondere biologische oder klinisch-prognostische Bedeutung kommt dieser Unterteilung nicht zu. Die einzelnen Subformen sind in Tabelle 1.3.2 dargestellt.

Tab. 1.3.2 **Sonderformen des Osteosarkoms**

Formen des Osteosarkoms	Histologie	Differenzialdiagnose
Konventionelles Osteosarkom (zentral, medullär)	osteoblastisch: • osteosklerotisch • osteoblastomähnlich	Osteoblastom
Histologische Sonderformen	chondroblastisch: • chondromyxoidfibromähnlich • chondroblastomähnlich	Chondrosarkom Chondromyxoidfibrom Chondroblastom
	fibroblastisch	Fibrosarkom (Abb. 1.3.**40**)
	Osteosarkom unter dem Bilde eines malignen fibrösen Histiozytoms (MFH-Like) (Abb. 1.3.**41**)	malignes fibröses Histiozytom
	Klarzellosteosarkom	Metastase eines klarzelligen Karzinoms
	riesenzellreiches Osteosarkom	Riesenzelltumor
	epithelioides Osteosarkom	
Teleangiektatisches Osteosarkom		aneurysmatische Knochenzyste
Kleinzelliges Osteosarkom		Ewing-Sarkom
Low-grade-Zentral-Osteosarkom		fibröse Dysplasie desmoplastisches Fibrom
Parosteales Osteosarkom		reaktive Veränderungen
Periosteales Osteosarkom		Chondrosarkom
Hochmalignes oberflächliches Osteosarkom (High-grade-Surface-Osteosarkom)		

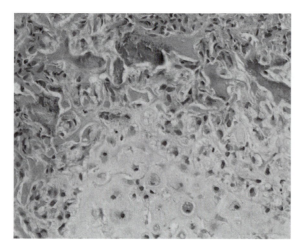

Abb. 1.3.38 Chondroblastisches Osteosarkom. In den unteren Bildabschnitten Anteil atypischen chondrogenen Gewebes übergehend in bandförmige Osteoidformationen in den oberen Anteilen des Bildes.

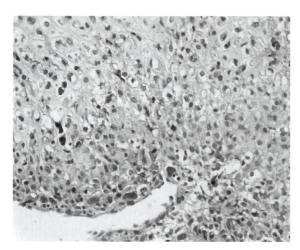

Abb. 1.3.39 Chondroblastisches Osteosarkom. Chondrogene Tumorabschnitte übergehend in Anteile einer sekundären aneurysmatischen Knochenzyste.

Teleangiektatisches Osteosarkom

Das teleangiektatische Osteosarkom unterscheidet sich von den sonstigen Subformen durch das histologische, makroskopische und radiologische Erscheinungsbild (s. Abb. 1.3.**33** u. Abb. 1.3.**42**). Die Prädilektionsstellen sind im Vergleich zu den konventionellen Osteosarkomen gleich, auch für die Prognose scheint es keinen Unterschied zu geben (Farr u. Mitarb. 1974, Huvos u. Mitarb. 1982).

Makroskopisch bildet der Tumor bis zu mehrere Zentimeter im Durchmesser betragende, teils septierte, teils mit Blut gefüllte Zysten (Murphey u. Mitarb. 1997, 2003). Auf der mikroskopischen Ebene sind die Zysten teilweise von einem zytologisch unauffälligen Pseudoendothel ausgekleidet (Abb. 1.3.**43** u. 1.3.**44**). In der Septen- bzw. Zystenwandung finden sich jedoch deutlich pleomorphe, hochgradig atypische, proliferierende Zellen, teilweise durchsetzt mit unauffälligen Riesenzellen. Der Nachweis von Osteoid kann sehr spärlich sein (Mervak u. Mitarb. 1991). Differenzialdiagnostisch muss eine aneurysmatische Knochenzyste oder ein Riesenzelltumor ausgeschlossen werden (Vigliani u. Campailla 1987). In seltenen Fällen können molekularbiologische Untersuchungen zu einer Klärung beitragen.

Kleinzelliges Osteosarkom

Das sehr seltene kleinzellige Osteosarkom stellt morphologisch und klinisch den Übergang zu Tumoren der Ewing-Sarkom-Familie dar (Ayala u. Mitarb. 1989, Dickersin u. Rosenberg 1991). Das klinische Erscheinungsbild unterscheidet sich nicht von anderen Osteosarkomen. Die Prognose ist etwas schlechter als bei den sonstigen Osteosarkomen. In einigen Fällen kann radiologisch neben einem intramedullären auch ein zusätzliches permeatives, eher Ewing-Sarkom-spezifisches Tumorwachstum gesehen werden (Park u. Kim 1999). Die Abgrenzung gegen ein Ewing-Sarkom geschieht zum einen durch den eher spär-

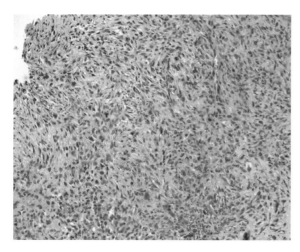

Abb. 1.3.40 Fibroblastisches Osteosarkom. In diesem Bildabschnitt sind teilweise wirbelartige Tumorformationen ohne Osteoid zu erkennen.

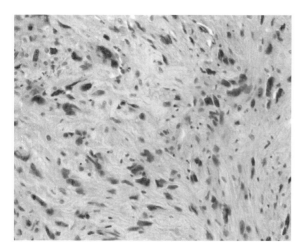

Abb. 1.3.41 Osteosarkom vom MFH-Typ. Der Nachweis von bizarren Tumorzellen bei gleichzeitigem Nachweis von Tumorosteoid ist das Charakteristikum dieser Sonderform.

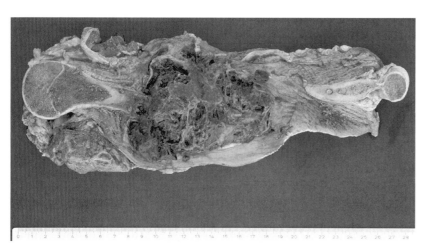

Abb. 1.3.42 Teleangiektatisches Osteosarkom des Humerus. Nach primärem Beginn der Chemotherapie kam es zu einem ausgeprägten Blutverlust in den Tumor mit lebensbedrohlichem Schockgeschehen und konsekutiver Amputation des gesamten Armes.

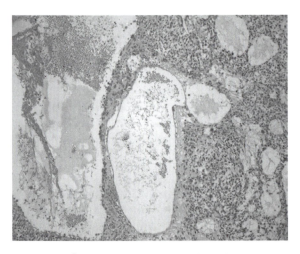

Abb. 1.3.43 Übersichtsbild eines teleangiektatischen Osteosarkoms. Es dominieren makroskopisch große dilatierte Bluträume. Von der Übersicht ist eine Abgrenzung gegen eine aneurysmatische Knochenzyste nicht möglich.

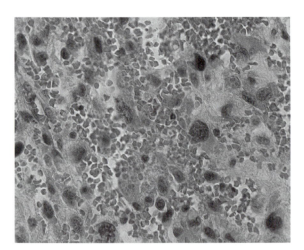

Abb. 1.3.44 Teleangiektatisches Osteosarkom. Die mit Blut gefüllten zystischen Tumorformationen zeigen eine Auskleidung mit großen hyperchromatischen, unregelmäßig konfigurierten Zellkernen.

lichen Nachweis von Osteoid, zum anderen durch eine auffällig hohe Mitoserate bei ansonsten sehr ähnlichem Zelltyp (Devaney u. Mitarb. 1993, Nakajima u. Mitarb. 1997). Der molekularbiologische Nachweis von Ewing-Sarkom-spezifischen Genfusionstranskripten kann hilfreich sein. Es wurden jedoch auch schon einzelne Fälle von kleinzelligen Osteosarkomen mit 11;22-Translokationen beschrieben (Noguera u. Mitarb. 1990, Tan u. Mitarb. 2001).

Differenzialdiagnose

Die Möglichkeiten einer Fehldiagnose und daraus resultierend bei der differenzialdiagnostischen Abklärung von Osteosarkomen ergibt sich aus dem pluripotenten Differenzierungsweg der Tumorstammzellen. Differenzialdiagnostisch kommen fast alle benignen und malignen matrix- und/oder knorpelbildenden Knochentumoren in Betracht (Ackerman 1976, Leone u. Mitarb. 2000). Dies drückt sich nicht zuletzt auch in der Nomenklatur der verschiedenen, eher seltenen Subformen des Osteosarkoms aus (s. Tab. 1.3.**2**). Die häufigste Schwierigkeit in der Routinetätigkeit ergibt sich beim Ausschluss einer aneurysmatischen Knochenzyste (Reed u. Rothenberg 1964, Salzer-Kuntschik 1996) (Abb. 1.3.**45**). Diese können oft sekundär als Regressionszeichen im Rahmen eines hochmalignen Osteosarkoms nachzuweisen sein. Weitere Probleme können in der Abgrenzung von riesenzellhaltigen Osteosarkomen und primären Riesenzelltumoren bestehen (Sato u. Mitarb. 1996) (Abb. 1.3.**46**). Immunhistochemische Marker zur definitiven Abklärung existieren nicht. Der Nachweis von atypischen Mitosen (Abb. 1.3.**47**) oder eines permeativen Tumorwachstums (Abb. 1.3.**48**) können diagnostisch wegweisend sein. In einzelnen Fällen kann eine molekularbiologische Zusatzuntersuchung, die komparative genomische Hybridisierung hilfreich sein. Untersuchungen in unserem Labor konnten in der Vergangenheit wiederholt zeigen, dass der Nachweis von unbalancierten chromosomalen Alterationen fast ausschließlich mit einem malignen Tumor vergesellschaftet ist (Ozaki u. Mitarb. 2002, Tarkkanen u. Mitarb. 1999). Tumorspezifische Translokationen sind nicht bekannt (Ozaki u. Mitarb. 2003, Squire u. Mitarb. 2003, Zielenska u. Mitarb. 2001).

Niedrigmaligne zentrale Osteosarkome

Bei niedrigmalignen zentralen Osteosarkomen handelt es sich um eine sehr seltene Unterform des Osteosarkoms, welche mit anderen benignen Knochentumoren verwechselt werden kann (Choong u. Mitarb. 1996). Interessanterweise scheinen sie durch eine spezifische chromosomale Alteration mit rekurrentem Zugewinn von Chromosom 12q-Material in Form von Ringchromosomen charakterisiert zu sein (Szymanska u. Mitarb. 1996, Tarkkanen u. Mitarb. 1998).

Makroskopie und Mikroskopie

Meist handelt es sich um umschriebene Prozesse mit fokaler Kortikalisdestruktion. Die Tumoren haben eine ausgeprägte Tumordifferenzierung mit überwiegender Hypozellularität und Nachweis von fast reifen knöchernen Strukturen. Zelluläre Atypien sind vorhanden, bestimmen allerdings nicht das Bild (Kurt u. Mitarb. 1990). Ein per-

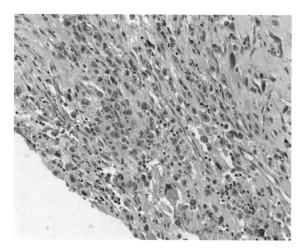

Abb. 1.3.45 Osteosarkom mit Übergang in eine sekundäre aneurysmatische Knochenzyste (unten links) mit Hämosiderinablagerungen und einem vergleichsweise geringem Gehalt von Tumorzellen.

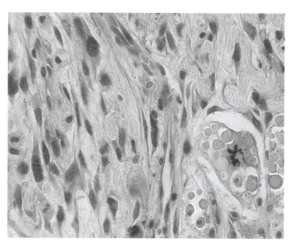

Abb. 1.3.47 Atypische Mitose in einem Osteosarkom (Mitte rechts). Auch bei geringem Tumorzellgehalt und Fehlen klarer klinischer und radiologischer Malignitätszeichen ist der Nachweis einer solchen Mitose ein starkes Indiz für ein malignes Geschehen.

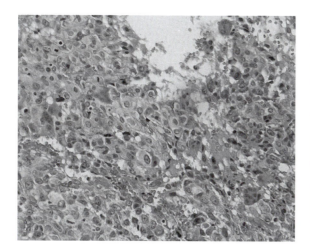

Abb. 1.3.46 Riesenzellhaltiges Osteosarkom. In seiner Reinform ein sehr seltener Subtyp des Osteosarkoms. An vielen Stellen lassen sich zahlreiche, mehrkernige osteoklastenähnliche Riesenzellen nachweisen. In vielen Osteosarkomen finden sich Zellen zudem im Bereich von sekundären aneurysmatischen Knochenzysten.

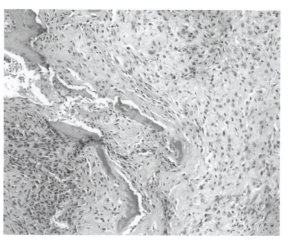

Abb. 1.3.48 Beispiel eines permeativen Tumorwachstums. Die originären, ortständigen Knochenbälkchen werden von Tumorgewebe umflossen und eingeschlossen.

meatives Tumorwachstum ist ein sicherer Hinweis für Malignität.

Differenzialdiagnose

Aufgrund des hohen Differenzierungsgrades bietet der seltene Tumor Verwechslungsmöglichkeiten mit der fibrösen Dysplasie (Bertoni u. Mitarb. 1993, Franceschina u. Mitarb. 1997) oder speziell beim Fehlen von sicherem Osteoid mit einem desmoplastischem Fibrom des Knochens.

Primär oberflächlich lokalisierte Osteosarkome

Diese Sonderformen des Osteosarkoms sind im Gegensatz zum konventionellen, intramedullären Osteosarkom selten (Raymond 1991). Sie können in drei verschiedene Tumorentitäten eingeteilt werden. Die Prognose ist sehr gut (Kavanagh u. Mitarb. 1990, Ritschl u. Mitarb. 1991).

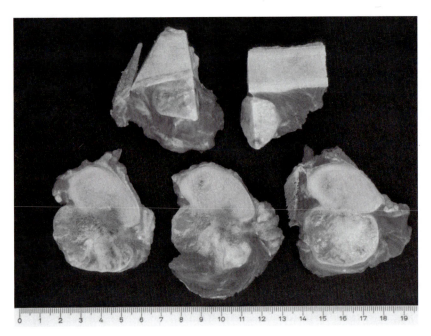

Abb. 1.3.49 Parosteales Osteosarkom. Im Gegensatz zu den konventionellen Präparationsanleitungen, ist bei oberflächlichen Osteosarkomen eine komplette Aufarbeitung des Präparates in horizontalen Scheiben von Vorteil um den Bezug zur Kortikalis optimal darstellen zu können.

Parosteales Osteosarkom

Es handelt sich meist um einen Tumor der Rückseite des distalen Femurs (Campanacci u. Mitarb. 1984, Unni u. Mitarb. 1976b). Die Patienten haben ein etwas höheres Erkrankungsalter als Patienten mit einem intramedullären Osteosarkom. Zytogenetisch finden sich Ringchromosomen mit Amplifikationen der chromosomalen Region 12q13–15 als eine der wenigen rekurrenten, spezifischen chromosomalen Veränderungen bei malignen Knochentumoren (Mertens u. Mitarb. 1993, Sinovic u. Mitarb. 1992).

Makroskopie

Der Tumor weist eine umschriebene Basis in Bezug zum Periost und der Kortikalis auf. Mit zunehmender Größe kommt es zu einem teilweise pilzartigem, später spangenförmigen, den unauffälligen Knochen umschließenden Tumorwachstum. Bei der Aufarbeitung des Tumors ist dies am besten zu sehen wenn der Tumor in horizontalen Schichten lamelliert wird (Abb. 1.3.**49** u. 1.3.**50**). Der Tumor weist eine sklerosierte Tendenz auf, teilweise auch eine Knorpelkappe. In zahlreichen Fällen (~ 1/4 der Fälle) ist eine sekundäre intramedulläre Komponente nachweisbar. Eine Entdifferenzierung des Tumors hin zu einem high-grade-Osteosarkom ist möglich (Pintado u. Mitarb. 1989).

Mikroskopie

Wie sein intramedulläres Gegenstück sind histologische Atypien eher selten. Die Tumordifferenzierung ist in

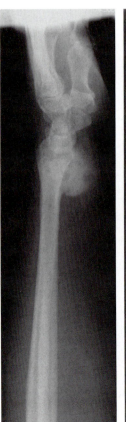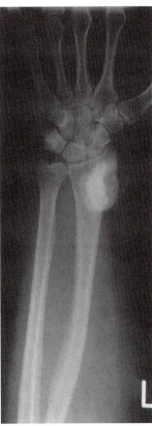

Abb. 1.3.50 Röntgenbild eines parostealen Osteosarkoms mit kappenartiger Proliferation mineralisierten Tumorgewebes.

Form von reifen Knochenstrukturen und einem eher zellarmen Stroma sehr hoch.

Differenzialdiagnose

Bei oberflächlicher Entnahme der Tumorproben ist eine Verwechslung mit einem Osteochondrom möglich. Zum Ausschluss einer Myositis ossificans ist eine exakte radiologische Bildgebung (meist kein Bezug zum Knochen!) und die spezielle Anamnese (Trauma) hilfreich.

Periosteales Osteosarkom

Dieser Tumor wird in der Literatur synonym auch als juxtakortikales Chondrosarkom beschrieben. In den meisten Fällen handelt es sich um Patienten der 2. Lebensdekade. Die Prädilektionsstellen sind identisch mit anderen Osteosarkomformen (Unni u. Mitarb. 1976a).

Makroskopie

Es dominiert bei der Aufarbeitung ein ausgeprägt chondroider Aspekt mit läppchenartigem Aufbau, teilweise auch mit strahlenförmiger Mineralisation (sog. Sun-burst-Phänomen) (Abb. 1.3.51). Vereinzelt findet sich eine intramedulläre Beteiligung (Ritts u. Mitarb. 1987).

Mikroskopie

Es dominiert das Bild eines mittelgradig differenzierten Chondrosarkoms. Die Läppchengliederung ist auch mikroskopisch nachweisbar, im Gegensatz zum Chondrosarkom findet sich eine Osteoid- und Knochenbildung. Es handelt sich fast immer um ein Grad-2-Sarkom.

Differenzialdiagnose

Aufgrund der dominierenden Knorpelkomponente muss ein Chondrosarkom oder periosteales Chondrom ausgeschlossen werden. Ersteres ist nicht zuletzt auch aufgrund des Erkrankungsalters eher unwahrscheinlich. Ein periosteales Chondrom weist hingegen keine Matrixproduktion auf.

Hochmalignes Oberflächenosteosarkom (high-grade surface osteosarcoma)

Seltenes High-grade-Osteosarkom mit identischen Prädilektionsstellen wie die sonstigen Osteosarkome (Okada u. Mitarb. 1999). Diese Tumoren haben eine signifikant schlechtere Prognose als die sonstigen, oberflächlich wachsenden Osteosarkome und müssen dementsprechend chemotherapeutisch behandelt werden (Wold u. Mitarb. 1984)

Makroskopie

Tumorformationen am Periost und der Kortikalis mit Destruktion der Kortikalis. Ossäre und chondrogene Differenzierungen sind möglich.

Mikroskopie

Im histologischen Erscheinungsbild bestehen im Vergleich zu herkömmlichen Osteosarkomen keine Unterschiede.

Differenzialdiagnose

Ausgeprägte zytologische Atypien sprechen gegen ein parosteales als auch periosteales Osteosarkom.

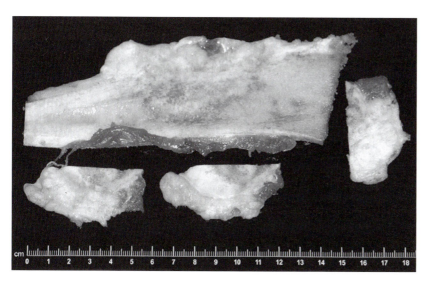

Abb. 1.3.51 Periosteales Osteosarkom der distalen Tibia. Die grauglänzenden Tumorformationen stellen das morphologische Korrelat dar.

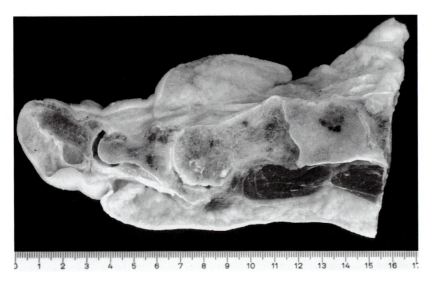

Abb. 1.3.52 Beispiel eines Morbus Ollier des Fußes mit multiplen Enchondromen, daneben auch ein Übergang in multiple Chondrosarkome mit Ausbruch in das angrenzende Weichgewebe.

Chondrosarkom

Inzidenz, Lokalisation und prädisponierende Faktoren

Chondrosarkome machen etwa 10–15% aller malignen Knochentumoren aus. Etwa ⅔ aller Fälle entstehen primär, das weitere Drittel entsteht auf dem Boden prädisponierender Grunderkrankungen, wie dem Mafucci- und Ollier-Syndrom, solitären, benignen Enchondromen oder Osteochondromen (Pritchard u. Mitarb. 1980).

Es bestehen erste Hinweise auf mögliche genetische Unterschiede zwischen primären und sekundären Chondrosarkomen. Das Chondrosarkom ist eine Erkrankung des Erwachsenenalters, wobei fast alle Lebensdekaden betroffen sein können. Erkrankungen vor dem 20. Lebensjahr stellen eine Rarität dar, die meisten Patienten erkranken nach dem 50. Lebensjahr. In etwa 60% aller Fälle sind Männer betroffen. Die häufigsten Lokalisationen am Skelett sind der Beckenbereich, der proximale Femur, die proximale Tibia und der proximale Humerus. Die Diagnose von hochmalignen, schlecht differenzierten Chondrosarkomen bereitet meist keine Schwierigkeit. Die exakte Diagnosestellung für hochdifferenzierte Formen ist jedoch oftmals nur in genauer Kenntnis der radiologischen Bildgebung und der Anamnese durchzuführen. Speziell bei benignen chondrogenen Tumoren der Finger/Hand, bei jungen Patienten oder bei Patienten mit bekanntem Morbus Ollier (Abb. 1.3.52) können sehr zellreiche Tumoren mit Kerngrößenvarianzen beobachtet werden (Schwartz u. Mitarb. 1987).

Makroskopie

Das makroskopische Erscheinungsbild eines Chondrosarkoms ist speziell bei hochdifferenzierten Fällen identisch mit der klinischen Präsentation eines Enchondroms

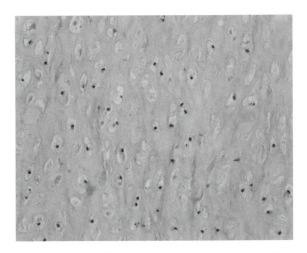

Abb. 1.3.53 Hochdifferenziertes Chondrosarkom, charakterisiert durch eine geringe Zelldichte und ausschließlich mononukleäre, gleichförmige Zellen.

(Abb. 1.3.53). Es wechseln graubläuliche, teilweise läppchenartige Tumorregionen mit gelblichen festen, sklerosierten Abschnitten, welche Kalzifikationen darstellen und das pathomorphologische Korrelat der radiologischen „popkornartigen" Verkalkungen sind (Rosenthal u. Mitarb. 1984). Bei Chondrosarkomen mit zunehmendem Tumorgrad können auch Bereiche mit mukoiden Degenerationen sowie Abschnitte mit viskoser schleimartiger Konsistenz und Nekrosen hinzukommen. Bei fortgeschrittenen Chondrosarkomen mit Penetration der Kortikalis verliert sich oftmals das typische Bild und es finden sich wesentlich solidere, homogene Abschnitte ohne die typischen Verkalkungen. Sekundäre Chondrosarkome auf dem Boden von Osteochondromen sind durch eine sehr breite, teils zystisch regressiv veränderte Knorpelkappe, von mehr als 2 cm Durchmesser gekennzeichnet.

Mikroskopie

Das Chondrosarkom zeigt abhängig vom jeweiligen Differenzierungsgrad eine Vielfalt von histologischen Erscheinungsformen. Der Differenzierungsgrad eines Tumors ist in erster Linie abhängig von zytomorphologischen Parametern wie dem Nachweis von mehrkernigen, Riesenzellen, der Häufigkeit von doppelkernigen Zellformen und der Ausprägung der Kerngrößenvarianz (Unni u. Dahlin 1984) (Abb. 1.3.**54** bis 1.3.**56**). Es gibt allerdings keine festen Schwellenwerte für diese einzelnen Parameter, so dass daraus eine offensichtliche Subjektivität und ein schwankende Interobserver-Reproduzierbarkeit resultiert. Erschwerend kommt bei kleinen Bioptaten noch eine intratumorale Heterogenität in der lokalisierten Ausprägung dieser Parameter hinzu. Aus diesem Grund ist bei chondrogenen Tumoren eine offene Biopsie anderen Entnahmemodalitäten vorzuziehen. Leider ist die Präsenz eines oder auch mehrerer dieser Parameter zudem auch nicht ausreichend zur Abgrenzung eines Chondrosarkoms gegen ein Enchondrom oder eines Osteochondroms, da es sich bei Chondrosarkomen auf dem Boden eines Osteochondroms meist um hochdifferenzierte Chondrosarkome handelt (Garrison u. Mitarb. 1982) (s. Abb. 1.3.**53**). Als beweisend für die Malignität eines chondrogenen Tumors gelten ausschließlich der Durchbruch durch die Kortikalis (Abb. 1.3.**57**) sowie ein permeatives Tumorwachstum (Abb. 1.3.**58**). Hierunter ist ein areaktiver Einschluss, ein Umfließen des ortständigen spongiösen Gewebes unter Verdrängung der ortständigen Osteoblasten und Osteoklasten durch chondrogene Tumorformationen zu verstehen.

Differenzialdiagnose

Ein Problem der differenzialdiagnostischen Abgrenzung stellt sich speziell für Fälle von hoch- und intermediär-dif-

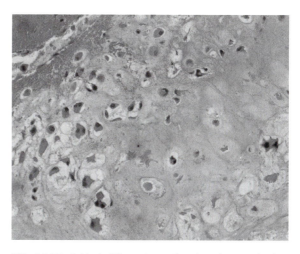

Abb. 1.3.55 Schlechtdifferenziertes Chondrosarkom mit hochgradiger Kerngrößenvarianz, zahlreichen binukleären Zellen und oben links erkennbarer Nekrose.

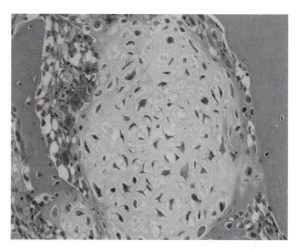

Abb. 1.3.56 Schlechtdifferenziertes Chondrosarkom mit Vorwachsen von Tumorzapfen in die interspongiösen Räume und am linken Rand erkennbarer riesenzellhaltiger Begleitreaktion.

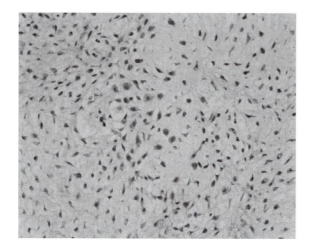

Abb. 1.3.54 Histologisch mittelgradig differenziertes Chondrosarkom mit erhöhtem Zellreichtum, überwiegend mononukleären Zellen und erkennbarer Größenvarianz.

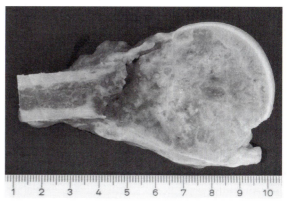

Abb. 1.3.57 Chondrosarkom des Humeruskopfes mit pathologischer Fraktur und Durchbruch durch die Kortikalis. Histologisch handelte es sich um ein schlecht differenziertes Chondrosarkom.

ferenzierten Chondrosarkomen gegenüber fast allen anderen benignen chondrogenen Tumoren. Bei sekundären Chondrosarkomen auf dem Boden von Osteochondromen ist die Kombination der Knorpeldicke mit den zellmorphologischen Veränderungen wegweisend (Abb. 1.3.59). Des Weiteren kann ein periosteales Ostesarkom Anlass zur Verwechslung bieten. In den allermeisten Fällen führt ein Befundabgleich mit dem jeweiligen radiologischen Befund zur Klärung.

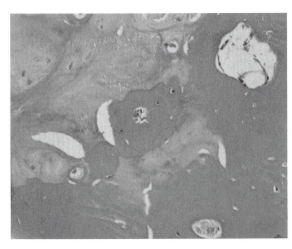

Abb. 1.3.58 Permeatives Wachstum als Zeichen der Malignität bei einem hochdifferenzierten Chondrosarkom. Der spärliche Knochenrest wird durch überwiegend zellarme chondroide Formationen „umflossen" und areaktiv eingefasst.

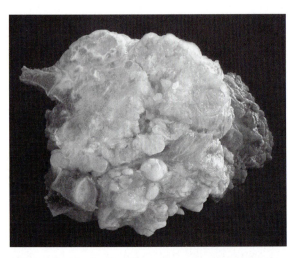

Abb. 1.3.59 Mittelgradig differenziertes Chondrosarkom auf dem Boden einer kartilaginären Exostose des Schambeins. Im Bereich der kartilaginären Exostose (oben links) sind noch die typischen Verkalkungen zu erkennen. Das breit in das Weichwebe einbrechende Tumorgewebe ist nicht verknöchert.

Periosteales (juxtakortikales) Chondrosarkom

Beim periostealen Chondrosarkom handelt es sich im Gegensatz zum wesentlich häufigerem periostealen Chondrom um einen sehr seltenen, im Periost lokalisierten malignen, chondrogenen Tumor. Betroffen sind vor allem die metaphysären Abschnitte der langen Röhrenknochen. Die Patienten scheinen zum Beginn der Erkrankung jünger zu sein als Patienten mit einem konventionellen Chondrosarkom (Nojima u. Mitarb. 1985, Papagelopoulos u. Mitarb. 2002a).

Makroskopie

Meist präsentieren sich die Tumoren als relativ scharf abgegrenzte, direkt der Kortikalis anliegende läppchenartig aufgebaute chondrogene Tumoren mit punktförmigen Verkalkungen. Die Kortikalis wird nicht infiltriert oder gar destruiert.

Mikroskopie

Die makroskopisch sichtbaren Verkalkungsherde stellen sich histologisch oftmals als enchondrale Verknöcherungsherde in einem ansonsten regelhaftem chondrogenen Tumorgewebe dar. Wie auch bereits beim konventionellen Chondrosarkom beschrieben sind die zytologischen Parameter die wichtigsten Parameter zur Abgrenzung gegen ein juxtakortikales Chondrom sowie kein Nachweis von Tumorosteoid oder tumorösen Knochen.

Differenzialdiagnose

Da es sich meist um einen hochdifferenzierten chondrogenen Tumor handelt, ist die Abgrenzung gegen ein periosteales Chondrom oftmals problematisch und der morphologische Übergang teilweise fließend. Vom makroskopischen Aspekt ist eine Abgrenzung gegen ein Chondrosarkom auf dem Boden einer kartilaginären Exostose zu erwägen. Die schwierigste Differenzialdiagnose ist allerdings die klare Unterscheidung zu einem periostealen Osteosarkom. Der fehlende Nachweis von Osteoid oder sog. „Tumorknochen" deutet auf ein periosteales Chondrosarkom hin (Bertoni u. Mitarb. 1982).

Mesenchymales Chondrosarkom

Sehr seltener Tumor, hoch maligner mesenchymaler Tumor der meist aus den extraskelettalen Weichgeweben, aber auch aus den Rippen, den unteren Extremitätenknochen und den Kiefern erwächst. Betroffen sind meist junge Erwachsene, aber vereinzelt auch Kinder. Die Prognose ist aufgrund der hohen Metastasierungsrate eher schlecht (Huvos u. Mitarb. 1983 b, Nakashima u. Mitarb. 1986).

Makroskopie

Die Größe der bislang beschriebenen mesenchymalen Chondrosarkome differiert teilweise beträchtlich mit Durchmessern von 2,5–35 cm. Der Tumor bietet meist ein weiß-graues Erscheinungsbild mit fleischiger Konsistenz. Teilweise lassen sich Knorpelherde erkennen.

Mikroskopie

Der Tumor weist ein sehr typisches histologisches Bild auf mit einem biphasischen Wachstum. Es finden sich zum einen regelmäßig in der Größe variierende Inseln von reifem, hyalinen Knorpel mit Kalzifikationen und Verknöcherungen. Diese sind umgeben von undifferenzierten, teils spindelzelligen, teils rundzelligen Tumoranteilen (Abb. 1.3.**60** u. 1.3.**61**). Es kann der mikroskopische Eindruck eines Hämangioperizytoms entstehen. Bei Nachweis von ausschließlich undifferenzierten Tumoranteilen ist eine immunhistochemische Abklärung unerlässlich (Swanson u. Mitarb. 1990).

Differenzialdiagnose

Abhängig von der Größe und Repräsentativität der Tumorprobe, speziell bei Fehlen von chondrogenen Tumoranteilen, bietet diese Tumorentität Möglichkeiten zur Verwechslung mit einem Synovialsarkom bzw. einem Hämangioperizytom.

Dedifferenziertes Chondrosarkom

Das dedifferenzierte Chondrosarkom (Abb. 1.3.**62**) mit einem Anteil von bis zu 10 % an allen Chondrosarkomen ist ein primäres Knochensarkom mit einer äußerst schlechten Prognose (Capanna u. Mitarb. 1988, Daly u. Mitarb. 1989). Diese Tumorentität stellt insofern eine Besonderheit dar, weil es eine Low-grade-Chondrosarkom-Komponente mit einer nicht chondrogenen High-grade-Sarkom-Komponente in einem Tumor verbindet (Johnson u. Mitarb. 1986). Bevorzugt werden der Femur, der Humerus und das Becken betroffen. Radiologisch fällt das typische Bild eines Enchondroms mit einer synchronen, aggressiven, teilweise osteolytischen Knochendestruktion auf (Pring u. Mitarb. 2001).

Makroskopie

Der Tumor bietet oftmals ein sehr buntes Bild. Neben klar gegliederten und scharf abgrenzbaren chondrogenen Arealen mit Verkalkungen finden sich extramedullär zystische, nekrotische und eingeblutete Tumorformationen.

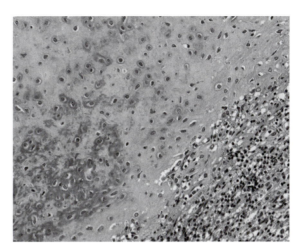

Abb. 1.3.60 Mesenchymales Chondrosarkom mit atypischen Knorpelproliferationen übergehend in ein unreifes, zellreiches, mesenchymales Stroma.

Abb. 1.3.61 Mesenchymales Chondrosarkom, mesenchymale Komponente.

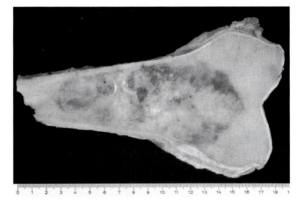

Abb. 1.3.62 Dedifferenziertes Chondrosarkom. Fokal noch erkennbar Reste von typischem Knorpelgewebe. In den weiteren Abschnitten dann ein unscharf begrenzter Tumor.

Mikroskopie

Das unmittelbare Nebeneinander von hochdifferenzierten, chondrogenen Tumorabschnitten, meist unter dem Bild eines hochdifferenzierten Chondrosarkoms oder auch eines Enchondroms und einem schlecht differenzierten Sarkom ist das Charakteristikum dieser Entität (Abb. 1.3.**63** u. 1.3.**64**). Die sarkomatösen Anteile können im Sinne eines malignen fibrösen Histiozytoms, eines Fibrosarkoms, eines Osteosarkoms bzw. eines Rhabdomyosarkoms dedifferenziert sein. In seltenen Fällen findet sich auch eine neurogene Differenzierungsvariante.

Differenzialdiagnose

Der abrupte Übergang von hochdifferenzierten chondrogenen Tumorformationen zu einem schlecht differenzierten Sarkom ist nahezu pathognomonisch für diesen Tumor. Bei Biopsien, die keine chondrogene Tumorinsel einschließen, kann sich ein Problem in der Abgrenzung zu Sarkomen der bereits genannten Dedifferenzierungsvarianten ergeben. Ein Abgleich der pathologischen Diagnose mit dem radiologischen Befund ist deshalb unerlässlich.

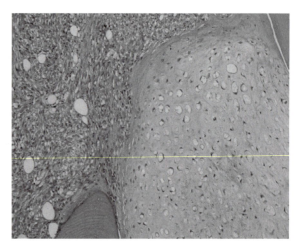

Abb. 1.3.63 Dedifferenziertes Chondrosarkom mit scharf getrenntem, übergangslosem Nebeneinander einer hochdifferenzierten chondrogenen Tumorkomponente und eines hier spindelzelligen sarkomatösen Tumoranteils.

Klarzellchondrosarkom

In diese Tumorkategorie sind 1–2% aller Chondrosarkome einzuordnen. Bei dieser Entität handelt es sich per Definition um niedrigmaligne (G1-)Chondrosarkome. Die Tumoren sind typischerweise im Bereich der Epiphysenfuge des Femur- und Humeruskopfes lokalisiert. Das Haupterkrankungsalter ist gewöhnlich niedriger als bei konventionellen Chondrosarkomen (Bjornsson u. Mitarb. 1984, Masui u. Mitarb. 1999, Schiller 1985).

Makroskopie

Vom makroskopischen Aspekt ist das Klarzellenchondrom oftmals nicht mit Sicherheit von einem Chondroblastom zu abzugrenzen. Allerdings unterscheidet sich der Tumor aufgrund seiner guten Differenzierung deutlich von einem Enchondrom.

Mikroskopie

Es finden sich Strukturen und zelluläre Komponenten wie beim Chondroblastom und als sekundäre Zeichen der Regression auch Bilder einer aneurysmatischen Knochenzyste. Dies betrifft speziell die Präsenz von benignen Riesenzellen und unauffälligem Stroma. Es dominieren aber zahlreiche, hellzellige chondroblastäre Zellen mit Übergang in ein konventionelles Chondrosarkom (Abb. 1.3.**65** u. 1.3.**66**).

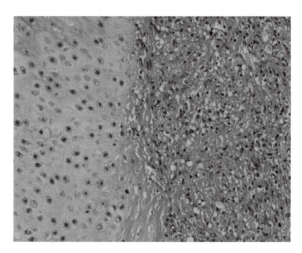

Abb. 1.3.64 Dedifferenziertes Chondrosarkom. Die chondrogene Tumorkomponente ist zumeist hochdifferenziert kann aber auch eine intermediäre Differenzierung aufweisen. In der sarkomatösen Entdifferenzierung sind bislang alle Sarkomvarianten beschrieben worden.

Differenzialdiagnose

Die Lokalisation und histopathomorphologische Präsentation sind wegweisend. Wie bereits dargestellt kann die Abgrenzung gegen ein Chondroblastom Schwierigkeiten bereiten (Cannon u. Mitarb. 2002, Kaim u. Mitarb. 2002). Aufgrund unterschiedlicher Therapiemodalitäten für beide Entitäten ist eine sichere Unterscheidung notwendig.

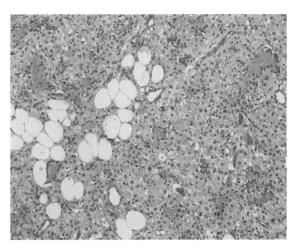

Abb. 1.3.65 Klarzellchondrosarkom des Humerus mit diffusem Wachstum bei noch erkennbaren Resten interspongiösen Fettmarks.

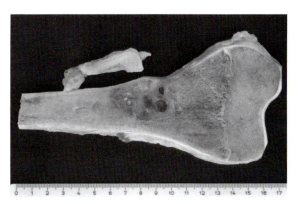

Abb. 1.3.67 Malignes fibröses Histiozytom des Knochens. In typischer Lokalisation zeigt sich ein grau-weißer, teilweise solider, zentral zystisch degenerativer Tumor mit Destruktion der Kortikalis. Die Epiphysenfuge wird vom Tumor respektiert.

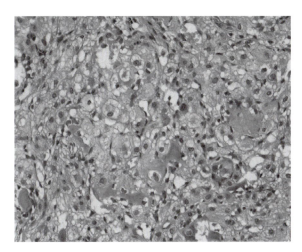

Abb. 1.3.66 Klarzellchondrosarkom. Typische Morphologie mit hellem, teils multivakuolärem Zytoplasma der tumorösen Knorpelzellen. Klarzellchondrosarkome werden grundsätzlich, trotz ihrer vergrößerten Zellkerne, als Grad-1-Chondrosarkome eingeordnet.

Malignes fibröses Histiozytom des Knochens (MFH)

Synonym

Xanthosarkom, Fibroxanthosarkom.

Als MFH des Knochens wird ein hochmaligner, meist solitär auftretender Tumor bezeichnet, der sich aus spindeligen, wirbelartig wachsenden fibroblastenähnlichen und ausgeprägten pleomorphen Tumorzellen zusammensetzt. Das Erkrankungsalter erstreckt sich über alle Lebensdekaden (Bielack u. Mitarb. 1999). Ein Morbus Paget und Knocheninfarkte gelten als prädisponierende Faktoren in etwa einem Viertel aller MFH des Knochens. Der Femur, die Tibia und der Humerus sind die zumeist betroffenen Lokalisationen (Nishida u. Mitarb. 1997, Papagelopoulos u. Mitarb. 2000).

Makroskopie

Ein typisches makroskopisches Erscheinungsbild existiert nicht. Zumeist handelt es sich um osteolytische, nur selten um osteosklerotische Läsionen, die von intramedullär ausgehen und sich mottenfraßartig bzw. permeativ ausbreiten. Eine Destruktion der Kortikalis kann vorliegen (Abb. 1.3.67). Eine periostale Reaktion ist meist nicht zu beobachten. Das radiologische Erscheinungsbild bietet in Abhängigkeit vom Erkrankungsalter differenzialdiagnostische Abgrenzungsschwierigkeiten zu hämatologischen Erkrankungen, Metastasen sowie Ewing- oder Osteosarkomen.

Mikroskopie

Das MFH des Knochens unterscheidet sich mikroskopisch nicht von seinem primär in den Weichteilgeweben lokalisierten Pendant. Es dominiert eine spindelzellige, storiforme Proliferation von fibroblastenähnlichen Zellen. Diese sind durchsetzt von teils histiozytär imponierenden Zellen, von multinukleären Riesenzellen des Osteoklastentyps und zahlreichen Schaumzellen. Eine Osteoidbildung liegt nicht vor (Abb. 1.3.**68** u. 1.3.**69**). Ein lymphoplasmazelluläres Infiltrat kann unterschiedlich ausgeprägt sein (sog. inflammatorischer Subtyp) (Huvos u. Mitarb. 1985).

Immunhistochemisches Untersuchungen haben ihren Stellenwert ausschließlich in der Abgrenzung gegen andere pleomorphe Tumoren.

Differenzialdiagnose

Reaktive periosteale Matrixbildungen sowie dichte Kollagenfaserbildungen zwischen Tumorzellen können als tumoreigenes Osteoid fehlinterpretiert werden und zu einer Verwechslung mit einem Osteosarkom vom MFH-Typ führen (Dahlin u. Mitarb. 1977). Die Abgrenzung zu einem Fibrosarkom ist oft fließend (Antonescu u. Mitarb. 2000). In seltenen Fällen in denen die chronische Entzündungsinfiltration dominiert besteht die Notwendigkeit zur Abgrenzung gegen ein Lymphom oder eine chronische Osteomyelitis. Immunhistochemische Untersuchungen sind hierbei von großem Nutzen.

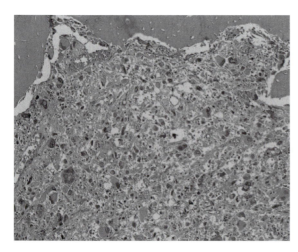

Abb. 1.3.68 Malignes fibröses Histiozytom des Knochens. In der Übersicht sind ausgeprägte unregelmäßig geformte Tumorzellen zu erkennen.

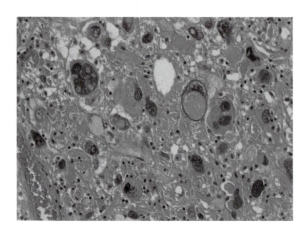

Abb. 1.3.69 Malignes fibröses Histiozytom des Knochens. In der Detailansicht dominieren äußerst bizarre, vielgestaltige Tumorzellen. Ausschließlich das Fehlen von Osteoid erlaubt die Einordnung als MFH.

Ewing-Sarkom – primitiver neuroektodermaler Tumor (PNET)

Synonyme

Peripheres Neuroepitheliom, peripheres Neuroblastom, Askin-Tumor.

Definition

Rundzellige Sarkome mit unterschiedlich ausgeprägter neuroektodermaler Differenzierung. Es handelt sich um den zweithäufigsten malignen Knochentumor des Kindesalters (etwa 7% aller primären Knochentumoren), häufig klinisch mit einer B-Symptomatik verbunden.

Nahezu alle Tumoren weisen spezifische, chromosomale Translokationen auf, welche mit unterschiedlichsten molekularen Techniken nachgewiesen werden können (s. Kap. 1.2.4). Speziell PCR-Techniken haben eine sehr hohe Sensitivität und erlauben damit die Verwendung dieser Technik zum Nachweis einer „minimalen Resterkrankung" (minimal residual disease) aus dem peripheren Blut oder dem Knochenmark (Abb. 1.3.70). Der klinische Wert dieser Untersuchung wird derzeit im Rahmen klinischer Studien evaluiert.

Bei 85% der Erkrankungen handelt es sich um eine Translokation t(11;22), bei etwa 14% der Tumoren um eine t(11;22)-Translokation. In seltenen Einzelfällen (1% und weniger) kann eine t(7;22)-, t(17;22)- oder t(2;22)-Translokation vorliegen. Das zugrunde liegende biologische Prinzip beruht jedoch immer auf der Bildung eines aberranten Genfusionstranskripts unter Verschmelzung des EWS-Gens auf Chromosom 22 mit sog. ETS-Genen, welche auf den jeweilig anderen Chromosomen lokalisiert sind. Das daraus resultierende, chimäre Protein führt zu einer aberranten Gentranskription mit Hemmung der

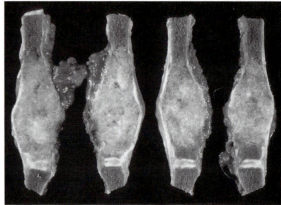

Abb. 1.3.70 Molekularbiologischer Nachweis von spezifischen Genfusionstranskripten des Ewing-Sarkoms. Der Pfeil weist auf das entsprechende PCR-Produkt im Sinne einer t(11;22) hin. Die Reaktion für t(21;22) ist negativ (linke Seite).

Apoptose und Steigerung des Zellzyklus (de Alava u. Mitarb. 2000a, Wei u. Mitarb. 2000). Die t(11;22)-Translokation scheint generell mit einer etwas besseren Prognose assoziiert zu sein (de Alava u. Mitarb. 2000b).

Makroskopie

Der Tumor entsteht in erster Linie diaphysär, bzw. meta-/diaphysär in den langen Röhrenknochen, mit etwas geringerer Häufigkeit an den Rippen sowie dem Becken. Der Tumor zeigt charakteristischerweise ein mottenfraßähnliches, permeatives Wachstum mit einer zwiebelschalenartigen, mehrschichtigen Periostreaktion mit konsekutiver Verdickung der Kortikalis (Abb. 1.3.71 u. 1.3.72). Zumeist besteht fast immer eine ausgedehnte Weichteilkomponente. Der Tumor ist oft nekrotisch und hämorrhagisch.

Mikroskopie

Das histologische Erscheinungsbild ist sehr facettenreich (Abb. 1.3.73 u. 1.3.74). Neben den meisten Fällen mit sehr gleichförmigen kleinen runden Zellen mit zartem Chromatin und unklaren Grenzen eines eosinophilen Chromatins, gibt es immer wieder Fälle mit unregelmäßig konfigurierten Tumorzellen und vergrößerten Zellkernen mit Nukleolen (sog. atypisches Ewing-Sarkom) (Nascimento u. Mitarb. 1980). Eine PAS-Positivität findet sich in nahezu allen Tumoren (Abb. 1.3.75).

Immunhistochemisch sind die Zellen positiv für Vimentin und CD 99. Neuroendokrine Marker (Synaptophysin, Chromogranin, neuronenspezifische Enolase, S-100) können exprimiert sein und weisen auf die Diagnose eines PNET hin. Seltene Fälle einer Keratinexpression sind ebenfalls bekannt.

Differenzialdiagnose

Das Ewing-Sarkom muss zum einem gegen alle anderen klein-blau-rundzelligen Tumoren des Kindesalters sowie gegen maligne Lymphome abgegrenzt werden. Hierzu stehen immunhistochemische und molekulare Parameter zur Verfügung.

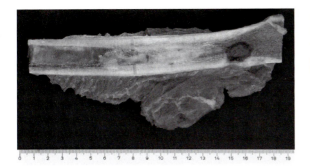

Abb. 1.3.71 Ewing-Sarkom der diaphysären Tibia mit charakteristischer Verdickung der Kortikalis in den betroffenen Abschnitten. Der Weichgewebeanteil ist bei Zustand nach neoadjuvanter Chemotherapie weitestgehend verschwunden.

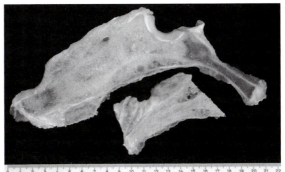

Abb. 1.3.72 Ewing-Sarkom des Beckens. Als makroskopisches Zeichen des permeativen Tumorwachstums sind in allen Bereichen noch zumindest schemenhaft Reste von durchgehender Kortikalis erhalten.

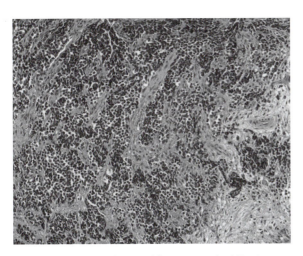

Abb. 1.3.73 Ewing-Sarkom. Proliferation von gleichförmigen rundlichen Tumorzellen und Infiltration des Weichgewebes.

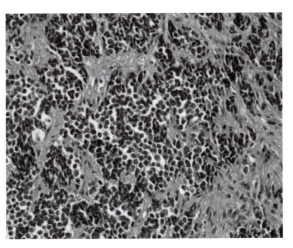

Abb. 1.3.74 Ewing-Sarkom. Mitosen in den kleinzelligen Tumorzellproliferationen sind selten.

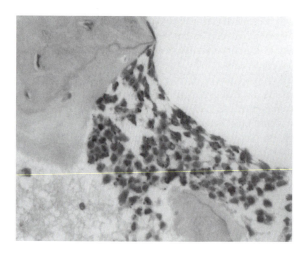

Abb. 1.3.75 Ewing-Sarkom. Ein Nachweis von PAS-positiven Granula ist hilfreich in der Abgrenzung gegen andere klein-blau-rundzellige Tumoren.

Adamantinom des Knochens

Definition

Vielgestaltiger, niedrigmaligner biphasischer, sehr seltener Tumor mit epithelialen und spindelzelligen Zellen und teils osteofibröser Differenzierung.

Der Tumor tritt in jedem Lebensalter auf und manifestiert sich vorwiegend in der proximalen vorderen meta-/diaphysären Tibia, teilweise auch synchron und metachron multifokal. Die Ätiologie ist unbekannt (Keeney u. Mitarb. 1989).

Makroskopie

Zumeist ein scharf abgegrenzter kortikaler, gelblich-grauer, lobulierter Tumor mit fester bis knöcherner Konsistenz und randlicher Sklerose. Eine Penetration der Kortikalis ist selten.

Mikroskopie

Der Tumor ist vielgestaltig (Czerniak u. Mitarb. 1989). Es werden ein basaloides, ein tubuläres ein spindelzelliges und ein squamöses Differenzierungsmuster unterschieden. Einzelne Fälle zeigen eine ähnliche Differenzierung wie die osteofibröse Dysplasie (Hazelbag u. Mitarb. 2003).

Die epithelialen Komponenten sind positiv für hochmolekulare Keratine, EMA und zugleich auch für Vimentin. Die fibrösen, spindelzelligen Anteile exprimieren nur Vimentin (Kahn 2003).

Differenzialdiagnose

Das morphologische Erscheinungsbild in Kombination mit der Expression von hochmolekularen Zytokeratinen ist wegweisend.

Seltene primäre Sarkome des Knochens

Fibrosarkom des Knochens

Maligner spindelzelliger Tumor des Knochens mit pathognomonischem „fischgrätenartigem" Wachstum. Früher vergleichsweise häufig, heute nach Einführung des MFH als eigenständige Entität vergleichsweise selten geworden (max. 5% aller primären Knochensarkome). Die Prädilektionsstellen des Tumors entsprechen denen des Osteosarkoms und des MFH. Eine Assoziation mit dem Morbus Paget, Riesenzelltumoren und Knocheninfarkten ist beschrieben (Papagelopoulos u. Mitarb. 2002b).

Makroskopie

Abhängig vom Differenzierungsgrad und dem Ausmaß der Kollagenfaserproduktion von wechselnder, teils fester, teils fleischiger Konsistenz, vereinzelt auch mit Nekrosen.

Mikroskopie

Spindelzellige in Faszikeln wachsende, „fischgrätenartige" Wachstumsmuster ausbildende Tumorzellformationen mit unterschiedlicher Matrixproduktion und variierender Mitosehäufigkeit.

Differenzialdiagnose

Eine Abgrenzung gegen das desmoplastische Fibrom ist aufgrund der höheren Mitoserate möglich. Eine Grenzziehung gegen das MFH kann in einzelnen Fällen schwierig und fließend sein (Dahlin u. Mitarb. 1977, Wold u. Mitarb. 1982). Aufgrund der gleichen Prognose ist dies jedoch kein relevantes klinisches Problem.

Angiosarkom des Knochens

Synonyme

Hämangiosarkom, Hämangioendotheliom.

Maligner Tumor des Knochens aus den Zellen mit endothelialer Differenzierung aufgebaut. Das morphologische Erscheinungsbild entspricht dem Angiosarkom des Weichgewebes. Betroffen sind in vorwiegend die kompakten Knochen der Extremitäten sowie der Wirbelsäule bei

Patienten in nahezu allen Lebensdekaden. Häufig entstehen die Tumoren synchron multifokal. Es besteht eine Assoziation mit einer vorausgegangenen Bestrahlung (Gosheger u. Mitarb. 2002, Unni u. Mitarb. 1971, Wold u. Mitarb. 1982).

Makroskopie

Der Tumor ist meist blutig und von fester Beschaffenheit.

Mikroskopie

Der histologische Aufbau entspricht dem Angiosarkom des Weichgewebes. Die endotheliale Differenzierung der Tumorzellen zeigt sich in der Expression von Faktor VIII, CD31 und CD34. Epitheloide Angiosarkome weisen zudem eine Expression von EMA und Keratinen auf.

Differenzialdiagnose

Das morphologische Erscheinungsbild in Kombination mit der immunhistochemischen Befundkonstellation ist wegweisend.

Leiomyosarkom des Knochens

Maligner spindelzelliger Tumor des Knochens mit glattmuskulärer Differenzierung. Tritt meist bei Patienten mit einem Lebensalter von mehr als 30 Jahren auf. Femur und Tibia in Nachbarschaft zum Knie sind die häufigsten Prädilektionsorte (Jundt u. Mitarb. 1994, Shen u. Mitarb. 2001).

Makroskopie

Der Tumor imponiert als weiß-grauer, teils fester teils zystisch-nekrotischer Tumor mit Destruktion der Kortikalis (Abb. 1.3.76 u. 1.3.77).

Mikroskopie

Der Tumor unterscheidet sich histologisch nicht von dem Leiomyosarkomen anderer Organe oder des Weichgewebes und zeigt ein teils faszikuläres teils wirbelartiges Wachstum von plumpen und pleomorphen spindelzellartigen Tumorzellen. Immunhistochemisch ist eine Reaktion mit Antikörpern gegen glattmuskuläres Aktin und Desmin nachzuweisen.

Differenzialdiagnose

Aufgrund des spezifischen immunhistochemischen Markerprofils ist eine differenzialdiagnostische Abklärung gegen andere spindelzellige Malignome vergleichsweise einfach.

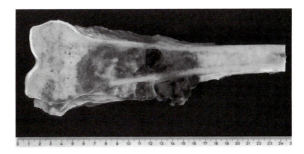

Abb. 1.3.76 Primäres Leiomyosarkom des distalen Femurs. Der Tumor zeigt vorwiegend eine zystisch-hämorrhagische Komponente mit abwechselnder Verdickung und Destruktion der Kortikalis.

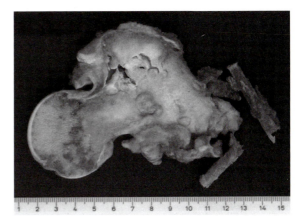

Abb. 1.3.77 Beispiel einer metastatischen Manifestation eines primären Leiomyosarkoms der Oberschenkels im Femurhals. Die scharf begrenzten Tumorformationen zeigen die typische grau-weiße Farbe und imponieren wie Geflechtknoten des Uterus.

Liposarkom des Knochens

Äußert seltener Tumor des Knochens der meist von den kompakten Knochen ausgeht. Das Erscheinungsbild ist identisch zu Liposarkomen des Weichgewebes (Addison u. Payne 1982).

Metastasen

Sekundäre Absiedlungen von Tumorformationen aus anderen Organsystemen sind die häufigsten Knochentumoren. Betroffen sind vor allem die Knochen mit persistierendem, blutbildenden Knochenmark, es können jedoch grundsätzlich alle Skelettabschnitte betroffen sein.

Die Mehrzahl aller metastatischen Absiedlungen wird durch Karzinome der Brust, Lunge, Prostata, Schilddrüse und der Niere verursacht.

Makroskopie

Die makroskopische Präsentation ist vielgestaltig und reicht von osteolytischen, teilweise hämorrhagisch-zystischen Prozessen bis hin zu rein osteoblastischen Metastasen (s. Abb. 1.3.**69**, 1.3.**78** u. 1.3.**79**).

Mikroskopie

Die Metastase übernimmt das histologische Erscheinungsbild des Primärtumors (Abb. 1.3.**80** bis 1.3.**84**). Bei unklaren, d.h. routinehistologisch nicht sicher zuzuordnenden Befunden ist die Immunhistochemie unerlässlich (Abb. 1.3.**85**).

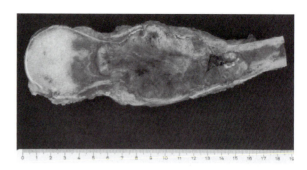

Abb. 1.3.80 Typischer morphologischer Aspekt einer Metastase eines klarzelligen Nierenzellkarzinoms. Wie auch im Primärtumor behält die Metastase ihr gelblich-graues Aussehen mit fokaler Zystenbildung und Einblutungen. Der Tumor braucht die Kortikalis an vielen Stellen weitgehend auf und zeigt eine Infiltration des umgebenden Weichgewebes.

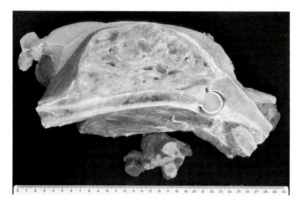

Abb. 1.3.78 Metastatische Manifestation eines nichtkleinzelligen Bronchialkarzinoms in den Weichteilen des distalen Oberarms mit beginnender Arrosion der Kortikalis. Die Resektion erfolgte aufgrund der ausgeprägten Lokalsymptomatik und dem drohenden Durchbruch des Tumors durch die Haut.

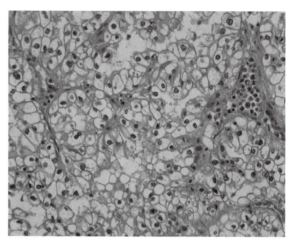

Abb. 1.3.81 Histologisches Bild eines klarzelligen Nierenzellkarzinoms.

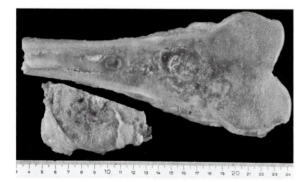

Abb. 1.3.79 Beispiel einer metastatischen Manifestation eines Prostatakarzinoms im distalen Femur. Der Tumor imponiert weiß-grau teils solide, teils beginnend zystisch hämorrhagisch-nekrotisch mit teilweiser permeativer Destruktion der Kortikalis.

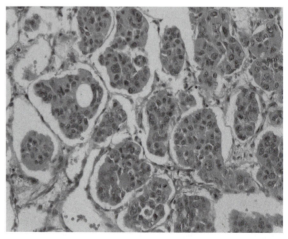

Abb. 1.3.82 Metastase eines niedrigdifferenzierten, papillären Schilddrüsenkarzinoms.

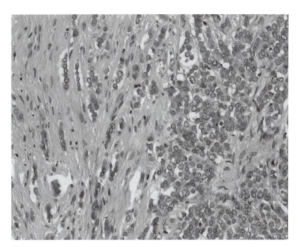

Abb. 1.3.83   Metastase eines lobulär invasiven Mammakarzinoms.

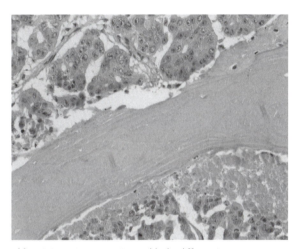

Abb. 1.3.84   Metastase eines schlecht differenzierten, ausgedehnt nekrotischen Adenokarzinoms. Dieser Befund stellte die Erstmanifestation eines im weiteren klinischen Verlauf detektierten Adenokarzinoms des Ösophagus dar.

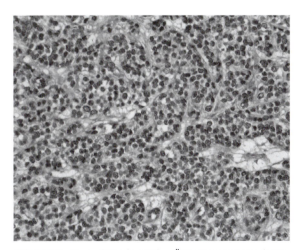

Abb. 1.3.85   Immunhistochemischer Östrogenrezeptornachweis an der Metastase eines lobulär invasiven Mammakarzinoms. Alle Tumorzellkerne zeigen eine starke Anfärbbarkeit.

Hämatogene Neubildungen

Plasmozytom (multiples Myelom)

Definition

Monoklonale, zumeist multifokale Proliferation von Plasmazellen des Knochenmarks mit gelegentlicher Infiltration des Weichgewebes oder der Gewebe anderer Organe. Der Tumor ist gekennzeichnet durch osteolytische Läsionen, eine monoklonale Gammopathie, Knochenschmerzen und gelegentlich auch eine Hyperkalzämie (WHO 2001).

Es handelt sich um den häufigsten, primären Knochentumor. Er tritt bei Patienten oberhalb der 4. Lebensdekade auf und zeigt seine höchste Inzidenz in der 6.- bis 7.-Lebensdekade. Sein Auftreten ist meist an die Präsenz von blutbildendem Knochenmark gebunden. Die Ätiologie ist weitestgehend unbekannt.

Klinisch wird der Tumor zusätzlich gekennzeichnet durch pathologische Frakturen mit konsekutiver Lokalsymptomatik und Anämien sowie ein progredientes Nierenversagen als Folge der monoklonalen Gammopathie.

Makroskopie

Der Tumor manifestiert sich als lytische, teilweise expansive, teilweise die Kortikalis destruierende Läsion mit bis zu mehreren Zentimetern Durchmesser. Autopsiebefunde zeigen die Herde meist gelatineartig und hämorrhagisch durchsetzt.

Mikroskopie

Die Tumorzellen zeigen je nach Differenzierungsgrad eine vollständige oder teilweise nur schemenhafte Ähnlichkeit mit normalen Plasmazellen (Abb. 1.3.**86** u. 1.3.**87**). In hochdifferenzierten Plasmozytomen dominieren Zellen mit einem exzentrisch gelegenem Zellkern, reichlich eosinophilem Zytoplasma und einer großen perinukleären Aufhellungszone. Letztere stellt das Pendant des intrazellulären Golgi-Apparats dar in dem die Immunoglobuline aberrant im Überschuss produziert werden. Mitosen sind selten. Die Kerne behalten charakteristischerweise ihr Radspeichenmuster. Mit zunehmender Entdifferenzierung kommt es zum Auftreten von zweikernigen Zellformen, Mitosen, Nukleolen und deutlicher Zunahme der Kern-Plasma-Relation.

Differenzialdiagnose

Die Abgrenzung ist bei hochdifferenzierten Plasmozytomen meist einfach. Der Immunphänotyp der Tumorzellen ermöglicht zudem eine Abgrenzung gegen andere maligne Lymphome und in besonderen Fällen auch gegen eine Osteomyelitis. Plasmozytome sind typischerweise CD20-negativ (B-Zell-Antigen) und CD3-negativ (T-Zell-Antigen).

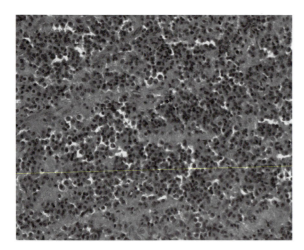

Abb. 1.3.86 Plasmozytom. Homogenes Infiltrat durch Tumorzellen mit teilweise schon in der Übersicht erkennbarer exzentrischer Lage des Zellkerns und perinukleärer Aufhellung.

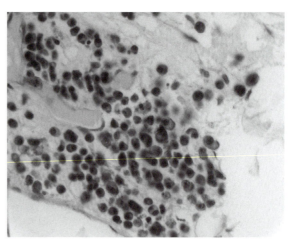

Abb. 1.3.87 Plasmozytom. Giemsa-Färbung mit offensichtlichen Kernunregelmäßigkeiten als Zeichen der Zelldedifferenzierung.

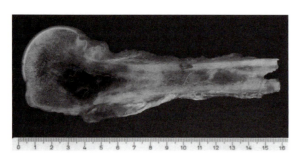

Abb. 1.3.88 Hochmalignes Non-Hodgkin-Lymphom des proximalen Humerus mit Ausbildung einer hämorrhagisch-zystischen Osteolyse. Die Resektion erfolgte wegen einer in dieser Schnittebene nicht dargestellten pathologischen Fraktur.

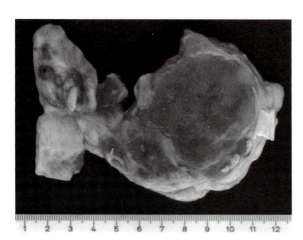

Abb. 1.3.89 Primäres hochmalignes Non-Hodgkin-Lymphom des Kalkaneus. Es zeigt sich eine diffuse Durchsetzung des Kalkaneus. Nur in den Randbereichen des Tumors ist eine graue, homogene Tumormanifestation zu erkennen.

Sie exprimieren CD 56 und CD 38. Die Malignität einer Plasmazellproliferation wird letztendlich durch die monotypische, intrazelluläre Expression von Kappa- oder Lambda-Leichtketten gesichert.

Maligne Lymphome

Definition

Neoplasie maligner lymphoider Zellen unter Ausbildung einer tumorähnlichen Knochenläsion.
Es wird zwischen primär skelettalen Lymphomen und einer Beteiligung im Rahmen eines extraskelettalen Lymphoms (bis zu 20% aller Fälle) unterschieden. Bei ersteren handelt es sich um Manifestationen in einem einzelnen oder in mehreren Knochen, wobei die regionären Lymphknoten und/oder das Gastrointestinalsystem tumorfrei sind. Prinzipiell sind alle Lebensabschnitte betroffen. Wie bei anderen skelettalen lymphoiden Neoplasien werden vor allem Knochen mit persistierendem, blutbildenden Knochenmark betroffen. Die radiologische Bildgebung ist unspezifisch. Kortikalisdestruktionen können vorliegen (WHO 2001).

Makroskopie

In den wenigen Fällen einer chirurgischen Resektion imponiert der Tumor fast immer „fischfleischartig", bzw. osteolytisch-hämorrhagisch (Abb. 1.3.88 u. 1.3.89).

Mikroskopie

Das mikroskopische Erscheinungsbild kann das gesamte differenzialdiagnostische Spektrum der extranodalen

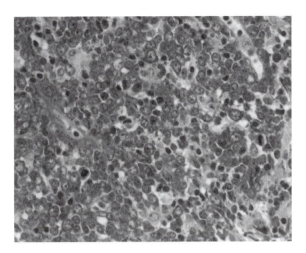

Abb. 1.3.90 Hochmalignes Non-Hodgkin-Lymphom der B-Zellreihe mit homogenem Nachweis von blastären Zellkernen mit zahlreichen Mitosen und Apoptosen.

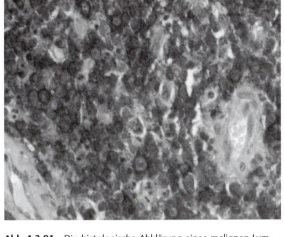

Abb. 1.3.91 Die histologische Abklärung eines malignen Lymphoms des Knochens erfordert generell die Zuordnung in die B- oder T-Zellreihe. Dies erfolgt mittels immunhistochemischer Techniken. In diesem Fall zeigt sich eine immunhistochemische Anfärbung der Zellmembran mittels eines anti-CD20-Antikörpers und dementsprechend die Einordnung als B-Zelllymphom.

Lymphome einschließlich des Hodgkin-Lymphoms umfassen. Zumeist handelt es sich jedoch analog der neuen WHO-Klassifikation um diffuse großzellige Lymphome (Abb. 1.3.90 u. 1.3.91). In über 90 % aller Erkrankungen handelt es sich um B-Zelllymphome (Abb. 1.3.92). Histologisch findet sich meist eine diffuse Durchsetzung des betroffenen Skelettabschnitts durch atypische Zellproliferate, wobei ein reaktives entzündliches Begleitinfiltrat oder originäres blutbildendes Knochenmark vorliegen kann. Histologische Quetschartefakte sind typisch und immer verdächtig auf das Vorliegen eines malignen Geschehens. Der Immunphänotyp ist ebenfalls analog zu extranodalen Lymphomen (WHO 2001).

Eine primäre und ausschließliche skelettale Manifestation eines Morbus Hodgkin ist sehr selten. Meist werden die typischen Infiltrate mit pathognomonischen Hodgkin- und Sternberg-Reed-Zellen im Rahmen einer sekundären Generalisation gesehen.

Differenzialdiagnose

Die primäre Abgrenzung muss speziell bei den etwas selteneren, niedrigmalignen Lymphomen gegen eine Osteomyelitits erfolgen. Dies geschieht in erster Linie mittels immunhistochemischer Techniken.

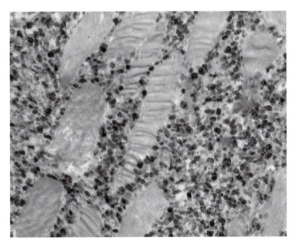

Abb. 1.3.92 Immunhistochemischer Nachweis der Proliferationsaktivität mittels Mib-1 Immunhistochemie. Die stark proliferierenden Tumorzellen zeigen eine diffuse Durchsetzung der ortsständigen Muskulatur.

Literatur

Ackerman, L.V. (1976): Common errors made by pathologists in the diagnosis of bone tumors. Recent Results Cancer Res: 120–138

Addison, A.K., S.R. Payne (1982): Primary liposarcoma of bone. Case report. J Bone Joint Surg Am 64: 301–304

Antonescu, C.R., R.A. Erlandson, A.G. Huvos (2000): Primary fibrosarcoma and malignant fibrous histiocytoma of bone – a comparative ultrastructural study: evidence of a spectrum of fibroblastic differentiation. Ultrastruct Pathol 24: 83–91

Arlen, M., N.L. Higinbotham, A.G. Huvos u. Mitarb. (1971): Radiation-induced sarcoma of bone. Cancer 28: 1087–1099

Arlen, M., I.C. Shan, N. Higinbotham u. Mitarb. (1972): Osteogenic sarcoma of head and neck induced by radiation therapy. N Y State J Med 72: 929–934

Ayala, A.G., J.Y. Ro, A.K. Raymond u. Mitarb. (1989): Small cell osteosarcoma. A clinicopathologic study of 27 cases. Cancer 64: 2162–2173

Bacci, G., S. Ferrari, N. Delepine u. Mitarb. (1998): Predictive factors of histologic response to primary chemotherapy in osteosarcoma of the extremity: study of 272 patients preoperatively treated with high-dose methotrexate, doxorubicin, and cisplatin. J Clin Oncol 16: 658–663

Bertoni, F., P. Bacchini, N. Fabbri u. Mitarb. (1993): Osteosarcoma. Low-grade intraosseous-type osteosarcoma, histologically resembling parosteal osteosarcoma, fibrous dysplasia, and desmoplastic fibroma. Cancer 71: 338–345

Bertoni, F., S. Boriani, M. Laus u. Mitarb. (1982): Periosteal chondrosarcoma and periosteal osteosarcoma. Two distinct entities. J Bone Joint Surg Br 64: 370–376

Bielack, S.S., A. Schroeders, N. Fuchs u. Mitarb. (1999): Malignant fibrous histiocytoma of bone: a retrospective EMSOS study of 125 cases. European Musculo-Skeletal Oncology Society. Acta Orthop Scand 70: 353–360

Bjornsson, J., K.K. Unni, D.C. Dahlin u. Mitarb. (1984): Clear cell chondrosarcoma of bone. Observations in 47 cases. Am J Surg Pathol 8: 223–230

Campanacci, M., P. Picci, F. Gherlinzoni u. Mitarb. (1984): Parosteal osteosarcoma. J Bone Joint Surg Br 66: 313–321

Cannon, C.P., S.D. Nelson, L.L. Seeger u. Mitarb. (2002): Clear cell chondrosarcoma mimicking chondroblastoma in a skeletally immature patient. Skeletal Radiol 31: 369–372

Capanna, R., F. Bertoni, G. Bettelli u. Mitarb. (1988): Dedifferentiated chondrosarcoma. J Bone Joint Surg Am 70: 60–69

Choong, P.F., D.J. Pritchard, M.G. Rock u. Mitarb. (1996): Low grade central osteogenic sarcoma. A long-term followup of 20 patients. Clin Orthop: 198–206

Czerniak, B., R.R. Rojas-Corona, H.D. Dorfman (1989): Morphologic diversity of long bone adamantinoma. The concept of differentiated (regressing) adamantinoma and its relationship to osteofibrous dysplasia. Cancer 64: 2319–2334

Dahlin, D.C., K.K. Unni, T. Matsuno (1977): Malignant (fibrous) histiocytoma of bone – fact or fancy? Cancer 39: 1508–1516

Daly, P.J., F.H. Sim, L.E. Wold (1989): Dedifferentiated chondrosarcoma of bone. Orthopedics 12: 763–767

de Alava, E., C.R. Antonescu, A. Panizo u. Mitarb. (2000a): Prognostic impact of P53 status in Ewing sarcoma. Cancer 89: 783–792

de Alava, E., A. Panizo, C.R. Antonescu u. Mitarb. (2000b): Association of EWS-FLI1 type 1 fusion with lower proliferative rate in Ewing's sarcoma. Am J Pathol 156: 849–855

Devaney, K., T.N. Vinh, D.E. Sweet (1993): Small cell osteosarcoma of bone: an immunohistochemical study with differential diagnostic considerations. Hum Pathol 24: 1211–1225

Dickersin, G.R., A.E. Rosenberg (1991): The ultrastructure of small-cell osteosarcoma, with a review of the light microscopy and differential diagnosis. Hum Pathol 22: 267–275

Dorfman, H.D., B. Czerniak (1995): Bone cancers. Cancer 75: 203–210

Evans, H.L., A.G. Ayala, M.M. Romsdahl (1977): Prognostic factors in chondrosarcoma of bone: a clinicopathologic analysis with emphasis on histologic grading. Cancer 40: 818–831

Farr, G.H., A.G. Huvos, R.C. Marcove u. Mitarb. (1974): Telangiectatic osteogenic sarcoma. A review of twenty-eight cases. Cancer 34: 1150–1158

Firman, K., L.A. Tamaela, S. Mokoginta u. Mitarb. (1992): The multiple, sclerotic form of osteogenic sarcoma. Australas Radiol 36: 15–16

Franceschina, M.J., R.C. Hankin, R.B. Irwin (1997): Low-grade central osteosarcoma resembling fibrous dysplasia. A report of two cases. Am J Orthop 26: 432–440

Garrison, R.C., K.K. Unni, R.A. McLeod u. Mitarb. (1982): Chondrosarcoma arising in osteochondroma. Cancer 49: 1890–1897

Glasser, D.B., J.M. Lane, A.G. Huvos u. Mitarb. (1992): Survival, prognosis, and therapeutic response in osteogenic sarcoma. The Memorial Hospital experience. Cancer 69: 698–708

Gosheger, G., J. Hardes, T. Ozaki u. Mitarb. (2002): The multicentric epitheloid hemangioendothelioma of bone: a case example and review of the literature. J Cancer Res Clin Oncol 128: 11–18

Green, F.L., D.L. Page, I.D. Fleming u. Mitarb. (2002): AJCC Cancer Staging Manual 6.

Hasegawa, T., T. Hirose, E. Kudo u. Mitarb. (1991): Immunophenotypic heterogeneity in osteosarcomas. Hum Pathol 22: 583–590

Hasegawa, T., T. Hirose, K. Seki u. Mitarb. (1997): Histological and immunohistochemical diversities, and proliferative activity and grading in osteosarcomas. Cancer Detect Prev 21: 280–287

Hasegawa, T., T. Shibata, T. Hirose u. Mitarb. (1993): Osteosarcoma with epithelioid features. An immunohistochemical study. Arch Pathol Lab Med 117: 295–298

Hauben, E.I., S. Weeden, J. Pringle u. Mitarb. (2002): Does the histological subtype of high-grade central osteosarcoma influence the response to treatment with chemotherapy and does it affect overall survival? A study on 570 patients of two consecutive trials of the European Osteosarcoma Intergroup. Eur J Cancer 38: 1218–1225

Hazelbag, H.M., J.B. Laforga, H.J. Roels u. Mitarb. (2003): Dedifferentiated adamantinoma with revertant mesenchymal phenotype. Am J Surg Pathol 27: 1530–1537

Huvos, A.G., A. Butler, S.S. Bretsky (1983a): Osteogenic sarcoma associated with Paget's disease of bone. A clinicopathologic study of 65 patients. Cancer 52: 1489–1495

Huvos, A.G., M. Heilweil, S.S. Bretsky (1985): The pathology of malignant fibrous histiocytoma of bone. A study of 130 patients. Am J Surg Pathol 9: 853–871

Huvos, A.G., G. Rosen, S.S. Bretsky u. Mitarb. (1982): Telangiectatic osteogenic sarcoma: a clinicopathologic study of 124 patients. Cancer 49: 1679–1689

Huvos, A.G., G. Rosen, M. Dabska u. Mitarb. (1983b): Mesenchymal chondrosarcoma. A clinicopathologic analysis of 35 patients with emphasis on treatment. Cancer 51: 1230–1237

Ishida, T., F. Kikuchi, R. Machinami (1991): Histological grading and morphometric analysis of cartilaginous tumours. Virchows Arch A Pathol Anat Histopathol 418: 149–155

Johnson, S., B. Tetu, A.G. Ayala u. Mitarb. (1986): Chondrosarcoma with additional mesenchymal component (dedifferentiated chondrosarcoma). A clinicopathologic study of 26 cases. Cancer 58: 278–286

Jundt, G., C. Moll, A. Nidecker u. Mitarb. (1994): Primary leiomyosarcoma of bone: report of eight cases. Hum Pathol 25: 1205–1212

Kahn, L.B. (2003): Adamantinoma, osteofibrous dysplasia and differentiated adamantinoma. Skeletal Radiol 32: 245–258

Kaim, A.H., R. Hugli, H.M. Bonel u. Mitarb. (2002): Chondroblastoma and clear cell chondrosarcoma: radiological and MRI characteristics with histopathological correlation. Skeletal Radiol 31: 88–95

Kavanagh, T.G., S.R. Cannon, J. Pringle u. Mitarb. (1990): Parosteal osteosarcoma. Treatment by wide resection and prosthetic replacement. J Bone Joint Surg Br 72: 959–965

Kawai, A., A.G. Huvos, P.A. Meyers u. Mitarb. (1998): Osteosarcoma of the pelvis. Oncologic results of 40 patients. Clin Orthop: 196–207

Keeney, G.L., K.K. Unni, J.W. Beabout u. Mitarb. (1989): Adamantinoma of long bones. A clinicopathologic study of 85 cases. Cancer 64: 730–737

Kurt, A.M., K.K. Unni, R.A. McLeod u. Mitarb. (1990): Low-grade intraosseous osteosarcoma. Cancer 65: 1418–1428

Leone, A., A. Costantini, G. Guglielmi u. Mitarb. (2000): Primary bone tumors and pseudotumors of the lumbosacral spine. Rays 25: 89–103

Masui, F., S. Ushigome, K. Fujii (1999): Clear cell chondrosarcoma: a pathological and immunohistochemical study. Histopathology 34: 447–452

Meister, P. (1995): Malignant fibrous histiocytoma: a "fibrohistiocytic" or primitive, fibroblastic sarcoma. Curr Top Pathol 89: 193–214

Meister, P., E. Konrad, G. Lob u. Mitarb. (1979): Osteosarcoma: histological evaluation and grading. Arch Orthop Trauma Surg 94: 91–98

Mertens, F., N. Mandahl, C. Orndal u. Mitarb. (1993): Cytogenetic findings in 33 osteosarcomas. Int J Cancer 55: 44–50

Mervak, T.R., K.K. Unni, D.J. Pritchard u. Mitarb. (1991): Telangiectatic osteosarcoma. Clin Orthop: 135–139

Murphey, M.D., M.R. Robbin, G.A. McRae u. Mitarb. (1997): The many faces of osteosarcoma. Radiographics 17: 1205–1231

Murphey, M.D., S. Jaovisidha, H.T. Temple u. Mitarb. (2003): Telangiectatic osteosarcoma: radiologic-pathologic comparison. Radiology 229: 545–553

Naka, T., T. Fukuda, N. Shinohara u. Mitarb. (1995): Osteosarcoma versus malignant fibrous histiocytoma of bone in patients older than 40 years. A clinicopathologic and immunohistochemical analysis with special reference to malignant fibrous histiocytoma-like osteosarcoma. Cancer 76: 972–984

Nakajima, H., F.H. Sim, J.R. Bond u. Mitarb. (1997): Small cell osteosarcoma of bone. Review of 72 cases. Cancer 79: 2095–2106

Nakashima, Y., K.K. Unni, T.C. Shives u. Mitarb. (1986): Mesenchymal chondrosarcoma of bone and soft tissue. A review of 111 cases. Cancer 57: 2444–2453

Nascimento, A.G., K.K. Unni, D.J. Pritchard u. Mitarb. (1980): A clinicopathologic study of 20 cases of large-cell (atypical) Ewing's sarcoma of bone. Am J Surg Pathol 4: 29–36

Nishida, J., F.H. Sim, D.E. Wenger u. Mitarb. (1997): Malignant fibrous histiocytoma of bone. A clinicopathologic study of 81 patients. Cancer 79: 482–493

Noguera, R., S. Navarro, T.J. Triche (1990): Translocation (11;22) in small cell osteosarcoma. Cancer Genet Cytogenet 45: 121–124

Nojima, T., K.K. Unni, R.A. McLeod u. Mitarb. (1985): Periosteal chondroma and periosteal chondrosarcoma. Am J Surg Pathol 9: 666–677

Okada, K., K.K. Unni, R.G. Swee u. Mitarb. (1999): High grade surface osteosarcoma: a clinicopathologic study of 46 cases. Cancer 85: 1044–1054

Ozaki, T., T. Neumann, D. Wai u. Mitarb. (2003): Chromosomal alterations in osteosarcoma cell lines revealed by comparative genomic hybridization and multicolor karyotyping. Cancer Genet Cytogenet 140: 145–152

Ozaki, T., K.L. Schaefer, D. Wai u. Mitarb. (2002): Genetic imbalances revealed by comparative genomic hybridization in osteosarcomas. Int J Cancer 102: 355–365

Papagelopoulos, P.J., E.C. Galanis, P.J. Boscainos u. Mitarb. (2002a): Periosteal chondrosarcoma. Orthopedics 25: 839–842

Papagelopoulos, P.J., E.C. Galanis, F.H. Sim u. Mitarb. (2000): Clinicopathologic features, diagnosis, and treatment of malignant fibrous histiocytoma of bone. Orthopedics 23: 59–65

Papagelopoulos, P.J., E.C. Galanis, P. Trantafyllidis u. Mitarb. (2002b): Clinicopathologic features, diagnosis, and treatment of fibrosarcoma of bone. Am J Orthop 31: 253–257

Park, S.H., I. Kim (1999): Small cell osteogenic sarcoma of the ribs: cytological, immunohistochemical, and ultrastructural study with literature review. Ultrastruct Pathol 23: 133–140

Pintado, S.O., J. Lane, A.G. Huvos (1989): Parosteal osteogenic sarcoma of bone with coexistent low- and high-grade sarcomatous components. Hum Pathol 20: 488–491

Pring, M.E., K.L. Weber, K.K. Unni u. Mitarb. (2001): Chondrosarcoma of the pelvis. A review of sixty-four cases. J Bone Joint Surg Am 83-A: 1630–1642

Pritchard, D.J., R.J. Lunke, W.F. Taylor u. Mitarb. (1980): Chondrosarcoma: a clinicopathologic and statistical analysis. Cancer 45: 149–157

Puri, A., A.S. Parasnis, K.V. Udupa u. Mitarb. (2003): Fibroblastic osteosarcoma arising in chronic osteomyelitis. Clin Radiol 58: 170–172

Raymond, A.K. (1991): Surface osteosarcoma. Clin Orthop: 140–148

Reed, R.J., M. Rothenberg (1964): Lesions of bone that may be confused with aneurysmal bone cyst. Clin Orthop 35: 150–162

Ritschl, P., C. Wurnig, G. Lechner u. Mitarb. (1991): Parosteal osteosarcoma. 2–23-year follow-up of 33 patients. Acta Orthop Scand 62: 195–200

Ritts, G.D., D.J. Pritchard, K.K. Unni u. Mitarb. (1987): Periosteal osteosarcoma. Clin Orthop: 299–307

Rosenthal, D.I., A.L. Schiller, H.J. Mankin (1984): Chondrosarcoma: correlation of radiological and histological grade. Radiology 150: 21–26

Ruggieri, P., F.H. Sim, J.R. Bond u. Mitarb. (1994): Malignancies in fibrous dysplasia. Cancer 73: 1411–1424

Ruggieri, P., Sim F.H., J.R. Bond u. Mitarb. (1995): Osteosarcoma in a patient with polyostotic fibrous dysplasia and Albright's syndrome. Orthopedics 18: 71–75

Salzer-Kuntschik, M. (1996): Pitfalls and typical false interpretations in bone tumors. From the viewpoint of long-term consultation. Pathologe 17: 1–5

Salzer-Kuntschik, M., G. Delling, G. Brand (1983): Bestimmung des Regressionsgrades nach Chemotherapie bei malignen Knochentumoren. Pathologe 1983: 135–141

Sato, K., S. Yamamura, H. Iwata u. Mitarb. (1996): Giant cell-rich osteosarcoma: a case report. Nagoya J Med Sci 59: 151–157

Schiller, A.L. (1985): Diagnosis of borderline cartilage lesions of bone. Semin Diagn Pathol 2: 42–62

Schwartz, H.S., N.B. Zimmerman, M.A. Simon u. Mitarb. (1987): The malignant potential of enchondromatosis. J Bone Joint Surg Am 69: 269–274

Shen, S.H., L.S. Steinbach, S.F. Wang u. Mitarb. (2001): Primary leiomyosarcoma of bone. Skeletal Radiol 30: 600–603

Sinovic, J.F., J.A. Bridge, J.R. Neff (1992): Ring chromosome in parosteal osteosarcoma. Clinical and diagnostic significance. Cancer Genet Cytogenet 62: 50–52

Squire, J.A., J. Pei, P. Marrano u. Mitarb. (2003): High-resolution mapping of amplifications and deletions in pediatric osteosarcoma by use of CGH analysis of cDNA microarrays. Genes Chromosomes Cancer 38: 215–225

Stark, A., T. Aparisi, J.L. Ericsson (1984): Human osteogenic sarcoma: fine structure of the chondroblastic type. Ultrastruct Pathol 6: 51–67

Swanson, P.E., T.J. Lillemoe, J.C. Manivel u. Mitarb. (1990): Mesenchymal chondrosarcoma. An immunohistochemical study. Arch Pathol Lab Med 114: 943–948

Szymanska, J., N. Mandahl, F. Mertens u. Mitarb. (1996): Ring chromosomes in parosteal osteosarcoma contain sequences from 12q13–15: a combined cytogenetic and comparative genomic hybridization study. Genes Chromosomes Cancer 16: 31–34

Tan, S.Y., S. Burchill, S.C. Brownhill u. Mitarb. (2001): Small round cell tumor with biphenotypic differentiation and variant of t(21;22)(q22;q12). Pediatr Dev Pathol 4: 391–396

Tarkkanen, M., T. Bohling, G. Gamberi u. Mitarb. (1998): Comparative genomic hybridization of low-grade central osteosarcoma. Mod Pathol 11: 421–426

Tarkkanen, M., I. Elomaa, C. Blomqvist u. Mitarb. (1999): DNA sequence copy number increase at 8q: a potential new prognostic marker in high-grade osteosarcoma. Int J Cancer 84: 114–121

Unni, K.K., D.C. Dahlin (1984): Grading of bone tumors. Semin Diagn Pathol 1: 165–172

Unni, K.K., D.C. Dahlin, J.W. Beabout (1976a): Periosteal osteogenic sarcoma. Cancer 37: 2476–2485

Unni, K.K., D.C. Dahlin, J.W. Beabout u. Mitarb. (1976b): Parosteal osteogenic sarcoma. Cancer 37: 2466–2475

Unni, K.K., J.C. Ivins, J.W. Beabout u. Mitarb. (1971): Hemangioma, hemangiopericytoma, and hemangioendothelioma (angiosarcoma) of bone. Cancer 27: 1403–1414

Vigliani, F., E. Campailla (1987): Mimickry in osteogenic sarcoma. Clinical considerations and report of 2 cases. Ital J Orthop Traumatol 13: 425–436

Wei, G., C.R. Antonescu, E. de Alava u. Mitarb. (2000): Prognostic impact of INK4A deletion in Ewing sarcoma. Cancer 89: 793–799

WHO (2001): Tumours of haematopoetic and lymphoid tissue 1

WHO (2002): Tumours of soft tissue and bone

Wold, L.E., K.K. Unni, J.W. Beabout u. Mitarb. (1982): Hemangioendothelial sarcoma of bone. Am J Surg Pathol 6: 59–70

Wold, L.E., K.K. Unni, J.W. Beabout u. Mitarb. (1984): High-grade surface osteosarcomas. Am J Surg Pathol 8: 181–186

Yagami, K., Y. Uyama, Y. Yoshizawa u. Mitarb. (2004): A human chondrogenic cell line retains multi-potency that differentiates into osteoblasts and adipocytes. Bone 34: 648–655

Zielenska, M., J. Bayani, A. Pandita u. Mitarb. (2001): Comparative genomic hybridization analysis identifies gains of 1 p35 approximately p36 and chromosome 19 in osteosarcoma. Cancer Genet Cytogenet 130: 14–21

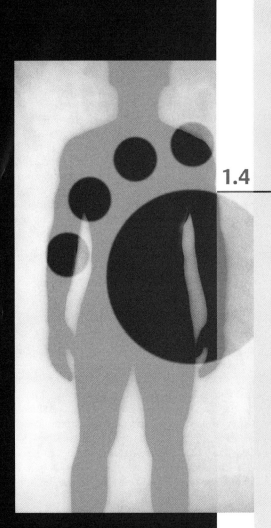

1.4 Konservative und perioperative Therapie der Knochentumoren und tumorartigen Läsionen

1.4.1 Chemotherapie bei malignen Knochentumoren

J.-N. Machatschek, M. Paulussen und St. Bielack

1.4.2 Anästhesie und Intensivmedizin in der orthopädischen Tumorchirurgie

H. Bürkle

1.4.1 Chemotherapie bei malignen Knochentumoren

J.-N. Machatschek, M. Paulussen und St. Bielack

Dieses Kapitel befasst sich mit der Chemotherapie des Osteosarkoms und Ewing-Sarkoms. Nach alleiniger Lokaltherapie versterben ca. 90% der Betroffenen an Metastasen (Link u. Mitarb. 1986, Eilber u. Mitarb. 1987, Arndt u. Crist 1999, Huvos 1991). Deshalb muss davon ausgegangen werden, dass zum Zeitpunkt der Diagnose fast immer schon Mikrometastasen vorliegen. Erst seit Einführung der systemischen Chemotherapie in das interdisziplinäre Therapiekonzept vor etwa 30 Jahren ist es möglich geworden, viele Patienten zu heilen. Das gilt ähnlich auch für die selteneren spindelzelligen Sarkome des Knochens, besonders für das maligne fibröse Histiozytom (MFH) (Bielack u. Mitarb. 1999) und die kleinzelligen Sarkome des Knochens, z.B. für das mesenchymale Chondrosarkom. Konventionelle Chondrosarkome hingegen sind weiterhin eine alleinige Domäne der Tumorchirurgie.

Therapiestrategie

Die Kombination einer intensiven Mehrmedikamentenchemotherapie mit einer suffizienten Lokaltherapie ist unverzichtbarer Standard in der Behandlung der genannten chemosensiblen Knochentumoren. Nach bioptischer Sicherung der Diagnose und Feststellung des Stadiums ist heute der Behandlungsbeginn mit einer 2- bis 4-monatigen prälokaltherapeutischen neoadjuvanten Induktionschemotherapie allgemein üblich. Hierdurch wird Zeit zur Planung der Lokaltherapie gewonnen. Weitere theoretische Vorteile sind die frühzeitige Behandlung von Mikrometastasen, ggf. eine Verkleinerung und bessere Abgrenzung des Tumors, daraus ergeben sich günstigere Voraussetzungen für extremitätenerhaltende Eingriffe, und die Effektivitätstestung der verwendeten Medikamente in vivo. Eine Dokumentation mit bildgebenden Verfahren des Tumoransprechens auf die systemische Therapie ist zur prognostischen Einschätzung und Planung der definitiven Lokaltherapie erforderlich. Lokaltherapie beim Osteosarkom bedeutet: Operation wo immer möglich. Beim Ewing-Sarkom kommt neben der Operation auch der Strahlentherapie Bedeutung zu. Nach der Lokaltherapie wird die Chemotherapie adjuvant fortgesetzt. Die Therapiedauer beträgt insgesamt 9–12 Monate. Damit kann Langzeitüberleben bei ca. zwei Drittel der Patienten erreicht werden (Arndt u. Crist 1999, Bielack u. Mitarb. 2002, Paulussen u. Mitarb. 1999, Bacci u. Mitarb. 1989). Die Behandlung sollte ausschließlich an spezialisierten Zentren erfolgen, die über das gesamte diagnostische und therapeutische Spektrum verfügen und die für eine aplasiogene Chemotherapie notwendigen Überwachungs- und Supportivmöglichkeiten vorhalten. Infektiologische, hämatologische, kardiologische, nephrologische, endokrinologische und psychosoziale Probleme sind in der Therapie angemessen zu berücksichtigen. Die Teilnahme an einer multizentrischen Therapieoptimierungsstudie sowie eine genaue Dokumentation der Therapie, ihrer Nebenwirkungen und Spätfolgen sind zur Qualitätskontrolle und zum wissenschaftlichen Erkenntnisgewinn wichtig. Patienten aus den deutschsprachigen Ländern werden in aller Regel – Kinder und Jugendliche zu fast 100% (German Childhood Cancer Registry u. Kaatsch 2002) – in Therapieprotokollen der „Cooperativen Osteosarkomstudiengruppe" (COSS) oder der „EURO-E.W.I.N.G.-99-Protokoll-Gruppe" behandelt.

Verwendete Substanzen

Die medikamentöse Behandlung der malignen Knochentumoren erfolgt in Form einer Kombinationschemotherapie, wobei sich die wirksamen Medikamente beim Osteo- und Ewing-Sarkom zum Teil unterscheiden (Tab. 1.4.1).

Praktisch alle international tätigen multizentrischen Gruppen bauen ihre Behandlungskonzepte gegen Osteosarkome auf den Medikamenten Adriamycin, Methotrexat, Cisplatin und Ifosfamid auf, jedoch in unterschiedlichen Dosierungen und Kombinationen (Arndt u. Crist 1999, Humphrey 1993, Souhami u. Mitarb. 1997, Fuchs u. Mitarb. 1998, Provisor u. Mitarb. 1997, Bacci u. Mitarb. 1993, Saeter u. Mitarb. 1991).

Tab. 1.4.1 In der Primärtherapie maligner Knochentumoren verwendete Substanzen

Medikament	Substanzgruppe	Osteosarkom	Ewing-Tumor
Actinomycin D	Antitumorantibiotika	-	+
Adriamycin	Antitumorantibiotika	+	+
Carboplatin	Platinderivate	(+)	-
Cisplatin	Platinderivate	+	-
Cyclophosphamid	Alkylantien	-	+
Etoposid	Topoisomerase-II-Inhibitoren	(+)	+
Ifosfamid	Alkylantien	+	+
Methotrexat	Antimetaboliten	+	-
Vincristin	Vinca-Alkaloide	-	+

Als wohl wirksamste Substanz sowohl in der Behandlung der Osteosarkome wie der Ewing-Tumoren gilt das Anthrazyklin Adriamycin (Synonym: Doxorubicin [Doxo]) (Smith u. Mitarb. 1991).

Alkylierende Substanzen (Ifosfamid [Ifo], Cyclophosphamid [Cyc]) kommen ebenfalls bei beiden Knochentumoren zum Einsatz. Eine Besonderheit der Osteosarkomtherapie stellt der Einsatz des Folsäureantagonisten Methotrexat in sehr hohen Dosen von 8–12 g/m^2 dar. Dieser kann nur mit umfangreichen Supportivmaßnahmen erfolgen: Hydratation, Alkalisierung des Urins, am Methotrexatserumspiegel gesteuerte Gabe von aktiver Folsäure (sog. Folsäurerescue) (Jaffe u. Mitarb. 1974, Graf u. Mitarb. 1994). Osteosarkomzellen haben wahrscheinlich in höherem Maße als normale Zellen defekte Folat-Transporter, weshalb der Folsäurerescue die Tumorzellen im Gegensatz zu gesunden Körperzellen weniger schützt.

Cisplatin kommt bei Osteo-, aber nicht bei Ewing-Sarkomen zum Einsatz. Die Gabe erfordert supportive Hyperhydratation. Oto- und Nephrotoxoizität sind dosislimitierende Faktoren, allerdings können diese Nebenwirkungen durch kontinuierliche Infusion gemildert werden. Cisplatingabe in die den Tumor versorgenden Arterie hat sich gegenüber der intravenösen systemischen Applikationsform als nicht überlegen erwiesen (Winkler u. Mitarb. 1990).

Beim Ewing-Tumor wird derzeit weltweit eine 4-Medikamenten-Kombinationschemotherapie als Standard angesehen, bestehend aus: Vincristin, Actinomycin-D, Cyclophosphamid und Doxorubicin (VACA), oder Ifosfamid anstelle von Cyclophosphamid (VAIA) (Paulussen u. Mitarb. 1999, Bacci u. Mitarb. 1989, Burgert u. Mitarb. 1990, Jaffe u. Mitarb. 1976). Der Ersatz von Actinomycin-D im VAIA-Schema durch Etoposid (EVAI, VIDE) sowie die Kombination von VAIA plus Etoposid (EVAIA) sind unter Evaluation. Zahlreiche aktuelle Phase-II- und -III-Studien untersuchen den Nutzen von Dosisintensivierungen bezüglich der Überlebensraten (Fizazi u. Zelek 2000). Die Verkürzung der Therapieintervalle und Dosisintensivierung pro Kurs, vor allem in der Initialphase der Therapie, werden durch maximale supportive Maßnahmen einschließlich der Gabe von G-CSF (granulocyte colony stimulating factor) möglich. Solche Strategien sind mit einem erhöhten Toxizitätsrisiko assoziiert (Kushner u. Mitarb. 1995, Marina u. Mitarb. 1999, Womer u. Mitarb. 2000, Felgenhauer u. Mitarb. 2000, Rodriguez-Galindo u. Mitarb. 2000). Im Gegensatz zu vielen anderen soliden Tumoren scheint die Hochdosistherapie mit autologem Stammzellsupport bei Ewing-Tumoren viel versprechend zu sein. Mehrere nichtrandomisierte Studien legen nahe, dass insbesondere Patienten mit primär multifokal metastasierter Erkrankung oder nach Rezidiv von einer solchen Therapie profitieren könnten (Marcus u. Mitarb. 1988, Burdach u. Mitarb. 1993, Fröhlich u. Mitarb. 1999, Diaz u. Mitarb. 1999, Hawkins u. Mitarb. 2000, Pession u. Mitarb. 1999). Retrospektive Analysen der European Organisation of Blood and Marrow Transplantation fanden die besten Ergebnisse bei Einsatz der Kombination aus Busulfan und Melphalan (Ladenstein u. Mitarb. 1993, 1995). Da der Stellenwert des Hochdosisansatzes mangels eindeutiger Evidenz derzeit noch nicht abschließend beurteilt werden kann, sollte ihr Einsatz, besonders aufgrund des hohen Risikos schwerer Akut- und Spättoxizitäten, auf klinische Studien beschränkt bleiben, die sowohl Überleben wie auch Toxizität evaluieren.

Prognostische Faktoren bei multimodaler Therapie

Wird ein Langzeitüberleben bei 50–70% der Patienten mit klinisch lokalisierter Erkrankung erzielt, so sinkt die Heilungswahrscheinlichkeit beim Nachweis von Primärmetastasen auf nur noch etwa 25% (Bielack u. Mitarb. 2002, Meyers u. Mitarb. 1993, Kager u. Mitarb. 2003). Patienten mit ausschließlich pulmonalen Metastasen erreichen bei intensiver multimodaler Therapie Überlebensraten von 30–40%. Metastasen in Knochen oder im Knochenmark (bei Ewing-Sarkomen) reduzieren die Chancen auf unter 20% (Paulussen u. Mitarb. 1998a, 1998b; Kushner u. Meyers 2001; Wessalowski u. Mitarb. 1988). Bei lokalisierter Erkrankung korreliert das Primärtumorvolumen mit dem Risiko für Therapieversagen (Jürgens u. Mitarb. 1988, Göbel u. Mitarb. 1987, Hayes u. Mitarb. 1989, Bieling u. Mitarb. 1996). In einigen Analysen haben Patienten mit Beckentumoren und Tumoren anderer zentraler Lokalisation eine schlechtere Prognose, nicht zuletzt, weil es hier seltener als an der Extremität gelingt, eine onkologisch befriedigende lokale Sanierung zu erreichen (Bielack u. Mitarb. 2002, Terrier u. Mitarb. 1996, Craft u. Mitarb. 1997, Bielack u. Mitarb. 1995, Ozaki u. Mitarb. 2002, 2003).

In univariaten Analysen wird gelegentlich angegeben, dass ein höheres Lebensalter mit einer schlechteren Heilungsrate verknüpft sei. Sind eine konsequente Durchführung der Chemo- und Lokaltherapie jedoch möglich, können ältere Patienten die gleiche Prognose wie jüngere erreichen (Bielack u. Mitarb. 2002, Fizazi u. Mitarb. 1998, Verrill u. Mitarb. 1997, Bacci u. Mitarb. 1998, Grimer u. Mitarb. 2003). Inwiefern beim Ewing-Tumor spezifische Translokationen des EWS-Gens auf Chromosom 22 Einfluss auf die Prognose haben, ist Gegenstand aktueller prospektiver Studien (Zoubek u. Mitarb. 1996). Eine neuronale Differenzierung des Tumors im Sinne eines PNET anstelle eines Ewing Sarkoms scheint bei vergleichbaren Erkrankungsstadien kein weiterer Risikofaktor zu sein (Schmidt u. Mitarb. 1991, Terrier u. Mitarb. 1995). Beim Osteosarkom fehlen vergleichbare molekulare oder immunologische Marker. Hier ist jedoch eine Erhöhung der alkalischen Phosphatase im Serum prognostisch ungünstig (Bacci u. Mitarb. 1993).

Wie nicht anders zu erwarten, hängt die Prognose maßgeblich von der durchgeführten Therapie ab. Der Chemotherapieerfolg am Primärtumor kann bei den hier besprochenen malignen Knochentumoren als einer der wichtigsten prognostischen Indikatoren gelten (Abb. 1.4.1) (Bielack u. Mitarb. 2002, Paulussen u. Mitarb. 1999, Picci u. Mitarb. 1997, Davis u. Mitarb. 1994). Die Grenze zwischen gutem und schlechtem Tumoransprechen wird meist arbiträr bei 10% vitalen Tumorzellen in der histologischen Aufarbeitung des Resektats nach präoperativer Chemotherapie festgelegt (Salzer-Kuntschik u. Mitarb. 1983). Patienten mit gutem Tumoransprechen erreichen bei lokalisierter Primärerkrankung Überlebensraten von bis zu etwa 80%. Patienten mit schlechtem Ansprechen überleben zu deutlich weniger als 50% (s. Abb. 1.4.1) (Bielack u. Mitarb. 2002, Picci u. Mitarb. 1997). Auch Patienten mit schlechter ansprechenden Tumoren haben aber immer noch eine bessere Prognose als solche ohne Chemotherapie, so dass schlechtes Ansprechen keinesfalls als Indikation zum Verzicht auf postoperative Chemotherapiefortsetzung fehlgedeutet werden darf.

Neben der systemischen Therapie ist auch die Lokaltherapie von entscheidender Bedeutung. Beim Osteosarkom muss die komplette Entfernung des Primärtumors und – sofern vorhanden – auch aller Primärmetastasen geradezu als Heilungsvoraussetzung angesehen werden (Bielack u. Mitarb. 2002, Kager u. Mitarb. 2003).

Tritt trotz intensiver Vorbehandlung eines malignen Knochentumors ein Rezidiv auf, so ist die Überlebensperspektive in aller Regel ausgesprochen schlecht. Frührezidive, d.h. Rezidive innerhalb der ersten 2 Jahre nach Primärdiagnose, sind dabei mit einer besonders schlechten Prognose assoziiert (Bielack u. Mitarb. 2003, Shankar u. Mitarb. 1999, 2003, Ferrari u. Mitarb. 2003).

Stellenwert der Chemotherapie für die Lokalkontrolle

Hauptziel der Chemotherapie von Knochensarkomen ist die systemische Tumorkontrolle. Mittlerweile ließ sich jedoch belegen, dass effektive Chemotherapie auch wesentlich zur sicheren Lokalkontrolle beitragen kann.

Die Operation ist beim Osteosarkom die Lokaltherapie der Wahl. Insgesamt wird beim Extremitätenosteosarkom bei optimaler operativer Versorgung eine Lokalrezidivrate von unter 5% erreicht (Picci u. Mitarb. 1994, Bielack u. Mitarb. 1996). Die „Wide Excision" nach Enneking (Enneking u. Mitarb. 1980; Enneking 1986, 1988) gilt dabei als adäquat, während marginale oder gar intraläsionale Eingriffe für eine sichere Lokalkontrolle nicht ausreichen (Picci u. Mitarb. 1994) und daher wo immer möglich vermieden werden müssen. Der zweite neben den Resektionsgrenzen für das Lokalrezidivrisiko relevante Faktor ist das Ausmaß des Ansprechens des Tumors auf die präoperative Chemotherapie (Tab. 1.4.2). So fanden sowohl die COSS-Gruppe als auch die italienische Osteosarkomgruppe bei schlechtem Tumoransprechen eine auf das dreifache erhöhte Lokalrezidivrate (Picci u. Mitarb. 1994, Bielack u. Mitarb. 1996). Exorbitant hoch wird die Lokalrezidivgefahr, wenn inadäquate Resektionsgrenzen und schlechtes Tumoransprechen zusammenfallen (Picci u. Mitarb. 1994). In den COSS-Studien war die Lokalrezidivrate mit fast 15% auch erhöht, wenn extremitätenerhaltende Eingriffe bei schlechtem Tumoransprechen erfolgten (Bielack u. Mitarb. 1996). Offenbar sind die Resektionsgrenzen bei erhaltender Chirurgie doch oft knapper, als vom Operator vermutet. Vor evtl. extremitätenerhaltenden Eingriffen sollte somit nicht nur untersucht werden, ob mit Sicherheit

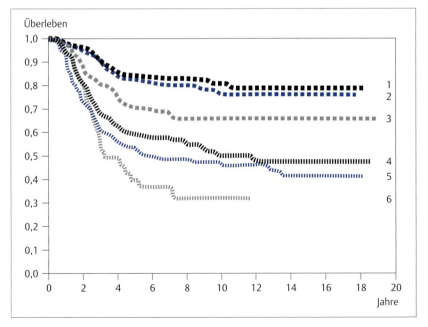

Abb. 1.4.1 Überleben abhängig vom Response-Grad von Patienten mit Osteosarkom (Bielack u. Mitarb. 2002).

weite Resektionsgrenzen erreicht werden können, sondern es sollte auch versucht werden, das histologische Tumoransprechen vorherzusagen. Hierzu bieten sich, neben der klinischen Untersuchung, mehrere bildgebende Verfahren an. So kann das Ausmaß des lokalen Tumoransprechens bereits präoperativ recht zuverlässig durch sequentielle dynamische Gadolinium-MR-Untersuchungen (Fletcher u. Hanna 1990), quantitative Sequenzszintigraphien (Knop u. Mitarb. 1990) oder PET-Untersuchungen (Franzius u. Mitarb. 2002, Schulte u. Mitarb. 1999) abgeschätzt werden (Tab. 1.4.3). Eine Tumorschrumpfung ist besonders bei stark ossifizierenden Tumoren nicht zu erwarten.

Beim Ewing-Sarkom ist der Beitrag der Chemotherapie zur Lokalkontrolle schwerer abzuschätzen als beim Osteosarkom, da hier neben Operation und Chemotherapie auch strahlentherapeutische Verfahren Verwendung finden und außerdem der Entscheid über den Einsatz der einen oder anderen Lokaltherapie von der Tumorlokalisation – Rumpf oder Extremität –, dem Patientenalter und individuellen Präferenzen abhängt. Oft wird aber der Nachweis vitaler Tumorzellen im Resektat nach präoperativer Chemotherapie als Indikation für eine Nachbestrahlung interpretiert, während bei chemotherapeutischer Devitalisierung des Tumors oft auf die postoperative Bestrahlung verzichtet wird.

Aktuelle Studien

Die Behandlung junger Patienten mit malignen Knochentumoren erfolgt insgesamt im Rahmen multinationaler, prospektiver Therapiestudien. Die Studien der Cooperativen Osteosarkomstudiengruppe rekrutieren seit 1977 Patienten aus Deutschland, Österreich, der Schweiz und zuletzt auch aus Ungarn mit Osteosarkomen, ossären MFH und anderen ossären Spindelzellsarkomen. Aktuell werden sowohl für jüngere als auch für ältere Patienten Studien im europäischen bzw. transatlantischen Verbund angeboten.

Beim Osteosarkom wurde in der gerade abgeschlossenen Studie **COSS-96** eine risikoadaptierte Chemotherapie evaluiert. Hauptziel war die Reduktion unerwünschter Spättoxizitäten. Zum Einsatz kamen zunächst für alle Patienten Adriamycin, Methotrexat, Cisplatin und Ifosfamid. Anhand des Tumorvolumens und des histologischen Ansprechens auf die präoperative Therapie wurden 3 Risikogruppen festgelegt. Der zunächst in der Niedrigrisikogruppe unternommene Versuch, die Therapie für Patienten mit günstigen prognostischen Kriterien deutlich zu verkürzen, musste beendet werden, da mit der verkürzten Therapie unerwartet viele Rückfälle auftraten. In der Standardrisikogruppe wurden zwei Arme mit unterschiedlichem Nebenwirkungsprofil verglichen. Bei Patienten der Hochrisikogruppe mit großen, schlecht ansprechenden Osteosarkomen wurde die Behandlung postoperativ auf Carboplatin und Etoposid umgestellt. Erste Ergebnisse der Analyse dieser Arme werden 2004 erwartet.

Tab. 1.4.2 Tumoransprechen auf präoperative Chemotherapie nach Salzer-Kuntschik (1983)

Regressionsgrad	Definition
1	keine vitalen Tumorzellen
2	einzelne vitale Tumorzellen oder eine vitale Tumorinsel kleiner als 0,5 cm
3	< 10 % vitales Tumorgewebe
4	10–50 % vitales Tumorgewebe
5	> 50 % vitales Tumorgewebe
6	kein Effekt der Chemotherapie

Tab. 1.4.3 Procedere bei Verdacht auf einen malignen Knochentumor

- Nativröntgen in 2 Ebenen, Kernspintomogramm (MRT) des gesamten tumortragenden Knochens möglichst mit dynamischer Gadoliniumsequenz, Thoraxröntgen, Thorax-CT, Knochenszintigramm, ggf. 3-Phasen-Skelettszintigraphie.
- Vor diagnostischer Biopsie Rücksprache mit Onkologen. Genaue Festlegung der operativen Strategie bei der Biopsie. Bei Verdacht auf Ewing-Sarkom ggf. in der gleichen Narkose Entnahme von Knochenmarkstanze und -aspirat.
- Nach histologischer Diagnose Meldung des Patienten an die entsprechende Studienzentrale.
- Neoadjuvante Chemotherapie nach Studienprotokoll.
- Keine großen Lücken zwischen Chemotherapie und definitiver Operation entstehen lassen.
- Definitive operative Versorgung sollte unbedingt an Zentren erfolgen.
- Baldmöglicher Beginn mit der adjuvanten Chemotherapie (in der Regel < 14 Tage nach der Operation).
- Stratifizierung und Randomisierung durch die Studienzentrale u. a. nach histologischem Ansprechen.
- Ggf. Therapie primärer Metastasen.
- Nachsorge.

Bisher konnte noch keine Studie einen Vorteil einer postoperativen Salvage-Chemotherapie aufzeigen. Um dieser Tatsache sowie der Seltenheit der Osteosarkome gerecht zu werden, wird die Nachfolgestudie, die erste europäisch-amerikanische Osteosarkomstudie **EURAMOS-1**, zusammen mit anderen europäischen und amerikanischen Gruppen durchgeführt werden. Das Behandlungskonzept berücksichtigt die hohe prognostische Aussagekraft des Tumoransprechens auf die präoperative Chemotherapie und stratifiziert die postoperative Chemotherapie dementsprechend. Geprüft werden soll, ob eine Therapieerweiterung um hochdosiertes Ifosfamid und Etoposid sowie eine Ausdehnung der Therapiedauer auf 40 Wochen einen Vorteil für Patienten bringen kann, deren Tumor auf die präoperative Chemotherapie schlecht angesprochen hat. Ferner wird der Wert einer Erhaltungstherapie mit Interferon-α Gegenstand der Prüfung sein.

Bislang beschränkten sich die Knochensarkomstudien meist auf jüngere Patienten. Für Patienten im Alter von mehr als 40 Jahren initiieren derzeit mehrere europäische Gruppen eine gemeinsame Studie, die European Over 40 Bone Sarcoma Study (EURO-B.O.S.S). Eingeschlossen in diese Studie werden Patienten mit Osteosarkomen, malignen fibrösen Histiozytomen, Leiomyosarkomen, dedifferenzierten Chondrosarkomen, Fibrosarkomen und Angiosarkomen. Es kommen bei allen Patienten Doxorubicin, Ifosfamid, Cisplatin und Methotrexat zum Einsatz. Hochdosiertes Methotrexat ist bei älteren Patienten mit einem erhöhten Toxizitätsrisiko assoziiert und kommt nur bei schlechtem Ansprechen auf die präoperative MTX-freie Chemotherapie zum Einsatz.

Patienten mit Ewing-Tumoren werden gegenwärtig in der EURO-E.W.I.N.G.-Studie (European Ewing Tumor Working Initiative of National Groups) behandelt. EURO-E.W.I.N.G. ist ein gemeinsames Projekt verschiedener europäischer Gruppen und rekrutiert Patienten mit ossären und extraossären, primär lokalisierten oder metastasierten Ewing-Tumoren in Deutschland, Österreich, der Schweiz, Großbritannien, Frankreich und den Benelux-Ländern, sowie bestimmte (pulmonal metastasierte) Patienten aus Amerika.

Im **EURO-E.W.I.N.G.-99-Protokoll** erhalten alle Patienten zunächst eine einheitliche, intensive Induktionschemotherapie. Entsprechend etablierten Risikofaktoren werden die Patienten anschließend in drei verschiedene Therapiearme (Standardrisiko, Hochrisiko, Höchstrisiko) stratifiziert und innerhalb dieser randomisiert (Fröhlich u. Mitarb. 1999, Rodriguez-Galindo u. Mitarb. 2003). Für Standardrisikopatienten wird nach Induktionschemotherapie mit den Medikamenten Vincristin, Ifosfamid, Doxorubicin und Etoposid (VIDE) und Lokaltherapie eine Konsolidierung mit VAI (Vincristin, Actinomycin D, Ifosfamid) gegen VAC (Vincristin, Actinomycin D, Cyclophosphamid) randomisiert. Für Patienten im Hochrisikoarm (schlechtes histologisches Ansprechen auf die Induktionschemotherapie, große inoperable Tumoren, primäre Lungenmetastasen) wird randomisiert eine Therapieintensivierung durch eine Hochdosistherapie (Busulfan/Melphalan) geprüft. Die Hochdosischemotherapie erfordert aufgrund der erheblichen Hämatotoxizität die nachfolgende Retransfusion zuvor kryokonservierter autologer Blutstammzellen. Patienten mit einer Dissemination in das Skelettsystem und/oder Knochenmarkinfiltration zum Zeitpunkt der Diagnose (Höchstrisikogruppe) haben trotz des zunächst meist zu beobachtenden Ansprechens auf konventionelle Chemotherapie eine minimale Heilungsaussicht. Für diese Patienten sieht das EURO-E.W.I.N.G.-Protokoll ebenfalls eine Hochdosistherapie mit Busulfan und Melphalan vor. Darüber hinaus eignen sich diese Patienten für Phase I-/II-Strategien und remissionserhaltende Therapieansätze, z.B. in Entwicklung befindliche Vakzinationsstrategien.

In der EURO-E.W.I.N.G.-Studie sollen darüber hinaus weitere Faktoren von potentiell prognostischer Bedeutung, wie z.B. eine mittels RT-PCR (reverse transcriptase polymerase chain reaction) im Knochenmark nachweisbare minimale Metastasierung (MMD) und/oder minimale Resterkrankung (MRD) evaluiert werden.

Kontaktadressen: **COSS**- und **EURO-E.W.I.N.G.**-Studienzentralen, Universitätsklinikum Münster, Klinik und Poliklinik für Kinder- und Jugendmedizin – Pädiatrische Hämatologie/Onkologie – Albert-Schweitzer-Str. 33, 48129 Münster, COSS: Tel. 0251–83–52424, Fax. 0251–83–56489, Email: coss@uni-muenster.de, Ewing: Tel. 0251–83–5 64 85, Fax: 0251–83–5-7749 Email: Ewing@uni-muenster.de.

Knochentumorrezidiv

Die Heilungschance bei einem Knochentumorrezidiv ist von Lokalisation, Ausdehnung und Zeitpunkt des Rezidivs abhängig: frühe und multifokale Rezidive haben die schlechteste Prognose, späte Lungen- und isolierte Lokalrezidive die beste Heilungschance. Wie auch in der Primärsituation ist das Erreichen einer kompletten chirurgischen Remission entscheidend (Bielack u. Mitarb. 2003; Shankar u. Mitarb. 1999, 2003; Ferrari u. Mitarb. 2003; Saeter u. Mitarb. 1995). Außer lokaltherapeutischen Verfahren kommen erneute zytostatische Therapien, je nach Tumorentität, z.B. mit Topoisomerase-Inhibitoren (Etopsid, Topotecan), Carboplatin und Alkylantien (Ifo, Cyc) zum Einsatz, beim Ewing-Tumor unter Umständen in Kombination mit myeloablativer Hochdosistherapie und nachfolgender Stammzellenretransfusion. Beim Osteosarkom besteht in einigen Fällen die Möglichkeit zur therapeutischen Szintigraphie mit Samarium-153-EDTMP (Anderson u. Mitarb. 2002, Franzius u. Mitarb. 1999).

Ähnlich wie bei Tumoren, die nicht auf die Standardtherapie ansprechen, ist auch in der Rezidivsituation die Exploration neuer Medikamente und Therapiestrategien erforderlich. Insgesamt ist die Prognose in der Rezidivsituation jedoch als ungünstig zu bewerten. Langfristig werden nur 10–20% der Betroffenen geheilt (Fröhlich u. Mitarb. 1999, Bielack u. Mitarb. 2003, Ferrari u. Mitarb. 2003).

Knochentumoren als Zweitmalignome

Das Osteosarkom ist der häufigste maligne Zweittumor nach Krebstherapie im Kindes- und Jugendalter. Risikofaktoren hierfür sind genetische Prädispositionen wie ein Li-Fraumeni-Syndrom oder Zustand nach Retinoblastom, aber auch eine durchgeführte Strahlen- oder weniger ungünstig eine Chemotherapie. Früher wurde die Prognose für diese Patienten als infaust eingeschätzt. Heutzutage ist bei Patienten mit Osteosarkom als Zweitmalignom therapeutischer Nihilismus kontraindiziert, da bei konsequenter Therapie Kuration erreicht werden kann (Bielack u. Tabone 2003, Bielack u. Mitarb. 1999).

Akute Nebenwirkungen

Bei Erkrankungen die ohne Therapie regelhaft letal enden, durch intensive multimodale Therapie jedoch geheilt werden können, relativiert sich die Beurteilung schwerer Nebenwirkungen. Immer kommt es zu einer zeitweiligen Alopezie. Übelkeit und Erbrechen sind selbst durch adäquate antiemetische Maßnahmen nicht immer vermeidbar. Zytostatika führen zur Myelosuppression und bergen somit, neben Blutungsrisiko (Thrombozytopenie) und Anämie, das Risiko neutropenieassoziierter Infektionen. In einer durch Chemotherapie hervorgerufenen Immunsuppression können Infektionen rasch lebensbedrohlich werden. Bei fiebernden neutropenischen Patienten ist daher unverzüglich eine empirische antibiotische Therapie einzuleiten. G-CSF (granulocyte colony stimulating factor) kann zur Verkürzung der Aplasiedauer eingesetzt werden.

Die in der Therapie von Knochentumoren routinemäßig zum Einsatz kommenden alkylierenden Substanzen Ifosfamid und Cyclophosphamid können zu einer hämorrhagischen Zystitis führen, welche durch eine adäquate Hydrierung und den Zusatz von Uroprotektiva (Mesna) in der Regel vermieden werden kann (Bryant u. Mitarb. 1980, Scheulen u. Mitarb. 1983). Nach hohen kumulativen Dosen von Ifosfamid kommen tubuläre Nierenschäden mit Verlusten von Phosphat, Bikarbonat, Glucose, Aminosäuren und anderen Primärharnbestandteilen vor. Cisplatin, das zur Minimierung der Nephrotoxizität nur im Rahmen einer forcierten Diurese appliziert werden darf, kann auch bei Anwendung lege artis eine Verringerung der glomerulären Filtrationsrate zur Folge haben (Reed 1990, Kelsen u. Mitarb. 1985, Ozols u. Mitarb. 1984).

Besonders gefürchtet sind akute Nierenfunktionsstörungen unter der hochdosierten Methotrexat-Therapie. Die beim Osteosarkom applizierten Dosen liegen weit oberhalb der für den Menschen eigentlich letalen Menge. Ihre Gabe wird nur dadurch ermöglicht, dass anschließend aktivierte Folsäure als Antidot appliziert wird. Hochdosis-Methotrexat kann jedoch, durch Ausfällung seiner Metabolite in den ableitenden Harnwegen, passagere Nierenfunktionsstörungen bis hin zur Anurie bedingen. Da die Methotrexat-Elimination nahezu ausschließlich renal erfolgt, hat dies im Extremfall eine schwere Methotrexatintoxikation zur Folge (Jaffe u. Mitarb. 1974, Bleyer 1978). In seltenen Fällen erheblicher Toxozität kann mit Hilfe des Enzyms Carboxypeptidase G2, welches Methotrexat aufspaltet, drohendem Nierenversagen vorgebeugt werden (Flombaum u. Meyers 1999). Allerdings ist in den meisten Fällen hochdosierte Folsäurerescue ausreichend. Glomeruläre wie tubuläre Nierenfunktionsparameter müssen unter der Chemotherapie überwacht werden, einem plötzlichen Abfall des Blutdrucks oder einer Verringerung der Diurese ist sofort konsequent zu begegnen (Rossi 1997).

Zentralnervöse Nebenwirkungen wie Halluzinationen, Benommenheit, Krampfanfälle oder sogar Koma sind für Ifosfamid beschrieben und erfordern unter Umständen eine Intervention durch die Gabe von Methylenblau oder Piracetam (Aeschlimann u. Mitarb. 1996, Pelgrims u. Mitarb. 2000). Auch Methotrexat kann zu ähnlichen zentralnervösen Symptomen führen, die jedoch in der Regel auch ohne spezifische Therapie nur von kurzer Dauer sind und ohne klinische Folgen ausheilen (Jaffe u. Mitarb. 1985). Vincristin kann eine periphere Neuropathie verursachen. Eine Peroneusschwäche ist oft erstes Zeichen, aber auch diffuse abdominelle Schmerzen können auftreten. Nach Beendigung der Medikamentengabe sind diese Effekte meist langsam reversibel. Typische Folge der Cisplatintherapie ist eine irreversible Hochtonschwerhörigkeit durch direkte Schädigung der Haarzellen (Vermorken u. Mitarb. 1983). Vor Cisplatingabe ist das Gehör mittels Audiogramm zu prüfen, die Gabe darf nicht erfolgen, wenn ein Hörschaden im Frequenzspektrum des Hauptsprachbereichs droht.

Eine der gefürchtetsten Komplikationen der Chemotherapie ist die Anthrazyklin-Kardiomyopathie. Klinisch manifeste Herzinsuffizienz wird vor allem bei kumulativen Dosen jenseits von 450 mg/m^2 Adriamycin beobachtet, kann aber selbst nach moderaten Dosen auftreten. Subklinische, z.B. echokardiographisch schon eindeutig nachweisbare Veränderungen der Herzfunktion finden sich auch bei scheinbar herzgesunden Patienten häufig. Späte kardiale Todesfälle können noch Jahrzehnte nach Anthrazyklin-Therapie auftreten. Eine regelmäßige Kontrolle der Herzfunktion ist somit auch nach Therapieende obligatorisch. Das Risiko, eine manifeste Anthracyclin-Kardiomyopathie zu entwickeln, kann durch Begrenzung der Kumulativdosis, durch Reduktion der Spitzenspiegel und durch Gabe des Kardioprotektivums Dexrazoxan reduziert werden (Bielack u. Mitarb. 1996, von Hoff u. Mitarb. 1979, Bielack 1995, Agarwala u. Mitarb. 2000, Herman u. Mitarb. 2000). Eine sehr seltene, aber schwerwiegende Komplikation einer Actinomycin-D-Therapie ist die hepatische Venenverschlusserkrankung (VOD: veno occlusive disease).

Nachbehandlung

Angesichts der beachtlichen Heilungsraten und des meist jungen Alters bei Erstmanifestation ist eine gewissenhafte und lang dauernde Nachsorge der Patienten von besonderer Bedeutung. Etwa zwei Drittel aller Rückfälle werden in den ersten beiden Jahren nach Therapieende beobachtet, so dass die Suche nach Rezidiven in dieser Zeit am intensivsten durchgeführt wird. Im Einzelfall können Lokal-, Knochen- und Lungenrezidive jedoch auch lange später auftreten. Gemäß der im Laufe der Zeit abnehmenden Rückfallwahrscheinlichkeit können die Nachsorgeintervalle für die Suche nach Lungen- (Röntgen, evtl. Schnittbildverfahren) und Knochenmetastasen (Szintigraphie, evtl. PET) sowie Lokalrezidiven (Szintigraphie, Röntgen, evtl. Sonographie, Schnittbildverfahren) mit zunehmendem Abstand vom Therapieende verlängert werden.

Mit zunehmendem Abstand von Diagnose und Therapieende gewinnt im Rahmen der Nachsorge die Spätfolgendiagnostik sowie die Rehabilitation und psychosoziale Nachsorge an Bedeutung.

Da sich die Therapiekonzepte der Knochensarkome ähneln, sind auch die möglichen akuten und chronischen Komplikationen der Chemotherapie ähnlich. Die kritischen Organe für die Entwicklung von Spätfolgen sind Herz, Nieren und Gonaden, je nach Therapie auch weitere Organsysteme, z.B. die Lunge nach Lungenradiatio oder Busulfan. Wichtige mögliche Spätfolgen sind u.a. dilatative Kardiomyopathien nach Anthrazyklinen, Nierenschädigungen wie z.B. das Fanconi-Syndrom nach Ifosfamid, Schwerhörigkeit nach Cisplatin. Nach hochdosierter Alkylantientherapie mit Cyclophosphamid oder Ifosfamid ist, vor allem bei männlichen Patienten, mit einer relevanten Keimzellschädigung bis hin zur Infertilität zu rechnen. Tritt jedoch eine Schwangerschaft ein, so ist beim Nachwuchs erfreulicherweise nicht mit einer erhöhten Fehlbildungs- oder Krebsrate zu rechnen. Gefürchtet ist die Entwicklung von Sekundärmalignomen. Neben einer möglichen individuellen Prädisposition spielt bei deren Entstehung auch eine therapiebedingte Induktion eine Rolle, wobei sekundäre Leukämien und MDS (myelodysplastisches Syndrom) vor allem der Chemotherapie (etwa 2–10 Jahre nach alkylierenden Substanzen oder Topoisomerase-Inhibitoren), sekundäre solide Tumoren vor allem der Strahlentherapie (bei Langzeitüberlebenden) angelastet werden (Paulussen u. Mitarb. 2001; Smith u. Mitarb. 1992, 1994; Kushner u. Mitarb. 1998). Das Risiko liegt in einer Größenordnung von 5% nach 20 Jahren. Andere Spätfolgen betreffen die physische Entwicklung, Hormondefizite, und gelegentlich die psychosoziale Integration, z.B. der Verlust von Peer-Gruppen, Schulversagen oder Arbeitsunfähigkeit. Auch die Lokaltherapie bei Knochentumoren hat oft frühe und/oder späte Folgen. Der Verlust einer Extremität durch Amputation kann auch heutzutage nicht immer verhindert werden. Nach extremitätenerhaltender Operation und/oder Radiotherapie können eine verminderte Beweglichkeit der Gelenke und eine Einschränkung des Wachstums auftreten.

Die nach Sarkomerkrankung regelhaft erforderliche langfristige Nachsorge muss sich somit neben dem Remissionsstatus auch der frühzeitigen Erkennung und Behandlung von Spätfolgen widmen. Die diagnoseübergreifenden Empfehlungen der relevanten Fachgesellschaften zur organbezogenen Nachsorge sind zu beachten (Schwartz 1999).

Perspektiven

Maligne Knochentumoren sind als primär systemische Erkrankung anzusehen, auch wenn die Dissemination bei Diagnose möglicherweise unter der aktuellen diagnostischen Nachweisgrenze liegt. Die Entwicklung immuntherapeutischer Strategien zur Ergänzung systemischer Chemotherapie erscheint daher logisch und sinnvoll. In Fallberichten über allogene Stammzelltransplantation konnte ein Graft-versus-Tumor-Effekt nicht nachgewiesen werden (Burdach u. Mitarb. 2000). Effektive immunologische Strategien beim Ewing-Tumor könnten die CD99-Überexpression oder das spezifische Chromosom-22-Rearrangement nutzen (Sohn u. Mitarb. 1998). Da CD99 nicht nur durch Ewing-Tumoren, sondern auch durch hämatopoetische Zellen (z.B. menschliche T-Zellen) exprimiert wird, müssen gründliche Untersuchungen hinsichtlich möglicher Nebeneffekte einer klinischen Anwendung vorangehen. Der dem Tumor-Nekrose-Faktor verwandte Apoptose induzierende Ligand (TRAIL) bietet vielleicht die Möglichkeit, Apoptose in Ewing-Sarkomen zu induzieren, da die meisten ESFT (Tumoren der Ewing-Familie) Caspase-8 exprimieren und TRAIL-induzierte Apoptose in ESFT durch Caspase-8 gesteuert wird (Mitsiades u. Mitarb. 2001). Imatinib (Gleevec, STI-571) hemmt selektiv einige Protein-Tyrosin-Kinasen, besonders das BCR/ABL-Proteinprodukt, das für die maligne Transformation bei der chronischen myeloischen Leukämie verantwortlich zu sein scheint. Der Stellenwert von Imatinib in der ESFT-Therapie wird derzeit kontrovers diskutiert (Hotfilder u. Mitarb. 2002).

Das Osteosarkom ist durch einen chaotischen Karyotyp charakterisiert. Frühe Ereignisse in der Pathogenese des Osteosarkoms scheinen die Amplifikation und das Rearrangement auf dem Chromosomensegment 17 p bzw. 6 p zu sein, so dass Onkogene in diesem Bereich vermutet werden, deren Überexpression zum malignen Phänotyp beim Osteosarkom beiträgt (Lau u. Mitarb. 2004, Squire u. Mitarb. 2003). Weitere Analysen sind notwendig, um diese ersten Hinweise zu bestätigen. Beim Osteosarkom ist liposomales Muramyltripeptid-Phenolethanolamin (L-MTP-PE, eine aus Mykobakterien gewonnene immunogene Substanz) bereits klinisch getestet worden, wobei die Ergebnisse einer randomisierten Phase-III-Studie jedoch nicht eindeutig waren (Kleinerman 1995; Kleinerman u. Mitarb. 1995a, 1995b). Andere immunologische Ansätze schließen Tumorvakzinationsstrategien ein (Mackall u. Mitarb. 2000). Der Einsatz von Zytokinen stellt einen weiteren immunologischen Ansatz dar. So wurde Interleukin 2 auf ein eventuelles therapeutisches Potential in spezifischen klinischen Fragestellungen getestet, z.B. nach Hochdosistherapie (Burdach u. Mitarb. 2000).

Beim Osteosarkom sind Therapieerfolge mit Interferon-α in vitro und in vivo berichtet worden (Brosjo u. Mitarb. 1985, Strander u. Mitarb. 1995). Der klinische Nutzen einer Interferon-alpha-Erhaltungstherapie wird im EURAMOS-Protokoll randomisiert geprüft. Unter der Vorstellung, den Fas/Fas-Liganden zu aktivieren und Apoptose zu induzieren, wird bei Patienten mit isolierten pulmonalen Metastasen die Rolle von GM-CSF als Dosieraerosol als Immuntherapie von der COG evaluiert.

Ein großes Problem stellen immer noch inoperable Tumormanifestationen dar. Unter Ausnutzung der Knochenmatrixbildung des Osteosarkoms werden bei dieser Tumorentität Therapiestrategien unter Einbeziehung einer „therapeutischen Szintigraphie" mit [153]Samarium-EDTMP entwickelt (Anderson u. Mitarb. 2002, Franzius u. Mitarb. 1999). Phosphonate sind so genannte „knochensuchende"

Substanzen, die sich an Osteoid binden und in diesem Fall an ein Radionuklid mit geringer Reichweite gekoppelt sind und dadurch eine lokale Bestrahlung des Tumors erzielen. Mit autologem Stammzellsupport sind fokal Dosen gemessen wurden, die die bei externer Bestrahlung maximal tolerable Dosis bei weitem überschreiten (Anderson u. Mitarb. 2002).

Schon vor der diagnostischen Biopsie sollte der Operateur qualifizierte Onkologen einbeziehen und ein interdisziplinäres Behandlungskonzept festlegen, denn nur gemeinsam sind hohe Heilungsraten zu erzielen.

Acknowledgement

Die Autoren danken Frau Dr. M. Kuhlen, Frau Dr. S. Flege sowie Herrn Prof. Dr. H. Jürgens für die Mitarbeit an diesem Kapitel.

Literatur

Aeschlimann, C., T. Cerny, A Kupfer (1996): Inhibition of (mono)amine oxidase activity and prevention of ifosfamide encephalopathy by methylene blue Drug Metab Dispos 24: 1336–1339

Agarwala, S., R. Kumar, V. Bhatnagar, M. Bajpai, D.K. Gupta, D.K. Mitra (2000) High incidence of adriamycin cardiotoxicity in children even at low cumulative doses: role of radionuclide cardiac angiography. J Pediatr Surg 35: 1786–1789

Anderson, P.M., G.A. Wiseman, A. Dispenzieri, C.A. Arndt, L.C. Hartmann, W.A. Smithson (2002): High-dose samarium-153 ethylene diamine tetramethylene phosphonate: low toxicity of skeletal irradiation in patients with osteosarcoma and bone metastases. J Clin Oncol 20: 189–196

Arndt, C.A., W.M. Crist (1999): Common musculoskeletal tumors of childhood and adolescence. N Engl J Med 341: 342–352

Bacci, G., A. Toni, M. Avella, M. Manfrini, A. Sudanese, D. Ciaroni u. Mitarb. (1989): Long-term results in 144 localized Ewing's sarcoma patients treated with combined therapy. Cancer 63: 1477–1486

Bacci, G., P. Picci, S. Ferrari, M. Orlandi, P. Ruggieri, R. Casadei (1993): Prognostic significance of serum alkaline phosphatase measurements in patients with osteosarcoma treated with adjuvant or neoadjuvant chemotherapy. Cancer 71: 1224–1230

Bacci, G., P. Picci, S. Ferrari, P. Ruggieri, R. Casadei, A. Tienghi (1993): Primary chemotherapy and delayed surgery for nonmetastatic osteosarcoma of the extremities. Results in 164 patients preoperatively treated with high doses of methotrexate followed by cisplatin and doxorubicin. Cancer 72: 3227–3238

Bacci, G., S. Ferrari, D. Donati, A. Longhi, F. Bertoni, M. Di Fiore (1998): Neoadjuvant chemotherapy for osteosarcoma of the extremity in patients in the fourth and fifth decade of life Oncol Rep 5: 1259–1263

Bielack, S.S., B. Wulff, G. Delling, U. Göbel, R. Kotz, J. Ritter (1995): Osteosarcoma of the trunk treated by multimodal therapy: experience of the Cooperative Osteosarcoma study group (COSS) Med Pediatr Onco. 24: 6–12

Bielack, S.S., B. Kempf-Bielack, D. Branscheid, K. Helmke, H. Kabisch, R. Kotz, H. Jürgens (2003): Relapsed osteosarcoma: An analysis of 576 Cooperative Osteosarcom Study Group (COSS) patients. ASCO 39th Annual Meeting: 1.6.2003 Chicago

Bielack, S.S. (1995): Anthracycline-induced cardiotoxicity in children. In: Dunst, J.S. R. Late Sequelae in Oncology. Springer, Berlin: 175–180

Bielack, S.S., A. Schroeders, N. Fuchs, G. Bacci, H.C. Bauer, S. Mapeli (1999): Malignant fibrous histiocytoma of bone: a retrospective EMSOS study of 125 cases. European Musculo-Skeletal Oncology Society. Acta Orthop Scand 70: 353–360

Bielack, S. S., B. Kempf-Bielack, G. Delling, G.U. Exner, S. Flege, K. Helmke u. Mitarb. (2002): Prognostic factors in high-grade osteosarcoma of the extremities or trunk: an analysis of 1,702 patients treated on neoadjuvant cooperative osteosarcoma study group protocols. J Clin Oncol 20: 776–790

Bielack, S. S., B. Kempf-Bielack, K. Winkler (1996): Osteosarcoma: relationship of response to preoperative chemotherapy and type of surgery to local recurrence J Clin Oncol 14: 683–684

Bielack, S. S., B. Kempf-Bielack, U. Heise, D. Schwenzer, K. Winkler (1999): Combined modaiity treatment for osteosarcoma occurring as a second malignant disease. Cooperative German-Austrian-Swiss Osteosarcoma Study Group. J Clin Oncol 17: 1164

Bielack, S. S., M.D. Tabone (2003): Osteosarcomas occurring as second malignant neoplasms. Radiother Oncol 68: 89

Bielack, S. S., R. Erttmann, B. Kempf-Bielack, K. Winkler (1996): Impact of scheduling on toxicity and clinical efficacy of doxorubicin: what do we know in the mid-nineties? Eur J Cancer 32 A: 1652–1660

Bieling, P., N. Rehan, P. Winkler, K. Helmke, R. Maas, N. Fuchs (1996): Tumor size and prognosis in aggressively treated osteosarcoma J Clin Oncol 14: 848–858

Bleyer, W.A. (1978): The clinical pharmacology of methotrexate: new applications of an old drug. Cancer 41: 36–51

Brosjo, O., H.C. Bauer, L.A. Brostrom, U. Nilsonne, 0. S. Nilsson, F.P. Reinholt (1985): Influence of human alpha-interferon on four human osteosarcoma xenografts in nude mice. Cancer Res 45: 5598–5602

Bryant, B.M., M. Jarman, H.T. Ford, I.E. Smith (1980): Prevention of isophosphamide-induced urothelial toxicity with 2-mercaptoethane sulphonate sodium (mesnum) in patients with advanced carcinoma. Lancet 2: 657–659

Burdach, S, H. Jürgens, C. Peters, W. Nurnberger, C. Mauz-Korholz, D. Korholz (1993): Myeloablative radiochemotherapy and hematopoietic stem-cell rescue in poor-prognosis Ewing's sarcoma. J Clin Oncol 11: 1482–1488

Burdach, S., B. van Kaick, H.J. Laws, S. Ahrens, R. Haas, D. Korholz (2000): Allogeneic and autologous stem-cell transplantation in advanced Ewing tumors. An update after long-term follow-up from two centers of the European Intergroup study EICESS. Stem-Cell Transplant Programs at Dusseldorf University Medical Center, Germany and St. Anna Kinderspital, Vienna, Austria. Ann Oncol 11: 1451–1462

Burgert, E.O. Jr., M.E. Nesbit, L.A. Garnsey, E.A. Gehan, J. Herrmann, T.J. Vietti (1990): Multimodal therapy for the management of nonpelvic, localized Ewing's sarcoma of bone: intergroup study IESS-Ii. J Clin Oncol 8: 1514–1524

Craft, A.W., S. U. Cotterill, J.A. Bullimore, D. Pearson (1997): Long-term results from the first UKCCSG Ewing's Tumour Study (ET-1). United Kingdom Children's Cancer Study Group (UKCCSG) and the Medical Research Council Bone Sarcoma Working Party. Eur J Cancer 33: 1061–1069

Davis, A.M., R.S. Bell, P.J. Goodwin (1994): Prognostic factors in osteosarcoma: a critical review. J Clin Oncol 12: 423–431

Diaz, M.A., M.G. Vicent, L. Madero (1999): High-dose busulfan/melphalan as conditioning for autologous PBPC transplantation in pediatric patients with solid tumors. Bone Marrow Transplant 24: 1157–1159

Eilber, F., A. Giuliano, J. Eckardt, K. Patterson, S. Moseley, J. Goodnight (1987): Adjuvant chemotherapy for osteosarcoma: a randomized prospective trial. J Clin Oncol 5: 21–26

Enneking, W.F. (1986): A system of staging musculoskeletal neoplasms. Clin Orthop: 9–24

Enneking, W.F. (1988): A system of staging musculoskeletal neoplasms. Instr Course Lect 37: 3–10

Enneking, W.F., S. S. Spanier, M.A. Goodman (1980): A system for the surgical staging of musculoskeletal sarcoma. Clin Orthop: 106–120

Felgenhauer, J., D. Hawkins, T. Pendergrass, K. Lindsley, E.U. Conrad 111, J.S. Miser (2000): Very intensive, short-term chemotherapy for children and adolescents with metastatic sarcomas. Med Pediatr Oncol: 29–38

Ferrari, S., A. Briccoli, M. Mercuri, F. Bertoni, P. Picci, A. Tienghi (2003): Postrelapse survival in osteosarcoma of the extremities: prognostic factors for long-term survival. J Clin Oncol 21: 710–715

Fizazi, K, L. Zelek (2000): Is one cycle every three or four weeks obsolete? A critical review of dosedense chemotherapy in solid neoplasms. Ann Oncol 11: 133–149

Fizazi, K., N. Dohollou, J.Y. Blay, S. Guerin, A. Le Cesne, F. Andre (1998): Ewing's family of tumors in adults: multivariate analysis of survival and long-term results of multimodality therapy in 182 patients. J Clin Oncol 16: 3736–3743

Fletcher, B.D., S. L. Hanna. (1990): Musculoskeletal neoplasms: dynamic Gd-DTPA-enhanced MR imaging. Radiology 177: 287–288

Flombaum, C.D., P.A. Meyers (1999): High-dose leucovorin as sole therapy for methotrexate toxicity. J Clin Oncol 17: 1589–1594

Franzius, C., S. Bielack, J. Sciuk, B. Vollet, H. Jurgens, O. Schober (1999): High-activity samarium153-EDTMP therapy in unresectable osteosarcoma. Nuklearmedizin 38: 337–340

Franzius, C., S. Bielack, S. Flege, J. Sciuk, H. Jurgens, O. Schober (2002): Prognostic significance of (18)F-FDG and (99 m)Tc-methylene diphosphonate uptake in primary osteosarcoma. J Nucl Med 43: 1012–1017

Frohlich, B., S. Ahrens, S. Burdach, T. Klingebiel, R. Ladenstein, M. Paulussen (1999): Highdosage chemotherapy in primary metastasized and relapsed Ewing's sarcoma. (EI)CESS. Klin Padiatr 211: 284–290

Fuchs, N., S. S. Bielack, D. Epler, P. Bieling, G. Delling, D. Korholz u. Mitarb. (1998): Long-term results of the co-operative German-Austrian-Swiss osteosarcoma study group's protocol COSS-86 of intensive multidrug chemotherapy and surgery for osteosarcoma of the limbs. Ann Oncol 9: 893–899

German Childhood Cancer Registry, P. Kaatsch (2002): Annual report 2002. Institute for Medical Biostatistics, Epidemiology and Informatics (IMBEI). Annual Report. Ref Type: Report

Gobel, V., H. Jurgens, G. Etspuler, H. Kemperdick, R.M. Jungblut, U. Stienen (1987): Prognostic significance of tumor volume in localized Ewing's sarcoma of bone in children and adolescents. J Cancer Res Clin Oncol 113: 187–191

Graf, N., K. Winkler, M. Betlernovic, N. Fuchs, U. Bode (1994): Methotrexate pharmacokinetics and prognosis in osteosarcoma. J Clin Oncol 12: 1443–1451

Grimer, R.J., S. R. Cannon, A.M. Taminiau, S. Bielack, B. Kempf-Bielack, R. Windhager (2003): Osteosarcoma over the age of forty. Eur J Cancer 39: 157–163

Hawkins, D., T. Barnett, W. Bensinger, T. Gooley, J, Sanders (2000): Busulfan, melphalan, and thiotepa with or without total marrow irradiation with hematopoietic stem cell rescue for poor-risk Ewing-Sarcoma-Family tumors. Med Pediatr Oncol 34: 328–337

Hayes, F.A., El. Thompson, W.H. Meyer, L. Kun, D. Parham, B. Rao (1989): Therapy for localized Ewing's sarcoma of bone. J Clin Oncol 7: 208–213

Herman, E.H., J. Zhang, D.P. Chadwick, V.J. Ferrans (2000): Comparison of the protective effects of amifostine and dexrazoxane against the toxicity of doxorubicin in spontaneously hypertensive rats. Cancer Chemother Pharmacol 45: 329–334

von Hoff, D.D., M.W. Layard, P. Basa, H.L. Davis, Jr., A.L. von Hoff, M. Rozencweig (1979): Risk factors for doxorubicin-induced congestive heart failure. Ann Intern Med 91: 710–717

Hotfilder, M., C. Lanvers, H. Jurgens, J. Boos, J. Vormoor (2002): c-KIT-expressing Ewing tumour cells are insensitive to imatinib mesylate (STI571). Cancer Chemother Pharmacol 50: 167–169

Humphrey, G.B. (1993): Osteosarcoma in adolescents and young adults. Kluwer, Boston

Huvos, A. (1991): Bone tumors. Diagnosis, treatment, and prognosis. 2nd ed. W.B. Saunders, Philadelphia

Jaffe, N, D. Paed, D. Traggis, S. Salian, J.R. Cassady (1976): Improved outlook for Ewing's sarcoma with combination chemotherapy (vincristine, actinomycin D and cyclophosphamide) and radiation therapy. Cancer 38: 1925–1930

Jaffe, N, Y. Takaue, T. Anzai, R. Robertson (1985): Transient neurologic disturbances induced by high-dose methotrexate treatment. Cancer 56: 1356–1360

Jaffe, N., E. Frei, D. Traggis, Y. Bishop (1974): Adjuvant methotrexate and citrovorum-factor treatment of osteogenic sarcoma. N Engl J Med 291: 994–997

Jurgens, H., U. Exner, H. Gadner, D. Harms, J. Michaelis, R. Sauer (1988): Multidisciplinary treatment of primary Ewing's sarcoma of bone. A 6-year experience of a European Cooperative Trial. Cancer 61: 23–32

Kager, L., A. Zoubek, U. Potschger, U. Kastner, S. Flege, B. Kempf-Bielack (2003): Primary metastatic osteosarcoma: presentation and outcome of patients treated on neoadjuvant Cooperative Osteosarcoma Study Group protocols. J Clin Oncol 21: 2011–2018

Kelsen, D.P., N. Alcock, C.W. Young (1985). Cisplatin nephrotoxicity. Correlation with plasma platinum concentrations. Am J Clin Oncol 8: 77–80

Kleinerman, E.S. (1995): Biologic therapy for osteosarcoma using liposome-encapsulated muramyl tripeptide. Hematol Oncol Clin North Am 9: 927–938

Kleinerman, E.S., J.B. Gano, D.A. Johnston, R.S. Benjamin, N. Jaffe (1995): Efficacy of liposomal muramyl tripeptide (CGP 19835A) in the treatment of relapsed osteosarcoma. Am J Clin Oncol 18: 93–99

Kleinerman, E.S., P.A Meyers, A.K. Raymond, J.B. Gano, S. F. Jia, N. Jaffe (1995): Combination therapy with ifosfamide and liposome-encapsulated muramyl tripeptide: tolerability, toxicity, and immune stimulation. J Immunother Emphasis Tumor Immunol 17: 181–193

Knop, J., G. Delling, U. Heise, K. Winkler (1990): Scintigraphic evaluation of tumor regression during preoperative chemotherapy of osteosarcoma. Correlation of 99 mTc-methylene diphosphonate parametric imaging with surgical histopathology. Skeletal Radiol 19: 165–172

Kushner, B.H., G. Heller, NX Cheung, N. Wollner, K. Kramer, D. Bajorin (1998): High risk of leukemia after short-term dose-intensive chemotherapy in young patients with solid tumors. J Clin Oncol 16: 3016–3020

Kushner, B.H., P.A. Meyers (2001): How effective is dose-intensive/myeloablative therapy against Ewing's sarcoma/primitive neuroectodermal tumor metastatic to bone or bone marrow? The Memorial Sloan-Kettering experience and a literature review J Clin Oncol 19: 870–880

Kushner, B.H., P.A. Meyers, W.L. Gerald, J.H. Healey, M.P. La Quaglia, P. Boland (1995): Very high-dose short-term chemotherapy for poor-risk peripheral primitive neuroectodermal tumors, including Ewing's sarcoma, in children and young adults. J Clin Oncol 13: 2796–2804

Ladenstein, R., O. Hartmann, C.R. Pinkerton (1993): The role of megatherapy with autologous bone marrow rescue in solid tumours of childhood. Ann Oncol 4 Suppl 1: 45–58

Ladenstein, R., C. Lasset, R. Pinkerton, J.M. Zucker, C. Peters, S. Burdach (1995): Impact of megatherapy in children with high-risk Ewing's tumours in complete remission: a report from the EBMT Solid Tumour Registry. Bone Marrow Transplant 15: 697–705

Lau, C.C., C.P. Harris, X.Y. Lu, L. Perlaky, S. Gogineni, M. Chintagumpala (2004): Frequent amplification and rearrangement of chromosomal bands 6p12-p21 and 17p11.2 in osteosarcoma. Genes Chromosomes Cancer 39: 11–21

Link, M.P., A.M. Goorin, A.W. Miser, A.A. Green, C.B. Pratt, J.B. Belasco u. Mitarb. (1986): The effect of adjuvant chemotherapy on relapse-free survival in patients with osteosarcoma of the extremity. N Engl J Med 314: 1600–1606

Mackall, C., J. Berzofsky, L.J. Helman (2000): Targeting tumor specific translocations in sarcomas in pediatric patients for immunotherapy. Clin Orthop 373: 25–31

Marcus, R.B., Jr., J.R. Graham-Pole, D.S. Springfield, J.A. Fort, S. Gross, N.P. Mendenhall (1988): High-risk Ewing's sarcoma: end-intensification using autologous bone marrow transplantation. Int J Radiat Oncol Biol Phy 15: 53–59

Marina, N.M., A.S. Pappo, D.M. Parham, A.M. Cain, B.N. Rao, C.A. Poquette (1999): Chemotherapy dose-intensification for pediatric patients with Ewing's family of tumors and desmoplastic small round-cell tumors: a feasibility study at St. Jude Children's Research Hospital. J Clin Oncol 17: 180–190

Meyers, P.A., G. Heller, J.H. Healey, A. Huvos, A. Applewhite, M. Sun (1993): Osteogenic sarcoma with clinically detectable metastasis at initial presentation. J Clin Oncol 11: 449–453

Mitsiades, N., C. von Poulaki, M. Mitsiades (2001): Tsokos Ewing's sarcoma family tumors are sensitive to tumor necrosis factor-related apoptosis-inducing ligand and express death receptor 4 and death receptor 5. Cancer Res 61: 2704–2712

Ozaki, T., S. Flege S., M. Kevric, N. Lindner, R. Maas, G. Delling (2003): Osteosarcoma of the pelvis: experience of the Cooperative Osteosarcoma Study Group. J Clin Oncol 21: 334–341.

Ozaki, T., S. Flege, U. Liljenqvist, A. Hillmann A, G. Delling, M. Salzer-Kuntschik (2002): Osteosarcoma of the spine: experience of the Cooperative Osteosarcoma Study Group. Cancer 94: 1069–1077

Ozols, R.F., B.J. Corden, J. Jacob, M.N. Wesley, Y. Ostchega, R.C. Young (1984): High-dose cisplatin in hypertonic saline. Ann Intern Med 100: 19–24

Paulussen, M., S. Ahrens, A.W. Craft, J. Dunst, B. Frohlich, S. Jabar (1998): Ewing's tumors with primary lung metastases: survival analysis of 114 (European Intergroup) Cooperative Ewing's Sarcoma Studies patients. J Clin Oncol 16: 3044–3052

Paulussen, M., S. Ahrens, G. Braun-Munzinger, A.W. Craft, B. Dockhorn-Dworniczak, W. Dorffel u. Mitarb. (1999): EICESS 92 (European Intergroup Cooperative Ewing's Sarcoma Study) – preliminary results. Klin Padiatr 211: 276–283

Paulussen, M., S. Ahrens, M. Lehnert, D. Taeger, H.W. Hense, A. Wagner (2001): Second malignancies after ewing tumor treatment in 690 patients from a cooperative German/Austrian/Dutch study. Ann Oncol 12: 1619–1630

Paulussen, M., S. Ahrens, S. Burdach, A. Craft, B. Dockhorn-Dworniczak, J. Dunst (1998): Primary metastatic (stage IV) Ewing tumor: survival analysis of 171 patients from the EICESS studies. European Intergroup Cooperative Ewing Sarcoma Studies. Ann Oncol 9: 275–281

Pelgrims, J., F. De Vos, B.J. Van den, D. Schrijvers, A. Prove, J.B. Vermorken (2000) Methylene blue in the treatment and prevention of ifosfamide-induced encephalopathy: report of 12 cases and a review of the literature. Br J Cancer 82: 291–294

Pession, A., A. Prete, F. Locatelli, S. Bella, F. Melchionda, A. Garaventa (1999): Phase 1 study of high-dose thiotepa with busulfan, etoposide, and autologous stem cell support in children with disseminated solid tumors. Med Pediatr Oncol 33: 450–454

Picci, P., L. Sangiorgi, B.T. Rougraff, J.N. Neff, R. Casadei, M. Campanacci (1994): Relationship of chemotherapy-induced necrosis and surgical margins to local recurrence in osteosarcoma. J Clin Oncol 12: 2699–2705

Picci, P., T. Bohling, G. Bacci, S. Ferrari, L. Sangiorgi, M. Mercuri (1997): Chemotherapy induced tumor necrosis as a prognostic factor in localized Ewing's sarcoma of the extremities. J Clin Oncol 15: 1553–1559

Provisor, A.J., L.J. Ettinger, J.B. Nachman, M.D. Krailo, J.T. Makley, E.J. Yunis (1997): Treatment of nonmetastatic osteosarcoma of the extremity with preoperative and postoperative chemotherapy: a report from the Children's Cancer Group. J Clin Oncol 15: 76–84

Reed, E.K.K. (1990): Platinum analogues. In: Chabner, B.A.C.J.: Cancer chemotherapy. Principles and practice. J.B. Lippincott, Philadelphia: 465–490

Rodriguez-Galindo, C., C.A. Poquette, N.M. Marina, D.R. Head, A. Cain, W.H. Meyer (2000): Hematologic abnormalities and acute myeloid leukemia in children and adolescents administered intensified chemotherapy for the Ewing sarcoma family of tumors. J Pediatr Hematol Oncol 22: 321329

Rodriguez-Galindo, C., S.L. Spunt, A.S. Pappo (2003): Treatment of Ewing sarcoma family of tumors: current status and outlook for the future. Med Pediatr Oncol 40: 276–287

Rossi, R. (1997): Nephrotoxicity of ifosfamide – moving towards understanding the molecular mechanisms. Nephrol Dial Transplant 12: 1091–1092

Saeter, G., J. Hoie, A.E. Stenwig, A.K. Johansson, E. Hannisdal, O.P. Solheim (1995): Systemic relapse of patients with osteogenic sarcoma. Prognostic factors for long term survival. Cancer 75: 1084–1093

Saeter, G., T.A. Alvegard, I. Elomaa, A.E. Stenwig, T. Holmstrom, O.P. Solheim (1991): Treatment of osteosarcoma of the extremities with the T-10 protocol, with emphasis on the effects of preoperative chemotherapy with single-agent high-dose methotrexate: a Scandinavian Sarcoma Group study. J Clin Oncol 9: 1766–1775

Salzer-Kuntschik, M., G. Brand, G. Delling (1983): Determination of the degree of morphological regression following chemotherapy in malignant bone tumors. Pathologe 4: 135–141

Scheulen, M.E., N. Niederle, K. Bremer, J. Schutte, S. Seeber (1983): Efficacy of ifosfamide in refractory malignant diseases and uroprotection by mesna: results of a clinical phase 11-study with 151 patients. Cancer Treat Rev 10A: 93–101

Schmidt, D., C. Herrmann, H. Jurgens, D. Harms (1991): Malignant peripheral neuroectodermal tumor and its necessary distinction from Ewing's sarcoma. A report from the Kiel Pediatric Tumor Registry. Cancer 68: 2251–2259

Schulte, M., D. Brecht-Krauss, M. Werner, E. Hartwig, M.R. Sarkar, P. Keppler (1990): Evaluation of neoadjuvant therapy response of osteogenic sarcoma using FDG PET. J Nucl Med 40: 1637–1643

Schwartz, C.L. (1999): Long-term survivors of childhood cancer: the late effects of therapy. Oncologist 4: 45–54

Shankar, A.G., C.R. Pinkerton, A. Atra, S. Ashley, I. Lewis, D. Spooner (1999): Local therapy and other factors influencing site of relapse in patients with localised Ewing's sarcoma. United Kingdom Children's Cancer Study Group (UKCCSG). Eur J Cancer 35: 1698–1704

Shankar, A.G., S. Ashley, A.W. Craft, C.R. Pinkerton (2003): Outcome after relapse in an unselected cohort of children and adolescents with Ewing sarcoma. Med Pediatr Oncol 40: 141–147

Smith, L.M., R.S. Cox S.S. Donaldson (1992): Second cancers in long-term survivors of Ewing's sarcoma. Clin Orthop 274: 275–281

Smith, M.A., L. Rubinstein, R.S. Ungerleider (1994): Therapy-related acute myeloid leukemia following treatment with epipodophyllotoxins: estimating the risks. Med Pediatr Oncol 23: 86–98

Smith, M.A., R.S. Ungerleider, M.E. Horowitz, R. Simon (1991): Influence of doxorubicin dose intensity on response and outcome for patients with osteogenic sarcoma and Ewing's sarcoma. J Nat Cancer Inst 83: 1460–1470

Sohn, H.W., E.Y. Choi, S.H. Kim, I.S. Lee, D.H. Chung, U.A. Sung (1998): Engagement of CD99 induces apoptosis through a calcineurin-independent pathway in Ewing's sarcoma cells. Am J Pathol 153 : 1937–1945

Souhami, R.L., A.W. Craft, JW van der Eijken, M. Nooij, D. Spooner, V.H. Bramwell u. Mitarb. (1997): Randomised trial of two regimens of chemotherapy in operable osteosarcoma: a study of the European Osteosarcoma Intergroup. Lancet 350: 911–917

Squire, J.A., J. Pei, P. Marrano, B. Beheshti, J. Bayani, G. Lim (2003): High-resolution mapping of amplifications and deletions in pediatric osteosarcoma by use of CGH analysis of cDNA microarrays. Genes Chromosomes Cancer 38: 215–225

Strander, H., H.C Bauer, O. Brosjo, J.O. Fernberg, A. Kreicbergs, U. Nilsonne (1995): Longterm adjuvant interferon treatment of human osteosarcoma. A pilot study. Acta Oncol 34: 877–880

Terrier, P., A. Llombart-Bosch, G. Contesso (1996): Small round blue cell tumors in bone: prognostic factors correlated to Ewing's sarcoma and neuroectodermal tumors. Semin Diagn Pathol 13: 250–257

Terrier, P., M. Henry-Amar, TU Triche, M.E. Horowitz, MU Terrier-Lacombe, J.S. Miser (1995): Is neuro-ectodermal differentiation of Ewing's sarcoma of bone associated with an unfavourable prognosis? Eur J Cancer 31 A: 307–314

Vermorken, J.B., T.S. Kapteijn, A.A. Hart, H. M. Pinedo (1983): Ototoxicity of cisdiamminedichloroplatinum (II): influence of dose, schedule and mode of administration. Eur J Cancer Clin Oncol 19: 53–58

Verrill, M.W., I.R. Judson, C.L. Harmer, C. Fisher, J.M. Thomas, E. Wiltshaw (1997): Ewing's sarcoma and primitive neuroectodermal tumor in adults: are they different from Ewing's sarcoma and primitive neuroectodermal tumor in children? J Clin Oncol 15: 2611–2621

Wessalowski, R., H. Jurgens, H. Bodenstein, W. Brandeis, P. Gutjahr, W. Havers (1988): Results of treatment of primary metastatic Ewing sarcoma. A retrospective analysis of 48 patients. Klin Padiatr 200: 253–260

Winkler, K, S. Bielack, G. Delling, M. Salzer-Kuntschik, R. Kotz, C. Greenshaw (1990). Effect of intraarterial versus intravenous cisplatin in addition to systemic doxorubicin, high-dose methotrexate, and ifosfamide on histologic tumor response in osteosarcoma (study COSS-86). Cancer 66: 17031710

Womer, R.B., R.T. Daller, J.G. Fenton, J.S. Miser (2000): Granulocyte colony stimulating factor permits dose intensification by interval compression in the treatment of Ewing's sarcomas and soft tissue sarcomas in children. Eur J Cancer 36: 87–94

Zoubek, A., B. Dockhorn-Dworniczak, O. Delattre, H. Christiansen, F. Niggli, I. Gatterer-Menz (1996): Does expression of different EWS chimeric transcripts define clinically distinct risk groups of Ewing tumor patients? J Clin Oncol 14: 1245–1251

1.4.2 Anästhesie und Intensivmedizin in der orthopädischen Tumorchirurgie

H. Bürkle

Anästhesiologisches und intensivmedizinisches Management in der Tumorchirurgie unterteilt sich wie bei allen operativen Eingriffen in drei Abschnitte: Die **präoperative Evaluation** mit der Prämedikation des Patienten, die **perioperative Anästhesie** und die **postoperative Nachsorge** häufig verbunden mit einer Phase der Intensivmedizin oder Intermediate-Care-Therapie.

Eine optimierte anästhesiologische Arbeit in allen Bereichen wird dabei das operative Ergebnis unterstützen (Mollhoff u. Mitarb. 2001). Neuere wissenschaftliche Ergebnisse lassen sogar die Vermutung zu, dass die Wahl und Durchführung des Anästhesieverfahrens nicht nur über eine direkte perioperative Morbidität und Mortalität mitentscheidend ist, sondern selbst Einfluss auf das Entstehen von Tumorrezidiven oder Metastasen nehmen kann (Bar-Yosef u. Mitarb. 2001, Beilin u. Mitarb. 2003, Page 2003). Perioperative balanzierte Analgesietechniken sind außerdem bei der Vorbeugung einer Umwandlung von akuten Schmerzen in ein chronisches Schmerzsyndrom hilfreich (Perkins u. Kehlet 2000). Durch konsequente Ausschöpfung moderner anästhesiologischer Konzepte können in den meisten Fällen auch für größte operative Eingriffe entweder Intensivstationsaufenthalte komplett vermieden oder über verkürzte Verweildauern bzw. eine Überleitung zur Intensivobservation günstig beeinflusst werden (Brodner u. van Aken 1998; Brodner u. Mitarb. 1998, 2000, 2001).

Im Bereich der ablativen orthopädischen Extremitätenchirurgie wird ebenfalls die Entwicklung von Phantomschmerzen durch optimierte anästhesiologische Prozessabläufe reduziert (Schug u. Mitarb. 1995, Lambert u. Mitarb. 2001). Schmerz ist ein wichtiger Stressmodulator. Das operative Trauma führt zu Sympathikusaktivierung (Riles u. Mitarb. 1993) mit Anstieg kataboler Hormone, Abfall anaboler Hormone und Hypermetabolismus (Abb. 1.4.2). Anstiege der Adrenalin- und Noradrenalinplasmaspiegel, des Plasmakortisols, eine Hyperglykämie und ein beschleunigter Proteinmetabolismus sind charakteristisch für die postoperativen Anforderungen an Organfunktionen (Kehlet 1988, Carli u. Mitarb. 1990). Dabei führt ein intensivierter Metabolismus von Muskelproteinen zu postoperativer Müdigkeit und Erschöpfung. Gleichzeitig werden

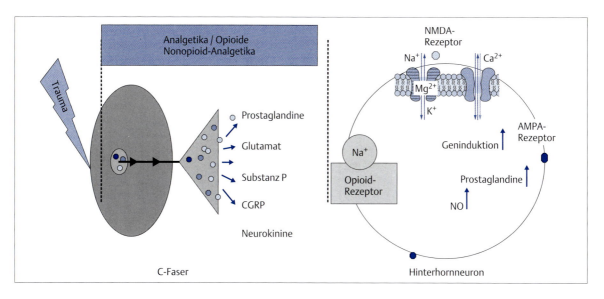

Abb. 1.4.2 Inhibition von peripherer und zentraler neuronaler Sensibilisierung. Eine konsequente Schmerztherapie kann die durch ein operatives Trauma induzierten Schmerzmediatoren im Bereich der peripheren Nozizeptoren (nichtmyelinisierte C-Faser oder A-delta-Faser) unterdrücken. Durch die Reduktion der peripheren Nozizeptorenaktivität wird konsekutiv die weitere Freisetzung von Prostaglandinen und anderen exzitatorischen Botenstoffen (Substanz P, Neurokinine, Histamin etc.) im Bereich der ersten zentralnervösen Umschaltstation, dem Hinterhornneuron des Rückenmarks, inhibiert. Damit können die zugehörigen Rezeptorsysteme wie die Glutamat-stimulierten N-methyl-D-Aspart-Rezeptoren oder AMPA-Rezeptoren über die Öffnungen von Ionenkanälen an der Hinterhornneuronenmembran keine weitere Kaskade der neuronalen Sensibilisierung induzieren. Die Transmission und Konduktion von Schmerzreizen über weiterleitende aufsteigende spinothalamische Bahnen wird vermieden.

über eine Verstärkung der Fibrinbildung, Steigerung der Plättchenaggregation und Hyperfibrinolyse das Risiko postoperativer thromboembolischer Komplikationen (Bredbacka u. Mitarb. 1986, Hjemdahl u. Mitarb. 1991) erhöht. Schmerzen steigern die sympathikusinduzierte Einschränkung der gastrointestinalen Motilität und Durchblutung. Die jährlichen durch Störungen der Darmfunktion und Ileus verursachten Kosten werden in den USA auf ca. 750 Millionen $ beziffert (Liu u. Mitarb. 1995). Durch eine konsequente Einbindung der optimierten akuten Schmerztherapie in ein multimodales Behandlungskonzept (frühe Mobilisierung, frühe Enteralisierung, adäquate Schmerztherapie) lassen sich ebenfalls für große orthopädische Eingriffe reduzierte perioperative Morbiditäten und Mortalitäten und schnellere Entlassungszeiten erreichen (Abb. 1.4.3).

Schwerwiegende respiratorische Störungen treten vor allem nach großen und lang andauernden operativen Eingriffen wie z.B. Hemipelvektomien oder Umstellungstumoroperationen auf (Abb. 1.4.4). Ausgelöst werden Verschlechterungen der Atemfunktion durch intraoperative Faktoren (Brussel u. Mitarb. 1993), durch eine schmerzbedingte postoperative Schonatmung und durch reflektorische Einschränkungen der Zwerchfellfunktion (Dureuil u. Mitarb. 1986, Easton u. Mitarb. 1989). Diese Veränderungen können bis zu mehreren Wochen nach der Operation beobachtet werden.

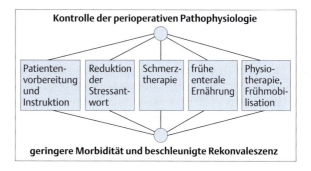

Abb. 1.4.3 Ein multimodales Behandlungskonzept stellt die Grundlage einer Fast-track-Surgery und der damit verbundenen perioperativen Risikominimierung dar (Kehlet 1997). Dabei wird der Erfolg durch eine enge Kooperation zwischen den beteiligten Disziplinen gewährleistet.

Kardiale Komplikationen durch perioperativen Stress stellen die häufigste postoperative Todesursache dar (Mangano u. Mitarb. 1992, 1996; Mangano 1998, Koch u. Mitarb. 2003). Nach großen Operationen stellen die kontinuierlichen Regionalanästhesieverfahren wie Epiduralanästhesie, kontinuierliche N.-femoralis- plus N.-ischiadicus-Blockade oder eine kontinuierliche Plexus-interscalenus-Blockade eine hochwirksame Methode zur Schmerzausschaltung dar. Dabei sind vor allem die Schmerzen bei Bewegung geringer als unter systemischen Analgesiever-

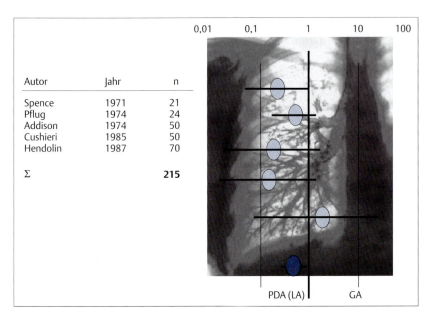

Abb. 1.4.4 Risiko postoperativer pulmonaler Komplikationen. Die von der Arbeitsgruppe um Ballantyne (Ballantyne u. Mitarb. 1998) veröffentlichte Metaanalyse zeigt eine eindeutige Reduktion pulmonaler Komplikationen der unter gleichzeitiger Periduralanästhesie (PDA) mit Lokalanästhetika (LA) durchgeführten operativen Eingriffe. Eine alleinige Allgemeinanästhesie zeigt deutliche, signifikante Nachteile im Hinblick auf pulmonale Komplikationen.

fahren, so dass die Mobilisation und Physiotherapie der Patienten weniger beeinträchtigt sind. Eine optimale Analgesie senkt die Häufigkeit der Myokardischämie: Heute werden zum Beispiel thorakale Epiduralanästhesien in der Behandlung der therapierefraktären instabilen Angina pectoris eingesetzt (Beattie u. Mitarb. 1993, 2003; Rodgers u. Mitarb. 2000). Durch unbehandelten Schmerz wird eine ausgeprägte Immunsuppression festgestellt. Obwohl initial im operativen Verlauf vermehrt inflammatorische Mediatoren freigesetzt werden, kann es nachfolgend zur verstärkten Produktion von antiinflammatorischen Mediatoren mit Schwächung des Immunsystems kommen. Die Folge ist eine Suppression der Lymphozyten sowie die Herabsetzung der Aktivität natürlicher Killerzellen. Diese Veränderungen können zu erhöhten postoperativen Infektionsraten oder zu einem verstärkten postoperativen Tumorwachstum führen.

Die Indikation zur Kombination von Regionalanästhesien mit Allgemeinanästhesie wird daher in der Regel in der Tumororthopädie in Absprache der beiden Disziplinen Orthopädie und Anästhesiologie großzügig gestellt, da durch die Anwendung eines Regionalanalgesieverfahrens das Operationsergebnis deutlich verbessert werden kann (Chelly u. Mitarb. 2001, 2003).

Präoperative Evaluation

Grundsätzlich sollten Planung und Durchführung von präoperativen Untersuchungen soweit wie möglich vom Hausarzt in enger Absprache mit dem Operator und dem Anästhesisten erfolgen. Vorab festgelegte und dem Patienten in der orthopädischen poliklinischen Vorstellung übergebene Checklisten erleichtern die präklinische Vorbereitung. Eine Prämedikationsambulanz bietet dem Anästhesisten die Möglichkeit, alle Befunde und Untersuchungen rechtzeitig vor einer Operation zu sichten, zu bewerten und in enger Absprache mit dem Operator eventuelle zusätzlich notwendige Untersuchungen anzuordnen. Gleichzeitig werden medikolegale Gesichtspunkte mit ausreichenden Zeitintervallen vor elektiven Operationen besser berücksichtigt. Bei Tumorpatienten ist eine genaue Anamnese mit der Frage nach den bislang durchgeführten Tumortherapien (s. Kap. 1.4.1) sowie anderen adjuvanten Therapien (Schmerztherapie mit Opioiden, Therapie mit leukozytenstimulierenden Medikamenten oder Kortikosteroiden etc.) zu erheben. Besondere die Kardio- und Pulmotoxizität bestimmter Chemotherapeutika sollten bei der Planung von Anästhesien beachtet werden. Bei Patienten mit einer Tumorkachexie kann es von Vorteil sein, präoperativ eine Hyperalimentation und einen Ausgleich von bestehenden Flüssigkeitsimbalanzen einzuleiten. Neben dem physischen Zustand des Patienten spielt die psychische Kondition eine entscheidende Rolle bei der Minimierung perioperativer Komplikationen. Die postoperative Rekonvaleszenz wird bei erwachsenen Patienten durch konkretes Ansprechen der Verlustängste bzw. der Folgen für die körperliche Integrität bei ablativen operativen Eingriffen unterstützt, bei Kindern durch spielerisches Eingehen darauf. Neben dem einfühlsamen und aufmerksamen Gespräch während der Prämedikation spielt die

Versicherung und Gewährleistung der postoperativen Schmerzfreiheit immer eine ganz wesentliche Rolle. Eine entsprechend präoperative psychische Vorbereitung wird über die anxiolytischen und sedierenden Medikamente in adäquat hohen Dosen zur Prämedikation unterstützt.

Die Frage nach dem Anästhesierisiko wird heute mit einer Mortalität von 1 : 20.000 bis zu 1 : 200.000 für die durch Anästhesie allein verursachten Komplikationen angegeben. Zur besseren Einstufung des Patienten wird präoperativ am häufigsten der anästhesiologische Risikoindex der American Society of Anesthesiologists (ASA-Risikoindex) verwendet (Tab. 1.4.4).

Zu beachten ist, dass bestimmte **Chemotherapeutika**, z. B. Anthrazyklinen (Doxorubicin etc.) und Cyclophosphamid häufig eine **Beeinträchtigung** der **kardialen Funktion**, auch bei **jungen Patienten**, verursachen. In diesem Fall wird präoperativ eine Herzechokardiographie notwendig.

Therapien mit Bleomycin induzieren eine erhöhte Sauerstofftoxizität.

Perioperative Anästhesie

In der orthopädischen Tumorchirurgie werden nach den präoperativen Vorbereitungen im unmittelbaren zeitlichen Zusammenhang zur Operation perioperativ nachfolgende Besonderheiten beachtet:

Vor **Anästhesieinduktion** sollten die jeweiligen spezifischen Lagerungsmaßnahmen der nachfolgenden Operation genauestens zwischen Operateur und Anästhesist besprochen werden. Daraus ergeben sich entweder Hinweise für Problemzonen (Augenschutz, spez. Polsterungen) oder aber Implikationen für die Anwendung von bestimmten Anästhesietechniken (u.a. Doppellumentubus, Intubation in Bauchlage mit endotrachealem Tubus, keine Larynxmaske; peripher-venöse Kanülenlage etc.).

Vor **Beginn** einer **großen Tumoroperation** sollte die Bereitstellung der entsprechenden **Blutkonserven** erneut abgefragt werden.

Aufgrund der großen psychischen Belastung des Patienten ist die **Anästhesieeinleitung** unter den Kautelen maximaler direkter Zuwendung zum Patienten und **absoluter Ruhe** durchzuführen. Dazu zählt ebenfalls die Minimierung von unnötigem „Durchgangsverkehr" in der Anästhesieinduktionszone.

Eine **perioperative Antibiotikaprophylaxe** ist bei fast allen Tumoroperationen aufgrund der Immunsuppression notwendig. Sie sollte wegen der Möglichkeit der Kontamination und Keiminvasion **vor der Anlage** von Regionalanästhesien oder wegen der Einschwemmung von oropharyngealen Keimen in die Blutbahn **vor der Laryngoskopie** erfolgen.

Bei allen invasiven Tätigkeiten zur **Instrumentierung** gelten die Grundsätze der **strengen Asepsis**, bei Katheterverfahren werden zur Anlage sterile Kittel, Mundschutz, Maske nach gründlicher chirurgischer Händedesinfektion angelegt.

Bei Operationen mit vermuteten größeren Volumenverschiebungen ist präoperativ ein entsprechendes invasives Monitoring (ZVK, direkte invasive arterielle Blutdruckmessung, Urinkatheter) anzulegen. Neben dem Einbringen von mindestens 2 großlumigen peripheren Venenverweilkanülen (14–16 Gauge) empfiehlt sich die Insertion eines großlumigen (11,5 oder 12 Fr) zentralvenösen Sheldon- oder Rapid-Infusionskatheters. Unter Bereitstellung entsprechender Druckinfusionssysteme können plötzliche auftretende auch sehr große Volumenverschiebung sofort adäquat behandelt werden (Tab 1.4.5). Wie bei allen operativen Eingriffen ist aber gerade in der Tumorchirurgie auf ein Aufrechterhalten der Körpertemperatur in Normothermie zu beachten (Bair-Hugger, Wärmematten, -lampen, Blutwärmer etc.). Dies gilt schon für die Anästhesieinduktion. Neben der positiven Datenlage zur Vermeidung von Wundinfektionen oder Blutungskomplikationen durch Normothermie zeigen neuere Untersuchungen ebenfalls eine verbesserte Immunsituation in der Tumorchirurgie (Beilin u. Mitarb. 1998).

Die Anlage von Regionalanästhesien sollte, soweit zeitlich möglich, mit einer Überprüfung der Effektivität der Wirkung abschließen, da neben den bereits genannten Vorteilen die nachfolgende intraoperative Anästhesieführung als auch die Planung von Intensivtherapiekapazitäten ebenfalls beeinflusst werden.

Intraoperativ muss entsprechend den beobachteten und ermittelten Volumenverlusten frühzeitig eine adäquate Substitution mittels Volumenersatzmittel (Kolloide bis zu 50 ml/kg KG, Kristalloidlösungen; cave: K^+-Überladung bei gleichzeitig bestrahlten Erythrozytenkonzentraten) und Blutersatzmitteln erfolgen. Bei Tumorpatienten ohne koronare Herzerkrankung gilt wie bei anderen Patienten bei Normovolämie ein Hb-Gehalt über 8 g/dl nicht als Transfusionstrigger (siehe Richtlinien der BÄK). Bei großem Blutverlust und Substitutionen mit bestrahlten Ery-

Tab. 1.4.4 **Risikoindex der American Society of Anesthesiologists**

ASA 1	normaler, gesunder Patient
ASA 2	leichte Allgemeinerkrankung, keine Leistungseinschränkung
ASA 3	schwere Allgemeinerkrankung mit Leistungseinschränkung
ASA 4	schwere Allgemeinerkrankung mit Leistungseinschränkung, prinzipiell lebensbedrohlich
ASA 5	Patient liegt im Sterben, Tod innerhalb der nächsten 24 Stunden zu erwarten

Für Patienten der Gruppe ASA 3–4 beträgt das Risiko einen Herzstillstand zu erleiden circa 1 : 1300.

Tab. 1.4.5 Anästhesiologische Checkliste der orthopädischen Tumorchirurgie

Präoperative Evaluation und Prämedikation	Körperliche Untersuchung: • Herz: u. a. Insuffizienzzeichen • Lunge: u. a. Infektion? • Integument: u. a. Anämie, Tumorlokalisation, -ausdehnung • neurolog. Status im Hinblick auf regionale Anästhesieverfahren • Venenstatus: Port?, Hinweise für Gerinnungsstörungen?
	Begleiterkrankungen
	ASA-Klassifikation
	Begleit- oder Vormedikation
	Aufklärung und Einwilligung
	Regionalanästhesieverfahren (bei ablativer Operation – genügende Distanz zum Operationsgebiet)
Diagnostik	Labor: Elektrolyte, Kreatinin, HN, GOT, GPT, γGT, Hb, Hk, Leukozyten (Cave: Chemoleukopenien!), Thrombozyten (präoperative Heparinisierung, heparininduzierte Thrombozytopenie beachten!), Gerinnungsstatus
	EKG
	Röntgenthorax (Infiltrate? Filiae? chemotherapiebedingte Lungenfibrose?, Kardiomyopathie?)
	evtl. Echokardiographie bei entsprechender Anamnese
	Blutgruppenbestimmung (Bereitstellung von Blutprodukten, Reserven)
	postoperative Nachbehandlung: Bestrahlung?

Prinzipien der perioperativen Schmerzbehandlung

Zur optimierten Versorgung von Tumorpatienten gehören in der orthopädischen Anästhesiologie neben der interdisziplinären Einbindung von Neurologen, Onkologen und Psychologen die frühzeitige Absprache und Festlegung von Schmerzbehandlungskonzepten mit dem Operator. Postoperative Schmerzen zeigen wie Herz-Kreislauf-Reaktionen stetige Veränderungen und sollten wie diese ebenfalls in der Patienakte sichtbar werden. Dadurch kann die/der verantwortliche Ärztin/Arzt die schmerztherapeutischen Interventionen zeitgleich nach Erfolg oder Nichterfolg evaluieren. Aufgrund der unterschiedlichen Schmerzmediatoren und ihren Auswirkungen auf das Immunsystem sollten Nichtopioid-Analgetika initial neben Regionalanästhesien als festes Behandlungskonzept mit eingesetzt werden. Bei kontinuierlichen Verfahren in Nähe des Rückenmarks (kontinuierlich Spinalanästhesie, Kaudalkatheter, Epiduralkatheter) sollten jedoch unspezifische NSAID wegen dem erhöhten Risiko von Blutungen nicht oder nur unter Vorbehalt eingesetzt werden. Hier kommen COX-2 bei Ausschluss einer KHK oder einer Niereninsuffizienz zur Anwendung. Alternativ steht mit intravenösem Paracetamol eine wirksame weitere medikamentöse Option zur Verfügung.

Postoperative Anästhesie

Postoperativ wird der Patient in Normothermie und stabilen Herz-Kreislauf-Verhältnissen unter Berücksichtigung der Hämostaseologie so früh wie möglich vom Respirator abtrainert. Hier gilt, ebenfalls wie bei der Anästhesieinduktion und Maskenpräoxygenierung, dass ein FiO_2 von 0,8 zur Extubation nicht überschritten werden sollte. Eine Überprüfung des präoperativ festgelegten Analgesiekonzepts mit Darstellung der Effizienz der Regionalanästhesieverfahren gehört neben der Festlegung des Infusionsplans ebenfalls zu den Aufgaben des behandelnden Anästhesisten. Es darf kein Patient mit unbehandelten Schmerzen aus dem Aufwachraum verlegt werden. Bei unklaren neurologischen postoperativen Defiziten erfolgt eine direkte Information des Operators, bei fraglicher Beteiligung des Regionalanästhesieverfahrens der Stopp der Lokalanästhesiezufuhr. Bei allen rückenmarksnahen Regionalanästhesien ist eine spinale oder epidurale Raumforderung sofort auszuschließen.

Bei pädiatrischen Tumorpatienten sollten postoperativ in der fortgeschrittenen Aufwachphase Eltern im Aufwachraum zugelassen werden. Dadurch wird der Patientenkomfort bei vorher überprüfter optimierter Schmerztherapie deutlich erhöht und die berechtigte Sorge der Eltern erleichtert.

Die Anästhesie in der Tumororthopädie erfordert neben den genauen Kenntnissen der Pharmakologie der

throzytenkonzentraten kann der gleichzeitige Einsatz eines Glukose-Insulin-Perfusors einer evtl. drohenden Hyperkaliämie und den damit verbundenen Komplikationen vorbeugen. Neben kalkulierten Gerinnungskontrollen und der daraus abgeleiteten Substitutionen mit Fresh-frozen-Plasma und Thrombozytenkonzentraten wird der frühe Einsatz von Desmospressin als vorteilhaft bei großen orthopädischen Tumoroperationen angesehen. Entsprechende Ca^{2+}-Substitutionen sind ebenfalls unter Kontrolle des ionisierten Ca^+-Anteils im Serum vorzunehmen. Die perioperative Urinausscheidung sollte nicht unter 0,5 ml/kg KG/Std. liegen. Eine unnötige Erhöhung des inspiratorischen Sauerstoffanteils (FiO_2) sollte aufgrund der Bildung von freien Radikalen und einer Potenzierung von Atelektasen bei längeren Operationen unterbleiben. Bislang wurde lediglich bei Darmoperationen ein Benefit einer FiO_2 von 0,8 gezeigt, eine Verallgemeinerung auf andere operative Eingriffe ist wissenschaftlich bislang nicht belegt und wird sogar als schädlich angesehen.

unterschiedlichen onkologischen Therapien auch eine enge kooperative Absprache mit dem Operateur. Nur dadurch kann eine gemeinsame optimierte Versorgung des orthopädischen Tumorpatienten gewährleistet werden. Durch den frühen Einsatz von Regionalanästhesietechniken und über eine individuell gestaltete balanzierte Analgesiekonzeption lassen sich deutliche Reduktionen der perioperativen Morbidität und Mortalität erreichen.

Literatur

Ballantyne, J.C., D.B. Carr, S. de Ferranti u. Mitarb. (1998): The comparative effects of postoperative analgesic therapies on pulmonary outcome: cumulative meta-analyses of randomized, controlled trials. Anesth Analg 86 (3): 598–612

Bar-Yosef, S., R. Melamed, G.G. Page u. Mitarb. (2001): Attenuation of the tumor-promoting effect of surgery by spinal blockade in rats. Anesthesiology 94 (6): 1066–1073

Beattie, W.S., N.H. Badner, P.T. Choi (2003): Meta-analysis demonstrates statistically significant reduction in postoperative myocardial infarction with the use of thoracic epidural analgesia. Anesth Analg 97 (3): 919–920

Beattie, W.S., D.N. Buckley, J.B. Forrest (1993): Epidural morphine reduces the risk of postoperative myocardial ischaemia in patients with cardiac risk factors. Can J Anaesth 40 (6): 532–541

Beilin, B., Y. Shavit, J. Razumovsky u. Mitarb. (1998): Effects of mild perioperative hypothermia on cellular immune responses. Anesthesiology 89 (5): 1133–1140

Beilin, B., Y. Shavit, E. Trabekin u. Mitarb. (2003): The effects of postoperative pain management on immune response to surgery. Anesth Analg 97 (3): 822–827

Bredbacka, S., M. Blomback, K. Hagnevik u. Mitarb. (1986): Per- and postoperative changes in coagulation and fibrinolytic variables during abdominal hysterectomy under epidural or general anaesthesia. Acta Anaesthesiol Scand 30 (3): 204–210

Brodner, G., N. Mertes, H. Buerkle u. Mitarb. (2000): Acute pain management: analysis, implications and consequences after prospective experience with 6349 surgical patients. Eur J Anaesthesiol 17 (9): 566–575

Brodner, G., E. Pogatzki, H. van Aken u. Mitarb. (1998): A multimodal approach to control postoperative pathophysiology and rehabilitation in patients undergoing abdominothoracic esophagectomy. Anesth Analg 86 (2): 228–234

Brodner, G., H. van Aken (1998): Does the choice of anaesthetic technique influence outcome? Eur J Anaesthesiol 15 (6): 740–747

Brodner, G., H. van Aken, L. Hertle u. Mitarb. (2001): Multimodal perioperative management-combining thoracic epidural analgesia, forced mobilization, and oral nutrition-reduces hormonal and metabolic stress and improves convalescence after major urologic surgery. Anesth Analg 92 (6): 1594–1600

Brussel, T., T. Hachenberg, N. Roos u. Mitarb. (1993): Mechanical ventilation in the prone position for acute respiratory failure after cardiac surgery. J Cardiothorac Vasc Anesth 7 (5): 541–546

Carli, F., J. Webster, V. Ramachandra u. Mitarb. (1990): Aspects of protein metabolism after elective surgery in patients receiving constant nutritional support. Clin Sci (Lond) 78 (6): 621–628

Chelly, J.E., B. Ben-David, B.A. Williams u. Mitarb. (2003): Anesthesia and postoperative analgesia: outcomes following orthopedic surgery. Orthopedics 26 (8): 865–871

Chelly, J.E., R. Gebhard, J. Greger u. Mitarb. (2001): Regional anesthesia for outpatient orthopedic surgery. Minerva Anestesiol 67 (9): 227–232

Dureuil, B., N. Viires, J.P. Cantineau u. Mitarb. (1986): Diaphragmatic contractility after upper abdominal surgery. J Appl Physiol 61 (5): 1775–1780

Easton, P.A., J.W. Fitting, R. Arnoux u. Mitarb. (1989). Recovery of diaphragm function after laparotomy and chronic sonomicrometer implantation. J Appl Physiol 66 (2): 613–621

Hjemdahl, P., P.T. Larsson, N.H. Wallen (1991): Effects of stress and beta-blockade on platelet function. Circulation 84 (6): I44–161

Kehlet, H. (1988): The endocrine responses to regional anesthesia. Int Anesthesiol Clin 26 (3): 182–186

Kehlet, H. (1997): Multimodal approach to control postoperative pathophysiology and rehabilitation. Br J Anaesth 78 (5): 606–617

Koch, C.G., Y.S. Weng, S.X. Zhou u. Mitarb. (2003): Prevalence of risk factors, and not gender per se, determines short- and long-term survival after coronary artery bypass surgery. J Cardiothorac Vasc Anesth 17 (5): 585–593

Lambert, A., A. Dashfield, C. Cosgrove u. Mitarb. (2001): Randomized prospective study comparing preoperative epidural and intraoperative perineural analgesia for the prevention of postoperative stump and phantom limb pain following major amputation. Reg Anesth Pain Med 26 (4): 316–321

Liu, S., R.L. Carpenter, J.M. Neal (1995): Epidural anesthesia and analgesia. Their role in postoperative outcome. Anesthesiology 82 (6): 1474–1506

Mangano, D.T. (1998): Adverse outcomes after surgery in the year 2001 – a continuing odyssey. Anesthesiology 88 (3): 561–564

Mangano, D.T., W.S. Browner, M. Hollenberg u. Mitarb. (1992): Long-term cardiac prognosis following noncardiac surgery. The Study of Perioperative Ischemia Research Group. Jama 268 (2): 233–239

Mangano, D.T., E.L. Layug, A. Wallace u. Mitarb. (1996): Effect of atenolol on mortality and cardiovascular morbidity after noncardiac surgery. Multicenter Study of Perioperative Ischemia Research Group. N Engl J Med 335 (23): 1713–1720

Mollhoff, T., H. Buerkle, H. van Aken u. Mitarb. (2001): Efficacy of oncologic surgery. Does anesthesia influence the postoperative outcome? Zentralbl Chir 126 (4): 312–317

Page, G.G. (2003): The immune-suppressive effects of pain. Adv Exp Med Biol 521: 117–125

Perkins, F.M., H. Kehlet (2000): Chronic pain as an outcome of surgery. A review of predictive factors. Anesthesiology 93 (4): 1123–1133

Riles, T.S., F.S. Fisher, S. Schaefer u. Mitarb. (1993): Plasma catecholamine concentrations during abdominal aortic aneurysm surgery: the link to perioperative myocardial ischemia. Ann Vasc Surg 7 (3): 213–219

Rodgers, A., N. Walker, S. Schug u. Mitarb. (2000): Reduction of postoperative mortality and morbidity with epidural or spinal anaesthesia: results from overview of randomised trials. Bmj 321 (7275): 1493

Schug, S.A., R. Burrell, J. Payne u. Mitarb. (1995): Pre-emptive epidural analgesia may prevent phantom limb pain. Reg Anesth 20 (3): 256

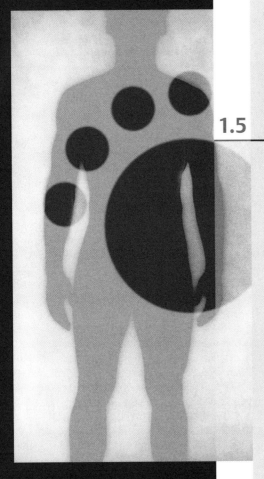

1.5 Chirurgische Therapie der Knochentumoren

1.5.1 Einleitung
B. Leidinger und W. Winkelmann

1.5.2 Therapeutisches Vorgehen in Abhängigkeit vom Tumorstadium
B. Leidinger und W. Winkelmann

1.5.3 Biologische Rekonstruktion
W. Winkelmann

1.5.4 Kallusdistraktion
R. Rödl

1.5.5 Tumorprothesen
G. Gosheger und A. Streitbürger

1.5.6 Allograftknochen und Knochenbank
N. Lindner

1.5.7 Umkehrplastik
W. Winkelmann

1.5.8 Spezielle Therapieverfahren
N. Lindner

1.5.1 Einleitung

B. Leidinger und W. Winkelmann

Dem onkologisch-chirurgischen Operateur bietet sich auf den ersten Blick ein vermeintlich breites Spektrum an Möglichkeiten für eine Tumorbehandlung an. Sie erstreckt sich abhängig von Wesen, Stadium und Prognose der Erkrankung vom therapeutischen Nihilismus bis zur radikalen Amputation der Extremität.

Auf dem Gebiet maligner Knochentumoren des Kindesalters (Ewing-Sarkom und Osteosarkom) hat sich in den letzten 20 Jahren die Überlebenswahrscheinlichkeit entscheidend verbessern lassen, insbesondere seit Etablierung einer multimodalen Therapie. In Abhängigkeit von der Entität, der Tumorgröße sowie des Responsegrades nach neoadjuvanter Therapie bzw. der erreichten Resektionsweite kann beim Ewing-Sarkom oder Osteosarkom mit einer 5-Jahres-Überlebensrate von 60–80% gerechnet werden (Sluga u. Mitarb. 1999). Beim Chondrosarkom hängt die Prognose entscheidend von der erzielten Resektionsweite ab, da eine Chemotherapie nicht eingesetzt werden kann. Die Fortschritte kombinierter Therapieoptionen und verbesserter Rekonstruktionsmöglichkeiten großer Defekte ermöglichen heute in 70–80% der Fälle eine extremitätenerhaltende Operation ohne operationsbedingte Gefährdung der Langzeitprognose (Goorin u. Andersen 1991, Sluga u. Mitarb. 1999). Dem Funktionserhalt sowie der postoperativen Lebensqualität kommt bei der Diskussion der operativen Therapie eine zunehmende Bedeutung zu. Neben grundlegenden Kenntnissen der Tumorchirurgie und der Endoprothetik werden auch spezielle Techniken aus den Gebieten der Wirbelsäulenchirurgie, der plastischen Chirurgie, sowie der Gefäß-, Thorax- und Abdominalchirurgie benötigt. Eine gute interdisziplinäre Zusammenarbeit an einem Tumorzentrum ist grundlegende Voraussetzung. Die Entscheidung des Chirurgen zwischen den verschiedenen operativen Verfahren muss unter Berücksichtigung der Tumorlokalisation, und -ausdehnung sowie des Patientenalters und der Gesamtprognose erfolgen.

Grundsätzlich sind bei onkologisch-chirurgischen Operationen 4 unterschiedliche Verfahren zu unterscheiden: **diagnostisches**, **palliatives**, **adjuvantes** und **definitives** Vorgehen.

Diagnostisches Vorgehen. Als diagnostisches Verfahren ist die offene Biopsie oder Feinnadelpunktion zu nennen (s. Kap. 1.2.3 Biopsie). Aber auch die Resektionsbiopsie erst- und zweitgradig gutartiger Knochentumoren fällt unter diese Rubrik.

Palliativ wird vorgegangen, um eine temporäre Schmerzreduktion oder Funktionsverbesserung bei einem kurativ nicht mehr zu erzielendem Heilerfolg zu erreichen. Meist sind in solchen Fällen bereits alle medikamentösen Behandlungsalternativen ausgeschöpft. Ein verfahrensbedingt unabwendbares Tumorrezidiv wird häufig aufgrund der schlechten Lebenserwartung nicht mehr erlitten.

Adjuvante Verfahren werden zur Verbesserung der lokalen Kontrolle und der Resektionsränder angewendet. Hierunter versteht man in Ergänzung zum chirurgischen Verfahren angewandte Methoden wie die Jet-Lavage, Phenolanwendung, Kryotherapie und die PMMA-Zementierung, selten auch die CO_2-Laseranwendung (Kirby u. Mitarb. 1990).

Die **Jet-Lavage** mit gepulstem Wasserstrahl kann nur Reste von Zelldetritus des Tumors beseitigen. Sie ist kaum zur Tumorlokaltherapie in der Lage und wird eher zur Infektprophylaxe eingesetzt. Von einer weiteren Möglichkeit durch Spülung mit einer 50%igen, wässrigen Zinkchloridlösung als Adjuvans nach Tumorresektion und vor einer Spongiosaplastik wird mit einer Rezidivrate von 13% berichtet (Zhen u. Mitarb. 2004). **Phenol** sterilisiert die Gewebeoberfläche nach Kürettage (Capanna u. Mitarb. 1985), bleibt aber ohne hinreichenden Tiefeneffekt (Marcove 1982). Eine entscheidende Beeinflussung der Rezidivrate gelingt dadurch langfristig nicht (Trieb u. Mitarb. 2001). Die **Kryotherapie** wurde bereits weitläufig für gutartige Stadium-3-Läsionen, verschiedene Karzinome und Stadium IA-Sarkome verwendet (Marcove u. Miller 1969). Man setzt dafür entweder flüssigen Stickstoff oder ein über eine Sonde maschinell gefrorenes Gel in das Kavum des ehemaligen Tumors. Hauptindikation ist heute der Riesenzelltumor des Knochens (Marcove u. Mitarb. 1978, Bickels u. Mitarb. 1999). Die Rezidivrate liegt nach Malawer u. Mitarb. (1999) bei etwa 8%. Auch die Anwendung in schwierigen anatomischen Regionen wie das Sakrum hat sich bewährt (Kollender u. Mitarb. 2003). Dabei macht man sich der thermischen Einwirkung der Kälte nach intraläsionaler Kürettage zu Nutze, die intrazytoplasmatische Eiskristalle in einer Randumgebung von 0,2–1,5 Millimeter ausformt und somit den Zelltod herbeiwirkt. Die **PMMA-Zementierung** ist aus der Metastasenchirurgie bekannt. Auch sie kann alternativ nach Kürettage zum Ausfüllen von Kavitäten verwendet werden. Beim Aushärten produziert der Zement Hitze von ca. 90 C, die eine Koagulationsnekrose der umgebenen ca. 1,5 cm breiten Gewebezone verursacht und zusätzlich die Kavität stabilisiert (Persson u. Wouters 1976, Malawer u. Dunham 1991). Die Rezidivrate eines Riesenzelltumors erreicht dadurch fast die Prozentwerte wie bei einer weiten Resektion (Bini u. Mitarb. 1995).

Außerdem kann bei hochgradig bösartigen Knochentumoren durch die Strahlentherapie (Ewing-Sarkom) und systemische Chemotherapie nach festen Protokollen – COSS beim Osteosarkom und EICESS beim Ewing-Sarkom – eine Dickenproliferation der Pseudokapsel, eine Verkleinerung der Tumormasse und die Beseitigung von Skip- und Satellitenabsiedlungen sowie Fernmetastasen erreicht werden.

Definitives Vorgehen. Darunter versteht man alle Verfahren, deren Ziel in einer lokalen Tumorkontrolle oder -entfernung liegt. Hierbei muss sich der Chirurg am Tumorstadium orientieren und danach sein operatives Handeln unterschiedlich ausrichten.

1.5.2 Therapeutisches Vorgehen in Abhängigkeit vom Tumorstadium

B. Leidinger und W. Winkelmann

Um entscheiden zu können, ob und wie radikal die Läsion operativ zu behandeln ist, muss das Vorgehen zunächst geplant werden. Die genaue **anatomischen Lage** des Tumors und die exakte Lokalisierung der Veränderung in Beziehung zu benachbarten Gewebeverbänden und Leitstrukturen ist unter Zuhilfenahme bildgebender Diagnostik präzise abzuklären. Die **Diagnose** muss entweder durch Biopsie bekannt oder durch eindeutige Bildgebung oder Klinik gesichert sein. Das **Stadium** der Erkrankung muss evaluiert werden: bei primär gutartigen Läsionen wird die Aktivität der Läsion meistens durch klinische Symptome geprägt und muss eventuell durch weitere Untersuchungen (z. B. szintigraphisch) festgestellt werden. Im Falle bösartiger Tumoren ist das **Grading** und die Differenzierung des Tumors von Bedeutung, außerdem muss die Prognose und das Krankheitsstadium des Patienten bekannt sein.

In erster Linie ist jede chirurgische Therapie von Knochentumoren **stadienorientiert**. Daraus folgt, dass aktive gutartige Läsionen wie z. B. die juvenile Knochenzyste unter Umständen nicht operiert werden, da in diesem Stadium bei jedem operativen Eingriff mit hoher Wahrscheinlichkeit mit einem Rezidiv gerechnet werden muss und die Erkrankung an sich eine selbstlimitierende Prognose hat. Viele bösartige High-grade-Tumoren werden zunächst chemotherapeutisch behandelt, um ein so genanntes Down-Staging zu ermöglichen und damit die operative Resektabilität durch Beseitigung von Tumorsatelliten und Verdickung der Pseudokapsel zu verbessern.

Tumorchirurgie besteht vorrangig aus **Kompartmentchirurgie**. Darunter versteht man die Orientierung der Operation an chirurgischen Resektionsrändern, die im Folgenden definiert werden. Nachdem Diagnose, Stadium und Topographie der Läsion bekannt sind, erfolgt der entscheidende Schritt der Operationsplanung: die Festlegung des benötigten Resektionsrandes. Gutartige Läsionen müssen weniger aggressiv therapiert werden als bösartige Tumoren. Die Radikalität eines Eingriffs steigt mit der Notwendigkeit, den Tumor möglichst sicher im gesunden zu entfernen. Dabei muss der berechtigte Anspruch des Patienten nach möglichst hoher Funktionalität und Lebensqualität sowie guter Kosmetik der aus onkologischer Sicht erforderlichen Radikalität der Operation eindeutig unterstellt werden. Der Leitspruch in der Knochen- und Weichteilchirurgie bösartiger Tumoren lautet: „**life before limb, function before cosmetic**".

Definition der chirurgischen Resektionsränder

Enneking (1990) hat 4 Typen von Resektionsrändern anhand ihrer makro- und mikroskopischen Grenze zwischen krankem und gesundem Gewebe definiert (Tab. 1.5.1). Dabei hat er sich seine pathoanatomischen Kenntnisse zu Nutzen gemacht. In seinem Tumormodell umgeben den Tumor eine Pseudokapsel und eine unterschiedlich breite reaktive Zone. In dieser reaktiven Zone ist das Auftreten von sog. „Satelliten", die aus vitalem Tumorgewebe bestehen, möglich. Der gesamte Tumor mit der reaktiven Zone liegt in seinem anatomischen Kompartment, das durch Knochen oder Fasziengewebe als natürliche Barriere getrennt wird. Aber auch außerhalb der reaktiven Zone des Tumors ist im umgebenden Kompartment das Auftreten von sog. Skip-Läsionen möglich (Abb. 1.5.1 a).

Tab. 1.5.1 Definition der Resektionsränder bei Knochentumoren

Resektionsrand	Makroskopisch	Mikroskopisch
Intraläsional	durch die Läsion, intrakapsulär	Tumorzellen am Rand sichtbar
Marginal	durch die reaktive Zone außerhalb des Tumors, extrakapsulär	reaktives Gewebe, Mikrosatelliten möglich
Weit	außerhalb der reaktiven Zone durch gesundes Gewebe des Kompartments	normales gesundes Gewebe, Skip-Läsionen möglich
Radikal	durch gesundes Gewebe extrakompartmentell	normales gesundes Gewebe

Bei der **weiten Resektion** wird intrakompartmentell präpariert, der Tumor wird en bloc mitsamt seiner reaktiven Zone komplett entfernt, wobei er allseits von einer mehr oder weniger breiten Schicht gesunden Gewebes umgeben ist. Nur Skip-Läsionen, das sind Tumoranteile, die im Kompartment liegen und zum Tumor keine direkte Verbindung haben, können im umgebenen Gewebe verbleiben.

Die **radikale Resektion** umfasst das gesamte betroffene Gewebekompartment mitsamt dem Tumor. Nur dadurch lässt sich mit größter Sicherheit annehmen, dass der ganze Tumor und mögliche Skip-Läsionen im Kompartment entfernt werden (Abb. 1.5.1 b).

Die Definition des erzielten Resektionsrandes sollte in einem Tumorzentrum in Interaktion zwischen Operateur und Pathologen während einer gemeinsamen Konferenz erfolgen. Dies ist vor allem deshalb unentbehrlich, wenn Therapiepläne festgelegt, Resultate ausgewertet und Fortschritte in der Tumorchirurgie erreicht werden sollen.

Sowohl bei ablativem oder extremitätenerhaltendem Vorgehen können alle Resektionsränder vorgefunden werden, wie Tabelle 1.5.2 zeigt. So kann selbst eine Amputation als vermeintlich radikales Vorgehen nur einen intraläsionalen und somit aus onkologischer Sicht inadäquaten Resektionsrand aufweisen.

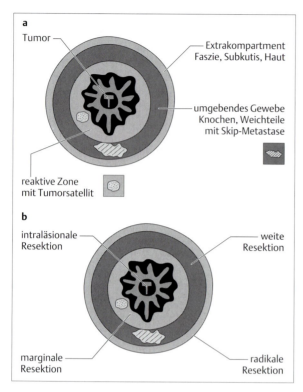

Abb. 1.5.1 a u. b Tumormodell nach Enneking (a) mit Resektionsgrenzen (b).

Bei der **intraläsionalen Resektion** penetriert der Operateur bei der Entfernung den Tumor, makroskopisch erfolgt die Entfernung des Tumors durch die Läsion mit Eröffnung der Tumorkapsel. In der Mikroskopie sind am Resektionsrand Tumorzellen nachweisbar. Typische Beispiele sind die Kürettage und Exkavation gutartiger Läsionen. Auch eine Probebiopsie ist nichts anderes als eine intraläsionale Operation, bei der allerdings das Risiko der Tumorzellverschleppung bewusst einkalkuliert wird. Bei der späteren Resektion des Tumors erfolgt dann die Mitnahme des Biopsiekanals durch Ausschneiden des alten Zugangsweges.

Die **marginale Resektion** entfernt den gesamten Tumor außerhalb seiner Tumorkapsel entlang seiner reaktiven Zone unter Belassen von makroskopisch veränderten Geweberesten der Zone, die entweder durch das verdrängende Tumorwachstum oder durch chemo- oder strahlentherapeutische Vorbehandlung entstanden sind. Die Gefahr liegt hierbei darin, dass die Schicht aus verändertem Gewebe der reaktiven Zone und dem eigentlichen Tumor nur einige Millimeter dünn sein kann und dass Satelliten des Tumors in der Extremität verbleiben können. Unter Umständen wird bei diesem Vorgehen zusätzlich noch ein Adjuvans verwendet, um den Resektionsrand zu verbessern.

Tumorähnliche Läsionen

Nicht jede Läsion erfordert eine operative Therapie. Viele unterschiedliche Veränderungen sind primär gutartig und müssen durch ihren selbstlimitierenden Charakter und fehlende klinische Symptome nicht zwangsläufig entfernt werden. Schon im Erwachsenenalter sind sie oft spontan erloschen. Diese Veränderungen werden auch als **Tumorlike-Lesions** bezeichnet (Tab. 1.5.3). Diese tumorähnlichen Veränderungen ahmen Tumoren nach, sind aber in Wirklichkeit dys- oder hyperplastischen Ursprungs mit meist unbekannter Ätiologie. Sehr oft ist ein exspektatives Vorgehen ohne Operation möglich wie bei der monostotischen fibrösen Dysplasie (Keijser u. Mitarb. 2001) oder der juvenilen Knochenzyste. Im aktiven Stadium sind solche Läsionen nicht zu unterschätzen und zeigen eine erstaunliche Rezidivfreudigkeit. Als Beispiel dient die aktive, juvenile Knochenzyste eines typischerweise 6-jährigen Kindes. Selbst bei einer En-bloc-Resektion kann es in solchen Fällen zum Rezidiv kommen (Bowen u. Morrissy 2004). Steroidinjektion (Chang u. Mitarb. 2002), Injektion von Knochenmarkaspirat (Rougraff u. Kling 2002) und Schraubendekompression sind minimalinvasive Alternativverfahren zur Behandlung einer juvenilen Knochenzyste, denen zunächst der Vorzug zu geben ist (Leidinger u. Mitarb. 2004).

Eine Operation kann dennoch erforderlich werden, nicht aus primär onkologischer Sicht, sondern aus statischer Notwendigkeit, wenn eine Frakturgefährdung vor-

Tab. 1.5.2 **Resektionsrand und chirurgisches Verfahren**

Resektionsrand	Erhalt der Extremitäten	Amputation
Intraläsional	Kürettage, Exkavation, Ausräumung, stückweise Resektion, Tumorverkleinerung (Debulking)	Amputation durch den Tumor mit Eröffnung der Läsion
Marginal	stumpfe Präparation und Ausschälung/Resektion durch die reaktive Zone	Amputation unter Präparation des Tumorrandes
Weit	En-bloc-Resektion des Tumors unter Umhüllung mit gesundem Gewebe in seinem Kompartment	Amputation durch gesunden Gewebebereich im Kompartment des Tumors
Radikal	auf das Kompartment orientierte Resektion	auf das Kompartment orientierte Exartikulation

Tab. 1.5.3 **Tumorähnliche Läsionen im Knochen**

- Nichtossifizierendes Fibrom
- Fibröse Dysplasie
- Solitäres eosinophiles Granulom
- Juvenile Knochenzyste
- Aneurysmatische Knochenzyste
- Muköse Zyste
- „Braune Tumoren" (Hyperparathyreodismus)
- Reparative Riesenzelltumoren
- Tumorähnliche periostale Ossifikation

liegt, z.B. bei im Schenkelhals lokalisierten Läsionen. Hier hat sich im Fall der fibrösen, monostotischen Dysplasie die Auffüllung mit einer homologen Fibula bewährt (Lindner u. Mitarb. 2000).

Bei der Behandlung gutartiger Veränderungen des Knochens bedient man sich der Stadieneinteilung nach Enneking (s. Kap. 1.1). Dabei werden 3 Stadien unterschieden: latent (Stadium 1), aktiv (Stadium 2) und aggressiv (Stadium 3).

Latente, inaktive gutartige Läsionen (Stadium 1)

Diese Läsionen sind in der Regel klinisch unauffällig und werden eher zufällig diagnostiziert. Sie bilden eine Schnittmenge mit den tumorähnlichen Läsionen. Eventuell vergrößern sie sich im Laufe von Jahren, doch häufig erreichen sie ein Steady State ohne weitere Wachstumstendenz. In der Regel sind bei beschwerdefreien, nicht frakturgefährdeten Patienten zunächst klinische und radiologische Verlaufskontrollen angezeigt, der Funktionserhalt steht im Vordergrund. Eine Operation ist nicht unbedingt erforderlich, sollten nicht klinische Symptome des Patienten ein weiteres konservatives Vorgehen verwehren. In einem solchen Fall sind die Läsionen sicher und erfolgreich mit einer **intraläsionalen, intrakapsulären Ausräumung** zu therapieren. Das Rezidivrisiko ist gering. Der verbleibende Defekt kann mit Spongiosa, Fremdknochen oder synthetischen Knochenersatzstoffen aufgefüllt werden (Abb. 1.5.**2a–c**).

Von einer intraläsionalen, intrakapsulären Resektion spricht man, wenn die Resektionsebene durch den Tumor und seine Pseudokapsel verläuft und diese während der Operation makroskopisch sichtbar eröffnet wird. Per Definition bleiben somit auch nach sorgfältiger Kürettage mikroskopisch kleine Tumorreste im Gewebe zurück. Als intraläsionale Prozedur gilt somit auch jede Probebiopsie zur Diagnosesicherung und die Kürettage eines benignen Tumors.

Aktive, gutartige Läsionen (Stadium 2)

Auch gutartige Läsionen des Stadiums 2 können durch intraläsionale Tumorausräumung versorgt werden. Sie neigen allerdings zur lokalen Progression und haben eine **höhere Rezidivrate nach intraläsionaler Operation**. Per Definition sind diese Tumoren in ihrer Ausdehnung noch gut begrenzt innerhalb ihrer reaktiven Zone. Deswegen kann durch eine marginale Resektion in vielen Fällen die Läsion adäquat entfernt werden (Abb. 1.5.**3a u. b**). Oft bedeutet ein solches Vorgehen durch die reaktive Zone des Tumors im Vergleich zum intraläsionalen Ausräumen eine höhere Morbidität und größeren Funktionsverlust für den Patienten. Durch Kombination der intraläsionalen Resektion mit einem Adjuvans kann eine Verbesserung des Resektionsrandes erreicht werden. Wir favorisieren als effektives Adjuvans bei gutartigen Läsionen die lokale Zementierung aufgrund der reproduzierbaren thermalen und chemotaktischen Wirkung und des zusätzlichen Stabilisierungseffektes. Durch die chemotaktische und thermische Wirkung kann der chirurgische Resektionsrand ausgedehnt und dadurch eine signifikante Reduktion der Rezidivrate erreicht werden (Bini u. Mitarb. 1995). Dieses Vorgehen wird als **intraläsional-marginale Tumorresektion** bezeichnet. Typisches Beispiel ist die Ausräumung einer aneurysmatischen Knochenzyste oder eines Riesenzelltumors und anschließende Auffüllung mit Palacos (Abb.1.5.**4a u. b**). Dabei wird der subchondrale Raum im Bedarfsfall mit Spongiosa unterfüttert, um eine thermische Schädigung des Gelenkknorpels zu verhindern.

Die Resektionsgrenze bei marginaler Tumorentfernung verläuft durch die vom Tumor gebildete reaktive Zone der Geschwulst. Reste vom reaktiven Gewebe bleiben in der Lokalisation zurück. Ein häufiger Grund für das marginale Vorgehen kann die Nähe der Läsion zu vitalen anatomischen Strukturen, wie Nerven- und Gefäßleitstrukturen,

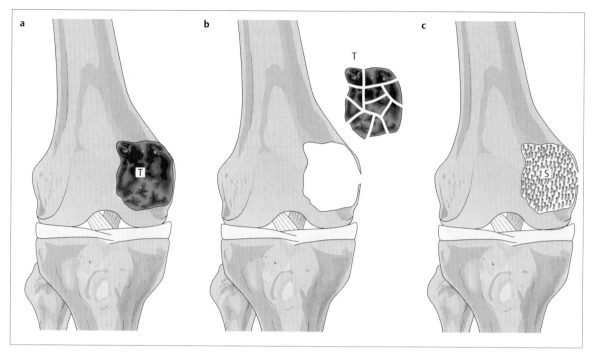

Abb. 1.5.2 a–c Intrakapsuläre Tumorausräumung eines Knochentumors.
a Gutartiger Tumor lokalisiert im distalen Femur.
b Der Tumor wird intrakapsulär, stückweise entfernt.
c Der Defekt wird aufgefüllt, z. B. mit Spongiosa (S).

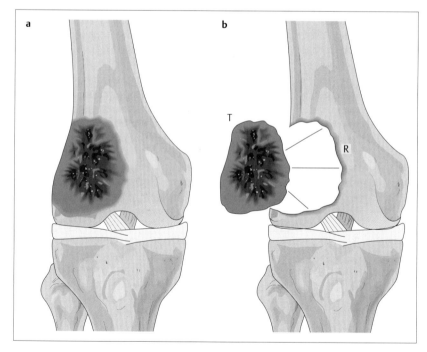

Abb. 1.5.3 a u. b Marginale Resektion eines Knochentumors. Der Tumor (T) im lateralen distalen Femur (**a**) wird entlang seiner reaktiven Zone, aber außerhalb seiner Kapsel ohne ihn zu eröffnen aus dem Gewebeverbund entfernt (Linien), im Knochen bleibt Restgewebe der reaktiven Zone (R) zurück (**b**).

sein. Die Resektion verläuft zwar sicher außerhalb des Tumors und seiner Pseudokapsel, die reaktive Zone und die Adventitia der benachbarten Strukturen bilden aber eine enge Verbindung, durch die hindurchpräpariert wird. Bei malignen Läsionen ist eine solche Nähe sehr kritisch zu betrachten.

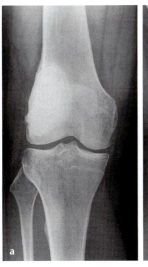
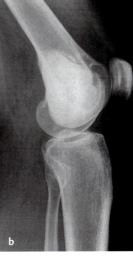

Abb. 1.5.4 a u. b Intraläsionale Tumorausräumung plus Adjuvans. Röntgenbefund nach Riesenzelltumorausräumung und Palacos-Plombe im anterior-posterioren (**a**) und seitlichem (**b**) Strahlengang. Die Erweiterung des Resektionsrandes erfolgt durch thermische Einwirkung des Zements, der den Defekt am distalen Femur zusätzlich stabilisiert.

Aggressiv wachsende gutartige Läsionen (Stadium 3)

Diese Veränderungen weisen ein reges Wachstumsverhalten auf, haben eine teilweise extrakapsuläre oder extrakompartmentelle Ausdehnung und dadurch eine hohe Rezidivrate nach intraläsionaler oder marginaler Resektion. In Ausnahmefällen kann die marginale Resektion in Kombination mit einem Adjuvans indiziert sein, wenn die anatomische Lokalisation des Tumors keine weite Resektion zulässt. Die **weite Resektion** (Abb. 1.5.5) außerhalb der reaktiven Zone ganz umgeben von einer Schicht gesunden Gewebes ist das Verfahren der Wahl bei den typischen Tumoren dieser Gruppe, z. B. bei der **aggressiven aneurysmatischen Knochenzyste** (Gibbs u. Mitarb. 1999), beim **aggressiven Riesenzelltumor** (Turcotte u. Mitarb. 2002) oder dem **desmoblastischen Fibrom** (Hardes u. Mitarb. 2003).

Therapeutisches Vorgehen bei bösartigen Knochentumoren

Weite Tumorresektion

Bei malignen Tumoren ist immer zumindest eine weite Resektion angezeigt. Die Möglichkeit von Satellitenabsiedlungen in der reaktiven Zone des Tumors nach marginaler Resektion führt mit hoher Wahrscheinlichkeit dazu, dass mikroskopisch kleine Tumorreste in der Primärlokalisation verbleiben. Während bei gutartigen Erkrankungen je nach Aktivität und Aggressivität abzuwägen ist, ob gegebenenfalls ein Rezidiv in Kauf genommen werden kann, ist ein solches Vorgehen bei bösartigen Knochentumoren obsolet. Ziel der chirurgischen Therapie bösartiger Knochenläsionen ist immer die vollständige Entfernung der Geschwulst. Nur so kann für den Patienten eine optimale Überlebenschance gewährleistet werden. Bei Knochentumoren ist die den Tumor umgebende reaktive Zone von variabler Dicke. Die dazu notwendige chirurgische Radikalität wird durch den Tumor selbst bestimmt. **Low-grade-**

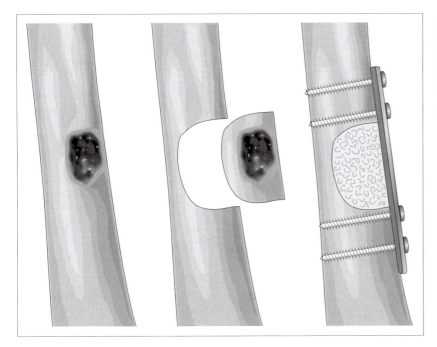

Abb. 1.5.5 Weite Resektion eines diaphysären Knochentumors und Rekonstruktion durch kombinierte Plattenosteosynthese mit Knochenverpflanzung. Auch eine solitäre Metastase kann somit reseziert und durch eine Verbundosteosynthese aus Platte und Zement stabilisiert werden.

Tumoren (Stadium I) sind häufig intrakompartmentell gewachsen und das Risiko einer Skip-Läsion im Kompartment ist gering. Hier ist die **weite Resektion** auch ohne Vorbehandlung des Tumors ausreichend. Typisches Beispiel eines solchen Tumors ist das parossale Osteosarkom.

Im Falle eines **High-grade-Sarkoms (Stadium II)** können sowohl Pseudokapsel als auch reaktive Zone fehlen oder nicht erkennbar sein und somit das operative Vorgehen wesentlich erschweren. Effektive therapeutische Verfahren können diese Tumoren präoperativ durch Induzierung einer reaktiven Zone oder Kapselverdickung downstagen. Als Adjuvans bei bösartigen Knochen- und Weichteiltumoren gelten die Strahlen- und Chemotherapie, wenn sie von nachweisbarer Wirkung auf den Tumor sind. Durch eine **neoadjuvante Chemotherapie** kann ein Osteosarkom im Stadium IIB in eine Stadium-IIA-Läsion verändert werden (s. Kap. 1.1). Der Tumor verliert dadurch seine extrakompartmentelle Ausdehnung und muss dadurch unter Umständen nicht radikal entfernt werden. Das macht in vielen Fällen einen Erhalt der Extremität möglich. In ähnlicher Weise kann eine erfolgreiche Chemotherapie durch Obliteration von Mikrometastasen ein Stadium III in ein Stadium II transformieren. Auch dies hat für den Operateur unmittelbare Konsequenz, kann er doch jetzt durch vollständige Resektion des Tumors für ein krankheitsfreies Stadium des Patienten sorgen.

Bei der weiten Resektion verläuft die Resektionsebene durch gesundes Gewebe. Dabei gibt es keine festgelegte Zentimeterzahl, es kommt vielmehr auf die umgebene Gewebequalität an. Fettgewebe ist eine eher schwache Barriere für Tumorzellen, so dass der Operateur mehrere Zentimeter im Gesunden resezieren sollte. Dagegen gilt eine knappe Grenze zu kortikalem Knochen oder Faszigengewebe noch als weit. Ein gewisses Restrisiko durch intrakompartmentelle Skip-Metastasen verbleibt aber auch bei einer weiten Tumorresektion. Deshalb wird vor einer solchen Operation immer ein MRT des gesamten Kompartments gebraucht, um diese Metastasen auszuschließen.

Die Auswirkungen unterschiedlicher Resektionsränder auf die Tumorlokalkontrolle maligner Läsionen haben Virkus u. Mitarb. (2002) untersucht. Bei weiter Resektion bösartiger Sarkome zeigte sich kein Lokalrezidiv (0%), bei nur intraläsionaler oder marginaler Grenze ein Rezidiv in 37% der Fälle. Im Falle einer Tumorkontamination während der OP zeigte die gleiche Arbeitsgruppe, dass eine weite Nachresektion zur Verbesserung der Lokalkontrolle sinnvoll ist.

Bei gelenknah gelegenen Knochentumoren (Abb. 1.5.**6 a** u. **b**) ist ein alloarthroplastischer Ersatz des betroffenen Bewegungsabschnitts notwendig. Es erfolgt zunächst die weite Tumorresektion (Abb. 1.5.**6 c**) und anschließend die längengenaue Rekonstruktion des Defektes z. B. durch eine Tumorprothese (Abb. 1.5.**6 d**).

Radikale Tumorresektion

Beim Vorliegen von Skip-Metastasen oder bei einer langstreckigen intraossären Tumorausdehnung muss das gesamte knöcherne Kompartment im Sinne einer radikalen Tumorresektion entfernt werden. Liegt bei dem Primärtumor eine extraossäre Weichteilausdehnung vor, ist hier im Sinne einer weiten Resektion vorzugehen. In Abbildung 1.5.7 liegt zum Beispiel neben dem distalen Femurtumor eine Skip-Metastase im proximalen Femur vor. In der Konsequenz muss das gesamte knöcherne Oberschenkelkompartment entfernt werden. Wegen der distalen extraossären Weichteilausdehnung muss mit den umgebenden ge-

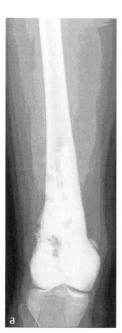
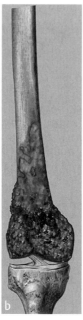
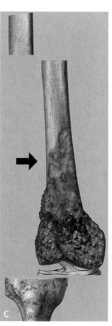
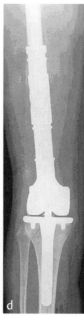

Abb. 1.5.6 a–d Weite Resektion eines Knochentumors und Rekonstruktion durch Tumorendoprothese. Bei gelenknah gelegenen Knochentumoren (**a** u. **b**) ist ein alloarthroplastischer Ersatz des betroffenen Bewegungsabschnitts notwendig. Es erfolgt zunächst die weite Tumorresektion (**c**) und anschließend die längengenaue Rekonstruktion des Defektes, z. B. durch eine Tumorprothese (**d**).

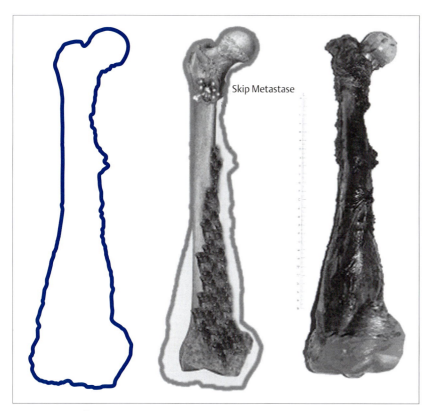

Abb. 1.5.7 Radikale Resektion eines Knochentumors mit Skip-Läsion. *Links* in der Abbildung ist die geplante Schnittführung dargestellt, in der *Mitte* die geplante Resektion. *Rechts* wird das entfernte Kompartment als anatomisch-pathologisches Präparat gezeigt.

Tab. 1.5.4 Korrelation von gutartigen Läsionen mit den Resektionsrändern

Stadium	Lokalisation	Metastasen	Resektionsrand zur Lokaltherapie
1	T0	M0	intraläsional
2	T0	M0	marginal oder intraläsional plus effektivem Adjuvans
3	T1–2	M0–1	weit oder marginal plus effektivem Adjuvans

Tab. 1.5.5 Korrelation von bösartigen Läsionen mit den Resektionsrändern

Stadium	Grad	Lokalisation	Metastasen	Resektionsrand zur Therapie
IA	G1	T1	M0	weite Resektion
IB	G1	T2	M0	weite Resektion
IIA	G2	T1	M0	radikale Resektion oder weite Resektion plus effektivem Adjuvans
IIB	G2	T2	M0	radikale Exartikulation oder weite Amputation plus effektivem Adjuvans
IIIA	G1–2	T1	M1	Thorakotomie plus radikale Resektion oder Palliation
IIIB	G1–2	T2	M1	Thorakotomie plus radikale Exartikulation oder Palliation

sunden Weichteilen eine weite Resektion erreicht werden, nach proximal kann die Resektion mehr extraperiostal erfolgen.

Die Korrelation zwischen Stadium und dem notwendigen chirurgischen Resektionsrand für gutartige und bösartige Läsionen ist in den Tabellen 1.5.**4** und 1.5.**5** zusammengefasst. In der Darstellung wurde das Staging-System von Enneking u. Mitarb. (1980) verwendet.

Literatur

Bickels, J., I. Meller, B.M. Shmookler, M.M. Malawer (1999): The role and biology of cryosurgery in the treatment of bone tumors. A review. Acta Orthop Scand 70: 308–315

Bini, S.A., K. Gill, J.O. Johnston (1995): Giant cell tumor of bone. Curettage and cement reconstruction. Clin Orthop 321: 245–250

Bowen, R.E., R.T. Morrissy (2004): Recurrence of a unicameral bone cyst in the proximal part of the fibula after en bloc resection. A case report. J Bone Joint Surg Am 86: 154–158

Capanna, R., A. Sudanese, N. Baldini, M. Campanacci (1985): Phenol as an adjuvant in the control of local recurrence of benign neoplasms of bone treated by curettage. Ital J Orthop Traumatol 11: 381–388

Chang, C.H., R.P. Stanton, J. Glutting (2002): Unicameral bone cysts treated by injection of bone marrow or methylprednisolone. J Bone Joint Surg Br 84: 407–412

Enneking, W.F. (1983): Musculosceletal tumor surgery. Churchill Livingstone, Edinburgh – London

Enneking, W.F. (1990): Clinical musculosceletal pathology. 3rd ed. University of Florida Press/J. Hillis Miller Health Science Center, Gainesvilee, Florida

Enneking, W.F., S. S. Spanier, M.A. Goodman (1980): A system for the surgical staging of musculosceletal sarcoma. Clin Orth 153: 106–120

Gibbs jr., C.P., M.C. Hefele, T.D. Peabody, A.G. Montag, V. Aithal, M.A. Simon (1999): Aneurysmal bone cyst of the extremities. Factors related to local recurrence after curettage with a high-speed burr. J Bone Joint Surg Am 81: 1671–1678

Goorin, A.M., J.W. Andersen (1991): Experience with multiagent chemotherapy for osteosarcoma. Improved outcome. Clin Orthop 27: 22–28

Hardes, J., G. Gosheger, H. Halm, W. Winkelmann, U. Liljenqvist (2003): Three-level en bloc spondylectomy for desmoplastic fibroma of the thoracic spine: a case report. Spine 28: 169–72

Keijser, L.C., T.G. van Tienen, H.W. Schreuder, J.A. Lemmens, M. Pruszczynski, R.P. Veth (2001): Fibrous dysplasia of bone: management and outcome of 20 cases. J Surg Oncol 76: 157–166

Kirby, E.J., J.S. Buchalter, D.M. Kastenbaum, S. Kenan, F.J. Kummer, M.M. Lewis (1990): CO2 laser cauterization of giant-cell tumor margins. Clin Orthop 253: 231–239

Kollender, Y., I. Meller, J. Bickels, G. Flusser, J. Issakov, O. Merimsky, N. Marouani, A. Nirkin, A.A. Weinbroum (2003): Role of adjuvant cryosurgery in intralesional treatment of sacral tumors. Cancer 97: 2830–2838

Leidinger, B., J. Hardes, G. Gosheger (2004): Recurrence after en bloc resection of unicameral bone cyst. Letter to the editor (21.04.2004). J Bone Joint Surg Am Online

Lindner, N., C. Brinkschmidt, A. Suddendorf, R. Rodl, G. Gosheger, W. Winkelmann (2000): Operative Rekonstruktionen der fibrösen Dysplasie des Knochens im Langzeitergebnis. Z Orthop 138: 152–158

Malawer, M.M., J. Bickels, I. Meller, R.G. Buch, R.M. Henshaw, Y. Kollender (1999): Cryosurgery in the treatment of giant cell tumor. A long term followup study. Clin Orthop 359: 176–188

Malawer, M.M., W. Dunham (1991): Cryosurgery and acrylic cementation as surgical adjuncts in the treatment of aggressive (benign) bone tumors. Clin Orthop 262: 42–57

Marcove, R.C. (1982): A 17-year review of cryosurgery in the treatment of bone tumors. Clin Orthop 163: 231–234

Marcove, R.C., L.D. Weis, M.R. Vaghaiwalla u. Mitarb. (1978): Cryosurgery in the treatment of giant cell tumors of bone. A report of 52 consecutive cases. Cancer 41: 957–969

Marcove, R.C., T.R. Miller (1969): Treatment of primary and metastatic bone tumors by cryosurgery. JAMA 207: 1890–1894

Persson, B.M., H.W. Wouters (1976): Curettage and acrylic cementation in surgery of giant cell tumors of bone. Clin Orthop 120: 125–133

Rougraff, B.T., T.J. Kling (2002): Treatment of active unicameral bone cysts with percutaneous injection of demineralized bone matrix and autogenous bone marrow. J Bone Joint Surg Am 84: 921–929

Sluga, M., R. Windhager, S. Lang, H. Heinzl, S. Bielack, R. Kotz (1999): Local and systemic control after ablative and limb sparing surgery in patients with osteosarcoma. Clin Orthop 358: 120–127

Trieb, K., P. Bitzan, S. Lang, M. Dominkus, R. Kotz (2001): Recurrence of curetted and bone-grafted giant-cell tumours with and without adjuvant phenol therapy. Eur J Surg Oncol 27: 200–202

Turcotte, R.E., J.S. Wunder, M.H. Isler, R.S. Bell, N. Schachar, B.A. Masri, G. Moreau, A.M. Davis (2002): Giant cell tumor of long bone: a Canadian Sarcoma Group study. Clin Orthop 397: 248–258

Virkus, W.W., D. Marshall, W.F. Enneking, M.T. Scarborough (2002): Tumor biology: the effect of contaminated surgical margins revisited. Clin Orthop 397: 89–94

Zhen, W., H. Yaotian, L. Songjian, L. Ge, W. Qingliang (2004): Giant-cell tumour of bone. The long-term results of treatment by curettage and bone graft. J Bone Joint Surg Br 86: 212–216

1.5.3 Biologische Rekonstruktion

W. Winkelmann

Wird nach Ausräumung eines gutartigen Knochentumors oder bei bösartigen Knochentumoren im Rahmen einer die Gliedmaßen erhaltenden Tumorresektion körpereigenes Knochen- oder Weichteilgewebe zur Rekonstruktion verwendet, wird das als biologische Rekonstruktion bezeichnet. Auch die Verwendung von homologem Knochen bzw. von Knochenersatzstoffen entspricht in gewisser Weise einer biologischen Rekonstruktion. Eine Besonderheit der biologischen Rekonstruktion stellt die Verwendung von Gliedmaßenteilen dar. Im Bereich der oberen Gliedmaße betrifft das die sog. Resektions-Replantation und im Bereich der unteren Gliedmaße die Umkehrplastik (s. Kap. unter 1.5.7).

Die biologische Rekonstruktion hat wesentliche Vorteile. Wenn das verpflanzte Knochen- oder Weichteilimplantat eingewachsen ist, besteht wieder eine Gefäßversorgung und die Infektionsgefährdung ist deutlich geringer, als nach Verwendung eines großen Fremdkörpers, z.B. einer Tumorprothese oder eines massiven Allografts. Bricht ein verpflanzter und eingeheilter Knochen, so kann er mit normaler Kallusbildung wieder heilen. Der verpflanzte Knochen zeigt im Laufe der Jahre entsprechend der physiologischen Belastung eine lokale Anpassung bzw. Hypertrophie. An einem eingeheilten Knochen ist eine deutlich bessere und dauerhaftere Fixation der Weichteile möglich als an einem metallischen Implantat. Ein verpflanzter und eingewachsener Knochen ist kein Fremdkörper und kann demzufolge weder abgestoßen werden noch sich lockern.

Tab. 1.5.6	Biologische Defektrekonstruktion
Keine knöcherne Rekonstruktion	
Knochenersatz	autologer/homologer spongiöser Knochen
	nichtvaskularisierter autologer/homologer kortikaler Knochen
	vaskularisierter Knochen • Wadenbein • Beckenkamm • Klavikula-pro-Humerus • Rippe
	Knochenersatzstoffe
Distraktionsosteogenese	

Verfahren ohne knöcherne Rekonstruktion

Nach Resektion eines Knochentumors im Bereich von so genannten „entbehrbaren Knochenanteilen" ist keine knöcherne Rekonstruktion erforderlich. Entbehrbare Knochen sind eine oder mehrere Rippen, das Schlüsselbein, große Anteile des Wadenbeins, das Scham- und Sitzbein sowie große Anteile des Darmbeins.

Die Entnahme eines ganzen Schlüsselbeins ist ohne Funktionseinbuße möglich, die Folge ist eine Zunahme der Rotationsbewegungsmöglichkeit des Armes im Schultergürtel. Spätschäden sind nicht beschrieben worden, Langzeiterfahrungen sind von Patienten vorhanden, die ohne Schlüsselbein geboren wurden.

Eine segmentale Resektion der mittleren Anteile des Wadenbeins ist ebenfalls ohne funktionelle Bedeutung. Nach Resektion des proximalen Wadenbeins mit dem Wadenbeinköpfchen muss zur Erhaltung der Kniestabilität eine spezielle Rekonstruktion des Außenbandes mittels vorhandenem Sehnengewebe oder frei verpflanzten Sehnen erfolgen. Im Bereich des distalen Wadenbeins ist für die Stabilität des oberen Sprunggelenks eine Länge von ca. 10 cm ausreichend, da der erhaltene Anteil der Membrana interossea die Stabilität wahrt.

Der knöcherne Defekt nach Resektion einer Rippe lässt sich problemlos durch Adaptation der beiden benachbarten Rippen schließen. Werden mehrere Rippen reseziert, sind lediglich zur Vermeidung von großen Bauch- bzw. Brustwandhernien Stabilisierungen mit allogenem Material, z. B. Goretex oder Trevira notwendig.

Bei Resektionen im Bereich der Darmbeinschaufel (P1-Resektion) (Enneking u. Mitarb. 1990) ist, sofern der Beckenring geschlossen bleibt, ebenfalls keine knöcherne Rekonstruktion notwendig. Erfolgt die Resektion der Darmbeinschaufel zwischen dem Kreuzbein bis oberhalb des Azetabulums (P12-Resektion), muss der Defekt rekonstruiert werden, z. B. unter Verwendung von 2 Wadenbeinen, einem Allograft oder mit alloplastischem Material.

Bei der Resektion eines bösartigen Schambeintumors muss anhand der Bildgebung genau die Ausdehnung im Knochen bestimmt werden. Das Schambein bildet anatomisch den medialen Anteil des Azetabulums und reicht über den unteren Schambeinast bis zum Sitzbein. Die Resektion des gesamten Schambeins verursacht einen Defekt im Azetabulum, der jedoch nicht so groß ist, dass der Hüftkopf in das kleine Becken luxieren kann. Die beckeninnenseitige Weichteildeckung durch den M. iliopsoas reicht hier zur Defektrekonstruktion völlig aus. Auch wenn durch die Schambeinresektion der Beckenring unterbrochen ist, sind in der Langzeitbeobachtung bisher keine Beschwerden im Bereich der Kreuzdarmbeingelenke beschrieben worden.

Die Resektion eines Sitzbeins kann funktionelle Probleme beim Sitzen bereiten. Der Defekt im unteren Azetabulum kann so groß werden, dass trotz der Weichteildeckung mit den umgebenden Muskeln der Hüftkopf luxiert. Das muss durch Anschrauben eines Knochenspans verhindert werden.

Hüftverschiebeplastik

Bei Beckentumoren, die eine teilweise bzw. komplette interne Hemipelvektomie erforderlich machen, kann alternativ zur Implantation einer Megaprothese bzw. eines Allografts oder einer externen Hemipelvektomie auch eine biologische Rekonstruktion ohne knöcherne Defektrekonstruktion durchgeführt werden. Vom Autor wurde die Methode der Hüftverschiebeplastik beschrieben (Winkelmann 1988). Dabei handelt es sich um eine geplante Pseudarthrosenbildung zwischen dem proximalen Femur und dem Kreuzbein bei der kompletten internen Hemipelvektomie (P123-Resektion) bzw. dem erhaltenen Anteil vom Darmbein bei der unteren internen Hemipelvektomie (P23-Resektion) (Abb. 1.5.8 a u. b).

Mittels eines speziellen Trevira-Materials, welches mit Knochenankern fest mit dem Knochen verbunden wird, erfolgt die Ummantelung und sichere Fixation des Hüftkopfes im Sinne einer Neokapsel. Durch die Verschiebung des Femurs mit den umgebenen Weichteilen nach proximal lässt sich auch sehr gut der große Defekt decken, der immer nach einer internen Hemipelvektomie entsteht. Gerade die große Höhlenbildung mit dem unweigerlichen Hämatom ist die Ursache für die hohe Rate von tiefen Infektionen, welche nach interner Hemipelvektomie und Defektrekonstruktion mit Megaprothesen oder Allografts zu verzeichnen sind. Ein Nachteil der Hüftverschiebeplastik ist die resultierende Beinverkürzung. Untersuchungen in der eigenen Klinik haben ergeben, dass die funktionellen Ergebnisse nach Hüftverschiebeplastik deutlich besser sind als nach Implantation einer Beckenprothese. Auch die schweren Revisionen, d. h. die Notwendigkeit das Verfahren zu wechseln, was im Regelfall die Entfernung der Beckenprothese oder des massiven Allografts bedeutet, waren bei der Hüftverschiebeplastik nicht notwendig (Hillmann u. Mitarb. 2003).

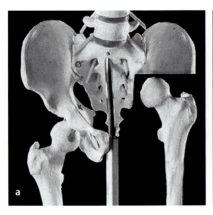
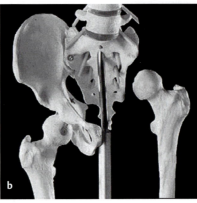

Abb. 1.5.8 a u. b Hüftverschiebeplastik am Modell.
a Typ I bei innerer unterer Hemipelvektomie.
b Typ II bei vollständiger innerer Hemipelvektomie.

Ersatz von Knochen

Autologe/homologe Spongiosa

Die Rekonstruktion kleinerer Knochendefekte erfolgt am häufigsten durch autologen bzw. homologen Knochen (Abb. 1.5.9 a-c). Der autologe Knochen hat eine hervorragende osteogenetische, osteokonduktive und osteoinduktive Potenz und dient als goldener Standard im Vergleich zum homologen Knochen und den Knochenersatzmitteln. Die Entnahme von autologer, zumeist Beckenkammspongiosa erfordert jedoch einen Zweiteingriff mit der Möglichkeit lokaler Komplikationen. Außerdem kann nur ein begrenzter Vorrat an autologer Spongiosa gewonnen werden. Die Verwendung von homologem Knochen erfordert das Führen einer aufwendigen und kostenintensiven Knochenbank. Die Transplantation von homologen Knochen birgt auch die zwar geringe Gefahr der Übertragung von Infektionen (Ehrler u. Vaccaro 2000). Bei Knochendefekten bis zu 60 cm^3 Volumen fand Clancy (1991) keinen Unterschied im Einwachsverhalten zwischen autologer und homologer Spongiosa. Die Einheilungszeit der homologen Spongiosa war mit 27 Monaten etwas höher als die der autologen Spongiosa (21 Monate).

Autologer/homologer kortikaler Knochen

Bei der Resektion eines bösartigen Knochentumors entstehen immer mehr oder weniger große Knochendefekte, die langstreckig überbrückt werden müssen. Hierfür eignet sich sehr gut kortikaler Knochen (Enneking u. Mitarb. 1980). Dieser kann homolog oder autolog verwendet werden. Für die Überbrückung langer Knochendefekte bietet sich das Wadenbein hervorragend an. Bei der autologen Wadenbeinverpflanzung kann man dieses entweder frei oder vaskularisiert verpflanzen. Kleinere Knochendefekte bis 6 cm lassen sich gut durch ein autologes, frei verpflanztes Wadenbein überbrücken (Zwipp u. Mitarb. 1989, Wood 1986, Gerwin u. Weiland 1992). Eigene Untersuchungen haben gezeigt, dass eine belastungsstabile Einheilung im Bereich der oberen Gliedmaße in 91% und im Bereich der unteren Gliedmaße in 84% der Fälle erreicht werden konnte. Die Zeit bis zur vollen Belastbarkeit war abhängig von der Defektgröße, dem Transplantatlager und der geforderten Belastbarkeit des Knochens. Die durchschnittliche belastungsstabile Einheilungszeit betrug am Femur 42 Wochen, an der Tibia 34 Wochen, am Humerus 23 Wochen und an der Ulna 12 Wochen. Beste Einheilungsergebnisse wurden erzielt, wenn ein sehr gutes Transplantatlager vorlag, z. B. bei einem vollständig erhaltenen Periostschlauch (Abb. 1.5.10 a–c und 1.5.11).

Auch bei einem guten Knochenlager, z. B. in Knochenhöhlen nach ausgeräumten gutartigen Knochentumoren, eignet sich das homologe kortikale Knochentransplantat zur Unterstützung der lokalen Stabilität. Bei großen und langstreckigen Knochendefekten, schlechtem Transplantatlager aufgrund von Bestrahlung oder Vernarbung bzw. Zustand nach Entzündung sowie unter einer laufenden Polychemotherapie sinkt die Wahrscheinlichkeit, dass ein avaskuläres Knochentransplantat erfolgreich einheilt. Hier eignen sich freie, vaskularisierte Knochentransplantate, zu den am häufigsten verwendeten gehören das kortikale Wadenbein- und das kortikospongiöse Beckenkammtransplantat (Abb. 1.5.12 a–c). Die Verpflanzung eines vaskulär versorgten Knochens ist sehr aufwendig und bedarf der Mithilfe eines Mikrogefäßchirurgen. Auch die Morbidität an der Entnahmestelle ist nicht zu vernachlässigen.

Die Einheilungsrate wird in der Literatur zwischen 71–100% angegeben (Wood 1986, Zwipp u. Mitarb. 1989), wobei die obere Gliedmaße immer besser abschneidet als die untere. Der Wert der zusätzlichen Anlagerung von autologem spongiösem Knochen an den Verbindungsstellen wird unterschiedlich beurteilt (Wood 1986, De Boer u. Wood 1989). Die Länge des Transplantates scheint keinen signifikanten Einfluss auf das Einheilungsverhalten zu haben (Wood 1986, Eisenschenk u. Mitarb. 1998), jedoch das Lebensalter mit einer besseren Einheilungsrate bei den jüngeren Patienten (Eisenschenk u. Mitarb. 1998). Die Hypertrophie des Knochens und damit die Belastbarkeit ist im Bereich der oberen Gliedmaße deutlich früher erreicht

1.5.3 Biologische Rekonstruktion

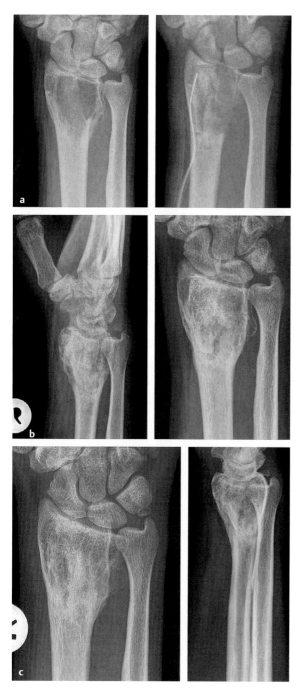

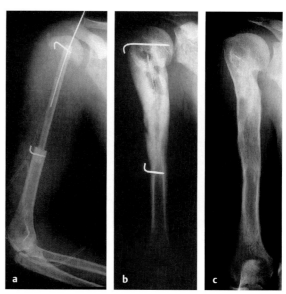

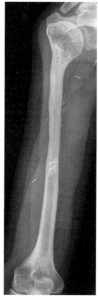

Abb. 1.5.9 a–c Autologe (Becken-)Spongiosaplastik nach Ausräumung eines Riesenzelltumors im Bereich des distalen Radius.
a Röntgenbilder des Tumors und der Spongiosaplastik unmittelbar postoperativ.
b Um- und Einbau der Spongiosa 6 und 16 Wochen postoperativ.
c Vollständiger Einbau der Spongiosa und Ausrichtung der Belastungstrabekel 27 Wochen postoperativ.

Abb. 1.5.10 a–c Bedeutung des Transplantatlagers. Regeneration und Remodeling eines autologen, frei verpflanzten Wadenbeins nach subperiostaler Resektion einer mehrfach rezidivierten aneurysmatischen Knochenzyste. Postoperatives Röntgenbild (**a**) sowie Aufnahmen 2 Jahre (**b**) und 10 Jahre (**c**) postoperativ.

Abb. 1.5.11 Rekonstruktion eines meta-/diaphysären Humerusdefektes durch Verpflanzung eines gefäßgestielten Wadenbeins mit deutlicher Hypertrophie nach 2 Jahren postoperativ.

als an der unteren Gliedmaße. Auch sie ist bei jungen Patienten stärker ausgeprägt. Ein Problem ist die gleichzeitige ostosynthetische Stabilisierung. Eine sehr rigide Osteosynthese verzögert die Knochenhypertrophie, verringert aber die frakturbedingten Komplikationen.

Im Bereich des Unterschenkels kann man die so genannte Fibula-pro-Tibia-Rekonstruktion durchführen. Wird das Wadenbein (autolog oder homolog) frei in den segmentalen Defekt eingefügt, ist eine sehr lange Ruhigstellung bzw. Teilbelastung notwendig, um eine belas-

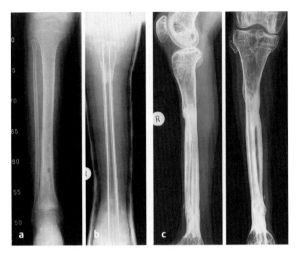

Abb. 1.5.12 a–c Fibula-pro-Tibia-Rekonstruktion.
a Röntgenbild eines Ewing-Sarkoms an der rechten distalen Tibia. Neoadjuvante Behandlung durch Polychemotherapie und präoperative Bestrahlung mit 54 Gy.
b Defektrekonstruktion durch ipsilaterales vaskulär versorgtes Wadenbein und kontralaterales frei verpflanztes Wadenbein, OSG-Arthrodese mittels 2 transkalkaneal eingebrachter Kirschner-Drähte.
c 6 Jahre postoperativ.

tungsstabile Überbrückung zu erreichen. Damit diese Zeit verkürzt werden kann, empfiehlt es sich, die gleichseitige Wadenbeinverschiebung durchzuführen, d. h., das von seinem Muskelmantel umgebende Wadenbein wird nach proximaler und distaler Durchtrennung verschoben und mit der Tibia verbunden. Durch diese Doppel-Wadenbein-Technik erreicht man eine belastungsstabile Situation wesentlich früher. Die Hypertrophie des verpflanzten Knochens zeigt sich dann auch wesentlich früher in dem Wadenbein, das an der Gefäßversorgung angeschlossen blieb (Abb. 1.5.13 a–d).

Bewährt hat sich auch die zusätzlich Defektüberbrückung mit einem hemikortikalen Allograft. Diese von Capanna u. Mitarb. 1993 inaugurierte Rekonstruktion eignet sich hervorragend für langstreckige Knochendefekte größer als 12 cm. Der homologe Knochen wird in die Vorgänge der Einheilung bzw. der Hypertrophie des vaskulär verpflanzten Wadenbeins einbezogen, so dass daraus ein starker belastungsstabiler Knochen resultiert (s. Abb. 1.5.13 a–d) (Ceruso u. Mitarb. 2001).

Klavikula-pro-Humerus

Für die Rekonstruktion des knöchernen Defektes nach Resektion eines malignen Tumors im Bereich des proximalen Humerus mit oder ohne Beteiligung des Schultergelenks bestehen verschiedene Möglichkeiten der biologischen Rekonstruktion. Einige Autoren favorisieren eine Schulterarthrodese mit autologem oder homologem Knochen

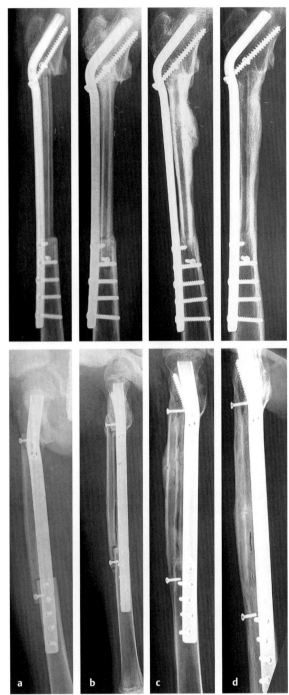

Abb. 1.5.13 a–d Rekonstruktion eines proximalen Femurdefektes nach Resektion eines Ewing-Sarkoms mittels einem gefäßgestielten Wadenbein und 1/3-kortikalem Allograft. Röntgenbilder: postoperativ (**a**); 4 Monate postoperativ ist das Wadenbein proximal und distal eingeheilt (**b**); 10 Monate postoperativ leicht symptomatischer Ermüdungsbruch, der Allograft zeigt einen schleichenden Umbau (**c**); 24 Monate postoperativ Remodelierung beider Knochen, deutliche Hypertrophie des Wadenbeins, welches darüber hinaus mit dem Allograft solide verwachsen ist (**d**).

(Hsu u. Mitarb. 1997, Ihara u. Mitarb. 1998, Jadav u. Rajput 2001, Amin u. Ebeid 2002) bzw. einer Kombination beider (O'Connor u. Mitarb. 1996). Andere Autoren versuchen die Funktion des glenohumeralen Gelenks durch Verpflanzung des proximalen Wadenbeins zu erhalten. Eine Besonderheit im Kindesalter ist die Verpflanzung des Wadenbeins mit der proximalen Wachstumsfuge (Innocenti u. Mitarb. 1998, Wada u. Mitarb. 1999).

Sulamaa (1963) war der erste, der bei Kindern mit einer Phokomelie das gleichseitige Schlüsselbein verpflanzte, um eine stabile Verbindung zwischen Schultergürtel und dem verkürzten Arm zu erreichen.

Wir haben eine Methode entwickelt, bei der das gleichseitige, von dem Weichteilgewebe umgebende Schlüsselbein nach Herauspräparieren aus dem Sternoklavikulargelenk schrittweise mobilisiert, im Akromioklavikulargelenk nach kaudal gekippt und mit dem verbliebenen Oberarmknochen osteosynthetisch verbunden wird (Abb. 1.5.14a u. b) (Winkelmann 1992).

Generell ist nach Resektion eines malignen proximalen Oberarmtumors der die gleichzeitige Durchtrennung des N. axillaris erforderlich macht, d.h. die nervale Versorgung der Armabduktoren erheblich stört, die Funktion im glenohumeralen Gelenk schlecht. Dies gilt insbesondere, wenn eine extraartikuläre Resektion durchgeführt werden musste. Darunter sind alle Verbindungen zwischen Schulterblatt und verbliebenem Oberarm im Sinne eines funktionellen Spacers zu verstehen.

Bei der vergleichenden Betrachtung der verschiedenen biologischen Rekonstruktionen wird mit allen Methoden ein belastungsfähiger Arm erreicht. Allerdings sind die Drehbewegungen des Armes bei der Schulterarthrodese deutlich eingeschränkt. Eine bessere Drehbewegungsmöglichkeit wird bei der Verpflanzung eines proximalen Wadenbeins erzielt. Das beste Ergebnis zeigt sich jedoch nach Verpflanzung des Schlüsselbeins, weil zu der eigentlichen Drehbewegung im glenohumeralen Gelenk noch die Mehrbewegung des Schultergürtels, bedingt durch das Fehlen des Schlüsselbeins, hinzukommt.

Resektionsarthrodesen

Nach Resektion eines Gelenks bieten sich zur biologischen Rekonstruktion Arthrodesen an. Die am häufigsten durchgeführten Arthrodesen sind die des Schulter-, Hüft- und Kniegelenks.

Die Problematik der großen Resektionsarthrodesen ist die schwierige und langwierige Einheilung bis zur Belastungsstabilität.

Für das Schultergelenk empfiehlt sich die Verwendung eines vaskulär gestielten Wadenbeins, zusätzlich als knöcherner Lastträger die Verwendung eines Allografts und die Stabilisierung mit einer spezial gebogenen Platte.

Bei der Arthrodese des Hüftgelenks handelt es sich zumeist um die Vereinigung des proximalen Femurs mit dem erhaltenen Anteil des Darmbeins. Auch hier sollte

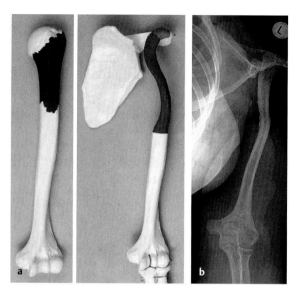

Abb. 1.5.14a u. b Klavikula-pro-Humerus-Operation zur Rekonstruktion eines proximalen Humerusdefektes. Modelldemonstration (**a**) und Röntgenbild 4 Jahre postoperativ (**b**).

neben einem vaskulär versorgten Wadenbeintransplantat zusätzlich ein Allograft verwendet werden. Die Osteosynthese ist wegen der ungünstigen Hebelverhältnisse schwierig und es kommt in einem hohen Prozentsatz zu keiner soliden knöchernen Arthrodese. Für die Belastungsstabilität ist aber auch eine straffe Pseudarthrose ausreichend.

Beim Kniegelenk ist die Verwendung von ausschließlich autologem Knochenmaterial als Juvara-Plastik bekannt. Hierbei werden bei distalen Femurtumoren Anteile der proximalen Tibia bzw. bei proximalen Tibiatumoren Anteile des distalen Femurs gegeneinander verschoben, um so die knöcherne Defektrekonstruktion zu erzielen. Zusätzlich wird reichlich autologes bzw. homologes spongiöses Knochenmaterial verwendet. Die Fixation erfolgt entweder mit 2 Spezialplatten oder mit einem langen Markraumverriegelungsnagel.

Auch die Verwendung von massiven Allografts hat sich bei der Kniegelenkarthrodese bewährt. Die Methoden der Fixation sind ähnlich wie bei der Juvara-Plastik.

Distraktionsosteogenese

Über die Methodik und Technik der Knochenverlängerung siehe Kapitel 1.5.4.

Komplikationen nach Knochenverpflanzung

Nach Knochenverpflanzungen können folgende Komplikationen auftreten:
- verzögerte Knocheneinheilung/Pseudarthrose,
- mangelhafte Knochenremodelierung/-hypertrophie,
- Fraktur/Stressfraktur,
- tiefer Infekt,
- Durchblutungsstörung des Transplantates,
- Knochenentnahmemorbidität,
- Transplantatabstoßung,
- Infektübertragung.

Verzögerte Knocheneinheilung/Pseudarthrose

Generell ist die Einheilung bei autologen Knochentransplantaten besser.

Verzögerungen treten auf (Wood 1986, Hierner u. Mitarb. 1992) bei:
- schlechtem Transplantatlager,
- bleibender Avaskularität des Transplantates,
- unzureichender Stabilisierung des Transplantates,
- tiefen Infektionen,
- einer Polychemotherapie.

Mangelhafte Knochenremodelierung/-hypertrophie

Die Remodelierung des spongiösen bzw. kortikalen Knochens ist bei homologen Transplantaten deutlich schlechter als bei autologen. Bei großen homologen Transplantaten (massiven Allografts) kommt es nur an den Verbindungsstellen zum Empfängerknochen zu einem echten Einwachsen und die Oberflächen des Transplantates werden nur wenige Millimeter zu körpereigenem Knochen umgebaut. Das Zentrum des Allografts bleibt immer avaskulär (Enneking u. Campanacci 2001). Die Hypertrophie des eingebauten, vaskularisierten Knochens kann durch Instabilität, aber auch durch zu starke Rigidität der Osteosynthese gestört werden. Die Hypertrophie des verpflanzten Knochens erfolgt immer nur soweit, wie es die lokale Belastungssituation erfordert. Ein Wadenbeintransplantat für den Humerus wird nie derart hypertrophieren wie für die Rekonstruktion eines Femur- oder Tibiadefektes.

Fraktur/Stressfraktur

Frakturen, zumeist Ermüdungsfrakturen werden bei bis zu 25% der Transplantationen in der Literatur angegeben (Wood 1986, Gerwin u. Weiland 1992). Sie treten immer bei einem Missverhältnis zwischen Belastung und Belastbarkeit auf. Insbesondere innerhalb des 1. Jahres muss das Transplantat entweder durch innere oder äußere Maßnahmen geschützt werden, aber auch zum Zweck der Hypertrophie einen kontinuierlichen Belastungsanstieg erfahren. In der Regel heilen bei den vaskulär versorgten Knochentransplantaten die Frakturen unter konservativer Behandlung aus.

Tiefer Infekt

Tiefe Infektionen nach Verpflanzung eines vaskulär gestielten Knochens treten in der gleichen Häufigkeit auf wie nach entsprechend großen orthopädischen Operationen. Die Infektionsrate ist höher, wenn zusätzlich Allografts zur Stabilisierung verwendet werden müssen. In diesen Fällen musste immer ein Revisionseingriff, zumeist Entfernung des Allografts, erfolgen (Hsu u. Mitarb. 1997).

Durchblutungsstörung des Transplantates

Nach Verpflanzung eines vaskulär gestielten Transplantates kommt es in 3–7% der Fälle zu einem Gefäßverschluss im Bereich der Anastomose (Hierner u. Mitarb. 1992).

Transplantatabstoßung

Abstoßreaktionen treten immer bei Verpflanzung von homologen Knochentransplantaten auf. Mit den Methoden der modernen Knochenbank (u.a. Lagerung bei minus 80°C) sind sie selten von klinischer Relevanz und erfordern nie die Gabe von Immunsuppressiva.

Infektübertragung

Trotz strenger gesetzlicher Anforderungen an eine Knochenbank besteht immer die potenzielle Gefahr der Übertragung von bakteriellen oder viralen Infektionskrankheiten. Die Häufigkeit der Übertragung von HIV lässt sich nicht in Prozentzahlen angeben. Laut einer Literaturübersicht von Li sind seit 1988 8 Fälle einer HIV-Übertragung beschrieben worden. Die Häufigkeit eines zum Zeitpunkt der Implantation bakteriell kontaminierten Allografts wird dagegen mit etwa 5% angegeben (Kurz u. Mitarb. 1989, Li u. Mitarb. 2001).

Knochenentnahme-Morbidität

Komplikationen nach Entnahme von autologem Knochenmaterial sind nicht so selten wie allgemein angenommen, zusammengefasst machen sie etwa 10% aus (Kurz u. Mitarb. 1989). Am häufigsten werden persistierende Schmerzen über einen längeren Zeitraum angegeben, wobei das Ausmaß und die Dauer der Schmerzen mit dem Ausmaß der Knochenentnahme korrelieren. Es kommen durch Druck oder Zug mit Haken direkte Gefäß- oder Nervenverletzungen vor. Nervenschäden betreffen vor allem den N. cutaneus femoris lateralis, den N. ilioinguinalis sowie die dorsal liegenden Nn. cluneii. Lebensgefährliche Blutungen können bei Verletzung der A. glutea superior auftreten. Auch sind bei zu tiefem Einbringen von einem Hohmann-Hebel in das Foramen ischiadicum Verletzungen des Peritoneums und des Urethers beschrieben. Bei der Entnahme eines vaskulär gestielten Wadenbeins können Schwächen der Peronealmuskulatur oder dauerhafte Lähmungen auftreten. Eine großzügige beckenaußenseitige Periost- und Muskelablösungen am Darmbein können zu Störungen des Gangbildes führen. Nach einer mangelhaften Refixation der teilweise abgelösten Bauchwandmuskeln können Bauchwandhernien die Folge sein. Eine mangelhafte Tamponade der entstandenen Knochendefekte lässt postoperative Hämatome entstehen. Frakturen des Darmbeins kommen bei Entnahme von trikortikalen Beckenkammspänen vor. Instabilitäten des Kreuzbeindarmbeingelenks sind bei ausgedehnten dorsalen Knochenentnahmen beschrieben. Tiefe Wundinfektionen entsprechen mit 1 % der Häufigkeit wie sie bei anderen orthopädischen Operationen auftreten. Äußerst problematisch ist bei mangelhafter Sterilität die Verschleppung von Tumorgewebe in den Bereich der Knochenentnahme.

Knochenersatzstoffe

Als Alternative zum autologen bzw. homologen Knochentransplantat werden heute zahlreiche Knochenersatzstoffe angeboten (Tab. 1.5.7).

Einige der Knochenersatzstoffe haben sich heute in der Klinik sehr gut bewährt, insbesondere in der Rekonstruktion kleinerer Knochendefekte. Darüber hinaus eignen sich viele Knochenersatzstoffe für die kombinierte Verwendung mit der autologen Spongiosa. Im Tierversuch sind viele der biologisch organischen Substanzen bereits als sehr gut bewertet worden und es ist wahrscheinlich, dass sie in absehbarer Zeit als alleinige Substanzen, aber eher in Kombinationspräparaten vermehrt angeboten werden.

Tab. 1.5.7 Knochenersatzstoffe (modifiziert nach Rueger 1998)

I.	Biologische, organische Substanzen	Mineralisierte, demineralisierte Knochenmatrices Knochenmatricesextrakte extrahierte Knochenwachstumsfaktoren rh-BMP-2, OP 1 weitere, nicht knochenspezifische Faktoren: • BMP-3 • TGF-β 1, 2 und 3 • bFGF • PDGF • Prostaglandine • IL 1 und 6, ILGF, GH
II.	Synthetische, anorganische Materialien	Monophasische synthetische Verbindungen Hydrothermal aus Korallen bzw. Algen Hydroxylapatitkeramiken mehrphasische Kalziumphosphatkeramiken Biogläser, mehrphasische Glaskeramiken kalziumphosphathaltige Knochenzemente
III.	Synthetische, organische Verbindungen	Polyester • Homopolymere • Kopolymere Polyaminosäuren Polyanhidride Polyorthoestrer Polyphosphazene
IV.	Zusammengesetzte Materialien	

Literatur

Amin, S.N., W.A. Ebeid (2002): Shoulder reconstruction after resection by pedicled scapular crest graft. Clin Orthop 397: 133–142

Capanna, R., C.Buffalini, M. Campanacci (1993): A new technique for reconstruction of large metadiaphysal bone defects. A combined graft (allograft shell plus vascularized fibula). Orthop Traumatol 2: 159–177

Ceruso, M., C.Falcone, M. Innocenti, L. Delcroix, R. Capanna, M. Manfrini (2001): Skelettrekonstruktion mittels eines freien vaskularisierten Fibulatransplantates, verbunden mit einem Knochenallotransplantat nach Resektion maligner Knochentumoren an den Gliedmaßen. Handchir Mikrochir plast Chir 33: 277–282

Clancy, G.L. (1991): Autograft Versus Allograft for Benign Lesion in Children. Clin Orthop 262: 28–33

De Boer, H.H., M.B. Wood (1989): Bone changes in the vascularized fibula graft. J Bone Joint Surg Br 71: 374–378

Ehrler, D.E., A.R. Vaccaro (2000): The Use of Allograft Bone in Lumbar Spine Surgery. Clin Orthop 371: 38–45

Eisenschenk, A., M. Lautenbach, A. Rohlmann (1998): Freie, vaskularisierte Knochen transplantation im Bereich der Extremitäten. Orthopäde 27: 491–500

Enneking W.F., J.L. Eady, H. Burchardt (1980): Autogenous cortical bone grafts in the reconstruction of segmental skeletal defects. J Bone Joint Surg 62 A: 1039–1058

Enneking, W.F., W. Dunham, M. Gebhardt, M. Malawer, D. Pritchard (1990): A system for the classification of skeletal resections. Chir Organi Mov LXXV, Suppl. 1: 217–240

Enneking, W.F., D. Campanacci (2001): Retrieved Human Allografts. A Clinicopathological Study. J Bone Joint Surg 83 A: 971–986

Gerwin, M., A., J. Weiland (1992): Vascularized bone grafts to the upper extremity. Microsurgery 8: 509–523

Hierner, R.,W. Stock, M.B. Wood, L. Schweiberer (1992): Der vaskularisierte Fibulatransfer. Unfallchirurg 95: 152–159

Hillmann, A., C. Hoffmann, G. Gosheger, R. Rödel, W. Winkelmann, T. Ozaki (2003): Tumors of the pelvis: complications after reconstruction. Arch orthop Trauma Surg 123: 340–344

Hsu R.W., M.B.Wood, F.H. Sim, E.Y. Chao (1997): Free vascularised fibular grafting for reconstruction after tumour resection. J Bone Joint Surg Br 79: 36–42

Ihara K., K. Doi, M.Yamammoto, S. Kawai (1998): Free vascularized fibula grafts for largedefects in the extremities after tumor excision. J Reconstr Microsurg 14: 371–376

Innocenti M., M. Ceruso, M. Manfrini, R. Angeloni, G. Lauri, R. Capanna, C. Bufalini (1998): Free vascularized growth plate transfer after bone tumor resection in children. J Recostr Microsurg 14: 137–143

Jadav P, R. Rajput (2001): Pedicled transfer of vascularized scapula bone graft to the humerus. Plast Reconstr Surg 107: 140–142

Kurz, L.T., S.R. Garfin, R.E. Booth (1989): Harvesting Autogenous Iliac Bone Grafts. A Review of Complications and Techniques. Spine 14: 1324–1331

Li, C.M., Y.R. Ho, Y.C. Liu (2001) Transmission of human immundefiency virus through bone transplantation. J Formos Med Assoc 100: 350–351

O'Connor M.I., F.H. Sim, E.Y. Chao (1996): Limb salvage for neoplasms of the shoulder girdle. Intermediate reconstructive and functional results. J Bone Joint Surg 78 A: 1872–1888

Sulamaa, M. (1963): Upper Extremity Phocomelia. A Contribution to its Treatment. Clin Pediatr 2: 251–257

Rueger, J., M. (1998): Knochenersatzmittel. Heutiger Stand und Ausblick. Orthopäde 27: 72–79

Wada T., M. Usui, K. Isu, S. Yamawakii, S. Ishii (1999): Reconstruction and limb salvage after resection for malignant bone tumour of the proximal humerus. A sling procedure using a free vascularized fibula graft. J Bone Joint Surg Br 81: 808–813

Winkelmann, W.W. (1992): Clavicula pro Humero. A new surgical procedure for malignant tumors of the proximal humerus. Z Orthop Ihre Grenzgeb 130: 197–201

Winkelmann, W. (1988): Die Hüftverschiebeplastik. Eine neue chirurgische Technik bei malignen Tumoren des Darmbeins. Z Orthop Ihre Grenzgeb 126: 671–674

Wood, M.B. (1986): Free vascularized bone trasfer for nonunions, segmental gaps and following tumor resection. Orthopäde 6: 810–816

Zwipp, H., P. Fory, A. Berger, H. Tscherne (1989): Kombination von Spongiosaplastik und freier mikrovaskulärer Knochentransplantation bei großen knöchernen Defekten. Handchir Mikrochir plast Chir 21: 235–245

1.5.4 Kallusdistraktion

R. Rödl

Einleitung

Die Kallusdistraktion hat sich seit den 1980er Jahren als Standardverfahren zur Rekonstruktion von Knochendefekten und Deformitäten etabliert. Der Einsatz dieser Technik im Bereich der Knochentumorchirurgie, die immer mit großen Defekten einhergeht, liegt daher nahe. Im Gegensatz zu posttraumatischen Indikationen oder angeborenen Defekten ist die Anwendung der externen Fixation im Bereich der Tumorchirurgie mit speziellen Besonderheiten verbunden.

Unter anderem wird die Frage einer Progression des Tumorleidens bzw. eine Induktion des Metastasenwachstums durch die systemischen Effekte der Kallusdistraktion aufgeworfen. Diese Überlegungen sind jedoch nicht stichhaltig, was im Folgenden diskutiert werden soll.

Ein Lokalrezidiv kann nicht Folge einer Kallusdistraktion sein. Wird eine adäquate weite Resektion erreicht, ist der Tumor bis auf die „letzte Zelle" entfernt. Ein lokales Tumorrezidiv müsste dann als De-novo-Malignisierung mit Transformation von gesunden Zellen zu Tumorzellen durch die Kallusdistraktion gedeutet werden. Allerdings müsste dies auch bei nichtonkologischen Patienten eintreten. Eine kanzerogene Wirkung ist jedoch trotz weltweiter Verbreitung des Verfahrens gänzlich unbekannt. Vielmehr muss ein Lokalrezidiv nach Kallusdistraktion als Folge einer inadäquaten Tumorresektion angesehen werden, wobei dieser Zusammenhang bekannt und unumstritten ist.

Hinsichtlich der systemischen Komponente des Tumorleidens wird überlegt, dass die systemische Stoffwechselinduktion durch die Kallusdistraktion auch das Metastasenwachstum beschleunigen könnte. Metastasierte Tumoren müssen systemisch durch Chemotherapie behandelt werden. Entscheidend für die Wirksamkeit dieser Medikamente ist die schnelle Proliferation der Tumorzellen. Insofern ist eine schneller proliferierende Tumorzelle besser therapierbar. Eine Kallusdistraktion unter Chemotherapie würde daher die Tumorzellen für die Chemotherapie sensibilisieren und muss eher als positiv bewertet werden. Nach Abschluss einer Tumortherapie könnten eventuell noch verbliebene, aber in bildgebenden Verfahren nicht nachweisbare Metastasen den Patienten als geheilt erscheinen lassen. Denkbar wäre in einem solchen Fall, dass eine Kallusdistraktion diese Metastasen früher aktivieren und zu einem früheren systemischen Rezidiv führen könnte. Allein durch die Kallusdistraktion wird kein Rezidiv induziert.

Zusammenfassend kann daher festgestellt werden, dass für die Prognose und das Überleben des Tumorpatienten die adäquate Therapie mit weiter Tumorresektion kombiniert mit Chemotherapie und Bestrahlung – je nach Tumorentität – entscheidend ist. Die Kallusdistraktion hat keinen Einfluss, so dass auch das Unterlassen einer Kallusdistraktion nicht zu einer Prognoseverbesserung führt. Denkbar aber unbewiesen ist die Möglichkeit, dass ein systemisches oder lokales Rezidiv früher sichtbar wird.

Indikation

Die Indikation zur Kallusdistraktion bei einem onkologischen Patienten, muss von der individuellen Prognose abhängig gemacht werden. Den hervorragenden Überlebensraten von 60–70% der Patienten bei Extremitätensarkomen stehen leider 30–40% der Patienten gegenüber, die dem Tumorleiden erliegen. Diese Patienten werden nicht das Ergebnis einer aufwendigen und zeitintensiven Kallusdistraktionsbehandlung erleben. Im schlimmsten Fall erleidet der Patient das Rezidiv unter Kallusdistraktion und verstirbt mit liegendem Fixateur.

Innerhalb der ersten zwei Jahre treten 90% der Lokalrezidive auf. Insofern sollte eine Defektrekonstruktion durch Kallusdistraktion erst sekundär nach einem Intervall von 2 Jahren erfolgen, weil dann mit großer Sicherheit Langzeitüberlebende behandelt werden (Tsuchiya u. Mitarb. 1997). Zur Überbrückung dieses Zeitraumes sollte bei der primären Tumorresektion zunächst immer eine belastungsfähige Versorgung des Knochendefektes zum Beispiel durch einen Allograft angestrebt werden. Versagt diese Versorgung nach zwei oder mehr Jahren, kann eine definitive biologische Rekonstruktion durch die Kallusdistraktion erfolgen.

Bedeutung der adjuvanten Therapie

Die überwiegende Zahl der hochmalignen Knochentumore wird adjuvant oder neoadjuvant mit Chemotherapie und teilweise zusätzlich mit Bestrahlung behandelt.

Die Chemotherapie richtet sich dabei gegen proliferierende Zellen und bewirkt eine Knochenmarkdepression. Dadurch wird einerseits die Regeneratbildung bei Kallusdistraktion beeinträchtigt, andererseits verschärft sich das Problem der Pininfektionen. Prinzipiell ist eine Kallusdistraktion unter Chemotherapie möglich (Tsuchiya u. Mitarb. 1997, Jarka u. Mitarb. 1998, Kapukaya u. Mitarb. 2000), es muss dabei jedoch der verzögerten Regeneratbildung Rechnung getragen werden, indem die Distraktionsrate auf 0,5–0,25 mm pro Tag reduziert wird. Pininfekte müssen zügig und konsequent antibiotisch behandelt werden, rein lokale Maßnahmen sind unzureichend. Angesichts dieser Problematik und den Überlegungen zur Prognose raten wir von einer Kallusdistraktion mit Fixateur externe unter Chemotherapie ab (Ozaki u. Mitarb 1998). Eventuell kann in Zukunft auf voll implantierbare Systeme zurückgegriffen werden, die einen Segmenttransport zwar verlangsamt, aber unter Chemotherapie ohne Pinproblematik ermöglichen.

Die Bestrahlung wirkt sich ebenfalls in zweifacher Weise nachteilig auf die Kallusdistraktion aus. Der direkt mit 54 Gy bestrahlte Knochen ist in der Regel nekrotisch, so dass bei einer Kortikotomie in diesem Bereich mit einer äußerst verzögerten Regeneratbildung bzw. mit einem völligen Versagen des Regenerates zu rechnen ist. Des Weiteren können auch Jahre nach der Therapie erhebliche Probleme durch die Weichteilfibrose entstehen. Durch die fehlende Elastizität der Weichteile und die schlechte Trophik kann insbesondere an der Tibia das transportierte Knochenstück durch die Haut treten, bei Verlängerungen entstehen vermehrt Probleme mit Gelenkkontrakturen, die nur schwierig konservativ gelöst werden können.

Resektionsgrenzenverbesserung durch Epiphysendistraktion

Wie im Kapitel 1.1 beschrieben, orientiert sich die Tumorchirurgie an Kompartments. Hat der Tumor eine Kompartmentgrenze nicht durchbrochen, kann entlang der Grenze des Kompartmentes reseziert werden, um eine weite Resektion zu erreichen. Eine solche Kompartmentgrenze ist neben dem Periost, dem Gelenkknorpel und den Muskelfaszien beim wachsenden Skelett die Epiphysenfuge. Dies ist von erheblicher Bedeutung, da ein Erhalt der Epiphyse auch den Gelenkerhalt bedeutet. Die Epiphysenfuge ist jedoch keine gerade Fläche sondern je nach Lokalisation mehr oder weniger gewölbt. Die Osteotomie entlang der Fuge kann daher problematisch oder am distalen Femur technisch fast unmöglich werden. Hier kann mit Hilfe eines Ringfixateurs die Fuge vor der eigentlichen Tumorresektion mit 1 mm pro Tag distrahiert werden (San-Julian u. Mitarb. 1999). Nach ca. 7–10 Tagen kommt es zum Aufreißen der Fuge, was in der Regel mit starken Schmerzen für den Patienten verbunden ist, da das Gewebe im Augenblick des Nachgebens der Fuge ad hoc um 10 mm gedehnt wird. Tritt dies ein, muss sofort die erreichte Distraktion wieder rückgängig gemacht werden und 10 mm komprimiert sowie potente Analgetika verabreicht werden. Bei guter Vorbereitung von Patient und Eltern ist durch die beschriebenen Maßnahmen dieses Ereignis erträglich und gut zumutbar. Im weiteren Verlauf kann dann wieder mit 1 mm pro Tag weiter distrahiert werden, bis eine Distraktion von 2–3 cm erreicht ist. Die anschließende Resektion ist dann im Bereich der Wachstumsfuge völlig unproblematisch, da diese separiert ist und der durch die Distraktion gewonnene Spalt mit dem Messer durchtrennt werden kann. Die gewonnene Weichteillänge kann bei der anschließenden Rekonstruktion für eine präventive Verlängerung der Extremität durch die Auswahl eines entsprechenden Implantates genutzt werden. Die einmal distrahierte Wachstumsfuge zeigt in der Regel kein Wachstum mehr.

Idealerweise kann dieses Verfahren ohne onkologischen Zeitverlust bei Tumoren angewendet werden, die neoadjuvant behandelt werden. Hier wird die Epiphysendistraktion parallel zur präoperativen Chemotherapie durchgeführt und der Fixateur bei der Tumorresektion wieder abgebaut. Während der kurzen und überschaubaren Fixateurtragezeit unter Chemotherapie, haben wir keine wesentlichen Pinprobleme beobachtet.

Primäre und sekundäre Defektrekonstruktionen

Folgt man den obigen Überlegungen eignet sich das Verfahren besonders für Low-grade-Sarkome, die nicht chemotherapeutisch behandelt werden müssen und eine gute Prognose haben. Des Weiteren ist die Kallusdistraktion eine ideale Option, um eine biologische und dauerhafte Rekonstruktion für einen Langzeitüberleber zu erreichen.

Die meist segmentalen Defekte werden durch Knochentransporttechniken rekonstruiert, wobei sowohl unilaterale (Abb. 1.5.**15a–d**) als auch zirkuläre (Abb. 1.5.**16c**) Fixateursysteme eingesetzt werden können. Unilaterale Fixateure sind vom Tragekomfort den Ringsystemen vor allem im Bereich des Oberschenkels überlegen. Bei der Montage ist genau darauf zu achten, dass die Schiene wirklich parallel zum geplanten Transportweg montiert wird (s. Abb. 1.5.**15b**), da sonst Translationen beim „Docking" entstehen können. Das Problem der Pinverankerung in der Metaphyse kann durch die Verwendung hydroxylapatitbeschichteter Schrauben gebessert werden, trotzdem stellen bei langen Transporten Pinlockerungen ein Problem dar. Der Knochen wird zunehmend osteoporotisch und ein Pinwechsel wird bei der begrenzten Platzierungsmöglichkeit des unilateralen Fixateurs zunehmend problematisch. Zirkuläre Fixateure entschärfen dieses Problem deutlich. Durch die Transfixation des Knochens mittels gespannter Drähte kann auch metaphysär in hochgradig osteoporotischem Knochen eine gute Verankerung am Knochensegment erreicht werden. Die Platzierungsmöglichkeiten von Knochenschrauben und Drähten sind unbegrenzt.

Als zusätzliche Osteosynthese bietet sich bei ausrechender Länge der gelenktragenden Fragmente ein Transport über einen Marknagel an, der die Fixateurtragezeit erheblich reduzieren kann. Zusätzlich werden Translationsprobleme beim „Docking" zuverlässig vermieden. Durch die Kombination interner und externer Osteosyntheseverfahren besteht natürlich eine erhöhte Gefahr einer Osteitis, so dass bei Pininfekten konsequent Antibiotika eingesetzt werden müssen.

Der Transport des Segmentes kann entweder mit Drähten und Schrauben oder über in Richtung des Transportweges verlaufende Seilzugsysteme erfolgen. Der Vorteil der Seilzüge besteht darin, dass keine Schrauben oder Drähte den ganzen Transportweg durch das Weichgewebe zurücklegen müssen (s. Abb. 1.5.**16c**).

Ist der Transport zu Ende, so kommt es in den seltensten Fällen zu einer primären knöchern Heilung. Die Spitze des transportierten Endes ist meist sklerotisch, das empfangende Segment ist von einer dickeren Bindegewebeschicht überzogen. Bei gelenknahen Resektionen entsteht ein zusätzliches Problem durch den Kalibersprung des diaphysären Transportsegmentes mit einem Durchmesser von ca. 3 cm und der Metaphyse von ca. 6–7 cm. Um dieses Problem zu lösen, kann das Transportsegment mittels Bohrosteoklasie längs gespalten und eine transversale Kallotasis durch zwei quer verlaufende Seilzüge durchgeführt werden. Sollte sich kein ausreichendes Rege-

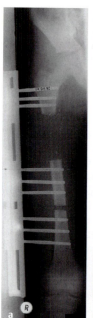 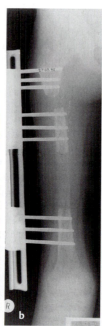 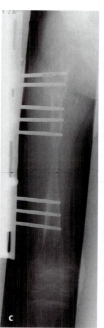 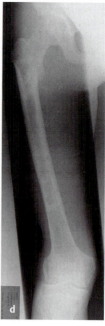

Abb. 1.5.15 a–d Resektion eines zentralen Low-grade-Osteosarkoms im Bereich des Femurs diaphysär mit 12 cm Defekt (**a**). Nach Anlage eines unilateralen Fixateurs (LRS-Orthofix Ltd, Guildford, Surrey, England) Knochentransport (**b**). Dockingoperation nach 6 Monaten Transport, bei hypotrophem Regenerat (**c**). Ausheilungsergebnis mit Remodellierung der Diaphyse (**d**).

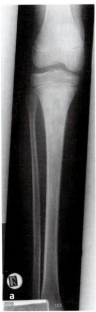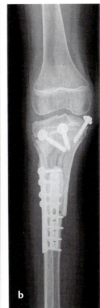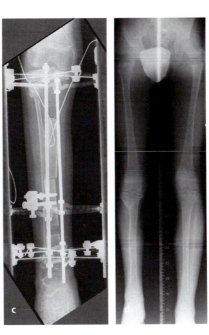

Abb. 1.5.16 a–d 13-jähriger Junge mit Ewing-Sarkom im Bereich der proximalen Tibia (**a**). Nach Radiochemotherapie weite Tumorresektion und Rekonstruktion durch interkalaren Allograft und Gastroknemius-Schwenklappen mit Spalthauttransplantation. Histologie: Response Grad 2. Nach 1,8 Jahren Versagen der Rekonstruktion (**b**). Rekonstruktion durch Kallusdistraktion mittels Segmenttransport über 12,5 cm durch Seilzugsystem mit der Kabelrollentechnik nach Weber. 4 Monate nach Fixateuranlage Ende des Transportes und Dockingoperation mit kortikospongiösen Beckenkammspänen (**c**). Entfernung des Fixateurs nach 9 Monaten Tragezeit. Bei Wachstumsabschluss 7,5 cm Beinlängendifferenz nach Resektion der proximalen Tibiaepiphyse (**d**).

nerat bilden, kann mit einer anschließenden Spongiosaplastik der Defekt gefüllt werden. Eine weitere Möglichkeit besteht darin, die Metaphyse mittels Eigenfibula und/oder kortikospongiösen Spänen zu rekonstruieren (Abb. 1.5.**16 d**).

Insgesamt empfehlen wir, auch bei gleichen Segmentkalibern, immer eine Dockingoperation mit Spongiosaplastik durchzuführen (Kapukaya u. Mitarb. 2000).

Der Wundverschluss sollte möglichst vor Anlage des Fixateurs erfolgen, da durch die Weichteiltransfixation ein Verschiebbarkeit oder Mobilisierbarkeit der Wundränder nicht mehr gegeben ist. Werden Lappenplastiken gemacht, ist zu bedenken, dass insbesondere nach einer Ringfixateuranlage eine Revision technisch sehr schwierig sein kann, da die externe Montage den Zugang behindert.

Dieses Problem kann entschärft werden, indem zu Beginn der Operation als erstes möglichst gelenknah je eine Ringebene proximal und distal montiert wird. Wird dann der Zugang so gewählt, dass der Hautschnitt einen Pin oder Draht mit einbezieht, kann das gesamte Knochensegment gut dargestellt werden, die Weichteile sind ebenfalls gut mobilisierbar und es können die Knochenfragmente unter Sicht gestellt werden. Nach Wundverschluss kann die Montage durch zusätzliche Ringebenen verstärkt werden.

Korrektur von Deformitäten und Beinlängendifferenzen

Auch für die Korrektur von Deformitäten und Beinlängendifferenzen sind die Überlegungen zur Prognose zu berücksichtigen und die Indikation streng zu stellen, da bei verminderter Lebenserwartung die Folgen einer präarthrotischen Deformität nicht mehr erlebt werden.

Durch die tumorbedingte Resektion von Wachstumsfugen oder nach Beckenresektionen mit Hüftverschiebeplastiken können erhebliche Beinlängendifferenzen entstehen. Hier sollte immer die Möglichkeit einer Epiphysiodese oder Verkürzungsosteotomie der kontralateralen Extremität in Erwägung gezogen werden. Diese Verfahren finden jedoch ihre Limitierung bei Beinlängendifferenzen über 5 cm, da sonst Dysmorphien mit Veränderung der Körperproportionen im Sinne eines „affenartigen" Aussehens mit kurzen Beinen und langem Oberkörper entstehen.

Eine Besonderheit stellt die Beinlängendifferenz nach Hüftverschiebeplastik dar. Hier entstehen Beinverkürzungen von 10 cm und mehr, wobei der Hüftkopf nicht mehr von einem knöchernen Widerlager überdacht wird, sondern sich eine bindegewebige Neopfanne entwickelt. Bei einer Kallusdistraktion muss daher befürchtet werden, dass die Weichteilspannung zu einer Überlastung dieser Neopfanne führt und statt einer Beinverlängerung nur eine Kranialisierung des Hüftkopfes Richtung Bauchraum erfolgt. Andererseits haben alle hüftgelenkübergreifenden Muskeln, insbesondere die zweigelenkigen Adduktoren, die ischiokruralen Muskeln und der M. rectus femoris ihren Ursprung verloren und werden daher bei einer Distraktion weniger Widerstand leisten. Wir haben vier Patienten nach Hüftverschiebeplastik mit Kallusdistraktion im Oberschenkel behandelt, wobei eine durchschnittliche Verlängerung um 6,3 cm erzielt wurde (Rodl u. Mitarb. 2003). Bei einem Patienten wurde eine vorübergehende Transfixation des Hüftkopfes am Sakrum mittels Kirschner-Draht erforderlich. Bei den übrigen Patienten war keine Veränderung der Hüftkopfposition festzustellen.

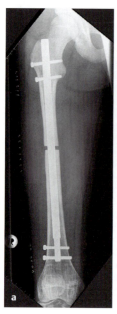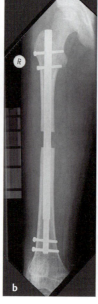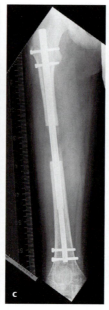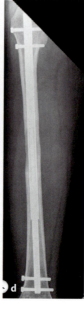

Abb. 1.5.17 a–d 5 Jahre nach der Tumorbehandlung erneute Indikation zur Kallusdistraktion mit einem Verlängerungsmarknagel (Orthofix-ISKD; Orthofix Ltd, Guildford, Surrey, England). Beinverlängerung am Oberschenkel unter Inkaufnahme unterschiedlicher Kniegelenkhöhen, da weitere Maßnahmen am Unterschenkel nach einer Strahlentherapie und den Voroperationen mit Schwenklappen und Spalthautdeckung zu risikoreich erschienen (**a** u. **b**). Abschluss der Distraktion nach 2,5 Monaten (**c**). Die volle Belastung wurde 4,5 Monate nach Nagelimplantation freigegeben. Insgesamt wurde ein knöcherner Defekt von 20 cm durch Kallusdistraktion rekonstruiert, aktuell ist die Hüft- und Kniegelenksbeweglichkeit frei und das Bein voll belastbar (**d**).

Ist ausschließlich eine Beinlängendifferenz zu korrigieren, stellen intramedulläre Verlängerungssysteme eine gute Alternative zu den konventionellen Fixateursystemen dar. Verlängerungsmarknägel (Abb. 1.5.**17 a–d**) vermindern die Belastung für den Patienten während der Konsolidierungsphase erheblich und lösen das Problem der Pininfektionen.

Literatur

Jarka, D.E., R.W. Nicholas, J. Aronson (1998): Effect of methotrexate on distraction osteogenesis. Clin Orthop 354: 209–215

Kapukaya, A., M. Subasi, E. Kandiya, M. Ozates, F. Yilmaz (2000): Limb reconstruction with the callus distraction method after bone tumor resection. Arch Orthop Trauma Surg 120 (3–4): 215–218

Ozaki, T., Y. Nakatsuka, T. Kunisada, A. Kawai, T. Danura, N. Naito, H. Inoue (1998): High complication rate of reconstruction using Ilizarov bone transport method in patients with bone sarcomas. Arch Orthop Trauma Surg 118 (3):136–139

Rodl, R., G. Gosheger, B. Leidinger, N. Lindner, W. Winkelmann, T. Ozaki (2003): Correction of leg-length discrepancy after hip transposition. Clin Orthop 416: 271–277

San-Julian, M., J.D. Aquerreta, A. Benito, J. Canadell (1999): Indications for epiphyseal preservation in metaphyseal malignant bone tumors of children: relationship between image methods and histological findings. J Pediatr Orthop 19 (4): 543–548

Tsuchiya, H., K. Tomita, K. Minematsu, Y. Mori, N. Asada, S. Kitano (1997): Limb salvage using distraction osteogenesis. A classification of the technique. J Bone Joint Surg Br 79 (3): 403–411. Erratum in: J Bone Joint Surg Br 79 (4): 693

1.5.5 Tumorprothesen

G. Gosheger, A. Streitbürger

Prothesentypen

Möglichkeiten zur Erhaltung einer Extremität anstelle von Amputationen gibt es schon seit langem, aber erst 1940 gelang es Moore und Bohlmann (Moore 1943), ein 30 cm langes Stück proximales Femur bei einem Patienten mit Riesenzelltumor erfolgreich durch eine Prothese zu ersetzen. Die Prothese war eine Einzelanfertigung aus Vitallium. In der folgenden Zeit wurden immer wieder neue Versuche eines Knochenersatzes vorgenommen, alle Prothesen waren Einzelstücke und zu dieser Zeit noch aus unterschiedlichen Materialien hergestellt. Man nutzte häufig Plexiglas oder Acryl (Bingold 1972, Dobbs u. Mitarb. 1981, Witt 1959). Witt benutzte 1959 zum ersten Mal in Deutschland eine Kombination aus Metall und Plexiglas, die er erfolgreich einsetzte (Witt 1959).

Charnley führte 1960 den Knochenzement in die Endoprothetik ein. Dadurch wurde es möglich, andere Materialien zu nutzen und diese direkt in den aufgefrästen Knochen fest zu implantieren. Man benutzte Kobalt-Chrom-Molybdän oder Titan, zum Teil wurde eine Kombination aus beiden Materialien vorgenommen. Ein Problem zu dieser Zeit waren die Prothesenbrüche, da das reine Titan den biomechanischen Kräften nicht stand hielt (Burrows u. Mitarb. 1975). Erst die Kombination von Titan, Aluminium und Vanadium brachte eine akzeptable Stabilität (Dobbs u. Mitarb. 1981). In den frühen 1970er Jahren übertrugen K. Francis und R. Marcove dieses Verfahren des Extremitätenerhaltes auch auf maligne Tumoren, wobei sie einen distalen sowie einen totalen Femurersatz entwickelten, die sie zur Rekonstruktion nach weiter Resektion bei Osteosarkomen implantierten.

Eine der ersten in Serie produzierten Prothesen war die Müller-Prothese, sie wurde wegen ihrer Form auch „Krückstockprothese" genannt.

Ein großes Problem der Einzelanfertigungen, das sich auch nicht durch verbesserte Materialien oder verbessertes Prothesendesign reduzieren lies, war die fehlende intraoperative Flexibilität. Das bedeutete, dass kein adäquater Ersatz verfügbar war, wenn ein präoperativ geplantes Resektionsausmaß intraoperativ den veränderten Gegebenheiten angepasst werden musste und somit die geplante Prothese nicht mehr den Anforderungen bezüglich Länge oder Durchmesser entsprach. Dieses Problem trat besonders dann auf, wenn sich der Tumor in der Zeit von der Prothesenplanung bis zur Operation signifikant vergrößerte und folglich ein größerer Teil des Knochens reseziert werden musste, als zuvor geplant war. Durch die Entwicklung der modularen Prothesensysteme konnte die Flexibilität während der endoprothetischen Rekonstruktion gesteigert und damit das Auftreten speziell dieses Problems drastisch reduziert werden.

Salzer entwickelte als einer der ersten ein so konzipiertes System. Es nannte sich „Modular System." Eine Weiterentwicklung dieses Systems wurde von Kotz (Kotz u. Mitarb. 1986) durchgeführt und als „Howmedica Modulares Reconstruction System" bezeichnet (Kotz u. Mitarb. 1986, 1990; Ritschl u. Mitarb. 1992).

Zwischen 1980–1990 wurden international unterschiedliche Endoprothesensysteme entwickelt, hierbei kamen sowohl modulare Endoprothesensysteme als auch Einzelanfertigungen zum Einsatz (Sim u. Chao 1979, Malawer u. Chou 1995). Die Analyse und der klinische Einsatz der Systeme zeigte im Hinblick auf Versorgungsmöglichkeiten, intraoperative Praktikabilität und Komplikationsraten vielfache Probleme (Chao u. Sim 1985, Capanna u. Mitarb. 1994, Cannon 1997). Die häufigsten Komplikationen waren vor allem aseptische Schaftlockerung, signifikantes Stressshielding, Schrauben- und Schaftbrüche, sowie in mehr als 40% der Fälle PE-Versagen im Kniegelenkmechanismus (Malawer u. Sugarbaker 2001). Diese Problematik führte dazu, daß 1991 in der Klinik und Poliklinik für Allgemeine Orthopädie der Westfälischen Wilhelms-Universität mit der Entwicklung eines neuen verbesserten Endoprothesensystems begonnen wurde (Gosheger u. Winkelmann 2000).

Das MUTARS-System (Abb. 1.5.**18** u. 1.5.**19**) wurde als **m**odulares **u**niverselles **T**umor- und (**a**nd) **R**evisionssys- tem Anfang der 1990er Jahre konzipiert. Die Entwicklung basierte im Wesentlichen auf den Erfahrungen in der Tumorchirurgie, speziell mit dem Kotz-System der Fa. Howmedica.

Das MUTARS-System erlaubt die Defektrekonstruktion im Bereich der oberen und unteren Extremität. Ein wesentliches Feature des Mutars-Systems ist die 5°-weise Einstellbarkeit der Antetorsion der Tumorendoprothesen (Abb. 1.5.**20**) durch eine Stirnverzahnung mit Verschraubung. Hierdurch können Rotationsfehler nach erfolgter Schaftimplantation vollständig vermieden werden, wodurch wiederum die Luxationsraten und Materialversagen deutlich vermindert werden.

Im Jahr 1998 wurde ein weiteres universales Prothesensystem das „Modular Segmental Replacement System" (MSRS: Howmedica Inc. Rutherford, NJ) eingeführt. Ähnlich dem MUTARS-System wurde auch dieses Prothesensystem entwickelt, um ein modulares System zu Rekonstruktion von Knochendefekten an der unteren und oberen

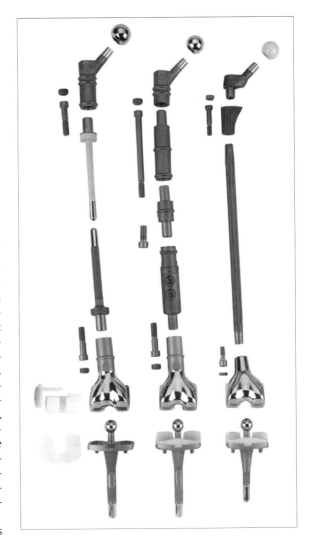

Abb. 1.5.18 Mutars-System für die untere Extremität.

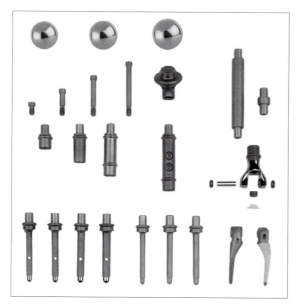

Abb. 1.5.19 Mutars-System für die obere Extremität.

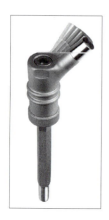

Abb. 1.5.20 Einstellmöglichkeit der Antetorsion durch Stirnverzahnung im Abstand von jeweils 5°.

endoprothetische Rekonstruktion bei diesen Kindern. Diese speziell angefertigten Implantate sind für die untere und obere Extremität, mit unterschiedlichen Resultaten verwendet worden. Hierbei stehen einerseits die minimalinvasiven Verlängerungsmethoden (HMRS 1. Generation, Stanmore-Implant) (Dominkus u. Mitarb. 2001) oder nichtinvasive Verlängerungsmethoden (HMRS 2. Generation, Repiphysis-Prothese) (Kotz u. Mitarb. 2000) zur Verfügung. Mechanisches Versagen des Verlängerungsmechanismus ist nicht ungewöhnlich. Bei vielen Patienten müssen mehr als 10 Operationen durchgeführt werden, um die Längendifferenz im Verlauf des aktiven Wachstums auszugleichen. Diese mehrfachen Operationen ziehen einerseits erhöhte Komplikationsraten, insbesondere die tiefen Protheseninfektionen nach sich und führen andererseits zu einer Hospitalisation der Kinder.

Präoperative Planung

Ein wesentlicher Bestandteil der Implantation einer Tumorendoprothese ist die exakte präoperative Planung. Bis Ende der 1990er Jahre wurde präoperativ die Resektionslänge anhand von MRT-Aufnahmen bestimmt. Danach wurde, ausgehend von einem Vergrößerungsfaktor in den Nativröntgenaufnahmen von 10%, entsprechend der Resektionslänge anhand von Durchsichtschablonen wie in der Primärendoprothetik die Schaftimplantation geplant.

Die aseptischen Lockerungen führten zu einer Neuorientierung bezüglich der präoperativen Planung und intraoperativen Umsetzung. Aufgrund der unterschiedlichen Umfänge der Extremitäten mit unterschiedlich stark ausgeprägter Muskulatur und Fettgewebe ist eine große Bandbreite der radiologischen Vergrößerungsfaktoren von 6–20% zu beobachten. Daher war in der Vergangenheit die präoperative Planung nur mit einer Annäherung möglich. Aufgrund dieser Überlegungen wurde das präoperative Management modifiziert. Der betroffene Extremitätenabschnitt wird standardisiert mit einer Messlatte auf Knochenniveau digital geröntgt. Danach erfolgt eine digitale, exakte Vermessung und Bestimmung des Vergrößerungsfaktors. Mit einem Auto-CAD-Programm kann anschließend die digitale Schablone für das Schaftimplantat genauestens eingeplant werden und der geplante Pressfit (indirekt primäre Rotationsstabilität) bestimmt werden (Abb. 1.5.21).

Wenn die modularen Implantate kein optimales Implantationsergebnis gewährleisten, werden Sonderanfertigungen zur Problemlösung angefertigt, oder es wird eine zementierte Implantation durchgeführt. Die Auswertung der durchgeführten Implantationen im eigenen Kollektiv – unter Zuhilfenahme der digitalen Planung – zeigte in 92% eine Realisierung der präoperativen Planung. Hinsichtlich der Verteilung modularer Versorgungen gegenüber Sonderanfertigungen zeigte sich, dass in 85% eine Versorgung mittels des Modularsystems möglich war. In

Extremität zur Verfügung zu haben (Malawer u. Sugarbaker 2001). Wesentliche Neuerungen sind bei diesem System die partiale poröse Ummantelung (porous coating) der Prothese im Bereich der Prothesenschulter zur extraskelettalen Fixation, sowie die Verwendung eines kinematischen Rotationsgelenks zur Kniegelenkrekonstruktion.

Die Rekonstruktion des axialen Skeletts bei nicht ausgewachsenen Patienten stellt ein Problem dar. Kinder mit einem Alter über 10–12 Jahren können oft wie Erwachsene behandelt werden, indem kleinere Versionen von modularen Prothesen in Kombination mit kontralateraler Epiphysiodese durchgeführt werden, um die Skelettlänge auszugleichen. Im Alter unter 6 Jahren verbleiben biologische Rekonstruktionsmaßnahmen, die Umdrehplastik oder gegebenenfalls die Amputation der Gliedmaße.

Bei Kindern im Alter zwischen 6–12 Jahren sind Rekonstruktionen durchführbar, jedoch sind Längenunterschiede der Extremitäten im Wachstum vorprogrammiert: Implantate, die während des Längenwachstums multiple Male verlängerte werden können, erlauben eine

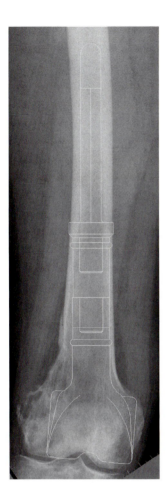

Abb. 1.5.21 Modulare Planung.

15% der Fälle wurden Komponenten im Rahmen einer Sonderanfertigung implantiert (Abb. 1.5.**22a** u. **b**) Auch Chao (Chao u. Sim 1985) unterstreicht die Notwendigkeit im Einzelfall von modularen Systemen auf Sonderanfertigungen umzusteigen, um optimale Implantationsergebnisse zu erzielen.

Implantateigenschaften

Die Implantatstabilität und das -überleben hängen ganz entscheidend vom Prothesenmaterial und vom Prothesendesign ab. Die biomechanischen Belastungen, die auf eine Prothese einwirken sind von zum Teil erheblichem Ausmaß. Untersuchungen an Hüftendoprothesen haben gezeigt, dass beim normalen Gehen das 2,3–3,3fache Körpergewicht auf dem Gelenk lastet. Bei stärkerer Aktivität, vor allem bei axialen Stauchungsbelastungen, nehmen die einwirkenden Kräfte entsprechend zu. Der besonders anfällige Teil einer Prothese ist der Schaft und seine stabile Verankerung im Knochen. Schaftbrüche sind prozentual die häufigsten schwerwiegenden mechanischen Komplikationen (Ham u. Mitarb. 1998, Shin u. Mitarb. 1999). Daher kommt insbesondere dem Schaftdesign, der Schaftlänge, dem Schaftdurchmesser und dem Schaftmaterial eine für das Prothesenüberleben entscheidende Bedeutung zu. So stellt eine Schaftlänge von 12 cm gemäß Literatur eine optimale Länge dar (Chao u. Sim 1985, Noble u. Mitarb. 1988). Längere Schäfte führen gemäß Noble (Noble u. Mitarb. 1988) aufgrund der Antetorsion des Femurs und der damit einhergehenden Notwendigkeit von schmaleren Schäften zu einer Verringerung der primären Rotationsstabilität. Beim Mutars-System wurde im Bereich des Schafttellers ein trichterförmiger Übergang in einen hexagonalen Schaft eingeführt. Dadurch wird einerseits die Implantatstärke an der besonders gefährdeten Lokalisation für Schaftbrüche verstärkt, andererseits wird die Tellerabstützung für die diaphysäre Verankerung verbessert, die gemäß Fischer (Fischer u. Mitarb. 1992) wiederum zu einer Verbesserung der primären Rotationsstabilität führt. Die Erfahrung im Bereich der Primärendoprothetik zeigt, das ein erhöhtes Risiko von Schaftbrüchen mit konsekutivem Implantatversagen, bei der Verwendung von Prothesenschäften mit zu kleinem Durchmesser (Schaftdurchmesser < 11 mm) besteht. Durch die modularen Systeme kann eine optimale Anpassung an den Patienten ermöglicht und die Implantation des größtmöglichen Schaftes erreicht werden, wodurch das Risiko des Schaftbruches minimiert wird. Die Verwendung des richtigen Schaftmaterials ist nicht nur bezüglich der Materialstabilität von Bedeutung, sondern auch bezüglich des Einwachsverhaltens und der Biokompatibilität.

Eine Metaanalyse der Literatur zeigte zusammenfassend, dass Kobalt-Chrom-Molybdän ein schlechteres Osteointegrationsverhalten im Vergleich zu Titan-Aluminium-Vanadium aufzeigt. Beim MUTARS-System wurde daraufhin das Schaftmaterial in Titan-Aluminium-Vanadium verändert. Zusätzlich wurden aufgrund des in der Literatur beschriebenen positiven Effektes einer Hydroxylapatitbeschichtung die Prothesenschäfte entsprechend beschichtet. In der Arbeit von Rahbek (Rahbek u. Mitarb. 2000) konnten die Autoren den positiven Effekt einer Hydroxylapatitbeschichtung auf die Osteointegrationsrate nachweisen. Durch Einwachsen von Knochen und die dadurch erreichte optimale Verbindung von Knochen und Implantat wird einer vorzeitigen Schaftlockerung vorgebeugt.

Die Verwendung eines Rotationsgelenks als Kniegelenkersatz bei den neueren modularen Systemen hat zu einer weiteren Verbesserung bezüglich Implantatüberleben und Prothesenverschleiß geführt. Frühere Prothesen hatten häufig nur ein einfaches Scharniergelenk oder ein steifes Kugelgelenk. Aufgrund der ausgeprägten Steifigkeit und geringen Beweglichkeit dieser Gelenke, waren Prothesen mit einem solchen Gelenkmechanismus einer auffallend hohen Komplikationsrate unterworfen. Vor allem hohe Raten von aseptischen Lockerungen und ein frühzeitiger PE-Verschleiß waren die Folge dieser Gelenkrekonstruktionen (Malawer u. Sugarbaker 2001).

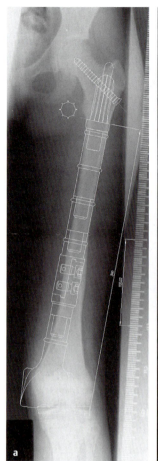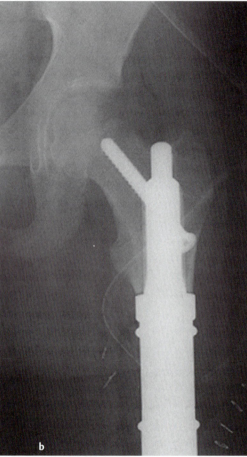

Abb. 1.5.22 a u. b Planung und Realisation Sonderanfertigung.

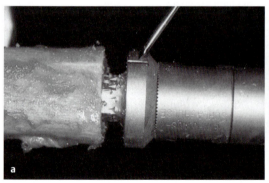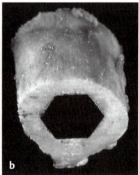

Abb. 1.5.23 a u. b Einbringen der Raspel unter korrekter Rotation (**a**), implantierter Schaft (**b**).

Implantatfixation

Beim modernen Mutars-System beinhaltet die Schaftimplantationstechnik eine vorbereitende Präparation des Markraumes, wobei zunächst mit einer flexiblen Bohrerwelle 3 mm unter dem digital präoperativ gemessenen Schaft in 0,5 mm Schritten bis 1,5 mm unter Maß femoral/tibial bzw. 1 mm unter Maß humeral aufgebohrt wird. Daraufhin erfolgt unter Berücksichtigung der Rotation das Einbringen der hexagonalen Markraumraspel (Abb. 1.5.**23**a u. **b**).

Die Raspel wird schrittweise mit einem Gleithammer, unter regelmäßiger Reinigung der Raspel, schlagend in den Markraum eingebracht. Die Größe der Raspelkanten entspricht der Größe der Kanten des zu implantierenden Schaftes. Im Bereich der hexagonalen Flächen ist die Formraspel 0,2 mm kleiner als die Flächen des zu implantierenden Schaftes, um ein verbessertes Pressfit zu liefern.

Um die hohe primäre Rotationsstabilität des Implantationsverfahrens zu belegen, wurde in einem standardisierten biomechanischen Versuchsaufbau an Leichenfemura die Rotationsstabilität gemessen. Dabei wurde jeder Schaft mit einer konstanten Kraft/Zeiteinheit bis zum Torsionsversagen rotiert, das anhand einer abrupten Änderung der Torsionskurve abzuleiten war. Mit der neuen Technik mit einer 70,9 Nm im Median bestehenden primären Rotationsstabilität bei einer geringen Standardabweichung von 7,52 Nm liegt nun ein suffizientes standardisiertes Implantationsverfahren vor.

Eine weitere Erhöhung der primären Rotationsstabilität über 80 Nm wird in der Literatur kontrovers diskutiert, da eine gewisse Mikrobewegung zwischen Implantat und Knochen zur Osteoblastenaktivierung notwendig ist (Pilliar u. Mitarb. 1981).

Trevira-Anbindungsschlauch zur Kapsel- und Weichgeweberekonstruktion

Zur Luxationsprophylaxe von ungekoppelten Tumorendoprothesen (proximales Femur, totales Femur, proximaler Humerus) wurde ein spezieller Trevira-Anbindungsschlauch aus Polyethylenterephthalat entwickelt.

Bei intraartikulären Resektionen wird der Anbindungsschlauch am Limbus-Kapsel- bzw. Labrum-Komplex refixiert (Abb. 1.5.24a), bei der extraartikulären Resektion wird der Anbindungsschlauch mittels Mitek-Super-Ankern refixiert. Anschließend wird der Anbindungsschlauch auf der Tumorprothese refixiert (Abb. 1.5.24b). Daraufhin kann die umgebende Muskulatur (Iliopsoas, Abduktorenmuskulatur etc.) refixiert werden.

Insgesamt konnten aufgrund der Verwendung des Mutars-Trevira-Anbindungsschlauch nur in 2 Fällen eine Luxation bei insgesamt 54 nichtachsgeführten Tumorendoprothesen beobachtet werden (3,7%) (Gosheger u. Mitarb. 2001). Bei den Versorgungen mit einem Bipolar-Kopf in Kombination mit dem Anbindungsschlauch wurde in keinem Fall eine Luxation festgestellt.

Zusätzlich konnte aufgrund der guten Gelenkstabilität durch die Verwendung des Anbindungsschlauches eine Frühmobilisation bei Patienten mit einem proximalen Femurersatz und bei Patienten mit einem totalen Femurersatz erzielt werden (Abb. 1.5.25a u. b). Nur bei 8 von 38 Patienten war eine Immobilisation im Gips notwendig, da in diesen Fällen multiple Muskellappenplastiken zur Rekonstruktion notwendig waren.

Im Bereich der unteren Extremität dient der Anbindungsschlauch zur Refixation des Streckapparates und eines Gastroknemiusschwenklappens. Das mittlere Streckdefizit bei Patienten mit einer Refixation des patellaren Streckapparates lag bei 7,5°. Es wurden bei den Patienten mit einem Anbindungsschlauch keine Strecksehnenabrisse beobachtet. Der mittlere MSTS-Score in dieser Patienten-

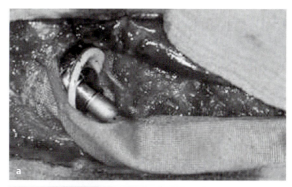

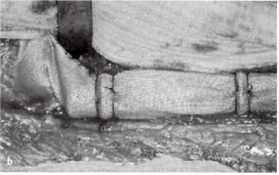

Abb. 1.5.24 a u. b Refixation des Anbindungsschlauches am Limbus (**a**) und Refixation des Anbindungsschlauches auf der Tumorprothese (**b**).

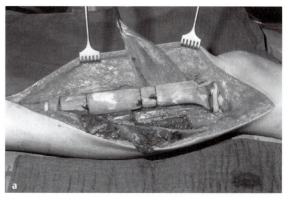

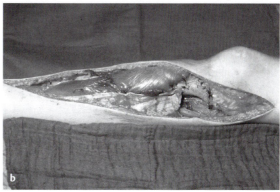

Abb. 1.5.25 a u. b Refixation der Strecksehne (**a**) und Refixation des Gastroknemiusmuskels (**b**).

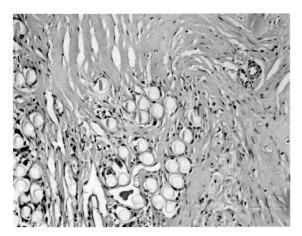

Abb. 1.5.26 Darstellung des Gewebeverhaltens des Anbindungsschlauches.

gruppe war 78,2 %. Funktionell hatte diese Gruppe die besten Resultate, da keine Hilfsmittelversorgung in dieser Patientengruppe notwendig war, und die Ganganalyse sehr gute Resultate mit einer guten Streckfähigkeit zeigte.

Hinsichtlich der Infektionsanalyse zeigte sich kein signifikanter Anstieg der Infektionsrate bei der Verwendung eines Anbindungsschlauches (Gosheger u. Mitarb. 2001).

Die makro- und mikroskopischen Untersuchungen zeigten in allen Fällen ein Einwachsen (Abb. 1.5.26) des Bindegewebes in den Anbindungsschlauch. Fremdkörpergranulome oder entzündliche Reaktionen konnten in keinem der Fälle beobachtet werden.

Der Trevira-Anbindungsschlauch stellt ein sicheres Hilfsmittel zur Luxationsprophylaxe dar. Beim proximalen Tibiaersatz und dem distalen Femurersatz mit einer Rekonstruktion des Streckapparates konnten die funktionellen Ergebnisse verbessert werden, aber im Bereich des proximalen Femurersatzes und des proximalen Humerusersatzes konnte die Abduktorenfunktion nicht wie erwartet verbessert werden. Hier sind weitere Entwicklungen am Implantatdesign (z. B. inverse Humerustumorprothese) notwendig.

Neue Materialien und antiinfektiöse Oberflächen

Ein Problem welches besonders in der Tumorendoprothetik eine große Rolle spielt ist die tiefe Protheseninfektion. Die Infektionsraten sind wesentlich höher als bei anderen orthopädischen Implantaten, wie z. B. Hüft- oder Knietotalendoprothesen (Infektionsrisiko ca. 1,5–4 %) (Malchau u. Mitarb. 1993, Herberts u. Malchau 1997). Dies ist auf verschiedene Ursachen zurückzuführen. Der Hauptgrund ist darin zu suchen, dass die Tumorendoprothesen eine wesentlich größere Oberfläche aufweisen als z. B. ein einfacher Gelenkersatz, wodurch das Infektionsrisiko proportional zur größeren Oberfläche erheblich ansteigt. Weiterhin sind viele Patienten durch die konsumierende maligne Grunderkrankung zum einen und die neoadjuvante und/oder adjuvante Chemotherapie zum anderen häufig in einem immunsupprimierten Allgemeinzustand, der Infektionen begünstigt.

Die Keimbesiedlung der Prothese kann über mehrere Wege erfolgen, wobei die intraoperative Keimbesiedlung der Prothese die wichtigste Ursache darstellt. Von untergeordneter Bedeutung sind Keimlokalisationen, von denen eine Bakteriämie und eine konsekutive Protheseninfektion ausgehen, z. B. Zahnabszesse, Endokarditiden, entzündete Hautareale oder Venenkatheter. Die Keime, die in erster Linie die Protheseninfektion auslösen, sind der Staphylococcus aureus und der Staphylococcus epidermidis. Weitere Keime sind z. B. Pseudomonas aeroginosa, Bacteriaceae und andere gramnegative Keime (Darouiche u. Mitarb. 1994). Durch Implantation von Fremdkörpern entsteht im Bereich der Prothese eine so genannte lokale Immundefizienz. Diese basiert darauf, dass die Leukozyten an die Fremdkörperoberfläche binden und dadurch ihre Fähigkeiten zur Phagozytose und Opsonierung massiv eingeschränkt werden (Bach 1999, Kaplan u. Mitarb. 1999). Die Gewebeschädigung, die durch die Operation verursacht wird, und die inflammatorische Wirtsantwort sind mit vaskulärer Thrombose und Ischämie assoziiert und können somit auch den Erfolg des Immunsystems limitieren.

Das große Problem bei Keimen wie Staphylococcus aureus und Staphylococcus epidermidis ist, dass diese Keime in der Lage sind, sich durch spezielle Adhäsionsfaktoren wie zum Beispiel durch Wechselwirkungen von Staphylococcenproteinen, -glykoproteinen, -glykolipiden und polymeren Zuckerstrukturen mit den Matrixproteinen, dem Fibrinogen, dem Kollagen oder dem Fibronektin auf der Fremdkörperoberfläche irreversibel an die Prothesenoberfläche zu haften (Darouiche u. Mitarb. 1994, Schierholz u. Mitarb. 1998). Nach der Adhäsion an der Prothesenoberfläche beginnen die Keime mit der Kolonisierung der Oberfläche und der Produktion extrazellulärer Matrix (Biofilm). Diese extrazelluläre Matrix schützt die Bakterien vor der Wirtsabwehr und verleiht ihnen einen effektiven Schutz vor Antibiotika (Dobbins u. Mitarb. 1988, Schierholz u. Mitarb. 1998).

Die bisherigen Erfahrungen aus der Klinik zeigen in der Mehrzahl der Fälle, dass die Infektion durch eine systemische oder lokale Antibiotikaapplikation nicht zu therapieren ist und zur Infektionsbehandlung der Prothesenwechsel oder häufig auch die Amputation der Extremität die einzige erfolgreiche Möglichkeit darstellt (Kawai u. Mitarb. 1999, Shin u. Mitarb. 1999, Wirganowicz u. Mitarb. 1999).

Aufgrund der Erfahrungen mit den antibiotischen Eigenschaften von Silberionen (Tweden u. Mitarb. 1997, Schierholz u. Mitarb. 1998) in der Behandlung von Verbrennungsverletzungen, den Pins beim Fixateur externe (Collinge u. Mitarb. 1994), zentralen Venenkathetern (Boswald u. Mitarb. 1999) sowie Herzklappen (Carrel u. Mitarb. 1998, Kjaergard u. Mitarb. 1999) erscheint es sinnvoll, dieses Material für die Beschichtung von Tumorendoprothesen einzusetzen, da kaum Resistenzen vorhanden sind und die Nebenwirkungen durch Einhaltung von Grenzwerten als geringe Belastung angesehen werden können (Abb. 1.5.**27**).

Bei den untersuchten Silberprothesen im Tierversuch konnte festgestellt werden, dass die Infektionsrate von silberbeschichteten Tumorprothesen nach Kontamination mit 5×10^4 CFU (colony forming units) Staphylococcus aureus von 47% auf 7% gesenkt werden konnte. Toxisch anzusehende Silberionenkonzentrationen wurden zu keinem Zeitpunkt erreicht. Die gemessenen Silberkonzentrationen im Vollblut befanden sich im Median bei 1,88 ppb (Gosheger u. Mitarb. 2004). Da die gesichtete Literatur vor allem über unerwünschte Wirkungen und toxische Effekte im Bereich über 300 ppb (Wan u. Mitarb. 1991, Tweden u. Mitarb. 1997) berichtet, sind die festgestellten Konzentrationen als unbedenklich einzustufen.

Ein unbeabsichtigtes massives Freisetzen der Silberionen mit konsekutiv hohen Silbertitern in einem kurzen Intervall durch Korrosion wurde auch nicht festgestellt. Dadurch sind mögliche Bedenken einer frühzeitigen Korrosion durch Bildung eines Lokalelementes nicht zu halten.

Diese in verschieden Studien gewonnenen Erkenntnisse bezüglich der Silberbeschichtung von Prothesenoberflächen und den antimikrobiellen Eigenschaften werden zwischenzeitlich anhand klinischer Studien nachgewiesen.

Die stabile und langfristige Prothesenverankerung stellt, neben der Infektion, weiterhin eine Problematik dar, welche selbst unter Verwendung modernster Implantate und Implantationstechniken noch nicht vollständig gelöst wurde. Der prozentuale Anteil der aseptischen Prothesenlockerung an der Gesamtkomplikationsrate liegt weiterhin bei bis zu 27% (Mittermayer u. Mitarb. 2001).

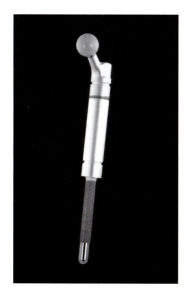

Abb. 1.5.27 Silberbeschichtete Mutars-Tumorendoprothese (proximales Femur).

Zur Verbesserung der Osteointegration und damit der Langzeitstabilität der Prothese werden neue Materialien bzw. Modifikationen der vorhandenen Materialien in verschiedenen Studien in vitro und in vivo untersucht, besonders Modifikationen im Bereich der Hydroxylapatit-Beschichtungen. Untersucht werden verschiedene Verfahren der Aufbringung auf die Prothese mit entsprechend unterschiedlicher Oberflächenstruktur und das osteointegrative Verhalten (Nishio u. Mitarb. 2000, Degidi u. Mitarb. 2002, Campoccia u. Mitarb. 2003). Weitere Ansätze sind das Aufbringen von Wachstumsfaktoren und/oder Proteine, z.B. TGF-β, BMP (bone morphogenetic protein), IGF (insulin like growth factor) oder RGD-peptide, um unter anderem auf die Differenzierung der Osteoblasten und die osteozytären Vorstufen Einfluss zu nehmen (Cole u. Mitarb. 1997, Ferris u. Mitarb. 1999, Blom u. Mitarb. 2000, Matsuura u. Mitarb. 2000, Fischer u. Mitarb. 2003). Zusätzlich wird dadurch auf Proteine der extrazellulären Matrix sowie auf Adhäsionsfaktoren (z.B. Fibronectin, Vitronectin) eingewirkt, deren komplexes Zusammenspiel mit noch vielen weiteren Faktoren auf die Osteointegration und letztlich auf das Protheseneinwachsen und die Verankerung im Knochen einen entscheidenden Einfluss haben.

Spezielle Tumorendoprothetik nach Lokalisation

Becken

Bei den Beckenendoprothesen ist die modulare Sattelprothese (Link America Danville, New Jersey) zu erwähnen, die in modifizierter Form zur Rekonstruktion des Hüftgelenks im Anschluss an eine Beckenteilresektion eingesetzt wird (Abb. 1.5.**28**). Hierbei sitzt der u-förmige „Sattel" dem restlichen Ileum auf und erlaubt somit ein Bewegungsausmaß in Flexion/Extension und Abduktion/Adduktion. Mit einem additiven Ring wird zusätzlich noch die Rotation ermöglicht. Ein wesentliches Problem der Sattelprothese stellt die Wanderungstendenz nach proximal mit Perforation des Beckenringes dar. Weitere Prothesen, vor allem Einzelanfertigungen, sind zur Rekonstruktion nach Beckenteilresektionen entwickelt worden (Abb. 1.5.**29**), haben jedoch aufgrund der extrem hohen Komplikationsraten von bis zu 60% (Abudu u. Mitarb. 1997, Windhager u. Mitarb. 2003) mit Infektionsraten von über 30% (Hillmann u. Mitarb. 2003) bisher noch keinen Durchbruch in der endoprothetischen Beckenrekonstruktion erzielt.

Proximales Femur

Bei der intraartikulären proximalen Femurresektion wird typischerweise das Hüftgelenk mit einer bipolaren Tumorendoprothese und einer anschließenden Rekonstruktion der Kapsel rekonstruiert. Dies beugt Komplikationen wie

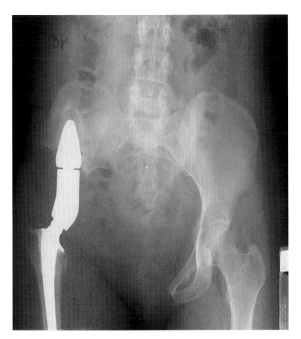

Abb. 1.5.28 Sattelprothese.

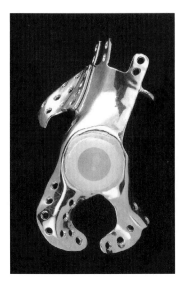

Abb. 1.5.29 Beckenprothese.

der postoperativen Luxation vor. Die Refixation der umgebenden Weichteile wurde von einigen Autoren (Mittermayer u. Mitarb. 2002) unter Verwendung von Metallplatten/Schrauben durchgeführt. Trotz der Refixation kam es zu erhöhten Luxationsraten. Mit dem Mutars-System wird der Trevira-Anbindungsschlauch regelmäßig verwendet. Hierbei wird der Anbindungsschlauch mit nichtresorbierbaren 6er Ethibond-Fäden mit Einzelknopfnähten am Limbus bzw. an der Restkapsel refixiert. Dann erfolgt eine Refixation des Schlauches auf der Prothese. Nun können sukzessive die Psoassehne, der Abduktoren- und Adduktorenapparat refixiert werden. Die Luxationsrate kann dadurch minimiert und ein besseres funktionelles Ergebnis erreicht werden (Gosheger u. Mitarb. 2001). Weiterhin trägt die 5°weise Einstellmöglichkeit der Antetorsion nach Schaftimplantation zu einer Vermeidung von Luxationen bei.

Distales Femur

Das distale Femur ist die häufigste Lokalisation primärer Knochensarkome. Zur endoprothetischen Rekonstruktion bedarf es einer einzigartigen Kombination aus Flexibilität und Stabilität, da bei der Tumorresektion die Kniegelenkkapsel, die Kreuzbänder und die Kollateralbänder reseziert werden. Das Rotationsgelenk erlaubt einerseits die Flexion und Extension sowie die Rotation im Kniegelenk bei anhaltender Stabilität in der Varus-/Valgus-Ebene sowie der Anterior-/Posterior-Ebene. Die Rekonstruktion des Streckmechanismus ist selten notwendig, da die Patella meist erhalten werden kann. Bei der extraartikulären Resektion wird ein Spezialschloss aus Poly-Ether-Ether-Keton verwendet. Regelmäßig kommt nach Resektion von größeren Anteilen des M. vastus medialis oder M. vastus lateralis ein medialer oder lateraler Gastroknemiusschwenklappen zur Anwendung, um eine Medialisierung/Lateralisierung der Patella zu vermeiden und die Weichteildeckung zu verbessern. Dadurch kann zusätzlich die Häufigkeit von Protheseninfektionen verringert werden.

Totales Femur

Die Kombination aus einem distalen femoralen Rotationsgelenk und einem proximalen Femurersatz mit Bipolarkopf-System hat sich als extrem zuverlässig erwiesen, als Resultat aus dem Bewegungsgrad der durch die beiden separaten, aber zusammenhängenden, Gelenke entsteht. Beim totalen Femurersatz kommt proximal ebenfalls der Trevira-Schlauch zur Weichgeweberekonstruktion und im Kniegelenk das Poly-Ether-Ether-Keton-(PEEK-)Schloss zur Anwendung. Es muss darauf hingewiesen werden, dass beim totalen Femurersatz die präoperative Planung von entscheidender Bedeutung ist, um hier einen exakten Beinlängenausgleich zu gewährleisten. Präoperativ empfehlen sich die Anfertigung einer Messaufnahme der Gegenseite und eine präoperative digitale Planung, bei der der Höhenaufbau des Duokopfes mitberechnet werden muss.

Proximale Tibia

Die Tibia ist durch ihre rein subkutane anteriore Begrenzung entlang des gesamten Unterschenkels einzigartig. Jedwede Form der Rekonstruktion kann daher durch die kleinste Hautnekrose gefährdet werden. Der routinemäßige Einsatz eines Gastroknemiusschwenklappens hat zu einer dramatischen Senkung der postoperativen Komplikationen geführt. In ca. ⅔ der Fälle ist eine Mesh-Graft-Plastik erforderlich, um einen spannungsfreien Hautverschluss zu erreichen. Die Kniegelenkstabilität wird bei dem Mutars-Kniegelenk durch eine spezielle Metall-Metall-Paarung (Verriegelungsmechanismus) gewährleistet. Einen wesentlichen Fortschritt in der Refixation der Patellarsehne stellt die Verwendung des Mutars-Anbindungsschlauches dar, wobei eine hervorragende Refixation auf dem Anbindungsschlauch möglich ist. Strecksehnenabrisse wie beim HMRS/ESKA-System können vermieden werden (Mittermayer u. Mitarb. 2001).

Distale Tibia/totale Tibia

Zur Rekonstruktion der distalen Tibia stehen unterschiedliche Prothesensysteme zur Verfügung. Die Komplikationsraten (Lockerung, Infektion) sind zurzeit noch sehr hoch, so dass alternativen Rekonstruktionen (gefäßgestielte Fibula, Bone-Transport) der Vorzug gegeben werden sollte. Ein totaler Tibiaersatz ist eine Rarität und erfordert hohe Anforderungen an das Implantat und den Operateur. Von den Autoren wurde bisher ein totaler Tibiaersatz mit einer transtalaren und transkalkanearen verankerten Taluskomponente durchgeführt. Hinsichtlich der Weichteildeckung ist ein medialer und lateraler Gastroknemiusschwenklappen in Kombination mit einem Soleuslappen erforderlich.

Skapula

Im Anschluss an eine totale Skapularesektion hilft eine Skapulaprothese den Humerus zu lateralisieren und stabilisiert das Schultergelenk. Die Rekonstruktion der Gelenkkapsel mit Hilfe eines Trevira-Schlauches ist für die optimale Stabilität unabdingbar. Für das funktionale Ergebnis ist die Menge an erhaltener funktionstüchtiger Muskulatur ausschlaggebend (Malawer u. Sugarbaker 2001).

Proximaler Humerus

High-grade-Sarkome des proximalen Humerus verlangen sehr häufig eine Resektion des N. axillaris, die Resektion der Rotatorenmanschette sowie von Teilen des M. deltoideus.

Das funktionelle Ergebnis, das mit dieser Art der Resektion einhergeht, ist daher im höchsten Maße durch den Verlust funktionsfähiger Muskulatur gekennzeichnet.

Zur Luxationsprophylaxe und zur Refixation der umgebenden Weichteile findet regelmäßig ein Textilschlauch (Trevira) Anwendung. Die neuartigen inversen Humerustumorprothesen stellen eine viel versprechende Alternative für Tumoren dar, bei denen der N. axillaris erhalten werden kann und somit die Deltafunktion verbleibt (gutartige Tumoren, Metastasen, Low-grade-Sarkome).

Distaler Humerus/totaler Humerus

Die Rekonstruktion des distalen Humerus kann ebenfalls mit modularen Tumorprothesen erfolgen. Bei Erhalt der Bizeps- und Trizepssehne zeigt sich eine sehr gute Funktion im Ellenbogengelenk. Die Ulnaverankerung sollte nach Möglichkeit zementfrei mit einer zusätzlichen Spongiosaschraube erfolgen. Eine transkortikale Verankerung ist zu vermeiden, da es im Bereich des Olekranons sehr schnell zu Hautperforationen kommen kann.

Kalkaneus

Es gibt einen veröffentlichen Fall, ein Patient mit Osteosarkom, bei dem eine totale Kalkaneusprothese anstelle einer Unterschenkelamputation implantiert wurde. Fünf Jahre nach der Operation ist der Patient voll mobil und benötigt keinerlei unterstützende Hilfsmittel (Malawer u. Sugarbaker 2001).

Zusammenfassung

Die Tumorendoprothetik, insbesondere die modernen modularen Systeme ermöglicht eine exakte Rekonstruktion von großen knöchernen Defekten bei kontrollierbaren Komplikationsraten. Weitere Entwicklungen auf dem Implantatsektor sind notwendig, um die Komplikationsraten noch weiter zu reduzieren. Vor allem bei der prothetischen Rekonstruktion nach Beckenresektionen und im Bereich der Wachstumsprothesen sind Weiterentwicklungen dringend notwendig, um annähernd gleich gute Ergebnisse wie bei der Extremitätenrekonstruktion zu erreichen.

Literaturverzeichnis

Abudu, A., R.J. Grimer u. Mitarb. (1997): Reconstruction of the hemipelvis after the excision of malignant tumours. Complications and functional outcome of prostheses. J Bone Joint Surg Br 79 (5): 773–779

Bach, A. (1999): Efficacy of antibiotic-coated central venous catheters. Crit Care Med 27 (6): 1217

Bingold, A.C. (1972): Prosthetic replacement of a chondrosarcoma of the upper end of the femur. Eighteen-year follow-up. J Bone Joint Surg Br 54 (1): 139–142

Blom, E.J., J. Klein-Nulend u. Mitarb. (2000): Transforming growth factor-beta1 incorporated during setting in calcium phosphate cement stimulates bone cell differentiation in vitro. J Biomed Mater Res 50 (1): 67–74

Boswald, M., K. Mende u. Mitarb. (1999): Biocompatibility testing of a new silver-impregnated catheter in vivo. Infection 27 Suppl 1: 38–42

Burrows, H.J., J.N. Wilson u. Mitarb. (1975): Excision of tumours of humerus and femur, with restoration by internal prostheses. J Bone Joint Surg Br 57 (2): 148–159

Campoccia, D., C.R. Arciola u. Mitarb. (2003): In vitro behaviour of bone marrow-derived mesenchymal cells cultured on fluorohydroxyapatite-coated substrata with different roughness. Biomaterials 24 (4): 587–596

Cannon, S.R. (1997): Massive prostheses for malignant bone tumours of the limbs. J Bone Joint Surg Br 79 (3): 497–506

Capanna, R., H.G. Morris u. Mitarb. (1994): Modular uncemented prosthetic reconstruction after resection of tumours of the distal femur. J Bone Joint Surg Br 76 (2): 178–186

Carrel, T., T. Nguyen u. Mitarb. (1998): Definitive cure of recurrent prosthetic endocarditis using silver-coated St. Jude Medical heart valves: a preliminary case report. J Heart Valve Dis 7 (5): 531–533

Chao, E.Y., F.H. Sim (1985): Modular prosthetic system for segmental bone and joint replacement after tumor resection. Orthopedics 8 (5): 641–651

Cole, B.J., M.P. Bostrom u. Mitarb. (1997): Use of bone morphogenetic protein 2 on ectopic porous coated implants in the rat. Clin Orthop (345): 219–228

Collinge, C.A., G. Goll u. Mitarb. (1994): Pin tract infections: silver vs uncoated pins. Orthopedics 17 (5): 445–448

Darouiche, R.O., A. Dhir u. Mitarb. (1994): Vancomycin penetration into biofilm covering infected prostheses and effect on bacteria. J Infect Dis 170 (3): 720–723

Degidi, M., G. Petrone u. Mitarb. (2002): Histologic evaluation of a human immediately loaded titanium implant with a porous anodized surface. Clin Implant Dent Relat Res 4 (2): 110–114

Dobbins, J.J., D. Seligson u. Mitarb. (1988): Bacterial colonization of orthopedic fixation devices in the absence of clinical infection. J Infect Dis 158 (1): 203–205

Dobbs, H.S., J.T. Scales u. Mitarb. (1981): Endoprosthetic replacement of the proximal femur and acetabulum. A survival analysis. J Bone Joint Surg Br 63-B (2): 219–224

Dominkus, M., P. Krepler u. Mitarb. (2001): Growth prediction in extendable tumor prostheses in children. Clin Orthop (390): 212–220

Ferris, D.M., G.D. Moodie u. Mitarb. (1999): RGD-coated titanium implants stimulate increased bone formation in vivo. Biomaterials 20 (23–24): 2323–2331

Fischer, K.J., D.R. Carter u. Mitarb. (1992): In vitro study of initial stability of a conical collared femoral component. J Arthroplasty 7 Suppl: 389–395

Fischer, U., U. Hempel u. Mitarb. (2003): Transforming growth factor beta1 immobilized adsorptively on Ti6Al4V and collagen type I coated Ti6Al4V maintains its biological activity. Biomaterials 24 (15): 2631–2641

Gosheger, G., J. Hardes u. Mitarb. (2004): Silver coated Megaendoprostheses in an Rabbit Model – an Analyses of the Infection Rate and Toxicological Side Effects. Biomaterials (25): 5547–5556

Gosheger, G., A. Hillmann u. Mitarb. (2001): Soft tissue reconstruction of megaprostheses using a trevira tube. Clin Orthop (393): 264–271

Gosheger, G., W. Winkelmann (2000): Mutars – a modular tumor- and revision system. Experiences at the Munster Tumor Center. Orthopade 29 Suppl 1: 54–55

Ham, S.J., H. Schraffordt Koops u. Mitarb. (1998): Limb salvage surgery for primary bone sarcoma of the lower extremities: long-term consequences of endoprosthetic reconstructions. Ann Surg Oncol 5 (5): 423–436

Herberts, P., H. Malchau (1997): How outcome studies have changed total hip arthroplasty practices in Sweden. Clin Orthop (344): 44–60

Hillmann, A., C. Hoffmann u. Mitarb. (2003): Tumors of the pelvis: complications after reconstruction. Arch Orthop Trauma Surg 123 (7): 340–344

Kaplan, D.L., C. Mello u. Mitarb. (1999): Streptavidin-based containment systems for genetically engineered microorganisms. Biomol Eng 16 (1–4): 135–140

Kawai, A., P.P. Lin u. Mitarb. (1999): Relationship between magnitude of resection, complication, and prosthetic survival after prosthetic knee reconstructions for distal femoral tumors. J Surg Oncol 70 (2): 109–1015

Kjaergard, H.K., J. Tingleff u. Mitarb. (1999): Recurrent endocarditis in silver-coated heart valve prosthesis. J Heart Valve Dis 8 (2): 140–142

Kotz, R., P. Ritschl u. Mitarb. (1990): Cementless modular protheses. Basic concepts and evolution. Chir Organi Mov 75 (1 Suppl): 177–178

Kotz, R., P. Ritschl u. Mitarb. (1986): A modular femur-tibia reconstruction system. Orthopedics 9 (12): 1639–1652

Kotz, R.I., R. Windhager u. Mitarb. (2000): A self-extending paediatric leg implant. Nature 406 (6792): 143–144

Malawer, M.M., L.B. Chou (1995): Prosthetic survival and clinical results with use of large-segment replacements in the treatment of high-grade bone sarcomas. J Bone Joint Surg Am 77 (8): 1154–1165

Malawer, M.M., P.H. Sugarbaker (2001): Musculoskeletal surgery: traetment of sarcomas and allied diseases. Dordrecht: Kluwer Acad Publ

Malchau, H., P. Herberts u. Mitarb. (1993): Prognosis of total hip replacement in Sweden. Follow-up of 92,675 operations performed 1978–1990. Acta Orthop Scand 64 (5): 497–506

Matsuura, T., R. Hosokawa u. Mitarb. (2000): Diverse mechanisms of osteoblast spreading on hydroxyapatite and titanium. Biomaterials 21 (11): 1121–1127

Mittermayer, F., P. Krepler u. Mitarb. (2001): Long-term followup of uncemented tumor endoprostheses for the lower extremity. Clin Orthop (388): 167–177

Mittermayer, F., R. Windhager u. Mitarb. (2002): Revision of the Kotz type of tumour endoprosthesis for the lower limb. J Bone Joint Surg Br 84 (3): 401–406

Moore, A.T. (1943): Metal hip joint. A case report. J Bone Joint Surg 25 (25): 688

Nishio, K., M. Neo u. Mitarb. (2000): The effect of alkali- and heat-treated titanium and apatite-formed titanium on osteoblastic differentiation of bone marrow cells. J Biomed Mater Res 52 (4): 652–661

Noble, P.C., J.W. Alexander u. Mitarb. (1988): The anatomic basis of femoral component design. Clin Orthop (235): 148–165

Pilliar, R.M., H.U. Cameron u. Mitarb. (1981): Radiographic and morphologic studies of load-bearing porous-surfaced structured implants. Clin Orthop (156): 249–257

Rahbek, O., S. Overgaard u. Mitarb. (2000): Sealing effect of hydroxyapatite coating: a 12-month study in canines. Acta Orthop Scand 71 (6): 563–573

Ritschl, P., R. Capanna u. Mitarb. (1992): KMFTR (Kotz Modular Femur Tibia Reconstruction System) modular tumor endoprosthesis system for the lower extremity. Z Orthop Ihre Grenzgeb 130 (4): 290–293

Schierholz, J.M., L.J. Lucas u. Mitarb. (1998): Efficacy of silver-coated medical devices. J Hosp Infect 40 (4): 257–262

Shin, D.S., K.L. Weber u. Mitarb. (1999): Reoperation for failed prosthetic replacement used for limb salvage. Clin Orthop (358): 53–63

Sim, F.H., E.Y. Chao (1979): Prosthetic replacement of the knee and a large segment of the femur or tibia. J Bone Joint Surg Am 61 (6-A): 887–892

Tweden, K.S., J.D. Cameron u. Mitarb. (1997): Biocompatibility of silver-modified polyester for antimicrobial protection of prosthetic valves. J Heart Valve Dis 6 (5): 553–561

Wan, A.T., R.A. Conyers u. Mitarb. (1991): Determination of silver in blood, urine, and tissues of volunteers and burn patients. Clin Chem 37 (10 Pt 1): 1683–1687

Windhager, R., H. Welkerling u. Mitarb. (2003): In Process Citation. Orthopade 32 (11): 971–982

Wirganowicz, P.Z., J.J. Eckardt u. Mitarb. (1999): Etiology and results of tumor endoprosthesis revision surgery in 64 patients. Clin Orthop (358): 64–74

Witt, A.N. (1959): Problem of bone replacement by means of endoprostheses. Z Orthop Ihre Grenzgeb 91 (2): 193–198

1.5.6 Allograftknochen und Knochenbank

N. Lindner

Synonyme

Fremdknochentransplantat, Fresh Frozen Allograft, Organspenderknochen, homologes Knochentransplantat.

Einleitung

Bereits 1908 beschrieb Lexer die Verwendung von homologen osteoartikulären allogenen **Knochentransplantaten**, zur Rekonstruktion von Gelenken bei Defekten nach Tumorresektionen (Lexer 1908). Trotz verstärkter Bemühungen zur Entwicklung von Alternativen zur allogenen Knochentransplantation (Knochenersatzmaterialien, Tissue Engineering) ist diese auch heute noch zur Behandlung ausgedehnter Knochendefekte unverzichtbar, vor allem bei Prothesenwechseloperationen und Rekonstruktionen nach ausgedehnten Knochentumorresektionen.

Die Festschreibung von Qualitätssicherungsmaßnahmen gibt den eine **Knochenbank** führenden Institutionen wichtige Handlungsanweisungen für einen möglichst sicheren Umgang mit Knochentransplantaten. Die Bundesärztekammer erhofft sich davon eine Stärkung des Vertrauens der Patienten in die ihnen empfohlene Therapie. Die **Richtlinien zum Führen einer Knochenbank** (Bettin u. Mitarb 2001) vereint die Anleitungen zur Gewinnung von Blut und Blutbestandteilen und zur Anwendung von Blutprodukten (Hämotherapie), erarbeitet vom Wissenschaftlichen Beirat der Bundesärztekammer gemeinsam mit dem Paul-Ehrlich-Institut und wurde unter Berücksichtigung internationaler Regelwerke sowie der Rechtslage in Deutschland in einem Regelwerk zusammengefasst. Die **Knochentransplantation** birgt wie andere Gewebeübertragungen oder Transfusionen das Risiko in sich, dass zusammen mit dem Gewebe Krankheitserreger übertragen werden. Daher müssen durch Auswahl der Spender (Anamnese, körperliche Untersuchung, Laboruntersuchungen) und sachgerechte Aufbereitung der Explantate die Risiken der Krankheitsübertragung zum Schutz des Empfängers minimiert werden. Der Empfänger muss außerdem vor toxischen Stoffen und neoplastisch veränderten Zellen geschützt werden.

Allogene Knochenexplantate sind in Deutschland **Arzneimittel** im Sinne des Gesetzes über den Verkehr mit Arzneimitteln (AMG). Das Transplantationsgesetz (TPG) vom 1. Dezember 1997 belässt Knochenexplantate eindeutig im Geltungsbereich des AMG. Für klinisch tätige Ärzte ist von Bedeutung, dass gemäß 80 AMG, Transplantate, die in Verantwortung eines Arztes gewonnen werden und in Verantwortung dieses Arztes transplantiert werden, nicht den Regelungen des AMG unterliegen. Das bedeutet, dass eine Knochenbank an einem Krankenhaus betrieben werden kann, wenn sichergestellt ist, dass die Entnahme und Transplantation in der fachlichen Verantwortung desselben Arztes vorgenommen wird.

Unmittelbar nach ihrer Entnahme müssen die Knochen mit geeignetem Material hygienisch einwandfrei verpackt und das Explantat soll kältekonserviert werden. Bezüglich der speziellen Verfahren siehe weiterführende Literatur (Bettin u. Mitarb. 2001).

Definition

Bei einem **Allograft** handelt es sich um einen Transplantatknochen, der ursprünglich von einer anderen Person stammt. Allograftknochen kann spongiös und/oder kortikal als Knochenmehl, Knochenchips, Knochenblock oder als massiver Röhren- oder Gelenkknochen in der Extremitätenrekonstruktion Verwendung finden. Gewonnen wird Allograftknochen von gesunden Spendern im Rahmen von Operationen, bei denen Knochen reseziert wird, z.B. der Hüftkopf für eine Hüftendoprothese oder bei Multiorganspendern, in der Regel Humerus, Femur, Tibia und Fibula. Geltende Richtlinien zum Führen einer Knochenbank sind dabei zu berücksichtigen (Gebhardt 1991).

Als **Mehl** oder **Chips** aufgearbeiteter Allograftknochen eignet sich ideal zur Defektauffüllung von Hohlräumen im Eigenknochen, bringt aber keine besondere eigene primäre biomechanische Stabilität. Kortikale Grafts (z.B. Fibula, Hüftkopf) können in einen Defekt integriert werden und somit unmittelbar biomechanische Stützfunktion übernehmen (Hamer 1999).

Massive Knochenallografts (Großflächentransplantate) werden vor allem zur Überbrückung von größeren Knochendefekten verwendet, die durch ein ausgedehntes Tumorleiden oder nach einer größeren Tumorresektion entstanden sind. Der Allograftknochen wird im Laufe der Einheilungsphase von körpereigenem Knochen teilweise ein- und umgebaut, aber nur selten vollständig ersetzt

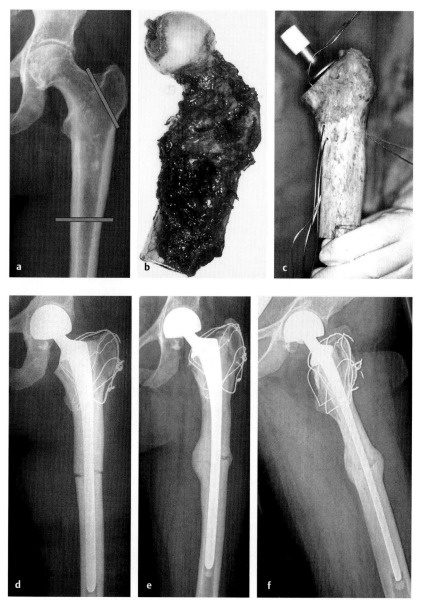

Abb. 1.5.30 a–f Beispiel einer 45-jährigen Patientin mit Chondrosarkom des proximalen Femurs ohne Befall des Trochanters.
a Notwendige Resektionsgrenzen (Striche im präoperativen Röntgenbild).
b Das weit resezierte tumortragende Präparat.
c Intraoperatives Foto des Allograft-Prothesenimplantates mit vorgelegten Cerclagen zur Trochanteranbindung.
d Postoperatives Röntgenbild mit sichtbarer Übergangsstelle distal, proximaler Trochantercerclage und bipolarem Kopfersatz.
e und **f** Heilungsbild der zwei Osteotomien 3 Monate später. Die Patientin ereichte die mit einer Primärendoprothese vergleichbare sehr gute Funktion ohne Trendelenburg-Hinken.

(Enneking 2001). Körpereigene Weichteil- und Knochengewebe können an das Transplantat anwachsen und funktionelle Aufgaben übernehmen. Die Abbildung 1.5.**30 a–f** zeigt ein klinisches Beispiel eines Allografteinsatzes am proximalen Femur.

Je nach Defektgröße und Lokalisation werden verschiedene Allografttypen bei den massiven Transplantaten voneinander unterschieden (Abb. 1.5.**31 a–d**):

Das **Intercalary Graft** (Schaltknochentransplantat) wird vor allem zwischen Defekte langer Röhrenknochen im Bereich der Dia(meta)physe gepflanzt, wenn die gelenknahen Anteile erhalten werden können (Makley 1985, Mankin 1996). Umfasst der Defekt den ganzen Durchmesser des Röhrenknochens, so wird er durch einen Intercalary Totalgraft rekonstruiert; ein Intercalary Hemigraft wird verwendet, wenn nur ein Teil des Durchmessers ersetzt wird.

Ein **osteoartikuläres Allograft** (osteochondrales Allograft) wird transplantiert, wenn Gelenkflächen mit dem Knochen transplantiert und ersetzt werden (Brien 1994, Mnaymneh 1994). Auch hier unterscheidet man zwischen hemiartikulärem Graft und Totalgraft; je nachdem, ob die ganze Gelenkfläche oder nur ein Teil von ihr entfernt wird. Dabei werden die verbliebenen Kapselstrukturen und Bänder des betroffenen Gelenks mit den korrespondierenden Strukturen des Allografts anatomisch genau rekonstruiert (Roedl 2000).

Bei kompletten Gelenkdefekten oder insuffizientem Streckmechanismus kann der Defekt durch eine überbrückende **Allograftarthrodese** rekonstruiert werden (Donley 1991, Gebhardt 1995).

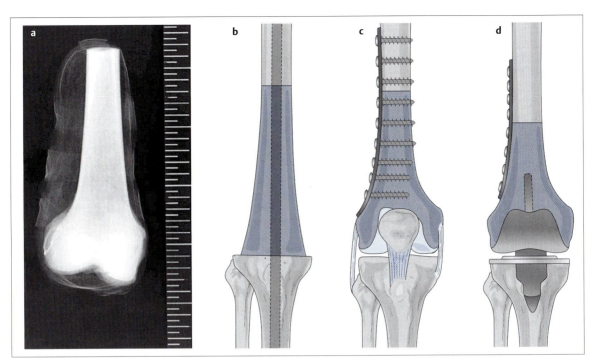

Abb. 1.5.31 a–d Röntgenmessbild eines zur Transplantation freigegebenen massiven distalen Femurallograftes (**a**) und Schemazeichnungen verschiedener Rekonstruktionsmöglichkeiten mit diesem massiven Allograft bei einem Patienten mit einem Defekt im distalen Femur: Allograftarthrodese mit Marknagel (**b**), osteoartikuläres Graft mit Plattenfixation (**c**) und Composite-Allograft mit einer Constrained-Knieprothese und Plattenfixation (**d**).

Bei Läsionen an der Knochenoberfläche oder partiellen Röhrendefekten kann der Defekt auch durch Auflage von Knochenscheiben, sog. **Cortical Onlaygrafts**, unterstützt werden. Dabei wird die geschädigte Kortikalis überbrückt und mittels Allograftmaterial substituiert.

Die Kombinationen von massiven Fremdknochen mit Endoprothesen wird als **Composite Allograft** bezeichnet. Hier bildet der in der Regel zementverankerte Verbund aus Fremdknochen und Prothese einen Gelenkersatz (Mankin 1982).

Kombiniert werden kann ein Fremdknochen auch mit einem autologen vaskularisierten Knochentransplantat (z. B. vaskularisierte Fibula mit Intercalary Tibiaallograft). Hier übernimmt das Allograft ebenfalls die biomechanische Stützfunktion. Der durchblutete Eigenknochen soll zusätzlich das schnelle biologische Einwachsen in den Defekt fördern und die Potenz zur weiteren Regeneration und Hypertrophie mit sich bringen. Liegt das Allograft um den verpflanzten Eigenknochen spricht man von einem **Mantelgraft**. Hier wird in der Regel ein Spalt oder Loch in den Fremdknochen gefräst, durch den die feinen Blutgefäße das zentral liegende Transplantat erreichen können (Wheeler 2001).

Osteosynthese von Allografts

Chips oder Mehl wird in der Regel lediglich verfüllt und mit individuellem Druck in einen Defekt manuell eingepresst. Hierbei verhalten sich Verfülldichte und biomechanische Festigkeit reziprok zur Revaskularisationszeit des Fremdgewebes.

Die Fixation von massiven Allografts richtet sich grundsätzlich nach den Prinzipien der AO (Griend 1994). Die verminderte biologische Kompetenz ist unbedingt zu berücksichtigen. Man sollte sich vergegenwärtigen, dass Schraubenlöcher nicht mehr heilen, da das Transplantat keine osteoinduktive Potenz besitzt (Hornicek 2001). Die Osteotomieübergänge sollten unter 2 mm Distanz betragen, damit die Kontaktheilung von Eigen- zu Fremdknochen erfolgreich verläuft. Bewährt hat sich, eine Spongiosaplastik in den Übergangsbereichen anzulegen, um die Kontaktheilung zu fördern. Von großer Bedeutung bei kortikalen Übergängen ist die anatomisch treffende Auswahl des Allografts aus der Knochenbank. Analog zur zeichnerischen Planung einer Endoprothese muss das Röntgenbild des Transplantates mit dem Röntgenbild des potentiellen Knochendefektes exakt abgeglichen werden. Stark unterschiedliche intramedulläre oder kortikale Durchmesser zwischen Spender- und Empfängerknochen führen unweigerlich zu schlechten Kontaktzonen und zum Versagen der

Rekonstruktion. Versuche der Zementfüllung der Fremdknochen zur zusätzlichen Stabilisierung sind fehlgeschlagen, da sie das Transplantat zu stark versteifen, die Übergangszonen verstopfen und die biologische Potenz weiter vermindern (Ozaki 1997).

Der **intramedulläre Nagel** als geringste Strukturschwächung des Graftes wird als Rohr oder Stab in den Markraum eines langen Röhrenknochenallografts eingeführt und schient diesen von innen. Zur Sicherung gegen Verkürzung und Verdrehen des Allografts müssen die Marknägel durch Querbolzen proximal und distal verriegelt werden. Die Dynamisierung des Nagels sollte auf jeden Fall unterbleiben, da das Allograft langfristig vor Scher- und Rotationskräften zu sichern ist. Aufgrund der günstigen mechanischen Konstellation des Marknagels als innerer Kraftträger ist die frühe Belastbarkeit der große Vorteil dieser Methode. Es muss jedoch genügend Fixationsraum zur Verfügung stehen, um den Nagel zu verriegeln. Alternativ kann bei einem osteoartikulären Transplantat der Marknagel auch einzementiert und nur das Ende im Eigenknochen verriegelt werden. Sollte der Marknagel die Rotationskräfte nicht vollständig neutralisieren, kann eine kleine Platte das Transplantat zusätzlich sichern.

Kann nicht mit einem intramedullärem Kraftträger gearbeitet werden, empfiehlt es sich, eine stabile **neutralisierende Osteosyntheseplatte** anzubringen, um die Scher- und Rotationskräfte weiterzuleiten und das Transplantat zu schützen. Wird eine Platte eingesetzt, so sollten die Übergangsosteotomien mittels Gleitlochtechnik unter axialen Druck gebracht werden, um die Spalten zu verkleinern und die Heilung zu fördern. Interfragmentäre Schraubenlagen sind wenig sinnvoll. Die Osteotomien können auch in Z-Form angelegt werden, um zusätzlich die Kontaktoberfläche zu vergrößern und die Rotationskräfte zu neutralisieren. Dabei ist jedoch auf millimetergenaue Passform zu achten, um die Kontaktheilung zu erlauben (Enneking 2001).

Eine Osteosynthese mittels **Cerclage** kommt alleinig bei Onlaygrafts infrage. Bei den massiven Volltransplantaten ist sie als zusätzliche Fixation selten indiziert.

Indikation von Allografts und Vergleich verschiedener Rekonstruktionstechniken

Es gelten bei der Auswahl einer gliedmaßenerhaltenden Operation bei einem Tumor des Bewegungsapparates grundsätzlich drei Vorbedingungen. Der Eingriff muss erstens für den Patienten onkologisch risikoarm und sicher, zweitens orthopädisch Erfolg versprechend und drittens dem funktionellen Anspruch des individuellen Patienten angepasst sein.

Die rekonstruktiven Eingriffe können wie folgt eingeteilt werden:

- für dia-/metaphysäre Defekte in den Röhrenknochen,
- für den Ersatz eines entfernten Gelenkes,
- die Knochen des wachsenden Kindes betreffen,
- konventionelle Amputationstechniken modifizierende.

Transplantate zur Rekonstruktion von dia-/metaphysären Defekten sind konventionelle autogene Knochentransplantate, vaskularisierte autogene Transplantate und Fremdknochentransplantate (Allografts). Konventionelle autogene Knochentransplantate besitzen den Vorteil universaler Verfügbarkeit und relativ geringer Kosten. Sie besitzen den Nachteil der Entnahmemorbidität, häufig unzureichender Stützfunktion, die zu Stressfrakturen führt und benötigen ein gut vaskularisiertes Transplantatbett aus gesundem Gewebe.

Vaskularisierte (gefäßversorgte) **autogene Transplantate** besitzen den Vorteil früherer Knochenheilung, haben die Kapazität zur schnellen Hypertrophie und die Fähigkeit, in einem kompromittierten, schlecht vaskularisierten Umfeld zu überleben. Ihre Nachteile sind die begrenzte Verfügbarkeit, lange Operationszeiten wegen mikrochirurgischer Techniken, relativ fragile Fixationstechnik, um die prekäre Durchblutung nicht zu gefährden, und hohe Kosten.

Diametaphysäre **Allografts** besitzen den Vorteil oft ausreichender Auswahl zur anatomischen Anpassung. Die Nachteile sind die gelegentliche immunologische Abstoßung, eine langsame Heilung und die fehlende Verfügbarkeit an Orten ohne Gewebebank. Die Literaturübersicht zeigt, dass keine Methode eindeutig besser ist. Die Langzeitergebnisse für Fremdknochentransplantate zeigen 77% zufrieden stellender Ergebnisse, konventionelle Eigenknochen haben 78% zufrieden stellende Ergebnisse und vaskularisierte autogene Transplantate zeigen bis zu 85% zufrieden stellende Resultate nach 5 Jahren (Enneking 2000).

Zu den Rekonstruktionsmethoden nach Gelenkresektion gehören die Arthrodese, der osteoartikuläre **Allograft**, individuell angefertigte oder modulare Prothesen, **Composite-Allografts** (Fremdknochen-Prothesen-Kombinationen) und Modifikationen der konventionellen Amputation. Die Arthrodese mit konventionellen autogenen Knochentransplantaten oder **Allograft** besitzt den Vorteil der universalen Verfügbarkeit und bei Eintreten der ossären Fusion, einer funktionell dauerhaft belastbaren Rekonstruktion. Die Nachteile liegen in der Behinderung durch das steife Gelenk und in der Schwierigkeit eine stabile Fusion zu erzielen. **Osteoartikuläre Allografts** haben den Vorteil der erhaltenen Gelenkbeweglichkeit und der biologischen Potenz, welche das Anwachsen von Muskeln ermöglicht. Der Nachteil liegt in der geringen Verfügbarkeit passgenauer Gelenkanteile und dem frühem Einsetzen von sekundär arthrotischen Prozessen wegen fehlender Propriozeption und relativer Gelenkinstabilität. Die 5-Jahres-Überlebensrate von Gelenkflächen tragenden Fremdknochen wird derzeit mit 60% angegeben (Hornicek u. Mitarb.1998, Getty u. Peabody 1999, Muscolo u. Mitarb. 2000). Beim jungen wachsenden Patienten kann damit jedoch die Zeit bis zur Implantation einer Endoprothese wirksam hinausgezögert werden. Einzelangefertigte und modulare Endoprothesen besitzen den Vorteil der unbegrenzten Verfügbarkeit („von der Stange"), einen anatomisch korrekten Ersatz und der schnellen Rehabilitation. Sie haben den Nachteil der fehlenden Anheilung von Muskeln, der mechanischen Lockerung und des Materialverschleißes. Die 5-Jahres-Überlebensrate von Tumorendoprothesen beträgt etwa 60% (Ham u. Mitarb. 1998, Renard u. Mitarb. 2000). Die Kombinationen von Fremdknochen mit einer Prothese haben den zweifachen Vorteil des Muskelanwachsens an den Fremdknochen und der beständigeren Gelenkfläche der Prothese. Die derzeitige 5-Jahres-Überlebensrate dieser Kombinationen, primär im Bereich Hüfte und Knie, liegt bei 70% (Anract u. Mitarb. 2000). Vom Prinzip her eine Modifikation der konventioneller Amputation stellt die Rotations- oder Umkehrplastik für Läsionen im Knie- und Hüftgelenkbereich dar. Die anfänglichen psychologischen Probleme werden um ein vielfaches durch die hervorragenden funktionellen Ergebnisse aufgewogen. Durch die Rehabilitation mit speziell angefertigten Exoprothesen können die Patienten nahezu uneingeschränkt aktiv werden (Winkelmann 1996, Hillmann u. Mitarb. 1999).

Bei Patienten im Wachstumsalter, vor allem Kindern, ist die Beinlängendifferenz eine häufig auftretende Komplikation. Sie tritt sowohl bei Allografts als auch bei den Prothesen auf. Zwar gibt es die Möglichkeit, Kinder mit Wachstumsprothesen zu versorgen; zur Verlängerung bedarf es allerdings weiterer operativer Eingriffe. Bei der Verwendung von Allografts können Längendifferenzen später durch das Kallusdistraktionsverfahren im Eigenknochen mittels Fixateur externe ausgeglichen werden, allerdings erst, wenn der Allograft sicher eingeheilt ist.

Literatur

Anract, P., J. Coste u. Mitarb. (2000): Proximal femoral reconstruction with megaprosthesis versus allograft prosthesis composite. A comparative study of functional results, complications and longevity in 41 cases. Rev Chir Orthop Reparatrice Appar Mot 86 (3): 278–288

Bettin, D., H.W. Doerr u. Mitarb. (2001): Richtlinien zum Führen einer Knochenbank. Deutsches Ärzteblatt 98 (15-A): 1011–1016

Brien (1994): Allograft reconstruction after proximal tibial resection for bone tumors. An analysis of function and outcome comparing allograft and prosthetic reconstructions. Clin Orthop 303: 116–127

Donley (1991): Arthrodesis of the knee with an intramedullary nail. J Bone Joint Surg 73a: 907–913

Enneking (2001): Retrieved human allografts. J Bone Joint Surg 83a (7): 971–986

Enneking, W.F. (2000): An abbreviated history of orthopaedic oncology in North America. Clin Orthop (374): 115–124

Gebhardt (1991): The use of bone allografts for limb-salvage in high-grade extremity osteosarcoma. Clin Orthop 270: 181–196

Gebhardt (1995): Resection and allograft arthrodesis for malignant bone tumors of the extremity: 567–582

Getty, P.J., T.D. Peabody (1999): Complications and functional outcomes of reconstruction with an osteoarticular allograft after intra-articular resection of the proximal aspect of the humerus. J Bone Joint Surg Am 81 (8): 1138–1146

Griend, v. d. (1994): The effect of internal fixation on the healing of large allografts. J Bone Joint Surg Am 76 (5): 657–663

Ham, S.J., H. Schraffordt Koops u. Mitarb. (1998): Limb salvage surgery for primary bone sarcoma of the lower extremities: long-term consequences of endoprosthetic reconstructions. Ann Surg Oncol 5 (5): 423–436

Hamer (1999): Changes in allograft bone irradiated at different temperatures. J Bone Joint Surg Br 81 (2): 342–344

Hillmann, A., C. Hoffmann u. Mitarb. (1999): Malignant tumor of the distal part of the femur or the proximal part of the tibia: endoprosthetic replacement or rotationplasty. Functional outcome and quality-of-life measurements. J Bone Joint Surg Am 81 (4): 462–468

Hornicek (2001): Factors affecting nonunion of the allograft-host junction. Clin Orthop 382: 87–98

Hornicek jr., F.J., W. Mnaymneh u. Mitarb. (1998): Limb salvage with osteoarticular allografts after resection of proximal tibia bone tumors. Clin Orthop (352): 179–186

Lexer (1908): Die Verwendung der freien Knochenplastik nebst Versuchen über Gelenkversteifung und Gelenktransplantation. Arch Klin Chir 86: 939–954

Makley (1985): The use of allografts to reconstruct intercalary defects of long bones. Clin Orthop 197: 58–75

Mankin (1982): Osteoarticular and intercalary allograft transplantation in the management of malignant tumors of bone. Cancer 50 (4): 613–630

Mankin (1996): Long-term results of allograft replacement in the management of bone tumors. Clin Orthop 324: 86–97

Mnaymneh (1994): Massive distal femoral osteoarticular allografts after resection of bone tumors. Clin Orthop 303: 103–115

Muscolo, D.L., M.A. Ayerza u. Mitarb. 2000): Survivorship and radiographic analysis of knee osteoarticular allografts. Clin Orthop (373): 73–79

Ozaki (1997): Intramedullary, antibiotic-loaded cemented, massive allografts for skeletal reconstruction. 26 cases compared with 19 uncemented allografts. Acta Orthop Scand 68 (4): 387–391

Renard, A.J., R.P. Veth u. Mitarb. (2000): Function and complications after ablative and limb-salvage therapy in lower extremity sarcoma of bone. J Surg Oncol 73 (4): 198–205

Roedl (2000): Osteoarticular allograft in surgery for high-grade malignant tumours of bone. J Bone Joint Surg Br 82 (7): 1006–1010

Wheeler (2001): Biomechanical evaluation of retrieved massive allografts: preliminary results. Biomed Sci Instrum 37: 251–256

Winkelmann, W.W. (1996): Rotationplasty. Orthop Clin North Am 27 (3): 503–523.

1.5.7 Umkehrplastik

W. Winkelmann

Einleitung

Eine Umkehrplastik hat der Wiesbadener Arzt Borggreve erstmals 1927 mit dem Ziel durchgeführt, bei einer stark verkürzten unteren Gliedmaße das obere Sprunggelenk als Kniegelenkersatz zu verwenden (Borggreve 1930). Salzer gebührt der Verdienst, die Umkehrplastik 1974 in die Tumorchirurgie im Rahmen der Lokalbehandlung maligner distaler Femurtumoren eingeführt zu haben (Salzer u. Mitarb. 1981). Wir haben die Methode und das Spektrum erheblich erweitert, so dass bei Tumoren im unteren Beckenbereich, dem gesamten Femur und der proximalen bis mittleren Tibia eine Form der Umkehrplastik möglich ist (Winkelmann 1986, 1996, 2000). Aufgrund unserer sehr großen Erfahrung konnte wir 1996 eine Klassifikation der Umkehrplastiken veröffentlichen (Winkelmann 1996) (Abb. 1.5.32).

Indikation

Nach nunmehr fast 30-jähriger Erfahrung mit der Anwendung der Umkehrplastik steht zweifellos fest, dass der funktionelle Zustand nach einer Umkehrplastik unvergleichbar besser ist als nach einer Amputation.

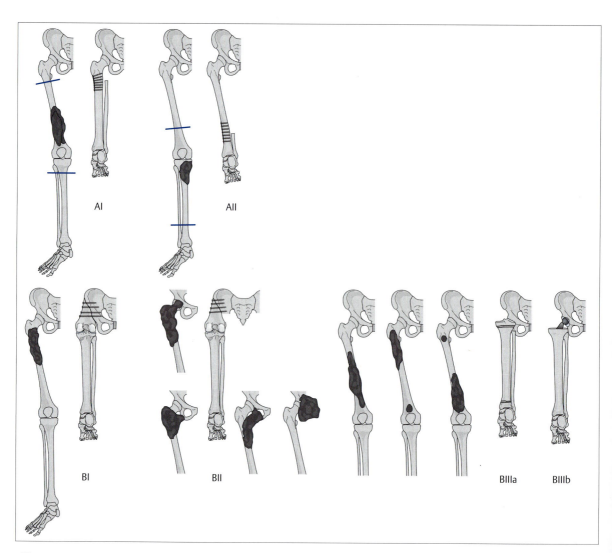

Abb. 1.5.32 Klassifikation der Umkehrplastiken nach Winkelmann.

Die Hauptindikation zu einer Umkehrplastik ist deshalb die Alternative zu einer Amputation, d. h., wenn aufgrund der primären Tumorausdehnung eine onkologisch weite Gliedmaßen erhaltende Tumorresektion nicht möglich ist.

Als Voraussetzung für alle Typen der Umkehrplastiken gilt, dass der N. ischiadicus in seinem gesamten Oberschenkelverlauf und beim Typ AII auch die Unterschenkelnerven herauspräpariert und erhalten werden können.

Eine zweite Hauptindikation liegt bei sehr jungen Kindern mit malignen Knochentumoren im Bereich der unteren Gliedmaße bzw. des unteren Beckenanteils vor. Natürlich kann man auch in diesen Fällen Spezialimplantate, z. B. verlängerbare Tumorprothesen implantieren oder unter Verwendung von autologem bzw. homologem Knochen Überbrückungen und Gelenkversteifungen durchführen. Man muss sich aber immer bewusst sein, dass dadurch bei den betroffenen kleinen Patienten meist zahlreiche Folgeoperationen notwendig sind, z. B. wegen Gliedmaßenverkürzung, Gliedmaßenfehlstellung bzw. Implantatlockerung. Im Gegensatz hierzu ist die Umkehrplastik eine einmalige Operation (Winkelmann 2000).

Die dritte Hauptindikation ist wiederum eine Alternative zur Amputation bei den Patienten, bei denen mehrfach versucht wurde die Gliedmaße zu erhalten, jedoch Folgekomplikationen, zumeist tiefe Infektionen oder Prothesenlockerungen, einen weiteren Erhalt der Gliedmaße infrage stellen. Bevor bei diesen Patienten eine Amputation durchgeführt wird, sollte immer der Versuch einer Umkehrplastik erfolgen. Wie unsere Ergebnisse gezeigt haben, sind jedoch die Komplikationen, die letztendlich doch zu einer Amputation führen, bei der Umkehrplastik aufgrund vorangegangenen fehlgeschlagenen Versuchen einer Gliedmaßenerhaltung signifikant höher als bei den Patienten, bei denen primär sofort eine Umkehrplastik als lokaltherapeutische Maßnahme erfolgte.

Es ist in zahlreichen Untersuchungen bewiesen worden, dass trotz der kosmetischen Entstellung die Kinder mit der Umkehrplastik normal aufwachsen. Aus funktioneller Sicht sind die Kinder mit einer Umkehrplastik bei vergleichender Betrachtung gegenüber Kindern mit Tumorprothesen deutlich aktiver im täglichen Leben und auch im Sport (Hillmann u. Mitarb. 1999).

Operative Technik

Neben dem Gewinn an Funktion sind für die Patienten mit einer Umkehrplastik die Länge der umgedrehten Gliedmaße im Hinblick auf die Prothesenversorgung und der harmonische, hautfaltenfreie Übergang des Oberschenkels in den Unterschenkel von zweitwichtigster Bedeutung. Bei allen Umkehrplastiken ist deshalb darauf zu achten, dass bei Wachstumsabschluss an der umgedrehten Gliedmaße die Höhe der Fersensohle in Neutralstellung des nach hinten gedrehten Fußes mit der kontralateralen Kniescheibe übereinstimmt (Abb. 1.5.33 a u. b). Bei den Umkehrplastiken vom Typ AI, AII, BI und BII werden immer zwei Wachstumsfugen erhalten. Deshalb wächst die umgedrehte Gliedmaße mit dem weiteren Wachstum in etwa proportional mit. Nur bei Kindern unter dem 10. Lebensjahr sollte die umgedrehte Gliedmaße primär maximal 10 cm länger sein. Eine bei Wachstumsabschluss etwas zu kurze umgedrehte Gliedmaße ist durch einen kosmetischen Verkürzungsausgleich in der Exoprothese problemlos prothetisch zu versorgen. Die wegen einer zu langen Umkehrplastik notwendige zu lange Exoprothese wird kosmetisch und funktionell als störend empfunden. Die Hautschnitte proximal und distal sind immer zwei gegeneinander ver-

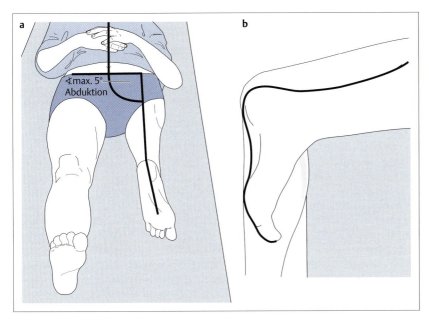

Abb. 1.5.33 a u. b Klinisch-kosmetisches Bild einer Hüftumkehrplastik. Die Achse der umgedrehten Gliedmaße steht in Neutralstellung zur Beckenquerachse, die Höhe der Ferse steht in Höhe der kontralateralen Kniescheibe.

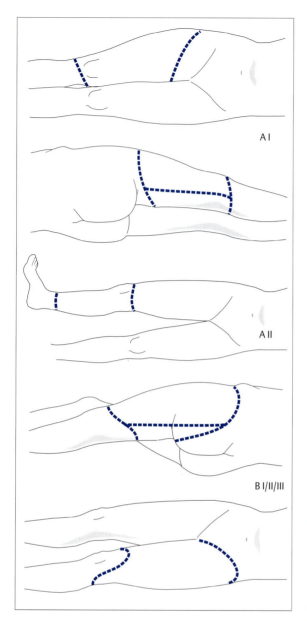

Abb. 1.5.34 Hautschnitte bei den verschiedenen Typen der Umkehrplastik.

laufende Längsovale (Abb. 1.5.**34**). Die Oberschenkelhaut muss zum einen so lang belassen werden, dass bei Fehlschlagen der Umkehrplastik eine Amputation und dann auch eine ausreichende Stumpfdeckung möglich ist. Zum anderen dienen die Oberschenkelhaut sowie das subkutane Fettgewebe der Anpassung an die kleinere Zirkumferenz des Unterschenkels. Nachresektionen der Haut müssen deshalb immer an der Unterschenkelhaut erfolgen.

Mit Ausnahme der Typ-AII-Umkehrplastik sollte grundsätzlich eine segmentale arterielle und venöse Gefäßresektion mit nachfolgender End-zu-End-Anastomose erfolgen. Die osteosynthetische Verbindung zwischen Tibia und Femur bzw. Femur und Becken erfolgt in der Regel von lateral. Um später die Metallentfernung gefahrlos durchführen zu können, ist der N. ischiadicus girlandenförmig innenseitig subkutan zu legen. Die Lage des N. ischiadicus sollte im Operationsbericht immer genau beschrieben werden.

Umkehrplastik Typ AI

Die Umkehrplastik vom Typ AI wird bei malignen Tumoren im mittleren und distalen Femurbereich mit oder ohne Kniegelenkbeteiligung durchgeführt. Um die Länge des kontralateralen Oberschenkels zu erzielen, sollte präoperativ immer eine Beinstandaufnahme mit Maßstab erfolgen. Hieran kann sich dann die Länge des knöchernen Resektates orientieren.

Die Umkehrplastik besteht aus zwei getrennten Amputationsebenen. Die eine Ebene liegt in Höhe des proximalen Oberschenkels, die andere Ebene in Höhe des proximalen Unterschenkels. Nach der proximalen Amputation liegt der verbleibende proximale Femur in starker Außendrehung. Bei der Osteosynthese mit dem Schienbeinknochen ist deshalb darauf zu achten, dass die Platte am erhaltenen proximalen Femur mehr dorsal verschraubt wird, weil dadurch mit der umgedrehten Gliedmaße eine gleich große Außen- und Innendrehung im Hüftgelenk gewährleistet ist.

Die Funktion des oberen Sprunggelenks als Kniegelenkersatz erfolgt mit den Muskeln des erhaltenen Unterschenkels. Die bei der Tumoroperation an den Femurkondylen abgelösten Gastroknemiusköpfe werden bei der funktionellen Rekonstruktion in Neutralstellung des Fußes an der Vorderseite der Oberschenkelfaszie refixiert. Zur Verbesserung der Funktion, aber auch zur besseren Anpassung der Oberschenkel- an die Unterschenkelzirkumferenz können medial bzw. mediodorsal Anteile der Adduktoren- und Kniebeugemuskulatur verwendet werden. Die erhaltenen proximalen Oberschenkelmuskeln müssen jedoch in ihrem Umfang stark verjüngt werden, da sonst ein postoperatives Kompartmentsyndrom droht. Man sollte nur soviel Muskulatur zur Angleichung der unterschiedlichen Zirkumferenzen belassen, dass eine spannungsfreie Subkutan- und Hautnaht möglich ist.

Da die Osteosynthese übungsstabil ist, kann die Interimsprothese ca. am 7. postoperativen Tag erfolgen.

Umkehrplastik Typ AII

Die Umkehrplastik vom Typ AII wird bei malignen Tumoren im Bereich des proximalen bzw. proximedialen Teils der Tibia durchgeführt. Das extraossäre Tumorwachstum darf nicht umfangreicher sein, als dass zumindest 2 Unterschenkelarterien, die begleitenden Venen und der N. peroneus communis sowie der N. tibialis posterior erhalten werden können. Technisch ist es wegen des Trichtereffektes nicht möglich, die peripheren Unterschenkelgefäße mit der A. bzw. V. poplitea zu anastomosieren. Deshalb müssen bei diesem Typ der Umkehrplastik die peripheren Gefäße und Nerven bis nach distal präpariert und erhalten werden. Die distale Tibia ist nur so lang zu belassen, dass mit der Knochenlänge oberhalb der Wachstumsfuge eine 4- bis 6-Loch-Plattenosteosynthese durchgeführt werden kann. Der distale Oberschenkel ist soweit zu kürzen, dass nach Anschrauben der distalen Tibia an den Oberschenkelknochen wiederum (bei Wachstumsabschluss) die Vorderseite der Ferse mit der kontralateralen Kniescheibe in gleicher Höhe steht.

Die gesamten Unterschenkelmuskeln verbleiben am Tumorresektat. Die Bewegung des Fußes im oberen Sprunggelenk erfolgt durch die Oberschenkelmuskeln. Hierzu müssen die Achillessehne mit der Quadrizepssehne sowie die Kniebeugesehnen mit den Strecksehnen des Fußes vernäht werden. Die Unterschenkelgefäße sowie -nerven kommen subkutan zu liegen. Da auch hier die Osteosynthese übungsstabil ist, kann nach 7 Tagen die Versorgung mit der Interimsprothese erfolgen.

Umkehrplastik Typ BI

Die Umkehrplastik vom Typ BI wird bei malignen Tumoren im Bereich des proximalen Femurs durchgeführt, wobei präoperativ anhand der Bildgebung eine Hüftgelenkbeteiligung bzw. ein infiltratives Tumorwachstum in die Glutealmuskulatur auszuschließen ist.

Die proximale Absetzung ist identisch mit einer Hüftgelenkexartikulation, wobei lediglich der N. ischiadicus in gesamter Länge präpariert und erhalten wird. Der M. iliopsoas wird etwa in Höhe seines Durchtrittes unter dem Leistenband angeschlungen und durchtrennt. Da der proximale und mittlere Femur mit seinen umgebenden Muskeln am Tumorresektat verbleiben ist auch die nervale Innervation des Quadrizeps nicht mehr notwendig. Der Femuralisnerv wird deshalb ebenfalls proximal unterbunden und durchtrennt. Die Ablösung der Glutealmuskeln erfolgt mit entsprechendem Sicherheitsabstand von ihrer femoralen Insertion. Anteile der Adduktorenmuskeln werden erhalten, dienen aber lediglich der späteren kosmetischen Rekonstruktion. Vom distalen Oberschenkelknochen ist nur soviel zu belassen, dass zur Osteosynthese mit dem Darmbein 3–4 Schrauben oberhalb der distalen Femurwachstumsfuge eingebracht werden können. Aus der Quadrizepssehne bzw. der Kniegelenkkapsel wird ein spezieller ventrolateraler Sehnen-Kapsel-Lappen gebildet, der später mit der Glutealmuskulatur vernäht wird. Der laterale bzw. mediale Gastroknemius verbleibt an seinem kondylären Ursprung, lateralseitig werden von der Bizepssehne und medialseitig von der Grazilis- bzw. Semitendinosussehne ca. 5 cm lange Stümpfe belassen, die später mit dem M. iliopsoas vernäht werden.

Nach 180° Rotation wird der verbliebene distale Oberschenkel außenseitig an die Beckenschaufel gehalten und mit der Stichsäge entsprechend der Kontur der Beckenschaufel so zurecht gesägt, dass er schlüssig passt und mit 3–4 Schrauben an der Beckenaußenseite angeschraubt werden kann.

Da bei der Hüftumkehrplastik vom Typ BI (ebenso bei Typ BII) mit dem verpflanzten Kniegelenk aus dem kugeligen Hüftgelenk ein Scharniergelenk gemacht wird, ist besonders auf die Achsenverhältnisse zu achten. Die Längsachse der umgedrehten Gliedmaße sollte zur Beckenquerachse in Neutralstellung bzw. in maximal 5° Abduktion stehen, dadurch ist eine optimale Prothesenversorgung möglich (s. Abb. 1.5.**33**). Eine stärkere Abduktion und insbesondere eine Adduktion führen darüber hinaus in dem nun varisch oder valgisch belasteten Kniegelenk zu frühzeitigen Umbauerscheinungen. Es hat sich bewährt, unmittelbar präoperativ zur Orientierung mit nicht abwischbarem Filzstift Orientierungslinien an der Bauchdecke sowie an der Unterschenkelrückseite anzubringen.

Die muskuläre Rekonstruktion (Naht zwischen den Kniebeugesehnen und dem Iliopsoasmuskel sowie dem Quadrizepssehnen-Kapsel-Lappen und der Glutealmuskulatur) erfolgt in einer 90°Knie-(nun Hüft-)beugung. Hierbei ist zum einen die passive Beugung im Kniegelenk beim Sitzen gewährleistet, zum anderen kann aus dieser Stellung die Glutealmuskulatur das umgedrehte Bein im Hüftgelenk sehr kräftig strecken. Postoperativ ist die Ruhigstellung in einem Becken-Bein-Gips bis zur knöchernen Konsolidierung des distalen Femurs mit der Beckenschaufel notwendig. Der Gips wird ventralseitig derart geschalt, dass die umgedrehte Gliedmaße aus dem Gips herausgenommen werden kann, so dass bereits frühzeitig geführte passive Bewegungsübungen möglich sind.

Umkehrplastik Typ BII

Die Umkehrplastik vom Typ BII wird einerseits bei proximalen Femurtumoren mit Infiltration in das Hüftgelenk bzw. in die umgebenden Weichteile durchgeführt. Andererseits kann sie bei malignen Tumoren im unteren Beckenbereich mit Infiltration in das Hüftgelenk bzw. Infiltration in den N. femoralis und/oder in die A. und V. iliaca externa erfolgen.

Die proximale Absetzung ist ähnlich der einer unteren Hemipelvektomie, so dass nur der obere Teil der Beckenschaufel belassen werden muss. Die gesamte Gesäßmuskulatur und der untere Anteil des M. iliopsoas werden mit entfernt. Wiederum bleibt nur der N. ischiadicus erhalten. Bei diesem Typ der Umkehrplastik sollte man aber, wenn möglich, auch die Äste des N. femoralis erhalten, die sich distal in der Quadrizepsmuskulatur verzweigen. Der distale Quadrizepsmuskel wird derart präpariert, dass er anstelle der resezierten Glutealmuskulatur dorsal zu liegen kommt und dann später als aktiver Kniegelenk-(nun Hüftgelenk-)strecker wirken kann. Die postoperative Ruhigstellung erfolgt wiederum in einem Becken-Bein-Gips.

Umkehrplastik Typ BIII

Die Umkehrplastik vom Typ BIII wird durchgeführt, wenn es erforderlich ist, den gesamten Femur mit den umgebenden Oberschenkelmuskeln zu resezieren.

Die proximale Absetzung entspricht wieder der einer Hüftexartikulation, wobei die Hüftgelenkkapsel soweit wie möglich erhalten wird. Die distale Absetzung entspricht einer Knieexartikulation. Auch hier wird möglichst viel von der Kniegelenkkapsel belassen.

Wir unterscheiden den Typ BIIIa im Kindesalter und den Typ BIIIb bei ausgewachsenen Patienten.

Beim Typ BIIIa wird im Kindesalter die proximale Fibula gekürzt, damit sich nach 180° Rotation der knorpelige Schienbeinkopf gut in die Hüftpfanne einstellen lässt. Die Fixation in dieser Stellung erfolgt durch eine spezielle Kapselplastik, d. h. durch Naht der erhaltenen Hüftgelenkmit der Kniegelenkkapsel (Abb. 1.5.**35 a–c**) (Winkelmann 2000).

Beim Typ BIIIb nach Wachstumsabschluss wird in die Tibia einen Hüftprothesenstiel implantiert, der mit dem Becken gelenkig durch eine Duokopf-Prothese oder eine herkömmliche Hüftpfanne verbunden wird. Die Fixation in dieser Stellung erfolgt wiederum durch eine spezielle Kapselplastik, d. h. durch Naht der erhaltenen Hüftgelenkmit der Kniegelenkkapsel.

Bei der muskulären Rekonstruktion werden die zuvor abgelösten Gastroknemiusköpfe an der Becken- bzw. proximalen Oberschenkelfaszie soweit wie möglich proximal reinseriert. Der erhaltene Anteil vom M. iliopsoas wird soweit wie möglich distal an der oberflächlichen Unterschenkelfaszie reinseriert und dient zur Verstärkung der Hüftbeugung. Die gesamten erhaltenen Glutealmuskeln, die Hüftrotatoren und die gekürzten Hüftadduktoren werden schrittweise an der oberflächlichen Unterschenkelfaszie angenäht. Die erhaltenen Anteile der Adduktorenmuskeln dienen hier nicht nur der kosmetischen Deckung, sondern auch aktiv als Hüftanspreizmuskeln.

Bei Typ BIII erfolgt die Ruhigstellung in einem Becken-Bein-Gips für 4 Wochen. In diesem Zeitraum ist es zur Einheilung der refixierten Weichteile gekommen. Da sich der komplett erhaltene Unterschenkel in seinem Umfang nicht verändert, kann nach der Ruhigstellung im Becken-Bein-Gips die endgültige Prothesenversorgung in Angriff genommen werden.

Komplikationen

Bei Erhaltung der gesamten Gefäße kann es bei der girlandenförmigen Lagerung der Gefäße in das Subkutangewebe zu einem Abknicken der Gefäße kommen. Hierbei sind irreversible Durchblutungsstörungen beschrieben worden, die zu einer Amputation geführt haben. Aber auch bei Durchführung einer segmentalen Gefäßresektion und End-zu-End-Anastomisierung können Durchblutungsstörungen auftreten. Meist handelt es sich um Durchblutungsstörungen aufgrund des „Trichtereffektes". Der zu hohe Druck in den proximalen Gefäßen verhindert das Eindringen des Blutes in die kleineren anastomisierten Unterschenkelgefäße. Um dem vorzubeugen, müssen spezielle End-zu-End-Naht-Techniken, die den Gefäßchirurgen hinreichend bekannt sind, erfolgen. Des Weiteren werden lokale Spasmolytika angewendet.

Bei Patienten die postoperativ eine Polychemotherapie erhalten, muss die verzögerte Knochenheilung beachtet werden.

Da immer gut durchblutetes Weichgewebe aneinander genäht wird, treten sehr selten Wundnekrosen oder tiefe Wundinfektionen auf.

Postoperativ kommt es immer zu einer Ödembildung im Bereich der umgedrehten Gliedmaße. Diese ist mit spe-

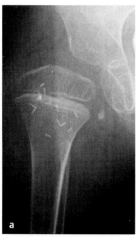
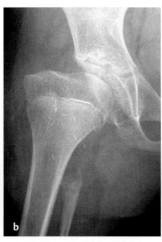
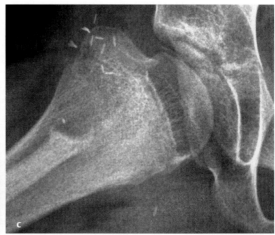

Abb. 1.5.35 a–c Postoperatives Röntgenbild einer Hüftumdrehplastik vom Typ BIIIa. Der in die Hüftpfanne eingestellte Schienbeinkopf hat sich im Laufe der Jahre zu einem runden Hüftkopf entwickelt (a) und Röntgenbilder nach 8 Jahren (**b** und **c**).

zieller Hochlagerung, dosierten elastischen Verbänden und Lymphdrainge zu therapieren.

Nervenlähmungen sind beschrieben, meist aber jedoch nur temporär.

Prothesenversorgung

Die Zeit bis zur Standardversorgung überbrücken wir mit einer Interimsprothese. In eine sehr leichte Gießharz-Unterschenkel-Fuß-Prothese wird der Fuß eingebettet und diese Behelfsprothese mit einer Ledermanschette mit seitlicher Scharnierführung am Oberschenkel befestigt. Die Interimsprothese dient in erster Linie kosmetischen Zwecken. In ihr können aber auch bereits aktive und passive Übungen mit dem Fuß durchgeführt werden.

Die Prothesen-Standardversorgung hat einen Lederoberschaft mit Klettverschluss. Die Form der Prothese ist der des kontralateralen Beines bestmöglich angepasst, der Körperformausgleich wird direkt auf den Lederschaft gearbeitet. Die Fußeinbettung in den Kunststoffunterschenkelschaft erfolgt mittels eines festen, lederartigen Kunststoffes, der im Bereich des empfindlichen Fußrückens mit einem thermoplastischen, relativ weichen Schaumstoff gepolstert ist.

Um die Achillessehne vor einer Überdehnung zu schonen, wird die Prothese in der Kniebeugung bei 110° blockiert.

Mit der Schwimmprothese aus Kunststoff kann der Patient im Schwimmbad nicht nur umhergehen, sondern auch aktiv schwimmen. Ein spezielles, individuelles Hohlraumsystem in der Prothese flutet im Wasser und die Prothese treibt deshalb nicht auf (Abb. 1.5.**36a–c**).

Literatur

Borggreve, J. (1930): Kniegelenkersatz durch das in der Beinlängsachse um 180 Grad gedrehte Fußgelenk. Arch Orthop Trauma Surg 28: 175–178

Hillmann, A., C. Hoffmann, G. Gosheger, H. Krakau, W. Winkelmann (1999): Malignant tumors of the distal part of the femur or the proximal part of the tibia: endoprosthetic replacement or rotationplasty. Functional outcome and quality-of-life measurements. J Bone Joint Surg (Am) 81: 462–468

Salzer, M., K. Knahr, R. Kotz, H. Kristen (1981): Treatment of osteosarcoma of the distal femur byrotationplasty. Arch Orthop Trauma Surg 99: 131–139

Winkelmann, W. (1986): Hip rotationplasty for malignant tumors of the proximal part of the femur. J Bone Joint Surg (Am) 68: 362–369

Winkelmann, W. (1996): Rotationplasty. Orthop Clin North Am 27: 503–523

Winkelmann, W. (2000): Type B-IIIa rotationplasty: an alternative operation for the treatment of malignant tumors of the femur in early childhood. J Bone Joint Surg (Am) 82: 814–827

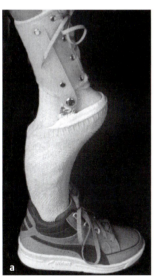
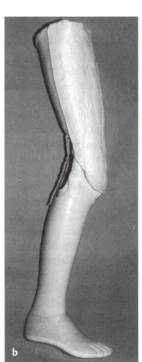
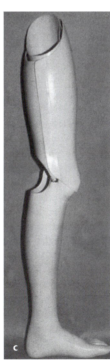

Abb. 1.5.36 a–c Prothesenversorgung bei der Umkehrplastik: Interimsprothese (**a**), Standardprothese (**b**), Schwimmprothese (**c**).

1.5.8 Spezielle Therapieverfahren

N. Lindner

Kryochirurgie

Die Kryochirurgie beinhaltet die therapeutische intraoperative Anwendung von Kälte zur Induktion einer Gewebenekrose zur Tumorzerstörung.

Als lokal adjuvante Therapie kann die Kryochirurgie bei der intraläsionalen Behandlung von Knochen- und Weichteiltumoren die lokale Tumorkontrolle bei einer Reihe von gutartigen und bösartigen Läsionen verbessern. Erste Berichte zeigten aber auch damit verbundene Risiken durch Schäden an gesundem Knochen- und Weichteilgewebe, die u. a. zu Nervenläsionen, Heilungsstörungen und Frakturen führten. Die Anwendung von Flüssigstickstoff zur Kryochirurgie hat sich seitdem technisch verbessert. Zusätzlich stehen heute technisch ausgefeilte Apparate zur Verfügung die mittels physikalischer Reaktionen die Kälteausbreitung über eine Sonde exakt steuern lassen (Kollender u. Mitarb. 2003, Bickels u. Mitarb. 1999).

Die erste Anwendung von Kryochirurgie bei orthopädischen Läsionen wurde von Marcove und Miller dargelegt, wobei sie flüssigen Stickstoff direkt in die Tumorkavität verfüllten (Marcove und Miller 1969, Marcove u. Mitarb. 1972).

Die biologische Wirkung der Kälte beruht auf der Formation von intrazellulären Eiskristallen und Membraneinrissen. Weitere Mechanismen sind die Elektrolytverschiebung, Denaturierung von Zellproteinen und der Verschluss von kleinen Gefäßen. Repetitive Gefrier- und Auftauzyklen erhöhen den zytotoxischen Effekt und die resultierende Gewebenekrose. Die Tiefe der Nekrose im Knochen wird von 7–12 mm bis zu 2 cm angegeben (Malawer u. Mitarb. 1999, Malawer u. Dunham 1991).

Diese Ausdehnung im Knochen und angrenzendem Gewebe kann sich aus der intraläsionalen Anwendung der Kältetherapie bei adäquater Applikation eine Tumoroperation mit weitem Resektionsrand bei der Therapie von benignen aggressiven, niedrig malignen primären Knochentumoren oder Metastasen ergeben. Hochmaligne Knochensarkome sind aufgrund ihrer großen Weichteilkomponente und unscharfen Begrenzung der Kryotherapie nicht ausreichend zugänglich. Hier müsste lokal derart aggressiv vorgegangen werden, dass ein maximaler Schaden am gesunden Gewebe mit hoher Komplikationsrate resultieren würde.

Folgende Prinzipien müssen bei der Kryochirurgie von Knochentumoren beachtet werden:
- adäquate Darstellung des Tumorbettes bzw. der Tumorhöhle,
- ausgedehnte Kürettage und Ausfräsung der Läsion,
- Weichteilmobilisation und Schutzmaßnahmen der gesunden Gewebe vor Kälteapplikation,
- interne Stabilisierung der Knochenhöhle nach der Anwendung, z. B. mittels Knochenzement, Osteosynthese oder Knochentransplantat,
- Schutzmaßnahmen des operierten Knochenareals während der Heilungsphase, z. B. durch adäquate Teilbelastung und/oder Gips- und Schienentherapie (Marcove u. Mitarb. 1977, 1994).

Thermokoagulation

Die Thermokoagulation von Tumorgewebe wird mittels Radiofrequenzstrom oder Lasersonde zur lokalen Gewebezerstörung im Knochen eingesetzt. Dabei wird über eine Sonde am vorgesehenen Ort das Gewebe auf 90 °C mit einer Wärmezone von 1–2 cm erhitzt, die eine Nekrose in diesem Areal nach sich zieht (Rosenthal 1997, Rosenthal u. Mitarb. 2003). Die kleine Ausdehnung dieser Zone hat dieses Verfahren als ideale Therapie zu Behandlung des Osteoidosteoms werden lassen, da der Nidus nur maximal 2 cm groß ist. Offene Operationen sind an diesem Tumor seitdem nur noch in Ausnahmefällen angezeigt (Lindner u. Mitarb. 2001). Exemplarisch für die Thermokoagulation wird die standardisierte Anwendung beim Osteoidosteom beschrieben.

Die CT-gesteuerte Radiofrequenzthermokoagulation des Osteoidosteoms wurde erstmals von Rosenthal 1992 beschrieben und wird von uns seit 1996 eingesetzt (Lindner u. Mitarb. 1997) (Abb. 1.5.**37**). In einer prospektiven Studie bei 147 Patienten war die Evaluation des technischen und klinischen Erfolgs, der Erfassung von Früh- und Spätkomplikationen, sowie der Zufriedenheit der Patienten mit dieser jungen Behandlungsmethode erfolgt. Mit der Anwendung der Thermokoagulation konnten 96 % der Patienten mit einem Osteoidosteom geheilt werden. Die Heilungsrate lag bei den restlichen 4 % bei der zweiten Anwendung des Verfahrens bei 100 %. Signifikante Früh- und Spätkomplikationen sind nicht aufgetreten. Die Patienten konnten sofort nach dem Eingriff voll belasten und zeigten eine hohe Zufriedenheit.

Die Thermokoagulation wird im CT-Raum unter Beteiligung eines interdisziplinären Teams von Orthopäden, Radiologen und Anästhesisten durchgeführt. Je nach Lokalisation des Nidus wird eine Vollnarkose, Epidural- oder Leitungsanästhesie angelegt. Nach entsprechender Positionierung des Patienten sowie der Fixation und Präparation des Operationsgebietes werden kontinuierliche CT-Schichtaufnahmen mit einer Dicke von 1–3 mm zur exakten Lokalisation des Nidus angefertigt. Bei Bedarf wird eine Kontrastmitteluntersuchung zur Verifizierung des Osteoidosteoms durchgeführt. Unter CT-Führung wird an-

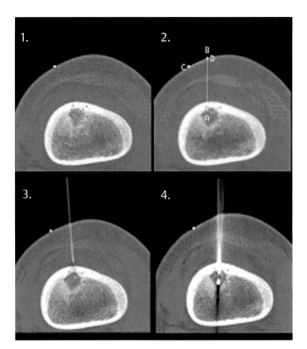

Abb. 1.5.37 CT-Abbildung eines Osteoidosteoms im distalen Femur (1), Planung des Zugangsweges im CT (2), Vorschieben eines Kirschner-Drahtes zur Läsion (3), der Draht wurde überbohrt und die Thermosonde in den Nidus vorgeschoben (4).

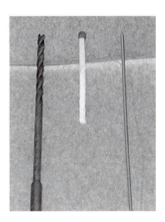

Abb. 1.5.38 Demonstration der Ausmaße von Kirschen-Draht (0,8 mm) und des Bohrers (2 mm).

schließend eine 20-Gauge-Nadel zur Periostanästhesie mit 2–5 ml Bupivacain-Hydrochlorid eingeführt. Nach einem kleinen Hautschnitt im Bereich der Punktionsstelle kann entweder eine 11-Gauge-Yamshidi-Hohlnadel oder ein 2-mm-Bohrer, abhängig von der Lage des Nidus und der ihn umgebenen Sklerosezone, zum knöchernen Zugang eingesetzt werden (Abb. 1.5.**38**). Die Lage im Nidus wird unter CT-Führung korrigiert. Anschließend wird eine sterile Radiofrequenzelektrode mit einem Durchmesser von 1 mm und einer effektiven (unisolierten) Länge von 5 mm in den Nidus eingebracht (s. Abb. 1.5.**37**). Durch diese kann zeitgleich zur Koagulation die Temperatur gemessen werden. Nach Erdung mit einer intramuskulären oder subkutanen Nadel und Anschluss an den Radiofrequenzgenerator (Modell RFG-3 B; Radionics, Burlington, MA) werden an der Spitze der Elektrode Radiofrequenzwellen erzeugt, die das umgebene Gewebe erhitzen. Es wird mit einer Temperatur von 90 °C für eine Dauer von 4–6 Minuten koaguliert. Danach wird die Elektrode wieder entfernt und 2–4 ml 0,5 %ige Bupivacain-Hydrochlorid-Lösung zur postoperativen Schmerzlinderung injiziert. Alle Patienten könnten postoperativ bei Vollbelastung entlassen werden.

Die Thermokoagulation des Osteoidosteoms mit der Radiofrequenzablation beansprucht lediglich einen kleinen knöchernen Zugang, um die Elektrode in den Nidus zu führen. So wird der Knochen nur wenig geschädigt und behält seine Stabilität. Innerhalb des Knochens wird um die Spitze der Elektrode eine sphärische Koagulationszone mit einem Durchmesser von ca. 1 cm erzeugt. Ein länglicher oder ovaler Nidus mit einer Größe über 1,5 cm sollte daher lange, d. h. 6 Minuten koaguliert und über 2 Zugänge in einer Sitzung behandelt werden.

Nach unserer Auffassung ist die CT-gesteuerte perkutane Radiofrequenzablation eine einfache minimalinvasive, sichere, effektive und Kosten sparende Therapie des Osteoidosteoms und die Methode der Wahl für die meisten Fälle. Auch empfiehlt sich das Verfahren als Zweitintervention bei Rezidiven nach fehlgeschlagener offener chirurgischer Operation. Offen chirurgisch sollte weiterhin bei allen nicht typischen Befunden vorgegangen werden, sowie beim Osteoidosteom im Bereich der dorsalen Wirbelsäule, um einen vaskulären oder neuronalen Schaden zu vermeiden (Abb. 1.5.**39**) (Woertler u. Mitarb. 2001, Jakobs u. Mitarb. 2004).

Hyperthermie

Klinische Hyperthermie bedeutet invasive oder nichtinvasive technische Energieankopplung mittels physikalischer Energieträger an den Körper des Patienten, die zu einer selektiven Erwärmung (40–44 °C) des tumortragenden Gewebes führt. Sie wird mit Strahlen- und/oder Chemotherapie in interdisziplinären onkologischen Behandlungskonzepten kombiniert. Neben der direkten zytotoxischen Wirkung der Hyperthermie (Temperaturbereich > 42,5 °C) entsteht zusätzlich ein strahlen- und chemosensibilisierender sowie indirekt ein immunmodulatorischer Effekt im überwärmten Gewebe. Zur Überwärmung entsprechend lokalisierter Malignome kann eine lokale Oberflächenhyperthermie (LHT) als auch die regionale Tiefenhyperthermie (RHT) (Issels u. Schlemmer 2002, Schlemmer u. Mitarb. 2004) angewendet werden. Die Teilkörperhyperthermie (PBH) mit magnetresonanztomographischem Monitoring wird zur hyperthermen Behandlung einer tumortragenden Körperregion (z. B. Abdomen) mit einer regional metastasierten Erkrankung (z. B. isolierten Lebermetastasen) eingesetzt (Baur u. Mitarb. 2003).

Eine Temperaturerhöhung über 42,5 °C hat einen zytotoxischen Effekt, der abhängig von der jeweiligen Temperatur und der Einwirkungsdauer einem Dosis-Wir-

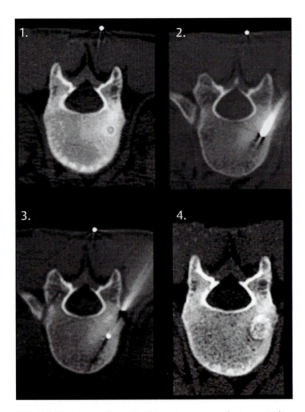

Abb. 1.5.39 Anwendung der CT-gesteuerten perkutanen Radiofrequenzablation im Wirbelkörper: Der Nidus liegt im CT im pedikelnahen Wirbelkörper (1), Punktionsweg mittels Yamshidi Nadel (2) und Thermosonde in Position (3). Ein Kontroll-CT nach 3 Monaten beweist die Nekrosezone von 5 mm als hyperdense Reaktion (4).

kungs-Prinzip folgt. Dies ist bei tierischen Zelllinien generell nachweisbar. Unterhalb dieses Temperaturbereichs behandelte Zellen verhalten sich gegenüber einer kontinuierlichen Temperatureinwirkung zunehmend resistent, d.h., sie entwickeln eine Thermotoleranz. Dieses Phänomen ist reversibel und der Thermotoleranzstatus der Zellen klingt 24–48 h nach Absetzen der Hyperthermie wieder ab. Humane Tumorzellen haben eine unterschiedliche Hitzeempfindlichkeit, wobei neben dem Tumorzelltyp insbesondere der jeweilige Temperaturbereich bzw. die Dauer der Einwirkung ausschlaggebend ist. Trotz variabler Hitzeempfindlichkeit verschiedener Zelltypen ermöglicht das thermische Isoeffektdosiskonzept (TID) mit Hilfe der in vitro beobachteten Abtötungsraten der Zellen bei verschiedenen Temperaturen eine Berechnung sog. thermischer Äquivalenzdosen.

Die Verstärkung des zytotoxischen Effekts durch die Hyperthermie ist bei gleichzeitiger Kombination mit Strahlen- und/oder Chemotherapie am stärksten ausgeprägt und verliert sich 3–5 h nach der kombinierten Anwendung. Im Falle der Strahlentherapie beruht der Verstärkungseffekt weitgehend auf einer thermischen Hemmung der Reparaturprozesse für strahleninduzierte DNA-Schäden. Durch Proteinaggregate werden vermutlich die Anheftpunkte der Reparaturenzyme an den DNA-Strukturen gehemmt. Auch wurde eine herabgesetzte Aktivität der DNA-Polymerase nachgewiesen. Neben verminderter Reparatur von letalen bzw. subletalen Strahlenschäden (z.B. DNA-Strangbrüchen) durch direkte Strahlenwirkung spielen die gesteigerte Generierung von Sauerstoffradikalen und die Änderung im Redoxstatus der Zellen mit Verminderung der antioxidativen Schutzfaktoren (z.B. Glutathionsystem) eine wichtige Rolle bei der Strahlensensibilisierung unter Hyperthermie.

Die Mechanismen der Wirkungspotenzierung von Zytostatika bei ihrer Interaktion mit der Hyperthermie sind vielgestaltig. Neben einem beschleunigten Transport und einer gesteigerten metabolischen Aktivierung kommt es zu einer verstärkten Reaktivität bei der Interaktion mit zellulären Zielstrukturen (z.B. DNA-Alkylierung). Dosis-Wirkungs-Untersuchungen in Zellkulturen und in Tiermodellen erlauben, die Art der Interaktion – unabhängig, additiv oder synergistisch – für verschiedene Zytostatika mit der Hyperthermie zu beschreiben.

Zusammenfassend ergibt sich unter Berücksichtigung der experimentellen Daten eine fundierte Basis für die Applikation einer Radio- und/oder Chemotherapie in simultaner Kombination mit der Hyperthermie, wobei neben molekularen Mechanismen an Zielstrukturen in Tumorzellen insbesondere auch die physiologischen Gegebenheiten im Tumorgewebe zu einer komplementären Wirkungsverstärkung in vivo führen. Aufgrund der genannten Hemmung der Reparaturprozesse wird die Hyperthermie innerhalb von 2–3 h nach der Strahlentherapie durchgeführt. Die Kombination der Hyperthermie mit Chemotherapie erfolgt meist simultan während der Zytostatikainfusion, wobei die Zeitdauer 1–2 h beträgt.

Die klinische Hyperthermie mit kontrollierter, intratumoraler Temperaturmessung in Kombination mit Strahlen- und/oder Chemotherapie wird zur Behandlung von Patienten mit soliden Tumoren eingesetzt. In Phase-II/III-Studien konnte an unterschiedlichen Tumorentitäten eine Verstärkung der antineoplastischen Wirkung gezeigt werden. Zurzeit werden Studien zur kombinierten Thermochemotherapie bei Hochrisikoweichteilsarkomen und Rezidiven vorbestrahlter Rektumkarzinome durchgeführt (Issels u. Schlemmer 2002).

Kontinuierliche Druckentlastung (bei der juvenilen Knochenzyste)

Die juvenile Knochenzyste (JKZ) zeigt in ihrem aktiven Stadium bei Patienten im Alter von unter 10 Jahren bei operativen Interventionen einen erhöhten intraossären Druck. Die Prognose der interventionellen Behandlung der JKZ ist stark Stadienabhängig. Im aktiven Stadium (Lebensalter von 6–10 Jahren) treten über 50% Rezidive auf, im latenten Stadium (Lebensalter über 16 Jahre) ist dagegen eine nahezu 100%ige Heilungsrate zu erwarten (Carrata u. Mitarb. 1983, Chigira 1985).

Nach pathologischen Frakturen kommt es in der Regel zur Heilungstendenz der Knochenzysten oder zumindest zu einer deutlichen Größenabnahme der Läsion. Einige Autoren haben daraus das Prinzip der operativen Druckentlastung für die juvenile Knochenzyste abgeleitet (Tsuchiya u. Mitarb. 2002) und wenden entweder multiple Hohlschrauben an oder fenstern den Knochen und lassen den Defekt unverschlossen, um somit eine mechanische Druckentlastung zu erzeugen (Ekkernkamp u. Mitarb. 1990, Journeau u. Ciotlos 2003). Ein weiteres häufiges Verfahren ist die Punktion mit Knochennadeln, Druckspülung und Kortison- oder Markinstillation (Rougraff u. Kling 2002, Docquier u. Delloye 2003).

Die juvenile Knochenzyste gehört zu den „Leave me alone Lesions" und sollte nur in Ausnahmefällen, z.B. im Schenkelhals oder bei Persistenz im Erwachsenenalter operativ behandelt werden, da eine Spontanheilung in der Adoleszenz fast immer eintritt (Shih u. Mitarb. 1996, Bosch u. Mitarb. 2002). Die Rezidivrate ist während der aktiven Phase der Läsion bei allen operativen Interventionen sehr hoch, so dass in dieser Phase möglichst keine operative Behandlung erfolgen sollte. Die kontinuierliche Druckentlastung mittels Schrauben oder Knochenfenster hat nur eine kurze Veränderung des intraossären Druckes zur Folge, da sich die Schrauben umgehend mit Blut verschließen und der Defekt bei den jungen Patienten sofort wieder verheilt. Eine kontinuierliche Druckentlastung ist dadurch faktisch nicht zu erreichen und mittels Messmethoden nicht bewiesen worden. Diese Verfahren werden in der Literatur immer wieder propagiert, es fehlt aber in der Regel die Stadienangabe der Läsionen und die Messung des Druckes während der Applikation (Abdel-Wanis u. Mitarb. 2002).

Die perkutane Punktion eine Knochenzyste mit zwei Hohlnadeln und die ausdehnte Spülung mittels hypertoner Flüssigkeit kann einen Reiz auf die Zystenwand ausüben mit einer daraus folgenden Heilungstendenz, d.h. wie bei der Fraktur wird die Zystenwand zerstört und eine Gewebeproliferation induziert. Im Rahmen dieser minimalinvasiven Methode wird von einigen Autoren zusätzlich Kortison oder autologes Knochenmark mit guten Erfolgen eingespritzt. Sollte man eine Methode der Druckentlastung wählen, beinhaltet dieses Verfahren ein geringes Trauma mit geringer Komplikationsrate.

Literatur

Abdel-Wanis, M.E., H. Tsuchiya, K. Uehara, K. Tomita (2002): Minimal curettage, multiple drilling, and continuous decompression through a cannulated screw for treatment of calcaneal simple bone cysts in children. J Pediatr Orthop 22 (4): 540–543

Baur, A., A. Stabler, C.M. Wendtner, S. Arbogast, S.A. Rahman, M. Santl, R. Issels, M. Reiser (2003): MR-imaging changes of musculoskeletal soft-tissue sarcomas associated with neoadjuvant chemotherapy and hyperthermia. Int J Hyperthermia 19 (4): 391–401

Bickels, J., I. Meller, B.M. Shmookler, M.M. Malawer (1999): The role and biology of cryosurgery in the treatment of bone tumors. A review. Acta Orthop Scand 70 (3): 308–315

Bosch, B., G. Bialik, V. Bialik (2002): Spontaneous epiphyseal injury as a complication of a simple bone cyst of the femoral neck? Case report and review of the literature. Orthopade 31 (9): 930–933

Carrata, A., P. Garbagna, S. Mapelli, V. Zucchi (1983): The treatment of simple bone cysts by topical infiltrations of methylprednisolone acetate: technique and results. Eur J Radiol 3 (1): 3–8

Chigira, M. (1985): Studies on the internal pressure of bone tumors and tumorous conditions. I. Pain and internal hypertension of bone lesions. Nippon Seikeigeka Gakkai Zasshi 59 (1): 39–44

Docquier, P.L., C. Delloye (2003): Treatment of simple bone cysts with aspiration and a single bone marrow injection. J Pediatr Orthop 23 (6): 766–773

Ekkernkamp, A., G. Muhr, A. Lies (1990): Continuous decompression. A new method in the treatment of juvenile bone cysts. Unfallchirurg 93 (12): 539–543

Issels, R.D., M. Schlemmer (2002): Current trials and new aspects in soft tissue sarcoma of adults. Cancer Chemother Pharmacol 49 (1): 4–8

Jakobs, T.F., R.T. Hoffmann, C. Vick, A. Wallnofer, M.F. Reiser, T.K. Helmberger (2004): RFA of osseous and soft tissue tumors. Radiologe 44 (4): 370–375

Journeau, P., D. Ciotlos (2003): Treatment of solitary bone cysts by intra-medullary nailing or steroid injection in children. Rev Chir Orthop Reparatrice Appar Mot 89 (4): 333–337

Kollender, Y., I. Meller, J. Bickels, G. Flusser, J. Issakov, O. Merimsky, N. Marouani, A. Nirkin, A.A. Weinbroum (2003): Role of adjuvant cryosurgery in intralesional treatment of sacral tumors. Cancer 97 (11): 2830–2838

Lindner, N.J., T. Ozaki, R. Roedl, G. Gosheger, W. Winkelmann, K. Wortler (2001): Percutaneous radiofrequency ablation in osteoid osteoma. J Bone Joint Surg Br 83 (3): 391–396

Lindner, N.J., M. Scarborough, J.M. Ciccarelli, W.F. Enneking (1997): CT-controlled thermocoagulation of osteoid osteoma in comparison with traditional methods. Z Orthop Ihre Grenzgeb 135 (6): 522–527

Malawer, M.M., J. Bickels, I. Meller, R.G. Buch, R.M. Henshaw, Y. Kollender (1999): Cryosurgery in the treatment of giant cell tumor. A long-term followup study. Clin Orthop 359: 176–188

Malawer, M.M., W. Dunham (1991): Cryosurgery and acrylic cementation as surgical adjuncts in the treatment of aggressive (benign) bone tumors. Analysis of 25 patients below the age of 21. Clin Orthop 262: 42–57

Marcove, R.C., J.P. Lyden, A.G. Huvos, P.B. Bullough (1972): Proceedings: Giant cell tumors treated by cryosurgery: an analysis of 25 cases. Proc Natl Cancer Conf 7: 951–957

Marcove, R.C., T.R. Miller (1969): The treatment of primary and metastatic localized bone tumors by cryosurgery. Surg Clin North Am 49 (2): 421–430

Marcove, R.C., R.C. Searfoss, W.F. Whitmore, H. Grabstald (1977): Cryosurgery in the treatment of bone metastases from renal cell carcinoma. Clin Orthop 127: 220–227

Marcove, R.C., D.S. Sheth, E.W. Brien, A.G. Huvos, J.H. Healey (1994): Conservative surgery for giant cell tumors of the sacrum. The role of cryosurgery as a supplement to curettage and partial excision. Cancer 74 (4): 1253–1260

Rosenthal, D.I. (1997): Percutaneious radiofrequency treatment of osteoid osteomas. Semin Musculoskelet Radiol 1 (2): 265–272

Rosenthal, D.I., F.J. Hornicek, M. Torriani, M.C. Gebhardt, H.J. Mankin (2003): Osteoid osteoma: percutaneous treatment with radiofrequency energy. Radiology 229 (1): 171–175

Rougraff, B.T., T.J. Kling (2002): Treatment of active unicameral bone cysts with percutaneous injection of demineralized bone matrix and autogenous bone marrow. J Bone Joint Surg Am 84 A (6): 921–929

Schlemmer, M., L.H. Lindner, S. Abdel-Rahman, R.D. Issels (2004): Principles, technology and indication of hyperthermia and part body hyperthermia. Radiologe 44 (4): 301–309

Shih, H.N., C.Y. Cheng, Y.J. Chen, T.J. Huang, R.W. Hsu (1996): Treatment of the femoral neck amd trochanteric benign lesions. Clin Orthop 328: 220–226

Tsuchiya, H., M.E. Abdel-Wanis, K. Uehara, K. Tomita, Y. Takagi, H. Yasutake (2002): Cannulation of simple bone cysts. J Bone Joint Surg Br 84 (2): 245–248

Woertler, K., T. Vestring, F. Boettner, W. Winkelmann, W. Heindel, N. Lindner (2001): Osteoid osteoma: CT-guided percutaneous radiofrequency ablation and follow-up in 47 patients. J Vasc Interv Radiol 12 (6): 717–722

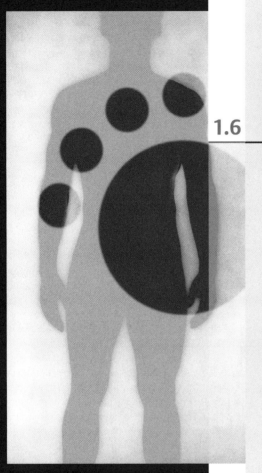

1.6 Komplikationen nach Resektion von Knochentumoren

C. Gebert und J. Hardes

1.6.1 Einleitung

1.6.2 Operationstypische Komplikationen

1.6.3 Sekundäre Komplikationen

1.6.4 Zusammenfassung

1.6.1 Einleitung

Während es sich bei den meisten orthopädischen Operationen um einen elektiven, funktionsverbessernden Eingriff handelt, kann die chirurgische Behandlung eines Patienten mit einem bösartigen Knochentumor meist nicht umgangen werden. Die Operation hat primär das Ziel, das Überleben des Patienten zu sichern. Erst sekundär kommt der Wiederherstellung der Funktion und des kosmetischen Aspektes eine Bedeutung zu. Dennoch spielt die Gesamtprognose der Erkrankung bei der Wahl des geeigneten Operationsverfahrens mitsamt der möglichen Komplikationen und Dauer der Hospitalisierung eine entscheidende Rolle. So kommen ausgedehnte, für den Patienten sehr belastende Eingriffe nur bei kurativem Ansatz in Frage. Bei einem Patienten mit einem malignen Knochentumor müssen bei kurativer Therapieintention schwerere Komplikationen in Kauf genommen werden, als bei einem Patienten, bei dem eine intraläsionale Resektion eines gutartigen Tumors durchgeführt werden soll. In der palliativen Therapiesituation muss die Erhaltung der Lebensqualität in Form von Schmerzreduktion, Mobilität und Eigenständigkeit im täglichen Leben durch die Operation erhalten bleiben. Eine möglichst kurze Hospitalisationsdauer und kurze Immobilisationsphase sollte gewährleistet sein.

Ein zentrales Thema des präoperativen Aufklärungsgesprächs sollte neben den typischen intra- und perioperativen Komplikationen die zu erwartende bzw. angestrebte Funktion sowie die Rehabilitationsdauer bei komplikationslosem Verlauf sein. Das setzt beim Operateur ein großes Maß an Sachkenntnis und Einfühlungsvermögen voraus. Eine sorgfältige Indikationsstellung sowie eine gute interdisziplinäre präoperative Planung sind dabei zur Vermeidung von Komplikationen essentiell. Eine standardisierte Bildgebung (konventionelles Röntgenbild, MRT, CT und nuklearmedizinische Verfahren) ist notwendig, um die lokale Tumorausdehnung und das Krankheitsstadium bzw. die Gesamtprognose korrekt erfassen zu können. So muss zum Beispiel ein Patient mit einem Osteosarkom des distalen Femur und geplanter Prothesenimplantation bei einer durch das MRT nachweisbaren Tumorausdehnung bis dicht an die Blutgefäße bzw. an Nervenscheiden über eine mögliche Amputation oder Umkehrplastik als intraoperative Rückzugsmöglichkeit aufgeklärt werden.

Die Besonderheiten und potentiellen Komplikationsmöglichkeiten, die sich aus einer neoadjuvanten Therapie bei malignen Tumoren ergeben können, müssen bei der Planung des Eingriffs ebenfalls mit berücksichtigt werden. So ist die Qualität der Weichteildeckung nach Defektrekonstruktion gerade bei zusätzlich durchgeführter Strahlentherapie von entscheidender Bedeutung für etwaige postoperative Wundheilungsstörungen und/oder tiefen Infektionen (Hillmann u. Mitarb. 1997).

Aufgrund der Seltenheit maligner Knochentumore sollte die Therapie in spezialisierten Zentren erfolgen, die eine enge Zusammenarbeit zwischen Onkologen, Strahlentherapeuten, Anästhesisten und spezialisierten Operateuren gewährleisten können. Dieses interdisziplinäre Vorgehen hilft Komplikationen zu vermeiden.

Selbst die Biopsie sollte bereits in einem Zentrum erfolgen, da die Wahl des Biopsiezugang und die Vermeidung von „einfachen" Komplikationen nach Probeentnahme (z.B. Hämatom, Serom) einen erheblichen Einfluss auf die spätere Operation und Gesamtprognose haben kann (Abb. 1.6.1).

Gefäß- /Nervenläsionen sind in der Tumororthopädie häufiger zu erwarten als bei klassischen orthopädischen Eingriffen, da die Tumorresektion oftmals eine langstreckige Gefäß- /Nervendarstellung erfordert. Besonders gefährdet ist im Bereich des Kniegelenks der N. peroneus communis mit seinen Endästen. Eine temporäre Parese seiner Kennmuskeln kann schon aus der alleinigen Präparation resultieren. In einigen Fällen muss ein Nerv aufgrund der Tumorinfiltration im Resektat verbleiben. Im Bereich der oberen Extremität gilt dies entsprechend für den N. axillaris, der bei Tumoren des proximalen Humerus mit Weichteilkomponente in ca. $2/3$ der Fälle im Resektat verbleiben muss. Bei Beckentumoren müssen aufgrund der anatomischen Verhältnisse häufig lumbale und/oder sakrale Nerven reseziert werden. Dieses kann neben Hyp- und Dysästhesien und peripheren motorischen Ausfällen auch Blasen- bzw. Mastdarmentleerungsstörungen und Erektionsstörungen zur Folge haben (Wirbel u. Mitarb. 2001; Schwameis u. Mitarb. 2002). Eine komplette Paraplegie als schwerste Form der Nervenläsion nach aufwendigen Operationen an der Wirbelsäule wird in großen Studien mit ca. 1% angegeben.

Neben der langstreckigen Präparation des Hauptgefäßes müssen bei der Tumorresektion zahlreiche tumorversorgende Gefäße ligiert werden. Eine Schädigung oder Ir-

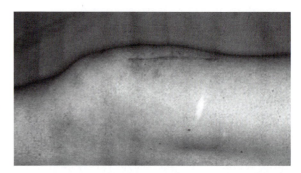

Abb. 1.6.1 Folgenschwere Fehlbiopsie. Das Kniegelenk sowie der Streckapparat wurde durch die Biopsie mit Tumorzellen kontaminiert.

ritation des extremitätenversorgenden Gefäßes kann direkt präparationsbedingt sein oder in Form eines reaktiven Vasospasmus auftreten. Die Folgen sind thromboembolische Ereignisse, welche im Extremfall eine Amputation notwendig machen können. Bei einer Gefäßkompression durch den Tumor ist das Thromboserisiko aufgrund einer venösen Stase erhöht. Bei bekannter Thrombose der Becken-Bein-Venen sollte der Patient auf das erhöhte Risiko einer perioperativen Lungenembolie hingewiesen werden. Bei flottierenden Thromben muss die Implantation eines Cava-Schirmes erwogen werden. (Windhager u. Mitarb. 2003)

Neben ischämiebedingten Komplikationen muss der Gesamtblutverlust durch eine gründliche Blutstillung gering gehalten werden. Durch die systemische Applikation von Aprotinin kann der Blutverlust perioperativ ebenfalls reduziert werden (Slappendel u. Mitarb. 2003). Des Weiteren sollten neben Erythrozytenkonzentraten auch Thrombozytenkonzentrate in ausreichender Menge bereitgestellt werden, da ein hoher Blutverlust neben der reinen Flüssigkeitssubstitution oft nur durch Gabe von Fremdblutprodukten – mit möglichen Transfusionsrisiken – ausgeglichen werden kann. Eine Eigenblutspende oder eine Retransfusion von intraoperativ gesammeltem Blut ist zumindest bei Malignomen obsolet. Aufgrund der neoadjuvanten Therapie ist nicht nur die Zahl sondern auch die Qualität der Thrombozyten beeinflusst, so dass sich durch die frühzeitige Substitution von Fremdthrombozyten die intra- wie auch die postoperative Blutung reduziert. Eine Reduktion des perioperativen Blutverlustes spiegelt sich in geringeren Wundheilungsstörungs- und Infektionsraten wider (Slappendel u. Mitarb. 2003).

1.6.2 Operationstypische Komplikationen

Komplikationen bei Tumorendoprothesen

Das häufigste Rekonstruktionsverfahren in der die Extremitäten erhaltenden Tumorchirurgie ist die Implantation einer Tumorendoprothese. Die Gesamtüberlebensrate nach multimodaler Therapie und Rekonstruktion mit einer Tumorprothese beträgt 79% nach 5 Jahren und 73% nach 10 Jahren. Der langfristige Extremitätenerhalt beträgt 81% nach 10 Jahren (Horowitz u. Mitarb. 1993). Revisionspflichtige Komplikationen treten in bis zu 74% der Fälle auf und umfassen neben mechanischen Komplikationen (aseptische Lockerung, Stressshielding, Polyethylenverschleiß oder Materialversagen) Wundheilungsstörungen und Infektionen des Prothesenlagers. Insgesamt treten die bereits genannten Komplikationen häufiger an der unteren als an der oberen Extremität auf.

Die mit Abstand häufigste revisionspflichtige Komplikation stellt die aseptische Lockerung mit 5–27% der Fälle dar (Ritschl u. Mitarb. 1992, Capanna u. Mitarb. 1994, Unwin u. Mitarb. 1996, Mittermayer u. Mitarb. 2001). Bei längerem Follow-up erhöht sich die Lockerungsrate von 25% nach 5 Jahren auf 35% nach 10 Jahren (Mittermayer u. Mitarb. 2002). Durch spezielle Oberflächenbeschichtungen des Prothesenschaftes wie z.B. mit Hydroxylapatit kann die Sekundärstabilität durch eine verbesserte Osteointegration erhöht werden (Maxian u. Mitarb. 1993, Itiravivong u. Mitarb. 2003). Die aseptische Lockerung ist aufgrund der biomechanischen erhöhten Belastung besonders im Bereich des distalen Femur trotz der erzielten Verbesserungen im Bereich des Prothesendesigns (z.B. des hexagonaler Schaftes) ein großes Problem (Chao u. Sim 1985). Revisionspflichtige aseptische Lockerungen werden im Bereich des proximalen Femur nach 10 Jahren in nur ca. 5% der Fälle beobachtet, im Bereich des distalen Femur jedoch mit ca. 25% angegeben. Aseptische Lockerungen nach Rekonstruktion der proximalen Tibia finden sich in ca. 15% der Fälle (Mittermayer u. Mitarb. 2002).

Ein weiteres biomechanisches Problem ist die periprothetische Knochenresorption (stress shielding) im Bereich des nicht mehr belasteten Knochens. Es stellt damit eine unvermeidbare biologische Reaktion auf die veränderte Belastungssituation dar, weil ein Teil der Kraftüberleitung vom Prothesenschaft übernommen wird. Das Ausmaß der Resorption ist neben dem Prothesendesign auch von der Lokalisation und dem Alter des Patienten abhängig. Stressshielding wird gehäuft an der unteren Extremität und bei jüngeren, noch im Wachstum befindlichen Patienten beobachtet (Unwin u. Mitarb. 1996, Damron 1997). Eine rein intramedulläre Prothesenschaftverankerung verursacht deutlich weniger Knochenresorption als die Kombination mit einer extramedullären Verankerung (Abb. 1.6.**2**).

Ein Verschleiß des Implantates führt ebenfalls zu Revisionsoperationen. Im Vordergrund steht der Polyethylenabrieb der Gelenkflächen, der bei Langzeitüberlebenden meistens an der unteren Extremität zu Revisionsoperationen führt. Es konnte nachgewiesen werden, dass ein frühzeitiger Wechsel des Polyethylen Folgekomplikationen wie zum Beispiel eine aseptische Lockerung oder Schaftbrüche verhindern kann, da die durch Abriebpartikel induzierte Fremdkörperreaktion mit Osteolyse reduziert wird. Durch Prothesenmodifikationen bzw. Neuentwicklungen wie z.B. des hexagonalen Schaftes scheinen deutliche Verbesserungsmöglichkeiten zu bestehen (Gosheger u. Winkelmann 2000, Mittermayer u. Mitarb. 2001).

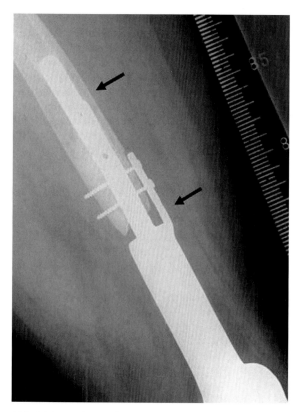

Abb. 1.6.2 Prothesenschaftfraktur (oberer Pfeil) und Stress-Shielding (unterer Pfeil) bei kombinierter intra- und extramedullärer Prothesenverankerung.

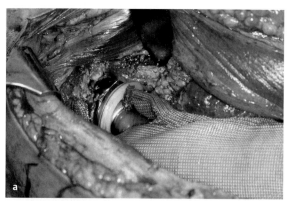
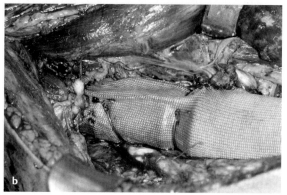

Abb. 1.6.3 a u. b Trevira-Anbindungsschlauch zur Kapselrekonstruktion nach Resektion eines proximalen Femurtumors und Rekonstruktion mit MUTARS-Prothese.

Insbesondere nach Rekonstruktionen des proximalen Femurs oder des proximalen Humerus tritt häufig nach einer ausgedehnten Weichteil- und Muskelresektion eine Gelenkinstabilität auf. Diese kann z.B. eine Schwäche der Hüftabduktoren mit sichtbarem Trendelenburg-Hinken und eine erhöhte Luxationsrate von 4–37% zur Folge haben (Ritschl u. Kotz 1987, Maurer u. Refior 1996, Damron 1997, Gosheger u. Mitarb. 2001). Im Bereich des muskelstabilisierten Schultergelenks werden ebenfalls gehäuft Prothesenluxationen beobachtet, da die Rotatorenmanschette und der M. deltoideus komplett oder partiell reseziert und verbleibende Anteile an der Prothese refixiert werden müssen. Einer Luxation kann aber durch eine gute Kapselrekonstruktion und Refixierung der Muskulatur an einem Trevira-Anbindungsschlauch im Wesentlichen vermieden werden (Gosheger u. Mitarb. 2001) (Abb. 1.6.**3 a** u. **b**).

Wundheilungsstörungen und Wundinfektionen

Oberflächliche Infektionen und/oder Wundheilungsstörungen sind in der Tumorendoprothetik im Vergleich zur Primärendoprothetik häufig. Risikofaktoren sind die lange Operationsdauer, ein hoher Blutverlust (Slappendel u. Mitarb. 2003), eine schlechte Muskel- und Weichteildeckung (Malawer u. Price 1984, Damron 1997) und eine (neo-)adjuvanten Chemo- und/oder Strahlentherapie. Prädilektionsort für die genannten Komplikation ist vor allem die proximale Tibia, die eine schlechte ventrale Muskeldeckung aufweist. Mit Einführung von Muskelplastiken in Form eines Gastroknemiusschwenklappens konnte die Komplikationsrate deutlich reduziert werden (Malawer u. Price 1984, Damron 1997, Grimer u. Mitarb. 1999) (Abb. 1.6.**4 a** u. **b**).

Oberflächliche Wundheilungsstörungen und/oder Infektionen müssen konsequent behandelt und zur Ausheilung gebracht werden, um zum einem die Entwicklung einer tiefen Infektion vorzubeugen und zum anderen eine adjuvante Therapie nicht zu verzögern. Dabei sollten neben modernen Verbandtechniken falls nötig auch eine frühzeitige Revisionsoperation durchgeführt werden. Eine Frühinfektion z.B. bei superinfiziertem Hämatom kann durch eine einzeitige Revisionsoperation suffizient behandelt werden.

Selbst ohne vorangegangene Wundheilungsstörung und trotz perioperativer systemischer und lokaler Antibiotikaprophylaxe werden tiefe Infektionen des Prothesenlagers in 13–43% der Fälle beschrieben (Capanna u. Mit-

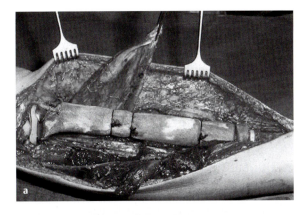

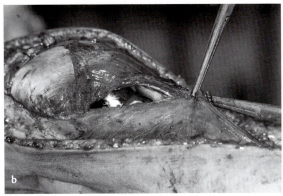

Abb. 1.6.4 a u. b Gastroknemiusschwenklappenplastik zur Weichteildeckung einer proximalen MUTARS-Tibiaprothese und zur Refixation des Kniestreckapparates.

arb. 1994, Malawer u. Chou 1995, Mittermayer u. Mitarb. 2001). Bei ausgeprägter Manifestation mit Knochenbeteiligung und septischer Prothesenlockerung kann durch einen zweizeitigen Prothesenwechsel die Funktion der betroffenen Extremität zumeist wiederhergestellt werden (Grimer u. Mitarb. 2002). Eine tiefe Infektion des Prothesenlagers geht mit mehrfachen Revisionseingriffen und einer langen Hospitalisationsdauer einher. Bei einem operativ nicht beherrschbarem Infekt muss eventuell von einer Prothesenreimplantation abgesehen werden (Ritschl u. Mitarb. 1992; Capanna u. Mitarb. 1994; Unwin u. Mitarb. 1996; Shin u. Mitarb. 1999; Wirganowicz u. Mitarb. 1999; Mittermayer u. Mitarb. 2001, 2002; Grimer u. Mitarb. 2002; Plotz u. Mitarb. 2002). Ein alternatives extremitätenerhaltendes Verfahren stellt die Arthrodese des betreffenden Gelenks dar. Bei nicht ausreichender Muskeldeckung kann durch die Umkehrplastik eine gute Funktion der Extremität erreicht werden (Hillmann u. Mitarb. 2000, Wicart u. Mitarb. 2002, Hardes u. Mitarb. 2003). Bei ausgeprägter Infektion des Knochens und einer Weichteilinfiltration kann auch heutzutage noch nicht in jedem Fall eine Amputation vermieden werden. Vor einer Amputation sollte jedoch immer geprüft werden, ob nicht aufgrund der Weichteilsituation zumindest noch eine Stumpfaufbauplastik möglich ist (Gosheger u. Winkelmann 2000, Gosheger u. Mitarb. 2001, Gebert u. Mitarb. 2002, Hardes u. Mitarb. 2003) (Abb. 1.6.**5**).

Zusammenfassend lässt sich sagen, dass mechanische Komplikationen durch eine Revisionsoperation suffizient behandelbar sind. Eine sekundäre Amputation erfolgt meistens aufgrund eines Lokalrezidivs oder eines nicht beherrschbaren tiefen Infektes des Prothesenlagers.

Komplikationen bei massiven Allografts

Das Hauptproblem bei Allograftimplantaten ist neben einer großen Fremdoberfläche eine mangelnde Integration in das Transplantatlager, was mechanische wie septische Komplikationen zur Folge hat. Eine Revaskularisierung eines Fremdtransplantates erfolgt in der Regel nur wenige Millimeter um die Fusionsstelle, so dass der Großteil des Transplantates nur mechanischer Kraftträger ohne regeneratives Potential ist. Darüber hinaus ist das Transplantatlager durch eine neoadjuvante Chemo- und/oder Strahlentherapie in seiner Regenerationsfähigkeit deutlich geschwächt. Gleiches gilt für den Allograft, welcher in Deutschland zur Infektionsprophylaxe mit 25 K Gy bestrahlt wird.

Allograftversagen

Ermüdungsbrüche werden bereits 2 Jahren nach Allograftimplantation trotz zusätzlicher belastungsstabiler Osteosynthese in mehr als 19% der Fälle beobachtet. Bei besonders großen Allografttransplantaten beträgt die Frakturrate nach 3 Jahren bis zu 63% (Thompson u. Mitarb. 2000). Trotz einer in der Vergangenheit durchgeführten zusätzlichen Stabilisierung mittels Knochenzement betrug die Frakturrate aber dennoch bis zu 30% (Ozaki u. Mitarb. 1997). Eine mangelnde Osteointegration an der Fusionsstelle spiegelt sich in hohen Pseudarthrosenraten von 15–30% wider (Mankin u. Mitarb. 1983, Berrey u. Mitarb. 1990, Ortiz-Cruz u. Mitarb. 1997).

Osteochondrale Allografts führen zumeist innerhalb weniger Jahre durch Infrakturierung des Graftes und Knorpeldegeneration zu einer sekundären Arthrose (Berrey u. Mitarb. 1990).

Infektionen

Während in der Tumorendoprothetik lediglich das Problem einer bakteriellen Fremdoberflächenbesiedlung besteht, ist beim Allograft die Gefahr einer permeablen bakteriellen Besiedlung des gesamten biologischen Materials in 14–30% der Fälle (Gebhardt u. Mitarb. 1991, Mankin u. Mitarb. 1992) gegeben. Durch den Einsatz von Muskelschwenklappenplastiken kann eine Senkung der Infektionsrate erzielt werden (Mastorakos u. Mitarb. 2002). Mit

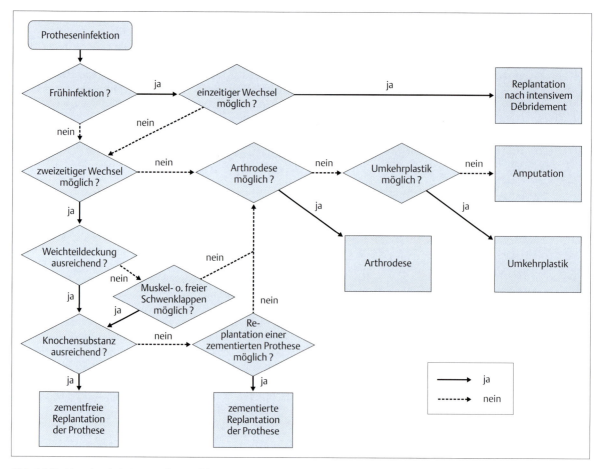

Abb. 1.6.5 Vorgehen bei einer Protheseninfektion.

einem Antibiotika enthaltendem Knochenzement konnte die Infektionsrate nicht wesentlich reduziert werden (Ozaki u. Mitarb. 1997). Ein konservativer Therapieversuch mittels i.v. Antibiose scheitert zumeist, da aufgrund der fehlenden Vaskularisation des Allografts keine bakterizid wirkenden Antibiotikakonzentrationen erzielt werden können. Um die Infektion sicher zu beherrschen, muss eine zweizeitige Wechseloperation durchgeführt werden.

Komplikationen bei biologischen Rekonstruktionsverfahren

Der Vorteil einer biologischen Rekonstruktion liegt in dem Regenerationsvermögen des „Implantates". Außerdem entzieht sich das Implantat nicht der köpereigenen Immunabwehr und es ist bei normaler Durchblutung einer antibiotischen Therapie zugänglich. Somit kann unter günstigen Umständen eine einzige Operation zur Defektrekonstruktion ausreichend sein, da Revisionsoperationen aufgrund von Implantatverschleiß und/oder Infektion nicht notwendig werden. Gerade bei jungen Patienten kann das von entscheidendem Vorteil sein.

Umkehrplastik

Hauptkomplikation dieses Operationsverfahrens stellt der intra- bzw. postoperative Gefäßverschluss im Anastomosenbereich dar. Falls durch eine medikamentöse oder operative Therapie keine Rekanalisation möglich ist, muss in seltenen Fällen eine sekundäre Amputation erfolgen. Die übrigen Komplikationen wie Wundheilungsstörungen oder Pseudarthrosenentwicklung sind in der Regel durch einfache Revisionsoperationen beherrschbar, z.B. durch eine autologe Spongiosaplastik im Bereich der Pseudarthrose. Postoperative Drehfehler können in seltenen Fällen zu Problemen in der Prothesenversorgung führen (Winkelmann 1993).

Höhere Komplikationsraten weisen sekundäre Umkehrplastiken auf, wie sie z.B. nach chronischen Protheseninfektionen oder bei Lokalrezidiven infolge schlechter Knochen- und Weichteilsituation durchgeführt werden können (Hillmann u. Mitarb. 2000).

Hinsichtlich der Funktionalität und der Akzeptanz muss die Umdrehplastik aber den Vergleich mit der Endoprothetik nicht scheuen (Hillmann u. Mitarb. 1999, Hardes u. Mitarb. 2003). Bei Tumoren mit ausgedehnter Weichteilkomponente, Tumoren des proximalen Femur sowie im

Bereich der proximalen Tibia und besonders bei jüngeren Patienten (unterhalb des 10. Lebensjahres) ist die Umkehrplastik ein alternatives relativ komplikationsarmes Operationsverfahren (Gottsauner-Wolf u. Mitarb. 1991, Winkelmann 1996, Hillmann u. Mitarb. 1999, 2000).

Gefäßgestielte Transplantate

Zu unterscheiden sind dabei freie Transplantate von „geschwenkten" Transplantaten, wie z.B. der Fibulatransfer nach Huntington (Huntington 1905). Bei beiden Verfahren wird die Durchblutung nur kurzzeitig oder gar nicht unterbrochen. Dadurch wird eine schnelle Einheilung auch bei ersatzschwachen oder ersatzunfähigen Transplantatlager ermöglicht. Revisionspflichtige tiefe Infektionen und Pseudarthrosen treten deutlich seltener auf.

Nachteilig ist vor allem an der unteren Extremität die zumindest temporär geringere Belastbarkeit im Vergleich zu primär stabileren Allograftimplantaten. Zumeist ist aber das autologe Transplantat aufgrund der vorhandenen Vaskularisation in der Lage, sich den biomechanischen Anforderungen anzupassen. Eine längere Gips- bzw. orthetische Versorgung ist zum Schutz vor Scherkräften allerdings in den ersten postoperativen Jahren meist erforderlich. Frakturen nach freier, gefäßgestielter Fibulatransplantation werden dennoch in ca. 15% der Fälle beobachtet (Aberg u. Mitarb. 1988, Kuhner u. Mitarb. 2001). Eine Transplantatfraktur heilt aufgrund vitaler Knochenstrukturen im Gegensatz zur Fraktur im Fremdknochen meist komplikationslos.

1.6.3 Sekundäre Komplikationen

Spätfolgen der multimodalen Behandlung umfassen neben den funktionellen Beeinträchtigungen z.B. im Rahmen einer Strahlenfibrose oder eines Lymphödems auch sekundäre Malignome, z.B. das strahleninduzierte Osteosarkom. Die Inzidenz eines strahleninduzierten Sarkoms bei multimodaler Therapie wird z.B. beim Ewing-Sarkom mit ca. 10–40% beziffert (Tucker u. Mitarb. 1987, Frassica u. Mitarb. 1991) (s. Kap. 1.4.1 und 1.4.2). Patienten mit einer Kombination aus Strahlen- und Chemotherapie sollte auf Grund des Risikos von Sekundärmalignomen eine lebenslange Nachsorge angeraten werden.

1.6.4 Zusammenfassung

Alle vorgestellten Operationsmethoden weisen zum Teil gravierende, aber meist beherrschbare Komplikationen auf. Die ansteigende Lebenserwartung der Patienten führt dazu, dass Revisionsoperationen aufgrund von Verschleißerscheinungen oft nicht zu umgehen sind. Eine sekundäre Amputation ist heutzutage in den meisten Fällen nur bei Lokalrezidiv oder chronischem Infekt erforderlich (Frassica u. Mitarb. 1997, Lindner u. Mitarb. 1999, Hillmann u. Mitarb. 2000). Aber auch hierbei sollte geprüft werden, ob nicht durch den Erhalt von gesundem Gewebe und z.B. einer Umkehr- oder Stumpfaufbauplastik ein funktionell besseres Ergebnis (Hillmann u. Mitarb. 2000, Gosheger u. Mitarb. 2001) für den Patienten erreicht werden kann (s. Kap. 1.5.7 und 1.7).

Der entscheidende Faktor für eine gute Langzeitprognose ist neben der Wahl des Rekonstruktionsverfahrens die optimale Weichteildeckung des Implantates. Die guten funktionellen Ergebnisse, aber auch der Erhalt der Lebensqualität rechtfertigen bei guter Indikationsstellung das peri- und postoperative Risiko in der extremitätenerhaltenden Tumorchirurgie.

Literatur

Aberg, M., A. Rydholm, u. Mitarb. (1988): Reconstruction with a free vascularized fibular graft for malignant bone tumor. Acta Orthop Scand 59(4): 430–437

Berrey, B.H. jr., C.F. Lord, u. Mitarb. (1990): Fractures of allografts. Frequency, treatment, and end-results. J Bone Joint Surg Am 72(6): 825–833

Capanna, R., H.G. Morris, u. Mitarb. (1994): Modular uncemented prosthetic reconstruction after resection of tumours of the distal femur. J Bone Joint Surg Br 76(2): 178–186.

Chao, E.Y., F. H. Sim (1985): Modular prosthetic system for segmental bone and joint replacement after tumor resection. Orthopedics 8(5): 641–651.

Damron, T.A. (1997): Endoprosthetic replacement following limb-sparing resection for bone sarcoma. Semin Surg Oncol 13(1): 3–10

Frassica, F.J., E.Y. Chao, et al. (1997): Special problems in limb-salvage surgery. Semin Surg Oncol 13(1): 55–63

Frassica, F.J., F.H. Sim, u. Mitarb. (1991): Survival and management considerations in postirradiation osteosarcoma and Paget's osteosarcoma. Clin Orthop(270): 120–127

Gebert, C., J. Hardes, u. Mitarb. (2002): Options for surgical treatment of malignant bone tumors. Chirurg 73(12): 1162–1169

Gebhardt, M. C., D.I. Flugstad, et al. (1991): The use of bone allografts for limb salvage in high-grade extremity osteosarcoma. Clin Orthop(270): 181–196

Gosheger, G., A. Hillmann, u. Mitarb. (2001): Soft tissue reconstruction of megaprostheses using a trevira tube. Clin Orthop(393): 264–271

Gosheger, G., A. Hillmann, u. Mitarb. (2001): Stump lengthening after hip disarticulation using a modular endoprosthesis in 5 patients. Acta Orthop Scand 72(5): 533–536

Gosheger, G., W. Winkelmann (2000): Mutars – a modular tumor- and revision system. Experiences at the Munster Tumor Center. Orthopade 29 Suppl 1: S54–55

Gottsauner-Wolf, F., R. Kotz, u. Mitarb. (1991): Rotationplasty for limb salvage in the treatment of malignant tumors at the knee. A follow-up study of seventy patients. J Bone Joint Surg Am 73(9): 1365–1375

Grimer, R. J., M. Belthur, u. Mitarb. (2002): Two-stage revision for infected endoprostheses used in tumor surgery. Clin Orthop(395): 193–203

Grimer, R.J., S. R. Carter, u. Mitarb. (1999): Endoprosthetic replacement of the proximal tibia. J Bone Joint Surg Br 81(3): 488–494

Hardes, J., C. Gebert, u. Mitarb. (2003): [In Process Citation]. Orthopade 32(11): 965–970

Hillmann, A., G. Gosheger, u. Mitarb. (2000): Rotationplasty – surgical treatment modality after failed limb salvage procedure. Arch Orthop Trauma Surg 120(10): 555–558

Hillmann, A., C. Hoffmann, u. Mitarb. (1999): Malignant tumor of the distal part of the femur or the proximal part of the tibia: endoprosthetic replacement or rotationplasty. Functional outcome and quality-of-life measurements. J Bone Joint Surg Am 81(4): 462–468

Hillmann, A., T. Ozaki, u. Mitarb. (1997): Surgical complications after preoperative irradiation of Ewing's sarcoma. J Cancer Res Clin Oncol 123(1): 57–62

Horowitz, S. M., D.B. Glasser, u. Mitarb. (1993): Prosthetic and extremity survivorship after limb salvage for sarcoma. How long do the reconstructions last? Clin Orthop (293): 280–286.

Huntington, T.W. (1905): Case of bone transference. Ann Surg 41: 249–251

Itiravivong, P., A. Promasa, u. Mitarb. (2003): Comparison of tissue reaction and osteointegration of metal implants between hydroxyapatite/Ti alloy coat: an animal experimental study. J Med Assoc Thai 86 Suppl 2: S422–431

Kuhner, C., R. Simon, u. Mitarb. (2001): Vascularized fibula transplantation in orthopedic oncology. Personal experience and review of the literature. Orthopade 30(9): 658–665

Lindner, N.J., O. Ramm, et al. (1999): Limb salvage and outcome of osteosarcoma. The University of Muenster experience. Clin Orthop (358): 83–89

Malawer, M.M., L.B. Chou (1995): Prosthetic survival and clinical results with use of large-segment replacements in the treatment of high-grade bone sarcomas. J Bone Joint Surg Am 77(8): 1154–1165.

Malawer, M.M., W.M. Price (1984): Gastrocnemius transposition flap in conjunction with limb-sparing surgery for primary bone sarcomas around the knee. Plast Reconstr Surg 73(5): 741–750

Mankin, H.J., S. Doppelt, u. Mitarb. (1983): Clinical experience with allograft implantation. The first ten years. Clin Orthop(174): 69–86

Mankin, H.J., D.S. Springfield, et al. (1992): Current status of allografting for bone tumors. Orthopedics 15(10): 1147–1154

Mastorakos, D.P., J.J. Disa, u. Mitarb. (2002): Soft-tissue flap coverage maximizes limb salvage after allograft bone extremity reconstruction. Plast Reconstr Surg 109(5): 1567–1573

Maurer, K.P., H.J. Refior (1996): Alloplastic replacement of the proximal femur – indications, results and experiences. Z Orthop Ihre Grenzgeb 134(1): 21–28

Maxian, S. H., J.P. Zawadsky, u. Mitarb. (1993): Mechanical and histological evaluation of amorphous calcium phosphate and poorly crystallized hydroxyapatite coatings on titanium implants. J Biomed Mater Res 27(6): 717–728

Mittermayer, F., P. Krepler, u. Mitarb. (2001): Long-term followup of uncemented tumor endoprostheses for the lower extremity. Clin Orthop 388: 167–177.

Mittermayer, F., R. Windhager, u. Mitarb. (2002): Revision of the Kotz type of tumour endoprosthesis for the lower limb. J Bone Joint Surg Br 84(3): 401–406

Ortiz-Cruz, E., M.C. Gebhardt, u. Mitarb. (1997): The results of transplantation of intercalary allografts after resection of tumors. A long-term follow-up study. J Bone Joint Surg Am 79(1): 97–106

Ozaki, T., A. Hillmann, u. Mitarb. (1997): Intramedullary, antibiotic-loaded cemented, massive allografts for skeletal reconstruction. 26 cases compared with 19 uncemented allografts. Acta Orthop Scand 68(4): 387–391

Plotz, W., H. Rechl, u. Mitarb. (2002): Limb salvage with tumor endoprostheses for malignant tumors of the knee. Clin Orthop(405): 207–215

Ritschl, P., R. Capanna, u. Mitarb. (1992): KMFTR (Kotz Modular Femur Tibia Reconstruction System) modular tumor endoprothesis system for the lower extremity. Z Orthop Ihre Grenzgeb 130(4): 290–293.

Ritschl, P., R. Kotz (1987): Prosthetic implants in bone metastases of the lower limb. Ann Chir Gynaecol 76(3): 159–162

Schwameis, E., M. Dominkus, u. Mitarb. (2002): Reconstruction of the pelvis after tumor resection in children and adolescents. Clin Orthop (402): 220–235

Shin, D.S., K.L. Weber, u. Mitarb. (1999): Reoperation for failed prosthetic replacement used for limb salvage. Clin Orthop(358): 53–63.

Slappendel, R., R. Dirksen, u. Mitarb. (2003): An algorithm to reduce allogenic red blood cell transfusions for major orthopedic surgery. Acta Orthop Scand 74(5): 569–575

Thompson, R.C. jr., A. Garg, u. Mitarb. (2000): Fractures in large-segment allografts. Clin Orthop(370): 227–235

Tucker, M.A., G.J. D'Angio, u. Mitarb. (1987): Bone sarcomas linked to radiotherapy and chemotherapy in children. N Engl J Med 317(10): 588–593

Unwin, P.S., S. R. Cannon, u. Mitarb. (1996): Aseptic loosening in cemented custom-made prosthetic replacements for bone tumours of the lower limb. J Bone Joint Surg Br 78(1): 5–13.

Wicart, P., E. Mascard, u. Mitarb. (2002): Rotationplasty after failure of a knee prosthesis for a malignant tumour of the distal femur. J Bone Joint Surg Br 84(6): 865–869

Windhager, R., H. Welkerling, u. Mitarb. (2003): [In Process Citation]. Orthopade 32(11): 971–982

Winkelmann, W. (1993): Die Umdrehplastiken. Orthopade 22(3): 152–159

Winkelmann, W. W. (1996): Rotationplasty. Orthop Clin North Am 27(3): 503–523

Wirbel, R. J., M. Schulte, u. Mitarb. (2001): Surgical treatment of pelvic sarcomas: oncologic and functional outcome. Clin Orthop(390): 190–205

Wirganowicz, P.Z., J.J. Eckardt, u. Mitarb. (1999): Etiology and results of tumor endoprosthesis revision surgery in 64 patients. Clin Orthop (358): 64–74

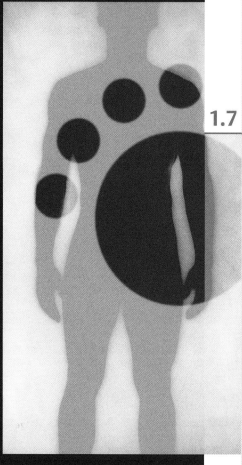

1.7 Indikation zur Amputation

W. Winkelmann

1.7.1 Einleitung
1.7.2 Onkologische Gründe
1.7.3 Komplikationen
1.7.4 Vernunftindikation
1.7.5 Palliation
1.7.6 Amputationen bei malignen Weichteiltumoren
1.7.7 Modifizierte Amputationen

1.7.1 Einleitung

Bei bösartigen Weichteil- oder Knochentumoren waren bis vor zirka 30 Jahren Amputationen die einzige Möglichkeit, den Tumor radikal zu entfernen, dennoch verstarben fast alle betroffenen Patienten innerhalb von 2 Jahren an den Folgen der systemischen Metastasierung.

Seit Einführung der Polychemotherapie hat sich die Überlebensprognose der bösartigen Weichteil- und Knochentumoren signifikant verbessert. Darüber hinaus erlauben die Methoden der modernen Bildgebung eine bessere Vorstellung der Lage und Ausdehnung der Tumoren.

Aber auch heute muss bei der Überlegung über Art der Lokaltherapie immer der Grundsatz gelten, dass auf keinen Fall die Überlebensprognose des betroffenen Patienten durch eine unsachgemäße Lokaltherapie negativ beeinflusst werden darf. Unsachgemäß wurde operiert, wenn der Patient ein Lokalrezidiv erleidet.

Die Art und Dignität des Tumors und insbesondere das histologische Ansprechen auf die (neo-)adjuvante Behandlung haben zwar den entscheidenden Einfluss auf das Überleben des Patienten, aber auch ein Lokalrezidiv des Tumors beeinflusst signifikant die Überlebensprognose. Die verbleibenden Möglichkeiten und Erfolgsaussichten einer erneuten chirurgischen, medikamentösen oder radiotherapeutischen Behandlung sind sehr gering (Bacci u. Mitarb. 1998, Weeden u. Mitarb. 2001).

Die Hauptursache für ein Lokalrezidiv ist das Nichtbeachten der adäquaten chirurgischen Grenzen sowohl bei der Gliedmaßen erhaltenden Tumorresektion als auch bei der Amputation.

In Bezug auf die chirurgischen Grenzen muss man sich bei einer Amputation auch nach den Richtlinien von Enneking u. Mitarb. (1980) richten. Es ist fatal, wenn eine Amputation marginal oder intraläsional erfolgt. In Zweifelsfällen, wenn die moderne Bildgebung den Verdacht auf eine Skip-Läsion oder Nahmetastase zeigt, ist das gesamte Kompartment radikal zu amputieren. Schlimmstenfalls ist zwar der Amputationsstumpf kürzer, aber es besteht mehr Sicherheit. Dies bedeutet jedoch nicht, dass generell großzügig amputiert werden soll, da auch bei der Amputationschirurgie der Grundsatz gilt, dass der Stumpf so lang wie möglich belassen werden soll. Bei großen malignen Beckentumoren mit extraossärer Ausdehnung in das Beckeninnere bis vor das Kreuzbein und Verdrängung der großen Gefäße und Nerven sind die Tumoren beckeninnenseitig meist nur von einer dünnen Tumor-(Pseudo-)Kapsel bedeckt. In diesem Fall ist nur eine marginale Amputation möglich. Da ist jedoch die einzige Lokalisation, an der ein derartiges Risiko einkalkuliert werden sollte. Ansonsten muss eine Amputation immer mindestens weit im Gesunden durchgeführt werden.

Bei der Entscheidung für oder gegen eine Gliedmaßen erhaltende Operation spielt auch die operative Erfahrung eine wesentliche Rolle. Die Ergebnisse der großen Knochentumorstudien COSS beim Osteosarkom und EICESS beim Ewing-Sarkom haben eindeutig gezeigt, dass in Kliniken, die weniger als 10 maligne Knochentumoren pro Jahr behandeln eindeutig häufiger Lokalrezidive auftreten und mehr Patienten an der Tumorerkrankung versterben.

Im Rahmen der Gesamterkrankung ist natürlich auch die zu erwartende Morbidität des jeweiligen Gliedmaßen erhaltenden Verfahrens gegenüber einer Amputation zu berücksichtigen.

Sowohl Früh- als auch Spätkomplikationen sind seltener nach einer Amputation.

Langzeitnachuntersuchungen haben gezeigt, dass sich die Lebensqualität nach einer die Gliedmaßen erhaltenden Resektion bzw. nach Amputation nicht unterscheidet. Bezüglich der Funktionseinschränkung ist diese nach einer Amputation im Bereich der oberen Gliedmaßen natürlich größer. Demgegenüber fand sich kein signifikanter Unterschied im Bereich der unteren Gliedmaßen (Roedl u. Mitarb. 2001).

Indikationen für eine Amputation sind:
- onkologische Gründe,
- Komplikationen,
- Vernunftindikation,
- Palliation.

1.7.2 Onkologische Gründe

Ist bei malignen Knochen- oder Weichteiltumoren **keine sichere Kompartmentzuordnung** möglich und ist aufgrund der Bildgebung eine **Verdrängung** oder sogar ein **infiltratives Wachstum** in das die Gliedmaßen versorgende Gefäßbündel zu erkennen, muss eine Amputation erfolgen (Abb. 1.7.**1a** u. **b**). Allenfalls bei zu erwartendem sehr guten Ansprechen auf eine präoperativ durchgeführte neoadjuvante Polychemotherapie oder Strahlentherapie (z.B. bei Ewing-Sarkom) kann zunächst der Verlauf abgewartet werden. Die voraussichtliche Wirksamkeit einer neoadjuvanten Therapie muss immer individuell im interdisziplinären onkologischen Konsilium besprochen werden.

1.7.2 Onkologische Gründe

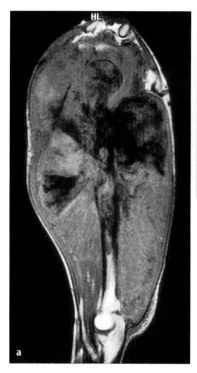

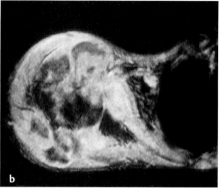

Abb. 1.7.1 a u. b MRT-Bilder eines 19-jährigen Mannes mit einem sehr großen, den gesamten Oberarm ausfüllenden Osteosarkom. Sämtliche Gefäße und Nerven sind in den Tumor einbezogen, außerdem besteht eine Tumorinfiltration in das Schultergelenk bzw. um das Schulterblatt herum. Als Therapie ist nur eine interskapulothorakale Amputation (forequarter amputation) möglich.

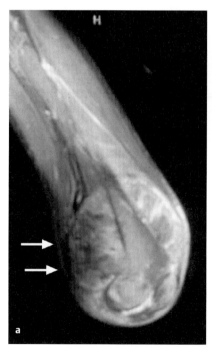

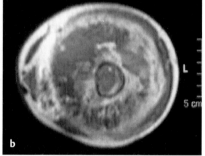

Abb. 1.7.2 a u. b MRT-Bilder eines 14-jährigen Jungen mit einem sehr großen Osteosarkom im Bereich des distalen Femurs. Das Gefäßbündel (Pfeile) verläuft langstreckig direkt über der Tumorkapsel. Da kein gutes Ansprechen auf die präoperative Chemotherapie festgestellt wurde, besteht die Indikation zur Oberschenkelamputation oder alternativ zur Umdrehplastik Typ AI.

Segmentale Gefäßresektionen und Gefäßrekonstruktionen zum Erzielen einer weiten Tumorresektion im Rahmen Gliedmaßen erhaltender Chirurgien erhöhen signifikant das ohnehin schon sehr hohe Risiko von postoperativen Komplikationen (Abb. 1.7.**2 a** u. **b**).

Bei einem infiltrativen Wachstum des Tumors in große Gliedmaßennerven kann zur Vermeidung einer Amputation eine Nervenresektion mit der Inkaufnahme eines entsprechenden Funktionsausfalls durchgeführt werden.

1.7.3 Komplikationen

Nach Gliedmaßen erhaltenden Resektionen treten in einem hohen Prozentsatz zum Teil schwere lokale Komplikationen auf (s. Kap. 1.6 und 2.6). In etwa 10 % sind deshalb wegen eines Lokalrezidivs, chronischen tiefen Infekten, mechanischen Komplikationen bei Implantaten, chronischen Schmerzen, inakzeptabler verbliebener Funktion der betroffenen Gliedmaße oder pathologischer Fraktur sekundäre Amputationen notwendig (Jeys u. Mitarb. 2003).

Bei einem Lokalrezidiv ist die Überlebensprognose signifikant schlechter geworden (Bacci u. Mitarb. 1998, Weeden u. Mitarb. 2001). Sofern noch keine systemische Metastasierung vorliegt und noch weitere adjuvante chemotherapeutische Maßnahmen möglich sind, sollte die Lokaltherapie zumindest als weite, besser aber noch als radikale Amputation durchgeführt werden. War bei der primären adjuvanten Behandlung anhand des Resektionspräparates ein schlechtes Ansprechen dokumentiert worden, ist eine dem Lokalrezidiv folgende systemische Metastasierung wahrscheinlich. In diesem Fall ist in palliativer Absicht eher eine erneute Gliedmaßen erhaltende Resektion des Lokalrezidivs anzustreben.

Grundsätzlich ist eine pathologische Fraktur, primär vor oder während der neoadjuvanten Behandlung, keine absolute Indikation für eine Amputation. Hoffman u. Mitarb. (1995) sowie Fuchs u. Mitarb. (2003) konnten beim Ewing-Sarkom zeigen, dass die Überlebenswahrscheinlichkeit und auch die Häufigkeit eines Lokalrezidivs nicht signifikant unterschiedlich war im Vergleich zu den Patienten ohne pathologische Fraktur. Für das Osteosarkom fanden Bacci u. Mitarb. (2003) keinen Unterschied im Hinblick auf die Überlebenswahrscheinlichkeit. Abudu u. Mitarb. (1996) fanden signifikant häufiger ein Lokalrezidiv. Scully u. Mitarb. (2002) beobachteten sowohl eine Verschlechterung der Überlebensprognose als auch der Häufigkeit eines Lokalrezidivs. Dies traf jedoch nicht zu, wenn ein gutes Ansprechen auf die präoperative Chemotherapie und eine Heilung der pathologischen Fraktur unter der neoadjuvanten Behandlung zu beobachten war. Möglich ist deshalb, zunächst die pathologische Fraktur adäquat ruhig zu stellen und den Erfolg der präoperativen Chemotherapie abzuwarten.

Bei malignen Knochentumoren mit unsicherem oder nicht nachgewiesenem Ansprechen auf eine adjuvante Behandlung (z. B. Chondrosarkom Grad 2 bzw. 3, oder dedifferenziert, Fibrosarkom, Leiomyosarkom) ist bei einer pathologischen Fraktur immer die zumindest weite, besser radikale Amputation das Mittel der ersten Wahl.

1.7.4 Vernunftindikation

Erwachsene Patienten oder Angehörige von Kindern und Jugendlichen wünschen manchmal eine Amputation, da für sie das als einzige Möglichkeit erscheint, den bösen Tumor radikal zu entfernen. Im Hinblick auf das immer mögliche Lokalrezidiv, auch bei einem noch so erfahrenen onkologisch tätigen Chirurgen, darf nur dann von einer Amputation abgeraten werden, wenn im individuellen Fall mit Sicherheit die Wahrscheinlichkeit eines Lokalrezidivs nach einem die Gliedmaßen erhaltenden Eingriff gleich oder geringer (< 1 %) als nach einer Amputation ist.

Kleinkinder mit gliedmaßenerhaltenden Rekonstruktionen haben, betrachtet man die in ihrem weiteren Leben noch zu erwartenden Komplikationen, ein häufiges Kranksein vor sich. Da stellt sich die Frage, ob es nicht vernünftiger ist, eine primäre Amputation durchzuführen. Zumal bekannt ist, dass Kinder mit Amputation im Wesentlichen problemlos aufwachsen.

Bei Kindern sind allerdings spezielle Amputationstechniken anzuwenden, da es durch das Längenwachstum des Knochens zur Durchspießungen der Haut kommen kann.

1.7.5 Palliation

Hat ein Patient eine sehr schlechte Prognose und ist es in der verbleibenden Überlebenszeit wahrscheinlich, dass der Tumorknochen frakturiert oder gar exulzeriert und sich dadurch die Lebensqualität des Patienten verschlechtert, ist eine palliative Amputation angezeigt (Malawer 1991) (Abb. 1.7.3 a u b).

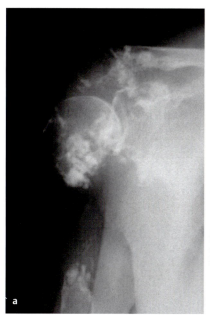
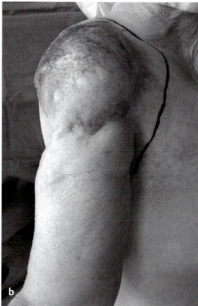

Abb. 1.7.3 a u. b Röntgenbild einer 62-jährigen Patientin mit ausgedehnter Radioosteonekrose und sekundärem, bioptisch gesichertem Osteosarkom 18 Jahre nach Bestrahlung eines Fibrosarkoms des proximalen Humerus (**a**). Erheblicher Strahlenschaden der Haut mit drohender Exulzeration (**b**). Es erfolgte eine interskapulothorakale Amputation und Weichteildeckung mit Verschiebeplastik von der gleichseitigen Brust.

1.7.6 Amputationen bei malignen Weichteiltumoren

Hier gelten die gleichen Indikationen wie bei den malignen Knochentumoren.

Erschwerend kommt hinzu, dass es bei den Weichteilsarkomen derzeit noch keine sehr gut wirksamen Chemotherapieprotokolle gibt, die zu einer signifikanten Größenabnahme des Tumors und damit verbesserten Resektabilität führen. Die Strahlentherapie hat einen Stellenwert in der lokalen Behandlung von Weichteilsarkomen (s. Kap. 2.7). Nicht selten sind aber schwere Strahlenschäden die Indikation für eine sekundäre Amputation (Abb. 1.7.4).

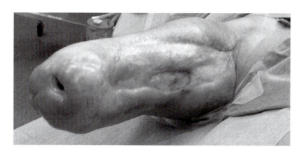

Abb. 1.7.4 Knieexartikulationsstumpf einer 60-jährigen Patientin. Zustand nach Resektion eines Fibrosarkoms im Bereich der rechtsseitigen Adduktoren, Verpflanzung eines vaskulär versorgten Latissimus-dorsi-Lappens und postoperativer Nachbestrahlung vor 14 Jahren. Als Komplikationen traten nicht beherrschbare Infektionen auf, die wegen zusätzlich eingetretener Durchblutungsstörungen bereits die Knieexartikulation erforderlich gemacht hatten. Es erfolgte die zweizeitige modifizierte Hüftexartikulation und Stumpfaufbauplastik mit silberbeschichteter Tumorprothese.

1.7.7 Modifizierte Amputationen

Ähnlich wie vor einer die Gliedmaßen erhaltenden Resektion muss man sich auch vor einer Amputation darüber Gedanken machen, welche Art der Amputation im individuellen Fall funktionell am günstigsten ist. Dies gilt vor allem, wenn eine Exartikulation ansteht. Es verbleiben fast immer ausreichend Weichteile, um z. B. aus einem Hüftexartikulationsstumpf einen Oberschenkelstumpf zu rekonstruieren. Hierfür haben sich die von uns weiter entwickelten **Stumpfaufbauplastiken** bewährt (Gosheger u. Mitarb. 2001) (Abb. 1.7.5 a–d). Auch im Bereich der oberen Gliedmaßen können anstelle einer Schulterexartikulation stumpfaufbauende Maßnahmen, z. B. durch die gleichseitige Klavikula oder durch Arthrodesen erfolgen (Abb. 1.7.6 a–c).

Bevor bei einem Kind oder auch beim Erwachsenen eine Amputation im Bereich der unteren Gliedmaßen durchgeführt wird, sollten die betroffenen Patienten oder die Angehörigen über die onkologisch ebenso radikale, aber in ihrer Funktion wesentlich bessere Umkehrplastik informiert werden (s. Kap. 1.5.7).

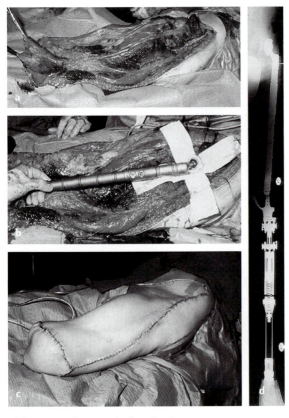
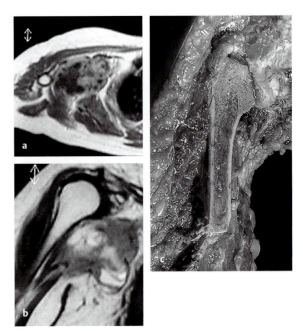

Abb. 1.7.5 a–d Stumpfaufbauplastik.
a Nach Hüftexartikulation aufgrund eines multifokalen Hämangiosarkoms verbliebener großer muskulokutaner Lappen.
b u. **c** Anpassen einer speziellen MUTARS-Stumpfprothese, Fixierung der Weichteile unter Verwendung von Trevira-Anbindungsschläuchen, das Ergebnis ist ein langer Oberschenkelstumpf.
d Röntgenstandaufnahme mit angepasster Oberschenkelprothese.

Abb. 1.7.6 a–c Stumpfaufbauplastik. MRT-Bilder eines Synovialsarkoms in der rechten Axilla bei einem 28-jährigen Mann. Das Weichteilsarkom liegt medial dem proximalen Humerus dicht an und hat die axillären Gefäße und Nerven infiltriert (**a** u. **b**). Durchführung einer modifizierten Schulterxartikulation mit supraklavikulärer Resektion der Gefäße und Nerven, belassen wird ein 1/2 proximalen Humerusstumpf, der mit dem verbliebenen Schulterblatt arthrodesiert wurde (**c**). Stumpfdeckung durch die dorsolateral erhaltenen Weichteile.

Literatur

Abudu, A., N.K. Sferopoulos, R.M. Tillmann, S.R. Carter, R.J.Grimer (1996): The surgical treatment and outcome of pathological fractures in localised osteosarcoma. J Bone Joint Surg Br 78: 694–698

Bacci, G., S. Ferrari, A. Longhi, D. Donati, M. Manfrini, S. Giacomini, A. Briccoli, C. Forni, S. Galetti (2003): Nonmetastatic osteosarcoma of the extremity with pathologic fracture at presentation: local and systemic control by amputation or limb salvage after preoperative chemotherapy. Acta Orthop Scand 74 (4): 449–454

Bacci, G., S. Ferrari, M. Mercuri (1998): Predictive factors of local recurrence in osteosarcoma. Acta Orthopaed Scand 69: 230–236

Enneking, W.F.,S. S. Spanier, M.A. Goodmann (1980): A system for the surgical staging of musculoskeletal sarcoma. Clin Orthop 153: 106–120

Fuchs, B., R.G. Valenzuela, F.H. Sim (2003): Pathologic fracture as a complication in the treatment of Ewing's sarcoma. Clin Orthop 415: 25–30

Gosheger, G., A. Hillmann, R. Rödel, T. Ozaki, C. Gerbert, W. Winkelmann (2001): Stump lengthening after hip disarticulation using a modular endoprosthesis in 5 patients. Acta Orthop Scand 72 (5): 533–536

Hoffmann, C., S. Jabar, S. Ahrens, (1995): Prognose des Ewingsarkompatienten mit initialen pathologischen Frakturen im Primärtumorbereich. Klin Pädiatr 207: 151–157

Jeys, L.M., R.J. Grimer, S.R. Carter, R.M. Tillman (2003): Risk of amputation following limb salvage surgery with endoprosthetic replacement, in a consecutive series of 1261 patients. Int Orthop 27 (3): 160–163

Malawer, M.M., R.G. Buch, W.E. Thompson (1991): Major amputations done with palliative intend in the treatment of local bony complication associated with advanced cancer. J Surg Oncol 47: 121–126

Roedl, R., U. Pohlmann, G. Gosheger, C. Hoffmann, B. Leidinger, N. Lindner, W. Winkelmann (2001): Ablative and extremity salvage tumor surgery of the lower extremity – a 10 year comparison. Z Orthop Ihre Grenzgeb 139: 183–188

Scully, S.S., M.A. Ghert, D. Zurakowski, R.C. Thompson, M. Gebhardt (2002): Pathologic fracture in osteosarcoma. Prognostic importance and treatment implications. J Bone Joint Surg 84-A: 49–57

Weeden S., R.J. Grimer, S.R. Cannon, A.H.M. Taminiau, D.M. Uscinska (2001): The effect of local recurrence on survival in resected osteosarcoma. Eur J Cancer 37: 39–46

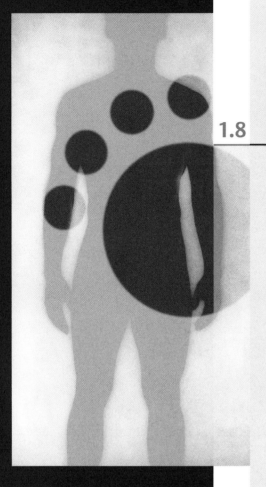

1.8 Nachsorgeempfehlung bei Knochensarkomen

Chr. Hoffmann

1.8.1 Einleitung
1.8.2 Rezidivdiagnostik
1.8.3 Spätfolgenmonitoring
1.8.4 Funktionsmonitoring

1.8.1 Einleitung

Wichtige Aufgabe der Tumornachsorge sind neben der frühzeitigen Erkennung von Tumorrezidiven und/oder Zweittumoren die Erhebung des postoperativen (Funktions-)Status und eine kritische Beurteilung der Behandlungsergebnisse. Angesichts der guten Heilungsraten und des oft jungen Alters bei Erstmanifestation (Osteosarkom, Ewing-Sarkom) ist eine lang dauernde und gewissenhafte Nachsorge von entscheidender Bedeutung (Tab. 1.8.1 u. 1.8.2).

Tab. 1.8.1 Nachsorgeempfehlung bei High-grade-Knochentumoren

Untersuchung Monat	1. Jahr 3 6 9 12	2. Jahr 15 18 21 24	3. Jahr 28 32 36	4. Jahr 42 48	5. Jahr 54 60	6–10 Einmal im Jahr
Anamnese	+ + + +	+ + + +	+ + +	+ +	+ +	+
Körperliche Untersuchung	+ + + +	+ + + +	+ + +	+ +	+ +	+
Labor	+ + + +	+ + + +	+ + +	+ +	+ +	+
Röntgen lokal	+ + + +	+ + + +	+ + +	+ +	* +	*
Thoraxaufnahme	+ + + +	+ + + +	+ + +	+ +	* +	*
Skelettszintigraphie	+ + +	+ +	+	+	+	*
CT (MRT) lokal	* * * *	* * * *	* * *	* *	* *	*
Toxizitäten	+	*	+	*	+	*
Lebensqualität/Funktion	+ +	+ +	* +	+	+	+

+ obligat
* fakultativ

Tab. 1.8.2 Nachsorgeempfehlung bei Low-grade-Knochensarkome

Untersuchung Monat	1. Jahr 3 6 12	2. Jahr 18 24	3. Jahr 30 36	4. bis zum 10. Jahr 1× pro Jahr
Anamnese	+ + +	+ +	+ +	+
Körperliche Untersuchung	+ + +	+ +	+ +	+
Labor	+ +	+	+	*
Röntgen lokal	+	+	+	+
Thoraxaufnahme	+ +	+ +	+	*
Skelettszintigraphie	+	+	+	*
CT (MRT) lokal	*	*	*	*
Lebensqualität/ Funktion	+ +	+ +	+	+

+ obligat
* fakultativ

1.8.2 Rezidivdiagnostik

Die Metastasierung erfolgt bei Knochensarkomen überwiegend hämatogen. In den aktuellen multizentrischen Studien liegt die Lokalrezidivrate bei 10–20%. Innerhalb der ersten 2 Jahre nach Therapieende treten ⅔ der Rezidive auf. Rezidive jenseits von 5 Jahren sind selten, kommen jedoch bei Ewing-Sarkomen, Chondrosarkomen und Osteosarkomen vor. Zur Kontrolle des Lokalbefundes sollte der Patient dem Chirurgen bzw. Orthopäden in den erste 2 Jahren zunächst in 3- bis 6-monatigen, später in jährlichen Abständen vorgestellt werden. Die Vorstellung beim Radiotherapeuten sollte in den ersten 2 Jahren halbjährlich sowie 3 und 5 Jahre nach Therapieende erfolgen. Entsprechend der im Laufe der Zeit abnehmenden Rezidivwahrscheinlichkeit können die Nachsorgeintervalle mit zunehmendem Abstand zum Therapieende verlängert werden. Die Fernmetastasierungsrate bei Knochensarkomen nach multimodaler Therapie beträgt nach 5 Jahren 10–30%. Zum Ausschluss von Lungenmetastasen sind konventionelle Thoraxröntgenaufnahmen in 2 Ebenen ausreichend. In den multizentrischen Knochensarkomstudien traten 95% aller pulmonale Rezidive in den ersten 5 Jahren nach Diagnosenstellung auf, pulmonale Rezidive nach mehr als 10 Jahren sind eine Rarität. Es kann überlegt werden, die Untersuchung auf Vorhandensein von Lungenmetastasen im zweiten Jahrzehnt einzustellen.

Skelettmetastasen haben eine ungünstige Prognose und treten selten ohne gleichzeitige Lungenmetastasen auf, so dass eine regelmäßige Skelettszintigraphie in der Nachsorge nicht obligat notwendig erscheint.

1.8.3 Spätfolgenmonitoring

Die kritischen Organe für die Entwicklung von Spätfolgen sind Nieren, Gonaden, Hörorgane und das Herz sowie eventuell weitere Organe wie die Lunge nach Lungenbestrahlung. Zur Kontrolle der Nieren- und Leberfunktion sind regelmäßige Laborkontrollen erforderlich. Aussagekräftige Tumormarker gibt es nicht. An apparativen Untersuchungen sind Audiogramme und Echokardiogramme in regelmäßigen Abständen zu empfehlen. Echokardiogramme sind dauerhaft erforderlich und sollten bei unauffälligen Patienten in 2-jährigen Abständen erfolgen. Bei Patienten mit grenzwertigem oder pathologischem Echokardiogramm sind engmaschige Kontrollen erforderlich. Als Anhaltspunkt für erforderliche Untersuchungen können die Empfehlungen der Arbeitsgruppe für Spätfolgen der GPOH gelten.

1.8.4 Funktionsmonitoring

Eine dauerhafte Heilung kann für die Mehrzahl der Patienten nur mittels invasiver lokaltherapeutischer Maßnahmen erreicht werden. Operationen bei Knochentumoren stellen immer hochgradig individuelle Eingriffe dar. Die Funktion richtet sich nach den erhaltenen Strukturen und den im Einzelfall zur Verfügung stehenden Rekonstruktionsmöglichkeiten. Körperliche Behinderungen als Folge einer operativen oder radiotherapeutischen Lokaltherapie oder auch einer Chemotherapie sind für die verbleibende Lebensqualität und Leistung der Patienten von entscheidender Bedeutung. Eine standardisierte Erfassung der lokalen Funktion und der Lebensqualität ist unerlässlich und sollte in den ersten 5 Jahren halbjährlich und später jährlich erfolgen. Zur Erfassung subjektiver, patientenbasierter bzw. untersucherbasierter Ergebnisbewertungen wurden verschiedenste Messinstrumente entwickelt. Im Laufe der Jahre haben sich dabei im Bereich der extremitätenerhaltenden Tumorchirurgie zur Funktionsbewertung der MSTS-Score (Tab. 1.8.3) und der TESS etabliert. Im Bereich der Lebensqualität kommen auf internationaler Ebene MOS-SF-36 und der QLQ-C30 zu Anwendung. Nur mit einer prospektiven und kontinuierlichen Erfassung von Komplikationen und Langzeitnebenwirkungen ist es möglich, die Komplikationsrate dauerhaft senken.

Ferner sollten Anstrengungen zur Integration in das soziale und berufliche Umfeld des Patienten ergriffen und rehabilitative Maßnahmen koordiniert werden.

Tab. 1.8.3 **MSTS-Enneking-Score**

Kriterien			Punkte
Allgemeine Kriterien		subjektive Zufriedenheit	0–5
		Schmerzen	0–5
		Einschränkungen der Aktivität/Berufsfähigkeit	0–5
Funktionelle Kriterien	untere Extremität	Unterstützung	0–5
		Gangbild	0–5
		Gehstrecke	0–5
	obere Extremität	Heben	0–5
		Handfunktion	0–5
		Elevation des Armes	0–5
Maximale Punktzahl			30

Literatur

Aaronson, N.K., K. Bjordal, P. Payers, M. Sullivan (1995): EORTC QLQ C-30 scoring manual. Brüssel

Aaronson, N.K., S. Ahmedzai, B. Bergman, M. Bullinger, A. Cull, N.J. Duez, A. Filiberti, H. Flechtner, S. B. Fleishman, J.C. de Haes u. Mitarb. (1993): The European Organization for Research and Treatment of Cancer QLQ-C30: a quality-of-life instrument for use in international clinical trials in oncology. J Natl Cancer Inst 85: 365–376

Bielack, S., B. Kempf-Bielack, D. Schwenzer u. Mitarb. (1999): Neoadjuvante Therapie des lokalisierten Osteosarkoms der Extremitäten. Erfahrungen der Cooperativen Osteosarkomstudiengruppe COSS an 925 Patienten. Klin Pädiatr 211: 260–270

Delattre, O., J. Zucman, T. Melot, X. Sastre Garau, J.M. Zucker, G. Lenoir, P. Ambros, D. Sheer, C. Turc-Carel, T. Triche, A. Aurias, G. Thomas (1994): The Ewing-family of tumors – a subgroup of small-round-cell tumors defined by specific chimeric transcripts. N Engl J Med 331: 294–299

Enneking, W., W. Dunham, M. Gebhardt, M. Malawar, D. Pritchard (1990): A system for the classification of skeletal resections. Chir Organi Mov 75: 217–240

Fuchs, N., S. Bielack, D. Epler u. Mitarb. (1998): Long-term results of the cooperative German-Austrian-Swiss osteosarcoma study group's protocol COSS-86 of intensive multidrug chemotherapy and surgery for osteosarcoma of the limbs. Ann Oncol 9: 893–899

Huvos, A.G. (1979): Bone tumors. W.B. Saunders, Philadelphia

Jürgens, H., U. Exner, H. Gadner u. Mitarb. (1988): Multidisciplinary treatment of Ewing's sarcoma of bone. A 6-year experience of a European Cooperative Trial. Cancer 61: 23–32

Ladenstein, R., C. Lasset, R. Pinkerton, J.M. Zucker, C. Peters, S. Burdach u. Mitarb. (1995): Impact of megatherapy in children with high-risk Ewing's tumours in complete remission: a report from the EBMT Solid Tumour Registry. Bone Marrow Transplant 15: 697–705

Miser, J.S., T.J. Kinsella, M. Tefft, T.J. Triche u. Mitarb. (1988): Preliminary results of treatment of Ewing's sarcoma of bone in children and young adults: six months of intensive combined modality therapy without maintenance. J Clin Oncol 6: 484–490

Schweiber, L., R. Baumgart, Zeiler (1997): Apparative Diagnostik zur Therapieentscheidung – was ist möglich und wünschenswert, was unverzichtbar und was überflüssig? Langenbecks Arch Chir: 410–414

Unni, K.K. (1988): Osteosarcoma of bone. In: Unni, K.K.: Bone tumors. Churchill Livingstone, New York: 107–133

Winkler, K., S. Bielack (1997): Osteosarkom. In: Seeber, S., J. Schütte: Therapiekonzepte Onkologie. 2. Aufl. Springer, Heidelberg: 703–718

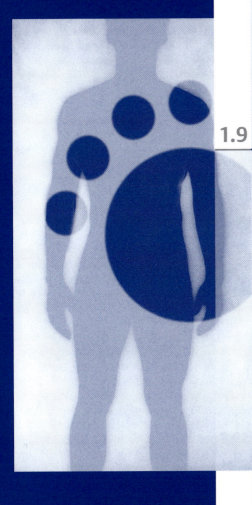

1.9 Strahlentherapie bei Knochentumoren und tumorartigen Läsionen

A. Schuck und N. Willich

- 1.9.1 Osteosarkom
- 1.9.2 Ewing-Tumor
- 1.9.3 Chondrosarkom
- 1.9.4 Fibrosarkom
- 1.9.5 Malignes fibröses Histiozytom des Knochens
- 1.9.6 Riesenzelltumor
- 1.9.7 Chordom
- 1.9.8 Hämangiom des Wirbelkörpers
- 1.9.9 Solitäres und extramedulläres Plasmozytom
- 1.9.10 Multiples Myelom
- 1.9.11 Primär ossäres Lymphom
- 1.9.12 Eosinophiles Granulom
- 1.9.13 Radiogene Nebenwirkungen

1.9.1 Osteosarkom

Das Osteosarkom ist der häufigste maligne Knochentumor im Kindes- und Jugendalter. In der Periode des gesteigerten Knochenwachstums entwickelt er sich bevorzugt in Wachstumszonen der langen Röhrenknochen: im distalen Femur, der proximalen Tibia und im proximalen Humerus. Knochen- und Extremitätenschmerzen sind vorherrschende Symptome in der Anamnese. Etwa 20% der Tumoren sind initial manifest metastasiert. Bei Diagnosestellung liegen jedoch bei 80–90% der Patienten bereits okkulte Fernmetastasen vor. Das typische osteogene Sarkom wächst osteolytisch und osteoblastisch.

Die Behandlung des Osteosarkoms erfolgt multimodal mit zytostatischer Therapie und vollständiger Tumorresektion. Eine Radiotherapie wird in der Primärbehandlung nur in Ausnahmefällen appliziert. Durch die Verbesserung der Operationstechnik und die Verwendung einer neoadjuvanten Chemotherapie konnte in den letzten Jahren die Rate der die Extremität erhaltenden Eingriffe deutlich gesteigert werden (Bielack u. Mitarb. 1999). Die Amputation wird jedoch weiterhin bei ausgedehnten und ungünstig gelegenen Tumoren durchgeführt (Sluga u. Mitarb. 1999). Im Zweifelsfalle muss in der Behandlung des Osteosarkoms die Radikalität des operativen Eingriffs Vortritt vor dem Funktionserhalt haben. Das Belassen makroskopischer oder mikroskopischer Reste muss vermieden werden, eine postoperative Bestrahlung kann eine mangelnde Radikalität der Resektion nicht kompensieren. Bei nicht oder nicht vollständig resektablen Tumoren, z.B. im Bereich des Gesichtsschädels, sollte eine hochdosierte, kurative Radiotherapie durchgeführt werden. Weiterhin hat die Radiotherapie einen Stellenwert bei der präoperativen Bestrahlung von Tumoren im Bereich des Gesichtsschädels.

Strahlensensibiltät

Allgemein gilt das Osteosarkom als ein wenig strahlenempfindlicher Tumor. Untersuchungen an Zelllinien zeigen jedoch eine Strahlensensibilität, die anderen humanen Tumorzelllinien ähnlich ist (Phillips u. Sheline 1969). Untersuchungen bei Bestrahlung und nachfolgender Resektion zeigten, dass bei Bestrahlungsdosen zwischen 80 und 100 Gy immer eine komplette Tumorsterilisation vorlag, nie jedoch bei Dosen $\leq$ 50 Gy (Gaitan 1981). Weiterhin gibt es Einzelfallberichte über Patienten, die eine ausschließliche Radiotherapie eines Osteosarkoms erhielten und langfristig lokal rezidivfrei blieben (Sweetnam 1979, Albrecht u. Mitarb. 1994). Diese Daten weisen darauf hin, dass eine hochdosierte Radiotherapie beim Osteosarkom bei residualen oder inoperablen Befunden oder in der palliativen Behandlung von ossären Metastasen gerechtfertigt und sinnvoll ist.

Bestrahlungsdosen und -techniken

Die Bestrahlungsdosis bei definitiver Radiotherapie des Osteosarkoms muss in Abhängigkeit von den angrenzenden Risikostrukturen gewählt werden. Langfristige Remissionen sind ab Bestrahlungsdosen von 50 Gy berichtet worden. Es sollten jedoch lokal 60 Gy Gesamtdosis mit 1,8 Gy oder 2 Gy Einzeldosis pro Tag angestrebt werden. Die Behandlung erfolgt in einer Shrinking-Field-Technik, das heißt, das Bestrahlungsvolumen wird von der Bestrahlung des gesamten prätherapeutisch betroffenen Knochen- und Weichteilareals mit ausreichendem Sicherheitssaum (etwa 3–5 cm in kraniokaudaler Ausrichtung bei Extremitätentumoren, weniger bei Tumoren des Gesichtsschädels) schrittweise auf geringere Sicherheitsabstände verkleinert. Dies ist notwendig, um die Nebenwirkungsrate zu senken. Wichtig bei der Durchführung der Bestrahlung ist die genaue reproduzierbare Patientenlagerung unter Zuhilfenahme von Vakuumkissen, individuell angefertigten Gesichtsmasken etc. Bei der Planung und Durchführung einer Extremitätenbestrahlung muss darauf geachtet werden, dass nicht die komplette Zirkumferenz der Extremität bestrahlt wird, sondern dass ein durchgehender longitudinaler Gewebestreifen von 1–2 cm unbestrahlt bleibt. Dies dient der Prophylaxe eines Lymphödems distal des Bestrahlungsfeldes. Weiterhin sollte eine hochdosierte Bestrahlung von Gelenken wenn vertretbar vermieden werden, um nachfolgende artikuläre Funktionseinschränkungen durch Arthrose und Kapselfibrosierung zu vermeiden. Bei der Bestrahlungsplanung ist darauf zu achten, dass Drainageaustrittsstellen und Operationsnarben im Hochdosisbereich liegen. In einer palliativen Therapiesituation sollten für eine effiziente lokale Tumorkontrolle ebenfalls hohe Bestrahlungsdosen appliziert werden.

Spezialtechniken, die bei der Behandlung von Osteosarkomen Verwendung finden, deren Stellenwert jedoch nicht gesichert ist, sind Bestrahlung mit Neutronen, geladenen Teilchen sowie intraoperative Bestrahlung (Tsunemoto u. Mitarb. 1982, Calvo u. Mitarb. 1991, Hug u. Mitarb. 1995).

1.9.2 Ewing-Tumor

Die Behandlung von Ewing-Tumoren (Ewing-Sarkomen, atypischen Ewing-Sarkomen und peripheren neuroektodermalen Tumoren [PNET]) folgt einem multimodalen Therapiekonzept unter Verwendung einer Polychemotherapie und einer Lokaltherapie (Arai u. Mitarb. 1991, Dunst u. Mitarb. 1995). Die Lokaltherapie besteht aus einer weiten Tumorresektion, einer definitiven Bestrahlung bei inoperablen Läsionen oder aus einer Resektion und Nachbestrahlung entweder bei schlechtem histologischen Ansprechen auf die initiale Chemotherapie oder nach intraläsionaler oder marginaler Resektion (Dunst u. Mitarb. 1995). Studien, die eine Randomisation der Lokaltherapie des Ewing-Sarkoms vornehmen, sind bislang nicht durchgeführt worden. Insofern ist die Überlegenheit der operativen Lokalbehandlung gegenüber einer definitiven Radiotherapie nicht bewiesen. Vergleichende Untersuchungen zwischen beiden Behandlungsmodalitäten weisen jedoch auf eine erhöhte lokale Kontrolle nach weiter Resektion des Tumors hin (Sailer u. Mitarb. 1988). Ähnlich wie bei Osteosarkomen ist die Rate der Amputationen aufgrund der neoadjuvanten Chemotherapie und verbesserten Operationstechniken rückläufig. Bei Patienten mit nicht ausreichendem makroskopischen Ansprechen auf die neoadjuvante Chemotherapie kann zur Ermöglichung eines funktionserhaltenden Eingriffs eine präoperative Radiotherapie durchgeführt werden.

Bestrahlungsdosis

Bei Patienten, die eine Bestrahlungsdosis von 40 Gy oder weniger erhalten haben, wurde eine hohe lokale Rezidivrate verzeichnet, es handelte sich dabei in den meisten Fällen um In-Field-Rezidive (Arai u. Mitarb. 1991). Für Bestrahlungsdosen oberhalb von 40 Gy kann keine eindeutige Dosis-Wirkungs-Kurve aufgestellt werden. Derzeit wird die Applikation von 50–55 Gy bei einer definitiven Radiotherapie als Standard betrachtet (Dunst u. Mitarb. 1995). Bei einem ausgedehnten Tumor oder schlechtem makroskopischem Ansprechen auf die Chemotherapie können 60 Gy appliziert werden. Bei der präoperativen oder postoperativen Radiotherapie werden Bestrahlungsdosen zwischen 45 und 55 Gy appliziert. Die Bestrahlung kann in konventioneller Fraktionierung mit 1,8 oder 2 Gy Tagesdosis oder hyperfraktioniert akzeleriert mit 2 × 1,6 Gy am Tag und einer Bestrahlungspause von etwa 10 Tagen nach der Hälfte der Gesamtdosis erfolgen. Allerdings zeigte eine hyperfraktioniert akzelerierte Bestrahlung in den CESS-86- und EICESS-92-Studien keinen Vorteil gegenüber einer konventionellen Fraktionierung (Dunst u. Mitarb. 1995); sie kann andererseits aber eine erhöhte Akuttoxizität bewirken. Große Knochenmetastasen bei initial multifokalen Tumoren werden in Abwägung des individuellen Rezidivrisikos ebenfalls mit 50 Gy im Rahmen der Primärtherapie unter kurativer Intention bestrahlt. Weiterhin zeigte sich bei Lungenmetastasen eine Reduktion der pulmonalen Rezidive nach Chemotherapie und zusätzlicher Ganzlungenbestrahlung mit Bestrahlungsdosen zwischen 15 und 20 Gy um 50% im Vergleich zu alleiniger Chemotherapie (Paulussen u. Mitarb. 1998).

Bestrahlungsvolumen

Die früher durchgeführte Bestrahlung des ganzen Kompartimentes ist zugunsten einer lokal begrenzten Radiotherapie verlassen worden. Eine Erfassung der prätherapeutischen Tumorausdehnung mit einem Sicherheitssaum von 3–5 cm in longitudinaler Richtung und 2 cm nach lateral bei Extremitätentumoren hat sich als ausreichend erwiesen (Abb. 1.9.1 u. 1.9.2). Eine randomisierte Studie der POG zu dieser Frage zeigte bei allerdings kleinen Patientenzahlen keinen Unterschied in der lokalen Kontrolle zwischen einer Kompartimentbestrahlung und einer lokalisierten Bestrahlung (Donaldson u. Mitarb. 1998). Die guten Kontrollraten nach alleiniger, prä- und postoperativer Radiotherapie in den CESS-Studien bestätigen diese Ergebnisse (Dunst u. Mitarb. 1995, Schuck u. Mitarb. 1998). Wesentlich bei der Bestrahlungsplanung ist eine gute, reproduzierbare Immobilisierung des Patienten unter Zuhilfenahme von Vakuumkissen, Fußstützen etc. (Abb. 1.9.3). Nach einer Dosis von 45 Gy sollte eine Feldeinschränkung auf die prätherapeutische Tumorausdehnung mit einem Sicherheitsabstand von 2 cm erfolgen. Bei Beckentumoren kann aufgrund der angrenzenden Risikoorgane eine Reduktion des Zielvolumens auf die prätherapeutische Ausdehnung zusätzlich eines Sicherheitssaumes von 2 cm für die ganze Serie notwendig sein. Es ist darauf zu achten, dass Drainageaustrittsstellen und Operationsnarben im Hochdosisbereich liegen (s. Abb. 1.9.2 u. 1.9.3). Zusätzlich sollte bei einer Extremitätenbestrahlung wenn möglich ein longitudinaler unbestrahlter Gewebestreifen von 1–2 cm belassen werden, um ein Lymphödem distal des Bestrahlungsareales zu vermeiden (s. Abb. 1.9.2). Bei Tumoren, die verdrängend in präformierte Körperhöhlen wachsen, wie intrathorakales Wachstum bei Rippentumoren oder bei Tumoren im Beckenbereich, kann sich das Zielvolumen in diesem Bereich auf die postchemotherapeutische Ausdehnung beschränken.

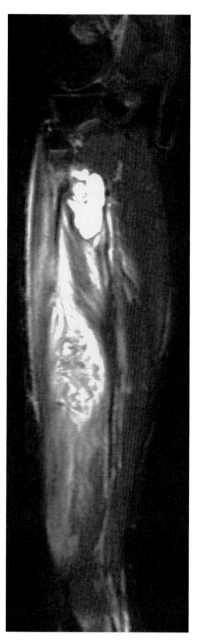

Abb. 1.9.1 Ewing-Sarkom der mittleren Fibula mit ausgedehntem Weichteilanteil. Die proximale signalreiche Veränderung entspricht einem gutartigen und nicht therapiebedürftigen Gangliom.

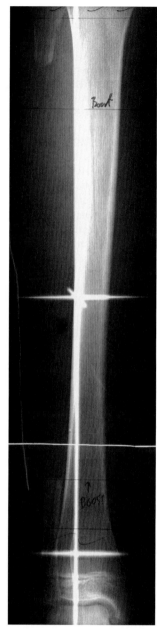

Abb. 1.9.2 Simulationsaufnahme für die postoperative Bestrahlung des in Abb. 1.9.**1** gezeigten Tumors. Die Bestrahlung wird mit 54 Gy durchgeführt. Die Fibula wurde entfernt. Lateral des initialen Tumorareals drahtmarkierte Operationsnarbe, die ins Bestrahlungsfeld eingeschlossen ist. Medial Lymphstreifen zur Prophylaxe eines Lymphödems. Die proximale und distale Wachstumsfuge der Tibia sind geschont. Zusätzlich Markierung der Boostfelder für die Feldeinschränkung nach 45 Gy.

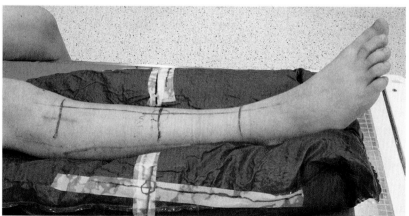

Abb. 1.9.3 Lagerung für die Bestrahlung des Patienten von Abb. 1.9.**1** und 1.9.**2**. Das Vakuumkissen erlaubt eine gut reproduzierbare Positionierung des Patienten. Die laterale Operationsnarbe ist im Bestrahlungsfeld eingeschlossen. Ein Lymphstreifen wurde medial belassen.

1.9.3 Chondrosarkom

Die Therapie der Wahl beim Chondrosarkom ist die radikale chirurgische Tumorentfernung. Wie beim Osteosarkom wird angenommen, dass es sich um einen radioresistenten Tumor handelt. Jedoch hat die Radiotherapie bei inkomplett resezierten oder inoperablen Tumoren einen klaren Stellenwert, der in mehreren Studien belegt ist (McNaney u. Mitarb. 1982, Harwood u. Mitarb. 1977). Sowohl nach inkompletter Resektion als auch bei inoperablen Läsionen sollte eine hochdosierte Therapie mit Bestrahlungsdosen >60 Gy in konventioneller Fraktionierung (5 × 1,8–2 Gy pro Woche) durchgeführt werden.

1.9.4 Fibrosarkom

Analog zum Osteosarkom und Chondrosarkom sollte beim Fibrosarkom eine vollständige Tumorresektion erfolgen. Bei inoperablen Läsionen, nach inkompletter Resektion oder in einigen palliativen Therapiesituationen ist eine Radiotherapie indiziert. Bestrahlungsdosen von mindestens 66–70 Gy werden zur lokalen Tumorkontrolle empfohlen, in einer palliativen Therapiesituation kann auch eine geringfügig niedrigere Dosis appliziert werden.

1.9.5 Malignes fibröses Histiozytom des Knochens

Die Therapie der Wahl ist die vollständige operative Entfernung des Tumors. Einzelfallberichte über Heilungen bei ausschließlich bestrahlten Patienten rechtfertigen eine hoch dosierte Radiotherapie bei inoperablen Läsionen (Capanna u. Mitarb. 1984). Weiterhin kann die Radiotherapie in palliativen Therapiesituationen sinnvoll sein.

1.9.6 Riesenzelltumor

Die primäre Therapie von Riesenzelltumoren besteht meist in operativen Maßnahmen wie Exzision des Tumors oder Kürettage. Aus früheren Radiotherapieserien während der Orthovolt-Ära, in der Patienten zum Teil mehrmals und protrahiert therapiert wurden, ist eine erhöhte Rate maligner Transformationen bekannt. Nach einmaliger Bestrahlung mit Megavoltgeräten werden jedoch keine Fälle von malignen Transformationen beobachtet (Bell u. Mitarb. 1983). Wenn eine definitive Radiotherapie durchgeführt wird, liegen die lokalen Kontrollraten der adäquaten Bestrahlungsdosen bei etwa 75% (Sanerkin 1980, Schwartz u. Mitarb. 1989). Als eine ausreichende Dosis werden 45–55 Gy mit 1,8 oder 2 Gy Einzeldosis pro Tag angesehen. Das Zielvolumen muss die gesamte Läsion inklusive eventueller Weichteilanteile mit einem Sicherheitsabstand von 3–4 cm umfassen.

1.9.7 Chordom

Chordome sind zu 50% in der Sakrokokzygealregion, zu 35% an der Schädelbasis und zu 15% an der Wirbelsäule lokalisiert. Die primäre Therapie des Chordoms besteht aus der kompletten Tumorresektion. Diese kann jedoch im Bereich der Schädelbasis schwierig sein. Mit definitiver Radiotherapie oder postoperativer Bestrahlung nach inkompletter Resektion können Langzeitremissionen erreicht werden. Die Bestrahlungsdosen sollten dabei höher als 55 Gy liegen (Fuller u. Bloom 1987). Die Verwendung von geladenen Teilchen bzw. Protonen weisen theoretische Vorteile gegenüber der Photonenbestrahlung auf. Zum einen verfügen geladene Teilchen über biologische Eigenschaften, die den Ablauf intrazellulärer Repairmechanismen nach Radiotherapie erschweren. Zum anderen können Teilchenstrahlung und Protonen hochpräzise mit einem steilen Dosisabfall zum umgebenden kritischen Normalgewebe appliziert werden, was besonders bei Schädelbasislokalisationen von Vorteil ist. Obwohl keine randomisierten Studien zum Vergleich einer Photonentherapie mit Protonen- oder Teilchentherapie vorliegen, erscheinen die Behandlungsergebnisse der letztgenannten Gruppe vorteilhaft (Munzenrider u. Mitarb. 1993). Vor allem bei inoperablen Schädelbasischordomen sollte deshalb eine Teilchen- oder Protonenbestrahlung erwogen werden.

1.9.8 Hämangiom des Wirbelkörpers

Wirbelkörperhämangiome sind keine seltene Erkrankung. Bei Autopsien wurden in 11% der Fälle Hämangiomwirbel gefunden. Meist sind sie asymptomatisch und nicht behandlungsbedürftig. Neben lokalen Schmerzen kann es durch Expansion des Wirbelkörpers, Tumorausbreitung in den Extraduralraum, Blutung oder durch seltene Kompressionsfrakturen zur Kompression des Rückenmarks kommen. In diesen Fällen ist eine operative Intervention indiziert. Normalerweise ist eine vollständige Entfernung des Befundes aufgrund des Blutungsrisikos jedoch nicht möglich. Eine postoperative Bestrahlung mit 30–40 Gy ist in diesen Fällen indiziert. Bei Inoperabilität oder lokaler Schmerzsymptomatik ist eine alleinige Bestrahlung Erfolg versprechend (Yang u. Mitarb. 1985).

1.9.9 Solitäres und extramedulläres Plasmozytom

Solitäre Plasmozytome (SP) treten meist im Achsenskelett auf, während extramedulläre Plasmozytome (EP) im Allgemeinen im Kopf-Hals-Bereich vorkommen. Etwa 50% der SP und 25–35% der EP konvertieren in ein multiples Myelom. Obwohl solitäre und extramedulläre Plasmozytome strahlensensibel sind und rasch auf die Therapie ansprechen, ist eine Dosis von über 45 Gy für eine dauerhafte lokale Kontrolle notwendig (Frassica u. Mitarb. 1989). Durch die lokale Bestrahlung können 10-Jahres-Überlebensraten von 20–45% erzielt werden (Frassica u. Mitarb. 1989). Das Zielvolumen beim SP umfasst ausschließlich die primäre Tumorlokalisation. Beim EP wird ein Befall der angrenzenden Lymphknotenregionen beobachtet, deshalb sollte deren Bestrahlung auch adjuvant erwogen werden (Mayr u. Mitarb. 1990). Lokalisierte Rezidive ohne Hinweis auf ein multiples Myelom sollten erneut aggressiv in kurativer Absicht behandelt werden.

1.9.10 Multiples Myelom

Die häufigste Indikation zur Radiotherapie beim multiplen Myelom ist die Reduktion von Knochenschmerzen. Die zur Therapie verwendeten Bestrahlungsdosen werden je nach Autor zwischen 20 und 40 Gy angegeben (Mill u. Griffith 1980). Die Gesamtdosis richtet sich nach dem Ansprechen der Schmerzen auf die Therapie und nach der Gesamtprognose des Patienten. Eine wiederholte Bestrahlung nach niedrig dosierter Vorbehandlung bei erneutem Auftreten von Beschwerden ist möglich. Bei osteolytischen Läsionen sollte bei akuter Frakturgefahr eine operative Stabilisierung mit nachfolgender Bestrahlung durchgeführt werden. Bei Inoperabilität wird eine alleinige Radiatio durchgeführt, die Rekalzifikationsrate ist jedoch unbekannt.

1.9.11 Primär ossäres Lymphom

Primäre Non-Hodgkin-Lymphome des Knochens machen etwa 5% der extranodalen Lymphome aus. Dabei müssen durch Staging-Untersuchungen primäre Knochenlymphome von Lymphomen anderen Ursprungs abgegrenzt werden. Bezüglich der Radiotherapie favorisieren die meisten Autoren eine Bestrahlung des gesamten betroffenen Knochens und eventuell bestehender Weichgewebeanteile. Dabei sollte ein Streifen unbestrahlten Gewebes zur Vermeidung eines Lymphödems belassen werden. Bei 50 Gy Gesamtdosis kann nach 40 Gy eine Feldeinschränkung auf die initiale Tumorausdehnung mit einem Sicherheitssaum von mindestens 3 cm erfolgen. Bei Patienten mit einem solitären Befall (Stadium IE) können mit alleiniger Strahlentherapie 10-Jahres-Überlebensraten von mehr als 50% erreicht werden. Bessere Ergebnisse werden im Stadium IE und IIE mit einer kombinierten Polychemotherapie und Radiatio erzielt. Mit diesem Therapieansatz können rezidivfreie Überlebensraten von 80% erreicht werden (Bacci u. Mitarb. 1986).

1.9.12 Eosinophiles Granulom

Diese solitären oder multifokalen Läsionen gehören zur Langerhans-Zell-Histiozytose. Die meist osteolytischen Läsionen werden in vielen Fällen mit Kürettage behandelt. Bei Lokalisationen im Bereich der Orbita, der Schädelbasis, des Gesichtes oder tragender Knochen ist die primäre Radiotherapie Behandlung der ersten Wahl. Eosinophile Granulome sind äußerst strahlensensibel, die meisten Autoren favorisieren eine Dosis von 6–8 Gy in 3–4 Fraktionen. Bestrahlungsdosen von 10–15 Gy werden bei Läsionen mit begleitender Weichteilkomponente oder beim Auftreten im Erwachsenenalter empfohlen (Pereslegin u. Mitarb. 1981, Selch u. Parker 1990). Nur in seltenen Fällen treten Rezidive im Bestrahlungsbereich auf, die Inzidenz steigt jedoch beim Vorliegen eines Weichteilanteils (Selch u. Parker 1990).

1.9.13 Radiogene Nebenwirkungen

Das Nebenwirkungsspektrum in der Bestrahlung der unterschiedlichen Knochentumorentitäten ist ähnlich. Als akute Nebenwirkungen sind vor allem Hautreaktionen zu verzeichnen, die durch gleichzeitige Gabe von Adriamycin oder Actinomycin D verstärkt werden können. Zusätzlich können bei Tumoren des Körperstammes Nebenwirkungen durch die Nähe strahlensensibler Organe entstehen, z.B. Zystitis, Enteritis, Pneumonitis etc. Die akuten Nebenwirkungen sind im Allgemeinen passager. Dosislimitierend sind jedoch in den meisten Fällen die chronischen Nebenwirkungen. Nach hochdosierter Strahlentherapie mit Gesamtdosen über 60 Gy ist die Rate an Weichteilfibrosen und pathologischen Frakturen im Bestrahlungsareal deutlich erhöht. Die TD 5/5 – das ist die Dosis, bei der das Risiko innerhalb von 5 Jahren eine Osteoradionekrose oder pathologische Fraktur zu entwickeln 5% beträgt – liegt bei etwa 60 Gy. Eine hochdosierte Bestrahlung im Bereich von Gelenken kann durch Gelenkkapselschrumpfung und Arthrose zu einer Funktionseinschränkung führen. Wenn kein bestrahlungsfreier Lymphstreifen bei Extremitätentumoren belassen werden konnte, ist die Inzidenz von distalen Lymphödemen deutlich erhöht. Gravierende Folgen hat die Bestrahlung auf den wachsenden Knochen. Die applizierten Bestrahlungsdosen bewirken einen Stopp des Längenwachstums in den Epiphysenfugen der langen Röhrenknochen, die im Bestrahlungsfeld liegen. Das daraus resultierende Wachstumsdefizit ist abhängig vom Alter des Patienten und vom Anteil der betroffenen Epiphysenfuge am Gesamtlängenwachstum. Zur Vermeidung von asymmetrischem Wachstum ist darauf zu achten, dass Epiphysenfugen entweder komplett bestrahlt oder komplett ausgespart werden. Bestrahlungen in Teilbereichen der Wirbelsäule bei Kindern können zur Entstehung von Skoliosen und Kyphosen führen. Auch hier ist auf eine vollständige Erfassung der in die Bestrahlung eingeschlossenen Wirbelkörper zu achten. Bei Bestrahlungen im Bereich des Gesichtsschädels im Kindes- und Jugendalter treten Gesichtsasymmetrien auf.

Die Induktion von radiogenen Sarkomen hat in der Vergangenheit Anlass zur Besorgnis vor allem in der Behandlung des Ewing-Sarkoms gegeben. Inzidenzen von bis zu 35% wurden angegeben (Strong u. Mitarb. 1979). In den neuen Serien wurde bei der Verwendung von Megavolt-Therapiegeräten ein Risiko für bestrahlungsindizierte Sarkome von etwa 5–10% bei Patienten ermittelt, die 20 Jahre nach Therapie lebten (Kuttesch u. Mitarb. 1996).

Literatur

Albrecht, M.R., G. Henze, H.J. Habermalz, U. Rühl (1994): Osteosarcoma-a radioresistent tumor? Long term evaluation after multidrug chemotherapy and definitive irradiation of the primary instead of radical surgery. Unpublished scientific meeting presentation. Radiation Therapy for children with cancer. Saunders, Philadelphia

Arai, Y., L.E. Kun, T. Brooks u. Mitarb. (1991): Ewing's sarcoma: Local tumor control and patterns of failure following limited volume radiation therapy. Int J Radiat Oncol Biol Phys 21: 1501–1508

Bacci, G., N. Jaffe, E. Emiliani u. Mitarb. (1986): Therapy of primary Non-Hodgkin's lymphoma of bone and a comparison of results with Ewing's sarcoma. Cancer 57: 1468–1472

Bell, R.S., A.R. Harwood, S.B. Goodman u. Mitarb. (1983): Supervoltage radiotherapy in the treatment of giant cell tumors of bone. Clin Orthop 174: 208–216

Bielack, S., B. Kempf-Bielack, D. Schwenzer u. Mitarb. (1999): Neoadjuvante Therapie des lokalisierten Osteosarkoms der Extremitäten. Erfahrungen der Cooperativen Osteosarkomstudiengruppe COSS an 925 Patienten. Klin Pädiatr 211: 260–270

Calvo, F.A., D.O. de Urbina, L. Sierrasesumaga u. Mitarb. (1991): Intraoperative radiotherapy in the multidisciplinary treatment of bone sarcomas in children and adolescents. Med Pediatr Oncol 19: 478–485

Capanna, R., F. Bertoni, P. Bacchini u. Mitarb. (1984): Fibrous histiocytomaa of bone. Cancer 54: 177–187

Donaldson, S., M. Torrey, M. Link u. Mitarb. (1998): A multidisciplinary study investigating radiotherapy in Ewing's sarcoma: End results of POG 8346. Int J Radiation Oncol Biol Phys 42: 125–135

Dunst, J., H. Jürgens, R. Sauer u. Mitarb. (1995): Radiation therapy in Ewing's sarcoma: An update of the CESS 86 trial. Int J Radiat Oncol Biol Phys 32: 919–930

Frassica, D.H., F.J. Frassica, M.F. Schray u. Mitarb. (1989): Solitary plasmocytoma of bone: Mayo clinic experience. Int J Radiat Oncol Biol Phys 16: 43–48

Fuller, D.B., H.J. Bloom (1987): Radiotherapy for chordoma: the Royal Marsden experience. Int J Radiat Oncol Biol Phys 13: 107–108

Gaitan-Yanguas, M. (1981): A study of the response to osteogenic sarcoma and adjacent normal tissues to radiation. Int J Radiat Oncol Biol Physics 7: 593–595

Harwood, A.R., J.I. Krajbich, V.L. Fornasier (1977): Radiotherapy of chondrosarcoma of bone. Radiology 125: 223

Hug, E.B., M.M. Fitzek, N.J. Liebsch, J.E. Munzenrieder (1995): Locally challenging osteo- and chondrogenic tumors of the axial skeleton: results of combined proton and photon irradiation therapy using three-dimensional treatment planning. Int J Radiat Oncol Biol Physics 31: 467–476

Kuttesch, J.F., L.H. Wexler, R.B. Marcus u. Mitarb. (1996): Second malignancies after Ewing's sarcoma: radiation dose dependency of secondary sarcomas. J Clin Oncol 14: 2818–2825

Mayr, N.A., B. Chen-Wen, D.H. Hussey u. Mitarb. (1990): The role of radiation therapy in the treatment of solitary plasmocatomas. Radiother Oncol 17: 293–303

McNaney, D., R.D. Lindberg, A.G. Ayala u. Mitarb. (1982): Fifteen years' radiotherapy experience with chondrosarcoma of bone. Int J Radiat Oncol Biol Phys 8: 187

Mill, W.B., R. Griffith (1980): The role of radiation therapy in the management of plasma cell tumors. Cancer 45: 647

Munzenrider, J.E., N.J. Liebsch, J.T. Efird (1993): Chordoma and chondrosarcoma of skull base: Treatment with fractionated x-ray and proton radiotherapy. In: Johnson, J.T., M.S. Dikolkar: Head and neck cancer. Bd. 3. Elsevier Science Publishers, New York: 649

Paulussen, M., S. Ahrens, S. Burdach u. Mitarb. (1998): Primary metastatic (stage IV) Ewing tumor: Survival analysis of 171 patients from the EICESS studies. Ann Oncol 9: 275–281

Pereslegin, I.A., V.F. Ustinova, E.L. Podylyaschuk (1981): Radiotherapy for eosinophilic granuloma of bone. Int J Radiat Oncol Biol Phys 7: 317–321

Phillips, T.L., G.E. Sheline (1969): Radiotion therapy of malignant bone tumors. Radiology 92: 1537–1545

Sailer, S., D. Harmon, H. Mankin, J. Truman, H. Suit (1988): Ewing's sarcoma: surgical resection as a prognostic factor. Int J Radiat Oncol Biol Phys 15: 43–52

Sanerkin, N.G. (1980): Malignancy, aggressiveness, and recurrence in giant cell tumor of bone. Cancer 46: 1641–1649

Schuck, A., J. Hofmann, C. Rübe u. Mitarb. (1998): Radiotherapy in Ewing's sarcoma and PNET of the chest wall: Results of the trials CESS 81, CESS 86 and EICESS 92. Int J Radiat Oncol Biol Phys 42: 1001–1006

Schwartz, L.H., P.G. Okunieff, A. Rosenberg u. Mitarb. (1989): Radiation therapy in the treatment of difficult giant cell tumors. Int J Radiat Oncol Biol Phys 17: 1085–1088

Selch, M.T., R.G. Parker (1990): Radiation therapy in the management of Langerhans' cell histiocytosis. Med Pediatr Oncol 18: 97–102

Sluga, M., R. Windhager, S. Lang u. Mitarb. (1999): Local and systemic control after ablative and limb sparing surgery in patients with osteosarcoma. Clin Orthop 358: 120–127

Strong, L.C., J. Herson, M. Osborne u. Mitarb. (1979): Risk of radiation related subsequent malignant tumors in survivors of Ewing's sarcoma. J Nat Cancer Inst 62: 1401–1406

Sweetnam, R. (1979): Osteosarcoma. Br Med J 2: 536–537

Tsunemoto, H., T. Arai, S. Morita u. Mitarb. (1982): Japanese experience with clinical trilas of fast neutrons. Int J Radiat Biol Physics 8: 2169–2172

Yang, Z.Y., L.J. Zhang, Z.X. Chen u. Mitarb. (1985): Hemangioma of the vertebral column: A report on 23 patients with special reference to functional recovery after radiation therapy. Acta Radiol 24: 129

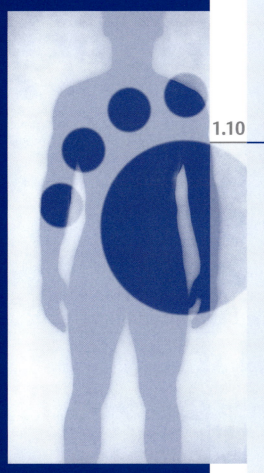

1.10 Radionuklidtherapie bei Knochentumoren

Chr. Franzius, J. Sciuk und O. Schober

1.10.1 Einleitung

1.10.2 Palliative Schmerztherapie bei Knochenmetastasen

1.10.3 Tumorspezifische Radionuklidtherapie bei Knochenmetastasen

1.10.4 Radionuklidtherapie beim nichtresezierbaren Osteosarkom

1.10.1 Einleitung

Bei der nuklearmedizinischen Therapie werden offene Radionuklide, d.h. radioaktive Isotope eines Elements zur Behandlung eingesetzt. Verwendet werden in der Regel reine Betastrahler, z.B. ^{89}Strontium (^{89}Sr) oder kombinierte Beta-/Gammastrahler, z.B. ^{131}Iod (^{131}I), ^{153}Samarium (^{153}Sm), ^{186}Rhenium (^{186}Rh). Betastrahlen (β-Strahlen) haben im Gewebe eine maximale Reichweite von wenigen Millimetern. Die Energie wird auf dieser kurzen Strecke vollständig abgegeben, so dass nur lokal begrenzt hohe Strahlendosen auftreten. Das führt zum gewünschten therapeutischen Effekt unter maximaler Schonung der Umgebung. Gammastrahlen (γ-Strahlen) durchdringen das Gewebe bei minimaler Strahlenexposition. Mit der so genannten Gammakamera kann die In-vivo-Verteilung der Gammastrahler dargestellt (planar oder tomographisch) und quantitativ erfasst werden. Gammastrahler werden daher in der nuklearmedizinischen Diagnostik verwendet.

Die Anwendung kombinierter Beta-/Gammastrahler zur Therapie bietet den Vorteil, dass die Verteilung des therapeutisch eingesetzten Radionuklids im Körper von außen kontrolliert werden kann.

Die gezielte Verteilung der Radionuklide im Körper mit hoher Anreicherung am Ort der gewünschten Wirkung und möglichst geringer Anreicherung im übrigen Gewebe wird durch die chemische Bindung des Radionuklids an ein Molekül mit der geeigneten Pharmakokinetik erreicht (radioaktive Markierung). Geeignete Moleküle und damit auch die Verbindungen Molekül-Radionuklid (auch Radiopharmakon oder Tracer genannt) erreichen durch metabolische, immunologische oder rezeptorvermittelte Prozesse selektiv die gewünschte Lokalisation.

Mit der Radionuklidtherapie können Herddosen erzielt werden, deren Höhe durch eine externe Bestrahlung (Strahlentherapie) nicht erreicht werden kann.

1.10.2 Palliative Schmerztherapie bei Knochenmetastasen

Mit knochenaffinen radioaktiven Pharmaka können Knochenschmerzen infolge multilokulärer Metastasen palliativ behandelt werden, wenn sich die Metastasen im Skelettszintigramm mit einer vermehrten Anreicherung darstellen (osteoblastische Metastasen) (Fischer 1999, Silberstein u. Taylor 1997).

Radiopharmaka

In den letzten Jahren sind zwei vergleichbare Radiopharmaka für diese Indikation entwickelt worden. Beide Radiopharmaka sind den Tracern ähnlich, die für die diagnostische Skelettszintigraphie verwendet werden (Abb. 1.10.**1 a** u. **b**). Es handelt sich jeweils um eine Komplexverbindungen aus einem Phosphonat und einem Radionuklid. Das Phosphonat ist für die pharmakokinetischen Eigenschaften des Komplexes verantwortlich. Das Radionuklid ermöglicht die Diagnostik bzw. entfaltet die therapeutische Wirkung.

Als Phosphonate werden für die Skelettszintigraphie MDP (Methylendiphosphonat) und DPD (Dicarboxidiphosphonat), für die Schmerztherapie EDTMP (Ethylendiamintetramethylenphosphonat) und HEDP (Hydroxyethylidendiphosphonat) eingesetzt. Als Radionuklid dient der Gammastrahler ^{99m}Technetium bei der Skelettszintigraphie. Für die Schmerztherapie werden die kombinierten Beta-/Gammastrahler ^{153}Samarium und ^{186}Rhenium verwendet.

Die beiden neuen Radiopharmaka ^{153}Sm-EDTMP und ^{186}Rh-HEDP werden heute häufiger als das seit Jahren verfügbare ^{89}Strontiumchlorid (reiner Betastrahler) eingesetzt (Palmedo u. Mitarb. 1996, Resche u. Mitarb. 1997, Silberstein u. Williams 1985).

Physikalische Eigenschaften

Die physikalischen Halbwertzeiten (HWZ) des ^{153}Sm und des ^{186}Rh liegen im Bereich weniger Tage (1,9 Tage und 3,8 Tage). Die physikalische HWZ des ^{89}Sr beträgt im Gegensatz dazu über 7 Wochen (50,5 Tage). Die maximale Reichweite im Gewebe beträgt 3,4 mm für das ^{153}Sm, 4,7 mm für das ^{186}Rh und 6,7 mm für das ^{89}Sr. Durch die zusätzliche Gammakomponente des ^{153}Sm und des ^{186}Rh können während der Therapie mit ^{153}Sm-EDTMP oder ^{186}Rh-HEDP-Ganzkörperaufnahmen der Verteilung angefertigt werden (Tab. 1.10.**1**).

Pharmakokinetik

Nach intravenöser Injektion reichern sich die knochenaffinen Tracer im Skelett abhängig vom regionalen Knochenstoffwechsel an. Die Phosphonatkomplexe (^{153}Sm-EDTMP, ^{186}Rh-HEDP) werden an das Hydroxylapatit adsorbiert, insbesondere im Bereich des Osteoids, in dem die Mineralisation erfolgt. ^{89}Strontium wird als Kalziumanalogon bei der Mineralisation in die Knochenmatrix eingelagert. Die Phosphonatkomplexe werden rasch aus dem Blut elimi-

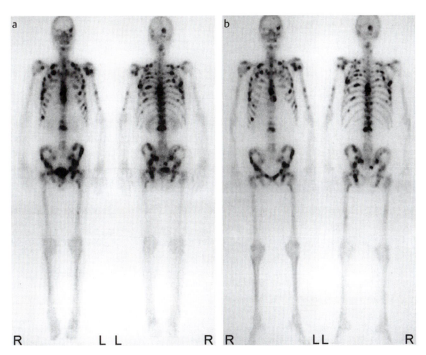

Abb. 1.10.1 a u. b 62-jähriger Patient mit einem ossär metastasierten Prostatakarzinom. In den osteoblastischen Metastasen reichern sich die radioaktiv markierten Phosphonate intensiv an. Die ^{99m}Tc-MDP-Skelettszintigraphie als Ganzkörperdarstellung von ventral (links) und dorsal (rechts) (**a**) und die Ganzkörperaufnahme nach ^{153}Sm-EDTMP-Therapie als Ganzkörperdarstellung von ventral (links) und dorsal (rechts) (**b**) zeigen die identische Verteilung der Radionuklide.

Tab. 1.10.1 Physikalische Daten der Radiopharmaka für die Therapie von Knochenmetastasen und Strahlenexposition der Behandlungen

Radiopharmakon	HWZ (Tage)	Maximale Reichweite im Gewebe (mm)	Gamma-Komponente	Aktivität (MBq)	Effektive Äquivalenzdosis (mSv/MBq)
^{153}Sm-EDTMP	1,95	3,4	+	37/kg KG	0,38
^{186}Rh-HEDP	3,8	4,7	+	1295	0,08–0,14
^{89}Sr-Chlorid	50,5	6,7	–	1,5–2,2/kg KG	2,9

niert. Es reichern sich ca. 65 % der verabreichten Aktivität im Skelettsystem an. Die restliche Aktivität wird als intakter chemischer Komplex überwiegend innerhalb der ersten 4 Stunden mit dem Urin ausgeschieden. Eine Metabolisierung findet nicht statt.

Im Bereich osteoblastischer Knochenmetastasen kommt es zu einer Reaktion des gesunden Knochens der Umgebung mit verstärkter Matrixbildung. Diese Reaktion führt letztlich zu der vermehrten Phosphonatanreicherung in den danach benannten osteoblastischen Metastasen (z. B. Knochenmetastasen des Prostatakarzinoms). Bei Metastasen mit rein osteolytischen Wachstumsmuster zeigt sich diese Randreaktion des gesunden Knochens nicht (z. B. Metastasen des Hypernephroms). Mischformen zwischen diesen beiden Gruppen kommen häufig vor.

Indikation

Die Behandlung ist beim Vorliegen von Knochenschmerzen infolge multilokulärer, osteoblastischer Knochenmetastasen indiziert. Vor der Therapie muss skelettszintigraphisch eine vermehrte Traceranreicherung in den schmerzhaften Knochenmetastasen nachgewiesen worden sein (s. Abb. 1.10.1 a u. b). Die Therapie ist insbesondere bei Einschränkung der Lebensqualität durch die Schmerzsymptomatik und/oder bei Bedarf opiathaltiger Analgetika indiziert.

Kontraindikationen

Als **absolute Kontraindikationen** gelten – wie bei jeder Radionuklidtherapie – Schwangerschaft und Stillzeit. Weiterhin sind eine ausgeprägte Myelosuppression mit Leukozytenwerten < 2,4 10^3/l und/oder Thrombozytenwerten < 60 10^3/l und eine Rückenmarkkompression durch lokale Metastasen absolute Kontraindikationen. Wenn die Lebenserwartung kürzer als 2–3 Wochen ist, sollte von einer Radionuklidtherapie abgesehen werden.

Relative Kontraindikationen sind die Gefahr einer pathologischen Fraktur, eine ausgeprägte Inkontinenz, die disseminierte intravasale Koagulopathie, eine höhergradig eingeschränkte Nierenfunktion und eine kürzlich (weniger als 6 Wochen) vorausgegangene myelosuppressive Therapie. Die Radionuklidtherapie sollte hier nur mit besonderen Vorsichts- bzw. begleitenden Therapiemaßnahmen durchgeführt werden.

Anwendung

Vorbereitung. Vor der geplanten Schmerztherapie muss ein Skelettszintigramm zum Nachweis der Tracermehranreicherung in den schmerzhaften Knochenmetastasen durchgeführt werden (maximal vier Wochen vor der geplanten Therapie). Röntgenaufnahmen, die osteosklerotische Läsionen zeigen, reichen nicht aus, da es auch radiologisch osteosklerotische Metastasen gibt, die keine ausreichende Tracermehranreicherung aufweisen. Knochenmetastasen, bei denen aufgrund der Größe und Lokalisation im Skelettszintigramm die Gefahr einer pathologischen Fraktur besteht, sollten radiologisch abgeklärt werden. Vor oder begleitend zur Radionuklidtherapie sollte in diesem Fall eine zusätzliche lokale, externe Bestrahlung oder eine chirurgische Intervention erfolgen. Bei Verdacht auf eine Rückenmark- und/oder Wurzelkompression durch eine Metastase, muss dies ebenfalls radiologisch nachgewiesen oder ausgeschlossen werden. Bei Bestätigung der Verdachtsdiagnose ist die Radionuklid-Schmerztherapie kontraindiziert, d. h. der Patient muss einer anderen (operativen) Therapiemodalität zugeführt werden. Ein aktuelles Blutbild, Serumkreatinin und Prothrombinzeit (PTT) müssen vor Therapiebeginn vorliegen, und die unter Kontraindikationen angegebenen Zellzahlen sollten nicht unterschritten sein. Gegebenenfalls muss der Verlauf der Blutparameter berücksichtigt werden. Die Anamnese, die aktuelle Medikation und die zuvor durchgeführten Therapiemaßnahmen (insbesondere Chemotherapie, Strahlentherapie) müssen bekannt sein. Bei Frauen im gebärfähigen Alter muss eine Schwangerschaft ausgeschlossen sein. Bei Inkontinenz, aber auch wenn keine restharnfreie Blasenentleerung möglich ist, sollte ein Blasenkatheter gelegt werden. Die Patienten müssen vor der Radionuklidtherapie nicht nüchtern sein. Eine ausreichende Hydratation ist erforderlich (mindestens 500 ml vor der Therapie). Selbstverständlich muss eine Aufklärung des Patienten vor Therapie erfolgt sein und das schriftliche Einverständnis vorliegen.

Durchführung. Die palliative Schmerztherapie mit Radionukliden darf nur von entsprechend qualifiziertem Personal (Gebietsbezeichnung Nuklearmedizin, Fachkunde Strahlenschutz) in Einrichtungen durchgeführt werden, die die gesetzlichen Voraussetzungen zur Behandlung mit offenen Radionukliden erfüllen und in denen eine Umgangsgenehmigung für das entsprechend Radionuklid vorliegt. Dies sind in der Regel nuklearmedizinische Einrichtungen. Die Therapie kann stationär oder ambulant durchgeführt werden. Aus strahlenhygienischen Gründen ist das Sammeln des Urins in den ersten 4–6 Stunden nach Applikation des Radiopharmakons und eine strahlenschutzgerechte Entsorgung sinnvoll (nuklearmedizinische Abklinganlage).

Die Injektion erfolgt über einen sicheren venösen Zugang. Ein Vorlauf und ein Nachspülen mit physiologischer Kochsalzlösung sind empfehlenswert und dienen zusätzlich der Hydratation der Patienten. Paravenöse Injektionen sind unbedingt zu vermeiden, da Radionekrosen die Folge sein können. Mit einem Szintigramm der Injektionsstelle kann die korrekte intravenöse Applikation kontrolliert und dokumentiert werden. Der Patient sollte in den Stunden nach Injektion zur Minimierung der nicht gewünschten Strahlenexposition häufig die Harnblase entleeren.

Eine Ganzkörperszintigraphie zur Dokumentation der Verteilung sollte frühestens 4 Stunden nach Injektion erfolgen.

Therapieeffekt

Unabhängig vom verwendeten Radionuklid variieren die Studienergebnisse stark. Dies ist unter anderem darin begründet, dass Schmerzen nicht nur vom Erkrankungsstadium, sondern auch von vielen anderen Faktoren abhängig sind, z. B. von der sozialen und psychischen Situation. Schmerzen, die von pathologischen Frakturen, Weichteilmetastasen, Nervenkompressionen oder degenerativen Skelettveränderungen ausgehen, werden nicht durch die Therapie mit einem Radiopharmakon beeinflusst. Insgesamt zeigt sich bei 60–90% der Patienten eine Besserung der Schmerzsymptomatik durch eine Radionuklidtherapie. Eine völlige Schmerzfreiheit wird bei 25–30% dieser Patienten erreicht. Etwa die Hälfte der Patienten kann den Bedarf an Schmerzmedikamenten um mehr als 50% senken. Patienten mit einer weit fortgeschrittenen ossären Metastasierung weisen eine geringere Ansprechrate auf als Patienten im frühen Stadium der Skelettmetastasierung. Aber auch bei generalisierter ossärer Metastasierung wird noch bei ca. 50% der Patienten eine deutliche Schmerzreduktion erreicht. Der gewünschte Therapieeffekt tritt in der Regel innerhalb von 1–3 Wochen ein und hält bis zu 4–6 Monate lang an, in Einzelfällen auch länger. Zusätzlich zur Schmerzreduktion wird bei einem Teil der Patienten ein vorübergehender Wachstumsstillstand bzw. eine vorübergehende Wachstumsverzögerung der Knochenmetastasen beschrieben (Haesner u. Mitarb. 1992, Laing u. Mitarb. 1991, Palmedo u. Mitarb. 1996, Resche u. Mitarb. 1997, Schober u. Jonas 1997, Sciuto u. Mitarb. 2000, Serafini u. Mitarb. 1998, Tian u. Mitarb. 1999).

Nebenwirkungen

Im Anschluss an die Schmerztherapie kommt es zu einem Abfall der Leukozyten- und Thrombozytenzahlen. Die Tiefstwerte von ca. 50% der Ausgangswerte werden 3–5 Wochen posttherapeutisch gemessen. Etwa 8 Wochen posttherapeutisch sind die Ausgangswerte wieder erreicht.

Einige wenige Patienten berichten über eine Zunahme der Knochenschmerzen in den ersten 72 Stunden nach Injektion (Flare-Reaktion). Diese Schmerzzunahme ist durch ein vorübergehendes Ödem in den Knochenmetastasen bedingt und klingt in der Regel spontan wieder ab. Eine kurzzeitige Intensivierung der Schmerzmedikation kann erforderlich werden.

Beim Vorliegen von Wirbelkörpermetastasen ist eine Rückenmark- und/oder Wurzelkompression mit entsprechender neurologischer Symptomatik denkbar. Da auch hier eine Ödembildung Ursache ist, kann die kurzzeitige und hochdosierte Behandlung mit Glukokortikoiden sinnvoll sein.

Im Allgemeinen wird die Radionuklidtherapie sehr gut vertragen. Die meisten Patienten stufen die Therapie als nicht oder nur geringgradig belastend ein.

Strahlenexposition

Die effektiven Äquivalenzdosen betragen 0,38 mSv/MBq für ^{153}Sm-EDTMP, 0,08–0,14 mSv/MBq für ^{186}Rh-HEDP und 2,9 mSv/MBq für ^{89}Sr-Chlorid, wobei in der Regel 37 MBq/kg Körpergewicht (KG) ^{153}Sm-EDTMP, 1295 MBq ^{186}Rh-HEDP und maximal 150 MBq ^{89}Sr-Chlorid (1,5–2,2 MBq/kg KG) appliziert werden (s. Tab. 1.10.1). Die Strahlenexposition der Harnblase kann je nach Entleerungshäufigkeit ganz erheblich variieren.

Therapiekontrolle und Nachsorge

In der Nachsorge müssen regelmäßige Blutbildkontrollen erfolgen (ca. alle 2 Wochen), bis die Ausgangswerte wieder erreicht werden: nach ca. 8 Wochen bei ^{153}Sm-EDTMP und ^{186}Rh-HEDP bzw. 12–16 Wochen bei ^{89}Sr-Chlorid. Eine Besserung der Schmerzsymptomatik ist erst nach 1–3 Wochen zu erwarten, so dass die Schmerzmedikation im Anschluss an die Therapie zunächst unverändert fortgeführt und im Verlauf symptomadaptiert reduziert bzw. abgesetzt werden sollte.

Wiederholbarkeit

Bei erneuter Zunahme der Knochenschmerzen im weiteren Verlauf kann die Therapie – gegebenenfalls auch mehrfach – unter Beachtung der Kontraindikationen (Blutbild) wiederholt werden. Zuvor sollten skelettszintigraphisch die Progredienz der Knochenmetastasen und die vermehrte Traceraufnahme dokumentiert werden. Zwischen den Therapien sollten Intervalle von mindestens 6 Wochen (^{153}Sm-EDTMP, ^{186}Rh-HEDP) bzw. 12 Wochen (^{89}Sr) liegen. Etwa die Hälfte der Patienten, die auf die erste Radionuklidtherapie nicht mit einer Besserung der Schmerzsymptomatik ansprechen, kann von einem zweiten Therapieversuch profitieren. Therapielimitierend ist in der Regel eine zunehmende Myelosuppression.

1.10.3 Tumorspezifische Radionuklidtherapie bei Knochenmetastasen

Für einzelne Tumorentitäten gibt es Radionuklide mit spezifischer Anreicherung in den Tumorzellen, die zu Therapiezwecken genutzt werden können.

Radioiodtherapie beim differenzierten Schilddrüsenkarzinom

Knochenmetastasen der differenzierten Schilddrüsenkarzinome können mit der Radioiodtherapie (^{131}I) in kurativer Absicht behandelt werden. In der Regel ist in Zellen der differenzierten Schilddrüsenkarzinome die Eigenschaft der Iodaufnahme und -speicherung gegeben. Da normales Schilddrüsengewebe Radioiod in höherem Ausmaß speichert als Schilddrüsenkarzinomgewebe, ist erst nach Entfernung des normalen Schilddrüsengewebes eine ausreichende Anreicherung des Radioiods in Tumorrestgewebe, in regionären Lymphknotenmetastasen, in Fernmetastasen und in Rezidiven möglich. Voraussetzung für eine Radioiodtherapie ist daher eine vorausgehende chirurgische Thyreoidektomie. Im Anschluss an die Operation werden nach 4 Wochen und weiter in 3-monatigen Abständen Radioiodtherapien unter TSH-Stimulation durchgeführt. Hierdurch kommt es zur Ablation des Restschilddrüsengewebes und zur gezielten Therapie von eventuell vorhandenen Metastasen (Abb. 1.10.2 a–c). Durch die Radioiodtherapie kann auch beim Vorliegen von Fernmetastasen, meist in der Lunge und/oder im Skelett, eine Heilung erreicht werden. Zu einer kompletten Remission kommt es bei max. 60 % der Patienten mit ossären Fernmetastasen (Pelikan u. Mitarb. 1997, Petrich u. Mitarb. 2001). Bei sehr hohen kumulativen Aktivitäten können Blutbildveränderungen (Myelosuppression) auftreten; ferner besteht ein erhöhtes Leukämierisiko.

^{131}I-mIBG beim Neuroblastom und Phäochromozytom

Beim Vorliegen von Knochenmetastasen und/oder einer Knochenmarkinfiltration des Neuroblastoms und des Phäochromozytoms gibt es eine Therapiemöglichkeit mit

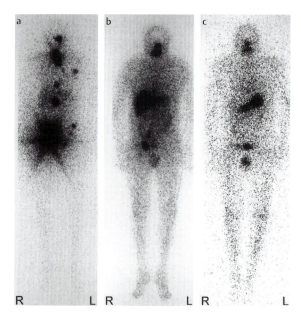

Abb. 1.10.2 a–c 50-jähriger Patient mit einem follikulären Schilddrüsenkarzinom, primär ossär metastasiert. In der ^{131}Iod-Ganzkörperszintigraphie (von ventral) zum Zeitpunkt der ersten Radioiodtherapie (**a**) stellen sich die ossären Metastasen mit intensiver Mehranreicherung des Radioiods dar. Nach mehreren Fraktionen der hochdosierten Radioiodtherapie 18 Monate später (**b**) kommt es zu einer deutlichen Abnahme der Speicherung in den Metastasen und zu einem ebenfalls deutlichen Abfall des Tumormarkers Thyreoglobulin als Zeichen des Ansprechens auf die Radioiodtherapie. Ganzkörperszintigraphie 5 Jahre später (**c**).

dem Norepinephrinanalogon meta-(^{131}I)Iodbenzylguanidin (^{131}I-mIBG). Diese Therapie wird meist in Kombination mit einer Operation und Polychemotherpie in einem multimodalen Konzept mit kurativer Absicht eingesetzt, ggf. in einem Hochdosiskonzept mit autologer Stammzelltransplantation. Die klinischen Erfolge sind begrenzt und liegen bei 20–50% der Patienten. Dabei werden meist auch nur Teilremissionen erzielt (Klingebiel u. Mitarb. 1998).

1.10.4 Radionuklidtherapie beim nichtresezierbaren Osteosarkom

Patienten mit einem Osteosarkom haben auch heute noch eine schlechte Prognose, wenn eine operative Lokaltherapie oder eine operative Entfernung anderer Tumormanifestationen nicht möglich ist. Da Osteosarkome die Eigenschaft einer eigenen Knochenmatrixproduktion haben, zeigen diese Tumoren eine intensive Traceranreicherung in der Skelettszintigraphie. Dies gilt für ossäre und oft auch für extraossäre Manifestation, z.B. Lungenmetastasen. Diese Eigenschaft kann durch eine Therapie mit osteotropen Radionukliden ausgenutzt werden (Bruland u. Mitarb. 1996). Um bei nichtresezierbaren Osteosarkomen tumorizide Strahlendosen zu erreichen, erfolgt die Gabe von ^{153}Sm-EDTMP in hoher, myeloablativer Aktivität. Dies erfordert die nachfolgende Unterstützung durch hämatopoetische Stammzellen (Franzius u. Mitarb. 2001, Anderson u. Mitarb. 2002). Insbesondere die Radionuklidtherapie in einem multimodalen Therapiekonzept zusammen mit einer Polychemotherapie und einer externen Bestrahlung der Tumormanifestation scheint viel versprechend zu sein. Der Nutzen der Radionuklidtherapie und die Frage, ob dieses Therapiekonzept ein potentiell kurativer Behandlungsansatz beim nichtresezierbaren Osteosarkom ist, sind noch zu prüfen.

Literatur

Anderson, P.M., G.A. Wiseman, A. Dispenzeri u. Mitarb. (2002): High-Dose samarium-153 ethylene diamine tetramethylene phosphonate: Low toxicity of skeletal irradiation in patients with osteosarcoma and bone metastases. J Clin Oncol 20: 189–196

Bruland, O.S., A. Skretting, O.P. Solheim, M. Aas (1996): Targeted Radiotherapy of Osteosarcoma using Sm-153-EDTMP. A new promising approach. Acta Oncologica 35: 381–384

Fischer, M. (1999): Leitlinie für die Radionuklidtherapie bei schmerzhaften Knochenmetastasen. Nuklearmedizin 38: 270–272

Franzius, C., S. Bielack, S. Flege u. Mitarb. (2001): High-activity Samarium-153-EDTMP therapy followed by autologous peripheral blood stem cell support in unresectable osteosarcoma. Nuklearmedizin 40: 215–220

Haesner, M., K. Buchali, V. Pink, H. Lips (1992): Wirksamkeit der Therapie mit Strontium-chlorid (Sr-89) bei 200 Patienten mit Skelettmetastasen bei Prostatakarzinom. Nuklearmedizin 31: 48–52

Klingebiel, T., P. Bader, R. Bares, u. Miarb. (1998): Treatment of Neuroblastoma Stage 4 with I-131-meta-iodo-benzylguanidine, High-dose Chemotherapy and Immunotherapy. A Pilot Study. Eur J Cancer 34: 1398–1402

Laing, A.H., D.M. Ackery, R.J. Bayly, u. Miarb. (1991): Strontium-89 chloride for pain palliation in prostatic skeletal malignancy. Br J Radiol 64: 816–822

Palmedo, H., H. Bender, A. Schomburg (1996): Schmerztherapie mit Rhenium-186 HEDP bei multiplen Knochenmetastasen. Nuklearmedizin 35: 63–67

Pelikan, D.M., H.L. Lion, J. Hermans, B.M. Goslings (1997): The role of radioactive iodine in the treatment of advanced diferenciated thyroid carcinoma. Clin Endocrinol (Oxf) 47: 713–720

Petrich, T., A. Widjaja, T.J. Musholt, u. Miarb. (2001): Outcome after radioiodine therapy in 107 patients with differenciated thyroid carcinoma and initial bone metastases: side-effects and influence of age. Eur J Nucl Med 28: 203–208

Resche, I., J.-F. Chatal, A. Pecking, u. Miarb. (1997): A dose-controlled study of Sm-153-Ethylenediaminetetramethylenephosphonate (EDTMP) in the treatment of patients with painful bone metastases. Eur J Cancer 33: 1583–1591

Schober, O., M. Jonas (1997) Behandlung der Knochenmetastasen mit offenen radioaktiven Stoffen. In: Böttcher HD u. Adamietz IA, eds. Klinik der Skelettmetastasen – Grundlagen, Diagnostik, Therapie. W. Zuckerschwerdt Verlag: München, Bern, Wien, New York, S. 57–69

Sciuto, R., A. Tofani, A. Festa, u. Miarb. (2000): Short- and long-term effects of Re-186–1,1-Hydroxyethylidene diphosphonate in the treatment of painful bone metastases. J Nucl Med 41: 647–654

Serafini, A.N., S.J. Houston, I. Resche, u. Miarb. (1998): Palliation of pain associated with metastatic bone cancer using samarium-153-Lexidronam: A double-blind placebo controlled clinical trial. J Clin Oncol 16: 1574–1581

Silberstein, E.B., A. Taylor Jr. (1997): Society of Nuclear Medicine Procedure Guideline for Bone Pain Treatment. J Nucl Med 38: 111–115

Silberstein, E.B., C. Williams (1985): Strontium-89 therapy for the pain of osseous metastases. J Nucl Med 26: 345–348

Tian, J., J. Zhang, Q. Hou, u. Miarb. (1999): Multicentre trial on the efficacy and toxicity of single-dose samarium-153-ethylene diamine tetramethylene phosphonate as a palliative treatment for painful skeletal metastases in China. Eur J Nucl Med 26: 2–7

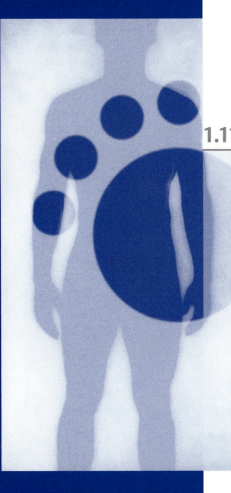

1.11 Alternative Therapieverfahren

S. Fuchs

1.11.1 Einleitung
1.11.2 Enzymtherapie
1.11.3 Arsen
1.11.4 Grüner Tee
1.11.5 Mistelextrakte
1.11.6 Makrobiotische Diät
1.11.7 Gerson-Diät
1.11.8 Livingstone-Therapie
1.11.9 Vitamine und Selen
1.11.10 Bisphosphonate
1.11.11 Galliumnitrat
1.11.12 Akupunktur
1.11.13 Bach-Blütentherapie
1.11.14 Eigenbluttherapie
1.11.15 Osteoprotegerin

1.11.1 Einleitung

Tumoröse Erkrankungen des Bewegungsapparates werden grundsätzlich chirurgisch behandelt. Oftmals werden aber darüber hinaus weitere Behandlungsmaßnahmen wie eine Therapie mit Chemotherapeutika oder eine Strahlenbehandlung eingesetzt. In Fällen, wo diese Möglichkeiten nicht bestehen, ist der Wunsch nach einer alternativen Therapie groß. Alternative Therapieverfahren stellen bei tumorösen Erkrankungen des Bewegungsapparates eine große Lücke dar, dennoch soll im folgenden Kapitel auf Möglichkeiten hingewiesen werden, die zumindest auch wissenschaftlich in ihrer Wirksamkeit als bedeutungsvoll anerkannt werden.

1.11.2 Enzymtherapie

Die systemische Enzymtherapie hat in der Tumorbehandlung – wie auch bei anderen Krankheitsbildern – in den letzten Jahren bei den alternativen Therapiemaßnahmen einen wesentlichen Anteil eingenommen. Das Ziel ist die Überlebenszeit zu verlängern. Zusätzlich können Enzyme die Nebenwirkungen der Chemotherapie und Strahlenbehandlungen, reduzieren.

Die Behandlung mit Enzymen basiert auf anerkannten wissenschaftlichen Studien, dennoch müssen einige Ergebnisse als empirisch angesehen werden, da bislang die exakte Wirkungsweise nicht gefunden werden konnte.

Die Enzymtherapie besteht im Wesentlichen auf der Wirkung von **proteolytischen Enzymen**, die aus Papain, Trypsin und Chymotrypsin bestehen und in einer Dosierung von 5:2:2 verabreicht werden. Vermutet wird, dass ihr therapeutischer Effekt durch eine antiinflammatorische Wirkung entsteht, die auch bereits durch In-vivo- und In-vitro-Studien bewiesen wurde. Dazu gehört, dass das Verhältnis von Proteinasen zu Antiproteinasen verbessert wird, was für die Prognose bedeutend ist. Gesteuert wird dieser Prozess möglicherweise durch eine Induktion der Synthese von Antiproteinasen. Darüber hinaus wird eine Beeinflussung multipler Zytokine vermutet.

Neben der antiinflammatorischen Wirkung müssen wahrscheinlich aber auch positive Effekte auf Reparaturmechanismen ausgelöst werden.

Außerdem wird ein direkter antikanzerogener Effekt vermutet, bislang konnten jedoch nur experimentelle Studien diese Wirkung belegen. Es wird angenommen, dass die Proteinaseinhibitoren eine antikanzerogene Wirkung auf die erhöhte Aktivität der Proteinasen im Tumorgewebe haben. Wichtige Proteaseinhibitoren, speziell die Serinproteinaseinhibitoren zeigten eine antikanzerogene Wirkung durch einen hemmenden Effekt auf die Invasion und Metastasierung von Krebszellen.

Das ist möglicherweise der grundlegende Wirkungsmechanismus der Enzymtherapie. Es wird vermutet, dass oral verabreichte Enzyme die Synthese von Antiproteinasen induzieren und diese wiederum Proteinasen wie Cathepsine inaktivieren.

Cysteinproteinasen scheinen ebenfalls beim Tumorwachstum einen Einfluss auszuüben. Man vermutet, dass eine Imbalance zwischen den Cysteinproteinasen und den Anticysteinproteinasen die Metastasierung beeinflussen können.

Eine weitere Bedeutung scheint in der Beeinflussung von Zytokinen zu liegen. Man konnte bislang zeigen, dass durch eine zusätzliche Behandlung mit Pancreatin/Papain/Bromelain/Trypsin/Chymotrypsin das Interleukin-1-β sowie der Tumornekrosefaktor Alpha deutlich gesenkt wurden. Gleichzeitig war ein Anstieg des Inferons Alpha und -Gamma zu verzeichnen. Der Anstieg des Interferons Alpha wird für die Tumorhemmung als wesentlicher Faktor angesehen, da es in der Lage ist, die Zellproliferation zu reduzieren. Ferner wird eine hemmende Wirkung des Inferons Alpha auf die Expression von Protoonkogenen und Onkogenen vermutet. Der Anstieg des Interferon Gamma ist insofern günstig, weil dadurch Makrophagen stimuliert werden können, die möglicherweise Tumorzellen abtöten können. Für die Wirkung der Enzyme ist das α^2-Makroglobulin wichtig, an welches die Enzyme binden. Durch diese Bindung entsteht die sog. „Fastform" des α^2-Makroglobulins, die vom retikuloendothelialen System schnell aus dem Körper entfernt wird. Zytokine, wie der Wachstumsfaktor TGF-β, der u.a. auch eine Immunsuppression bewirkt, binden an diese Komplexe und können somit eliminiert werden.

In der Fähigkeit zur Down-Regulation von Adhäsionsmolekülen unterscheiden sich die Proteasen erheblich.

Ferner wird eine von den Enzymen induzierte Synthese von antioxidativen Schutzmechanismen durch einen ständigen chronischen oxidativen Stress diskutiert. Dies betrifft vor allem Trypsin und Chymotrypsin.

Meist wird eine Enzymtherapie als Kombination von tierischen und pflanzlichen Proteinasen verabreicht, da die biochemischen Unterschiede sehr groß sind. Die Unterschiede bestehen in der Hydrolyse, dem Grad der Hemmung durch die Antiproteinasen und ihrem pH-Optimum.

Zusammenfassend muss festgestellt werden, dass die klinischen Studien bezüglich der Enzymtherapie sehr gering sind und hinsichtlich der Tumoren des Bewegungsapparates bislang keine spezielle Studie durchgeführt wurde. Der genaue Wirkmechanismus ist bis heute ungeklärt. Dennoch wurde weltweit diese Therapie als Evidenced-based-Therapie anerkannt.

1.11.3 Arsen

Arsen ist seit 2400 Jahren eine in der Medizin populäre Substanz. Nachdem es in China in den 1970er Jahren eine Wiedergeburt bei der Behandlung der akuten promyeloischen Leukämie erlebte, wird es mittlerweile auch zunehmend für die Behandlung anderer maligner Erkrankungen diskutiert. Die Wirkung wird in einer Induktion von Apoptosen, Zytodifferenzierungen sowie Proliferations- und Gefäßneubildungshemmung gesehen. Bislang fehlen Publikationen zur Wirksamkeit außer bei Leukämien.

1.11.4 Grüner Tee

In den klinischen Studien des Nationalen Krebsinstitutes der Vereinigten Staaten hat der Grüne Tee eine herausragende Bedeutung. Er soll in der Lage sein, das Tumorwachstum zu hemmen und die Apoptose der Krebszellen zu beschleunigen. Ferner wird eine signifikante Reduzierung der Expression des Tumornekrosefaktors Alpha sowie der Tumornekrosefaktor-Alpha-Freisetzung diskutiert. Als Dosierung scheint ein Konsum von mehr als 5 Tassen pro Tag empfehlenswert.

1.11.5 Mistelextrakte

Die Wirkung der Mistelextrakte soll auf einem zytostatischen und immunmodulatorischen Effekt beruhen. Die bislang erschienenen Ergebnisse beruhen im Wesentlichen auf In-vitro- oder tierexperimentellen Studien. Klinische Studien gibt es bislang zu keiner tumorösen Erkrankung.

Es wird eine vermehrte Bildung und/oder Ausschüttung einer Reihe von Zytokinen, Monokinen und Lymphokinen sowie eine Stimulation der T-Lymphozyten durch die Mistelextrakte beschrieben (Scheer u. Mitarb. 2001).

Das Wesentliche ist die konsequente Behandlung. Die Applikation erfolgt subkutan. Entzündliche Hautareale und Bestrahlungsfelder sind auszuschließen. Ansonsten sollte in der Nähe des Tumors gespritzt werden. Entzündliche Hautareale kommen häufig vor, sind aber unbedenklich. Ein leichter Anstieg der Körpertemperatur ist um etwa 0,5 °C erwünscht.

1.11.6 Makrobiotische Diät

Die makrobiotische Diät ist besonders in den USA sehr populär. Sie besteht aus einer vegetarischen Ernährung, High-kompex-Kohlenhydraten und wenig Fett. Sie basiert hauptsächlich auf Cerealien, Gemüse etc. Ernährungsspezialisten halten diese Diät für kritikwürdig, da sie wenige essenzielle Nährstoffe wie Vitamin D und B12 enthält. Darüber hinaus ist sie sehr kalorienarm. Obwohl es einige Berichte über klinische Erfolge bei Tumoren der Brust, Bauchspeicheldrüse, Knochen etc. gibt, fehlt bislang eine Arbeit in einem Peer-reviewed-Journal, alle publizierten Studien wiesen kein klares Studiendesign auf.

1.11.7 Gerson-Diät

Ebenso wenig anerkannt ist die Gerson-Diät, die darin besteht, dass stündlich frische Frucht- und Gemüsesäfte getrunken werden und nur rohe vegetarische Kost gegessen werden. Neben eigentümlichen Empfehlungen wie dem Konsum von 3 Gläsern frischem Kalbsleberserum werden auch eine Salz-, Protein- und Fettrestriktion bei Gabe von Vitamin C, Jod und Thyroid empfohlen. Auch zu dieser Diätform gibt es Studien, die jedoch nicht in anerkannten Zeitschriften publiziert wurden. Ein positiver Effekt zusätzlich zu den Standardtherapien kann zwar nicht ausgeschlossen werden, ein heilender Effekt allein ist jedoch nicht zu erwarten.

1.11.8 Livingstone-Therapie

Die Livingstone-Therapie basiert auf der Vorstellung, dass Mikroben in allen menschlichen Zellen sind, die die maligne Transformation verursachen. Die Gründerin dieser Therapie vermutet, dass eine Schwäche des Immunsystems durch Umwelttoxine und inadäquate Ernährung eine wesentliche Rolle spielt. Diese Therapie besteht in einer Art vegetarischen Diät, die im Wesentlichen auf dem Verzicht von Geflügelprodukten, von Rauchen, Alkohol, Kaffee, weißem Zucker etc. basiert. Es werden zusätzlich Eigenbluttransfusionen, Vaccine, riesige Dosen von Vitaminen und Gammaglobulinen verabreicht.

Der Stellenwert dieser Livingstone-Therapie entspricht dem der makrobiotischen Diät sowie der Gerson-Diät.

1.11.9 Vitamine und Selen

Noch weniger wirksam und kaum in Studien erprobt ist die Gabe von Vitaminen oder Selen. Dennoch werden immer wieder antioxidative Vitamine und Mineralien hoch dosiert empfohlen sowie auch Mangan und Molybdän.

Darüber hinaus soll reichlich kohlensäurearme Flüssigkeitszufuhr zugeführt sowie täglich ein milchsaures Gärprodukt verzehrt werden und die Speisen sollen mild mit wenig Salz gewürzt sein.

1.11.10 Bisphosphonate

Die Wirksamkeit von Bisphosphonaten wurde besonders in den letzten Jahren hinsichtlich der ossären Metastasen bei multiplen Myelomen, Prostata und Mamma diskutiert. Man erhoffte sich durch die Gabe, die Schmerzen und Frakturgefahr und im günstigsten Falle auch das Auftreten von ossären Metastasen bremsen zu können (Coleman 2000 a, b, c). Darüber hinaus ist eine sehr positive Wirkung auf Osteoporose bekannt. Die Gabe soll unabhängig vom Auftreten von Metastasen lebenslang erfolgen (Diel 2000). Die Verträglichkeit ist gut und ein klinischer Vorteil zumindest in einer Studie belegt (Conte u. Mitarb. 1996).

Mittlerweile gibt es auch eine neue Generation von Bisphosphonaten (Zoledronic Acid), die eine größere Wirksamkeit und einen direkten antikanzerogenen Effekt haben sollen (Coleman 2000 a, b, c). Neben den schon abgeschlossenen In-vitro-Studien gibt es derzeit einige noch nicht abgeschlossene klinische Studien.

Eine interessante Option stellt auch die Kombination mit Hemmern der Matrixmetalloproteinase-2 dar. In einer Studie (Yoneda u. Mitarb. 1997) wurde eine effizientere Behandlung für die Prävention osteolytischer Knochenresorptionen als die alleinige Gabe von Bisphosphonaten beschrieben.

Die jüngste Literatur berichtet aber auch über eine experimentelle Studie an Osteosarkomzellinien (Mackie u. Mitarb. 2001). In vitro wurden die Zellproliferation, Apoptose und mRNA-Expression untersucht. Die Ergebnisse zeigten, dass die Bisphosphonate nicht nur einen direkten

Effekt auf das Osteosarkomzellwachstum und die Apoptose hatten, sondern auch, dass sie die relative Expression der die Osteoklasten regulierenden Faktoren beeinflussen können. Möglicherweise sind sie dadurch in der Lage, die Aktivität von Osteoklasten zu hemmen.

1.11.11 Galliumnitrat

Injizierbares Galliumnitrat ist in den USA für die Behandlung der Hyperkalziämie zugelassen und seit 2 Jahrzehnten sind die immunsuppressiven Eigenschaften bekannt. In klinischen Studien konnte eine Wirksamkeit bislang für den Morbus Paget, das Non-Hodgkin-Lymphom und die Gebärmutterhals- und Blasenkarzinome nachgewiesen werden (Apseloff 1999, Warrell u. Mitarb. 1993). Besonders in der Behandlung des Morbus Paget konnte eine Verbesserung der Lebensqualität ohne wesentliche Nebenwirkungen verzeichnet werden (Bockman u. Mitarb. 1995, Warrell 1990).

Auch in der Behandlung von ossären Metastasen hat sich die Gabe von Galliumnitrat als wirksam erwiesen. In klinischen Studien konnte der Nachweis für eine Verbesserung der Mobilität und Lebensqualität erbracht werden (Warrell 1997). In-vitro-Untersuchungen erbrachten sogar den Nachweis eines hemmenden Effektes auf die Knochenresorption, da eine direkte Wirkung auf die Osteoblasten entsteht (Jenis u. Mitarb. 1993).

1.11.12 Akupunktur

Als Basistherapie ist die Akupunktur von relativer Kontraindikation. Schmerzen können jedoch auf die Akupunkturtherapie ansprechen.

1.11.13 Bach-Blütentherapie

Die Bach-Blütentherapie kann adjuvant angewendet werden. Studien zur Wirksamkeit sind nicht bekannt.

1.11.14 Eigenbluttherapie

Die Eigenbluttherapie soll zur allgemeinen Abwehrsteigerung dienen. Kombiniert wird das aktivierte Eigenblut mit Ampullen des Präparates Phönix Juv 110 in ansteigender Dosierung. Empfohlen werden zunächst werden 2, später 3–5 Ampullen oder auch die Gabe des Präparates Thym-Uvokal 1–2.

1.11.15 Osteoprotegerin

Das Osteoprotegerin gehört in die Familie der Tumornekrosefaktoren und hat daher Einfluss auf die physiologische Regulation der osteoklastischen Knochenresorption. Im Tierversuch wurde für die vermehrte Expression von Osteoprotegerin eine Entwicklung von Osteopetrose und beim Fehlen von Osteoporose beobachtet. Daher konnte eine Hemmung der Knochenresorption für die tumorbedingte Hyperkalziämie und knöcherne Metastasierung im Tierversuch nachgewiesen werden. Eine Anwendung beim Menschen erfolgte bislang nicht. Osteoprotegerin wird jedoch als attraktive Substanz angesehen, die auf osteoklastische Prozesse, wie z. B. knöcherne Metastasen, eine günstige therapeutische Wirkung haben könnte.

Literatur

Apseloff, G. (1999): Therapeutic uses of gallium nitrate: past, present, and future. Am J Ther 6: 327–339

Bockman, R.S., F. Wilhelm, E. Siris, F. Singer, A. Chausmer, R. Bitton, J. Kotler, B.J. Bosco, D.R. Eyre, D. Levenson (1995): A multicenter trial of low dose gallium nitrate in patients with advanced Paget's disease of bone. J Clin Endocrinol Metab 80: 595–602

Coleman, R.F. (2000): Management of bone metastases. Oncologist 5: 463–470

Coleman, R.F. (2000): Optimising treatment of bone metastases by Aredia (TM) and Zometa (TM). Breast Cancer 7: 361–369

Coleman, R.F. (2000): Uses and abuses of bisphosphonates. Ann Oncol 3: 179–184

Conte, P.F., J. Latreille, L. Mauriac, F. Calabresi, R. Santos, D. Campos, J. Bonneterre, G. Francini, J.M. Ford (1996): Delay in progression of bone metastases in breast cancer patients treated with intravenous pamidronate: results from a multinational randomized controlled trial. The Aredia Multinational Cooperative Group. J Clin Oncol 14: 2552–2559

Diel, I.J. (1998): Bisphosphonates in the adjuvant therapy of breast cancer – pathophysiology, animal models, and clinical experiences. Gynakol Geburtsh Rundsch 38: 64–71

Diel, I.J. (2000): Antitumour effects of bisphosphonates: first evidence and possible mechanisms. Drugs 59: 391–399

Diel, I.J. (2000): Therapeutic value of aredia in treatment of breast carcinoma. Med Klin (Munich) 15: 9–18

Diel, I.J., E.F. Solomayer, G. Bastert (2000): Bisphosphonates and the prevention of metastasis: first evidences from preclinical and clinical studies. Cancer 15: 3080–3088

Diel, I.J., E.F. Solomayer, G. Bastert (2000): Treatment of metastatic bone disease in breast cancer: bisphosphonates. Clin Breast Cancer 1: 43–51

Diel, I.J., G.R. Mundy (2000): Bisphosphonates in the adjuvant treatment of cancer: experimental evidence and first clinical results. International Bone and Cancer Study Group (IBCG). Br J Cancer 82 (8): 1381–1386

Jenis, L.G., C.E. Waud, G.S. Stein, J.B. Lian, D.T. Baran (1993): Effect of gallium nitrate in vitro and in normal rats. J Cell Biochem 52 (3): 330–336

Mackie, P.S., J.L. Fisher, H. Zhou, P.F. Choong (2001): Bisphosphonates regulate cell growth and gene expression in the UMR 106–01 clonal rat osteosarcoma cell line. Br J Cancer 6 (7): 951–958

Scheer, R., R. Bauer, H. Becker, P.A. Berg, V. Fintelmann: Die Mistel in der Tumortherapie – Grundlagenforschung und Klinik. Essen KVC Verlag 2001.

Warrell jr., R.P. (1990): Hypercalcemia and bone metastases in breast cancer. Curr Opin Oncol 2 (Review): 1097–1103

Warrell jr., R.P. (1997): Gallium nitrate for the treatment of bone metastases. Cancer 15: 1680–1685

Warrell jr., R.P., B. Bosco, S. Weinerman, B. Levine, J. Lane, R.S. Bockman (1990): Gallium nitrate for advanced Paget disease of bone: effectiveness and dose-response analysis. Ann Intern Med 113 (11): 847–851

Warrell jr., R.P., D. Lovett, F.A. Dilmanian, R. Schneider, R.T. Heelan (1993): Low-dose gallium nitrate for prevention of osteolysis in myeloma: results of a pilot randomized study. J Clin Oncol 11 (12): 2443–2450

Yoneda, T., A. Sasaki, C. Dunstan, P.J. Williams, F. Bauss, Y.A. De Clerck, G.R. Mundy (1997): Inhibition of osteolytic bone metastasis of breast cancer by combined treatment with the bisphosphonate ibandronate and tissue inhibitor of the matrix metalloproteinase-2. J Clin Invest 15 (10): 2509–2517

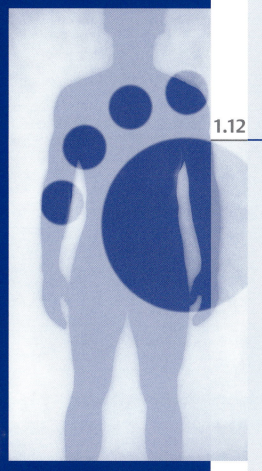

1.12 Therapiekonzept bei Knochenmetastasen

U. Lepsien

1.12.1 Einleitung

1.12.2 Allgemeines Therapiekonzept bei Knochenmetastasen

1.12.3 Therapiekonzept bei speziellen Lokalisationen

1.12.1 Einleitung

Bei Knochenmetastasen handelt es sich um die häufigsten bösartigen Erkrankungen des Skelettsystems. Bei einem Nachweis von Skelettmetastasen bedeutet dies in der Regel, dass sich die Tumorerkrankung auf den gesamten Organismus ausgedehnt hat. Eine Heilung des Patienten ist in der überwiegenden Zahl der Fälle nicht zu erwarten. Für das Schicksal der Patienten ist daher in der Regel nicht das Wachstum des Primärtumors, sondern das Ausmaß der Metastasierung entscheidend. Aufgrund der Metastasierung kommt es zu einer Verschlechterung der Lebensqualität mit Immobilisierung und zur Reduzierung des Allgemeinzustandes mit häufig letalen Folgen. Symptome, die bei einer Metastasierung auftreten, sind Schmerzen, Funktionsverluste, Frakturen und bei Wirbelsäulenbeteiligung eventuell eine Querschnittslähmung. Das Therapiekonzept beruht auf einer engen Zusammenarbeit von Strahlentherapeuten, Onkologen, Schmerztherapeuten und Chirurgen bzw. Orthopäden. In Abhängigkeit von der Lokalisation werden die Behandlungsstrategien im Kapitel 1.12.3 separat dargestellt.

1.12.2 Allgemeines Therapiekonzept bei Knochenmetastasen

Ätiologie und Pathogenese

Zellen bösartiger Tumoren können sich augrund ihrer Wachstumsautonomie auch unabhängig vom Primärtumor vermehren. Die Zerstörung des umgebenden Gewebes wird durch histolytische Enzyme an der Zelloberfläche bewirkt. Diese histolytischen Prozesse ermöglichen die Einbrüche von bösartigem Tumorgewebe in Lymph- oder Blutbahnen. Die ossäre Metastasierung entsteht in der Regel als Folge der **hämatogenen Streuung** und läuft in 3 Schritten ab. Zunächst kommt es zu einer destruierenden Infiltration und Tumorzellablösung aufgrund der histolytischen und lokomotorischen Eigenschaften der Tumorzellen. Einzelne Zellen werden dabei im Rahmen des zweiten Schrittes, der Verschleppung, in der Regel aufgelöst. Tumorzellkomplexe sind jedoch aufgrund eines lokalen Gerinnungsvorganges in der Lage eine Art Schutzhülle aus Fibrin und Thrombozyten aufzubauen, die teilweise gegen die lytischen Aktivitäten des Blutserums schützt. Beim dritten Schritt kommt es zum Anwachsen der Tumorzellen am Metastasierungsort. Die Anheftung der Tumorzellen wird durch angelagertes Fibrin und Thrombozyten begünstigt. Die Realisation und Lokalisation von Metastasen wird nach heutiger Kenntnis von tumoreigenen Faktoren und Wirtsfaktoren bestimmt. Eine wichtige Rolle bei den tumoreigenen Faktoren spielt der Tumorangiogenesefaktor (TAF), welcher in die Umgebung abgegeben wird. Dieser ist in der Lage, nahe gelegene Blutgefäße zur Bildung neuer Kapillaren anzuregen, die dann auf die Tumorzellen zuwachsen und in sie eindringen. Durch die Vaskularisation werden die Tumorzellen mit Nährstoffen versorgt und können proliferieren.

Epidemiologie

Ossäre Metastasen sind insgesamt ein sehr häufiges Problem, die Inzidenz bei Tumorpatienten beträgt je nach Literaturangabe zwischen 30 und 70%. Nach Schaberg u. Gainor (1985) bilden Mammakarzinommetastasen mit rund einem Drittel (31%) den größten Anteil, gefolgt von Bronchialkarzinommetastasen (22%), Prostatakarzinommetastasen (20%), Hypernephrommetastasen (6,7%) und Metastasen gastrointestinaler Tumoren (5,6%). Das Schilddrüsenkarzinom spielte in seinem Patientengut von 322 Patienten nur eine untergeordnete Rolle.

Insbesondere beim Mammakarzinom treten ossäre Metastasen mit einer Latenzzeit von durchschnittlich 86 Monaten spät nach Erstdiagnose des Primärtumors auf, bei den kolorektalen Tumoren vergehen durchschnittlich 60 Monate. Prostatakarzinommetastasen treten im Mittel nach zwei, Nierenkarzinommetastasen nach drei Jahren auf. Die Latenzzeit ist beim Bronchialkarzinom mit rund 4 Monaten wesentlich kürzer.

Diagnostik

Klinische Diagnostik

Der **Schmerz** gilt als Hauptsymptom der Skelettmetastasierung bzw. der dadurch bedingten Osteolyse oder Osteodestruktion. Der Schmerz kann auch ein Anzeichen für eine **Instabilität** mit Frakturgefährdung sein. Es handelt sich jedoch nicht um ein obligatorisches Symptom, ca. 30–50% der Patienten sind schmerzfrei oder geben nicht an allen von der Metastasierung betroffen Regionen Schmerzen an. Im Bereich der Wirbelsäule kann es im Rahmen von **Wurzelkompressionssymptomatiken** zu radikulären Ausfällen der oberen oder unteren Extremitäten kommen, schlimmstenfalls bei massiver Einengung des Spinalkanales zur kompletten oder inkompletten **Querschnittssymptomatik**. Bei Metastasen im Bereich der Extremitäten sind pathologische Frakturen besonders gefürchtet.

Bildgebende Diagnostik

Konventionelles Röntgen. Obligatorisches bildgebendes Verfahren stellt die **Nativradiologie** dar. Sie bietet die Möglichkeit einer exakten Darstellung der Knochenkortikalis und -spongiosa. Eine Beurteilung der lokalen Ausdehnung bzw. des Ausmaßes der Osteodestruktion und der damit einhergehenden Stabilitätsminderung des befallenen Knochens ist in der Regel möglich. Bei Verdacht auf das Vorliegen einer ossären Metastasierung sollte daher die Röntgendiagnostik an erster Stelle stehen. Ist die Wirbelsäule primärer Manifestationsort der ossären Metastasierung, so sind nach Schaberg u. Gainor (1985) in der Regel die thorakalen (45,7%) und lumbalen (48,6%) Abschnitte befallen. Halswirbelsäulenmetastasen sind wesentlich seltener (5,7%). Ist eine Metastasierung im Bereich der Wirbelsäule aufgetreten, so beträgt die Wahrscheinlichkeit des Vorliegens einer weiteren Wirbelsäulenmetastase nach Schiff u. Mitarb. (1998) rund ein Drittel (32%). Aus diesem Grunde sollte bei nachgewiesener Wirbelsäulenmetastasierung auch im Akutfall eine radiologische Untersuchung der Hals-, Brust- und Lendenwirbelsäule in 2 Ebenen zum Ausschluss weiterer Herde durchgeführt werden.

Kernspintomographie. Bezüglich der Artdiagnostik bietet die Kernspintomographie gegenüber dem Röntgenbild keine entscheidenden Vorteile. Aufgrund ihrer Möglichkeit die lokale Tumorausdehnung – insbesondere das Ausmaß der **Weichteilkomponente** – exakt darzustellen, besitzt die Kernspintomographie dennoch in der Diagnostik einen zentralen Stellenwert. Insbesondere bei Vorliegen einer Wirbelsäulenmetastasierung ist daher eine kernspintomographische Untersuchung unabdingbar, da nur sie in der Lage ist, das Ausmaß der intraspinalen Weichteilkomponente und damit der Myelon- bzw. Nervenwurzelkompression exakt aufzuzeigen. Einige Autoren haben daher gefordert, bei jedem Tumorpatienten, der über Rückenschmerzen klagt, sofort ein Screening-MRT der gesamten Wirbelsäule durchzuführen, um eine schnellere Diagnostik zu ermöglichen. Bisher hat sich diese Methodik in der Praxis jedoch nicht durchgesetzt.

Auch für die Operationsplanung von Becken- oder Extremitätenmetastasen ist die Beurteilung der Weichteilinfiltration anhand der MRT-Untersuchung entscheidend.

Screening/Staging-Verfahren. Das Ausmaß der Metastasierung ist für die Operationsplanung von entscheidender Bedeutung, deshalb ist die Durchführung von Screening-Untersuchungen essenziell.

Ist der Primarius bekannt, sollte zum Nachweis multipler ossärer Metastasen eine **Skelettszintigraphie** durchgeführt werden. Sie ist in der Lage Mehranreicherungen als Ausdruck einer erhöhten Osteoblastenaktivität in der Tumorumgebung aufzuzeigen. In der Literatur besitzt Skelettszintigraphie daher nach wie vor einen hohen Stellenwert, die Sensitivität wird mit über 90% angegeben.

Tatsui u. Mitarb. (1996) konnten anhand ihrer Untersuchungen über szintigraphische Verteilungsmuster zeigen, dass Bronchial- und Mammakarzinommetastasen zu etwa gleichen Teilen solitär bzw. multipel auftreten. Prostatakarzinommetastasen treten zu fast 80% multipel, Nierenkarzinommetastasen hingegen überwiegend solitär auf (69%). Bei verdächtiger szintigraphischer Mehranreicherung sollten zunächst nativradiologische Untersuchungen der entsprechenden Skelettanteile und ggf. kernspintomographische Untersuchungen durchgeführt werden. Aufgrund der hohen Sensitivität ist die Szintigraphie auch für die Verlaufskontrollen im Rahmen der Tumornachsorge hervorragend geeignet.

Ein noch sensibleres Verfahren stellt die **Positronen-Emissions-Tomographie (PET)** dar, die zunehmend an Bedeutung gewinnt. Bei diesem Verfahren werden die suspekten Herde anhand ihrer erhöhten Glykolyserate frühzeitiger als mit anderen Untersuchungsmethoden aufgedeckt. Als Standarduntersuchung hat sich die PET bisher jedoch noch nicht durchgesetzt.

Auch die Kenntnis der **viszeralen Beteiligung** ist für das Behandlungskonzept von entscheidender Bedeutung. Im Akutfall sollte daher zumindest eine Röntgenuntersuchung der Lunge sowie eine Ultraschalluntersuchung des Abdomens durchgeführt werden. Wenn der Zeitfaktor es erlaubt, sollten aufgrund der höheren Spezifität und Sensitivität computertomographische Abklärungen beider Körperhöhlen erfolgen.

Ist der **Primärtumor unbekannt**, sollte im Rahmen der Primariussuche zusätzlich zu den bereits angegebenen Untersuchungen folgende Diagnostik durchgeführt werden:
- Labordiagnostik mit Immunelektrophorese, Bestimmung von Thyreoglobulin sowie Tumormarkern,
- Ultraschalluntersuchung der Schilddrüse,
- fachärztliche internistische, gynäkologische bzw. urologische Untersuchung,
- ggf. endoskopische Untersuchung der Lunge und des Magen-Darm-Traktes,
- bioptische Abklärung: z.B. Stanzbiopsie (rein ossäre Metastasen) oder Nadelbiopsie (ausgedehnte Weichteilkomponente).

Therapie

Konservative Therapie

Lokale konservative Therapiemöglichkeiten umfassen in erster Linie die Bestrahlung/Radiojodtherapie. Zu den systemischen Therapiemöglichkeiten zählen die Hormon- und Chemotherapie sowie Bisphosphonat- und Analgetikabehandlungen.

Strahlentherapie

Grundsätzlich sind mit der **Strahlentherapie** folgende Effekte zu erzielen:
- Reduktion der Schmerzen,
- Hemmung des lokalen Wachstumsprozesses,
- Rekalzifizierung.

Bezüglich des Ansprechens der Schmerzen werden in der Literatur Erfolgsraten zwischen 44 und 100% angegeben, für die vollständige Beschwerdefreiheit beträgt diese zwischen 28 und 54% (Tab. 1.12.1). Tendenziell zeigen Mamma- und Prostatakarzinommetastasen eine bessere Schmerzreduktion als Bronchialkarzinommetastasen.

Insbesondere bei Wirbelsäulenmetastasen sind die Wachstumshemmung sowie die Verkleinerung der weichteilbedingten Nervenwurzel- oder Myelonkompression von großer Bedeutung. Mit der Rückbildung **motorischer Defizite** beim Vorliegen von Wirbelsäulenmetastasen im Rahmen der Strahlentherapie haben sich Rades u. Mitarb. (1999) beschäftigt. Sie konnten anhand ihrer Untersuchungen zeigen, dass insbesondere die **zeitliche Entwicklung** für die Ansprechrate von entscheidender Bedeutung ist. Entwickeln sich die Lähmungen schleichend über einen Zeitraum von mehr als 14 Tagen, beträgt die Rückbildungsrate 89%. Je akuter die Ausfälle auftreten, desto schlechter ist die Rückbildungsrate. Entwickeln sich die Ausfälle innerhalb von 48 Stunden, beträgt die Rückbildungsrate nur 6%. Ursache dafür ist die Tatsache, dass es bei schleichenden motorischen Ausfällen zu einer Myelonkompression aufgrund einer wachsenden Weichteilkomponente kommt, welche gut auf die Strahlentherapie anspricht. Bei akuteren neurologischen Ausfällen stehen z.B. vaskuläre Komplikationen oder pathologische Frakturen mit knöchernen Sequestern im Spinalkanal im Vordergrund, bei denen die Erfolgsaussichten einer strahlentherapeutischen Behandlung limitiert sind.

Bezüglich der **Rekalzifikationsrate** konnten verschiedene Studien zeigen, dass diese zwischen 33 und 62% liegt. Das Ansprechen ist in erster Linie vom Primärtumor abhängig: Mamma- und Prostatakarzinommetastasen sprechen deutlich besser auf Bestrahlung an als Bronchial- und Nierenzellkarzinommetastasen. Eine weitere Rolle spielt die Lokalisation der Metastasen, wobei Wirbelsäulen- und Beckenbefall einen besseren Rekalzifizierungseffekt aufweisen. Aufgrund dieser Beobachtung sollte bei Metastasen im Bereich der Wirbelsäule ohne neurologische Ausfallssymptomatik bzw. mit sich langsam entwickelnden neurologischen Defiziten oder bei Beckenmetastasen die Strahlentherapie an erster Stelle stehen. Radiologisch sichtbare Remineralisationen treten nach einer Zeitspanne von etwa 3–6 Monaten auf.

Systemische Therapie

Die Auswahl der durchzuführenden systemischen Behandlung richtet sich in erster Linie nach der Entität des Primärtumors. Der Therapieerfolg lässt sich jedoch schwer beurteilen. Bei ossären Metastasen eines Mammakarzinoms steht die **Hormonbehandlung** an erster Stelle. In der Literatur werden bezüglich des Ansprechens der Therapie mit Tamoxifen oder einer Kombinationstherapie mit Tamoxifen Erfolgsraten zwischen 15 und 100% angegeben. Der Behandlungserfolg ist jedoch abhängig von bestimmten prognostischen Faktoren, zu denen insbesondere der Hormonrezeptorstatus, der Metastasierungstyp (ossär/viszeral) und die Zeitspanne des freien Intervalls zählen. Zur Beurteilung des Hormonrezeptorstatus ist daher bei der Probeentnahme auf die Gewinnung einer ausreichend großen Gewebemenge zu achten. Bei Ersttherapie beträgt die durchschnittliche Dauer des Ansprechens ca. 15 Monate. In der Literatur wird jedoch auch über langjährige Therapieeffekte berichtet. Zur Behandlung weiterer systemischer Beteiligungen werden in erster Linie Aromatase-Hemmer und Gestagene eingesetzt.

Bei fehlendem Ansprechen auf die Hormontherapie oder bei einem Fortschreiten der Metastasierung kann die **Chemotherapie** eine weitere Behandlungsmöglichkeit darstellen. Die Ansprechrate ist jedoch nach Literaturangaben gering, im Vordergrund der Behandlung steht der analgetische Effekt.

Auch zur Behandlung von Prostatakarzinommetastasen ist die Hormontherapie geeignet. Rund 80% der Patienten sprechen auf die Behandlung an, insbesondere mit Schmerzreduktion und Besserung des Allgemeinzustandes. Basis der Hormontherapie ist eine Restriktion der männlichen Geschlechtshormon- bzw. Testosteronausschüttung. Medikamentös stehen Therapien mit GnRH-Agonisten sowie Antiandrogenen zu Verfügung. Die Wirkung der GnRH-Agonisten und Antiandrogene ist jedoch zeitlich limitiert, eine Hormonresistenz bildet sich bei ca.

Tab. 1.12.1 Ansprechen von schmerzhaften ossären Metastasen auf Strahlentherapie (Rate kompletter Schmerzfreiheit in Klammern)

Autor	Patientenzahl	Dosis in Gy	Ansprechrate in %
Madsen u. Mitarb. 1983	57	24 20	47 48
Tong u. Mitarb. 1982	759	15–40,5	90 (54)
Price u. Mitarb. 1986	288	8 30	82 (45) 71 (28)
Okawa u. Mitarb. 1988	92	30 20	76 78
Cole u. Mitarb. 1989	29	24 8	100 100
Hoskin u. Mitarb. 1992	270	4 8	44 (36) 69 (39)

80% der Patienten innerhalb von 2–3 Jahren aus. Ursache dafür ist eine Anpassung der Tumorzellen. Alternativ zur medikamentösen Hormontherapie stehen operative Verfahren mit der Orchiektomie zur Verfügung, die jedoch mit psychischen Belastungen verbunden sind. Der schmerzlindernde Effekt einer chemotherapeutischen Behandlung ist bei Prostatakarzinommetastasen gering.

Einen weiteren wesentlichen Bestandteil der medikamentösen Therapie bei Knochenmetastasen stellen die **Bisphosphonate** dar. Im Rahmen des tumororthopädischen „International Congress of Bone Metastasis 1999" in Paris wurde den Bisphosponaten bei der Behandlung von Mammakarzinommetastasen eine bedeutende Rolle zugesprochen. Auch für Metastasen anderer Primärtumoren ist eine Bisphosphonattherapie zur Schmerzreduktion und zur Metastasenprophylaxe indiziert. Ferner wird eine Senkung der Frakturinzidenz beschrieben. Der therapeutische Effekt beruht weniger auf der Tumorbekämpfung an sich, sondern vielmehr auf der Hemmung der Knochenresorption durch tumoraktivierte Osteoklasten. Die Bisphosphonate werden dabei an der Knochenoberfläche gebunden und führen bei der Resorption des bisphosphonathaltigen Knochens zu einer Schädigung der Osteoklasten selbst. Durch diesen Effekt wird einerseits das Ausmaß der Osteolysen reduziert, andererseits kommt es zu einer Abnahme des Serumkalziumspiegels bei tumorbedingten Hyperkalzämien.

Bei Mammakarzinompatienten ist eine medikamentöse Behandlung mit Bisphosphonaten bereits vor dem Auftreten knöcherner Metastasen indiziert, bei den übrigen Primärtumoren sollte beim Nachweis einer ossären Metastasierung mit der Behandlung begonnen werden.

Operative Therapie

Da bei es sich bei nachgewiesener Metastasierung in der Regel um eine Erkrankung des gesamten Organismus handelt, ist das Therapieziel als **palliativ** zu bezeichnen. Kurative Ansätze ergeben sich nur in Ausnahmefällen. Beispiel hierfür sind Metastasen eines Seminoms, eines Schilddrüsenkarzinoms oder der Nachweis einer solitären Spätmetastase eines Hypernephroms. In diesen Fällen ist eine Heilung durch Operation und Chemotherapie bzw. Radioiodtherapie möglich.

Die Entscheidung, ob und welches **operative Vorgehen** gewählt werden sollte, ist insbesondere von folgenden **Kriterien** abhängig:
- Prognose (Entität des Primarius, Ausmaß der Metastasierung),
- Allgemeinzustand des Patienten,
- vom zu erwartenden Operationsrisiko/von den zu erwartenden Komplikationen,
- Lokalbefund und der Lokalisation,
- den anzustrebenden Resektionsgrenzen.

Prognose. Tatsui u. Mitarb. (1996) haben sich mit der Überlebensrate bzw. Prognose in Abhängigkeit vom szintigraphischen Befund beschäftigt. Sie konnten zeigen, dass nach initialer **szintigraphischer Anreicherung** die Prognose bei Patienten mit Lungenkarzinom schlecht, bei Patienten mit Magenkarzinommetastasen extrem ungünstig ist (Tab. 1.12.**2**). Nur 15% der Magenkarzinompatienten überleben nach seinen Ergebnissen die ersten 6 Monate. Wesentlich günstiger sieht die Prognose bei Mamma- und Prostatakarzinommetastasen aus. Interessant ist die Überlebensrate bei Nierenkarzinommetastasen. Während sie in den ersten 6 Monaten eher ungünstig ist (51,2%) – etwa vergleichbar mit der des Lungenkarzinoms – gestaltet sie sich im Verlauf wiederum günstig. Von den Patienten, die die ersten 6 Monate überlebten, haben 100% das erste Jahr und immerhin 80% die weiteren zwei Jahre überlebt.

Die Bedeutung **viszeraler Metastasen** wurde von Weigel u. Mitarb. (1999) untersucht. Sie konnten zeigen, dass die durchschnittliche Überlebenszeit ohne viszerale Beteiligung bei ca. 2 Jahren, bei gleichzeitiger viszeraler Metastasierung hingegen nur bei 5,8 Monaten liegt. Bauer u. Wedin (1995) haben 5 **prognostisch günstige Faktoren** herausgearbeitet, die die **Überlebensrate** positiv beeinflussen:
- das Fehlen viszeraler Metastasen,
- kein Nachweis einer pathologischen Fraktur,
- solitäre Skelettmetastase,
- kein Lungenkarzinom,
- Primärtumor: Mamma, Niere, Lymphom, Myelom.

Treffen 4–5 dieser Faktoren zu, beträgt die 1-Jahres-Überlebensrate 50%, bei 2–3 positiven Faktoren beträgt sie 25%, bei 0–1 positivem Faktor 0%.

Nicht zuletzt aufgrund dieser Ergebnisse ist eine umfangreiche Staging-Untersuchung für eine stadiengerechte Therapie von entscheidender Bedeutung.

Tab. 1.12.2 Überlebensrate nach szintigraphischer Anreicherung in Prozent (Tatsui u. Mitarb. Spine 1996)

Primarius	Überlebensrate nach 6 Monaten (%)	Überlebensrate nach 12 Monaten (%)	Überlebensrate nach 36 Monaten (%)
Bronchialkarzinom	49,9	21,7	3,3
Mammakarzinom	89	77,7	48,3
Prostatakarzinom	98,2	83,3	56,8
Nierenkarzinom	51,2	51,2	39,5
Zervixkarzinom	63,3	44,6	25,8
Magenkarzinom	15,3	0,0	0,0

Allgemeinzustand der Patienten. Art und Möglichkeit des operativen Verfahrens sind selbstverständlich vom Allgemeinzustand des Patienten abhängig. Die Therapie sollte daher auch von den weiteren Diagnosen, wie z. B. Diabetes mellitus, Herzinsuffizienz etc. abhängig gemacht werden. Zur Beurteilung der Leistungsfähigkeit stehen daher verschiedene Scores zur Verfügung (Tab. 1.12.3).

Operationsrisiko und Komplikationen. Grundsätzlich ist bei einem Patienten mit Metastasen von einem erhöhten Operationsrisiko auszugehen. Aufgrund der reduzierten Abwehrlage ist das Infektionsrisiko gegenüber dem Gesunden in der Regel erhöht. Bei ausgedehnten Eingriffen im Bereich des Beckens oder der Wirbelsäule ist mit einer erhöhten Letalität zu rechnen. Ursache dafür kann u. a. eine begleitende Tumoranämie sein.

Lokalbefund und Lokalisation. Ausschlaggebend für die Operabilität und die Art der operativen Strategie sind der Lokalbefund und die Lokalisation. Im Wesentlichen werden 3 **Hauptmanifestationsorte** unterschieden:
- Wirbelsäule,
- Becken (mit/ohne Nachweis einer azetabulären Instabilität),
- lange Röhrenknochen (epi-/meta-/diaphysär).

Die aus der Lokalisation resultierenden operativen Vorgehensweisen sollen im Folgenden dargestellt werden. Sind einzelne Knochen diffus in ganzer Länge oder langstreckige angrenzende Wirbelsäulenanteile befallen, ist in der Regel von einer **Inoperabilität** auszugehen. Ursächlich ist die fehlende Verankerungsmöglichkeit der Implantate. Zur Operationsplanung ist daher im Bereich der langen Röhrenknochen die radiologische Darstellung des gesamten Knochens erforderlich. Wie bereits erwähnt ist bei Wirbelsäulenbeteiligung aufgrund der hohen Inzidenz multipler Metastasen die radiologische Darstellung der gesamten Wirbelsäule essenziell. Besonders in diesem Fall ist die kernspintomographische Untersuchung unerlässlich, da sie am exaktesten den Befall von angrenzenden Wirbelkörpern aufzeigen kann. Für die Operationsplanung ist das von entscheidender Bedeutung, da bei einer Fixation eines Wirbelsäulenimplantates mittels Pedikelschrauben das Vorhandensein nicht befallener Wirbel gewährleistet sein muss. Auch bei der Operationsplanung im Bereich der langen Röhrenknochen und des Beckens ist eine kernspintomographische Abklärung von großer Bedeutung, da sich durch Kenntnis der exakten Tumorausdehnung und den daraus resultierenden Resektionsgrenzen das Rezidivrisiko reduzieren lässt.

Resektionsgrenzen. Beim Nachweis einer ossären Metastasierung ergeben sich nur in Einzelfällen kurative Ansätze. Beispiele dafür sind Seminommetastasen, Schilddrüsenkarzinommetastasen oder solitäre Spätmetastasen beim Nierenzellkarzinom. Bei diesen besteht grundsätzlich die Möglichkeit der Heilung im Rahmen der Chemo- bzw. Radiojodtherapie, so dass eine Operation im Sinne einer onkologisch weiten Tumorresektion angestrebt werden sollte. Bei den überwiegenden Manifestationen ist die Metastasierung Ausdruck der systemischen Tumorerkrankung. Das chirurgische Vorgehen hat keinen Einfluss auf die Überlebensrate der Patienten und dient in erster Linie der Schmerzreduktion und der Kontrolle der Komplikationen, z. B. im Rahmen von pathologischen Frakturen oder bei Vorliegen einer neurologischen Ausfallssymptomatik.

Die Wahl der **Resektionsgrenzen** hat in diesen Fällen in der Regel keinen Einfluss auf das Ausmaß der Schmerzreduktion. Eine gründliche Abwägung zwischen dem Ausmaß des operativen Eingriffes und den zu erwartenden Komplikationen – auch im Sinne von resultierenden funktionellen Defiziten – ist daher für den Patienten von entscheidender Bedeutung. Grundsätzlich sollten onkologisch-chirurgisch weite Resektionen unter Berücksichtigung der angegebenen Ausnahmen nicht erzwungen werden. Eine ausgedehnte Resektion der Tumormassen ist dennoch anzustreben, um das Risiko eines **Lokalrezidivs** zu minimieren. Bei einer alleinigen Marknagelung einer

Tab. 1.12.3   Karnofsky-Index zur Beurteilung der Leistungsfähigkeit des Patienten

A	fähig zu normaler Aktivität und Arbeit, keine besondere Pflege notwendig	100%	normal, keine Beschwerden, keine Krankheitszeichen
		90%	fähig zu normaler Aktivität, keine Symptome oder Krankheitszeichen sichtbar
		80%	normale Leistungsfähigkeit unter Anstrengung, Krankheitszeichen oder -symptome vorhanden
B	arbeitsunfähig, fähig zu Hause zu leben und für die meisten persönlichen Dinge zu sorgen, unterschiedlich viel Hilfe notwendig	70%	eingeschränkte Leistungsfähigkeit, sorgt für sich selbst
		60%	gelegentlich wird Hilfe benötigt
		50%	nicht dauerhaft bettlägerig, regelmäßige ärztliche Hilfe und häufige medizinische Pflege
C	unfähig für sich selbst zu sorgen, benötigt entweder Fürsorge oder Krankenhauspflege	40%	bettlägerig, spezielle Pflege erforderlich
		30%	schwerkrank, Krankenhausaufnahme ist indiziert, noch keine Lebensgefahr
		20%	Krankenhausaufnahme notwendig, aktive unterstützende Therapie notwendig
		10%	moribund, Krankheit schreitet schnell fort

diaphysär gelegenen Metastase im Bereich der langen Röhrenknochen ist frühzeitig mit einem Tumorprogress zu rechnen. Eine Resektion der Knochenmetastase sollte daher angestrebt werden, ggf. kann eine Kombination mit einer postoperativen Strahlentherapie zur Kontrolle der lokalen Rezidivrate durchgeführt werden.

Grundsätzlich sollte das operative Verfahren so gewählt werden, dass der Patient ein Lokalrezidiv mit größtmöglicher Wahrscheinlichkeit nicht mehr erlebt.

1.12.3 Therapiekonzept bei speziellen Lokalisationen

Wirbelsäulenmetastasen

Über die hohe Inzidenz multipler Wirbelsäulenmetastasen und das daraus resultierende diagnostische Regime wurde bereits in den vorangehenden Abschnitten berichtet. Grundsätzlich ist bei der Wirbelsäulenmetastasierung die Beurteilung der Stabilität der Wirbelsäule von großer Bedeutung für das Behandlungskonzept. In Kenntnis der Tatsache, dass die mittlere Säule des Wirbels in nahezu allen Fällen von der Tumorausdehnung mit betroffen ist, hat Enneking das bekannte 3-Säulen-Modell des Wirbels für die Patienten mit Wirbelsäulenmetastasen auf ein **2-Säulen-Modell** reduziert. Er unterscheidet lediglich 3 verschiedene Lokalisationstypen. Der Ausgangspunkt der Metastase befindet sich beim **Lokalisationstyp I (4,5%)** im Bereich des Processus spinosus mit Wachstumsrichtung nach ventral. **Beim Lokalisationstyp II (52,3%)** befindet sich der Ausgangspunkt im Bereich des Korpus mit Wachstumsrichtung nach dorsal, beim **Lokalisationstyp III (43,2%)** liegt ein generalisierter Befall des Wirbels vor. Anhand dieses Verteilungsmusters wird die Stabilität des Wirbels beurteilt. Bei intraossärem Tumorwachstum – entweder vom Processus spinosus oder vom Korpus ausgehend – ist eine Instabilität unwahrscheinlich. Beim Durchbrechen der kortikalen Begrenzung wird eine Instabilität wahrscheinlich, beim Lokalisationstyp III ist grundsätzlich von einer Instabilität auszugehen.

Bei nachgewiesenen Wirbelsäulenmetastasen sollten zunächst die konservativen Behandlungsmöglichkeiten im Vordergrund stehen, prophylaktische Stabilisierungen sind aufgrund des operativen Aufwandes nicht gerechtfertigt. Dennoch ergeben sich für die operative Therapie bestimmte **Indikationen**:
- konservativ nicht beherrschbarer Instabilitätsschmerz,
- akut auftretende – also nicht weichteilbedingte – neurologische Ausfälle,
- akute neurologische Defizite bei strahlenresistenten Primärtumoren.

Bei einer nachgewiesenen Myelonkompression ist bei der operativen Versorgung eine **Dekompression** obligatorisch, eine **Stabilisierung** sollte in Abhängigkeit von der Prognose gleichzeitig erfolgen.

Zur Auswahl des operativen Vorgehens stehen in der Literatur verschiedene Score-Systeme zur Verfügung. Für die praktische Anwendung erscheint der von Tomita u. Mitarb. (2001) entwickelte Score am geeignetsten (Tab. 1.12.**4**). Grundsätzlich wird dabei je nach dem Wachstumsverhalten des Primärtumors, dem Nachweis und der Behandlungsmöglichkeit der viszeralen Metastasen und der Anzahl der knöchernen Metastasen 1 bis 4 Punkte vergeben. Eine niedrige Punktzahl entspricht einer guten Prognose (s. Tab. 1.12.**4**). Die erreichte Punktzahl ist ausschlaggebend für das **operative Vorgehen**:
- 2–3 Punkte:
  weite oder marginale Resektion,
- 4–5 Punkte:
  marginale/intraläsionale Resektion,
- 6–7 Punkte:
  palliative Chirurgie,
- 8–10 Punkte:
  konservative Therapie (Korsettbehandlung/Radiatio).

Dieses System hat sich aufgrund der Einfachheit bei der Entscheidungsfindung für das operative bzw. konservative Vorgehen als sehr hilfreich erwiesen.

Ist die Indikation zur operativen Behandlung gestellt, stehen grundsätzlich verschiedene Operationstechniken zur Verfügung. Die Auswahl des geeigneten Verfahrens richtet sich in erster Linie nach der Lokalisation und der Ausdehnung der spinalen Metastasierung (Tab. 1.12.**5**).

Im Falle von **multiplen Wirbelsäulenmetastasen** sind dorsale Dekompressions- und Stabilisierungsverfahren am geeignetsten, weil damit auch langstreckige Wirbelsäulenabschnitte überbrückt werden können. Im Falle einer Me-

Tab. 1.12.4 **Tomita-Score zur Auswahl des operativen Vorgehens**

Punkte	Primärtumor	Viszerale Metastasen	Knochenmetastasen
1	langsam wachsend (z. B. Mamma, Prostata)	keine	solitär
2	moderat wachsend (z. B. Niere, unbekannter Tumor)	behandelbar	multiple
4	schnell wachsend (z. B. Lunge, Magen)	nicht behandelbar	

Tab. 1.12.5 Operative Therapiemöglichkeiten bei Wirbelsäulenmetastasen

Indikation	Operationsverfahren
Multiple Metastasen	dorsale Stabilisierung und Dekompression alternativ: Vertebroplastik/Kyphoplastik
Solitäre Metastasen, strahlenresistente Tumoren	ggf. zusätzliche ventrale Operation oder alleinige ventrale Dekompression und Stabilisierung, insbesondere bei schlechtem Allgemeinzustand: Vertebroplastik/Kyphoplastik
Gute Prognose	posterolaterale transpedikuläre Spondylektomie En-bloc-Spondylektomie

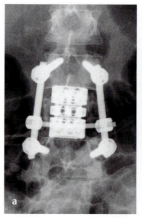
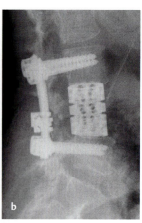

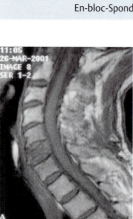
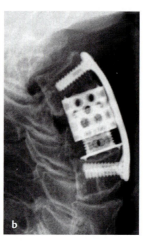

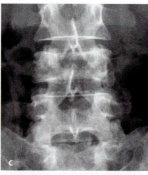

Abb. 1.12.2 a–d Vertebrektomie L4 und dorsoventrale Stabilisierung bei solitärer Mammakarzinommetastase.

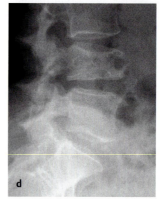

Abb. 1.12.1 a u. b Ventrale Dekompression (**a**) und Stabilisierung einer HWS-Metastase mit Titanplatte und Wirbelkörperersatz (**b**).

tastasierung im Bereich der Halswirbelsäule bieten sich aufgrund der besseren Dekompressionsmöglichkeiten vor allem ventrale Operationsverfahren an (Abb. 1.12.**1 a** u. **b**). Bei **solitären Metastasen** im Bereich der Brust- oder Lendenwirbelsäule kann durch einen zusätzlichen oder alleinigen ventralen Eingriff besonders bei strahlenresistenten Primärtumoren eine effektive Tumormassenreduktion erreicht werden (Abb. 1.12.**2 a – d**). Die Gefahr eines Lokalrezidivs kann somit deutlich gesenkt werden.

Bei einer günstigen Prognose für den Patienten, d. h. einem Punktewert von 2–3 Punkten nach Tomita, kann alternativ zum dorsoventralen Eingriff eine posterolaterale transpedikuläre Spondylektomie erfolgen (Abb. 1.12.**3 a – c**). Über die Durchführung von En-bloc-Spondylektomien mit großem operativem Aufwand und entsprechend hohen Komplikationsraten besteht in der Literatur eine geteilte Meinung. Grundsätzlich ist eine Operationsindikation für die En-bloc-Spondylektomie eher bei gutartigen Knochentumoren gegeben. Bei Patienten mit Metastasen sollte diese Technik bei sehr günstiger Prognose wie z. B. bei Seminom- und Schilddrüsenkarzinomen oder solitären Spätmetastasen eines Prostata-, Nierenzell- oder Mammakarzinoms Anwendung finden.

Alternativ zu den klassischen Operationen gewinnen neue, weniger invasive Verfahren eine zunehmende Bedeutung. Die vorwiegend bei osteoporotischen Wirbelbrüchen eingesetzte **Vertebroplastik/Kyphoplastik** bezeichnet die perkutane Auffüllung des frakturierten Wirbels mit Zement (Abb. 1.12.**4 a** u. **b**). Diese Technik ermöglicht besonders bei multiplen Wirbelkörperosteolysen oder bei Patienten in schlechtem Allgemeinzustand eine rasche Schmerzreduktion bei sofortiger Belastbarkeit. Mehr als 90 % der Patienten geben innerhalb von 48 Stunden eine Beschwerdebesserung an. Zementfehllagen sind allerdings

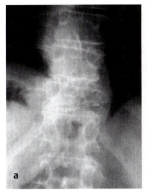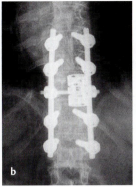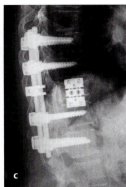

Abb. 1.12.3 a–c Posterolaterale transpedikuläre (Teil-)Spondylektomie bei Adenokarzinommetastase und dorsale Stabilisierung.

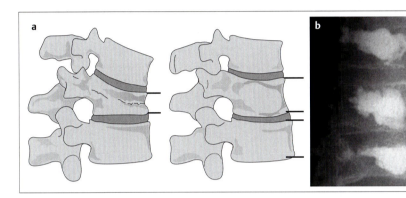

Abb. 1.12.4 a u. b Kyphoplastik zur Stabilisierung von pathologischen Wirbelkörperfrakturen.

bei der Vertebroplastik bei über 70 % der behandelten Wirbel beschrieben, bei intakter Wirbelkörperhinterkante bleiben diese jedoch in der Regel ohne klinische Konsequenz.

Beckenmetastasen

Bei den Beckenmetastasen stehen die **konservativen Behandlungsmöglichkeiten** mit Strahlen- oder Chemotherapie besonders im Vordergrund. Wie bei den Wirbelsäulenmetastasen stellt eine Stabilitätsminderung und die daraus resultierende Schmerzsymptomatik eine der Hauptindikationen zur Operation dar. Eine Stabilitätsminderung ist hierbei ebenfalls in erster Linie abhängig von der Lokalisation. Im Bereich des Os pubis ist eine Instabilität des Beckens unwahrscheinlich, auch isolierte Ileummetastasen, die nicht den Beckenisthmus betreffen, haben in der Regel keine Instabilität zur Folge. Stabilitätsmindernd wirken sich Metastasen im Bereich der Ileosakralfuge, des Beckenisthmus und besonders in Azetabulumnähe aus. In der Regel handelt es sich bei Metastasenresektionen im Bereich des Beckens um ausgedehnte Eingriffe mit entsprechend hohen Komplikationsraten, so dass die Operationsindikation zurückhaltend gestellt werden sollte. Wie bei allen Operationsindikationen sind die Prognose sowie der Allgemeinzustand des Patienten entscheidend.

Als grundlegende **Rekonstruktionstechniken** stehen zur Verfügung:
- Palacosplomben, ggf. in Kombination mit Augmentation durch Osteosynthesematerial im Sinne einer Verbundosteosynthese und Hüftgelenkprothesen,
- Beckenteilersatz mit Hüftgelenkprothese.

Der operative Zugang entlang der Crista iliaca über die Spina iliaca anterior superior nach distal auf den ventralen Oberschenkel bietet hierbei die Möglichkeit, sowohl beckeninnen- als auch beckenaußenseitige Metastasenanteile zu resezieren. Je nach Größe des azetabulären Defektes sowie Mitbeteiligung des Femurkopfes ist hierbei die Harrington-Plastik das operative Verfahren der Wahl (Abb. 1.12.5 a–c). Entsprechend den bereits erwähnten Kriterien kann bei kurativem Ansatz eine Resektion des Azetabulums mit Rekonstruktion durch Beckenteilersatzimplantate erfolgen.

Die wesentlich häufigeren nicht stabilitätsmindernden Metastasen werden in der Regel kürettiert mit anschließender Einbringung einer Palacosplombe.

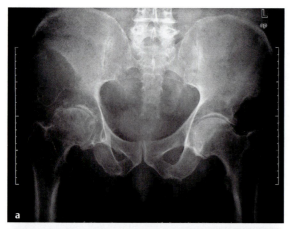

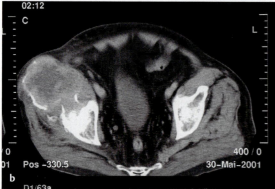

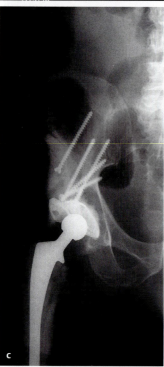

Abb. 1.12.5 a–c Harrington-Plastik (Metallschrauben-Knochenzement-Verbundosteosynthese) bei einer großen Darmbeinmetastase.

Metastasen im Bereich der langen Röhrenknochen

Werden von den Patienten Beschwerden im Bereich der langen Röhrenknochen angegeben, ist häufig bereits eine pathologische Fraktur nachweisbar. Pathologische Mehranreicherungen im Rahmen der szintigraphischen Staging-Untersuchungen treten häufig frühzeitig in Erscheinung und sollten zunächst radiologisch abgeklärt werden. Im Gegensatz zu den Metastasen im Bereich der Wirbelsäule und des Beckens wird die Operationsindikation in Abhängigkeit vom Allgemeinzustand des Patienten bei Extremitätenbefall großzügiger gestellt, da der zu erwartende operative Aufwand bzw. die operativen Risiken deutlich geringer sind. Auch bei asymptomatischen Metastasen mit **Frakturgefährdung** werden daher in der Regel prophylaktische Stabilisierungen durchgeführt, um pathologische Frakturen zu vermeiden und das Ausmaß des operativen Traumas durch komplizierte Repositionsmanöver zu reduzieren. Zur Abschätzung des Frakturrisikos sind Lokalisation, Schmerzausmaß sowie Art und Größe der Metastase zu beurteilen.

Grundsätzlich ist von einem erhöhten Frakturrisiko bei einer Destruktion der Kortikalis von mehr als 50% auszugehen.

Ausschlaggebend für die Wahl des operativen Vorgehens sind Lokalisation und Ausdehnung der Metastase. Grundsätzlich stehen folgende **Operationstechniken** zur Verfügung:

- Tumorprothesen bei epi-/metaphysär gelegenen Metastasen,
- Verbundosteosynthese, Marknagelung oder Bündelnagelung bei diaphysär gelegenen Metastasen.

Aufgrund des besseren funktionellen Ergebnisses sollte nach Möglichkeit eine gelenkerhaltende Resektion und Stabilisierung angestrebt werden. Bei fortgeschrittener Ausdehnung ist zur Vermeidung eines Frührezidivs eine vollständige Resektion anzustreben. Zur Rekonstruktion eignen sich **Tumorspezialprothesen** (Abb. 1.12.**6** a u. b). Aufgrund der ausgedehnten Weichteildefekte nach Metastasenresektion ist die Instabilitäts- bzw. Luxationsgefahr gegenüber der herkömmlichen Prothesenversorgung häufig erhöht. Gesenkt werden kann die Luxationsgefahr durch zusätzliche Anwendung eines Trevira-Schlauches, der eine bessere Weichteilrekonstruktion ermöglicht.

Ist aufgrund der Lokalisation und Ausdehnung eine gelenkerhaltende Operation durchführbar, kann eine **osteosynthetische Versorgung** mittels Verbundosteosynthese, Marknagelung oder Bündelnagelung erfolgen. Die zu wählende Operationstechnik richtet sich in erster Linie nach dem Allgemeinzustand und der zu erwartenden Lebenszeit des Patienten.

Bei guter Prognose ist eine Verbundosteosynthese mit Verplattung anzustreben, da diese Technik eine bessere Tumormassenreduktion ermöglicht. Die Gefahr eines Lo-

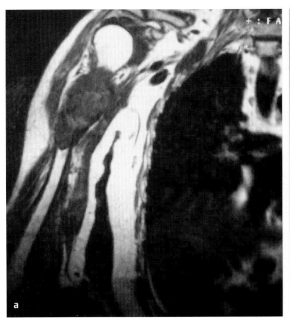
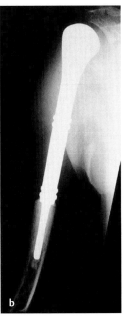

Abb. 1.12.6 a u. b Tumorprothesenversorgung bei metaphysärer Humerusmetastase.

kalrezidivs kann dadurch deutlich gesenkt werden. Bei Patienten in schlechtem Allgemeinzustand und ungünstiger Prognose sollte der am wenigsten invasive Eingriff durchgeführt werden. Aufgrund des geringen operativen Traumas sowie der kurzen Operationsdauer bieten sich Mark- oder Bündelnagelungen an. Zur Senkung des Lokalrezidivrisikos sollte bei diesen Patienten postoperativ eine Nachbestrahlung erfolgen.

Literatur

Bauer, H.C., R. Wedin (1995): Survival after surgery for spinal and extremity metastases. Prognostication in 241 patients. Acta Orthop Scand 66: 143–146

Bilsky, M.H., P. Boland, E. Lis, J.J. Raizer, J.H. Healey (2000): Single-stage posterolateral transpedicle approach for spondylectomy, epidural decompression, and circuferential fusion of spinal metastases. Spine 25 (17): 2240–2250

Chao, E.Y., F.H. Sim (1985): Modular prosthetic system for segmental bone and joint replacement after tumor resection. Orthopedics 8 (5): 641–651

Cole, D.J. (1989): A randomised trail of a single treatment versus conventional fractionation in the palliative radiotherapy of painful bone metastases. Clin Oncol 1: 59–62

Delva, R., F. Pein, A. Lortholary, E. Gamelin, P. Cellier, F. Larra (1993): Bone metastases of colorectal cancer: apropos of 8 cases. Rev Med Interne 14 (4): 223–228

Drew, M., R.B. Dickson (1980): Osseous complications of malignancy. In: Lokich, J.J.: Clinical cancer medicine: treatment tactics. G.K. Hall, Boston: 97

Dürr, H.R., M. Maier, M. Pfahler, A. Baur, H.J. Refior (1999): Surgical treatment of osseous metastases in patients with renal cell carcinoma. Clinic Orthop 367: 283–290

Enneking, W.F. (1983): Musculo-sceletal tumour surgery. Churchill, Livingstone

Garmatis, C.J., F.C.H. Chu (1978): The effectiveness of radiation therapy in the treatment of bone metastases from breast cancer. Radiology 126 (1): 235–237

Harrington, K.D. (1981): The management of acetabular insuffiency secondary to metastatic malignant disease. J Bone Joint Surg 63: 653–664

Hoskin, P.J., P. Price, D. Easton u. Mitarb. (1992): A prospective randomised trial of 4 Gy or 8 Gy single doses in the treatment of metastatic bone pain. Radiother Oncol 23: 74–78

Madsen, E.L. (1983): Painful bone metastases. Efficacy of radiotherapy assessed by the patients: A randomised trial comparing 4 Gy x 6 versus 10 Gy x 2. Int J Radiat Oncol Biol Phys 9: 1775–1779

Malawer, H.M., L.B. Chou (1995): Prosthetic survival and clinical results with use of Large-segment replacements in the treatment of high-grade bone sarcomas. J Bone Joint Surg Am 77 (8): 1154–1165

Okawa, T., M. Kita, M. Goto u. Mitarb. (1988): Randomised prostpective clinical study of small, large and twice-a-dy fraction radotherapy for painful bone metastases. Radiother Oncol 13: 9–104

Onimus, M., P. Papin, S. Gangloff (1996): Results of surgical treatment of spinal thoracic and lumbar metastases. Eur Spine J 5 (6): 407–411

Price, P., P.J. Hoskin, D. Easton u. Mitarb. (1986): Prospective randomised trial of single und multifraction radiotherapy schedules in the treatment of painful bony metastases: Radiother Oncol 6: 247–255

Rades, D., M. Blach, V. Nerreter, M. Bremer, J.H. Karstens (1999): Metastatic spinal cord compression. Influence of time between onset of motoric deficits and start of irradiation on therapeutic effect. Strahlenther Onkol 175 (8): 378–381

Rubens, R.D., Fogelman (1991): Bone metastases, diagnosis and treatment. Springer, Heidelberg

Ruckdeschel, J.C. (1995): Rapid, cost-effective diagnosis of spinal cord compression due to cancer. Cancer Control 2 (4): 320–323

Schaberg, J., B.J. Gainor (1985): A profile of metastatic carcinoma of the spine. Spine 10 (1): 19–20

Schiff, D., B.P. O'Neill, C.H. Wang, J.R. O'Fallon (1998): Neuroimaging and treatment implications of patients with multiple epidural spinal metastases. Cancer 15 (8): 1593–1601

Tatsui, H., T. Onomura, S. Morishita, M. Oketa, T. Inoue (1996): Survival rates of patients with metastatic spinal cancer after scintigraphic detection of abnormal radioactive accumulation. Spine 21 (18): 2143–2148

Tomita, K., N. Kawahara, T. Kobayashi, A. Yoshida, H. Murakami, T. Akamura (2001): Surgical strategy for spinal metastases. Spine 26 (3): 298–306

Tong, D., L. Gillick, F. Hendrikson (1982): The palliation of symptomatic osseous metastases: Final results of the study by the Radiation Therapy Oncology Group. Cancer 50: 893–899

Vorreuther, R. (1992): Die palliative Therapie des ossär metastasierten Prostatacarzinoms. In: Wüster, C., R. Ziegler: Knochenmetastasen: Pathophysiologie, Diagnostik und Therapie. Springer, Heidelberg

Weigel, B., M. Maghsudi, C. Neumann, R. Kretschmer, F.J. Muller, M. Nerlich (1999): Surgical management of symptomatic spinal metastases. Postoperative outcome and quality of life. Spine 24 (21): 2240–2246

Weil, A., J. Chiras u. Mitarb. (1996): Spinal metastases: Indications for and results of percutaneous injection of acrylic surgical cement. Radiology 199: 241–247

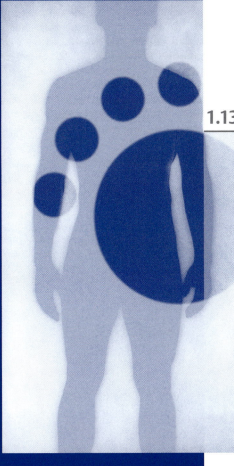

1.13 Tissue Engineering

B. Dankbar

1.13.1 Einleitung
1.13.2 Zellkultur
1.13.3 Trägermaterialien
1.13.4 Zytokine
1.13.5 Bioreaktoren
1.13.6 Tissue-Engineering-Produkte in der Klinik
1.13.7 Entwicklung

1.13.1 Einleitung

Das Tissue Engineering (Herstellung von künstlichen Geweben für die rekonstruktive Chirurgie) ist ein vielversprechender neuer interdisziplinärer Forschungszweig, der die dauerhafte biologische Rekonstruktion defekter Gewebe zum Ziel hat. Das Grundprinzip besteht in der Isolierung der gewünschten Zellen aus dem Patienten und der nachfolgenden In-vitro-Herstellung lebender Gewebe mit Hilfe trägervermittelter Zellkulturtechniken (Abb. 1.13.1). Diese autologen Transplantate werden zur Therapie ausgefallener oder partiell geschädigter Gewebe eingesetzt, wo sie die Funktion fehlender oder defekter Körperzellen übernehmen oder unterstützen sollen (Langer u. Vacanti 1993). Durch Tissue Engineering gezüchtete Gewebe können aber auch Versuchstiere ersetzen oder sogar als Krankheitsmodelle dienen, um komplexe pathogenetische Mechanismen zu untersuchen. Es können neue Medikamente und Heilverfahren erprobt und Suchstrategien für neue Wirkstoffe entwickelt werden.

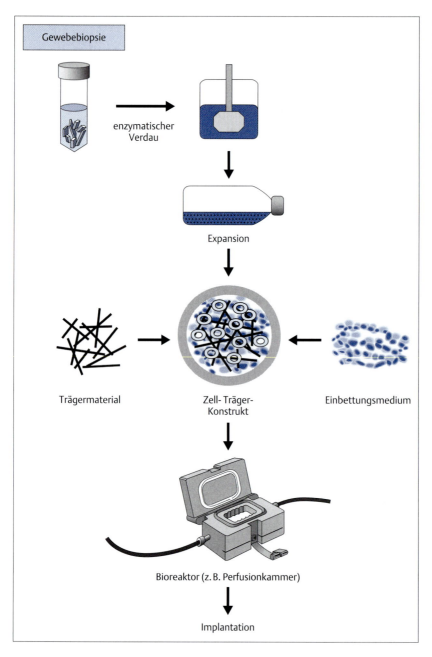

Abb. 1.13.1 Prinzip der trägervermittelten Herstellung von Gewebetransplantaten. Autologe organotypische Zellen werden aus einer Gewebebiopsie isoliert und in einem bioresorbierbaren Trägermaterial für kurze Zeit in einem Bioreaktor gezüchtet. Nach kurzer Kultivierungsphase erfolgt die Transplantation des matrixhaltigen Zellkonstrukts in den Patienten.

1.13.2 Zellkultur

Fortschritte in der Zellkulturtechnik haben es ermöglicht, dass praktisch die meisten humanen Zellen unter spezifischen Kulturbedingungen in vitro gezüchtet werden können. Ausgangsmaterial für die In-vitro-Herstellung eines autologen Transplantats sind isolierte Zellen vom Patienten selbst. Da auch die Regeneration größerer Gewebedefekte ausgehend von einer möglichst kleinen Gewebebiopsie angestrebt wird, ist eine umfassende Vermehrung der organotypischen Zellen in vielen Fällen unvermeidbar. Häufig werden die Zellen in herkömmlichen Zellkulturschalen kultiviert und mit einem serumhaltigen Medium zur Proliferation angeregt. Prinzipiell lässt sich auf diese Weise eine beliebige Menge an Zellen gewinnen. Die Funktionalität eines Gewebes wird jedoch meist durch ein komplexes Zusammenwirken unterschiedlicher Zelltypen gesteuert. Neben der Topographie sind Zell-Zell-Interaktionen und Zell-Matrix-Interaktionen von besonderer Bedeutung. Wenn differenzierte Zellen expandiert werden, haben sie die Tendenz zu dedifferenzieren, d. h., sie verlieren ihre typischen morphologischen und biochemischen Eigenschaften.

Ein typisches Beispiel hierfür sind Knorpelzellen. In der üblicherweise verwendeten Monolayerkultur (2-D-Kultur) verändern, wahrscheinlich aufgrund der fehlenden extrazellulären Matrix, die Zellen in kürzester Zeit ihre Form und funktionellen Eigenschaften mit der Folge, dass sie keine oder nur noch atypische Knorpelgrundsubstanz bilden (von der Mark u. Mitarb. 1977). Bei Verwendung adäquater dreidimensionaler Trägermaterialien (3-D-Kultur) kann diese Dedifferenzierung vermieden oder sogar rückgängig gemacht werden. Neuere Untersuchungen haben jedoch gezeigt, dass die Progression und das Ausmaß der De- und Redifferenzierung spenderabhängig sind und vor allem wesentlich von den vorausgegangenen Expansionsbedingungen beeinflusst werden (Zaucke u. Mitarb. 2001). Zur Verhinderung der Dedifferenzierung wird daher durch eine dreidimensionale Anordnung versucht, den Phänotyp der organotypischen Zellen zu stabilisieren. Dabei werden die Trägermaterialien in der Regel mit den Zellen besiedelt und ex vivo kurzfristig weitergezüchtet bevor sie in den Gewebedefekt implantiert werden. Parallel erfolgt daher zunehmend auch die Entwicklung von Kultivierungssystemen (Bioreaktoren), die die dreidimensionalen Voraussetzungen für die Züchtung autologer Ersatzgewebe außerhalb der Körpers ermöglichen.

Als weiteres großes Zukunftsthema des Tissue Engineering gelten die so genannten Stammzellen. Erst kürzlich wurde entdeckt, dass es auch im adulten Organismus eine Anzahl von Stammzellpopulationen gibt, die ein großes Proliferations- und Differenzierungspotenzial besitzen. So können zum Beispiel mesenchymale Stammzellen in Abhängigkeit von den Kulturbedingungen und der verwendeten Matrix in verschiedene Zelltypen differenzieren. Im Gegensatz zu pluripotenten embryonalen Stammzellen besitzen adulte mesenchymale Stammzellen wahrscheinlich nur noch eine multipotente Differenzierungskapazität. Obwohl bisherige Erkenntnisse zur Differenzierung von Zellen und Geweben noch sehr lückenhaft sind, gelang mehreren Arbeitsgruppen erst kürzlich die Differenzierung mesenchymaler Stammzellen aus dem Knochenmark in die osteogene, chondrogene und adipogene Zellreihe (Pittenger u. Mitarb. 1999) (Abb. 1.13.2).

Da autologes organotypisches Gewebematerial nur sehr begrenzt verfügbar ist und die Entnahme zusätzlich Risiken am Entnahmeort mit sich bringt (Entzündung, Morbidität), wäre die Verwendung solcher teilungsaktiver multipotenter Stammzellen von großem Vorteil. Durch

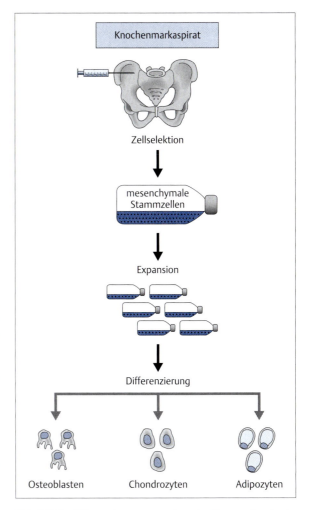

Abb. 1.13.2 Differenzierung mesenchymaler Stammzellen. In-vitro-Differenzierung adulter mesenchymaler Stammzellen aus dem Knochenmark in die osteogene, chondrogene und adipogene Zellreihe.

den Einsatz optimaler Trägermaterialien sowie einer gezielten Stimulation der Zellen (durch spezifische Wachstums- bzw. Differenzierungsfaktoren) könnten in Zukunft Stammzellen autologen Ursprungs zum Tissue Engineering verwendet werden. Die somit mögliche Überwindung des sog. „Critical Size Limits" könnte zu einer Verbesserung in der Behandlung großer Gewebedefekte führen (Kadiyala u. Mitarb. 1997). In einem weiteren Schritt ist schließlich auch der Einsatz pluripotenter embryonaler Stammzellen in Betracht zu ziehen, obgleich dabei sicher ethische Probleme zu berücksichtigen sind.

1.13.3 Trägermaterialien

Eine immer wichtigere Rolle im Rahmen des Tissue Engineering spielen modifizierte Biomaterialien oder synthetische Polymere, die aufgrund ihrer Oberflächeneigenschaften das Verhalten der ihnen aufgeladenen Zellen gezielt beeinflussen. **Biomaterialien** können in biogene (tierisches oder humanes Material) oder synthetische Stoffe eingeteilt werden. Biogene Materialien, wie z. B. Kollagene und Fibrin, haben den Vorteil, dass sie bereits viele der erforderlichen physiologischen Kriterien erfüllen. Prinzipiell sind solche Materialien jedoch mit einem Infektionsrisiko behaftet und zudem meist nur eingeschränkt verfügbar.

Dagegen können **synthetische Materialien** in ausreichender Menge zur Verfügung gestellt werden und es besteht kein Risiko einer Infektübertragung. In jüngster Zeit sind daher zunehmend synthetische biodegradable Polymere als Trägersubstanzen in der Erprobung. Neben Keramiken werden gegenwärtig synthetische Polymere wie Polylaktat, Polyglykolat und deren Kopolymere, Kopolymervliese aus Polydioxan und Polyglaktin und verschiedene Hydrogele erprobt (Patrick u. Mitarb. 1998).

Die verwendeten Biomaterialien müssen in Abhängigkeit des zu ersetzenden Gewebes verschiedene chemische, biologische, physikalische und strukturelle Anforderungen erfüllen (Fred u. Mitarb. 1993). Generell ist eine gute Adhäsion der Zellen auf der Oberfläche des Materials wichtig. Sie sollten ausgeprägte Zell-Matrix-Interaktionen zulassen, da sie über zelluläre Adhäsionsmoleküle die Morphologie und Funktion der Zellen (Proliferation, phänotypische Differenzierung und Matrixsynthese) direkt beeinflussen. Weiterhin sollte das Material resorbiert werden können, wobei die Degradationsrate der synthetischen Matrix steuerbar sein muss, um eine optimale Regeneration des gewünschten Gewebes zu garantieren. Im Idealfall sollte die In-vivo-Degeneration der Matrix mit einem Ersatz durch das neu gebildete Gewebe einhergehen. Abhängig vom jeweils zu ersetzenden Gewebe sollten sich weiterhin die Materialien durch eine gute mechanische Stabilität auszeichnen, um einerseits eine gute operative Handhabbarkeit und andererseits eine gute Transplantatintegration in den Gewebedefekt zu gewährleisten. Letztendlich darf weder das Polymer noch seine Degradationsprodukte toxisch oder kanzerogen sein bzw. in vivo eine entzündliche Reaktion erzeugen.

1.13.4 Zytokine

Zur Expansion (Proliferation) und Differenzierung von Zellen, aber auch zur Stabilisierung des erhaltenen Phänotyps, werden dem Kulturmedium im Rahmen der verschiedensten Zellkulturtechniken häufig rekombinante Zytokine zugesetzt. Im Allgemeinen sind Zytokine Peptide, die als hormonähnliche Mediatoren in vivo Schlüsselvorgänge der Gewebeformation wie Chemotaxis, Differenzierung, Proliferation und Synthese der extrazellulären Matrix regulieren. Je nach verwendetem Zelltyp zeigen eine Vielzahl von Wachstumsfaktoren, wie z. B. der Insulin-like Growth Factor, der Basic Fibroblast Growth Factor, der Vascular Endothelial Growth Factor und der Epidermal Growth Factor eine proliferationsstimulierende Wirkung. Im Gegensatz dazu scheinen verschiedene Mitglieder der Transforming-Growth-Factor-β-Familie, so genannte morphogenetische Proteine, eine wesentliche Rolle als Differenzierungsfaktoren zu spielen (Reddi 2001). Hierzu gehören BMPs (bone morphogenetic proteins) und GDFs (growth and differentiation factors). Durch den Einsatz solcher Faktoren im Kulturmedium besteht die Möglichkeit, sowohl die Proliferation als auch die Differenzierung der Zellen im Gewebekonstrukt kontrolliert zu beeinflussen. Eine Kopplung an das Matrixmaterial, verbunden mit einer kontrollierten Freisetzung in vivo, ermöglicht auch im Implantationsgebiet selbst eine Beeinflussung des Transplantats, wie etwa die Aufrechterhaltung der Differenzierung oder die Einsprossung neuer Blutgefäße. Um das Problem der kurzen Stabilität rekombinanter Zytokine zu umgehen, ist auch eine gentherapeutische Anwendung denkbar. So können spezifische Vektoren, die ein gewünschtes Gen wie z. B. einen Wachstumsfaktor enthalten, in die Zellen eingebracht werden, wodurch eine kontrollierte und kontinuierliche Freisetzung des Faktors in vitro und in vivo erreicht werden kann (Morgan u. Yarmusch 1998).

1.13.5 Bioreaktoren

Das größte Problem beim Tissue Engineering ist die Sicherstellung der Ernährung der Zellen bei größeren Gewebekonstrukten. Zum Beispiel ist Knorpel ab einer bestimmten Dicke nicht mehr in der Lage Nährstoffe und Sauerstoff aufzunehmen oder Stoffwechselmetabolite auszuscheiden. Bei Geweben mit einfacher Struktur wie dem Knorpel kann dieses Problem durch die Verwendung dreidimensionaler Biomaterialien gelöst werden. Aufgrund der relativ lockeren Struktur des Trägermaterials und der Rührbewegung des Bioreaktors setzen sich die Zellen gleichmäßig am Träger fest, so dass durch permanentes Umspülen der Zellen mit dem Kulturmedium eine optimale Versorgung mit Nährstoffen oder spezifischen Wachstumsfaktoren, aber auch die Entsorgung von Abfallprodukten gewährleistet ist (Sittinger u. Mitarb. 1997, Wu u. Mitarb. 1999).

Außerdem verändern viele Gewebe bei Belastung wie Zug oder Druck ihre gewebetypischen Eigenschaften. Ein optimales Reaktorsystem sollte ermöglichen, dass während der In-vitro-Kultivierung variierbare physikalische Reize auf das entstehende Ersatzgewebe ausgeübt werden. Wird Knorpel zum Beispiel in rotierenden Behältern gezüchtet, die ihn während seiner Entwicklung wechselnden Kräften durch die bewegte Flüssigkeit aussetzten, so wird er dicker und die gebildete extrazelluläre Matrix enthält mehr Kollagen-Typ-II und andere knorpelspezifische Matrixproteine, was zu einer Verbesserung der biomechanischen Eigenschaften führt (Martin u. Mitarb. 2000, Gooch u. Mitarb. 2001). Ähnliche Effekte können auch beobachtet werden, wenn Osteoblasten auf einem Substrat aus Kollagenkügelchen in einem Bioreaktor, der sie permanent umwälzt und bewegt, gezüchtet werden. Die Zellen produzieren auf diese Weise mehr Knochenmineralien (Botchwey u. Mitarb. 2001).

1.13.6 Tissue-Engineering-Produkte in der Klinik

Große, zum Beispiel durch Tumorresektion verursachte Defekte an Knochen oder Knorpel, aber auch an Muskeln und der Haut sind immer noch eine große Herausforderung für die orthopädische Chirurgie. Außer im Bereich der Hauttransplantation sind die Möglichkeiten zur Behandlung größerer Gewebedefekte derzeit noch sehr begrenzt. Bereits in der klinischen Anwendung befinden sich Tissue-Engineering-Produkte zur Hautrekonstruktion, wie z. B. der allogene Hautersatz Apligraf des Pharmakonzerns Novartis (Zellen aus der Vorhaut) oder das autologe Produkt EpiDex der Firma Modex (Zellen aus der äußeren Wurzelscheide der Haare). Wohl am bekanntesten ist die „Haut aus der Tube", das Produkt BioSeed-S der Firma BioTissue. Das in einer speziellen Spritze befindliche applikationsfertige Produkt besteht aus einem Gemisch autologer Keratinozyten und einer Fibrinklebermatrix als Gerüstsubstanz. Die auf die Wunde aufgetragenen noch teilungsaktiven Hautzellen vermehren sich in der Wunde weiter, wobei die Fixierung des Transplantats und das Einwachsen der Zellen durch den Fibrinkleber gewährleistet wird (Bannasch u. Mitarb. 2000).

Wie bei der Haut handelt es sich auch beim Knorpel um ein relativ „einfaches" Gewebe, das nur wenige Nährstoffe benötigt und deshalb nicht über einsprossende Blutgefäße versorgt werden muss, was vorteilhaft für eine rasche Entwicklung von Implantaten ist. Problematisch ist allerdings immer noch die Qualität hyaliner Knorpelimplantate. Trotz verbesserter Kultivierungstechniken, bei denen bereits dem Einfluss mechanischer Faktoren auf die Knorpelqualität Rechnung getragen wird, konnte bisher noch kein qualitativ hochwertiges Äquivalent zum nativen Knorpel hergestellt werden. So stehen die in vitro hergestellten Knorpel- aber auch Knochenersatzgewebe derzeit noch nicht für die klinische Anwendung zur Verfügung. Die Verwendung solcher Ersatzgewebe für Implantationszwecke wird zurzeit noch tierexperimentell getestet (Perka u. Mitarb. 2000a, 2000b; Sittinger u. Mitarb. 1999).

Wiederum führend scheint die Firma BioTissue zu sein, die mit BioSeed-C ein Produkt entwickelt, das zur Behandlung von arthrotischen oder verletzungsbedingten Knorpeldefekten eingesetzt werden soll. BioSeed-C ist ein präformierter Knorpelersatz, bei dem autologe Knorpelzellen in einer dreidimensionalen Matrix wachsen. Zur Behandlung von Knochendefekten wird derzeit das autologe Knochenersatzgewebe BioSeed-B entwickelt, bei dem die Zellen ähnlich wie bei BioSeed-C in einer dreidimensionalen Gerüstsubstanz gezüchtet werden. Beide Produkte sollen laut Firmenangaben bereits im Jahr 2004 zur Marktreife gebracht werden.

1.13.7 Entwicklung

Ehrgeizigstes Ziel des Tissue Engineering ist die Züchtung kompletter Organe für die Transplantationsmedizin. Komplexe Organe bestehen jedoch nicht nur aus einem einzigen Gewebe, sondern aus unterschiedlichsten speziell ausdifferenzierten Zellverbänden, die durch spezifische Interaktionen miteinander sowie mit extrazellulären Matrixkomponenten ihre Funktion aufrechterhalten und steuern. Diese komplexen Zell-Zell- bzw. Zell-Matrix-Interaktionen werden bisher noch nicht genügend verstanden. Auch das Problem der Versorgung durch ein entsprechend komplexes Gefäßsystem ist noch ungelöst.

Daneben gibt es aber auch noch eine zweite, oft als „regenerative Medizin" bezeichnete Variante des Tissue Engineering, die nicht ganze Organe wie z.B. die Leber oder das Herz erneuern will, sondern das Ziel hat, defektes Gewebe zu ersetzen und somit verlorene Organfunktionen wiederherzustellen. Dafür wird die Fähigkeit des menschlichen Körpers genutzt, die Heilung selbst als „Bioreaktor" voranzutreiben. Diese Variante des Tissue Engineering ist auf Gewebeersatz statt Organersatz ausgerichtet und stellt eine Weiterentwicklung der Transplantationsmedizin im Bereich autologer Zellsysteme dar.

Während der Einsatz so genannter Neoorgane sicher noch einige Jahre auf sich warten lässt, wird es nicht mehr lange dauern, bis neben der Haut auch Knorpel- und Knochengewebe in der rekonstruktiven Chirurgie eingesetzt werden. Besonders in der Orthopädie wird die „regenerative Medizin" bereits in naher Zukunft neue verbesserte Therapieansätze bieten können.

Literatur

Bannasch, H., R.E. Horch, E. Tanczos, G.B. Stark (2000): Treatment of chronic wounds with cultured autologous keratinocytes as suspension in fibrin glue. Zentralbl Chir 125: 79

Botchwey, E.A., S.R. Pollack, E.M. Levine, C.T. Laurencin (2001): Bone tissue engineering in a rotating bioreactor using a microcarrier matrix system. J Biomed Mater Res 55: 242

Freed, L.E., J.C. Marquis, J.C. Nohria, J. Emmanual, A.G. Mikos, R. Langer (1993): Neocartilage formation in vitro and in vivo using cells cultured on synthetic biodegradable polymers. J Biomed Mater Res 27: 11

Gooch, K.J., T. Blunk, D.L. Courter, A.L. Sieminski, P.M. Bursac, G. Vunjak-Novakovic, L.E. Freed (2001): IGF-I and mechanical environment interact to modulate engineered cartilage development. Biochem Biophys Res Commun 286: 909

Kadiyala, S., N. Jaiswal, S.P. Bruder (1997): Culture-expanded, bone marrow-derived mesenchymal stem cells can regenerate a critical-sized segmental bone defect. Tissue Eng 3: 173

Langer, R., J.P. Vacanti (1993): Tissue engineering. Science 260: 920

von der Mark, K., V. Gauss, H. von der Mark, P. Müller (1977): Relationship between cell shape and type of collagen synthesized as chondrocytes loose their cartilage phenotype in culture. Nature 267: 531

Martin, I., B. Obradovic, S. Treppo, A.J. Grodzinsky, R. Langer, L.E. Freed, G. Vunjak-Novakovic (2000): Modulation of the mechanical properties of tissue engineered cartilage. Biorheology 37 (1–2): 141

Morgan, J.R., M.L. Yarmusch (1998): Gene therapy in tissue engineering. In: Patrick, C.W., A.G. Mikos, L.V. McIntire: Frontiers in tissue engineering. Pergamon, Oxford

Patrick, C.W., A.G. Mikos, L.V. McIntire (1998): Frontiers in tissue engineering. Pergamon, Oxford

Perka, C., O. Schultz, M. Sittinger, H. Zippel (2000a): Chondrocyte transplantation in PGLA/polydioxanone fleece. Orthopäde 29: 112

Perka, C., O. Schultz, R.S. Spitzer, K. Lindenhayn, G.R. Burmester, M. Sittinger (2000b): Segmental bone repair by tissue-engineered periosteal cell transplants with bioresorbable fleece and fibrin scaffolds in rabbits. Biomaterials 21: 1145

Pittenger, M.F., A.M. Mackay, S.C. Beck, R.K. Jaiswal, R. Douglas, J.D. Mosca, M.A. Moorman, D.W. Simonetti, S. Craig, D.R. Marshak (1999): Multilineage potential of adult human mesenchymal stem cells. Science 284: 143

Reddi, A.H. (2001): Bone morphogenetic proteins: from basic science to clinical applications. J Bone Joint Surg Am 83-A: 1

Sittinger, M., C. Perka, O. Schultz, T. Haeupl, G.R. Burmester (1999): Joint cartilage regeneration by tissue engineering. Z Rheumatol 58: 130

Sittinger, M., O. Schultz, G. Keyszer, W.W. Minuth, G.R. Burmester (1997): Artificial tissues in perfusion culture. J Artif Organs 20: 57

Wu, F., N. Dunkelman, A. Peterson, T. Davisson, R. de la Torre, D. Jain (1999): Bioreactor development for tissue-engineered cartilage. Ann N Y Acad Sci 18: 405

Zaucke, F., R. Dinser, P. Maurer, M. Paulsson (2001): Cartilage oligomeric matrix protein (COMP) and collagen IX are sensitive markers for the differentiation state of articular primary chondrocytes. Biochem J 358: 17

2 Weichteiltumoren und tumorartige Läsionen

2.1 Allgemeine Pathologie der Weichteiltumoren und tumorartigen Läsionen

2.2 Diagnostik bei Weichteiltumoren und tumorartigen Läsionen

2.3 Spezielle Pathologie der Weichgewebstumoren und tumorartigen Läsionen

2.4 Konservative und perioperative Therapie der Weichteiltumoren und tumorartigen Läsionen

2.5 Chirurgische Therapie der Weichteiltumoren und tumorartigen Läsionen

2.6 Komplikationen nach Resektion von Weichteiltumoren

2.7 Strahlentherapie bei Weichteiltumoren und tumorartigen Läsionen

2.8 Nachsorgeempfehlung bei Weichteiltumoren

2.9 Plastisch-chirurgische Maßnahmen bei Knochen- und Weichteiltumoren

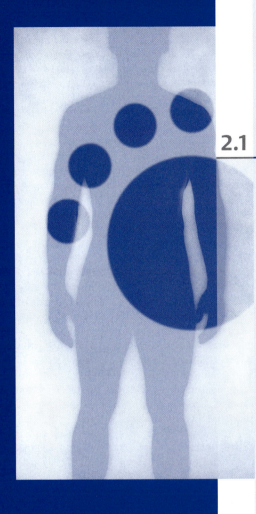

2.1 Allgemeine Pathologie der Weichteiltumoren und tumorartigen Läsionen

B. Leidinger und W. Winkelmann

2.1.1 Einleitung

2.1.2 Terminologie und Klassifikation

2.1.3 Häufigkeitsverteilung

2.1.4 Ätiologie

2.1.5 Klinische Diagnostik

2.1.6 Anatomisches Kompartment

2.1.7 Tumorwachstum, Pseudokapsel und reaktive Zone

2.1.8 Stadieneinteilung und histologisches Grading

2.1.1 Einleitung

Weichgewebe ist definiert als nichtepitheliales, extraskelettales Gewebe ohne das spezifische Gewebe innerer Organe, das sich aus Muskulatur, Fett- und Bindegewebe mit Gefäßen und Nerven zusammensetzt (Weiss u. Mitarb. 2001). Embryologisch entstammt das Gewebe dem Mesoderm mit einigen Anteilen aus dem Neuroektoderm. Die Aufgabe für den orthopädisch-onkologischen Chirurgen erstreckt sich auf die Behandlung von Extremitätenweichteiltumoren, während die dem Mesenchym der parenchymatösen Organe entstammenden Tumoren eine Domäne der Viszeralchirurgie darstellen. Bei Beurteilung des Auftretens von Weichteiltumoren anhand der anatomischen Lokalisation überwiegen Extremitätensarkome mit 60% gegenüber Sarkomen des Rumpfes mit 19%, retroperitonealen Sarkomen mit 13% und Sarkomen der Kopf-Hals-Region mit 8% (Lawrence u. Mitarb. 1987).

Weichteiltumoren sind im Vergleich zu den Knochentumoren sehr heterogen. Die Vielfalt der Weichteiltumoren lässt sich bei Betrachtung des komplexen, feingeweblichen Aufbaus unseres Stützsystems erklären. Kleine Filamente von Bindegewebe, Muskel- und Fettgewebe wechseln sich auf mikroskopisch kleinem Raum ab und gehen teilweise fließend ineinander über. Andererseits besteht durch die vielen, gleichzeitig vorliegenden Ebenen der Differenzierung von der unreifen Stammzelle zu mehr oder weniger ausgereiften Zellen eines bestimmten Gewebetyps, z.B. Fettgewebe, eine anspruchsvolle Aufgabe bei der Untersuchung des Gewebeschnitts.

Auch bei den primären Weichteiltumoren bleibt die Ätiologie meist unbekannt. Die große Mehrzahl der Weichteilläsionen ist gutartig mit einer sehr hohen Heilungsrate nach chirurgischer Entfernung. Bösartige Weichteiltumoren sind selten und machen weniger als 1% aller bösartigen Neubildungen aus (Parker u. Mitarb. 1996, Fletcher u. Mitarb. 2002). Die Aggressivität dieser seltenen Tumoren und ihre besondere Vielfalt von mehr als über 50 Subtypen bedeuten eine besondere diagnostische und therapeutische Herausforderung. Die genaue Einschätzung der anatomischen Ausdehnung, der Größe und Lokalisation der Läsion und eine korrekte Biopsieplanung haben vorrangige Bedeutung. War früher noch die Diagnose eines Weichteilsarkoms mit einer infausten Prognose verbunden, konnte durch die Kooperation von Pathologen, Chirurgen und Onkologen eine entscheidende Verbesserung des krankheitsfreien Überlebens von Extremitätenweichteilsarkomen mit 5-Jahres-Überlebensraten von 65–75% erreicht werden (Singer u. Mitarb. 2000). Das Survival wird wesentlich beeinflusst von der Größe des Tumors (Suit u. Mitarb. 1988), dem Stadium, Grading und der Resektionsgrenze (Brennan 1999, Ramanathan u. Mitarb. 2001). In einer eigenen Serie einer 10-Jahres-Untersuchung von 239 malignen Extremitätenweichteilsarkomen aus unserem Institut lag die 5-Jahres-Überlebensrate bei 64% und nach 10 Jahren bei 55% (Leidinger u. Mitarb. 2003).

Im Folgenden wird zunächst auf die Terminologie und Klassifikation von Weichteiltumoren eingegangen. Danach sollen Häufigkeitsverteilung, Ätiologie, Pathogenese, und klinische Erscheinung der Weichgewebetumoren dargestellt werden und anschließend auf das Stadien- und Gradingsystem eingegangen werden.

2.1.2 Terminologie und Klassifikation

Der medizinische Fortschritt auf dem Gebiet der Zytogenetik, Immunhistochemie und Molekulargenetik hat in den letzten Jahren entscheidenden Einfluss auf die Klassifikation von Weichgewebetumoren genommen. Die Beurteilung des Proliferationsverhaltens und weiterer zellulärer Merkmale, die Expression hormoneller Rezeptoren sowie verschiedener Onkoproteine durch ihre Rezeptorfunktion für Wachstumsfaktoren sind von steigender therapeutischer Relevanz. Der Differenzierungsgrad und das histologische Grading kennzeichnen die Dignität des Tumors. Der qualitative Begriff des „gut"- oder „schlecht"-differenzierten Tumors ist subjektiv, kennzeichnet aber gewöhnlich die Malignität des Tumors in reziproker Form (niedrig differenziert = hochmaligne, hochdifferenziert = niedrig maligne).

Neben den tumorähnlichen Läsionen und den benignen und malignen Weichteiltumoren wurde das biologische Verhalten semimaligner Tumoren aktuell durch zwei neue Klassifikationen, intermediär lokal-aggressiv und intermediär selten metastasierend, gekennzeichnet (Fletcher u. Mitarb. 2002). Damit soll das biologische Verhalten einiger Tumoren im speziellen charakterisiert werden.

- **Tumorähnliche Läsionen**: Nicht jede Weichgewebegeschwulst ist im eigentlichen Sinn auch gleich ein Tumor. Zellen reaktiver oder reparativer Prozesse entstehen entweder durch beschleunigte Proliferation oder verlangsamte Reifung. Sie lassen sich klinisch und auch histologisch von den Weichteiltumoren mitunter nicht unproblematisch unterscheiden. Läsionen mit hyperplastischem Charakter entstehen durch Differenzierung und Reifung und sind von funktionellem Charak-

ter, wie z. B. die pigmentierte villonoduläre Synovialitis und die Gelenkchondromatose (Campanacci 1999). Dysplastische Läsionen haben histologisch eine geordnete Struktur und neigen dazu, ihr Wachstum nach Ende der Pubertät zu erschöpfen. Beispiele im Weichgewebe sind Angiome und Neurofibrome (Campanacci 1999).
- **Gutartige Tumoren**: Ein Kennzeichen der gutartigen Tumoren des Weichgewebes wie z. B. der Lipome und Leiomyome ist ihr autonomes, langsames Wachstum. Ihre Zellmorphologie ist typisch und die Gewebestruktur erscheint differenziert. Meist erhält sich ein beträchtlicher Teil der ursprünglichen, normalen Zellfunktion. Das Wachstum ist im Vergleich zu bösartigen Tumoren weniger permeativ und gut abgrenzbar zu benachbarten Gewebestrukturen. Diese Tumoren verfügen über eine gut abgrenzbare Pseudokapsel. Nach vollständiger Entfernung neigen gutartige Tumoren nicht zu Rezidiven und metastasieren nicht.
- **Intermediäre lokal aggressive Tumoren**: Ihr Wachstumsverhalten ist eher langsam, aber fortschreitender als das der gutartigen Tumoren. Sie können dadurch eine enorme Größe annehmen. Auch der Wachstumscharakter ist mehr permeativ als bei den gutartigen Geschwülsten und die Grenzen sind weniger gut zu definieren. Bei chirurgischer Entfernung sollte eine gesunde Gewebeschicht das Resektat umfassen, denn die Neigung dieser Tumoren zum Lokalrezidiv ist erheblich. Metastasen treten nur selten auf, eine maligne Verlaufsform dieser Tumoren kann durch eine weitere Dedifferenzierung entstehen. Dies geschieht durch die Entwicklung neuer Zellklone.
- **Intermediäre selten metastasierende Tumoren**: Auch diese Tumoren verhalten sich lokal aggressiv, jedoch neigen sie zusätzlich noch zur Fernmetastasierung, hauptsächlich lymphogen und pulmonal. Das Risiko beträgt nach statistischen Angaben weniger als 2% und kann aufgrund histomorphologischer Eigenschaften nicht vorausgesagt werden (Fletcher u. Mitarb. 2002).
- **Maligne Tumoren**: Das Wachstumsverhalten dieser Tumoren ist in der Regel schnell und aggressiv. Die Zellmorphologie ist atypisch und undifferenziert, die Gewebestrukturen nicht mehr organoid. Die ursprüngliche Funktion der Zelle ist weitgehend stillgelegt. Das Wachstum ist invasiv und permeativ, so dass die Grenzen der Geschwulst kaum vom umgebenden Gewebe unterschieden werden können. Bei der chirurgischen Resektion führt eine nicht weit im Gesunden durchgeführte Entfernung des Tumors sicher zum Lokalrezidiv. Die Metastasierungsrate ist sehr hoch (20–100%) abhängig vom Grad und histologischen Typ des Tumors. Beispiele solcher Tumoren sind im Weichgewebe das High-grade-Liposarkom, das maligne fibröse Histiozytom, das Rhabdomyosarkom und das Synovialsarkom.

Die Basis für die **Klassifikation** von Weichteiltumoren ist histologisch bzw. histogenetisch. Weichteiltumoren werden anhand des Zelltyps unterschieden, aus dem sie bestehen und aus dem sie hervorgegangen sind. Falls z. B. Fibroblasten, Fibrozyten und Kollagenfasern vorliegen, handelt es sich um ein Fibrom oder Fibrosarkom. Bei gutartigen Tumoren ist die Zelldifferenzierung gut beurteilbar. Die Einschätzung bösartiger Tumoren ist schwieriger, da einerseits ein Gewebeverband über uneinheitlich differenzierte Zellareale verfügt und sich andererseits durch vermehrte Entdifferenzierung von seinem Ursprungszellcharakter zunehmend entfernen kann. Die histogenetische Diagnostik wird in solchen Fällen durch immunhistochemische, molekularbiologische und elektronenmikroskopische Untersuchungen unterstützt.

Die histogenetische Klassifikation der Weichteiltumoren wurde von der WHO anhand des Gewebeursprungs des Tumors vorgenommen (Fletcher u. Mitarb. 2002). An dieser Klassifikation orientiert sich die Terminologie in diesem Buch (Tab. 2.1.**1**). Die Klassifikation basiert auf den vorausgegangenen Einteilungen von Enzinger u. Weiss (1995) bzw. Weiss u. Goldblum (2001).

Die besondere Heterogenität der Weichteiltumoren macht eine Klassifikation komplex. Zusätzlich zum histologischen Bild werden klinische, makroskopische und radiologische Merkmale des Tumors genauso berücksichtigt wie die Fortschritte der Tumordifferenzierung durch immunhistochemische und molekularbiologische Untersuchungen. Einige Weichteiltumoren wie z. B. das maligne fibröse Histiozytom bleiben aber hinsichtlich ihrer Histogenese und Diagnose noch immer diskutabel (Fletcher u. Mitarb. 2001). Die Einschätzung des histologischen Grades wird aufgrund seiner besonderen Komplexität gesondert dargestellt (s. Tab. 2.1.**1**).

2.1.3 Häufigkeitsverteilung

Gutartige Weichgewebetumoren sind etwa 100-mal häufiger als bösartige (Fletcher u. Mitarb. 2002). Die jährliche Inzidenz gutartiger Weichteilgeschwulste beträgt ca. 3.000 pro 1 Millionen Einwohner (Rydholm 1983), die der bösartigen ca. 30 pro 1 Millionen Einwohner (Gustafson 1994, Parker u. Mitarb. 1996). Weichteiltumoren sind etwa zehnmal häufiger als Knochentumoren.

Unter den gutartigen Weichteiltumoren sind die beiden größten Gruppen mit zu etwa je $\frac{1}{3}$ die Lipome und fibrohistiozytische Tumoren, zu 10% Gefäßtumoren und zu 5%

Tab. 2.1.1 Klassifikation der Weichgewebstumoren nach Fletcher u. Mitarb. (2002)

Zelldifferenzierung	Gutartig	Intermediär la/sm	Maligne
Lipomatös	Lipom Lipomatose Lipoblastom Angiolipom Myolipom chondroides Lipom extrarenales Angiomyolipom extraadrenales Myelolipom pleomorphes Lipom Hibernom	*lokal aggressiv*: gut differenziertes Liposarkom	dedifferenziertes Liposarkom myxoides Liposarkom Rundzell-Liposarkom pleomorphes Liposarkom mixed-type Liposarkom Liposarkom NOS
Fibroblastisch/myofibroblastisch	noduläre Fasziitis proliferative Fasziitis proliferative Myositis Myositis ossificans ischämische Fasziitis Elastofibrom fibröses Hamartom Fibromatosis colli juvenile hyaline Fibromatose Einschlusskörperfibromatose Sehnenscheidenfibrom desmoblastisches Fibrom Myofibroblastom kalzifizierendes aponeurotisches Fibrom Angiomyofibroblastom zelluläres Angiofibrom kalzifizierender fibröser Tumor Riesenzellangiofibrom	*lokal aggressiv*: palmare/plantare Fibromatose Desmoidfibromatose Lipofibromatose *selten metastasierend*: solitärer fibröser Tumor Hämangioperiyztom inflammatorischer myofibroblastischer Tumor low-grade myofibroblastisches Sarkom myxoinflammatorisches fibroblastisches Sarkom infantiles Fibrosarkom	Fibrosarkom Myxofibrosarkom Low-grade-Fibromyxoidsarkom sklerosierendes Epitheloidfibrosarkom
Fibrohistiozytär	Riesenzelltumor der Sehnenscheide diffuser Riesenzelltumor tiefes benignes fibröses Histiozytom	*selten metastasierend*: plexiformer fibrohistiozytärer Tumor Riesenzelltumor des Weichgewebes	pleomorphes MFH Riesenzell-MFH inflammatorisches MFH
Glatte Muskulatur	Angioleiomyom tiefes Leiomyom genitales Leiomyom		Leiomyosarkom
Perivaskulär	Glomustumor Myoperizytom		maligner Glomustumor
Skelettmuskulatur	Rhabdomyom adult fetal genital		embryonales Rhabdomyosarkom alveolares Rhabdomyosarkom pleomorphes Rhabdomyosarkom
Vaskulär	Hämangiom Epitheloidhämangiom Lymphangiomatose	*lokal aggressiv*: kaposiformes Hämangioendotheliom *selten metastasierend*: retiformes Hämangioendotheliom papilläres intralymphatisches Hämangioendotheliom zusammengesetztes Hämangioendotheliom Kaposi-Sarkom	epitheloides Hämangioendotheliom Angiosarkom der Weichteile

Fortsetzung →

Tab. 2.1.1 **Fortsetzung**

Zelldifferenzierung	Gutartig	Intermediär la/sm	Maligne
Chondro-ossär	Weichteilchondrom		mesenchymales Chondrosarkom extraskelettales Chondrosarkom
Tumoren unklarer Differenzierung	intramuskuläres Myxom juxtaartikuläres Myxom tiefes Angiomyxom pleomorpher hyalinisierender angiektatischer Tumor ektopisches hamartöses Thymom	**selten metastasierend**: angiomatöses fibröses Histiozytom ossifizierender fibromyxoider Tumor gemischter Tumor Myoepitheliom Parachordom	Synovialsarkom Epitheloidzellsarkom alveoläres Weichteilsarkom Klarzellsarkom extraskelettales myxoides Chondrosarkom PNET extraskelettaler Ewing-Tumor desmoblatischer klein-rund-zelliger Tumor extrarenaler rhabdoider Tumor malignes Mesenchymom PEComa Intimasarkom

benigne Nervenscheidentumoren. Eine oberflächliche Lokalisation weisen 99 % dieser Tumoren auf und 95 % besitzen einen Durchmesser von unter 5 cm mit einer dadurch ausnahmslos guten Prognose (Myhre-Jensen 1981). Lipome und Gefäßtumoren treten bei jüngeren Patienten auf. Die Hälfte aller benignen Gefäßtumoren kommt bei Patienten unterhalb des 20. Lebensjahres vor. Im Weichgewebe treten einige Fibromatosen ausdrücklich im Kindesalter auf. Bei den Weichteilsarkomen kann ein altersabhängiges Auftreten beschrieben werden (Abb. 2.1.1).

Das Rhabdomyosarkom ist ein fast ausschließlich infantiler Tumor. Das Synovialsarkom und das Fibrosarkom werden im jungen Erwachsenenalter diagnostiziert. Das Liposarkom, der maligne periphere Nervenscheidentumor und das maligne fibröse Histiozytom sind Erkrankungen des fortgeschrittenen Erwachsenenalters.

Maligne Weichteiltumoren weisen in ihrer Verteilung einen chronologischen Anstieg der Inzidenz mit einem Altersgipfel jenseits des 65. Lebensjahres auf. In den Extremitäten sind 75 % aller Weichteilsarkome lokalisiert, die Mehrzahl davon am Oberschenkel. In 10 % der Fälle sind Weichteilsarkome entweder am Körperstamm oder im Retroperitoneum lokalisiert. Das männliche Geschlecht ist etwas prädominant. Ein Drittel aller Weichteilsarkome liegen oberflächlich und weisen einen mittleren Durchmesser von unter 5 cm auf, zwei Drittel sind tief lokalisiert mit einem mittleren Durchmesser von 9 cm (Gustafson 1994). Die retroperitonealen Tumoren sind häufig bereits viel größer, bevor sie symptomatisch werden. Bei 10 % dieser Patienten sind bereits bei der ersten klinischen Vorstellung Metastasen vorhanden. Wenigstens 1/3 aller Patienten mit einem Weichteilsarkom sterben an ihrem Tumorleiden, die Mehrzahl an Lungenmetastasen.

75 % aller Weichteilsarkome sind hochmaligne pleomorphe Sarkome (MFH), Liposarkome, Leiomyosarkome,

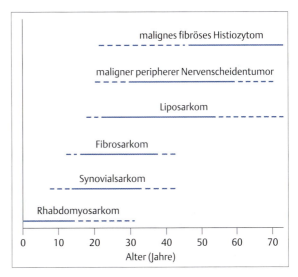

Abb. 2.1.1 Altersabhängiges Auftreten von Weichteilsarkomen nach Weiss (2001).

Synovialsarkome und maligne periphere Nervenscheidentumoren (Gustafson 1994). Pleomorphe Sarkome sind typische Vertreter des höheren Lebensalters. Bei jungen Erwachsenen sind Synovialsarkome häufig und embryonale Rhabdomyosarkome sind praktisch ausschließlich im Kindesalter anzutreffen.

Die Verteilung der Entitäten ändert sich bei verschiedenen Autoren über längere Zeiträume, da sie von den Nomenklaturen und sich teilweise verändernden Zuordnungskriterien abhängig ist. So wurde in einer Serie von 1116 Weichteilsarkomen ein MFH in 25 %, ein Liposarkom in 12 % und ein Rhabdomyosarkom und Leiomyosarkom in jeweils 10 % der Fälle diagnostiziert (Hashimoto u. Mitarb.

1992). In einer älteren, großen Studie beträgt die Häufigkeit des MFH etwa gleiche 28%, die des Fibrosarkoms 14% als zweithäufigster Tumor und des Liposarkoms 9% (Markhede u. Mitarb. 1982). Die Repräsentativität der Häufigkeitsverteilungen von Weichteiltumoren variiert einerseits durch spezifische Ausrichtung der Zentren, andererseits durch Änderungen in der Klassifikation so stark, dass jedes publizierte Zahlenmaterial kritisch zu betrachten ist. Weiteres Datenmaterial zur Häufigkeitsverteilung der einzelnen Entitäten wird im Kapitel 2.3 dargestellt.

2.1.4 Ätiologie

Die meisten Weichteilsarkome entstehen aus noch ungeklärter Ätiologie. Die Ermittlung eines kausalen Faktors als Auslöser ist oft schon aufgrund der langen Latenzphase unmöglich. Während im Erwachsenenalter eine Summation verschiedener exogener Faktoren neben endogenen berücksichtigt werden muss, dürften im Kindesalter bei intaktem Immunsystem vorwiegend genetische Aberrationen die entscheidende Weiche für die Tumorprogression stellen.

Die Kanzerogenese ist ein komplexer und für die verschiedenen Tumorentitäten unterschiedlicher Prozess, der durch dynamische Alterationen im Genom gesunder Zellen sowie von essenziellen Veränderungen in der Zellphysiologie bedingt ist (Hanahan u. Weinberg 2000).

Als ursächliche Faktoren werden **genetische Faktoren, Umwelteinflüsse, ionisierende Strahlung, virale Infektionen** und angeborene oder erworbene **immunologische Defekte** diskutiert.

Die meisten Weichteilsarkome entstehen de novo ohne erkennbaren auslösenden Faktor. Die maligne Entartung primär gutartiger Läsionen ist selten. Ein Risiko zur malignen Entartung weist die Neurofibromatose Typ 1 (Morbus Recklinghausen) auf, bei der Neurofibrome in 1–5% der Fälle zu malignen peripheren Nervenscheidentumoren entarten können. Die familiäre adenomatöse Polyposis und das Gardner-Syndrom werden aufgrund eines APC-Gendefektes mit der abdominalen Fibromatose assoziiert. Mutationen des p53-Gens werden beim Li-Fraumeni-Syndrom für die Sarkomentstehung verantwortlich gemacht (Tsao 2000).

Als kanzerogen gelten Umweltstoffe wie Asbest, Vinylchlorid, Herbizide, Chlorophenol und Dioxin, die auch mit erhöhter Inzidenz von Weichteilsarkomen assoziiert werden konnten (Suruda u. Mitarb. 1993).

In einzelnen Fällen wird über die Entwicklung von Weichteilsarkomen in Narbengewebe infolge chirurgischer Eingriffe, Verbrennungen, und in der Nähe von Plastik-, Metall-, oder verschiedenen Biomaterialimplantaten nach einer Latenzzeit von mehreren Jahren berichtet (Burns u. Mitarb. 1972, Ozyazghan u. Kontas 1999, Kirkpatrick u. Mitarb. 2000).

Die Inzidenz von strahleninduzierten Weichteilsarkomen wird mit 0,03–0,80% angegeben (Amendola u. Mitarb. 1989, Mark u. Mitarb. 1994). In ca. 70% der Fälle wird ein malignes fibröses Histiozytom induziert, das üblicherweise über eine äußerst schlechte Prognose (5-Jahres-Überlebensrate unter 5%) verfügt (Mark u. Mitarb. 1994). Das Risiko steigt mit Dosen über 50 Gy, die mediane Latenzzeit beträgt über 10 Jahre.

Das humane Herpesvirus 8 wird als auslösendes Agens für ein Kaposi-Sarkom genannt (Jin u. Mitarb. 1996). Die Rolle des Epstein-Barr-Virus in der Entstehung von Sarkomen der glatten Muskulatur bei immunsupprimierten Patienten wird ebenfalls diskutiert (Lee u. Mitarb. 1995).

2.1.5 Klinische Diagnostik

Als Primärsymptom imponiert im Regelfall eine Weichteilschwellung oder eine Raumforderung. Das klinische Bild eines Weichteiltumors ist in der Regel unspezifisch und stumm, das Allgemeinbefinden und die Körperfunktion werden trotz einer möglicherweise bereits großen Tumormasse kaum beeinflusst. Schmerzen sind nur ein untergeordnetes Phänomen. Das scheinbar harmlose Verhalten und die Seltenheit bösartiger Weichteilsarkome lassen zunächst an eine gutartige Geschwulst denken. Es kann ein relativ langer Zeitabschnitt vergehen, bis der Patient einen Arzt aufsucht. Die Behandlung von Weichteilsarkomen wird dadurch erschwert, dass bis zu 20% der Patienten zum Diagnosezeitpunkt bereits Metastasen zeigen, wobei in etwa 70% der Fälle pulmonale Tochtergeschwülste dominieren, darüber hinaus auch ossäre, hepatische, zerebrale und lymphogene Metastasen (Huth u. Eilber 1988). In Schweden ist man diesem Umstand bewusst entgegengetreten und hat veranlasst, dass alle Patienten mit oberflächlichen Tumoren und einem Durchmesser von mehr als 5 cm und alle tiefer gelegenen Tumoren in ein spezielles Referenzzentrum überwiesen werden (Gustafson u. Mitarb. 1994, Rydholm 1998, Bauer u. Mitarb. 2001).

Besteht durch seine Größe oder seine tiefe Lage der Verdacht auf ein malignes Geschehen, sollte der Patient in ein spezielles Referenzzentrum überwiesen werden. Dort werden meist noch vor der Biopsie die erforderlichen **Staging-Untersuchungen** durchgeführt.

Anamnese

Die Anamnese des Patienten sollte Informationen über den Zeitpunkt des Auftretens der Geschwulst und ihr Wachstumsverhalten, über Unfälle und Vorerkrankungen und die Familienanamnese enthalten, die z.B. im Falle der Neurofibromatose aussagekräftig ist.

Körperliche Untersuchung

Die **Lokalisation** der **Läsion** ist von wichtiger Bedeutung. Einer der entscheidenden, die Prognose beeinflussenden Faktoren ist die anatomische Lage. Subkutan gelegene Tumoren sind nur selten bösartig, und selbst dann drohen sie nicht frühzeitig zu metastasieren. Der weitaus häufigste gutartige Tumor ist das Lipom, das oft keiner Therapie bedarf. Lipome sind fast ausnahmslos schmerzlos, selten in der Hand, am Unterschenkel oder am Fuß lokalisiert und sehr selten im Kindesalter (Rydholm 1983). Multiple Angiolipome sind unter Umständen schmerzhaft und häufig anzutreffen bei jungen Männern. Angioleiomyome sind häufig schmerzhaft und treten oft an der unteren Extremität bei 40-jährigen Frauen auf.

Bei Weichgewebetumoren ist das Synovialsarkom häufig am proximalen Gelenk des betroffenen Körperabschnitts lokalisiert. Das Neurilemom hat enge Lagebeziehung zur Nervenscheide. Weichteilsarkome sind im Gegensatz zu gutartigen Weichgewebetumoren eher tief und subfaszial gelegen. Ausnahmen hiervon sind das Epitheloidzellsarkom, das Dermatofibrosarcoma protuberans und das Angiosarkom.

Eine hohe **Wachstumsgeschwindigkeit** und ein rasch eintretendes Lokalrezidiv kennzeichnen normalerweise hohe Malignität. Bei Weichteiltumoren gibt es Ausnahmen von dieser Regel. Im Weichgewebe sind es die noduläre Fasziitis und die Myositis ossificans, die sich sogar schneller als hochmaligne Tumoren fortentwickeln können, während das Synovialsarkom auf der anderen Seite ein Tumor ist, der schon seit Jahren als kleiner Knoten ohne wesentliche Größenprogredienz persistiert. Einige primär gutartige Weichteiltumoren wie die Fibromatose und das intramuskuläre Hämangiom zeigen eine so hohe Rezidivfreudigkeit, dass sie wie ein Sarkom operiert werden müssen.

Schmerzen sind für die meisten Weichteiltumoren eher uncharakteristisch. Schmerz ist in dieser Gruppe von Tumoren, wenn überhaupt, eher typisch für ein Synovialsarkom und ein Angioleiomyom (Campanacci 1999).

Schwellung. Die schmerzlose Schwellung ist das Kardinalsymptom von Weichteiltumoren. Verschiebbarkeit und Hautveränderungen, die Ausbildung von Striae und Ulzerationen, können beobachtet werden. Je weniger gut verschiebbar die Schwellung ist, desto wahrscheinlicher handelt es sich eher um eine maligne Raumforderung.

Funktionsbeeinträchtigung. Tumoren in Gelenknähe und intraartikulär können eine reaktive Synovitis im Gelenk verursachen, die neben Schmerzen eine Bewegungseinschränkung auszulösen vermag. Im Fall von Weichteiltumoren ist dieses Phänomen selten zu beobachten.

Allgemeinbefinden. Eine Einschränkung des Allgemeinbefindens durch Gewichtsverlust und Erschöpfung tritt bei Weichteilsarkomen typischerweise erst im weit fortgeschrittenen Krankheitsstadium auf.

2.1.6 Anatomisches Kompartment

Vor jeder Behandlung eines Weichteiltumors ist die genaue Tumorausdehnung zu ermitteln. Nach erfolgter neoadjuvanter Vorbehandlung muss diese Untersuchung wiederholt werden, um den Effekt eines möglichen Down-Stagings berücksichtigen zu können. Auch in der Chirurgie der Weichteiltumoren findet der Kompartmentbegriff nach Enneking (1983) Anwendung (s. Kap. 1.1). Jedoch bestehen die natürlichen Barrieren bei Weichteiltumoren vorwiegend aus Faszien- und Kapselgewebe sowie der Adventitia der großen Gefäß-Nerven-Straßen. Fett-, Muskel- und Bindegewebe sind relativ schwache Grenzen für eine aggressive Tumorausdehnung. Die Wahrscheinlichkeit einer extrakompartmentellen Ausdehnung des Tumors und das Risiko einer unvollständigen lokalen Kontrolle sind bei Weichteilsarkomen besonders hoch.

Primär intrakompartmentell gewachsene Weichteiltumoren können durch intraläsionale oder kontaminierende Voroperation und durch akzidentelle Eröffnung während der Operation in ein extrakompartmentelles Stadium umgewandelt werden, was die weitere Behandlung entscheidend erschwert. Nicht selten gelingt es aber auch, einen extrakompartmentell gewachsenen Tumor durch erfolgreiche neoadjuvante Therapie auf seine ursprüngliche intrakompartmentelle Ausdehnung zurückzudrängen (Abb. 2.1.**2**).

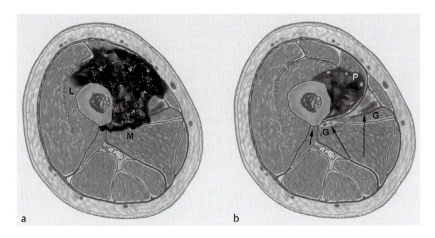

Abb. 2.1.2 Down-Staging eines extrakompartmentellen Weichteilsarkoms durch neoadjuvante Vorbehandlung. Die ehemalige Tumorausdehnung (**a**) umfasst das ventrale Kompartment, infiltriert das mediale Kompartment (M) mit seinen Gefäß-Nerven-Bahnen (G) und dehnt sich nach lateral (L = lateraler Anteil des ventralen Kompartments) aus. Nach neoadjuvanter Therapie (**b**) hat die Größe des Weichteilsarkoms deutlich abgenommen. Im Randbereich wurde die Bildung einer Pseudokapsel (P) induziert, in deren Verlauf sich nekrotisierte Tumorzellsatelliten (hell dargestellt) befinden. Die Pfeile zeigen auf die ehemals extrakompartmentelle Ausdehnung des Tumors.

2.1.7 Tumorwachstum, Pseudokapsel und reaktive Zone

Ein Weichteiltumor wächst in zentrifugaler Weise. Mit dem Tumorwachstum wird das normale umgebene Bindegewebe in der sog. Kompressionszone zusammengedrückt. Die Kompressionszone besteht aus einem inneren Anteil, der **Pseudokapsel**, und einem äußeren Bestandteil, der so genannten **reaktiven Zone** aus Bindegewebe, Ödem und vaskulärer Neogenese (Abb. 2.1.**3**). Beide Anteile lassen sich nicht immer darstellen und voneinander unterscheiden.

Die Gewebereaktion der **Pseudokapsel** aus reifem, fibrösem Bindegewebe fällt umso intensiver aus, je besser die Qualität und die Barrière des umgebenen Gewebes sind. Wächst der Tumor dann gegen die gebildete Kapsel, wird diese unterschiedlich stark ausgeweitet. Der Tumor lässt sich intraoperativ anhand dieser Gewebeschicht in seinem Verlauf palpieren und entlang der extrakapsulären Grenze mit wenig Widerstand herauspräparieren, so dass sich das Phänomen der Pseudokapselbildung bei Weichge-

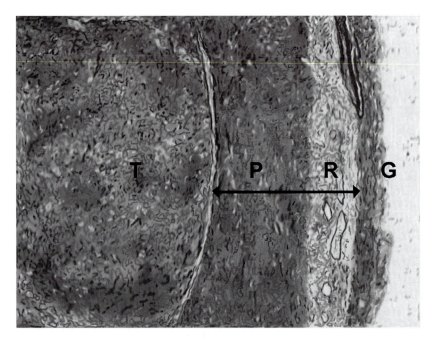

Abb. 2.1.3 Schematische Darstellung der Randzone eines Weichteiltumors. Der Tumor (T) grenzt an eine Kompressionszone (Pfeil), bestehend aus feingeweblich nicht unterscheidbarer Pseudokapsel (P) und reaktiver Zone (R) aus Bindegewebe sowie einem Ödem und kleinen Gefäßen. Darauf folgt gesundes Gewebe (G).

webetumoren ausnutzen lässt. Es verleitet aber auch dazu, die Dissektionslinie im Sinne einer Tumorausschälung allzu dicht an diese randbildende Struktur anzunähern, was dazu führt, das allenfalls nur eine knapp marginale oder sogar intraläsionale Resektionsgrenze erzielt wird. Mikroskopische Tumorreste und Tumorsatelliten bleiben im Gewebe zurück, ein Lokalrezidiv ist in fast 90% der Fälle zu befürchten (Noria u. Mitarb. 1996).

Die histologisch kaum von der Pseudokapsel abgrenzbare **reaktive Zone** besteht aus **proliferierenden Mesenchymzellen**, aus **Gefäßneubildung** und **Entzündungszellen**. Der Proliferationcharakter der mesenchymalen Reaktion ist unspezifisch und ähnlich einer Entzündungsreaktion. Weichteiltumoren stimulieren eine mehr fibröse Reaktion. Die gleiche Läsion kann unterschiedliche mesenchymale Reaktionen generieren. Rückschlüsse auf die Dignität der Läsion lassen sich anhand von Gewebe aus der reaktiven Zone nicht schließen. Der Proliferationsprozess ähnelt im Weichgewebe dem der Narbenbildung. Durch Elongation bereits vorhandener und Proliferation neuer Gefäße entsteht der zweite Anteil der reaktiven Zone, die Gefäßneubildung. Auch sie ist unspezifisch. Der dritte Bestandteil der reaktiven Zone, die Entzündungsreaktion, setzt sich aus einem tumorunspezifischen Anteil aus Lymphozyten, Makrophagen, Ödem und Fibrin, d. h. aus allen typischen Bestandteilen der Wundheilung, zusammen. Der zweite Anteil besteht aus unreifen, immunkompetenten B- und T-Lymphozyten und Plasmazellen als immunologische Antwort auf bestimmte tumorassoziierte Antigene.

Durch die gewebeproliferative Kraft der reaktiven Zone kann eine Penetration des Tumors von einem Kompartment in seine Nachbarregion erfolgen. Besonders bei hochmalignen Weichteilsarkomen ist deshalb eine genaue präoperative Untersuchung mittels moderner Bildgebung unabdingbare Voraussetzung einer rationalen Therapie. In Fällen intraläsionaler Voroperationen ist die Beurteilung der initialen Tumorausdehnung ohne primäre Bildgebung prekär, da sich postoperative Einflüsse wie Ödem und Hämatom auch nicht durch eine nachgeholte Kernspintomographie unterscheiden lassen.

Ein besonders schwer einzuschätzendes Risiko können große Gliedmaßengefäße und -nerven in der Nähe der reaktiven Zone sein. Hier entscheidet die Distanz zwischen Tumor und Nerv über den Extremitätenerhalt. Durch erfolgreiche adjuvante Behandlung kann eine Abstandsvergrößerung erreicht werden. Dies geschieht durch Volumenverminderung, Nekrotisierung und Induktion der Tumorrandzone als Response des Weichteilsarkoms auf eine neoadjuvante Strahlen- oder Chemotherapie, die in der Bildgebung allerdings ungewisser zu beurteilen ist als bei den Knochensarkomen.

Eines der klinischen Probleme in der Behandlung von aggressiven Weichteiltumoren und besonders von Weichteilsarkomen ist ihre Neigung zum Lokalrezidiv. Benigne Tumoren sind regelmäßig an ihrer Randzone homogen begrenzt. An einem gutartigen myxoiden Tumor lässt sich die Bildung der **Pseudokapsel** veranschaulichen (Abb. 2.1.**4**). Diese Pseudokapsel besteht aus mehreren faserigen Schichten komprimierter Bindegewebezellen.

Während benigne Tumoren entlang ihres Randes gut auszuschälen sind, ist die Kapselstruktur bei aggressiven Tumoren und High-grade-Sarkomen durch ihr irreguläres und aggressives Wachstumsverhalten weniger gut oder gar nicht ausgeprägt. Ohne adjuvante Vorbehandlung erschwert diese unregelmäßige Randstruktur des Tumors eine vollständige Resektion im Gesunden ganz entscheidend. Ein nicht vorbehandelter Tumor ist von weicher Konsistenz, blutreich und ödematös aufgequollen. Intraoperativ lässt sich der Tumorrand durch umgebenes Gewebe schlecht palpieren. Das erhöht das Risiko einer onkologisch bedenklich knappen Resektion. Durch neoadjuvante Therapie kann eine Nekrose und Volumenschrumpfung des Tumors induziert werden (Abb. 2.1.**5** u. 2.1.**6**), die seine Konsistenz derber und palpabler macht und somit seine Resektion aus dem gesunden Geweberband erleichtert. Dickinson u. Battistuta (2003) haben darauf hingewiesen, dass ein ausreichender Sicherheitsabstand bei Resektion hochmaligner Weichteiltumoren nur bei einem Verbleib von einer gesunden Gewebeschicht von größer als 2 cm gegeben ist.

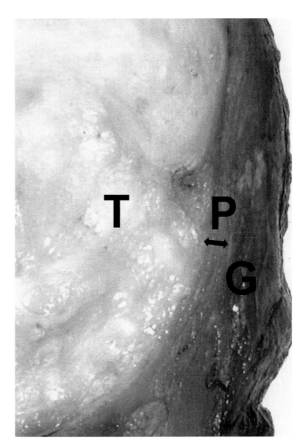

Abb. 2.1.4 Pseudokapsel eines benignen Weichteiltumors. Das myxoide Tumorgewebe (T) im linken Bildanteil lässt sich makroskopisch gut von der vollständig randbildenden, aus mehreren Schichten bestehenden Pseudokapsel (P) und dem umgebenden, gesunden Gewebe (G) abgrenzen.

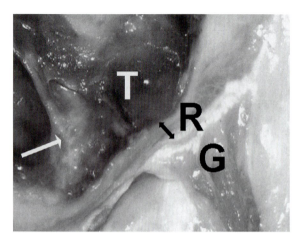

Abb. 2.1.5 Makroskopie der Randstruktur eines neoadjuvant vorbehandelten Weichteilsarkoms. Das Tumorgewebe im linken Bildabschnitt weist nach erfolgter Vorbehandlung deutliche, makroskopisch sichtbare Nekrosezonen auf. An seinem Rand wird es vollständig von einer dünnen, makroskopisch hellen und derb palpablen Bindegewebeschicht begrenzt, die die Pseudokapsel und angrenzende reaktive Zone darstellt. Zwischen diesem Bindegewebe und der umgebenen Schicht gesunden Gewebes (G) besteht ein unregelmäßiger Übergang. Um eine onkologisch weite Resektion des Tumors gewährleisten zu können, sollte die angrenzende Schicht gesunden Gewebes mindestens 2 cm dick sein (Dickinson 2003).
T = Tumor mit nekrotischem Zerfall (weißer Pfeil)
R = reaktive Zone mit Pseudokapsel

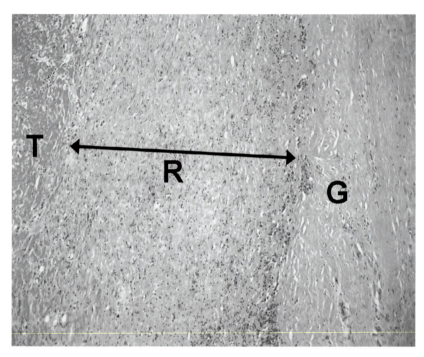

Abb. 2.1.6 Histologie der Randstruktur des neoadjuvant vorbehandelten Weichteilsarkoms von Abb. 2.1.5. Links im Bildabschnitt der Tumor (T), an den sich die reaktive Zone (R) anschließt. Diese erstreckt sich (Pfeil) mit ihrer Matrix aus komprimierten Bindegewebezellen zwischen dem Tumor und dem angrenzenden gesunden Gewebe (G).

2.1.8 Stadieneinteilung und histologisches Grading

Nach der Identifikation des Tumors anhand histologischer und histogenetischer Kriterien besteht das zweite, entscheidende Merkmal aus der Einstufung des Malignitätsgrades des Tumors zwischen gutartig, intermediär und maligne. Der histologische Typ des Tumors beinhaltet häufig nicht ausreichend genug Informationen, um den weiteren klinischen Verlauf vorauszusagen. Stadien- und Gradeinteilung sind deshalb notwendig, um die richtige Therapie planen und deren spätere Ergebnisse miteinander vergleichen zu können. Die Stadieneinteilung, das Staging, ermöglicht eine vergleichbare Beschreibung der Krankheitsausdehnung. Die Gradeinteilung, das Grading, bestimmt den Grad der Malignität und basiert auf unterschiedlichen histologischen Merkmalen.

Grading

Traditionsgemäß wird der Grad der Malignität nach Broders u. Mitarb. (1939) durch gemeinsame Betrachtung mehrerer histologischer Merkmale bestimmt. Dazu zählen die zelluläre Differenzierung, der zelluläre Pleomorphismus, die mitotische Aktivität, das Ausmaß der Nekrose, Matrixbildung, Einblutung, Kalzifikation und Entzündungsreaktion, das expansive Wachstumsverhalten und die Tiefenlokalisation des Tumors (Costa u. Mitarb. 1984, Trojani u. Mitarb. 1984, Coindre u. Mitarb. 1996). Es entstanden im Laufe der Zeit Zwei-Grad, Drei-Grad und Vier-Grad-Systeme, von denen das gebräuchlichste das Drei-Grad-System (G1–3) ist. Das Zwei-Grad-System lässt z. B. beim Fibrosarkom eine nur unzureichende Differenzierung zu, das Vier-Grad-System zeigt hinsichtlich der ersten beiden Grade kaum einen prognostischen Unterschied.

Einige histologische Typen sind als High-grade-Sarkome definiert wie z. B. das alveoläre Rhabdomyosarkom, Neuroblastom und das extraskelettale Ewing-Sarkom. Andererseits werden gut differenzierte Liposarkome und das infantile Fibrosarkom als Low-grade-Tumoren benannt.

Immunhistochemische, ultrastrukturelle und molekulargenetische Studien werden zukünftig in der Bestimmung des Malignitätsgrades eine entscheidende Ergänzung sein. Diese Thematik ist Gegenstand der aktuellen Forschung.

Das Grading eines Tumors stellt eine besondere Herausforderung dar und ist für die einzelnen Entitäten von unterschiedlicher prognostischer Bedeutung. Während z. B. der mitotischen Aktivität beim Leiomyosarkom eine wichtige Bedeutung beikommt, ist sie in der Einschätzung eines MFH weniger relevant.

Ebenfalls können morphologische Varianten und unterschiedliche Differenzierung in den Anteilen eines Tumors sein Grading erschweren. Gerade bei Tumoren wie dem Leiomyosarkom, dem Liposarkom oder dem PNET liegen gleichzeitig gut und schlecht differenzierte Tumoranteile in einem Tumor gemeinsam vor. Hier sollte immer der undifferenzierteste Tumoranteil das Grading bestimmen.

In den meisten retrospektiven Studien wurde aufgrund der großen Heterogenität der Weichteiltumoren und ihrer relativen Seltenheit der histologische Grad vielmehr als der histologische Typ Gegenstand der Prognoseanalyse. So wurden für High-grade-Sarkome (Grad 3 und 4) 5- und 10-Jahres-Überlebensraten zwischen 38–47 % und 23–26 % festgestellt (Markhede u. Mitarb. 1982, Myhre-Jensen u. Mitarb. 1983, Costa u. Mitarb. 1984).

Die beiden bekanntesten Grading-Systeme sind das Drei-Grad-System der NCI (National Cancer Institute) von Costa u. Mitarb. (1984) und das der FNCLCC (Fédération Nationale des Centres de Lutte Contre le Cancer), das von Trojani u. Mitarb. (1984) entwickelt wurde. Dem FNCLCC-System wird die größte Bedeutung zugeschrieben. Als Bewertungsparameter dienen die Tumordifferenzierung, die mitotische Aktivität und das Ausmaß der Tumornekrose (Tab. 2.1.2). Nach diesem System wurde unter 15 Pathologen eine Übereinstimmung in 73–81 % der einzelnen Parameter erreicht (Coindre u. Mitarb. 1986). Guillou u. Mitarb. (1997) wiesen den prognostischen Wert des Systems anhand des Gesamtüberlebens und der Metastasenrate im Vergleich zum NCI-System nach. Hashimoto u. Mitarb. (1992) bestätigten in einer Studie über 1116 Weichteilsarkome die Signifikanz des Grading-Systems für einige (MFH, Leiomyosarkom, Liposarkom), aber nicht alle Tumoren. Neuere Studien beschreiben die prognostische Relevanz des Gradings für jeweils eine einzige Entität (Kilpatrick 1999).

Tab. 2.1.2 Grading-Parameter des FNCLCC-Systems: Punktsystem der Grading-Einteilung der FNCLCC nach Coindre u. Mitarb. (1986)

Parameter		Kriterium
Tumordifferenzierung	Score 1	normales adultes, gut differenziertes Mesenchym
	Score 2	histologischer Typ trotz Dedifferenzierung eindeutig
	Score 3	unklarer histologischer Typ mit deutlicher Dedifferenzierung
Mitosenanzahl	Score 1	0–9/10 HPF (high power fields)
	Score 2	10–19/10 HPF
	Score 3	> 20/10 HPF
Tumornekrose	Score 0	keine Tumornekrose
	Score 1	< 50 % Tumornekrose
	Score 2	> 50 % Tumornekrose
Grading	Grad 1	Gesamtpunktzahl 2–3
	Grad 2	Gesamtpunktzahl 4–5
	Grad 3	Gesamtpunktzahl 6–8

Staging

Mehrere Staging-Systeme sind für Weichteiltumoren entwickelt worden, um die Prognose der Erkrankung vorauszusagen und therapeutische Maßnahmen planen zu können. Dabei werden Tumoren gleicher Entität anhand ihres histologischen Grades, ihrer Größe, ihrer Lage im Gewebekompartment und anhand vorhandener Metastasierung stratifiziert (Peabody u. Mitarb. 1998). Die beiden gängigsten Systeme sind das der American Joint Commission of Cancer (AJCC) und das der Musculoskeletal Tumor Society (Enneking 1983).

Das AJCC-System basiert auf dem TNM-Staging-System für Karzinome mit Ergänzung des histologischen Grades als prognostische Variable. Nachdem alle Befunde des Patienten erhoben sind, wird anhand dieses GTNM-Systems der AJCC ein Tumorstadium festgelegt, bei dem sowohl die histologischen, als auch die klinischen Daten berücksichtigt werden. Es wurde gegenüber dem ursprünglichen Sys-

Tab. 2.1.3 American Joint Commision on Cancer GTNM-Klassifikation und Stadieneinteilung

		Graduierung
Tumor	G1	gut differenziert, niedrig maligne
	G2	moderat differenziert, niedrig maligne
	G3	wenig differenziert, hoch maligne
	G4	undifferenziert, hoch maligne
Größe und Lage	T1	max. Tumordurchmesser < 5 cm
	T1a	oberflächlich gelegen
	T1b	tief gelegen
	T2	max. Tumordurchmesser > 5 cm
	T2a	oberflächlich gelegen
	T2b	tief gelegen
Regionale Lymphknoten	N0	keine Evidenz für den Befall regionaler Lymphknoten
	N1	Evidenz für den Befall regionaler Lymphknoten
Fernmetastasen	M0	keine Evidenz für Fernmetastasen
	M1	Evidenz für Fernmetastasen
Tumorstadium	Ia	niedrig maligne, klein (G1–2, T1a oder T1b, N0, M0)
	Ib	niedrig maligne, groß, oberflächlich (G1–2, T2a, N0, M0)
	IIa	niedrig maligne, groß, tief (G1–2, T2b, N0, M0)
	IIb	hoch maligne, klein (G3–4, T1a oder T1b, N0, M0)
	IIc	hoch maligne, groß, oberflächlich (G3–4, T2a, N0, M0)
	III	hoch maligne, groß, tief (G3–4, T2b, N0, M0)
	IV	Lymphknoten- und Fernmetastasen (jedes G, jedes T, N1, M0, oder jedes G, jedes T, N0, M1)

tem insoweit modifiziert, als dass jetzt auch die Tiefe und die Lage des Sarkoms zur Muskelfaszie berücksichtigt werden (Fleming u. Mitarb. 1997) (Tab. 2.1.3).

Eine Größe unter 5 cm, eine oberflächliche Lokalisation und ein geringer histologischer Entartungsgrad sind dabei von prognostisch günstiger Bedeutung. In die T-Klassifikation geht neben der Größe (Suit u. Mitarb. 1988) auch noch die Lage zur Muskelfaszie ein, da diese von entscheidender prognostischer Bedeutung ist (Weiss u. Goldblum 2001). Alle intraabdominellen oder intrathorakalen Sarkome werden per Definition als tief eingestuft. Im AJCC-System werden alle Tumoren der Graduierung 1 und 2 als geringer Entartungsgrad zusammengefasst und solche der Klassen 3 und 4 als hoher Entartungsgrad. Das Problem dieser Zusammenlegung von einzelnen Differenzierungsstufen besteht in der klinischen Relevanz der Einteilung, da Studien zeigen, dass doch ein Unterschied bezüglich der Prognose zwischen den einzelnen Graduierungsklassen besteht (Myhre-Jensen u. Mitarb. 1983). Ein weiterer Schwachpunkt dieses Systems ist die Unterteilung der Primärtumorgröße in nur zwei Klassen, da auch hier ein fast linearer Zusammenhang zwischen der Größe des Primärtumors und dem Risiko einer Fernmetastasierung besteht (Pisters u. Mitarb. 1996). Außerdem wird die Lokalisation des Tumors nicht berücksichtigt und Tumoren des Halsbereichs werden mit solchen der Extremitäten gruppiert, obwohl vor allem die chirurgischen Behandlungsmethoden und damit auch die Prognose sehr unterschiedlich sind. Trotzdem dient das AJCC-System bei Weichteilsarkomen international als Staging-System der ersten Wahl.

Das Stadiensystem der Musculoskeletal Tumor Society, das 1980 von Enneking u. Mitarb. etabliert wurde, gilt für Knochen- und Weichteiltumoren gleichermaßen. In diesem System werden nur zwei histologische Graduierungen unterschieden. Die geringgradige Malignität G1 hat als Merkmale eine relativ gute Differenzierung der Zellen und der umgebenden Matrix, ein einigermaßen ausgeglichenes Kern-Zytoplasma-Verhältnis, gewisse maligne zytologische Charakteristika wie Pleomorphie, Anaplasie, Hyperchromasie und eine moderate Anzahl an Mitosen. Es entspricht somit der Klasse G1 und teilweise G2 bei der Einteilung nach Broders u. Mitarb. (1939). In der Klasse der hochmalignen Sarkome der Graduierung G2 werden die übrigen Fälle zusammengefasst. Bei der Einteilung der anatomischen Lage ist die Beziehung des Tumorgewebes zu den natürlichen körpergegebenen Grenzen von Bedeutung. Ein Tumor der Klasse T1 hat seine ihn umgebende Kapsel entweder kontinuierlich oder mit einzelnen Satellitenherden in die reaktive Zone hinein durchbrochen, liegt aber immer noch zusammen mit dieser reaktiven Zone innerhalb eines Kompartments, das durch natürliche Barrieren, die Kortikalis des Knochens, den Gelenkknorpel, die Gelenkkapsel, Bänder, Sehnen oder der Muskelfaszie abgegrenzt ist. Die Lage T2 umfasst alle Tumore, die die Kompartmentgrenzen durchbrechen. Dies kann durch selbständiges Wachstum, durch ein Trauma oder durch einen chirurgischen Eingriff geschehen. Geschwülste, die die großen Gefäß-Nerven-Bahnen oder andere longitudinal ausgerichtete Strukturen befallen, sind als T2 definiert, da es hierbei keine natürlichen Ausbreitungsgrenzen gibt. In der Klassifizierung der Metastasen ist es nur von Belang, ob überhaupt Tochtergeschwülste bestehen, ohne dass deren Anzahl oder Lokalisation eine Rolle spielt (Tab. 2.1.4).

Tab. 2.1.4 Muscoskeletal-Tumor-Society-Stadieneinteilung (nach Enneking 1983)

Stadium	Graduierung	Lage	Metastasen
Ia	G1	T1	M0
Ib	G1	T2	M0
IIa	G2	T1	M0
IIb	G2	T2	M0
III	G1 oder G2	T1 oder T2	M1

Tab. 2.1.5 Klassifikation der anatomische Tumorausdehnung (T1–2) in Relation zum Kompartmentbegriff nach Enneking (1983)

Intrakompartmentell (T1)	Extrakompartmentell (T2)
Intraossär	Kortikalispenetration mit Weichteilreaktion
Intraartikulär	extraartikuläre Ausdehnung
Haut– epifaszial	Haut – subfaszial
Paraossal	intraossäre oder Weichgewebspenetration
Per Definition intrakompartmentell: Strahlen der Hand Strahlen des Fußes Wade ventrolateraler Oberschenkel ventraler Oberschenkel medialer Oberschenkel dorsaler Oberschenkel Gesäßregion volarer Unterarm dorsaler Unterarm ventraler Oberarm dorsaler Oberarm Deltoidregion Skapularegion	**per Definition extrakompartmentell:** Mittelhand Mittelfuß und Rückfuß Popliealregion Kniegelenk Leistendreieck Region um Foramen obturatorium Region um Foramen ischiadicum Ellenbeuge Ellenbogengelenk Achselhöhle periklavikulär paraspinal, Hals, Kopf

Diese Stadieneinteilung eignet sich für sehr gut dokumentierte Fälle von Extremitätensarkomen, hat jedoch durch die fehlende Berücksichtigung von Größe, Art und Tiefe des Tumors auch Schwachstellen in Bezug auf die Prognose. Des Weiteren widerspricht die nur zweistufige Einteilung der Graduierung dem weit gefächerten biologischen Bild der Entartung (Peabody u. Mitarb. 1998). Tabelle 2.1.**5** gibt eine Übersicht über die Klassifikation des chirurgischen Kompartments, die für die Knochensarkome gleichermaßen gilt.

Aufgrund der vielschichtigen Probleme bleibt das Staging eines Weichteiltumors einem multidisziplinären Vorgehen mit enger Kooperation der beteiligten Wissenschaftler – Kliniker, Onkologen und Pathologen – vorbehalten. Im Hinblick auf die relative Seltenheit dieser Tumoren sollten Staging, Grading und Behandlung großen, spezialisierten Zentren mit besonderer Erfahrung in der Weichteilsarkomtherapie vorbehalten sein. In Zukunft wird man viel mehr aufwendige prospektive als retrospektive Langzeitbetrachtungen benötigen, um die Behandlungsmodalitäten dieser komplexen Tumoren weiter zu verbessern.

Literatur

Amendola, B.E., M.A. Amendola, K.D. McClatchey, CH. Miller jr. (1989): Radiation-associated sarcoma: a review of 23 patients with postradiation sarcoma over a 50-year period. Am J Clin Oncol 12: 411–415

Bauer, H.C., C.S. Trovik, T.A. Alvegard, O. Berlin, M. Erlanson, P. Gustafson, R. Klepp „ T.R. Moller, A. Rydholm, G. Saeter, O. Wahlström, T. Wiklund (2001): Monitoring referral and treatment in soft tissue sarcoma: study based on 1851 patients from the Scandinavian Sarcoma Group Register. Acta Orthop Scand 72: 150–159

Brennan, M.F. (1999): Staging of soft tissue sarcomas. Ann Surg Oncol 6: 8–9

Broders, A.C., R. Hargrave, H.W. Meyerding (1939): Pathological features of soft tissue fibrosarcoma with special reference to the grading of its malignancy. Surg Gynecol Obstet 69: 267

Burns, W.A., S. Kanhauwand, L. Tillman (1972): Fibrosarcoma occuring at the site of a plastic vascular graft. Cancer 29: 66–72

Campanacci, M. (1999): Bone and soft tissue tumors. 2nd ed. Springer, New York

Coindre, J.M., P. Terrier, M.B. Bui, F. Bonichon, F.Collin, V. Le Doussal, A.M. Mandard, M.O. Vilain, J. Jacquemier, H. Duplay, X. Sastre, C. Barlier, M. Henry-Amar, J. Mace-Lesech, G. Contesso (1996): Prognostic factors in adult patients with locally controlled soft tissue sarcoma: a study of 546 patients from the French Federation of Cancer Centres Sarcoma Group. J Clin Oncol 14: 869–877

Coindre, J.M., M. Trojani, G. Contesso, M. David, J. Rouesse, N.B. Bui, A. Bodaert, I. De Mascarel, A. De Mascarel, J.F. Goussot (1986): Reproducibility of a histopathologic grading system for adult soft tissue sarcoma. Cancer 58: 306–309

Costa, J., R.A. Wesley, E. Glatstein, S.A. Rosenberg (1984): The grading of soft tissue sarcomas: results of a clinicohistopathologic correlation in a series of 163 cases. Cancer 53: 530–541

Dickinson, I.C., D. Battistuta (2003): Surgical margin and its influence on survival in soft tissue sarcoma. 12th ISOLS, Sept 15–17th, Rio de Janeiro, Brasil

Enneking, W.F., S.S. Spanier, M.A. Goodman (1980): A system for the surgical staging of musculoskeletal sarcoma. Clin Orth 153: 106–120

Enneking, W.F. (1983): Musculoskeletal tumor surgery. Churchill Livingstone, Edinburgh – London

Enzinger, F.M., S.W. Weiss (1995): Soft tissue sarcomas. 3rd ed. Mosby, St. Louis

Fleming, I.D., J.S. Cooper, G.E. Henson (1997): AJCC cancer staging manual, 5th ed. Lippincott-Raven, Philadelphia

Fletcher, C.D., P. Gustafson, A. Rydholm, H. Willen, M. Akerman (2001): Clinicopathologic reevaluation of 100 malignant fibrous histiocytomas: prognostic relevance of subclassification. J Clin Oncol 15: 3045–3050

Fletcher, C.D.M., K.K. Unni, F. Mertens (2002): World Health Organisation classification of tumors. Pathology and genetics of tumors of soft tissue and bone. IARCPress, Lyon

Guillou, L., J.M. Coindre, F. Bonichon, B.B. Nguyen, P. Terrier, F. Collin, M.O. Vilain, A.M. Mandard, V. Le Doussal, A. Leroux, J. Jacquemier, H. Duplay, X. Sastre-Garau, J. Costa (1997): Comparative study of the National Cancer Institute and French Federation of Cancer Centres Sarcoma Group grading systems in a population of 410 adult patients with soft tissue sarcoma. J Clin Oncol 15: 350–362

Gustafson, P. (1994): Soft tissue sarcoma. Epidemiology and prognosis in 508 patients. Acta Orthop Scand Suppl 259: 1–31

Gustafson, P., K.E. Dreinhofer, A. Rydholm (1994): Soft tissue sarcoma should be treated at a tumor center. A comparison of quality of surgery in 375 patients. Acta Orthop Scand 65: 47–50

Hanahan, D., R.A. Weinberg (2000): The hallmarks of cancer. Cell 100: 57–70

Hashimoto, H., Y. Daimaru, S. Takeshita, M. Tsuneyoshi, M. Enjoji (1992): Prognostic significance of histologic parameters of soft tissue sarcomas. Cancer 70: 2816–2822

Huth, J.F., F.R. Eilber (1988): Patterns of metastatic spread following resection of extremity soft tissue sarcomas and strategies for treatment. Semin Surg Oncol 4: 20–26

Jin, Y.T., S.T. Tsai, J.J. Yan (1996): Detection of Kaposi's sarcoma associated herpes virus-like DNA sequence in vascular lesions: a reliable diagnostic marker for Kaposi's Sarcoma. Am J Clin Pathol 105: 360–363

Kilpatrick, S.E. (1999): Histologic prognostication in soft tissue sarcomas: grading versus subtyping or both ? A comprehensive review of the literature with proposed practical guidelines. Ann Diagn Pathol 3: 48–61

Kirkpatrick, C.J., A: Alves, H. Kohler, J. Kriegsmann, F. Bittinger, M. Otto, D.F. Williams, R. Eloy (2000): Biomaterial-induced sarcoma: A novel model to study preneoplastic change. Am J Pathol 156: 1455–1467

Lawrence, W., W.L. Donegan, N. Natarajan, C. Mettlin, R. Beart, D. Winchester (1987): Adult soft tissue sarcomas. A pattern of care survey of the American College of Surgeons. Ann Surg 205: 349–359

Lee, E.S., J. Locker, M. Nalesnik (1995): The association of Epstein-Barr virus with smooth muscle tumors occuring after organ transplantation. N Eng J Med 332: 19–25

Leidinger, B., H. Buerger, P. Mommsen, T. Bruening, J. Packeisen, C. Liedtke, R. Roedl, W. Winkelmann, G. Gosheger (2003): Microarray immunohistochemistry analysis for outcome evaluation in extremity soft tissue sarcomas. 12th ISOLS, Sept 15–17th, Rio de Janeiro, Brasil

Mark, R.J., J. Poen, L.M. Tran, Y.S. Fu, M.T. Selch, R.G. Parker (1994): Postirradiation sarcomas. A single-institution study and review of the literature. Cancer 73: 2653–2662

Markhede, G., L. Angervall, B. Stener (1982): A multivariate analysis of the prognosis after surgical treatment of malignant soft tissue tumors. Cancer 49: 1721–1733

Myhre-Jensen, O. (1981): A consecutive-7-year series of 1331 benign soft tissue tumours. Clinicopathologic data. Comparison with sarcomas. Acta Orthop Scand 52: 287–293

Myhre-Jensen, O., S. Kaae, E.H. Madsen, O. Sneppen (1983): Histopathological grading of soft tissue tumours: relation to survival in 261 surgically treated patients. Acta Pathol Microbiol Immunol Scand 91-A: 145–150

Noria, S., A. Davis, R. Kandel (1996): Residual disease following unplanned excision of a soft tissue sarcoma of an extremity. J Bone Joint Surg Am 78: 650–655

Ozyazghan, I., O. Kontas (1999): Burn scar sarcomas. Burns 25: 455–458

Parker, S.L., T. Tong, S. Bolden, P.A. Wingo (1996): Cancer statistics, 1996. CA Cancer J Clin 46: 5–27

Peabody, T.D., C.P. Gibbs, Simon M.A. (1998): Evaluation and staging of musculoskeletal neoplasms. J Bone Joint Surg Am 80: 1204–1218

Pisters, P.W., D.H. Leung, J. Woodruff, W. Shi, M.F. Brennan (1996): Analysis of prognostic factors in 1041 patients with localized soft tissue sarcomas of the extremities. J Clin Oncol 14: 1679–1689

Ramanathan, R.C., R. A'Hern, C. Fisher, J.M. Thomas (2001): Prognostic index for extremity soft tissue sarcomas with isolated local recurrence. Ann Surg Oncol 8: 278–289

Rydholm, A. (1983): Management of patients with soft tissue tumors. Strategy developed at a regional oncology center. Acta Orthop Scand Suppl 203: 13–77

Rydholm, A. (1998): Improving the management of soft tissue sarcoma. Diagnosis and treatment should be given in specialist centres. B Med J 317: 93–94

Singer, S., G.D. Demetri, E.H. Baldini, C.D. Fletcher (2000): Management of soft tissue sarcomas: an overview and update. Lancet Oncol 1: 75–85

Suit, H.D., H.J. Mankin, W.C. Wood, M.C. Gebhardt, D.C. Harmon, A. Rosenberg, J.E. Tepper, D. Rosenthal (1988): Treatment of the patient with stage M0 soft tissue sarcoma. J Clin Oncol 6: 854–862

Suruda, A.J., E.M. Ward, M.A. Fingerhut (1993): Identification of soft tissue sarcoma deaths in cohorts exposed to dioxin and to chlorinated naphthalenes. Epidemiology 4: 14–19

Trojani, M., G. Contesso, J.M. Coindre, J. Rouesse, N.B. Bui, A. de Mascarel, J.F. Goussot, M. David, F. Bonichon, C. Lagarde (1984): Soft tissue sarcomas of adults: study of pathological and prognostic variables and definition of a histological grading system. Int J Cancer 33: 37–42

Tsao, H. (2000): Update of familial cancer syndromes of the skin. Am Acad Dermatol 42: 939–969

Weiss, S.W., J.R. Goldblum (2001): Enzinger and Weiss's soft tissue tumors. 4th ed. Mosby, St. Louis

Wittekind, C., H.J. Meyer, F. Bootz (2003): TNM. Klassifikation maligner Tumoren. Springer, Berlin

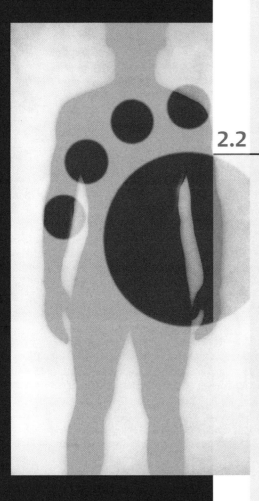

2.2 Diagnostik bei Weichteiltumoren und tumorartigen Läsionen

2.2.1 Radiologische Diagnostik von Weichteiltumoren und tumorähnlichen Läsionen der Weichteile
K. Ludwig

2.2.2 Nuklearmedizinische Diagnostik bei Weichteiltumoren und tumorvortäuschenden Läsionen
Chr. Franzius, J. Sciuk und O. Schober

2.2.3 Biopsie bei Weichteiltumoren
N. Lindner

2.2.1 Radiologische Diagnostik von Weichteiltumoren und tumorähnlichen Läsionen der Weichteile

K. Ludwig

Radiologische Verfahren

Raumforderungen der Weichteile können neoplastischer, traumatischer, vaskulärer oder inflammatorischer Genese sein. Benigne Weichteilraumforderungen sind statistisch etwa um den Faktor 100 häufiger als maligne.

Wichtigste bildgebende Modalität in der Diagnostik von Weichteilraumforderungen ist die Magnetresonanztomographie. Sie sollte immer in Zusammenschau mit einem Röntgenverfahren – Projektionsradiographie oder Computertomographie – betrachtet werden, um innerhalb der Raumforderung enthaltene Kalzifikationen oder Ossifikationen nachzuweisen und zu klassifizieren.

Bei bestimmten Weichteilraumforderungen kann eine artdiagnostische Zuordnung mit bildgebenden Verfahren so spezifisch erfolgen, dass eine Biopsie nicht erforderlich ist. Dazu zählen Raumforderungen, die sich durch ihren Gehalt an Fettgewebe oder Blutabbauprodukten, durch ihren zystischen Aufbau, oder durch das Vorliegen charakteristischer Verkalkungen oder Ossifikationen – etwa Phlebolithen beim Hämangiom – differenzialdiagnostisch zuordnen lassen.

In vielen Fällen ist eine spezifische Diagnosestellung jedoch auch bei Kombination mehrerer bildgebender Modalitäten nicht möglich und kann nur über eine Biopsie erfolgen. So zeigte eine Studie von Kransdorf u. Mitarb. (1993) an 112 Weichteilraumforderungen (85 benigne, 27 maligne), dass eine spezifische Diagnose nur in 24% der Fälle möglich war. In einer Studie von Berquist u. Mitarb. (Berquist 1989, Berquist u. Mitarb. 1990) an 95 Weichteilraumforderungen (50 benigne, 45 maligne) konnte in Abhängigkeit von der Erfahrung des Untersuchers in 38–74% eine spezifische Diagnose gestellt werden. Die Sensitivität und Spezifität für die Diagnose einer malignen Raumforderung lag bei 94 bzw. 90%. Moulton u. Mitarb. (1995) konnten in einer Serie von 225 Weichteilraumforderungen in 44% der Fälle eine spezifische Diagnose stellen. In ihrer Studie lag die Sensitivität und Spezifität für eine maligne Diagnose bei 78 bzw. 89%. Diese Zahlen sind jedoch vor dem Hintergrund des untersuchten Patientenkollektivs zu sehen: Enthält dieses einen hohen Anteil oberflächlicher Lipome und damit einer Entität, die MR-tomographisch sehr eindeutig erkennbar ist, dann ergeben sich hohe Werte für Sensitivität und Spezifität, die jedoch die Schwierigkeiten bei der artdiagnostischen Zuordnung tiefer gelegener und nicht fetthaltiger Weichteilraumforderungen nicht widerspiegeln.

Statistisch gehen eine geringe Größe (unter 3 cm), eine scharfe Begrenzung, homogene Signalintensität, insbesondere in T_2-gewichteten Sequenzen und fehlendes Encasement von Gefäß-Nerven-Bündeln mit einer Benignität einher (Kransdorf u. Mitarb. 1993). Mit Ausnahme derjenigen Entitäten, die durch ihre charakteristischen Eigenschaften bildgebend spezifisch zu diagnostizieren sind, gibt es hinsichtlich der Dignitätszuordnung von Weichteilraumforderungen kein einzelnes, eine solche sicher erlaubendes Kriterium.

Unabhängig von der Dignitätszuordnung dienen bildgebende Verfahren, vor allem die Magnetresonanztomographie, der präoperativen Bestimmung der Ausdehnung und der Darstellung der Lagebeziehung zu anatomischen Strukturen. Im Folgenden soll auf die Rolle der einzelnen bildgebenden Verfahren eingegangen werden.

Projektionsradiographie

Die Projektionsradiographie dient dem Nachweis und der Klassifikation von Verkalkungs- oder Ossifikationsstrukturen innerhalb einer Weichteilraumforderung. Die Bedeutung dieses Nachweises liegt darin, dass durch ihn in bestimmten Fällen eine spezifische Diagnose gestellt werden kann oder zumindest die differenzialdiagnostischen Überlegungen richtungsweisend beeinflusst werden können. Dies kann der Fall sein bei Weichteilhämangiomen durch den Nachweis von Phlebolithen, bei der heterotopen Ossifikation durch direkten Nachweis derselben, bei den seltenen extraskelettalen Chondrosarkomen durch Nachweis chondrogener Kalzifikationen oder bei malignen, wenig differenzierten Tumoren durch den Nachweis ungeordneter, bizarrer, regressiver Kalzifikationen. Gelegentlich sind auch fetthaltige Tumoren aufgrund der geringeren Röntgenstrahlenabsorption von Fettgewebe im Vergleich zur Muskulatur bereits radiographisch erkennbar.

Computertomographie

Die Computertomographie kann – in einigen Fällen sicherlich genauer als die Projektionsradiographie – ebenfalls Kalzifikationen oder Ossifikationen nachweisen und dadurch ebenfalls zur Diagnosestellung bei bestimmten Entitäten beitragen. Sie sollte jedoch vor allem wegen der im Vergleich zur Projektionsradiographie höheren Strahlenbelastung gezielt solchen Fällen vorbehalten bleiben, in denen diese höhere Genauigkeit im Vergleich zu letzterer erwartungsgemäß diagnostische Auswirkungen hat, etwa, wenn radiographisch Verkalkungen zwar nachweisbar sind, ihre Klassifikation im Summationsbild jedoch nicht eindeutig gelingt. Die Computertomographie kann in der Regel makroskopisch in einer Raumforderung enthaltene Fettgewebeanteile gut darstellen.

Magnetresonanztomographie

Die Magnetresonanztomographie ist unter allen bildgebenden Verfahren das wichtigste und am häufigsten zur differenzialdiagnostischen Zuordnung und zur Ausdehnungsbestimmung von Weichteilraumforderungen eingesetzte Verfahren. Der Vorteil der Magnetresonanztomographie liegt darin, dass Weichgewebe mit unterschiedlichem Fett- und Wassergehalt mit hohem Kontrast dargestellt werden können und sich mit ihr das Vorliegen von Blutabbauprodukten innerhalb einer Weichteilraumforderung nachweisen lässt, was die spezifische Diagnosestellung bei bestimmten Entitäten, z.B. der pigmentierten villonodulären Synovialitis, zusammen mit anderen Kriterien mit großer Sicherheit möglich macht.

Zur Anwendung kommen dabei immer mehrere Sequenzen, in der Regel mindestens eine T_1- und eine T_2-gewichtete Sequenz und mindestens zwei Sequenzen in senkrecht aufeinander stehenden Raumrichtungen, zum Beispiel in koronarer und axialer Ausrichtung. Häufig kommen zusätzlich T_2-gewichtete fettsupprimierte Sequenzen zum Einsatz. Diese ist, da viele Weichteilraumforderungen einen im Vergleich zum umliegenden Gewebe höheren Wassergehalt aufweisen, eine sehr sensitive Sequenz im Nachweis derselben, insbesondere auch für nahe gelegene Zweitläsionen.

Außerdem werden häufig kontrastmittelgestützte T_1-gewichtete Sequenzen verwendet, die einerseits unter differenzialdiagnostischen Aspekten interessant sind, da bestimmte Raumforderungen für ihre fehlende oder vorhandene Kontrastmittelaufnahme bekannt sind, andererseits bei Kontrastmittel aufnehmenden Raumforderungen auch sehr sensitiv sind und damit ebenso wie die fettsupprimierten T_2-gewichteten Sequenzen besonders gut zum Nachweis von Zweitläsionen geeignet sind.

Besonders günstig sind diesbezüglich fettsupprimierte T_1-gewichtete Sequenzen, bei denen das starke Fettgewebesignal der T_1-Wichtung gezielt unterdrückt wird und dadurch die Anreicherung des Kontrastmittels besonders gut sichtbar gemacht wird.

Gradientenechosequenzen sind besonders empfindlich für den Nachweis bestimmter Blutabbauprodukte und weisen ein hohes Signal in fließendem Blut auf. MR-angiographische Sequenzen können Gefäßverläufe oder Beeinträchtigungen des Gefäßlumens durch eine Weichteilraumforderung zeigen.

Sonographie

Die Sonographie kann einige wenige Entitäten sehr spezifisch diagnostizieren. Dazu zählen kleinere, oberflächliche Lipome, kavernöse Hämangiome, Zysten oder auch zusammen mit klinischen Parametern Abszesse. Sie vermag zwischen liquiden und soliden Raumforderungen zu unterscheiden und kann mit Hilfe spezieller dopplersonographischer Techniken einen langsamen Blutfluss innerhalb einer Weichteilraumforderung diagnostizieren.

Angiographie

Die Angiographie spielt in der Diagnostik von Weichteilraumforderungen eine untergeordnete Rolle. Diagnostisch kann sie im Einzelfall hilfreich sein, um einer Gefäßinfiltration und eine Gefäßkompression durch einen Weichteiltumor voneinander abzugrenzen. Bei bestimmten, stark vaskularisierten bzw. von den Gefäßen ausgehenden Weichteilraumforderungen kann eine Indikation zu einer angiographischen Embolisation gegeben sein.

Diagnostik spezieller Tumoren

Lipom und Liposarkom

Lipome sind die häufigsten benignen und Liposarkome die zweithäufigsten malignen Weichteiltumoren (Abb. 2.2.1 a u. b und 2.2.2 a u. b). Die Besonderheit beider Tumorentitäten liegt darin, dass mit der MRT oder auch der CT bei allen Lipomen und bei einem Teil der Liposarkome – in Abhängigkeit vom Differenzierungsgrad bzw. vom histologischen Subtyp – Fett nachweisbar ist und somit eine differenzialdiagnostische Zuordnung gelingt.

Das Lipom kommt in magnetresonanztomographischen Aufnahmen klassischerweise als eine scharf begrenzte, mit Ausnahme weniger zarter septenartiger Strukturen, homogen fettisointense, d.h., in T_1-gewichteten Sequenzen signalreiche, in T_2-gewichteten Sequenzen intermediäre und nach Kontrastmittelgabe nicht anreichernde Raumforderung zur Darstellung. In der CT erscheint das Lipom als homogen fettisodense Raumforderung, d.h. mit Dichtewerten von unter 20 Hounsfield-Einheiten. Subkutan gelegene Lipome sind häufig mit beiden Verfahren vom umgebenden subkutanen Fett nicht abzugrenzen.

Das hochdifferenzierte Liposarkom ist bildgebend vom Lipom kaum zu unterscheiden. Lage und Größe können als grobe Kriterien dienen: Oberflächlich, etwa subkutan gelegene und bis zu wenigen Zentimeter große Läsionen sind mit hoher Wahrscheinlichkeit Lipome, eine tiefe Lage, z.B. retroperitoneal und eine große Ausdehnung können auf ein hochdifferenziertes Liposarkom hinweisen.

Wenig differenzierte Liposarkome enthalten nur in einem geringen Prozentsatz bildgebend nachweisbare Fettanteile und sind damit von anderen Weichteiltumoren häufig nicht zu unterscheiden. Myxoide Liposarkome können ein zystenähnliches Erscheinungsbild haben.

So genannte dedifferenzierte Liposarkome bestehen aus einem hochdifferenzierten und einem wenig differenzierten oder andersartig sarkomatösem Anteil. Beide An-

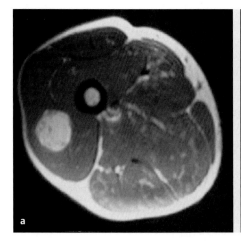
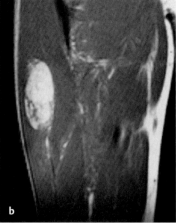

Abb. 2.2.1 a u. b Lipom. In T_1-gewichteten Sequenzen axial (**a**) und koronar (**b**) kommt das Lipom homogen signalreich zur Darstellung, ohne dass eine Binnenstruktur zu erkennen ist. Eine eindeutige differenzialdiagnostische Abgrenzung zum hochdifferenzierten Liposarkom ist allein bildgebend nicht möglich.

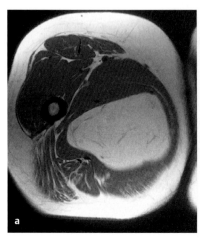
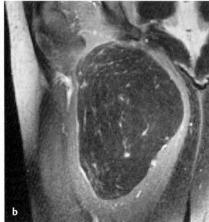

Abb. 2.2.2 a u. b Hochdifferenziertes Liposarkom. Das hochdifferenzierte Liposarkom kommt in diesem Fall wie ein Lipom homogen signalreich in der T_1-Wichtung (**a**) zur Darstellung, signalarm in der fettsupprimierten T_1-Wichtung (**b**) nach Kontrastmittelgabe. Größe und tiefe Lage weisen darauf hin, dass es sich eher um einen hochdifferenzierten malignen und nicht um einen benignen Tumor handelt.

teile stellen sich in der MRT oder CT in der beschriebenen Weise dar, so dass häufig eine spezifische Diagnose möglich ist. Für die Planung der Biopsie eines dedifferenzierten Liposarkoms ist die MRT von entscheidender Bedeutung.

Eine Sonderform benigner lipomatöser Tumoren stellt das sog. Lipoma arborescens dar, das sehnen- oder gelenknah mit charakteristischem magnetresonanztomographischem Erscheinungsbild zur Darstellung kommt. Es handelt sich dabei um eine baumartige, verzweigend wachsende Form der Raumforderung.

Hämangiom, Lymphangiom und vaskuläre Malformation

Hämangiome (Abb. 2.2.3 a u. b) und Lymphangiome können subkutan oder intramuskulär vorkommen. Hämangiome werden histologisch nach dem überwiegend vorliegenden Gefäßdurchmesser als kapillär oder kavernös klassifiziert. Sie kommen, da sie sehr flüssigkeitsreich sind, magnetresonanztomographisch meist signalreich in T_2-gewichteten Sequenzen, signalarm in T_1-gewichteten Sequenzen zur Darstellung. Innerhalb der intramuskulären Hämangiome ist häufig auch Fettgewebe zu finden, welches magnetresonanztomographisch signalreich in der T_1-Wichtung ist und damit eine spezifische Diagnosestellung ermöglicht (Buetow u. Mitarb. 1990).

Signalarme Areale in der MRT können Phlebolithen, offenen oder thrombosierten Gefäßen, Blutabbauprodukten oder fibrosierten Tumoranteilen entsprechen.

Im Röntgenbild oder CT können Phlebolithen erkennbar sein, die als pathognomonisch zu werten sind. In kontrastmittelgestützten Sequenzen wie auch in Gradientenechosequenzen haben Hämangiome eine hohe Signalintensität. Hierin unterscheiden sie sich von Lymphangiomen, die keine oder nur eine geringe Kontrastmittelanreicherung zeigen.

Hämatom

Das magnetresonanztomographische Erscheinungsbild von Hämatomen ist sehr variabel. Es ist abhängig vom Alter der Blutung, da die magnetischen Eigenschaften der

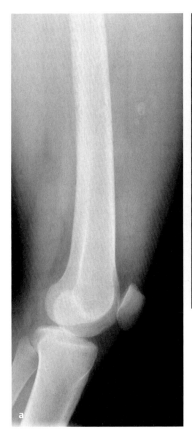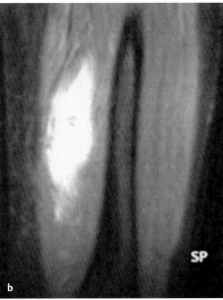

Abb. 2.2.3 a u. b Weichteilhämangiom. In der Röntgenaufnahme (**a**) sind einzelne Phlebolithe zu erkennen. Dieser Befund ist pathognomonisch für ein Weichteilhämangiom. In der kontrastmittelgestützten, fettgesättigten T_1-gewichteten MR-Tomographie kräftige, homogene Kontrastmittelanreicherung (**b**).

in bestimmten zeitlichen Phasen des Blutabbaus zu findenden Blutabbauprodukte stark unterschiedlich sind.

Hyperakute Hämatome (bis 24 h alt) sind – bedingt durch ihren hohen Gehalt an intrazellulärem Oxyhämoglobin – in T_1-gewichteten Sequenzen hypo- oder isointens zur Muskulatur, in T_2-gewichteten Sequenzen hyperintens.

Akute Hämatome (zwischen 1 und 7 Tagen alt) weisen einen hohen Gehalt an intrazellulärem Deoxyhämoglobin auf und sind in T_1-gewichteten Sequenzen ebenfalls hypo- oder isointens zur Muskulatur, in T_2-gewichteten Sequenzen jedoch hypointens.

Subakute Hämatome (zwischen 1 Woche und mehrere Monate alt) sind durch ihren hohen Gehalt an Methämoglobin hyperintens in T_1-gewichteten Sequenzen. Frühe subakute Hämatome, bei denen das Methämoglobin vorwiegend intrazellulär lokalisiert ist, kommen in T_2-gewichteten Sequenzen hypointens zur Darstellung, späte subakute Hämatome, in denen das Methämoglobin nach Lyse der roten Blutzellen extrazellulär vorliegt, hyperintens.

Im Prozess der Resorption können solche Hämatome einen signalarmen Rand – fibrotischen Veränderungen oder Hämosiderinablagerungen entsprechend – aufweisen.

Chronische Hämatome verhalten sich in der magnetresonanztomographischen Bildgebung wie andere Flüssigkeitsansammlungen, sie sind in T_1-gewichteten Sequenzen hypo-, in T_2-gewichteten Sequenzen hyperintens. Sie können dabei Flüssigkeitsspiegel aufweisen.

Heterotope Ossifikation

Sieht man von den häufig multifokal vorkommenden heterotopen Ossifikationen bei querschnittsgelähmten oder im Rahmen eines Polytraumas immobilisierten Patienten ab, kann die heterotope Ossifikation besonders bei alleiniger Betrachtung der MR-Tomographie eine außerordentlich schwierige Diagnose darstellen. Eine Traumaanamnese ist nur manchmal zu erheben. Im Prozess der Reifung einer heterotopen Ossifikation kommt es zur Ausbildung von drei histologisch unterschiedlichen Zonen: innen eine Zone aus Nekrose, Blutung und proliferierenden Fibroblasten, gefolgt von einer Zone unreifen Knochens, außen eine Zone reifen Knochens. Ab Beginn der klinischen Symptomatik sind im Röntgenbild meist nach 2–3 Wochen zarte beginnende Ossifikationen, nach 6–8 Wochen deutlich sichtbare umschriebene Ossifikationen erkennbar (Abb. 2.2.4 a u. **b**). Die Computertomographie kann in zweifelhaften Fällen die Ossifikation genauer zeigen als das projektionsradiographische Bild.

Magnetresonanztomographisch kommt die Myositis ossificans in der frühen Phase, etwa in den ersten zwei Wochen, als heterogene, unscharf begrenzte Raumforderung zur Darstellung, signalreich in der T_2-Wichtung,

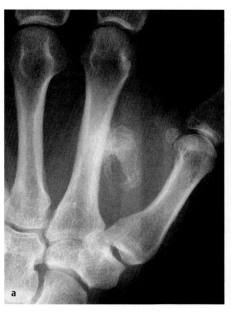 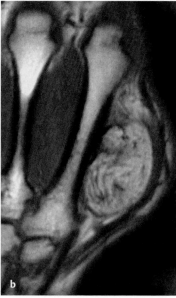

Abb. 2.2.4a u. b Heterotope Ossifikation im Intermetakarpalraum. In der Röntgenaufnahme ist die heterotope Ossifikation gut erkennbar (**a**). In der T_1-gewichteten MR-Tomographie fettisointense Darstellung der Läsion (**b**).

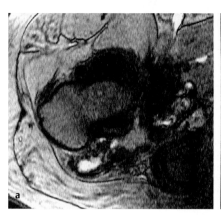 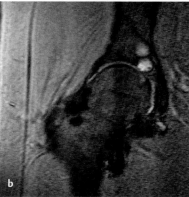

Abb. 2.2.5a u. b Pigmentierte villonoduläre Synovialitis. Typisch für die PVNS ist das Vorkommen von Blutabbauprodukten innerhalb der veränderten Synovialstrukturen. Aufgrund der magnetischen Effekte kommt die PVNS in T_1-gwichteten (**a**) und T_2-gewichteten (**b**) Sequenzen signalarm zur Darstellung.

muskelisointens in der T_1-Wichtung, deutlich Kontrastmittel anreichernd, mit kräftigem umgebenden Ödem und unter Umständen mit Flüssigkeitsspiegeln.

Lokalisiert ist sie häufig knochennah, wobei immer eine gesunde Gewebelamelle zwischen dem Periost und der heterotopen Ossifikation zu erkennen bleibt. Das ist zum Beispiel ein Unterscheidungskriterium zum parossalen Osteosarkom. Im späten Stadium ähnelt das magnetresonanztomographische Erscheinungsbild der heterotopen Ossifikation naturgemäß dem des reifen Knochens.

Pigmentierte villonoduläre Synovialitis

Als pigmentierte villonoduläre Synovialitis (PVNS) wird eine benigne proliferative Erkrankung bezeichnet, die üblicherweise in den großen Gelenken vorkommt (Abb. 2.2.5a u. b). Diese führt zu erosiven Veränderungen in den Knochen, die das jeweilige Gelenk bilden. Das synovial proliferierende Gewebe neigt zur chronisch-rezidivierenden Einblutung. Typischerweise enthält das synovial proliferierende Gewebe dadurch Hämosiderinablagerungen. Durch die Suszeptibilitätseffekte des Hämosiderins ist dieses Gewebe in T_1- und T_2-gewichteten Sequenzen häufig sehr signalarm.

Fälle von PVNS, in denen dieser Effekt magnetresonanztomographisch nicht erkennbar ist, sind in der Literatur als atypische PVNS beschrieben.

Fibromatose

Bei der Fibromatose handelt es sich um eine benigne, aber aggressiv wachsende und zu Rezidiven neigende Veränderung (Abb. 2.2.6a u. b). Ihr magnetresonanztomographisches Erscheinungsbild ist variabel (Kransdorf u. Mitarb.

1990). In T_1-gewichteten Sequenzen ist sie iso- bis leicht hyperintens zur Muskulatur, in T_2-gewichteten Sequenzen entweder signalarm oder signalreich, je nach Zellularität. Nach Kontrastmittelgabe kann sie ein Enhancement in variabler Ausprägung – von fehlender bis hin zu ausgeprägter Anreicherung – haben. Häufig orientiert sich die Fibromatose in ihrer Ausrichtung an vorbestehenden anatomischen Strukturen, wie z. B. Muskeln oder Septen.

Synoviale Zysten

Synoviale Zysten können von Gelenken, Sehnenscheiden, Ligamenten oder Bursen ausgehen. Sie sind scharf begrenzte, in der Magnetresonanztomographie wasserisointense Strukturen. In der Computertomographie kommen sie wasserisodens zur Darstellung, in der Sonographie sind sie homogen echoarm. Eine Kontrastmittelaufnahme zählt nicht zu den Eigenschaften synovialer Zysten.

Literatur

Berquist, T.H. (1989): Magnetic resonance imaging of musculoskeletal neoplasms. Clin Orthop (244): 101 – 118

Berquist, T.H., R.L. Ehman, B.F. King, C.G. Hodgman, D.M. Ilstrup (1990): Value of MR imaging in differentiating benign from malignant soft-tissue masses: study of 95 lesions. Am J Roentgenol 155 (6): 1251 – 1255

Buetow, P.C., M.J. Kransdorf, R.P. Moser jr., J.S. Jelinek, B.H. Berrey (1990): Radiologic appearance of intramuscular hemangioma with emphasis on MR imaging. Am J Roentgenol 154 (3): 5637

Kransdorf, M.J., J.S. Jelinek, R.P. Moser jr. (1993): Imaging of soft tissue tumors. Radiol Clin North Am 31 (2): 359 – 372

Kransdorf, M.J., J.S. Jelinek, R.P. Moser jr., J.A. Utz, T.M. Hudson, J. Neal, B.H. Berrey (1990): Magnetic resonance appearance of fibromatosis. A report of 14 cases and review of the literature. Skeletal Radiol 19 (7): 4959

Moulton, J.S., J.S. Blebea, D.M. Dunco, S.E. Braley, G.S. Bisset 3rd, K.H. Emery (1995): MR imaging of soft-tissue masses: diagnostic efficacy and value of distinguishing between benign and malignant lesions. Am J Roentgenol 164 (5): 1191 – 1199

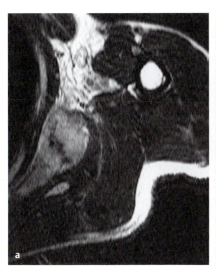
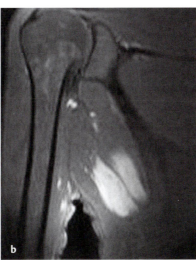

Abb. 2.2.6 a u. b Aggressive Fibromatose in der rechten Axilla. Sie stellt sich signalreich sowohl in der T_2-Wichtung (**a**) als auch in der kontrastmittelgestützten fettgesättigten T_1-Wichtung (**b**) dar.

2.2.2 Nuklearmedizinische Diagnostik bei Weichteiltumoren und tumorvortäuschenden Läsionen

Chr. Franzius, J. Sciuk und O. Schober

Skelettszintigraphie

Die Durchführung der Skelettszintigraphie mit Radiopharmaka sowie der Anreicherungsmechanismus sind im Kapitel 1.2.2 ausführlich dargestellt.

Bei den malignen Weichteiltumoren wird die Skelettszintigraphie hauptsächlich als Methode zum Nachweis bzw. Ausschluss von Knochenmetastasen sowie Ausschluss einer lokalen Knochenbeteiligung eingesetzt. Wie auch bei anderen Tumorentitäten ist die Skelettszintigraphie als einfache, schnelle und kostengünstige Methode mit hoher Sensitivität (über 90%) dafür gut geeignet (Bares 1999, Munz 1994).

Teilweise zeigen Weichteilläsionen benigner, z. B. Rhabdomyolysis, Trauma, Entzündung, Myositis ossificans, oder maligner Genese, z. B. Rhabdomyosarkom, Liposarkom, Fibrosarkom, Leiomyosarkom, Angiosarkom, synoviales Sarkom, extraossäres Ewing-Sarkom, primitiver neuroektodermaler Tumor (PNET) in der Skelettszintigraphie (in der Perfusions-, Weichteil- und/oder Mineralisationsphase) eine vermehrte Anreicherung der Phosphonate (Abb. 2.2.**7**), teilweise jedoch auch nicht (Abb. 2.2.**8 a** u. **b**). Diese unspezifische Mehranreicherung kann meist nicht artdiagnostisch verwendet werden. Auch ein Grading der Weichteilläsion gelingt mittels Skelettszintigraphie in der Regel nicht. Bei ossärer Mehranreicherung in den benachbarten Skelettabschnitten kann nicht sicher zwischen Tumorkompression und -invasion differenziert werden. Eine unauffällige Darstellung des angrenzenden Knochens schließt eine ossäre Beteiligung in der Regel aus (Harbert u. Mitarb. 1996).

Positronen-Emissions-Tomographie

Die Positronen-Emissions-Tomographie (PET) mit ^{18}Fluordesoxyglukose (^{18}F-FDG, FDG) ist ausführlich im Kapitel 1.2.2 beschrieben (Büll u. Mitarb. 1999, Harbert u. Mitarb. 1996, Schicha u. Schober 2000). Auf der Basis internationaler Publikationen wird regelmäßig in interdisziplinären Konsensuskonferenzen geprüft, für welche klinischen Fragestellungen eine Indikation für eine PET vorliegt (Reske u. Kotzerke 2001). Die Ergebnisse der Arbeitsgruppe „Knochen- und Weichteiltumore" im Rahmen der Konsensuskonferenz „PET in der Onkologie" 2000 wurden gesondert zusammengefasst (Franzius u. Mitarb. 2001) (Tab. 2.2.**1**).

Indikationen für die FDG-PET

Die FDG-PET eignet sich bei den Weichteiltumoren – wie auch bei den Knochentumoren – zum nichtinvasiven Grading. Eine sichere Differenzierung zwischen benignen und hochgradig malignen Prozessen ist möglich. Niedriggradig maligne Läsionen lassen sich hingegen nicht eindeutig von aggressiven benignen Veränderungen unterscheiden (Schulte u. Mitarb. 1999). Weitere potenzielle FDG-PET-Indikationen sind die Rezidivdiagnostik (Garcia u. Mitarb. 1996, Lucas u. Mitarb. 1998, Schwarzbach u. Mitarb. 1999) und das Therapiemonitoring (Kole u. Mitarb. 1999, van Ginkel u. Mitarb. 1996). Für die Erkennung pulmonaler Metastasen der Weichteilsarkome zeigte sich keine Überlegenheit der FDG-PET gegenüber der CT (Lucas u. Mitarb. 1998). Es liegen bisher noch nicht genügend Publikationen an großen Patientenkollektiven vor, um den klinischen Nutzen der FDG-PET bei allen Fragestellungen bezüglich der Diagnostik von Weichteiltumoren abschließend beur-

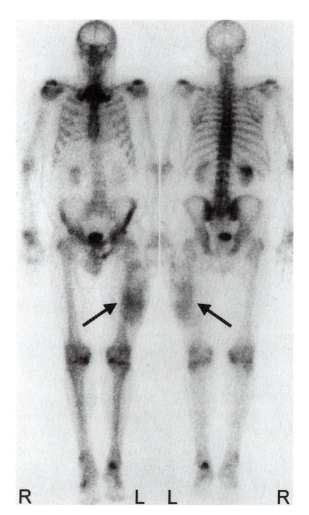

Abb. 2.2.7 60-jähriger Patient mit einem Liposarkom in den Weichteilen des linken Oberschenkels. In der ^{99m}Tc-MDP-Skelettszintigraphie (Ganzkörperdarstellung von ventral und dorsal) zeigt sich eine unspezifische Traceranreicherung im Primärtumor. Eine ossäre Metastasierung wurde mit der Skelettszintigraphie ausgeschlossen.

teilen zu können. Vorteil der FDG-PET als Ganzkörperverfahren ist, dass Primärtumor, Lymphknoten- und Fernmetastasen in Weichteilen und Knochen in einer Untersuchung dargestellt werden können.

Indikationen für die ^{18}F-PET

Die Darstellung des Knochenstoffwechsels mit der ^{18}F-PET ist der planaren Skelettszintigraphie und der SPECT hinsichtlich der Erkennung, Lokalisation und Artdiagnostik von Knochenmetastasen überlegen (Schirrmeister u. Mitarb. 1999). Auch hier ist eine abschließende Bewertung, bei welchen Indikationen der höhere zeitliche und finanzielle Aufwand mit einem Nutzen für die Patienten gerechtfertigt

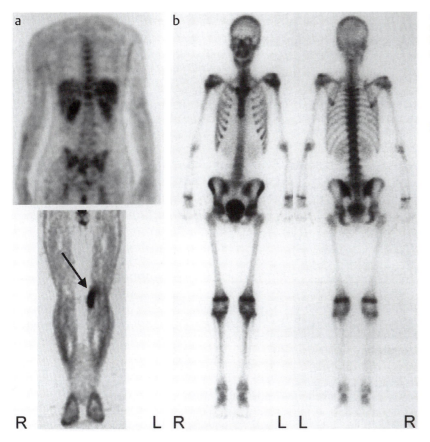

Abb. 2.2.8 a u. b 16-jährige Patientin mit einem Synovialsarkom im linken Knie.
a In der ¹⁸F-FDG-PET (Ganzkörperdarstellung, koronale Schnittbilder) zeigt das Liposarkom eine deutlich gesteigerte ¹⁸F-FDG-Aufnahme. Metastasen stellen sich nicht dar.
b In der ⁹⁹ᵐTc-MDP-Skelettszintigraphie (Ganzkörperdarstellung von ventral und dorsal) findet sich lediglich eine geringe, reaktive Mehranreicherung des gesamten linken Knies ohne Tracermehranreicherung im Primärtumor.

Tab. 2.2.1 Indikationen für die FDG-PET bei Weichteiltumoren nach der Konsensuskonferenz 2000, PET in der Onkologie III, Ergebnisse der Arbeitsgruppe Knochen- und Weichteiltumoren (Franzius u. Mitarb. 2001, Reske u. Kotzerke 2001)

Indikation		Klassifizierung
Grading		1 b
Staging	T	4
	N	3
	M	
	• ossär	3
	• pulmonal	3
Therapiekontrolle		3
Rezidivdiagnostik		3

Klassifizierungssystem:
1 a: klinischer Nutzen erwiesen
1 b: die Studienergebnisse sprechen überwiegend für klinischen Nutzen
2: klinischer Nutzen wahrscheinlich
3: (noch) keine Bewertung möglich, Datenlage unzureichend
4: im Allgemeinen ohne Nutzen

ist, derzeit noch nicht möglich. Die ¹⁸F-PET wird daher noch nicht als klinisches Routineverfahren eingesetzt.

Literatur

Bares, R. (1999): Leitlinien für die Skelettszintigraphie. Nuklearmedizin 38: 251–253

Büll, U., H. Schicha, H.-J. Biersack u. Mitarb. (1999): Nuklearmedizin. 3. Aufl. Thieme, Stuttgart

Franzius, C., M. Schulte, A. Hillmann u. Mitarb. (2001): Klinische Wertigkeit der Positronen-Emissions-Tomographie (PET) in der Diagnostik der Knochen- und Weichteiltumore. 3. Konsensuskonferenz „PET in der Onkologie", Ergebnisse der Arbeitsgruppe Knochen und Weichteiltumore. Chirurg 72: 1071–1077

Garcia, J.R., E.E. Kim, F.C.L. Wong u. Mitarb. (1996): Comparison of Fluorine-18-FDG PET and Technetium-99 m-MIBI SPECT in evaluation of musculoskeletal sarcomas. J Nucl Med 37: 1476–1479

van Ginkel, R.J., H.J. Hoekstra, J. Pruim u. Mitarb. (1996): FDG-PET to evaluate response to hyperthermic isolated limb perfusion for locally advanced soft-tissue sarcoma. J Nucl Med 37: 984–990

Harbert, J.C., W.C. Eckelman, R.D. Neumann (1996): Nuclear medicine, diagnosis and therapy. Thieme, Stuttgart

Kole, A.C., B.E.C. Plaat, H.J. Hoekstra u. Mitarb. (1999): FDG and L-[1-(11)C]-Tyrosine imaging of soft-tissue tumors before and after therapy. J Nucl Med 40: 381–386

Lucas, J.D., M.J. O'Doherty, J.C.H. Wong u. Mitarb. (1998): Evaluation of fluorodeoxyglucose positron emission tomography in the management of soft-tissue sarcoma. J Bone Joint Surg (Br) 80-B: 441–447

Munz, D.L. (1994): Ist die Skelettszintigraphie als Metastasenscreening erforderlich? Nuklearmedizin 33: 5
Reske, S. N., J. Kotzerke (2001): FDG-PET for clinical use. Results of the 3rd German Interdisciplinary Consensus Conference. Eur J Nucl Med submitted
Schicha, H., O. Schober (2000): Nuklearmedizin, Basiswissen und klinische Anwendung. 4. Aufl. Schattauer, Stuttgart
Schirrmeister, H., A. Guhlmann, K. Elsner u. Mitarb. (1999): Sensitivity in detecting osseous lesions depends on anatomic localization: planar bone scintigraphy versus 18 F PET. J Nucl Med 40: 1623–1629
Schulte, M., D. Brecht-Krauss, B. Heymer u. Mitarb. (1999): Fluorodeoxyglucose positron emission tomography of soft tissue tumors: is a non-invasive determination of biological activity possible? Eur J Nucl Med 26: 599–605
Schwarzbach, M., F. Willeke, A. Dimitrakopoulou-Strauss u. Mitarb. (1999): Functional imaging and detection of local recurrence in soft tissue sarcomas by positron emission tomography. Anti-cancer Res 19: 1343–1349

2.2.3 Biopsie bei Weichteiltumoren

N. Lindner

Um die **Ausführung von Biopsien** bei Weichteilläsionen zu optimieren, soll dieses Kapitel Hilfestellung bei der Planung und Ausführung geben. Die im Kapitel 1.2.3 zur Biopsie bei Knochentumoren gemachten Aussagen gelten grundsätzlich auch bei Weichgewebeläsionen. Einige Besonderheiten sind nachfolgend dargestellt.

Subkutane Weichteiltumoren sind sehr häufig gutartig. Diese benötigen keine Therapie oder lediglich eine limitierte Resektion. Dennoch können maligne Tumoren die Eigenschaften eines benignen subkutanen Tumors aufweisen. Deshalb ist es ratsam, alle mit fettiger Konsistenz zu tastenden Läsionen – in der Regel Lipome – die seit mehr als einem Jahr ohne Veränderung oder Schmerzen bekannt sind, lediglich klinisch zu kontrollieren. Alle anderen Läsionen sind einer Schnittbildgebung zuzuführen und anschließend weiter zu diagnostizieren. Bei Verdacht auf einen bösartigen Weichteiltumor ist fast immer eine Probebiopsie notwendig.

Als allgemeingültige Regel gilt, dass alle tief liegenden, d. h. subfaszialen Weichteilläsionen als maligne angesehen werden sollten, bis das Gegenteil bewiesen ist (Enneking 1990).

Nur wenn ein Operateur in der Lage ist, ein Weichteilsarkom onkologisch korrekt weit im Gesunden zu resezieren, sollte er die Behandlung fortführen. Ansonsten gehört der Patient an einen erfahrenen Kollegen überwiesen.

Die technische Ausführung einer Probebiopsie erscheint einfach, sollte jedoch mit der gleichen Sorgfalt wie eine große Tumorresektion geplant werden. Fehler bei der Diagnose durch eine inadäquate Biopsie können einen einschneidenden negativen Einfluss auf die Möglichkeit der Gliedmaßenerhaltung bei Sarkomen haben und in den schlimmsten Fällen sogar eine Amputation notwendig machen oder ein Lokalrezidiv verursachen. Der Zugang zur Probebiopsie muss den Zugang zur eigentlichen späteren Tumorresektion berücksichtigen (Mankin u. Mitarb. 1996).

Wahl der Biopsietechnik

Es stehen bei Weichteiltumoren die perkutane Feinnadelaspiration, die True-Cut-Hohlnadelbiopsie und die offene Inzisions- und Exzisionsbiopsie als Möglichkeiten zur Auswahl.

Im Allgemeinen wird die perkutane Hohlnadelbiopsie mittels einer so genannten True-Cut-Stanznadel bei Weichteiltumoren bevorzugt. Die Abbildung 2.2.**9**a u. b zeigt eine True-Cut-Nadel mit Biopsiepistole, die schnell und schmerzlos einen Stanzzylinder automatisch aus dem Gewebe gewinnt.

Eine sonographische oder computertomographische Steuerung kann zusätzlich die Platzierung der Nadel erleichtern, insbesondere wenn der Tumor in einer anatomisch schwer zugänglichen Lokalisation liegt.

Die Vorteile der Hohlnadelbiopsie sind ihre geringe Traumatisierung, Raschheit, Sicherheit, Kostengünstigkeit

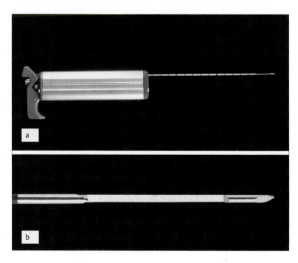

Abb. 2.2.9 a u. b True-Cut-Nadel mit einer Biopsiepistole, die automatisch eine Gewebezylinder aus dem Tumor schneidet.

und Einfachheit in der Anwendung unter Lokalanästhesie. Eine definitive Operation kann ggf. kurzfristig angeschlossen werden, da keine Wundheilung abgewartet werden muss. Die Nachteile liegen vorwiegend in der geringen Gewebemenge begründet. Kleine Stanzzylinder könnten ein nicht aussagekräftiges Areal des Tumors enthalten und zur Fehldiagnose führen. Bei sehr inhomogenen Läsionen ist die Möglichkeit, ein falsches Areal zu biopsieren, d.h. der „Sampling Error" zu berücksichtigen. Des Weiteren kann bei kleinen Stanzzylindern nicht immer genug Gewebe für Spezialuntersuchungen (Immunhistochemie, Zytogentik, Elektronenmikroskopie) entnommen werden, weil der gesamte Stanzzylinder für die Routinehistologie benötigt wird. Da für die weitere operative Planung die Einteilung des Gradings der Läsion (hochmaligne, niedrigmaligne oder benigne) ausreicht und der Subtyp nicht relevant ist, kann der erfahrene Pathologe in der Regel aus den vorliegenden Zylindern diese wenigen Informationen gewinnen. Die genaue Entität kann am späteren adäquat resezierten Resektionspräparat festgelegt werden.

Nach perkutanen Stanzbiopsien ist unbedingt ein Hämatom durch eine folgende Kompression zu verhindern. Die Eintrittsstelle muss gut dokumentiert werden, damit sie bei einer eventuellen späteren Tumorresektion lokalisiert und falls nötig En bloc mit dem Tumor reseziert werden kann. Gerade bei der Stanzbiopsie sind exakte anatomische Kenntnisse vonnöten, damit man nicht unbeabsichtigt zu nah an die großen Nerven- und Gefäßstrukturen gelangt und dort womöglich ein kontaminiertes Hämatom erzeugt.

Wenn eine offene Probeentnahme gewählt wird, steht man vor der Frage, ob sie als Inzisionsbiopsie oder als Exzisions- bzw. Resektionsbiopsie durchzuführen ist. Inzisionsbiopsien gehen zur Gewebeentnahme direkt in den Tumor. Exzisionsbiopsien entfernen dagegen die gesamte Veränderung entweder marginal oder weit entfernen.

Ist die Weichteilläsion aufgrund der Bildgebung wahrscheinlich gutartig (glatt, homogen, oberflächlich) und kleiner als 5 cm, ist eine Exzisionsbiopsie möglich. Der Operateur sollte sich aber dabei sicher sein, dass der Resektionsrand möglichst weit und somit das Risiko für ein lokales wieder wachsen des Tumors möglichst gering ist (Springfield u. Mitarb. 1996). Wenn eine primäre Exzision durchgeführt wird, ist es wichtig, dass der Pathologe die Resektionsränder des Präparates eingehend untersucht und das Präparat nicht unnötig aus „Neugierde" im Operationssaal aufgeschnitten wird.

Bei Verdacht auf einen bösartigen Weichteiltumor ist grundsätzlich primär keine Resektionsbiopsie zu planen. Hier ist zunächst durch eine Inzisionsbiopsie ausreichend Material für die pathologische Untersuchung, von der dann das weitere chirurgische Vorgehen abhängig gemacht wird, zu gewinnen.

Bei der Durchführung der offenen Probebiopsie sollte ein Schnellschnitt (Gefrierschnitt) noch während der Operation über die Aussagefähigkeit des Materials entscheiden. Wenn dabei nur nekrotisches oder stark gequetschtes Gewebe vorliegt, muss zusätzliches Material gewonnen werden. In indizierten Fällen, z.B. bei einem gutartigen Lipom, kann nach dem Gefrierschnitt die definitive Operation angeschlossen werden (Mankin u. Mitarb. 1982).

Ist die Diagnose unklar, sollte die definitive Therapie auf einen späteren Zeitpunkt verlegt werden. Auf keinen Fall sollte bei einem Sarkom nach der Eröffnung des Tumors zur Probeentnahme die Resektion in gleicher Sitzung angeschlossen werden, da immer ein intraläsionaler Resektionsrand resultiert. In diesem Fall ist die Wunde sorgfältig zu verschließen und nach 1–2 Wochen bei guter Wundheilung eine weite Nachresektion anzuschließen.

Literatur

Enneking (1990): A system for the classification of skeletal resections. Chir Organi Mov 75 (1)

Mankin, H.J., T.A. Lange, S.S. Spanier (1982): The hazards of biopsy in patients with malignant primary bone and soft-tissue tumors. J Bone Joint Surg (Am) 64 (8): 1121–1127

Mankin, H.J., C.J. Mankin. M.A. Simon (1996): The hazards of the biopsie, revisited. Members of the Musculoskeletal Tumor Society (see comments). J Bone Joint Surg Am 78 (5): 656–663

Springfield, D.S., A. Rosenberg (1996): Biopsie: complicated and risky (editorial; comment) (see comments). J Bone Joint Surg Am 78 (5): 639–643

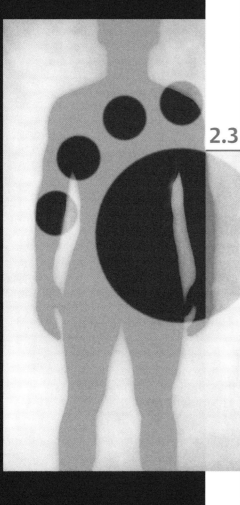

2.3 Spezielle Pathologie der Weichgewebstumoren und tumorartigen Läsionen

Chr. August

2.3.1 Einführung

2.3.2 Fettgewebstumoren

2.3.3 Fibroblastische/myofibroblastische Tumoren

2.3.4 Fibrohistiozytische Tumoren

2.3.5 Tumoren mit Differenzierungsmerkmalen glatter Muskelzellen

2.3.6 Tumoren mit Skelettmuskeldifferenzierungen

2.3.7 Neurogene Weichgewebstumoren

2.3.8 Tumoren mit vaskulären Differenzierungsmerkmalen

2.3.9 Tumoren ungeklärter Differenzierung bzw. ungeklärter histogenetischer Zuordnung

2.3.1 Einführung

Zu den Weichgewebstumoren gehören alle nichtepithelialen Neoplasien, die entwicklungsgeschichtlich auf das Mesoderm zurückgeführt werden können. Somit sind neben den hier abgehandelten Tumoren des Bewegungsapparates einschließlich derer des zugehörigen Gefäßsystems und Neurovegetativums auch jene Tumoren inbegriffen, die dem Mesenchym der parenchymatösen Organe zugeordnet werden können.

Die strukturelle Vielfalt der Weichgewebstumoren wird an dem breit gefächerten Spektrum im feingeweblichen Aufbau des Stützapparates verständlich, zu dem mitunter interessante und diagnostisch wichtige Analogien gegeben sind. Solchen am Vergleich mit Normalgeweben orientierten strukturellen und immunphänotypischen **Differenzierungsmerkmalen** und nicht mehr den rein histogenetischen Gesichtspunkten folgt auch die moderne Klassifikation der Weichgewebslumoren, die heute für einige Tumoren durch zytogenetische und molekulare Charakteristika komplettiert wird. Eine Einführung in wichtige methodische Belange der modernen Tumordiagnostik wurde bereits im Zusammenhang mit der Darstellung der ossären Tumoren im Kap. 1.2.4 gegeben.

Durch die unterschiedlichen Ebenen einer möglichen neoplastischen Transformation in der Differenzierung von der unreifen mesenchymalen Stammzelle hin zu mehr oder weniger ausgereiften Stützgewebszellen ergibt sich auch innerhalb einer immunphänotypisch einheitlichen Kategorie noch eine relativ große histomorphologische Vielfalt (**Heterogenität**), aus der die Notwendigkeit einer Graduierung erwächst. Solche Graduierungen sind neben der Klassifikation der Weichgewebstumoren heutzutage eine vom Pathologen geforderte diagnostische Leistung, auf der die Behandlungskonzepte aufgebaut sind. Dafür sind die Untersuchung zahlreicher unterschiedlicher Abschnitte eines Tumors und der Einsatz moderner Spezialmethoden zur Bestimmung des **Immunphänotyps** und weiterer wichtiger Merkmale des Proliferationsverhaltens und unter Umständen ihres genetischen Hintergrundes bedeutsam. Für verschiedene Tumoren leiten sich aus dem Nachweis der Expression hormoneller Rezeptoren sowie verschiedener Onkoproteine mit Rezeptorfunktion für Wachstumsfaktoren an der Zelloberfläche interessante therapeutische Ansatzpunkte ab.

In der solchen Therapiekonzepten zugewandten Etablierung weiterer, der besseren Charakterisierung der Tumorbiologie dienenden Methoden bestehen zukünftig die Aufgaben des Pathologen.

Die **Dignitätsbewertung** als wichtigste klinisch geforderte Stellungnahme im Zusammenhang mit einer feingeweblichen Untersuchung stellt für Weichgewebstumoren ein besonderes, bislang nicht befriedigend gelöstes Problem dar.

Eine weitere Besonderheit der Weichgewebstumoren besteht in der Existenz klinisch und auch histologisch von echten Neoplasien nur unscharf abgegrenzter **tumorartiger Läsionen**, insbesondere unter den fibrohistiozytischen Prozessen.

Die hier gewählte Darstellung folgt weitgehend der WHO-Klassifikation der Weichgewebstumoren (Fletcher 2002). Innerhalb morphologisch differenzieller Gruppen von Tumoren werden benigne und maligne Varianten sowie die Tumoren mit einer biologischen Intermediärstellung jeweils gesondert abgehandelt. Der Anspruch auf systematische Vollständigkeit wurde unter dem Gesichtspunkt einer Fokussierung auf eine orthopädische Relevanz aufgegeben. Die neuere und neueste Literatur wurde für die hier übersichtshaft gegebene Darstellung soweit als möglich berücksichtigt. Für detailliertere Darstellungen der Tumorpathologie sei ebenso wie hinsichtlich differenzialdiagnostischer Aspekte und speziellerer Nomenklaturfragen auf die pathologisch-anatomischen Standardwerke der Weichgewebstumoren von Enzinger (Weiss u. Goldblum 2001), Fletcher (2000), Katenkamp u. Stiller (1990) sowie aus dem Register des Armed Forces Institute of Pathology (Kempson 2001) verwiesen.

Epidemiologie, histologische Typisierung und Graduierung

Maligne Weichgewebstumoren stellen in diagnostischer und therapeutischer Hinsicht eine ungleich größere Herausforderung im klinischen Alltag dar als die etwa 100-mal häufigeren benignen Weichgewebstumoren. Die Inzidenz eines malignen Weichgewebstumors liegt bei jährlich 30 Neuerkrankungen auf 1 000 000 Einwohner.

Unter den benignen Weichgewebstumoren findet man – der **geweblichen Differenzierung** folgend – anteilig zu etwa je einem Drittel Lipome und fibrohistiozytische Tumoren, zu 10% Gefäßtumoren und zu 5% benigne Nervenscheidentumoren. Eine oberflächliche Lokalisation weisen 99% dieser Tumoren auf und 95% besitzen einen Durchmesser von unter 5 cm. Beziehungen zum Lebensalter sind gegeben. Lipome und Gefäßtumoren zeigen eine Dominanz bei jüngeren Patienten, 50% der benignen Gefäßtumoren treten bei Patienten unterhalb des 20. Lebensjahres auf.

Maligne Weichgewebstumoren besitzen demgegenüber einen Altersgipfel bei 65 Jahren. In 75% der Fälle sind es Sarkome der Extremitäten und nur in 10% stammassoziierte bzw. retroperitoneale Tumoren. In einem Drittel liegen maligne Weichgewebstumoren oberflächlich und weisen einen mittleren Durchmesser von 5 cm auf, zwei Drittel zeigen eine tiefe Lokalisation mit einem mittleren Durchmesser von 9 cm (Gustafson 1994). Etwa 75%

entsprechen hochmalignen Tumoren, zum Zeitpunkt der Diagnosestellung weisen bereits 10% der Patienten Metastasen auf. Die Verteilung der Entitäten ist über längere Zeiträume von den Nomenklaturen und teilweise sich verändernden Zuordnungskriterien abhängig. Pleomorphe Sarkome sind typische Vertreter des höheren Lebensalters. Synovialsarkome sind häufig bei jungen Erwachsenen und embryonale Rhabdomyosarkome praktisch ausschließlich im Kindesalter anzutreffen.

Während im Erwachsenenalter eine Summation verschiedener exogener Faktoren neben endogenen berücksichtigt werden muss, dürften im Kindesalter bei intaktem Immunsystem vorwiegend genetische Aberrationen entscheidende Weichenstellungen für die Tumorprogression vermitteln.

WHO-Klassifikation der Weichteiltumoren

Die aktuelle Weichteiltumoren-Nomenklatur der WHO (Fletcher 2002), (Tab. 2.3.1), basiert auf den wichtigen vorausgegangenen Nomenklaturen, insbesondere denen von Stout u. Lattes (1967), Hajdu (1979), Lattes (1982) sowie Enzinger u. Weiss (1983) bzw. Weiss u. Goldblum (2001), die sich bereits allesamt an phänomenologischen Differenzierungsmerkmalen orientiert hatten. Im deutschsprachigen Schrifttum verdient das auch heute noch für den praktischen Gebrauch anerkannte und nützliche Werk von Katenkamp u. Stiller (1990) Beachtung, folgt es doch bereits konsequent dem Prinzip der Klassifizierung in Kombination von geweblicher Differenzierung und Gesichtspunkten des biologischen Verhaltens, das auch in dem von Weiss und Goldblum editierten Enzinger-Standardwerk (Weiss u.

Tab. 2.3.1 Klassifikation der Weichteiltumoren nach WHO (Fletcher 2002)

Fettgewebstumoren	benigne	Lipom	8850/0
		Lipoblastom	8881/0
		Angiolipom	8861/0
		chondroides Lipom	8862/0
		Myolipom	8890/0
		Angiomyolipom	8860/0
		Myelolipom	8870/0
		Spindelzell-Lipom	8857/0
		pleomorphes Lipom	8854/0
		Hibernom	8880/0
	intermediär (lokal aggressiv)	atypischer lipomatöser Tumor/	
		hochdifferenziertes Liposarkom	8851/3
	maligne	dedifferenziertes Liposarkom	8858/3
		myxoides Liposarkom	8852/3
		Rundzell-Liposarkom	8853/3
		pleomorphes Liposarkom	8854/3
		Mischtyp-Liposarkom	88555/3
		Liposarkom, NOS	8850/3
Fibroblastisch-myofibroblastische Tumoren	benigne	Fasciitis nodularis	
		proliferative Fasciitis	
		proliferative Myositis	
		Myositis ossificans	
		fibroossärer digitaler Tumor	
		ischämische Fasziitis	
		Elastofibrom	8820/0
		fibröses Hamartom des Kindesalters	
		Myofibrom/Myofibromatose	8824/0

Fortsetzung →

Tab. 2.3.1 **Fortsetzung**

		Fibromatosis coli	
		juvenile hyaline Fibromatose	
		Fremdkörperfibromatose	
		Sehnenscheidenfibrom	8810/0
		desmoplastisches Fibroblastom	8810/0
		Myofibroblastom, mammary-Typ	8825/0
		kalzifizierendes aponeurotisches Fibrom	8810/0
		Angiomyofibroblastom	8826/0
		zelluläres Angiofibrom	9160/0
		nuchales Fibrom	8810/0
		kalzifizierender fibröser Tumor	
		Riesenzellangiofibrom	9160/0
	intermediär (lokal aggressiv)	Fibromatose, Superfizial-Typ	
		Fibromatose, Desmoid-Typ	8821/1
	intermediär (selten metastasierend)	solitär fibröser Tumor (SFT)	8815/1
		Hämangioperizytom	9150/1
		inflammatorischer myofibroblastischer Tumor	8825/1
		low-grade myofibroblastisches Sarkom	8825/3
		myxoinflammatorisches fibroblastisches Sarkom	8811/3
		infantiles Fibrosarkom	8814/3
	maligne	adultes Fibrosarkom	8810/3
		Myxofibrosarkom	8811/3
		low-grade fibromyxoides Sarkom	8811/3
		hyalinisierender Spindelzell-Tumor	
		sklerosierendes epitheloides Fibrosarkom	8810/3
Fibrohistiozytische Tumoren	benigne	Riesenzelltumor der Sehnenscheiden, lokalisierte Form	9252/0
		Riesenzelltumor der Sehnenscheiden, diffuse Form	9251/0
		tief penetrierendes benignes fibröses Histiozytom	8830/0
	intermediär (selten metastasierend)	plexiformer fibrohistiozytischer Tumor	8835/1
		Riesenzelltumor der Weichteile	9251/1
	maligne	pleomorphes malignes fibröses Histiozytom (MFH)	8830/3
		Inflammatorisches MFH	8830/3

Fortsetzung →

Tab. 2.3.1 **Fortsetzung**

Glattmuskuläre Tumoren	benigne	Angioleiomyom	8894/0
		tiefes Leiomyom	8890/0
		genitales Leiomyom	8890/0
		Leiomyosarkom	8890/3
Perivaskuläre Tumoren	benigne	Glomus-Tumor	8711/0
	maligne	maligner Glomus-Tumor	8711/3
Rhabdomyoblastäre Tumoren	benigne	Rhabdomyom	8900/0
	maligne	embryonales Rhabdomyosarkom	8910/3
		alveoläres Rhabdomyosarkom	8920/3
		pleomorphes Rhabdomyosarkom	8901/3
Gefäßtumoren	benigne	Hämangiom, subkutan oder tief	9120/0
		Hämangiom, intramuskulär	9132/0
		Hämangiom, synovial	9120/0
		epitheloides Hämangiom	9125/0
		Angiomatose	
		Lymphangiom	9170/0
	intermediär (lokal aggressiv)	kaposiformes Hämangioendotheliom	9130/1
	intermediär (selten metastasierend)	retiformes Hämangioendotheliom	9135/1
		papillär-endovakuläres Angioendotheliom	9135/1
		Hämangioendotheliom, Composit-Typ	9130/1
		Kaposi-Sarkom	9140/3
	maligne	epitheloides Hämangioendotheliom	9133/3
		Angiosarkom	9120/3
Chondroossäre Tumoren	benigne	Chondrom der Weichteile	9220/0
	maligne	mesenchymales Chondrosarkom	9240/3
		extraskelettales Osteosarkom	9180/3
Tumoren unsicherer histogenetischer Differenzierung	benigne	intramuskuläres Myxom	8840/0
		juxtaartikuläres myxom	8840/0
		tiefes (aggressives) Angiomyxom	8841/0
		pleomorpher hyalinisierender angiektatischer Tumor	
	intermediär (selten metastasierend)	angiomatoides fibröses Histiozytom	8836/1
		ossifizierender fibromyxoider Tumor	8842/1
		Myoepitheliom	8982/1

Fortsetzung →

Tab. 2.3.1 **Fortsetzung**

	maligne	synoviales Sarkom	9040/3
		epitheloides Sarkom	8804/3
		alveoläres Weichteilsarkom	9581/3
		Klarzellsarkom der Weichteile	9044/3
		extraskelettales myxoides (chordoides) Chondrosarkom	9231/3
		peripherer neuroektodermaler Tumor (PNET)	9364/3
		extraskelettales Ewing-Sarkom	9260/3
		desmoplastischer Rundzelltumor	8806/3
		extrarenaler rhabdoider Tumor	8963/3
		malignes Mesenchymom	8990/3

Goldblum 2001) sowie in der neuen WHO-Nomenklatur der Weichteiltumoren (Fletcher 2002) in gleicher Weise Anwendung findet. Den Tumoren unsicheren biologischen Verhaltens (borderline malignant potential, intermediate malignancy) wurden in der WHO-Nomenklatur zwei Intermediärgruppen neu zugeteilt.

Die biologische Bewertung eines Tumors aufgrund seiner strukturellen, immunphänotypischen und genetischen Eigenschaften mittels der modernen Methoden der Pathologie erfolgt somit in der Zuordnung zu einer der 4 Gruppen:
- benigne,
- intermediär, lokal aggressiv,
- intermediär, selten metastasierend,
- maligne.

Histologisches Grading

Unter den verschiedenen Graduierungsversuchen haben sich zwei Grading-Systeme durchgesetzt. Das Prinzip der Graduierung gemäß dem System des NCI (United States National Cancer Institute) beruht auf einer Summation aus histologischem Tumortyp, Zellreichtum, Pleomorphie und Mitoserate für die Festlegung der biologischen Bewertung zwischen low grade und high grade (Costa 1990). Zusätzlich werden mittels eines Nekrose-Index von unter 15% noch Tumoren aus der Gruppe hoher Malignität ausgegliedert und einer Intermediär-Gruppe (Grad 2) zugeordnet.

Das FNCLCC-System der French Federation of Cancer Centers Sarcoma Group (Coindre u. Mitarb. 2001) basiert auf einer multivariaten Analyse verschiedener semiquantitativ bestimmter Scores aus Tumordifferenzierung, Mitoseindex und Nekroseanteil (Tab. 2.3.**2**). Mitosen werden in der semiquantitativen Bewertung des Proliferationsverhaltens von Weichteiltumoren gewöhnlich pro 10 Gesichtsfelder bei 40facher Objektivvergrößerung (High Power Fields = HPF) ausgezählt. Im direkten Vergleich beider Graduierungssysteme (s. Tab. 2.3.**3**) erkennt man die nur geringen Unterschiede, zumal dem klinischen Anspruch in der Regel ein 2-stufiges Grading genügt, das die Gruppen 2 und 3 als High-Grade-Tumoren von den Low-grade-Tumoren der Gruppe 1 abgrenzt.

Gleichwohl ist mit einer Graduierung gemäß einem Grad 1 die Beantwortung der Frage der Dignität noch nicht vorweg genommen.

Tumorstadium (Staging)

Das pathologische Tumorstadium nach dem TNM-System (Tab. 2.3.**4** u. 2.3.**5**) bezieht neben der Tumorgröße den Nodalstatus und die Metastasierung sowie auch das Grading in die Stadienbewertung des Primärtumors mit ein.

Tab. 2.3.2 Grading von Weichgewebetumoren nach FNCLCC (Coindre u. Mitarb. 2001)

	Score 0	Score 1	Score 2	Score 3
Differenzierung		Tumordifferenzierung noch erinnernd an reifes Normalgewebe	Differenzierung kann noch sicher einem Gewebetyp zugeordnet werden	embryonale und undifferenzierte Sarkome unklarer histogenetische Verwandtschaft: Synovialsarkom, Osteosarkom, PNET[2]
Mitose-Index		0–10 Mitosen/10 HPF[1]	10–19 Mitosen/10 HPF	> 20 Mitosen/10 HPF
Nekrosen	keine	< 50% Nekrosen	> 50% Nekrosen	
Grad 1	Score 2–3			
Grad 2	Score 4–5			
Grad 3	Score 6–8			

[1] HPF High-Power-Field
[2] PNET primitiver neuroektodermaler Tumor

Tab. 2.3.3 Vergleich der Grading-Systeme für Weichgewebetumoren nach NCI und FNCLCC (modifiziert nach Fletcher 2002)

Tumorentität	NCI-Grading	FNCLCC-Grading
Liposarkom, gut differenziert	1	1
Liposarkom, myxoid	1	2
Liposarkom, myxoid, high-grade	2	3
Liposarkom, rundzellig	3	3
Liposarkom, pleomorph	2–3	3
Liposarkom, dedifferenziert		3
Fibrosarkom, hoch differenziert	1	1
Fibrosakom, konventionell	2	2
Fibrosarkom, schlecht differenziert	3	3
Malignes fibröses Histiozytom (MFH), pleomorpher Typ	3	3
Malignes fibröses Histiozytom (MFH), storiformer Typ	2	2
Malignes fibröses Histiozytom (MFH), inflammatorisch		3
Myxofibrosarkom (MFH, myxoider Typ)	1–3	2
Leiomyosarkom, gut differenziert	1	1
Leiomyosarkom, konventionell	2	2
Leiomyosarkom, schlecht differenziert	3	3
Rhabdomyosarkom, pleomorph	2–3	3
Rhabdomyosarkom, embryonal	3	3
Rhabdomyosarkom, alveolär	3	3
Chondrosarkom, myxoid	1–3	
Chondrosarkom, mesenchymal	3	3
Osteosarkom	3	3
Ewing-Sarkom/PNET	3	3
Synovialsarkom	2–3	3
Epitheloides Sarkom	2–3	
Klarzellsarkom	2–3	
Angiosarkom	2–3	

Tab. 2.3.4 TNM-Klassifikation von Weichgewebetumoren

Stadium IA	T1a	N0, NX	M0	low grade (1 oder 2)
	T1b	N0, NX	M0	low grade (1 oder 2)
Stadium IB	T2a	N0, NX	M0	low grade (1 oder 2)
	T2b	N0, NX	M0	low grade (1 oder 2)
Stadium IIA	T1a	N0, NX	M0	high grade (2 oder 3)
	T1b	N0, NX	M0	high grade (2 oder 3)
Stadium IIB	T2a	N0, NX	M0	high grade (2 oder 3)
Stadium III	T2b	N0, NX	M0	alle Grade
Stadium IV	alle T	N1, alle N	M0, M1	alle Grade

Tab. 2.3.5 TNM-Klassifikation von Weichgewebetumoren mit Stadieneinteilung von I bis IV

Primärtumor	TX	Tumor nicht beurteilbar
	T0	kein nachweisbarer Tumor
	T1	Tumordurchmesser < 5 cm
	T1a	oberflächlicher Tumor
	T1b	„tiefer" Tumor
	T2	Tumordurchmesser > 5 cm
	T2a	oberflächlicher Tumor
	T2b	„tiefer" Tumor
Lymphknotenstatus	NX	regionale Lymphknoten nicht beurteilbar
	N0	keine regionalen Lymphknotenmetastasen
	N1	regionale Lymphknotenmetastasen
Fernmetastasen	M0	keine Fernmetastasen
	M1	Fernmetastasen vorhanden

2.3.2 Fettgewebstumoren

Tumoren mit Differenzierungsmerkmalen reifen oder unreifen Fettgewebes.

Benigne Fettgewebstumoren, superfizial gelegen

Sinnvoll ist die Unterscheidung der Gruppe der **superfiziellen Lipome**, zu denen alle kutanen und subkutanen Fettgewebstumoren gehören, von jener der **tiefen Lipome**, zu denen alle intramuskulären sowie synovialen und periossär vorkommenden benignen Fettgewebstumoren zu rechnen sind.

Konventionelles Lipom

Epidemiologie und Lokalisation

Meist subkutan lokalisierter Tumor des Erwachsenenalters, Gipfel in der 5. und 6. Dekade, das weibliche Geschlecht überwiegt im Verhältnis von 3 : 1; meist solitär, in 5% der Fälle auch multipel. Die Größe beträgt meist < 5 cm, in abnehmender Häufigkeit sind betroffen: Rücken, Schulter Hals, Extremitäten, selten Gesicht; im frühen Kindesalter praktisch nur als **diffuse Lipomatose**.

Makroskopie

Gelblich-weiß, glatt oder lobuliert, mit zarter Kapsel, im Gelenkbereich villös.

Histologische Kriterien

Reifes, lobuliertes Fettgewebe ohne Kernatypien, keine Lipoblasten (Abb. 2.3.1).

Biologie und Prognose

Gutartig, im Normalfall keine Rezidive.

Spindelzelllipom/pleomorphes Lipom

Besonderheiten

Sind mit 1,5 % an den Fettgewebstumoren beteiligt; Dominanz des männlichen Geschlechtes (3 : 1), Altersgipfel über 50 Jahre, lange Vorgeschichte; Prävalenz von Nackenregion und Schultergürtel, selten intramuskulär.

Histologische Kriterien

Reife Fettzellen neben uniformen Spindelzellen in kurzen Faszikeln, eosinophile Kollagenfaserbündel, teilweise myxoide Grundsubstanz (Abb. 2.3.2), vermehrt Mastzellen, keine Kernanaplasie. Beim pleomorphen Lipom sind mehrkernige Riesenzellen mit Kernkranz (sog. floret-like cells) und bisweilen einzelne Lipoblasten zu finden (Fletcher u. Martin-Bates 1987).

Biologie und Prognose

Lokalrezidive sehr selten.

Angiolipom/Angioleiomyolipom

Besonderheiten

Schmerzhaft, häufiger multipel, Lokalisation bevorzugt am Unterarm, Altersgipfel früher (15.– 30. Lebensjahr), häufiger beim weiblichen Geschlecht; mögliche ätiologische Bedeutung eines Traumas, bei unvollständiger Entfernung Rezidivgefahr!

Histologische Kriterien

Reifes Fettgewebe mit komplexartig angeordneten kapillären Gefäßen mit einzelnen hyalinen Mikrothromben und perizytischen Proliferaten (Abb. 2.3.3) sowie dickwandigen glattmuskulären Gefäßwänden (Abb. 2.3.4).

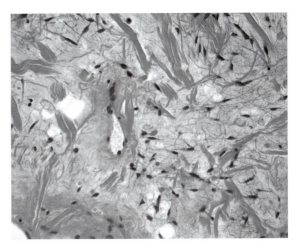

Abb. 2.3.2 Spindelzelllipom. Fibromyxoide, teilweise faserige Komposition, der Anteil reifer Fettzellen ist zugunsten indifferenter spindelförmiger Mesenchymzellen reduziert.

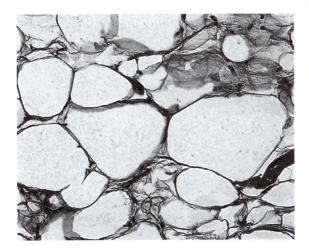

Abb. 2.3.1 Konventionelles Lipom. Histologische Identität mit reifem Fettgewebe.

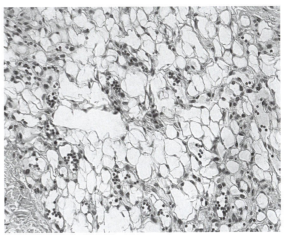

Abb. 2.3.3 Angiolipom. Reifes Fettgewebe mit eingeschlossenen Bündeln teilweise proliferierter Kapillaren, keine Atypien.

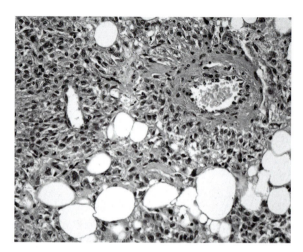

Abb. 2.3.4 Angioleiomyolipom. Der Anteil reifen Fettgewebes kann bis auf wenige Inseln reduziert sein, dickwandige Gefäße treten auf, dazu epitheloide Zellen, die mehr an epitheloide glattmuskuläre Elemente als an Gefäßwandzellen erinnern, keine nukleären Atypien.

Chondroides Lipom

Besonderheiten

Benigner Tumor, der von myxoiden Liposarkomen abgegrenzt werden muss. Er ist selten, tritt meist subkutan bevorzugt an den oberen Extremitäten auf. Es besteht eine Dominanz des weiblichen Geschlechts von 4:1.

Lipoblastom

Besonderheiten

Das Lipoblastom kommt fast ausschließlich bei Kindern bis zum 3. Lebensjahr subkutan vor.

Histologische Kriterien

Myxoides Grundmuster mit plexiformem Gefäßmuster, und siegelringartigen Fettzellen (Lipoblasten).

Benigne Fettgewebstumoren, tief gelegen

Intramuskulär und periossär sowie mit Beziehung zu synovialen Strukturen im Gelenkbereich vorkommend. Der Durchmesser der tiefen Lipome beträgt häufig über 5 cm. Keine Prädilektionsstellen, auch in der Peripherie der Extremitäten lokalisiert. Aufgrund des späten Erkennens sind diese Tumoren meist größer, gelegentlich schmerzhaft durch sekundäre Nervenkompression.

Intramuskuläres Lipom

Besonderheiten

Vorkommen in allen Altersklassen, bei Kindern in der Regel als **diffuse Lipomatose** mit Beteiligung mehrerer Muskeln; häufiger beim männlichen Geschlecht, intramuskuläres muskelinvasives Wachstum, **Lokalisation** vorwiegend im Bereich von Oberschenkel- und Schultermuskulatur, meist schmerzlos, Deformierung bei Muskelkontraktion. Die **Prognose** ist bei vollständiger Entfernung sehr gut. Rezidive kommen in bis 15 % der Fälle vor.

Histologische Kriterien

Reifes intramuskuläres Fettgewebe ohne Atypien, keine Lipoblasten, keine myxoiden Areale, kaum Gefäße. Bei besonderen Lokalisationen mit Beziehung zu Knochen- oder Gelenkstrukturen wird bei tiefen Lipomen noch folgende Unterteilung vorgenommen:
- parosteales Lipom,
- juxtaartikuläres Lipom,
- Lipoma arborescens (villöses synoviales Lipom).

Fettgewebstumoren mit intermediärer Dignität

Atypischer lipomatöser Tumor/ hochdifferenziertes Liposarkom

Diese Entität wurde in der aktuellen WHO-Nomenklatur (Fletcher 2002) als lokal aggressiver Fettgewebetumor ohne Metastasierungspotential neu aufgenommen (Abb. 2.3.**5**).

Epidemiologie

Diese Entität bildet unter den Liposarkomen mit einem Anteil von 40–45 % die größte Gruppe.

Lokalisation

Meist im tiefen Weichgewebe der Extremitäten, besonders Oberschenkel, dazu retroperitoneal, seltener subkutan.

Histologische Kriterien

Hyperchromatische und irreguläre Zellkerne, Lipoblasten, teilweise stromareich, seltener myxoid (Abb. 2.3.**6**). Es gibt 4 Subtypen:
- Lipom-like,
- sklerosierend,
- inflammatorisch,
- spindelzellig.

2.3.2 Fettgewebstumoren

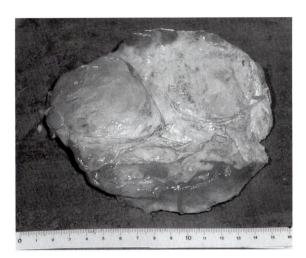

Abb. 2.3.5 Intramuskulär im Oberschenkel lokalisiertes Liposarkom (hochdifferenziert).

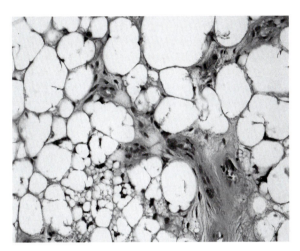

Abb. 2.3.6 Atypischer lipomatöser Tumor/hochdifferenziertes Liposarkom. Histologischer Befund des Tumors in Abb. 2.3.**5**. Die Kerne zeigen Irregularitäten, außerdem kommen einzelne Lipoblasten vor.

Inflammatorische Varianten und Kombinationen aller vier treten vor allem retroperitoneal auf.

Biologie und Prognose

Wichtig ist die anatomische Lokalisation, bei sog. tiefer Lokalisation (Retroperitoneum, Samenstrang oder intramuskulär) sind Rezidivgefahr und lokale Wachstumspotenz größer, so dass gelegentlich Inoperabilität gegeben ist. Bei retroperitonealem Vorkommen wird in bis zu 20% der Fälle ein Übergang in dedifferenzierte Liposarkome beobachtet, an den Extremitäten nur in 2% der Fälle. Die subkutanen Tumoren der Nacken-, Schulter- und Rückenregion verhalten sich trotz identischer Histologie in der Regel biologisch gutartig (Lipom-like).

Maligne Fettgewebstumoren

Dedifferenziertes Liposarkom

Epidemiologie und Lokalisation

Eine Dedifferenzierung eines Liposarkoms tritt in bis zu 10% aller Liposarkome jeglichen Subtyps ein, bei tiefer Lokalisation (insbesondere retroperitoneal) ist das Risiko einer Dedifferenzierung höher. Dedifferenzierte Liposarkome entstehen zu 90% de novo, nur 10% bei Rekurrenz. Es besteht keine Geschlechtsdisposition. Dedifferenzierte Liposarkome kommen 3-mal häufiger retroperitoneal vor als an Extremitäten.

Histologische Kriterien

Kennzeichnend ist der abrupte Übergang eines hochdifferenzierten oder anderen Liposarkoms in einen häufig anaplastischen, pleomorphen, in jedem Falle aber nicht lipogen differenzierten Tumor.

Biologie und Prognose

Lokalrezidive in 40%, Metastasen in 15–20%; interessanterweise verhalten sich diese Tumoren weniger aggressiv als gewöhnliche high-grade-Sarkome ohne Fettgewebsdifferenzierungen, ein höheres Ausmaß an dedifferenzierten Anteilen scheint die Prognose nicht zu verschlechtern (Henricks u. Mitarb. 1997, Mc Cormick u. Mitarb. 1994, Weiss u. Rao 1992).

Myxoides Liposarkom

Epidemiologie und Lokalisation

Mit über 30% zweithäufigste Variante eines Liposarkoms. Prädilektionsort ist die Extremitätenmuskulatur vor allem des Oberschenkels. Retroperitoneale oder subkutane Lokalisation sind selten.

Histologische Kriterien

Nodulärer Aufbau, starke oftmals plexiforme Kapillarisierung in einer myxoiden Matrix, die mikrozystisch transformiert sein kann wie in Lymphangiomen, univakuoläre Lipoblasten (sog. Siegelringzell-Typ), dazu uncharakteristische sternförmige Mesenchymzellen ohne nennenswerte Kernatypien (Abb. 2.3.**7**).

Biologie und Prognose

Sehr stark von der Graduierung abhängig, lokalisierte Low-grade-Tumoren sind bei vollständiger Entfernung günstig. Bei multifokalen Tumoren und dem Auftreten fokaler Anteile (5%) eines High-grade-Sarkoms verschlechtert sich die Prognose rapide (Antonescu u. Mitarb. 2001).

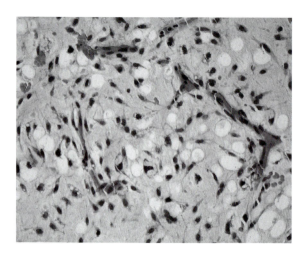

Abb. 2.3.7 Myxoides Liposarkom. Charakteristisches Muster abgewinkelter kapillärer Gefäße innerhalb eines myxoiden spindelzelligen Tumors mit wenig pleomorphen Kernen und meist nur geringer Mitosezahl (häufig G1).

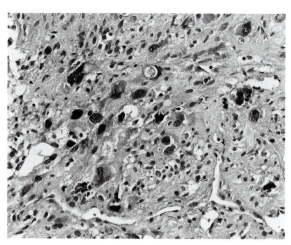

Abb. 2.3.8 Pleomorphes Liposarkom. Extrem polymorphes Kernbild bei weitgehendem Fehlen einer lichtmikroskopisch erkennbaren Fettgewebsdifferenzierung, nur einzelne Zellen mit zytoplasmatischen Vakuolen.

Mutationen im Suppressor-Gen p53 sind prognostisch relevant (Antonescu u. Mitarb. 2001).

Pleomorphes Liposarkom

Epidemiologie und Lokalisation

Seltenste Variante, anteilig nur mit 5% vertreten (Azumi u. Mitarb. 1987). Betroffen sind meist ältere Patienten ohne Geschlechterdominanz. Das pleomorphe Liposarkom ist vor allem an den unteren Extremitäten lokalisiert, weniger häufig im Retroperitoneum und am Stamm, selten in der Orbita, dem Mediastinum, Abdomen und Becken. An den Extremitäten meist intramuskulär, kaum subkutan vorkommend (Downes u. Mitarb. 2001).

Histologische Kriterien

Sehr pleomorphes Sarkom, gefäßreich, viele monströse Riesenzellen, mindestens einzelne pleomorphe multivakuoläre Lipoblasten, intra- und extrazelluläre hyaline Tropfen, die lysosomalen Einschlüssen entsprechen (Abb. 2.3.**8**). Unter den pleomorphen Liposarkomen wird in der aktuellen WHO-Nomenklatur auch das **rundzellige Liposarkom** (Abb. 2.3.**9**) geführt, das früher als eigenständige Variante betrachtet wurde.

Biologie und Prognose

Aggressiver Weichteiltumor mit hoher Rezidivgefahr von über 30% (Downes u. Mitarb. 2001), einer Metastasierungsrate von 30–50% und einer Letalität von 40–50% (Downes u. Mitarb. 2001, Miettinen u. Enzinger 1999, Zagars u. Mitarb. 1996). Bei Rezidiven überlebten die Patienten selten den Beobachtungszeitraum (Downes u. Mitarb. 2001).

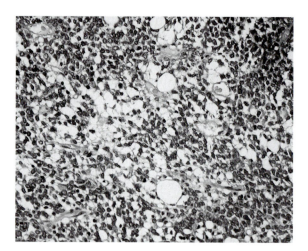

Abb. 2.3.9 Rundzelliges Liposarkom. Monotones Kernbild mit einzelnen Lipoblasten, nach WHO inzwischen zu den pleomorphen Liposarkomen gerechnet.

Misch-Typ-Liposarkom

Liposarkom, das sich aus verschieden differenzierten Tumorkomponenten zusammensetzt. Für die Graduierung ist – wie bei allen Weichteiltumoren – der am schlechtesten differenzierte Anteil entscheidend.

Immunhistochemie bei Liposarkomen

Die Immunhistochemie ist nur von geringem Wert. Die in bei Fettgewebetumoren zu erwartende S-100-Positivität ist bei höher differenzierten Tumoren in der Diagnostik entbehrlich, bei entdifferenzierten Tumoren fehlt sie hingegen häufig.

Zytogenetik

In der Abgrenzung hochdifferenzierter Liposarkome von Lipomen wurden verschiedene Amplifikationen auf 12q beschrieben, die insbesondere das MDM2-Gen betreffen (Pedeutour u. Mitarb. 1994, Suijkerbuijk u. Mitarb. 1994). Eine charakteristische chromosomale Aberration ist die Translokation (12;16), die in über 90% der myxoiden und rundzelligen Liposarkome vorkommt (Sreekantaiah u. Mitarb. 1992). Bei pleomorphen Liposarkomen existiert eine große zytogenetische Vielfalt (Szymanska u. Mitarb. 1996), die bislang in der diagnostischen Abgrenzung von anderen pleomorphen Sarkomen keine Bedeutung erlangt hat.

2.3.3 Fibroblastische/myofibroblastische Tumoren

Tumoren und pseudosarkomatöse geschwulstähnliche Erkrankungen aus Proliferaten mit Merkmalen von fibroblastischen und myofibroblastären Zellen, in der Regel mit einer immunphänotypischen Positivität für glattmuskuläres Aktin (SMA). Bei den meisten dieser Tumoren sind zytogenetische Befunde ohne Bedeutung für die Diagnostik.

Benigne Tumoren

Fasciitis nodularis

Die Fasciitis nodularis entspricht einer pseudotumoralen, pseudosarkomatösen Läsion, bei der histologisch die entzündlichen Veränderungen stark hinter die Proliferationsneigung zurück tritt, daher werden diese Bildungen als tumorartige Läsionen geführt.

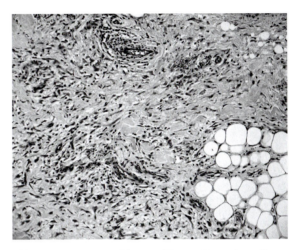

Abb. 2.3.10 Fasciitis nodularis. Proliferierte Mesenchymzellen mit breiten Kollagenfaserbündeln in knotiger Anordnung, unscharfe Grenze zum Fettgewebe, Entzündungszellen um Gefäße herum verdichtet.

Epidemiologie und Lokalisation

Die Erkrankung kommt in allen Altersgruppen mit Bevorzugung des jungen Erwachsenenalters vor. Am häufigsten an den oberen Extremitäten sowie Stamm, Kopf und Hals lokalisiert, andere Regionen sind seltener betroffen. Tritt meist subkutan, selten intramuskulär auf (Shimizu u. Mitarb. 1984).

Histologische Kriterien

Randlich scharf begrenzt oder unscharf – wie infiltrierend – zum Fettgewebe oder zur Muskulatur, nicht gekapselt, aus plumpen oder spindeligen fibroblastären Zellen mit regelmäßigen Kernen ohne Hyperchromasie bestehend. Mitosen können häufig sein, jedoch niemals atypisch. Plumpe Kollagenfaserbündel und Hyalinisierungen zwischen den Zellproliferaten sowie abschnittsweise myxoide Grundsubstanz mit Mikrozysten, Erythrozytenextravasaten und z.T. schütteren entzündlichen Infiltraten (Abb. 2.3.**10**). Osteoklastäre Riesenzellen und ossäre Metaplasien sind möglich (sog. Fasciitis ossificans, Röntgenbefund!).

Biologie und Prognose

Gutartige Läsion, die Kürze der Entstehungszeit (meist wenige Wochen) kann aus der Anamnese bei der Diagnosefindung helfen. Rekurrenz bei vollständiger Entfernung sehr selten (< 2%), wenn Rezidiv auftritt, ist die Diagnose zu überprüfen.

Proliferative Fasziitis und proliferative Myositis

Epidemiologie und Lokalisation

Ist viel seltener als Fasciitis nodularis und betrifft eher mittleres und höheres Lebensalter. Kommt in abnehmender Häufigkeit an der oberen Extremität, der unteren Extremität und am Stamm vor. Die proliferierende Myositis ist am Stamm, dem Schultergürtel sowie am Oberarm zu finden. Sie tritt subkutan bzw. intramuskulär auf.

Histologische Kriterien

Bild ähnelt der Fasciitis nodularis, Kernbild ist jedoch pleomorpher, große zytoplasmareiche Zellen als sog. Ganglion-like-Cells. Mitosen kommen gelegentlich häufig vor, jedoch niemals atypisch. Nekrosen können auftreten. Die Myositis weist gelegentlich ein typisches Schachbrettmuster (checkerboard) auf, da atrophische und erhaltene Muskelfasern sowie Proliferationsinseln nebeneinander auftreten. Metaplastische Knochenbildung ist möglich, in diesem Fall sind Übergänge zur Myositis ossificans (Abb. 2.3.11) gegeben.

Biologie und Prognose

Gutartig, Rezidive bei vollständiger Entfernung sehr selten.

Myositis ossificans

Lokalisierte, selbstlimitierende reaktive pseudotumorale, fibroblastische und fibroossäre Proliferation, die durch schnelles Wachstum und Schmerzhaftigkeit gekennzeichnet ist. In 60–75% der Fälle ergibt die Anamnese ein Trauma.

Epidemiologie und Lokalisation

Alle Altersgruppen können betroffen sein. Es besteht allerdings eine Bevorzugung des jungen Erwachsenenalters und ein leichtes Überwiegen des männlichen Geschlechtes. Ellbogen, Gesäß, Oberschenkel und Schulter sind die hauptsächlichen Lokalisationen.

Histologische Kriterien

Randlich nicht gekapselte Läsion mit geschichtetem Aufbau, der mit der formalen Pathogenese der Erkrankung zusammenhängt und einem Stadienablauf entspricht, der in der Interpretation des histologischen Befundes berücksichtigt werden muss (Lagier u. Cox 1975). Von außen nach innen findet man einen Mantel reifen lamellären Knochens, eine mesenchymale Proliferationszone mit Knorpelinseln und osteoblastischer Aktivität mit unreifer Osteoidbildung sowie einen zentralen proliferationsaktiven fibroblastisch-fibrovaskulären Gewebekern mit einem ausgeprägten Wachstumspotential mit teilweise erheblich gesteigerter Mitoserate (Abb. 2.3.11 und 2.3.12). Dieser zonale Aufbau ist in der differenzialdiagnostischen Abgrenzung zu extraskelettalen Osteosarkomen wichtig, kann aber bei Läsionen im Hand- und Fingerbereich fehlen. In diesen Fällen ist die Bezeichnung **digitaler fibroossärer Pseudotumor** vorzuziehen, der nach WHO (Fletcher 2002) eine gemeinsame Entität mit der Myositis ossificans bildet.

Elastofibrom

Epidemiologie und Lokalisation

Das Elastofibrom ist ein Tumor des höheren Lebensalters und kommt ausschließlich im Nackenbereich und im Bereich der Rückenmuskulatur mit Beziehung zum Periost der Rippen vor. Vermutlich nicht so selten wie meist angenommen, existieren offenbar geographische Unterschiede in der Inzidenz, die Okinawa-Studie beispielsweise umfasst 170 Fälle (Nagamine u. Mitarb. 1982).

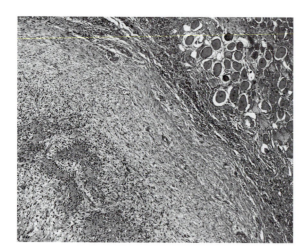

Abb. 2.3.11 Myositis ossificans (Übersicht). Zonaler Aufbau mit zentraler fibroblastischer Proliferationszone und zunächst unreifem, weiter peripher immer mehr ausreifendem lamellären Knochen.

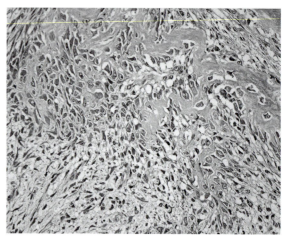

Abb. 2.3.12 Myositis ossificans. Bildung unreifen Osteoids aus einem proliferationsaktiven Mesenchym, kein sarkomatoides Stroma.

Histologische Kriterien

Randlich unscharfe Läsion aus zellarmem kollagenfaserreichem Bindegewebe mit kurzen dicken Faserbruchstücken und Globuli, die sich mit Farbstoffen gegen elastische Fasern darstellen lassen, dilatierten Gefäßen und inselartig eingelagertem Fettgewebe.

Biologie und Prognose

Rezidive treten äußerst selten auf.

Fibröses Hamartom (of infancy)

Epidemiologie und Lokalisation

Geschwulstähnliche Bildung, fast ausschließlich im frühen Kindesalter vorkommend mit der Prädilektion Schulterbereich.

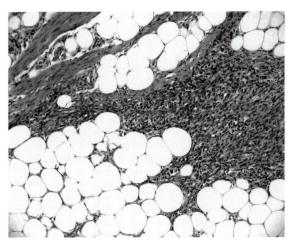

Abb. 2.3.13 Fibröses Hamartom (of infancy): Buntes Nebeneinander reifen Fettgewebes, faszikulären kollagenen Gewebes und proliferierter fibroblastischer und myofibroblastischer Mesenchymzellen.

Histologische Kriterien

Kollagenfaserbündel mit Einschluss fibröser und myofibroblastärer Zellen zwischen Fettgewebe und Formationen eines lockeren Mesenchyms (Abb. 2.3.**13**).

Biologie und Prognose

Bei vollständiger Exzision ist die Rezidivneigung gering (Sotelo-Avila u. Bale 1994).

Myofibrom/Myofibromatose

Epidemiologie und Lokalisation

Tritt solitär oder multipel auf mit Dominanz im Kleinkindes- und Neugeborenenalter. Zu 50% subkutan im Kopf-Hals-Bereich, Stamm und an den Extremitäten lokalisiert, die übrigen Fälle in Aponeurosen und Skelettmuskulatur sowie ausnahmsweise im Schädelknochen. Nicht selten sind Manifestationen in den inneren Organen. In der Haut oder subkutan besser abgegrenzt als in tieferen Regionen, teilweise mit umschriebenen gelblichen Nekrosen oder Mikrozysten.

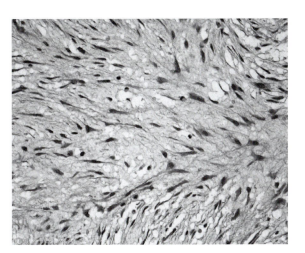

Abb. 2.3.14 Infantile Myofibromatose. Längliche myofibroblastische Zellen in teils paralleler, teils wirbelartiger Anordnung, die Proliferationsaktivität kann erheblich schwanken.

Histologische Kriterien

Knotiger Aufbau in kurzen Faszikeln oder Wirbeln mit Proliferationszentren, die Zellgrenzen sind unscharf mit Hyalinisierungen, die stellenweise chondroidähnlich imponieren (Abb. 2.3.**14**). Die Kerne enthalten teilweise vesikuläres Chromatin. Kleinherdige Nekrosen und Kalzifizierungen kommen vor. Auftretende intravaskuläre Proliferate und die mitunter gehäuft auftretenden Mitosen (bis zu 10/10 HPF).

Biologie und Prognose

Spontanregression ist möglich, Rezidivrate < 10%, bei Beteiligung innerer Organe können kardiopulmonale oder gastrointestinale Komplikationen mitunter lebensbedrohend auftreten, die pulmonalen Manifestationen sind prognostisch ungünstig.

Die folgenden benignen fibroblastisch-myofibroblastischen Tumoren, die nur stichwortartig aufgeführt werden, zeigen eine gewisse strukturelle Analogie zu den Myofibromatosen bzw. Fibromatosen, von denen sie sich mehr durch den Manifestationsort sowie Alters- und Geschlechtsdisposition unterscheiden als durch strukturelle oder immunphänotypische Merkmale. Stets liegen Proliferate fibroblastärer und myofibroblastärer Zellen mit der gemeinsamen immunhistochemischen Positivität für Vimentin und in wechselnder Intensität und Dichte für glattmuskuläres Aktin vor.

Fibromatosis colli. Ein fibröser Pseudotumor des Kindesalters im distalen Abschnitt des M. sternocleidomastoideus.

Juvenile hyaline Fibromatose. Seltene, im Gesicht und Nacken vorwiegend von Kindern auftretende subkutane Knötchen aus fibroblastärem Gewebe mit gesteigerter proliferativer Aktivität bei frischen Läsionen (Abb. 2.3.**15**).

Infantile digitale Fibromatose (sog. Inclusion Body Fibromatose). Läsion des frühen Kindesalters (1. Lebensjahr) im Dorsalbereich der Finger mit intradermaler faszikulärer Desmoplasie mit intrazytoplasmatischen filamentösen Inklusionen innerhalb von myofibroblastischen Zellen.

Fibrom der Sehnenscheiden. Vor allem an den Fingern Erwachsener auftretende, schmerzlose zellarme fibroblastäre Knötchen mit einer relativ hohen Rezidivrate von ca. 25% und leichter Dominanz des männlichen Geschlechtes (3 : 2).

Desmoplatisches Fibrom/Fibroblastom. Seltener fibroblastär-myofibroblastärer Tumor mit überwiegend subkutaner Lokalisation (75%), der fast ausschließlich beim männlichen Geschlecht und im Erwachsenenalter vorkommt und als zellarmer und kollagenfaserreicher Knoten bis zu einer Größe von maximal 4 cm im Durchmesser in Erscheinung tritt. In 25% der Fälle greift er auf die Muskulatur über. Rezidive oder Metastasen treten nicht auf.

Mammary-Typ-Myofibroblastom. Im Bereich der Mamma und der sog. „milk line" zwischen Axilla und Inguinalregion lokalisierte benigne Geschwulst des mittleren und höheren Lebensalters, vorwiegend des männlichen Geschlechts, die sich aus faszikulären myofibroblastischen Proliferaten (Abb. 2.3.**16**) mit bevorzugter immunhistochemischer Desmin- und CD-34-Expression sowie bandförmigen Hyalinisierungen und Fettgewebsinseln aufbaut (Mc Menamin u. Fletcher 2001). Die Anamnese zieht sich meist über Monate oder Jahre hin. Am Rand liegt eine kapselartige Begrenzung vor, Rezidive sind nicht zu erwarten.

Kalzifizierendes aponeurotisches Fibrom (juveniles aponeurotisches Fibrom). Fibroblastäre Knötchen mit auch röntgenologisch nachweisbaren stippchenförmigen Verkalkungen in der Nachbarschaft von Sehnen, Faszien und Aponeurosen. Histologisch chondrozytenartige Zellen neben fibroblastären Proliferaten, in der Umgebung der Verkalkungen osteoklastäre Riesenzellen. Prädilektionsorte sind Handflächen und Fußsohlen, andere Lokalisatio-

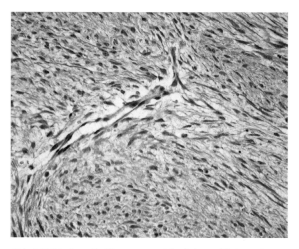

Abb. 2.3.15 Juvenile Fibromatose. Längliche proliferierende Fibroblasten und Myofibroblasten mit häufig perivaskulären Proliferationszonen.

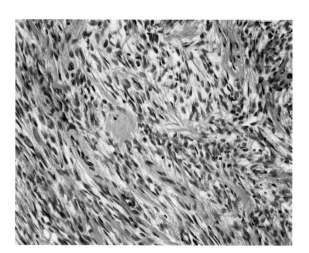

Abb. 2.3.16 Myofibroblastom (Mammary-Typ). Unreife myofibroblastische Zellen in Bündeln mit zellfreien Hyalinisierungen, einzelne Mitosen.

nen äußerst selten (Fetsch u. Miettinen 1998). Kinder und Jugendliche sind vorzugsweise betroffen. Es besteht eine hohe Lokalrekurrenz, insbesondere bei Kindern unter 5 Jahren (50%).

Kalzifizierender fibröser Tumor (Pseudotumor). Ein gleichfalls im Kindes- und jungen Erwachsenenalter bevorzugt auftretender, gekapselter fibroblastärer Tumor des Subkutangewebes oder auch tiefer intramuskulärer Regionen von Extremitäten und Rumpf. Diese Tumoren zeichnen sich durch fibroblastäre Proliferate, lymphozytäre entzündliche Infiltrate und gleichfalls durch psammomatöse, dystrophe Verkalkungen aus. Trotz des gemeinsamen Merkmals von Verkalkungen grenzt sich der

Tumor vom kalzifizierenden aponeurotischen Fibrom sicher ab, hingegen bleibt die Abgrenzung von einem Sklerosierungsstadium eines **inflammatorischen myofibroblastischen Tumors** (s. u.) unscharf (Nascimento u. Mitarb. 2002). Aufgrund der dort vorhandenen Positivität für SMA und CD 34 scheinen aber immunphänotypisch doch divergente Prozesse vorzuliegen (Hill u. Mitarb. 2001).

Eine gewisse Sonderstellung von Ihrem Auftreten überwiegend im Genitalbereich verdienen myofibroblastische gefäßreiche Tumoren, die infolge einer häufigen Hormonrezeptorpositivität und teilweise CD-34-Expression auch als mögliche Varianten genitaler Stromatumoren aufgefasst werden (Dufau u. Mitarb. 2002). Während das **Angiomyofibroblastom** als zwar seltener, aber typischer benigner Tumor vorzugsweise bei Frauen im Vulvabereich auftritt, begegnet uns das **zelluläre Angiofibrom** vorzugsweise in der Inguinoskrotalregion des Mannes mit dem typischen schwellkörperartigen Aspekt eines angiofibroiden Stromas (Abb. 2.3.17), zeigt jedoch im Gegensatz zu dem klassischen Angiofibrom (dem juvenilen Nasenrachenfibrom) keine Rezidivneigung (Nucci u. Mitarb. 1997). Subkutane Manifestationen zellulärer Angiofibrome der Brustwand sind beschrieben worden (Garijo u. Val-Bernal 1998). Im Genitalbereich ist bei erwachsenen Frauen die Abgrenzung beider Tumoren vom **aggressiven tiefen Angiomyxom** der Becken- und Perinealregion mit seinem häufig zellarmen, myxoödematösen Stroma nötig, zeichnen sich doch diese Tumoren durch eine ungewöhnlich hohe Rezidivrate von bis zu 30% wie auch durch das Auftreten chromosomaler Rearrangements auf 12 q (Nucci u. Mitarb. 2001) aus.

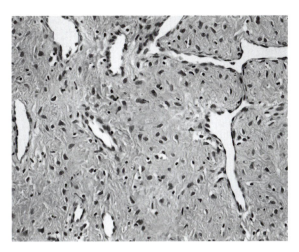

Abb. 2.3.17 Angiofibrom. Schwellkörperartige Gefäße in einem fibrösen und fibromyxoiden Stroma, Typ des sog. juvenilen Nasenrachenfibroms.

Intermediäre Tumoren – lokal aggressiv

Superfizielle Fibromatose

Fibroblastische Tumoren mit teilweise erheblich gesteigerter proliferativer Aktivität und randlich unscharfer Begrenzung mit Infiltration des umliegenden Weichgewebes.

Epidemiologie und Lokalisation

Palmare Fibromatosen kommen im Erwachsenenalter vor mit dreifacher Häufung bei Männern und in über 50% der Fälle bilateral. Eine plantare Lokalisation tritt gehäuft im Kindesalter auf, die Bevorzugung des männlichen Geschlechtes ist aber geringer.

Histologische Kriterien

Das Bild wird vom vorliegenden Stadium bestimmt. Eine so genannte proliferative Phase mit Zellreichtum und auch einzelnen Mitosen ist abzugrenzen von einer zellärmeren Residualphase mit Zunahme des Kollagenfasergehaltes.

Biologie und Prognose

Die Rezidivhäufigkeit wird mitbestimmt vom chirurgischen Vorgehen, bei Plantarfibromatosen scheinen Rezidive beim Auftreten multipler Knötchen ebenso wie bei doppelseitigem Vorkommen gehäuft aufzutreten – ebenso wie bei positiver Familienanamnese und postoperativer Neurombildung (Aluisio u. Mitarb. u. Mitarb. 1996).

Desmoid-Typ-Fibromatose

Synonyme

Aggressive Fibromatose, muskuloaponeurotische Fibromatose.

Definition

Klonale fibroblastische Proliferation im tiefen Weichgewebe mit infiltrativem Wachstum und ausgeprägter Rezidivneigung.

Epidemiologie und Lokalisation

Seltener als die superfiziellen Fibromatosen. Bei Kindern und im höheren Lebensalter gleich häufig bei beiden Geschlechtern, im jüngeren Erwachsenenalter bis etwa zum 40. Lebensjahr mit Dominanz bei Frauen und hier vorzugsweise abdominal, bei Kindern meist extraabdominal, im höheren Lebensalter sowohl abdominal als auch extraabdominal. Häufige Lokalisationen der extraabdominellen Fibromatosen sind Schulter, Brustwand und Rücken (Abb. 2.3.18).

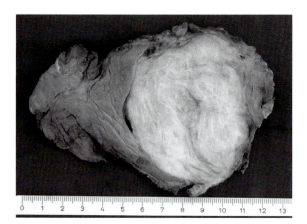

Abb. 2.3.18 Aggressive Fibromatose (Desmoid-Typ) der Bauchwand mit randlich unscharfer Grenze zu der umgebenden Muskulatur bei einem 42-jährigen Patienten.

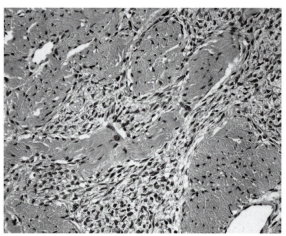

Abb. 2.3.19 Desmoid-Typ Fibromatose. Zu beachten ist die enge Verzahnung der in Faszikeln angeordneten proliferierten (Myo)fibroblasten mit der vorbestehenden Bauchwandmuskulatur (Peripherie des Befundes von Abb. 2.3.**18**).

Histologische Kriterien

Die gesamte Läsion, die meist einen Durchmesser zwischen 5 und 10 cm aufweist, besteht aus monotonen Proliferaten elongierter oder kommaförmig gestalteter Zellen in einem eher spärlichen kollagenfaserigen Netzwerk. Proliferationszentren kommen vor und sind nicht selten perivaskulär anzutreffen. Das monotone Bild wird durch das gleichfalls monotone Kernbild mit blasser Chromatinstruktur komplettiert. Eine teilweise ausgeprägte mitotische Aktivität und Hyalinisierungen mit nahezu keloidartig verplumpten eosinophilen Kollagenfaserbündeln stellen allerdings Sekundärveränderungen dar und entsprechen meist weniger proliferationsaktiven Läsionen. Bei pelviner mesenterialer Manifestation kommen myxoide Stromatransformationen vor. Kennzeichnend für alle Fibromatosen einschließlich der superfizialen ist die randliche Unschärfe, tiefe Fibromatosen infiltrieren in der Regel die Skelettmuskulatur und müssen somit mit Sicherheitsabstand operiert werden (Abb. 2.3.**19**).

Biologie und Prognose

Wie bei den superfiziellen Fibromatosen ist die Rezidivgefahr das Hauptproblem, die randliche Entfernung in sano ist daher bekanntermaßen von größter Wichtigkeit (Merchant u. Mitarb. 1999). Metastasierungsgefahr besteht nicht.

Genetik

Ein interessanter genetischer Unterschied, dessen Bedeutung gegenwärtig noch unklar ist, besteht zwischen den superfiziellen und tiefen Fibromatosen. Die letzteren zeigen im Gegensatz zu den ersteren Mutationen im Beta-Catenin- und APC-Gen. Überraschenderweise bestehen aber auf der Proteinebene der nukleären Expression des Beta-Catenins keine Unterschiede (Montgomery u. Mitarb. 2001 b).

Intermediäre Tumoren – selten metastasierend

Extrapleuraler solitärer fibröser Tumor

Epidemiologie und Lokalisation

Seltener, im Durchmesser bis 25 cm großer fibroblastischer Tumor des mittleren Lebensalters ohne Geschlechtsdominanz. Die Lokalisation ist zu 40% subkutan, weitere Manifestationen sind tiefe Strukturen der Extremitäten einschließlich des Kopf-Hals-Bereichs sowie des Stromas der inneren Organe.

Histologische Kriterien

Charakteristische Architektur mit Gefäßreichtum und perivaskulärem Wachstumsmuster der fibroblastischen Zellen. Typisch sind perivaskuläre, teils keloidartige Hyalinisierungen (Abb. 2.3.**20**). Mitosen und auch Nekrosen können vorkommen.

Immunhistochemie

Bei diesem Tumor unverzichtbar wegen der hohen diagnostischen Signifikanz einer CD-34-Positivität in 90–95% der Fälle (Brunnemann u. Mitarb. 1999, Hasegawa u. Mit-

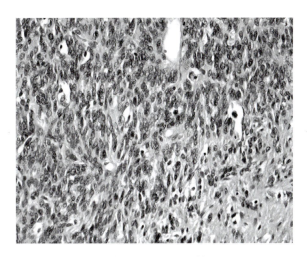

Abb. 2.3.20 Solitärer fibröser Tumor. Proliferation einer CD-34 positiven fibroblastischen Progenitorzelle, durch Hyalinisierungen und den Gefäßreichtum entsteht teilweise ein hämangioperizytomartiger Aspekt.

arb. 1999, Suster u. Mitarb. 1995) neben einer Positivität für SMA und Bcl2.

Biologie und Prognose

Grundsätzlich benigne, 10–15% der Tumoren sind jedoch als lokal aggressiv einzuschätzen (Hasegawa u. Mitarb. 1999). Die endgültige prognostische Bewertung aus der Histologie bleibt unsicher und der Verlauf muss abgewartet werden. Daten über Langzeitverläufe sind bislang nicht in ausreichendem Maße vorhanden. Zunächst ist davon auszugehen, dass die Rezidivgefahr gering ist und Metastasierungsgefahr nicht besteht.

Hämangioperizytom

Die Eigenständigkeit dieses auf Stout u. Lattes (1967) zurückgehenden Tumors als Entität ist heute umstritten, da verschiedene Weichgewebstumoren, insbesondere der SFT sowie myofibroblastische Tumoren häufig hämangioperizytomartige Wachstumsmuster zeigen. Sehr wahrscheinlich reduzieren sich die perizytären Tumoren auf die „echten" Myoperizytome (Granter u. Mitarb. 1998).

Inflammatorischer myofibroblastischer Tumor

Diese Tumoren, die bevorzugt im Kindesalter auftreten, zeichnen sich durch eine ausgeprägte, plasmazellreiche Begleitentzündung aus, die ihren neoplastischen Charakter überdecken kann. Da diese Tumoren bevorzugt in den inneren Organen, vorzugsweise in Herz und Lunge, aber auch omental und mesenterial vorkommen, werden sie hier nicht weiter besprochen.

Low-grade myofibroblastisches Sarkom

Atypischer myofibroblastischer Tumor mit Analogien zu einer Fibromatose. Tumor des Erwachsenenalters und möglicherweise nicht so selten wie bisher angenommen (Mentzel u. Mitarb. 1998). Vorzugslokalisationen dieses in der Literatur auch als Myofibrosarkom (Montgomery u. Mitarb. 2001 a) bezeichneten Tumors scheinen die Kopf-Hals-Region und die Extremitäten zu sein, histologisch liegt eine randlich sehr unscharfe (infiltrierende) Proliferation spindeliger Mesenchymzellen vor, die auch immunhistochemisch durch die fakultative Expression myogener Marker (Aktin, Desmin) eine differenzialdiagnostische Problematik in der Abgrenzung insbesondere von Fibromatosen mit sich bringen.

Myxoinflammatorisches fibroblastisches Sarkom

Diese seltenen Tumoren sind vorzugsweise im Bereich von Sehnen, Sehnenscheiden und Gelenken sowie im umgebenden subkutanen Fettgewebe mit Prädilektion an Händen und Füßen lokalisiert (Meis-Kindblom u. Kindblom 1998 a). Kennzeichnend ist eine fibroblastische Zellproliferation innerhalb eines myxoiden Grundgewebes mit einer makrophagenreichen und mononukleären Begleitentzündung mit Hämosiderinablagerungen sowie lipoblastenähnlichen Zellen und Riesenzellen vom Sternberg-Reed-Typ (Montgomery u. Mitarb. 1998). Für diese Tumoren wurde eine ungewöhnlich hohe Lokalrezidivrate von bis zu 70% beschrieben (Meis-Kindblom u. Kindblom 1998 a).

Infantiles Fibrosarkom

Epidemiologie und Lokalisation

Durch seine viel günstigere Prognose sind die Fibrosarkome des Kindesalters in ihrer kongenitalen, infantilen oder juvenilen Form von denen des Erwachsenenalters zu unterscheiden und verdienen eine gesonderte Betrachtung (Coffin u. Dehner 1991). Die Häufigkeit beträgt etwa 12% unter den Weichgewebstumoren des Kindesalters (Harms 1995 b). Die meisten treten kongenital oder innerhalb des ersten Lebensjahres auf. Es können superfizielle oder tiefe Weichgeweberegionen betroffen sein, bevorzugt sind es die distalen Extremitätenabschnitte (Coffin u. Mitarb. 1994). Stammbereich und Halsregion sind seltener betroffen. Meist ist eine rasche Größenzunahme bis zu 30 cm im Durchmesser zu verzeichnen, daraus resultiert eine kurze Vorgeschichte.

Histologische Kriterien

Geschwulst aus primitiven Spindelzellen, die fischzugartig in Bündeln angeordnet sind; sehr uniformes Kernbild, Nekrosen und Blutungen können auftreten und sind dann nicht selten von dystrophen Verkalkungen begleitet. Entzündliche Veränderungen und Blutbildungsherde können in der Abgrenzung von anderen fibroblastischen Prozessen hilfreich sein. Mitosen sind meist in allerdings wechselnder Häufigkeit anzutreffen. Randlich werden Fettgewebe bzw. Muskulatur infiltriert, die Begrenzung ist sehr unscharf.

Immunhistochemie

Ohne Bedeutung.

Zytogenetik

Translokationen zwischen 12 p und 15 q mit dem Resultat einer Onkogenaktivierung für eine Rezeptor-Tyrosin-Kinase (Bourgeois u. Mitarb. 2000) und die Bildung fusionierter Gene, die einerseits bei erhöhter mitotischer Aktivität eine Rolle spielen, andererseits auch interessante progressionsgenetische Verwandtschaft zu anderen kindlichen Tumoren wie beispielsweise dem kongenitalen mesoblastischen Nephrom aus dem Formenkreis der Nephroblastome erkennen lassen (Rubin u. Mitarb. 1998).

Biologie und Prognose

Verglichen mit den adulten Fibrosarkomen ist die Prognose bei vollständiger Entfernung sehr günstig; die Rezidivrate liegt zwischen 5 und 50 %, Metastasen treten nur ausnahmsweise auf (Coffin u. Mitarb. 1994).

Maligne Tumoren

Adultes Fibrosarkom

Im Unterschied zu den kindlichen Fibrosarkomen können adulte Fibrosarkome als aggressive, metastasierende Weichgewebstumoren gelten. Die Häufigkeitsangaben sind schwer zu verwerten, da die Einschlusskriterien in den letzten Jahren einem großen Wandel unterworfen waren und heute die Diagnose viel seltener und erst nach Ausschluss anderer fibroblastischer und myofibroblastischer Tumoren gestellt wird.

Epidemiologie und Lokalisation

Vorzugslokalisationen sind ebenso wie eine Geschlechterprädominanz nicht bekannt, die Extremitäten sind ebenso wie Stamm und Kopf-Hals-Region betroffen. Vermutlich liegt die Häufigkeit unter den adulten Weichgewebssarkomen bei maximal 3 % (Fisher 1990).

Histologische Kriterien

Das Fibrosarkom ist der Klassiker unter den spindelzelligen Weichgewebstumoren schlechthin, die Anordnung der Zellen in Zügen und Bündeln mit keloidartigen Sklerosierungen, myxoiden Transformationen und Gewebenekrosen kann als Befundkonstellation eines fibrosarkomatoiden Tumors gelten (Abb. 2.3.**21**), der sich bei G1-Tumoren (s. Tab. 2.3.**3**) von Fibromatosen und bei G3-Tumoren von pleomorphen Sarkomen (Abb. 2.3.**22**), insbesondere dem malignen fibrösen Histiozytom unscharf abgrenzen kann.

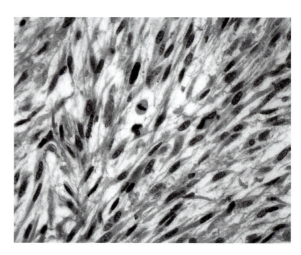

Abb. 2.3.21 Fibrosarkom. Aus spindelzelligen Proliferaten bestehendes Tumorgewebe mit meist stark gesteigerter proliferativer Aktivität und gehäuften, mitunter auch atypischen Mitosen (Bildmitte), die nukleären Atypien sind eher gering.

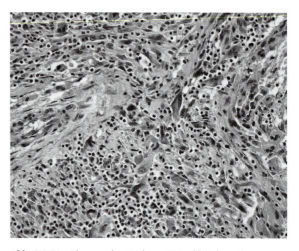

Abb. 2.3.22 Pleomorphes Sarkom. Die zahlreichen pleomorphen Riesenzellen in einem fibrohistiozytären Tumor mit fokal storiformem Wachstumsmuster und entzündlichem Begleitinfiltrat entsprechen der inflammatorischen Variante eines malignen fibrösen Histiozytoms.

Die fibroblastische Zelle ist ultrastrukturell durch ein besonders reichlich entwickeltes, mit Ribosomen besetztes endoplasmatisches Retikulum charakterisiert. Das Auftreten von Filamentbündeln (s. Abb. 2.3.**35**) entspricht einer myofibroblastischen Differenzierung.

Immunhistochemie und Zytogenetik

Ohne wesentliche Bedeutung.

Biologie und Prognose

Die Rezidivrate ist wie bei allen Weichgewebstumoren von der Graduierung ebenso wie von einer vollständigen In-sano-Exzision abhängig (Scott u. Mitarb. 1989). Die Metastasierung erfolgt vorwiegend in Lungen und Knochen. Die 5-Jahres-Überlebensrate beträgt zwischen 40 und 50% (Scott u. Mitarb. 1989).

Myxofibrosarkom/Low-grade-Fibromyxoidsarkom

Durch die myxoide Stromatransformation werden von den Fibrosarkomen Tumoren abgegrenzt, die in der High-grade-Variante Merkmale eines myxoiden malignen fibrösen Histiozytoms aufweisen und in der Low-grade-Variante als low-grade-fibromyxoide Sarkome bezeichnet werden (Fletcher 2002). Diese Differenzierungen sind gegenwärtig weder durch ein spezielles immunphänotypisches noch durch ein chromosomales Muster charakterisiert.

2.3.4 Fibrohistiozytische Tumoren

Benigne Tumoren

Riesenzelltumor der Sehnenscheiden (lokalisierte Form)

Epidemiologie und Lokalisation

So genannter tenosynovialer Riesenzelltumor, der zu 85% an den Fingern lokalisiert ist. Es besteht eine Dominanz des weiblichen Geschlechtes von 2:1. Es können alle Altersgruppen betroffen sein, vorwiegend tritt dieser Tumor jedoch im mittleren Lebensalter (30–50 Jahre) auf.

Histologische Kriterien

Proliferation mittelgroßer histiozytärer Zellen, Einschlüsse von mehrkernigen Riesenzellen vom Osteoklastentyp, von Siderophagen sowie Schaumzellen, die Zellgrenzen sind unscharf, die Kerne z.T. bläschenförmig. Es treten schmale Gewebespalten auf, am Rand meist gekapselt (Abb. 2.3.**23**).

Immunhistochemie

Positivität für Makrophagenmarker (CD 68).

Biologie und Prognose

Benigner Tumor mit einer gewissen Neigung zur Rezidivbildung im Gelenkbereich (Reilly u. Mitarb. 1999). Die Prognose ist aber absolut günstig, an den Fingern sind Rezidive nicht zu erwarten. Ätiologisch scheinen bei einem Teil der Fälle Traumatisierungen eine Rolle zu spielen.

Synovialer Riesenzelltumor (diffuse Form)

So genannter pigmentierte villonoduläre Synovialitis (PVNS), gekennzeichnet durch eine destruktive Proliferation mononukleärer fibroblastär-synovialer Zellen mit Schaumzellen, mehrkernigen Riesenzellen, Siderophagen und teilweise entzündlichen Veränderungen.

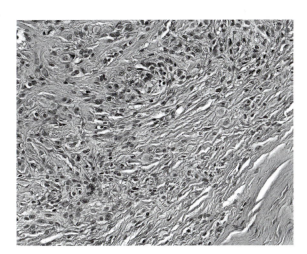

Abb. 2.3.23 Tenosynovialer Riesenzelltumor. Gemisch aus fibroblastischen Stromazellen und synovialen Spindelzellen, teilweise Spalträume begrenzend, randlich fibröse Kapsel. Mitosen sind nicht vorhanden. Die proliferative Aktivität ist sehr gering.

Epidemiologie und Lokalisation

Der Altersgipfel liegt mit 25–40 Jahren niedriger als bei der lokalisierten Form bei gleichfalls leichter Dominanz des weiblichen Geschlechts. Hauptlokalisationen sind der Bereich des Kniegelenks mit 75% und der Bereich des Hüftgelenks mit 15%, der Rest verteilt sich auf Ellenbogen, Schulter und kleinere Gelenke (Schwartz u. Mitarb. 1989). Nicht selten ist die auftretende Gelenkschwellung von Schmerzen begleitet.

Histologische Kriterien

Ungewöhnlich starke Proliferation großer, mononukleärer Zellen, die Zellgrenzen sind unscharf, teilweise erheblich verstärkte Mitosen, so dass ein Sarkom vorgetäuscht wird (Somerhausen u. Fletcher 2000). Pathologische Mitosen treten aber nicht auf. Kennzeichnend sind auch Spalträume, die von Zellen begrenzt werden, die in ihrer Anordnung synovialen Deckzellen ähneln (Abb. 2.3.24). Blutgefüllte Hohlräume, Einblutungen und Blutungsresiduen sind zwar als Sekundärveränderungen aufzufassen, gehören aber regelmäßig zum Bild einer PVNS.

Immunhistochemie

Meist Positivität von Makrophagenmarkern (CD 68).

Biologie und Prognose

Die Rezidivhäufigkeit wird mit bis zu 50% angegeben (Somerhausen u. Fletcher 2000, Weiss u. Goldblum 2001), maligne Verläufe sind beschrieben worden, sowohl primär als auch im Rezidiv (Ushijima u. Mitarb. 1985).

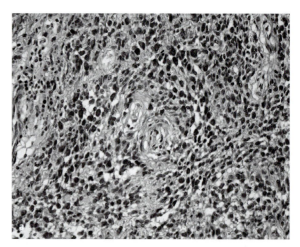

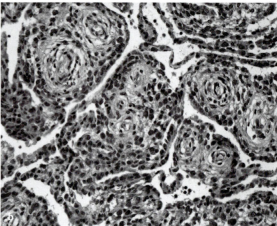

Abb. 2.3.24a u. b Pigmentierte villonoduläre Synovialitis (diffuse Form eines synovialen Riesenzelltumors). Gefäßreicher proliferationsaktiver Tumor mit zumeist Eisenpigment speichernden Makrophagen, die teils in diffuser Form verteilt anzutreffen sind (**a**) und teils in einer synovialiformen villösen Anordnung Spalträume begrenzen (**b**). Aufgrund der z. T. hohen Mitoserate entsteht leicht der Eindruck eines malignen Tumors.

Tiefes benignes fibröses Histiozytom

Epidemiologie und Lokalisation

Der Tumor ist mit 1% der fibrohistiozytischen Tumoren selten (Fletcher 1990) und befindet sich im subkutanen Fettgewebe oder auch intramuskulär. Hauptlokalisation sind die Extremitäten sowie die Kopf-Hals-Region. Vorzugsalter ist das jüngere Erwachsenenalter mit leichter Dominanz des männlichen Geschlechts. Die meisten der Tumoren zeigen bei der Resektion einen Durchmesser von 4 cm oder mehr.

Histologische Kriterien

Entspricht strukturell dem viel häufigeren kutanen benignen Histiozytom, die tiefen fibrösen Histiozytome besitzen aber im Gegensatz zu diesem Pseudokapseln und zeigen gelegentlich randlich Einblutungen.

Immunhistochemie

SMA (smooth muscle actin) kann positiv sein, CD 34 soll hingegen negativ sein, über diese Reaktionen gelingt eine Abgrenzung von den solitären fibrösen Tumoren.

Biologie und Prognose

Lokalrezidive sind bei unvollständiger Exzision möglich (Fletcher 1990), eine Metastasierung wurde nicht beobachtet.

Intermediäre fibrohistiozytische Tumoren – selten metastasierend

Plexiformer fibrohistiozytischer Tumor

Epidemiologie und Lokalisation

In den letzten Jahren zunächst durch Einzelbeobachtungen bekannt gewordener Weichgewebstumoren des Kindes- sowie jungen Erwachsenenalters (Abb. 2.3.**25**). Hauptlokalisationen scheinen das subkutane Gewebe, insbesondere der oberen Extremitäten einschließlich der Hände zu sein (August u. Mitarb. 1994, Remstein u. Mitarb. 1999).

Histologische Kriterien

Durch septale Fibrosen in knotiger (plexiformer) Anordnung fibroblastische und histiozytoide Proliferate mit Einblutungen und Blutungsresiduen (Abb. 2.3.**26**). Gefäßeinbrüche können vorkommen, die nukleären Atypien sind gering.

Biologie und Prognose

Rezidive sind in 12,5% der Fälle zu erwarten (Remstein 1999), Metastasen in 3 von 63 Fällen (Enzinger u. Zhang 1988).

Maligne fibrohistiozytische Tumoren

Malignes fibröses Histiozytom (MFH)

Das maligne fibröse Histiozytom (Abb. 2.3.**27**) gilt als der häufigste maligne Weichgewebstumor des Erwachsenenalters mit einem Anteil von bis zu 25% (Katenkamp u. Stiller 1990).

Nach der WHO-Klassifikation (Fletcher 2002) werden nur noch 3 morphologische Subtypen geführt: das pleomorph-undifferenzierte, das riesenzellige und das inflammatorische MFH. Diese Tumoren kommen allesamt praktisch ausschließlich im tiefen Weichgewebe vor, die mehr oberflächliche myxoide Variante eines MFH wird hingegen den Myxofibrosarkomen zugerechnet.

Epidemiologie und Lokalisation

Tumor des höheren Lebensalters, die pleomorphe und riesenzellige Variante ist vorzugsweise an den Extremitäten,

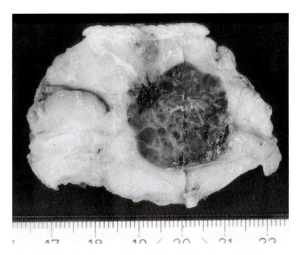

Abb. 2.3.25 Plexiformer fibrohistiozytischer Tumor (PFT) von einer 30-jährigen Patientin. Tiefbrauner Knoten im subkutanen Fettgewebe.

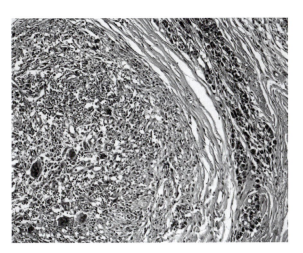

Abb. 2.3.26 Histologie des PFT aus Abb. 2.2.**25**. Knotig gegliederter fibrohistiozytischer Tumor mit zahlreichen mehrkernigen, z.T. pigmentierten Histiozyten und fibroblastischen Proliferaten mit unterschiedlich breiten Kollagenfaserbündeln.

die inflammatorische Variante besonders abdominal-retroperitoneal lokalisiert.

Histologische Kriterien

Fibroblastärer mitosereicher und häufig sehr pleomorpher Tumor mit vielen polymorphen Riesenzellen und einem wechselnden Gehalt an sich durchflechtenden Kollagenfaserbündeln mit dem Aspekt eines sog. storiformen Wachstumsmusters. In wechselnder Ausprägung gehören entzündliche Veränderungen zum MFH. Eine besondere Dominanz der Entzündung führt zur Diagnose der sog. inflammatorischen Variante eines MFH.

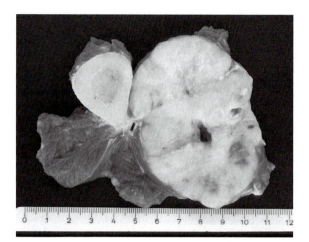

Abb. 2.3.27 Malignes fibröses Histiozytom umgeben von Skelettmuskulatur und abgegrenzt vom angeschnittenen Humerus (rechts) (65-jähriger Patient).

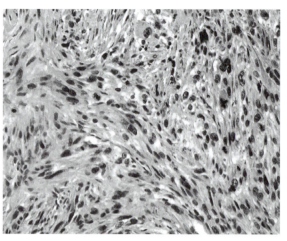

Abb. 2.3.28 Malignes fibröses Histiozytom als „Sammeltopf" für alle Weichgewebstumoren, die immunphänotypisch keiner anderen Differenzierung zugeordnet werden können und sich aus sehr unreifen Mesenchymzellen mit fibroblastischen oder fibrohistiozytären Merkmalen zusammensetzt. Das storiforme Wachstumsmuster ist charakteristisch. Der Gehalt an pleomorphen Riesenzellen (vgl. Abb. 3.2.**22**) ist im vorliegenden Tumorabschnitt gering. Die Graduierung ist nahezu immer G3.

Immunhistochemie

Durch die Immunphänotypisierung gelingt die Abgrenzung verschiedener Differenzierungsrichtungen innerhalb der pleomorphen Sarkome und damit die Ausgliederung aus dem „Sammeltopf" (Abb. 2.3.**28**) pleomorpher Sarkome im Allgemeinen und pleomorpher MFH im Besonderen. Unter 100 nachuntersuchten pleomorphen MFH konnten über 80% im Sinne einer spezielleren Differenzierungsrichtung als pleomorphe Lipo-, Rhabdomyo- oder Myxofibrosarkome eingeordnet werden (Fletcher u. Mitarb. 2001). In der gleichen Studie konnte an Hand des Follow up nachgewiesen werden, dass eine solche Neuklassifizierung klinische Relevanz besitzt. Damit sollte die Diagnose eines pleomorphen MFH nur noch gestellt werden, wenn keine anderweitige Immunphänotypisierung möglich ist.

Genetik

Durch die mittlerweile bessere immunphänotypischen Differenzierungsmöglichkeiten müssen alle älteren Arbeiten hinsichtlich möglicher genetischer Aberrationen beim MFH zurückhaltend bewertet werden (Mertens u. Mitarb. 1998). Viele der multiplen chromosomalen Alterationen dürften Sekundärveränderungen im Rahmen einer Tumorprogression im Zusammenhang mit zunehmender genetischer Instabilität entsprechen.

Biologie und Prognose

Da pleomorphe Sarkome grundsätzlich High-grade-Sarkomen entsprechen, ist die Rezidivrate in der Regel hoch und liegt bei 50–60%, wird aber durch eine differenzielle immmunphänotypische Bewertung unter Umständen modifiziert (Fletcher u. Mitarb. 2001). Entsprechendes gilt für die Metastasierungsrate.

2.3.5 Tumoren mit Differenzierungsmerkmalen glatter Muskelzellen

Bei den Weichgewebstumoren dieser Kategorie (Abb. 2.3.**29**) haben wir es mit Tumoren zu tun, die als benigne Varianten überwiegend im Bereich der inneren Organe und ihren glattmuskulären Wandstrukturen auftreten, besonders im Uterus und im Magen-Darm-Trakt. Hier können die epitheloiden Varianten (Abb. 2.3.**30**) sowohl in der Abgrenzung von epithelialen Tumoren als auch in der Dignitätsbewertung eine erhebliche Problematik verursachen. Im Weichgewebe des Bewegungsapparates sind echte Leiomyome aber selten und kommen im

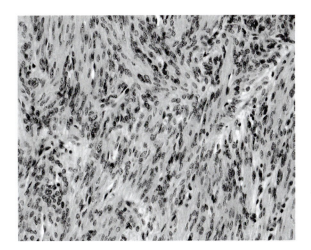

Abb. 2.3.29 Leiomyosarkom. Längliche Mesenchymzellen, die immunphänotypisch Smooth Muscle Actin exprimieren, ordnen sich teilweise parallel an. Hyalinisierungen führen zu Untergliederungen. Der Grad der nukleären Atypien ist im vorliegenden Fall gering (G1–G2).

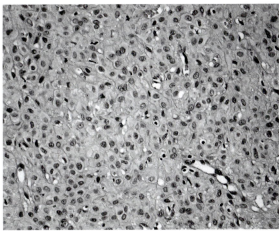

Abb. 2.3.30 Epitheloides Leiomyosarkom, frühere Bezeichnung Leiomyoblastom. Die epitheloide Anordnung der Tumorzellen täuscht einen epithelialen Tumor vor, die proliferative Aktivität der epitheloiden Leiomyosarkom ist meist gering (G1).

Zweifelsfall überwiegend in der Haut als Angioleiomyome vor. Im tiefen Weichgewebe begegnen uns mehr myofibroblastisch differenzierte Tumoren als echte Myofibroblastome oder Fibromatosen, die in der Dignitätsbewertung zu den intermediären Varianten glattmuskulärer Tumoren zu rechnen sind. Für den chirurgisch tätigen Orthopäden sind besonders die malignen Tumoren mit glattmuskulärer Differenzierung, die Leiomyosarkome relevant.

Benigne Varianten

Angioleiomyom

In der Regel schmerzhafter subkutaner Tumor, der zwischen den leiomyomatös und den vaskulär differenzierten Tumoren steht.

Epidemiologie und Lokalisation

Tumor des mittleren Lebensalters (4.–6. Dekade), das weibliche Geschlecht dominiert. Hauptlokalisation ist die untere Extremität, gefolgt von der Kopf-Hals-Region (Magner u. Hill 1961).

Histologische Kriterien

Nebeneinander von dickwandigen oder kavernösen Gefäßen sowie Proliferaten glatter Muskelzellen, teilweise von Inseln vorbestehenden oder neugebildeten Fettgewebes durchsetzt und damit von Angioleiomyolipomen nur unscharf abgegrenzt (s. Abb. 2.3.**4**).

Immunhistochemie und Genetik

Ohne wesentliche Bedeutung.

Biologie und Prognose

Keine Rezidivneigung, keine Metastasierung.

Maligne Varianten

Leiomyosarkom (LMS)

Epidemiologie und Lokalisation

Tumor des mittleren Lebensalters und älterer Personen, bei Kindern nur ausnahmsweise vorkommend. Neben den häufigeren retroperitonealen und pelvinen Tumormanifestationen (Rajani u. Mitarb. 1999) ist der Anteil der LMS in tiefen Weichgewebeschichten der unteren Extremität mit 10–15% an allen Sarkomen der Extremitäten vergleichsweise gering. Diese Tumoren lassen sich zumindest teilweise auf glattmuskuläre Gefäßwandstrukturen zurückführen bzw. in ihrer Differenzierung mit diesen in Zusammenhang bringen (Farshid u. Mitarb. 2002). Einige retroperitoneale LMS imponieren als Gefäßwandtumoren der V. cava inferior.

Histologische Kriterien

Das Grundmuster aller LMS ist bezüglich zytologischer und geweblicher Charakteristika gleich, obwohl es in Abhängigkeit vom Differenzierungsgrad erhebliche Unterschiede gibt. Spindelige Zellen in sich durchflechtenden

Bündeln sind ein typischer struktureller Befund. Die Zellkerne zeigen häufig einseitig Abplattungen und perinukleäre Vakuolen. Mehrkernige polymorphe Zellen können bei schlecht differenzierten Tumoren (G3) reichlich vorkommen, daraus ergeben sich Überschneidungen mit anderen pleomorphen Sarkomen wie dem MFH. Nekrosen und entzündliche Veränderungen können in wechselnder Dichte auftreten. Bei entdifferenzierten Tumoren steigt die Mitosezahl erheblich an, epitheloide LMS (Abb. 2.3.31) zeigen teilweise unscharfe Abgrenzungen von epitheloiden angiogenen Sarkomen.

Immunhistochemie

Eine leiomyomatöse Differenzierung erkennt man an der immunphänotypischen Positivität für Smooth Muscle Actin (SMA). Desmin kann ebenfalls exprimiert sein, bei epitheloiden LMS ist auch eine herdförmige (schwächere) Positivität von EMA oder Zytokeratinen möglich.

Genetik

Zytogenetische Untersuchungen ergaben komplexe Karyotypen, die keine für LMS charakteristischen Aberrationen oder Kombinationen erkennen ließen (Wang u. Mitarb. 2001).

Biologie und Prognose

Retroperitoneale LMS haben eine sehr schlechte Prognose. Die Prognose der LMS an den Extremitäten ist besser, hängt aber außer von der Operabilität auch entscheidend von der Tumorgröße und Differenzierung ab (Farshid u. Mitarb. 2002, Miyajima u. Mitarb. 2002). Knochenbeteiligung (Abb. 2.3.32) und Gefäßbezug verschlechtern die Prognose. Lokalrezidive und Metastasen treten häufig schon innerhalb des ersten Jahres auf, können aber eine Latenz von bis zu 10 Jahren aufweisen.

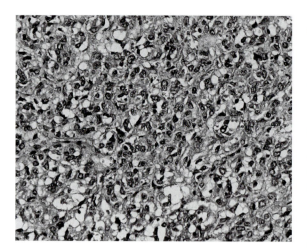

Abb. 2.3.31 Epitheloides Leiomyosarkom, das pleomorpher in Erscheinung tritt als das epitheloide Leiomyosarkom in Abb. 2.3.30 (G2). Zu beachten sind die zahlreichen perinukleären Vakuolen, die für leiomyomatöse Tumoren typisch sind.

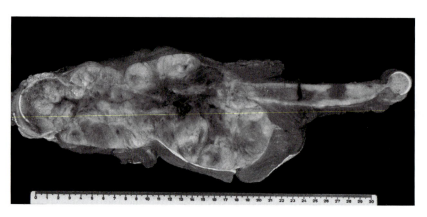

Abb. 2.3.32 Leiomyosarkom der Oberarmmuskulatur mit Infiltration des Humerus (G3 –Tumor) (45-jähriger Patient).

2.3.6 Tumoren mit Skelettmuskeldifferenzierungen

Maligne Tumoren mit Differenzierungsmerkmalen quergestreifter Muskelzellen sind mit einer Inzidenz von 4,6 Neuerkrankungen unter 1 Million Einwohner (Gurney u. Mitarb. 1996) die häufigsten malignen Weichgewebstumoren im Kindesalter und hier anteilig mit über 50% vertreten. Die benignen Varianten – Rhabdomyome – sind sehr viel seltener und begegnen uns gleichermaßen im Kindes- und Erwachsenenalter. Zu Fragen der Klassifizierung der Rhabdomyosarkome (RMS) nach SIOP und NCI im Vergleich zu weiteren Klassifizierungen und in Korrelation zu wichtigen molekulargenetischen Befunden sei auf die Übersichtsarbeit von Parham (2001) verwiesen.

Benigne Varianten

Rhabdomyom

Epidemiologie und Lokalisation

Die sog. Rhabdomyome des Herzmuskels im frühen Kindesalter, die im Rahmen von Phakomatosen auftreten, entsprechen geweblichen Fehldifferenzierungen und sind sehr wahrscheinlich keine echten Tumoren. Für die äußerst seltenen extrakardial manifestierten Rhabdomyome, die insbesondere in der Kopf-Hals-Region auftreten, ist die Frage echter Neoplasien gleichfalls noch nicht abschließend geklärt. Als genitales Rhabdomyom finden wir entsprechend differenzierte Tumoren schließlich im Bereich des äußeren weiblichen Genitales in der 3.–4. Lebensdekade.

Histologische Kriterien

Beim sog. adulten Typ entspricht die Differenzierung der von reifer Skelettmuskulatur, beim sog. fetalen Typ liegt ein myxoides Grundgewebe mit primitiven Spindelzellen und abortiven rhabdomyoblastären Differenzierungen vor.

Maligne Varianten

Embryonales Rhabdomyosarkom (ERMS)

Epidemiologie und Lokalisation

Mit einem Anteil von etwa zwei Dritteln häufigste Variante kindlicher RMS, die in der Regel unterhalb des 10. Lebensjahres mit einem durchschnittlichen Altersgipfel im 7. Lebensjahr auftreten und eine leichte Dominanz des männlichen Geschlechts (1,7:1) aufweisen. Nur 17% aller ERMS treten im Erwachsenenalter auf (Gurney u. Mitarb. 1996).

Im Kopf-Hals-Bereich (Orbita, Oropharynx, Paranasalsinus, Zunge) sind 47% der Tumoren lokalisiert, gefolgt vom Urogenitalbereich (28%). Nur 9% der Tumoren entstehen im Bereich der Extremitätenmuskulatur (Newton jr. u. Mitarb. 1988) (Abb. 2.3.33). Ausnahmsweise treten die Tumoren auch in verschiedenen abdominalen Organen einschließlich der Leberpforte, im Herzen und auch retroperitoneal und in seltenen Fällen subkutan auf. In dieser topographischen Verteilung findet eine wichtige histogenetische Tatsache ihre Entsprechung: Es handelt sich um einen Weichgewebstumor mit unreifen Mesenchymzellen und rhabdomyoblastischen Differenzierungsmerkmalen, jedoch ohne histogenetische Beziehung zu reifem Skelettmuskelgewebe.

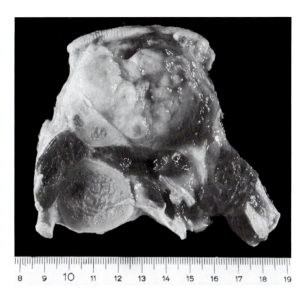

Abb. 2.3.33 Embryonales Rhabdomyosarkom. Unterschenkelresektat, Infiltration von Skelettmuskulatur und Knochen (Befund von einem 13-jährigen Patienten).

Als Sondervariante eines ERMS tritt der sog. **botryoide Typ** (traubenähnlicher makroskopischer Aspekt) im Bereich von Schleimhaut überkleideter Oberflächen wie Harnblase, Nasopharynx, Gallenwege und Konjunktiva auf.

Histologische Kriterien

Aus unreifen Mesenchymzellen aufgebauter Tumor, in dessen Komposition zelldichte und myxoide Bereiche abwechseln und dessen zelluläre Differenzierungen sich innerhalb des Spektrums zwischen anaplastisch (kleine blaue runde Zellen) und rhabdomyoblastär einordnen (Abb. 2.3.**34**). Für die rhabdomyoblastische Differenzierung sprechen ein stark eosinophiles, glykogenreiches und somit PAS-positives Zytoplasma mit gelegentlich erkennbarer Querstreifung sowie immunhistochemische und elektronenmikroskopische Differenzierungsmerkmale. Die Elektronenmikroskopie, die früher gerade für die Rhabdomyosarkome eine zentrale Bedeutung hatte durch den in der ultrastrukturellen Ebene des Zytoskeletts möglichen Nachweis von Aktinfilamenten und Z-Banden-Material (Abb. 2.3.**35**), wird heute nur noch in Ausnahmefällen und bei wissenschaftlichen Fragestellungen herangezogen. Die Zellkerne des ERMS besitzen in typischer Weise ein dichtes Chromatin ohne prominente Nukleolen und randlich nicht selten schießschartenartige Protuberanzen (crenelated). Diese Merkmale können insbesondere bei zytologischer Untersuchung hilfreich sein. Die Mitosezahl wechselt je nach dem Anteil anaplastischer Areale innerhalb eines Tumors.

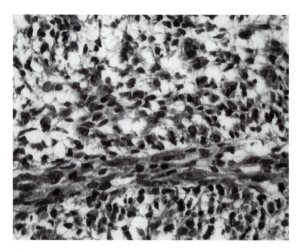

Abb. 2.3.34 Histoarchitektur eines embryonalen Rhabdomyosarkoms. Zytologisch entsprechen die locker angeordneten Tumorzellen teilweise zytoplasmaarmen undifferenzierten Mesenchymzellen (kleine blaue runde Zellen), teilweise unreifen rhabdomyoblastären Zellen mit geschweiftem Zytoplasma sowie keinerlei Faserbildung, Kerne mit dichtem Chromatin, aber ohne Nukleolen.

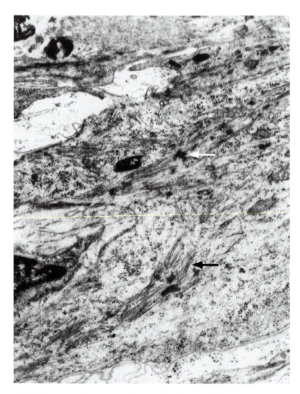

Abb. 2.3.35 Ultrastruktureller Befund eines Rhabdomyosarkoms. Aktinfilamentbündel und Z-Banden-Material (↑) als Ausdruck einer rhabdomyoblastären Differenzierung in der Ebene des Zytoskeletts einer Tumorzelle (Herrn Prof. Holzhausen, Institut für Pathologie der Martin-Luther-Univesität Halle-Wittenberg sei für die freundliche Überlassung der Abbildung herzlich gedankt.). Weißer Pfeil: Z-Material, schwarzer Pfeil: Actinfilamente

Immunhistochemie

Der Immunphänotyp korreliert mit der Ausreifung in Richtung auf eine rhabdomyoblastäre Differenzierung. Stark unreife Tumorzellen exprimieren ausschließlich Vimentin, mit zunehmender Skelettmuskeldifferenzierung treten zunächst Desmin und Aktin als zytoplasmatisch nachweisbare Intermediärfilament-Proteine auf, gefolgt von Myoglobin, Myosin und Kreatinkinase M. Da reifere und unreife Differenzierungen wie bei den meisten malignen Weichgewebstumoren innerhalb eines Tumors wechseln können, ist hinsichtlich fundierter Aussagen zu Tumorbiologie und Prognose die Untersuchung verschiedener Areale eines Tumors notwendig. Neueren Untersuchungen zufolge besitzt der Nachweis der nukleären Transkriptionsfaktoren MyoD1 und Myogenin eine hohe Signifikanz für RMS (Cessna u. Mitarb. 2001).

Genetik

Die bei den meisten embryonalen Rhabdomyosarkomen nachweisbaren Allelverluste auf 11 p15 bedeuten Verluste von hier lokalisierten Suppressorfunktionen in der Tumorprogression (Scrable u. Mitarb. 1987), sie treten jedoch auch bei anderen embryonalen Tumoren auf und sind somit nicht spezifisch für ERMS.

Biologie und Prognose

Prognostisch bedeutsam sind das klinische Stadium (Raney u. Mitarb. 2001), Histologie, Alter und Lokalisation. Jüngere Patienten haben grundsätzlich eine bessere Prognose. Botryoide Tumoren sind prognostisch meist günstiger. Eine diffuse Anaplasie im Tumor verschlechtert die Prognose (Kodet u. Mitarb. 1993). Orbitale und paratestikuläre ERMS sind prognostisch günstiger als Extremitätentumoren.

Alveoläres Rhabdomyosarkom (ARMS)

Primitive rundzellige Variante eines partiell rhabdomyoblastär differenzierten malignen Tumors vom Muster „klein-, blau- und rundzellig", der zytologisch an ein malignes Lymphom erinnert, durch ein charakteristisches alveoläres Wachstumsmuster innerhalb eines septal formierten Stromaanteils jedoch eine besondere, eigenständige Architektur aufweist.

Epidemiologie und Lokalisation

In allen Altersgruppen auftretender Tumor mit Dominanz im Adoleszenten- und jungen Erwachsenenalter mit einem Gipfel um das 7. bzw. 9. Lebensjahr in den beiden großen Studien der SIOP (Caillaud u. Mitarb. 1989) und der

IRS (Newton jr. u. Mitarb. 1988). Die Häufigkeit unter den RMS beträgt in beiden Studien etwa 20%. Eine Vorzugslokalisation im Bereich der Extremitäten mit 39% Anteil geht auf Daten des Kieler Kindertumorregisters zurück (Harms 1995a). Weitere Lokalisationen betreffen paranasale Sinus, die Paraspinal- und Perinealregion sowie in Kombination mit ERMS auch den Urogenitalbereich und die Orbita (Harms 1995a).

Histologische Kriterien

Beim Vorliegen eines alveolären Wachstumsmusters ist die Diagnose im Zusammenhang mit der typischen Zytoarchitektur einfach: Neben dem klassischen alveolären Subtyp (Abb. 2.3.**36**) lassen sich mit dem soliden Typ, bei dem das alveolär-septale fibröse Stroma stark reduziert ist oder fehlt und dem Kombinations- oder Mischtyp mit ERMS zwei weitere Subtypen abgrenzen (Newton jr. u. Mitarb. 1995).

Immunhistochemie

Analog wie beim embryonalen Rhabdomyosarkom.

Genetik

Von hoher Signifikanz für das alveoläre Rhabdomyosarkom sind zwei rekurrente Translokationen: t(2;13) (q35;q14) in der Mehrzahl der Fälle und t(1;13) (p36;q14) bei einem Teil der Tumoren (Ordonez, 1999) (Abb. 2.3.**37**). Durch Umlagerungen genetischen Materials kommt es zur Ausbildung spezifischer chimärer Fusionsgene PAX3/FKHR und PAX7/FKHR (Barr u. Mitarb. 1993, Davis u. Mitarb. 1994, Galili u. Mitarb. 1993), die für entsprechende Fusionsproteine kodieren, die mit ihren DNA-Bindungs-Domänen als Transkriptionsaktivatoren fungieren (Bennicelli u. Mitarb. 1996). In der Folge werden durch die beeinflussten regulatorischen subzellulären Mechanismen chimäre Proteine im Kern angereichert, die zu Veränderungen in Proliferation, Apoptose und Differenzierung der Zelle führen (Bernasconi u. Mitarb. 1996, Khan u. Mitarb. 1999). Darüber hinaus scheinen chromosomale Amplifikationen auf 12q und 2p bei alveolären Rhabdomyosarkomen von Bedeutung für die Tumorprogression zu sein (Gordon u. Mitarb. 2000).

Biologie und Prognose

ARMS sind grundsätzlich High-grade-Sarkome (G3) und damit aggressiver als ERMS (Raney u. Mitarb. 2001). Die Mischformen aus ARMS und ERMS verhalten sich in der Regel wie alveoläre Subtypen. Das Lebensalter und die Lokalisation sind ebenso von prognostischer Bedeutung wie beim ERMS. Hinsichtlich der molekulargenetischen Veränderungen verhalten sich Tumoren mit dem Fusionsgen PAX7/FKHR weniger aggressiv als Tumoren ohne dieses Fusionsgen (Kelly u. Mitarb. 1997).

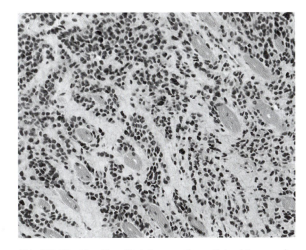

Abb. 2.3.36 Alveoläres Rhabdomyosarkom. Kleine blaue runde Zellen in soliden Komplexen mit teilweise alveolärer Gliederung sichern die Diagnose bereits konventionell lichtmikroskopisch, Bestätigung durch eine starke diffuse zytoplasmatische Desmin-Positivität.

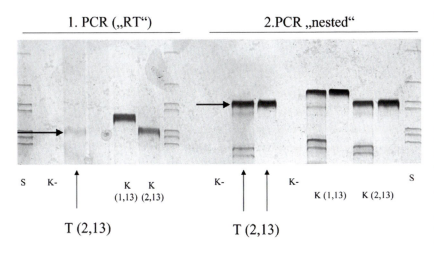

Abb. 2.3.37 Nachweis der spezifischen Translokation t (2;13) in der RT-PCR (linker Teil) bzw. nested-PCR (rechter Teil) bei alveolärem RMS. Die Banden der spezifischen, diagnostisch relevanten Fusionsgene jeweils im Schnittpunkt von Quer- und Längspfeil!
S = Spur (Gemisch aus DNA-Fragmenten unterschiedlichen Molekulargewichts)
K– = Negativkontrollen (Puffer-Gemisch ohne Test-DNA)
K (1,13) und K (2,13) = Positivkontrolle beider Fusionsgene
(Befund des Molekulargenetischen Labors des Gerhard-Domagk-Instituts für Pathologie der Universität Münster)

Pleopmorphes Rhabdomyosarkom (PRMS)

Epidemiologie und Lokalisation

Hochmaligner Tumor des Erwachsenenalters mit Bevorzugung des männlichen Geschlechts und einem Altersgipfel in der 6. Dekade (Furlong u. Mitarb. 2001), im Kindesalter eine Rarität (Furlong u. Fanburg-Smith 2001). Eine gewisse Vorzugslokalisation stellt das tiefe Weichgewebe der unteren Extremität dar, andere Lokalisationen sind geläufig (Schurch u. Mitarb. 1996).

Histologische Kriterien

Bunte Zytoarchitektur aus undifferenzierten Rundzellen, Spindelzellen und polymorphen Zellen mit pleomorphem Kernbild und häufig eosinophilem Zytoplasma mit allerdings selten erkennbaren myogenen Differenzierungsmerkmalen wie Querstreifungen im Zytoplasma.

Immunhistochemie

Nachweis myogener Marker wie beim ERMS.

Genetik

Komplexer Karyotyp ohne die für ARMS typischen Translokationen.

Biologie und Prognose

Prognostisch ungünstiger Tumor, etwa drei Viertel der Patienten zweier Kollektive waren im Beobachtungszeitraum bereits verstorben (Furlong u. Mitarb. 2001, Gaffney u. Mitarb. 1993), sichere Prognoseparameter bisher nicht existent.

2.3.7 Neurogene Weichgewebstumoren

Neurogene Weichgewebstumoren zeigen überwiegend Differenzierungsmerkmale des Nervenhüllgewebes, sie entsprechen damit peripheren Nervenscheidentumoren (PNST). Bei den malignen, undifferenzierten Varianten (MPNST) gibt es infolge des gemeinsamen entwicklungsgeschichtlichen Ursprungs aus dem Neuralrohr formale Übergänge sowohl zu den malignen neuroendokrinen Tumoren des Kindesalters (Neuroblastome) als auch zu den undifferenzierten oder primitiven neuroektodermalen Tumoren (PNET), die wiederum Beziehungen zu den Ewing-Sarkomen des Knochens besitzen. MPNST und PNET stellen letztlich unterschiedliche Bezeichnungen für biologisch und auch histogenetisch-immunphänotypisch weitgehend identische Weichgewebstumoren dar.

Benigne Varianten

Benignes Schwannom (Neurinom, Neurilemmom)

Epidemiologie und Lokalisation

Grundsätzlich in jedem Lebensalter vorkommend, bei Kindern aber selten. Anteilig zu 5 % unter den benignen Weichteiltumoren vertreten. Meist solitär und oberflächlich (subkutan), zu finden, tiefe Weichgewebeschichten sind selten betroffen. Relativ häufig findet man Schwannome an den Beugeseiten der Extremitäten. Differenzialdiagnostisch abzugrenzen sind tumorartige reaktive Läsionen wie das traumatische (Amputations-)Neurom.

Histologische Kriterien

Neben dem typischen Muster parallel oder gebündelt angeordneter Spindelzellen mit fischzugartig angeordneten Kernen und einem feinen Faserwerk mit Hyalinisierungen (Abb. 2.3.38) können myxoide zellärmere Abschnitte mit plumperen, kommaförmigen Kernen vorhanden sein. Solche Bereiche entsprechen den relativ häufigen geweblichen Regressionen, die assoziiert sein können mit Verkalkungen, Einblutungen und Schaumzellreaktionen. Am Rand sind Schwannome gekapselt.

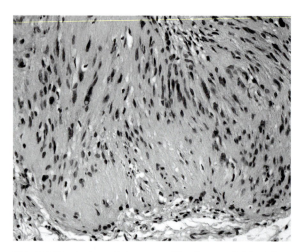

Abb. 2.3.38 Benignes Schwannom (Neurilemmom). Längliche, isomorphe Zellen mit Palisadenstellung der Kerne und dazwischen hyaline zellfreie Bänder.

Immunhistochemie

S-100-Protein immer nachweisbar.

Biologie und Prognose

Keine Neigung zu Rezidiven, keine Metastasen.

Neurofibrom

Epidemiologie und Lokalisation

Ein Altersgipfel besteht im jüngeren Erwachsenenalter. Im Gegensatz zum rein neurolemmal differenzierten Schwannom zeigt das Neurofibrom eine Differenzierung mehr in Richtung perineuraler Fibroblasten. Im Rahmen eines Morbus Recklinghausen treten Neurofibrome multipel und auch schon im Kindesalter auf. Es gibt keine besonderen Prädilektionsstellen, die Tumoren entwickeln sich in der Regel subkutan.

Histologische Kriterien

Es liegt ein fibroblastisches Grundgewebe mit proliferierten perineural-fibroblastischen bzw. neurolemmalen Zellen mit kommaförmig abgeknickten Kernen vor (Abb. 2.3.39). Die randliche Begrenzung ist unscharf, die Neigung zu geweblichen Regressionen weniger stark ausgeprägt als beim Schwannom. Eine Assoziation an Nervenstränge ist nicht selten gegeben. In der Haut kommen neben einer **diffusen** sehr unscharf abgegrenzten Variante **plexiforme Neurofibrome** vor, die aus zahlreichen, scharf begrenzten Knoten bestehen. Besondere strukturelle Varianten entstehen durch Differenzierungen in Richtung Tastkörperchen (Abb. 2.3.40) oder als **epitheloides Neurofibrom** (Abb. 2.3.41).

Immunhistochemie

Die S-100-Positivität ist infolge der perineural-fibroblastischen Differenzierung weniger zuverlässig als beim Schwannom.

Biologie und Prognose

Es besteht eine eher geringe Malignisierungspotenz, beim Morbus Recklinghausen beträgt sie bis 10%, bei sporadischen solitären Neurofibromen liegt sie weit darunter.

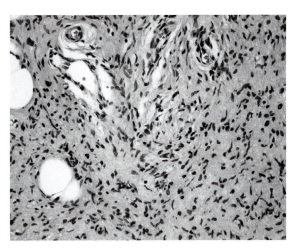

Abb. 2.3.39 Neurofibrom. Mehr kommaförmig gestaltete Zellkerne, fibroblastisches Grundgewebe, randlich in der Regel sehr unscharf und zwischen vorbestehendes Fettgewebe vordringend.

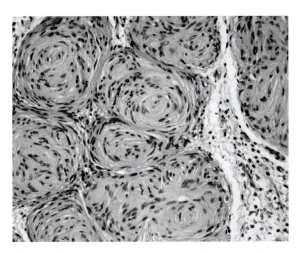

Abb. 2.3.40 Neurofibrom mit fibrolammellären, konzentrischen Strukturen, die einer Tastkörperchendifferenzierung entsprechen, die als Besonderheit gelegentlich auftreten kann (spezielle Differenzierungsmöglichkeit der Nervenhüllzellen wird nachgeahmt).

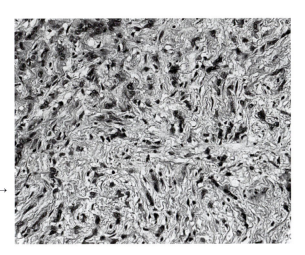

Abb. 2.3.41 Ungewöhnliche epitheloide Differenzierung eines Neurofibroms im Perianalbereich, fibroblastisches Grundgewebe mit z.T. in kleinen Gruppen angeordneten, zytoplasmareichen Zellen, die immunhistochemisch stark das S-100-Protein exprimieren (Immunhistochemie, alkalische Phosphatase-Technik).

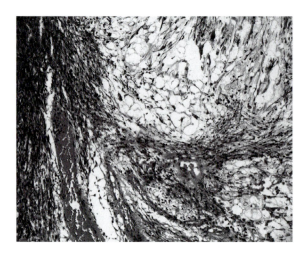

Abb. 2.3.42 Nervenscheidenmyxom. Charakteristischer Aufbau aus septal untergliederten myxoiden Zellgruppen, die als indifferente Mesenchymzellen imponieren, durch ihren Immunphänotyp aber transformierten Schwann-Zellen entsprechen.

Nervenscheidenmyxom (Neurothekeom)

Dem Neurofibrom eng verwandt, möglicherweise liegt eine Sonderform eines myxoid transformierten, plexiformen Neurofibroms vor. Durch fibröse Septen entsteht eine noduläre (plexiforme) Konfiguration (Abb. 2.3.**42**). Der Altersgipfel liegt in der 2. und 3. Dekade, bei Kindern aber geläufig. Es ist stets ein Tumor der Haut, tritt solitär auf und hat keine Prädilektionsstellen. Es besteht auch keine Assoziation mit dem Morbus Recklinghausen, keine Rekurrenz und es ist keine maligne Entartung bekannt.

Intermediäre Varianten

Die Fähigkeit zur Bildung neuralen Melaninpigments ist bei allen neuroektodermalen Tumoren aus der Entwicklungsgeschichte her verständlich und wird auch in seltenen Fällen überraschenderweise von neurolemmalen bzw. perineuralen Tumoren realisiert. Die für eine perineurale Zelle ungewöhnliche Pigmentbildung lässt sich als Indiz für die Imitation einer ontogenetischen Situation werten, die in der Tumorgenese im Rahmen einer Entdifferenzierung nachvollzogen wird. Pigmentierte Schwannome und pigmentierte Neurofibrome werden nach der WHO-Nomenklatur als Tumoren intermediären biologischen Verhaltens angesehen, da ihr Verhalten ungewiss ist und aus dem histologischen Bild nicht sicher bestimmt werden kann. Rezidive sind bekannt geworden. Eine Metastasierung ist wenig wahrscheinlich.

Melanotisches Schwannom

Seltener, paravertebral oder im hinteren Mediastinum lokalisierter zellreicher neurolemmaler Tumor mit wechselnder Pigmentierung und einer Metastasierungswahrscheinlichkeit von 26% in der größten bislang untersuchten Serie von 57 Fällen (Vallat-Decouvelaere u. Mitarb. 1999).

Pigmentiertes, storiformes Neurofibrom

Inzwischen vom pigmentierten Dermatofibrosarcoma protuberans abgegrenzter, seltener, melanotischer Weichgewebstumor, von dem in einer Serie von 17 Fällen in keinem Fall eine maligne Transformation eintrat (Fetsch u. Mitarb. 2000). Sichere Daten bezüglich der Rekurrenzrate liegen bislang nicht in ausreichender Menge vor.

Maligne Varianten

Maligner peripherer Nervenscheidentumor (MPNST)

Synonyme

Malignes Schwannom, neurogenes Sarkom.

Epidemiologie und Lokalisation

In dieser Entität sind alle neurogenen Tumoren mit ausgeprägter oder nur abortiver neurolemmaler oder perineural-fibroblastischer, sarkomatöser Differenzierung zusammengefasst. Die Häufigkeitsangaben im Schrifttum schwanken sehr stark, da diese Tumoren in der Vergangenheit nach unterschiedlichen Definitionen klassifiziert wurden.

Alle Altersgruppen können betroffen sein, ein Gipfel liegt zwischen der 3. und 5. Dekade. Beim Morbus Recklinghausen treten MPNST im Durchschnitt 1–2 Dekaden früher auf, außerdem überwiegt bei dieser Assoziation (26–40% der Fälle) das männliche Geschlecht bei weitem. Ohne Morbus Recklinghausen ist das Geschlechterverhältnis ausgeglichen. In den ersten 5 Lebensjahren sind MPNST eine Rarität. Typische Prädilektionsstellen existieren für diese im tiefen Weichgewebe manifestierten Tumoren nicht, topographische Beziehung zu größeren Nerven ist nur selten gegeben, die Haut ist fast nie betroffen (Abb. 2.3.**43**).

2.3.7 Neurogene Weichgewebstumoren

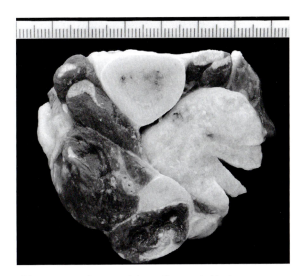

Abb. 2.3.43 Maligner peripherer Nervenscheidentumor (MPNST) innerhalb der Wadenmuskulatur, der Knochen nur randlich tangiert (31-jähriger Patient).

Histologische Kriterien

Bild eines spindelzelligen, faszikulären, teilweise fibrosarkomatoiden Tumors mit unterschiedlicher Zelldichte und unterschiedlicher proliferativer Aktivität (Abb. 2.3.44). Die Differenzierungen eines Schwannoms oder Neurofibroms können sich von der Architektur und dem Kernbild her andeuten. Mastzellen sind meist gehäuft vorhanden. Heterologe Differenzierungen wie Bildung von Knorpel- oder Knochengrundsubstanz sind neben fokalen myxoiden oder mikrozystischen Transformationen nicht selten. Plexiforme Muster sowie perivaskuläre Proliferationszentren, die ein hämangioperizytomähnliches Wachstumsmuster vortäuschen, sprechen unter Umständen für die neurogene Natur des Tumors.

Immunhistochemie

Die Expression von S-100-Protein kann in mehr fibroblastisch-perineuralen Sarkomen (Abb. 2.3.45) wie in ganz undifferenzierten MPNST fehlen. Mitunter sind ultrastrukturelle Befunde wie der Nachweis von Basalmembranen und Zellfortsätzen, die Differenzierungen in Richtung von Nervenhüllzellen repräsentieren, von Bedeutung.

Biologie und Prognose

MPNST sind häufig High-grade-Sarkome und daher prognostisch zumeist ungünstig. In großen Studien werden Häufigkeiten für Lokalrekurrenzen 40–65% und Metastasierungshäufigkeiten von 40–68% angegeben (Weiss u. Goldblum 2001).

Genetik

Die Bedeutung des inaktivierten NF1-Gens in der Keimbahn von Patienten mit Morbus Recklinghausen für die Entstehung eines MPNST ist noch nicht geklärt. Häufige chromosomale Aberrationen bei MPNST wurden beispielsweise auf 17q beschrieben, wobei noch unklar ist, ob es sich um ursächliche oder sekundäre genetische Alterationen handelt. Die Bedeutung der Inaktivierung des Cyclinabhängigen Kinaseinhibitors CDKN2 auf dem Wege vom Neurofibrom zum MPNST wurde berichtet (Kourea u. Mitarb. 1999).

Primitiver neuroektodermaler Tumor (PNET)

Synonym

Extraskeletales Ewing-Sarkom (s. Kap. 1.3.3).

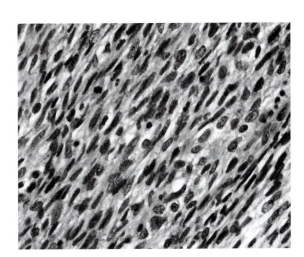

Abb. 2.3.44 MPNST (Histologie zum Fall in Abb. 2.3.43). Proliferationsaktive, primitive, spindelförmige Mesenchymzellen mit mehreren erkennbaren Mitosen, keine sonstigen Differenzierungen (G3).

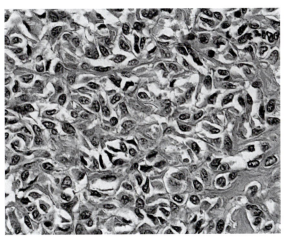

Abb. 2.3.45 Epitheloide Variante eines MPNST. Größere, polygonale Zellen, die teilweise von einem matrixartigen hyalinen Faserwerk umgeben werden (ebenfalls G3).

2.3.8 Tumoren mit vaskulären Differenzierungsmerkmalen

Zu den Gefäßtumoren gehören jene Läsionen, die strukturell Blut- oder Lymphgefäße in ihren verschiedenen anatomischen Varianten imitieren oder aus Zellen bestehen, die normalen Gefäßwandzellen vergleichbar sind. Die meisten Gefäßtumoren sind gutartig und kommen weitaus überwiegend in der Haut vor. Die Frage, ob echte Neoplasien vorliegen oder reaktive, tumorartige Fehl- oder Überschussbildungen, ist für verschiedene Läsionen nicht geklärt. Auch grenzen sich tumorartige Gefäßproliferate teilweise unscharf von entzündlichen Läsionen ab.

Benigne Varianten

Kapilläres und kavernöses Hämangiom

Epidemiologie und Lokalisation

Bevorzugt im Kindesalter auftretende Gefäßtumoren, die vorwiegend in der Haut, aber auch subkutan und im tiefen Weichgewebe, z. B. intramuskulär, im Gelenkbereich oder intraossär lokalisiert sind. Die Kopf-Hals-Region weist gegenüber anderen Körperregionen eine leichte Dominanz auf.

Histologische Kriterien

Der Aufbau der Tumoren aus kapillären bzw. kavernösen, jeweils endothelausgekleideten Blutgefäßen erlaubt zwar in den meisten Fällen mit Ausnahme der wenigen Kombinationstumoren eine Unterscheidung, sie hat aber keine biologische Bedeutung. Unter den kapillären Angiomen der Haut bzw. des Subkutangewebes nimmt das **juvenile Hämangiom** hinsichtlich seines Zellreichtums, seines häufig nur abortiv ausgebildeten Kapillarmusters und seiner gesteigerten Mitosefrequenz eine Sonderstellung ein (Abb. 2.3.**46**), die insbesondere im Säuglingsalter klinisch durch das rasche Wachstum einen malignen Tumor vortäuschen kann. Auch bei der Schnellschnittbeurteilung kann dieser Tumor durchaus Probleme hinsichtlich der Dignitätsbewertung bereiten. In der Einbettungshistologie ist allerdings die Diagnose in der Regel unproblematisch. Im Zweifelsfall kann man sich hier zusätzlicher Retikulinfaserdarstellungen bedienen sowie notfalls auch der immunhistochemischen Positivität für Faktor VIII und CD31.

Bei den im Folgenden dargestellten Sonderformen handelt es sich sehr wahrscheinlich um Malformationen und nicht um echte Neoplasien:

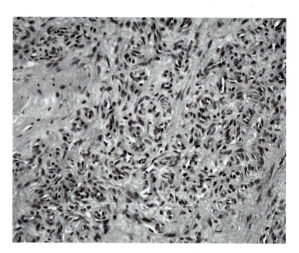

Abb. 2.3.46 Juveniles Hämangiom. Durch die häufig ohne zentrale Lichtung ausgestatteten Kapillarproliferate entsteht der Eindruck eines zellreichen Tumors, der durch eine erheblich gesteigerte mitotische Aktivität besonders im Schnellschnitt malignitätsverdächtig erscheint.

Angiomatose

Diffuse Form eines Hämangioms, nicht selten auch vom arteriovenösen Typ, das entweder großflächig auf der Körperoberfläche ausgebreitet vorkommt oder in tiefe Gewebeschichten unter Einbeziehung von Muskulatur oder Knochen vordringt.

Epidemiologie und Lokalisation

Angiomatosen treten vorzugsweise in den ersten beiden Lebensdekaden auf und sind zu über der Hälfte an den unteren Extremitäten lokalisiert, gefolgt von Brust- und Bauchwand sowie der oberen Extremität.

Biologie und Prognose

Benigne Läsionen, die aber in über 90% der Fälle durch nur unvollständig mögliche Entfernung persistieren. Maligne Transformation oder Metastasierung sind nicht bekannt (Rao u. Weiss 1992).

Arteriovenöses Hämangiom

Das arteriovenöse Hämangion ist durch das Nebeneinander dickwandiger und dünnwandiger Gefäße mit arteriovenösen Shunts gekennzeichnet. Es kommt sowohl als oberflächliche, kutane (häufiger) als auch als tiefe, insbesondere intramuskuläre Form (seltener) vor. Die tiefe Form tritt bevorzugt im Kindes- und jungen Erwachsenenalter auf.

Synoviales Hämangiom

Das synoviale Hämangiom ist im Bereich der Synovialis, besonders des Kniegelenks, aber auch in gelenknahen Strukturen wie beispielsweise Bursen lokalisiert, meist vom kavernösen Typ. Gelegentlich treten Blutungskomplikationen im Gelenk auf.

Intramuskuläres Hämangiom

Klassischer Typ des sog. tiefen Hämangioms. In der Regel mit Inseln reifen Fettgewebes assoziiert, so dass im engeren Sinne meist Angiolipome vorliegen. Hauptsächlich im Bereich der unteren Extremitäten vorkommend, gefolgt von der Lokalisation im Kopf-Hals-Bereich. Häufig schmerzhaft, da in der Umgebung häufig degenerative Muskelfaserveränderungen auftreten. Es kommt häufig zu sekundären Verkalkungen oder metaplastischen Ossifikationen. Die Neigung zu Lokalrezidiven ist hoch und liegt zwischen 30 und 50%. Nicht selten liegen histologisch sog. venöse Angiome vor, die in ihrem Aufbau dickwandigen venösen Gefäßen entsprechen.

Epitheloides Hämangiom

Benigner subkutaner, im Durchmesser bis 2 cm großer Gefäßtumor mit prominenten zytoplasmareichen, epitheloiden Endothelproliferaten, die Spalträume umkleiden und ein eosinophiles Zytoplasma aufweisen. Häufig besteht eine stärkere entzündliche Reaktion mit Eosinophilen. An der synonymen Bezeichnung „angiolymphoide Hyperplasie mit Eosinophilie" (Fetsch u. Weiss 1991) wird die bis heute kontrovers diskutierte Problematik deutlich, ob ein echter Gefäßtumor vorliegt oder ein reaktiv-entzündlicher Prozess. Rezidive sind beschrieben worden (Olsen u. Helwig 1985).

Lymphangiom

Benigner kavernöser zystischer Tumor aus dilatierten Lymphgefäßen (sog. zystisches Hygrom).

Epidemiologie und Lokalisation

Über 90% der Tumoren manifestieren sich in den ersten zwei Lebensjahren, 50% bereits konnatal. Hauptsächliche Lokalisation ist der Kopf-Hals-Nacken-Bereich, daneben auch abdominell, insbesondere omental, mesenterial und retroperitoneal. Signifikante Häufung zystischer Lymphangiome beim Turner-Syndrom mit X0-Karyotyp.

Histologische Kriterien

Zahlreiche, von flachen Endothelien ausgekleidete Hohlräume in einem lockeren Maschen- oder Netzwerk eines faserarmen Mesenchyms mit stellenweise gruppenförmig verdichteten lymphatischen Zellen.

Biologie und Prognose

Lymphangiome der Kopf-Hals-Region können sich ins Mediastinum fortsetzen und hier zu lebensbedrohlichen Kompressionen von Trachea oder Ösophagus führen. Maligne Transformation ist nicht bekannt.

Gefäßtumoren von intermediärer Dignität

Für Gefäßtumoren intermediärer Dignität stehen generell Hämangioendotheliome, die sich biologisch zwischen Hämangiomen und den echten Angiosarkomen einordnen. Das bedeutet, dass bei diesen seltenen Geschwülsten aus spindeligen oder epitheloiden Zellen mit teilweise ausgebildeten Gefäßlumina und immunhistochemisch detektierbaren Endothelmarkern ein lokal aggressives Wachstumsverhalten vorliegt, das zumindest beim epitheloiden Hämangioendotheliom auch mit einer, wenn auch nur geringen Metastasierungsgefahr assoziiert ist. Daher wird diese Variante auch bei den malignen Gefäßtumoren geführt (Fletcher 2002).

Kaposiformes Hämangioendotheliom

Seltener, lokal aggressiver Gefäßtumor des Kindes- und jungen Erwachsenenalters. In der Regel kutan, seltener retroperitoneal oder im Knochen lokalisiert. Bislang sind über 60 Fälle beschrieben (Fletcher 2002). Bei den Komplikationen steht die Verbrauchskoagulopathie (Kasabach-Merrit-Syndrom) bei größeren Tumoren an erster Stelle. Histologisch besteht wegen der Spindelzelligkeit eine Analogie zum echten Kaposisarkom. Biologisch sind die Folgen des lokal aggressiven Wachstums in Verbindung mit denen auf die Blutgerinnung von Belang, weder Metastasierung noch Spontanregression sind zu erwarten.

Retiformes Hämangioendotheliom (Dabska-Typ)

Lokal aggressiver und selten metastasierender Tumor des Kindes- und jungen Erwachsenenalters, es handelt sich um sehr seltene Gefäßtumoren, die zumeist subkutan an den unteren Extremitäten auftreten und aus kuboiden Endothelproliferaten mit eigenartigem Hobnail-artigem Muster aufgebaut sind. Lokalrezidive treten auf sowie in seltenen Fällen auch Metastasen (Mentzel u. Mitarb. 1997b, Nayler u. Mitarb. 2000). Immunhistochemisch exprimieren die Tumoren VEGFR-3, dieser Befund weist auf eine proliferierende lymphatische Endothelzelle hin.

Kaposi-Sarkom (KS)

Lokal aggressiver, überwiegend in der Haut der unteren Extremität lokalisierter Gefäßtumor (Abb. 2.3.47) aus zumeist multiplen, knötchenförmigen Manifestationen unreifer, spindelzelliger Endothelproliferate. Die Assoziation mit dem humanen Herpesvirus der Gruppe 8 ist obligat. Die Assoziation mit einer HIV-Infektion ist nur in einem Teil der Fälle gegeben. Für die histologische Beurteilung ist die Kenntnis des Stadienablaufs der KS wichtig, Plaque-Stadien gehen in Tumor-Stadien über, Organmanifestationen sind bekannt (Ioachim u. Mitarb. 1995) und müssen differenzialdiagnostisch bei unklaren Prozessen beachtet werden.

Immunhistochemie

Siehe unter Angiosarkom.

Maligne Gefäßtumoren

Epitheloides Hämangioendotheliom

Angiozentrischer Gefäßtumor mit aggressivem Wachstums- und geringem Metastasierungspotential (Weiss u. Mitarb. 1986). Bezüglich der Einordnung bei den malignen Gefäßtumoren geht die WHO (Fletcher 2002) über die eines Intermediärverhaltens bei Weiss u. Goldblum (2001) hinaus.

Epidemiologie und Lokalisation

Solitärer Tumor der oberflächlichen oder tiefen Weichgeweberegion einschließlich des Knochens (Abb. 2.3.48). Häufig sind kleine Venen im Tumor enthalten, die teilweise von epitheloiden Endothelproliferaten wie tamponiert erscheinen. Möglicherweise nehmen diese Tumoren von hier ihren Ausgang.

Histologische Kriterien

In ein myxohyalines Stroma sind kurze Stränge oder Nester epitheloider, histiozytoider, proliferierter Zellen eingebettet, die auch immunphänotypische Eigenschaften des Endothels besitzen, innerhalb von zytoplasmatischen Lumina stellenweise Erythrozyten (Abb. 2.3.49).

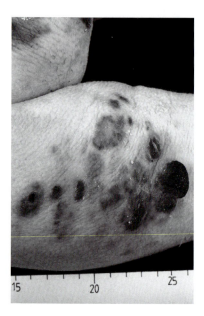

Abb. 2.3.47 Kaposi-Sarkom der Haut mit multifokalen kutanen lividen, teilweise leicht prominenten Herden bei einer 34-jährigen Patientin mit HIV.

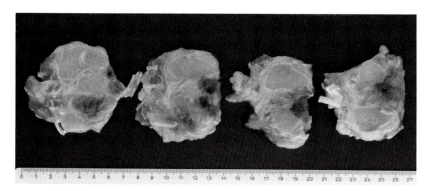

Abb. 2.3.48 Hämangioendotheliom der Zehe. Querschnitte durch den 4. Strahl von einem 79-jährigen Patienten.

2.3.8 Tumoren mit vaskulären Differenzierungsmerkmalen

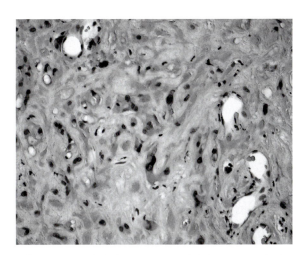

Abb. 2.3.49 Epitheloides Hämangioendotheliom. In eine hyalinisierte Matrix eingelagerte zytoplasmareiche Zellen mit irregulären Kernen. Die vorhandenen Gefäßlichtungen sind vermutlich vorbestehend.

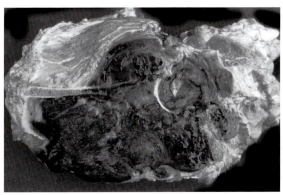

Abb. 2.3.50 Angiosarkom der Beckenweichteile. Hemipelvektomiepräparat von einem 38-jährigen Patienten.

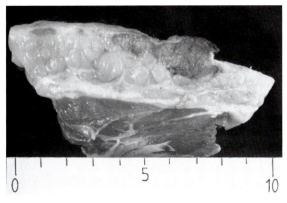

Abb. 2.3.51 Kutanes Angiosarkom in der Sagittalebene zu Unterhautfettgewebe und Muskulatur. Zustand nach Mammakarzinom mit Radiatio und Lymphödem (63-jährige Patientin).

Genetik

Es bleibt abzuwarten, ob die in 2 Fällen nachgewiesenen Translokationen t(1;3) (Mendlick u. Mitarb. 2001) für epitheloide Hämangioendotheliome spezifische genetische Veränderungen darstellen.

Biologie und Prognose

Die Rate der Lokalrekurrenz beträgt 10–15%, die der Metastasierung 20–30% und die der Mortalität 10–20% (Mentzel u. Mitarb. 1997a, Weiss u. Mitarb. 1986).

Angiosarkom

Epidemiologie und Lokalisation

Unter den malignen Weichgewebstumoren mit einem Anteil von etwa 1% einer der seltensten Tumoren. Außerdem selten mit topographischer Beziehung zu größeren Gefäßen. Das Angiosarkom ist ein Tumor des höheren Lebensalters. Unter 366 Angiosarkomen des Armed forces Institute of pathology (AFIP) waren ca. 25% der Fälle jeweils in der Haut und im tieferen Weichgewebe einschließlich Knochen lokalisiert (Abb. 2.3.**50**), die andere Hälfte in den inneren Organen. Von 80 Angiosarkomen des tiefen Weichgewebes verteilte sich etwa die Hälfte auf die Extremitäten, die andere Hälfte zu einem Drittel auf den Stamm einschließlich Retroperitoneum und der Rest war im Kopf-Hals-Bereich lokalisiert (Meis-Kindblom u. Kindblom 1998b). Eine besondere Form eines kutanen Angiosarkoms begegnet uns nach Lymphstau infolge Radiatio wie beispielsweise nach axillär bestrahltem Mammakarzinom (Abb. 2.3.**51**).

Histologische Kriterien

Angiosarkome sind zumeist hochmaligne, undifferenzierte Tumoren, deren vaskuläre oder endotheliale Differenzierung häufig lichtmikroskopisch hinter einer reinen Spindelzellproliferation schwer erkennbar ist. Bei epitheloiden Tumoren bzw. epitheloid differenzierten Abschnitten innerhalb eines spindelzelligen Sarkoms ist die Gefäßdifferenzierung häufig besser identifizierbar (Abb. 2.3.**52**). Das nukleäre Grading entspricht mit Kernanaplasie und Mitosezahl in der Regel einem Grad 3.

Immunhistochemie

Neben den Endothelmarkern Faktor VIII und CD-31 sind neuerdings der VEGFR-3-Rezeptor (Folpe u. Mitarb. 2000), der auf eine lymphangische Genese der Endothelproliferate hinweist wie auch der nukleäre Transkriptionsfaktor FLI-1 (Folpe u. Mitarb. 2001) bei allen Gefäßtumoren in der Abgrenzung zu nichtvaskulären Tumoren von Bedeutung. Zytogenetisch sind bislang keine für Angiosarkome

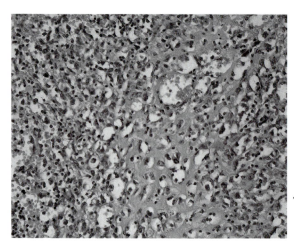

charakteristischen chromosomalen Veränderungen bekannt.

Biologie und Prognose

Allgemein gilt für Angiosarkome die Prognose als schlecht, etwa die Hälfte der Patienten stirbt binnen eines Jahres am metastasierten Verlauf, vornehmlich sind Metastasen in der Lunge zu erwarten.

← **Abb. 2.3.52** Angiosarkom. Mittelgroße, polymorphe Zellen in teilweise epitheloider Anordnung und von einer matrixartigen Grundsubstanz umgeben, die aus einem basalmembranartigen Material besteht.

2.3.9 Tumoren ungeklärter Differenzierung bzw. ungeklärter histogenetischer Zuordnung

Die aufgrund ihrer Differenzierungsmerkmale im Vergleich mit korrespondierendem Normalgewebe nicht sicher einzuordnenden Weichteiltumoren werden von der WHO in einer eigenständigen Gruppe geführt, ohne dass zwischen den einzelnen Vertretern histogenetische Zusammenhänge bestehen.

Benigne Tumoren

Intramuskuläres Myxom

Viele Weichgewebstumoren können myxoiden Veränderungen unterliegen. Außerdem treten insbesondere in der Haut myxoide Prozesse auf, die reaktiver Natur und den Ganglien im Bereich von Gelenken und Sehnenscheiden verwandt sind. Als echte Tumoren werden einzig die intramuskulären Myxome angesehen.

Epidemiologie und Lokalisation

Intramuskulärer Tumor, der in Fällen, wo eine Verbindung zu Faszien und Gelenkkapseln besteht, als sog. **juxtaartikuläres Myxom** in der neuen WHO-Nomenklatur (Fletcher 2002) von rein intramuskulären Myxomen abgegrenzt wird. Die Oberschenkelmuskulatur ist am häufigsten betroffen, gefolgt von der Schultermuskulatur. Das intramuskuläre Myxom ist ein Tumor des Erwachsenenalters mit Häufung in der 5.–6. Dekade. Die seltenen multizentrischen Myxome sind häufig mit einer fibrösen Dysplasie assoziiert (sog. extraskelettale Manifestation der fibrösen Dysplasie), die interessanterweise in der gleichen topographischen Region, allerdings nicht selten Jahre oder Jahrzehnte vorher, aufgetreten war.

Histologische Kriterien

Sternförmige, nicht atypische Zellen in einer myxoiden Grundsubstanz aus nur schwach sulfatierten Glucosaminoglykanen, keine Mitosen, randlich ist die Begrenzung unscharf. Es liegt eine Art Verzahnung mit der Muskulatur vor, kleine Pseudozystenbildungen sind möglich (Abb. 2.3.**53**).

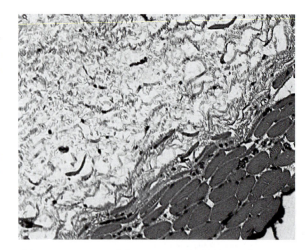

Abb. 2.3.53 Intramuskuläres Myxom. Randlich umgeben von Skelettmuskulatur erkennt man einen zellarmen myxoiden Tumor, der nur wenige längliche und sternförmige Zellen einschließt und dessen histogenetische Zuordnung bis heute ungeklärt ist.

Biologie und Prognose

Immer gutartig, Rezidive äußerst selten – bei marginaler Entfernung.

Intermediäre Tumoren

Angiomatoides fibröses Histiozytom

Epidemiologie und Lokalisation

Von Enzinger 1979 erstmals beschrieben und aus der Gruppe der MFH ausgegrenzt, zeichnet sich dieser im Kindes- bzw. jungen Erwachsenenalter bevorzugt auftretende Tumor mit einem Altersgipfel um das 20. Lebensjahr durch seine relativ günstige Prognose aus und wurde von der WHO inzwischen den Weichgewebstumoren mit ungeklärter Differenzierungsrichtung zugeordnet (Fletcher 2002). Die Extremitäten sind etwas häufiger als der Rumpf und die Kopf-Hals-Region betroffen, interessanterweise sind aber über zwei Drittel dieser Tumoren in Regionen lokalisiert, in denen sich anatomisch Lymphknotenstationen befinden (Kniekehle, Inguinalbereich, Axilla, Supraklavikulärregion sowie auch der Kopf-Hals-Bereich mit der Nackenregion).

Histologische Kriterien

Den Tumor kennzeichnen 4 Kriterien:
- noduläre Proliferation von eosinophilen, histiozytoiden oder myoiden Zellen,
- pseudoangiomatöses Muster,
- fibröse Kapsel,
- perikapsuläres lymphoplasmozytisches Infiltrat.

Der Tumor vermittelt im Gesamteindruck das Bild eines modifizierten Lymphknotens bzw. durch spindelzellige und epitheloidzellige Proliferate mit blutgefüllten Hohlräumen den Eindruck eines Gefäßtumors (Abb. 2.3.**54**). Mitosen kommen immer gehäuft vor.

Immunhistochemie

Das Nebeneinander lymphatischer Zellen und proliferierter Mesenchymzellen mit zumindest vereinzelter CD-68- und EMA-Positivität sowie in 50% der Fälle auch mit einzelnen Desmin-positiven Zellen ist charakteristisch. Die CD-99-Expression ist diagnostisch ohne Gewicht. Endothelmarker sind nur in den Gefäßen nachweisbar.

Biologie und Prognose

Rezidive sind in 2–11% der Fälle zu erwarten, allerdings nur in 1% Metastasen (Costa u. Weiss 1990, Fanburg-Smith

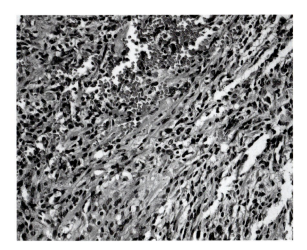

Abb. 2.3.54 Angiomatoides fibröses Histiozytom. Zellreicher Tumor mit teils spaltförmigen, teils sinusoidalen Gefäßen, in denen Erythrozyten anzutreffen sind (oberer Bildrand), insbesondere randlich besteht eine dichte lymphozytäre Entzündung.

u. Miettinen 1999). Die Abgrenzung muss vom benignen fibrösen Histiozytom einerseits und von hochmalignen Sarkomen andererseits erfolgen.

Ossifizierender fibromyxoider Tumor

Epidemiologie und Lokalisation

Ein im Bereich von Faszien und Sehnen, insbesondere der Extremitätenmuskulatur unter Einbeziehung der kleinen Fingergelenke lokalisierter, seltener Tumor des Erwachsenenalters mit meist langer Vorgeschichte von Monaten oder Jahren. Radiologisch durch Verknöcherungen oder Verkalkungen in teils unregelmäßiger, teils ringförmig peripherer Anordnung in besonderer Weise charakterisiert. Der Tumor besitzt einen mittleren Durchmesser zwischen 3 und 5 cm bei maximal bislang beschriebener Größe von 17 cm (Enzinger u. Mitarb. 1989).

Histologische Kriterien

Kennzeichnend sind ein lockeres, myxoides, Hyaluronidase-sensitives Stroma mit Vermehrung Alcian-blau-positiver Substanzen und Einschluss von in Strängen und Nestern angeordneten, sternförmig gestalteten Mesenchymzellen (Abb. 2.3.**55**), so dass eine gewisse Analogie zu pleomorphen Adenomen oder Mischtumoren gegeben ist. Regelmäßig ist eine Bildung chondroider oder ossärer Grundsubstanz nachweisbar, die unregelmäßig und mit Verkalkungen assoziiert sein kann und sich in typischer Weise zu einer Spange reifen lamellären Knochens (Röntgenbefund) in der Tumorperipherie verdichten kann. Tu-

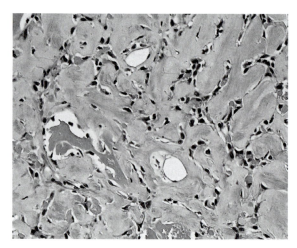

Abb. 2.3.55 Ossifizierender fibromyxoider Tumor. Innerhalb eines chondromyxoiden Stromas ordnen sich kleine Mesenchymzellen nesterförmig an oder reihen sich in Strängen auf. Wenn stärkere Hyalinisierungen der Grundsubstanz eintreten, besteht eine Verwechslungsgefahr mit Osteoid. Die Tumorzellen zeigen aber keinerlei nukleäre Irregularitäten.

moren mit gehäuften Mitosen und Proliferationszentren werden als „atypische" Varianten eines fibromyxoiden Tumors bezeichnet.

Biologie und Prognose

Mittels Follow-up-Daten von 41 Fällen (Enzinger u. Mitarb. 1989) wurde eine Rezidivrate von 27% bestimmt. Die Rezidivhäufigkeit scheint mit einer Hyperzellularität und der Mitosezahl korreliert zu sein, metastasierte Verläufe sind aber nicht zu erwarten.

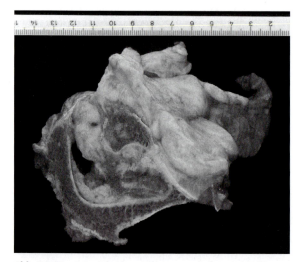

Abb. 2.3.56 Synovialsarkom. Oberarmmuskulatur mit Infiltration des Humerus (47-jähriger Patient).

Maligne Tumoren

Synoviales Sarkom

Zu den Tumoren ungeklärter Histogenese gehört auch das synoviale Sarkom, dessen strukturelle Vielgestaltigkeit biphasische Differenzierungen in Richtung einer epithelialen (karzinomatösen) und mesenchymalen (sarkomatösen) mit einschließt, in der man – bei allerdings rein formaler Betrachtung – den normalen Aufbau der Synovialis aus epitheloider Deckzellschicht und mesenchymalem Stroma wiederzufinden glaubte. In der ursprünglichen Bezeichnung eines Karzinosarkoms der Weichteile (Miettinen u. Virtanen 1984) kommt bereits die Besonderheit dieses Tumors zum Ausdruck, für dessen Differenzierungsmöglichkeiten eine charakteristische genetische Alteration von Bedeutung zu sein scheint.

Epidemiologie und Lokalisation

Das synoviale Sarkom ist nach dem Liposarkom, MFH und Rhabdomyosarkom der vierthäufigste maligne Weichgewebstumor mit einem Anteil von 5–10%. Bevorzugt trifft man sie zwischen dem 15. und dem 35. Lebensjahr an. Ein typischer Befund kann eine lange, möglicherweise über Jahre angegebene Vorgeschichte sein, da synoviale Sarkome langsam wachsen. Über 80% der synovialen Sarkome kommen im tiefen Weichgewebe der Extremitäten vor, die Beziehung zu Gelenkstrukturen ist zwar häufig, aber nicht obligat (Abb. 2.3.**56**). Grundsätzlich können diese Tumoren aber in allen Regionen des Körpers auftreten, sogar in inneren Organen wie der Niere (Schwartz u. Mitarb. 1989) und dem oberen Gastrointestinaltrakt (Billings u. Mitarb. 2000).

Histologische Kriterien

Die klassische Form eines synovialen Sarkoms umfasst zwei Differenzierungen (sog. biphasisches Muster) (Abb. 2.3.**57**). Neben einer spindelzelligen Komponente findet sich zumindest stellenweise eine epitheloide Differenzierung in Form von Zellsträngen oder drüsenartigen Formationen, die nicht selten Spalten oder Lichtungen begrenzen. In den Spalträumen kann man mitunter proteinöses Material nachweisen (Abb. 2.3.**58**), das vorwiegend einem sog. „mesenchymalen" Schleim entspricht, der hyaluronsäurereich ist und sich mit Alzianblau anfärbt. Bei Fehlen jeglicher epitheloider Formation nennen wir die Differenzierung fibrös-monophasisch (Abb. 2.3.**59**).

Rein monophasisch-epitheloide synoviale Sarkome (s. Abb. 2.3.**58**) kommen äußerst selten vor. In Abgrenzung von anderen spindelzelligen Sarkomen sind uniforme Zellen ohne scharfe Zellgrenzen, ein dichtes Kernchromatin ohne Nukleolen, das Fehlen von Riesenzellen, bandförmige Hyalinisierungen, Verkalkungen oder heterologe Verknö-

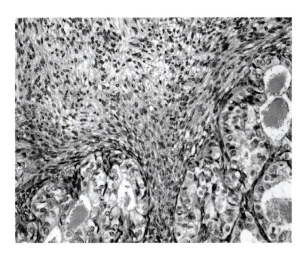

Abb. 2.3.57 Synovialsarkom. Biphasisches Muster aus epitheloiden (untere Bildhälfte) und spindelzellig-mesenchymalen (obere Bildhälfte) Differenzierungen.

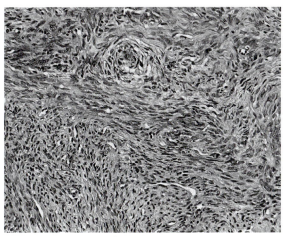

Abb. 2.3.59 Synovialsarkom. Monophasisch-mesenchymal (häufig): Beachte einzelne schmale Spalträume, die von fibroblastären Proliferaten mit perivaskulären Wachstumszonen (hämangioperizytomartiges Muster) begrenzt werden.

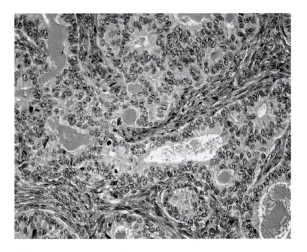

Abb. 2.3.58 Synovialsarkom. Rein epitheloides Wachstumsmuster (selten), Verwechslungsgefahr mit einem Adenokarzinom.

cherungen und/oder ein hoher Mastzellgehalt für ein monophasisches synoviales Sarkom kennzeichnend.

Immunhistochemie

Ohne große Signifikanz; bei epitheloiden Differenzierungen sollten zumindest EMA in Kombination mit Pan-Zytokeratin stellenweise exprimiert sein. Bei einem monophasisch-fibrösen synovialen Sarkom kann die Kombination aus BCl-2-Positivität und CD-34-Negativität in der Abgrenzung von anderen fibroblastischen Sarkomen helfen. Elektronenmikroskopisch lassen sich von Zellfortsätzen nach Art der Synovialzotten begrenzte Spalträume nachweisen sowie desmosomale Verknüpfungen zwischen den umliegenden „Deckzellen".

Genetik

Die Genetik ist für die Diagnostik des synovialen Sarkoms von großer Bedeutung, da über 90% eine charakteristische Translokation (X;18) aufweisen, die mit verschiedenen molekularpathologischen Methoden am paraffineingebetteten Gewebe nachweisbar ist (Hostein u. Mitarb. 2002). Für die synovialen Sarkome besitzt diese Translokation eine große Signifikanz.

Biologie und Prognose

Bis zu 50% der synovialen Sarkome rezidivieren, meist in den ersten zwei Jahren, jedoch auch noch mit einer Latenz von 30 Jahren (Weiss u. Goldblum 2001). Die synovialen Sarkome metastasieren zu 40% in die Lunge, Knochen und auch Lymphknoten. Die 5-Jahres-Überlebensrate liegt zwischen 36 und 76%. Die 10-Jahres-Überlebensrate beträgt zwischen 20 und 63% (Weiss u. Goldblum 2001).

Epitheloides Sarkom

Der strukturell durch sein für ein Weichteilsarkom ungewöhnliches epitheloides Wachstumsmuster definierte Tumor, der auf eine Beschreibung von Enzinger zurückgeht (Enzinger 1970), ist bis heute histogenetisch nicht geklärt.

Epidemiologie und Lokalisation

Tumor des jungen Erwachsenenalters mit einem Altersgipfel von 26 Jahren (Scrable u. Mitarb. 1987). Typische Lokalisationen sind Unterarm und Hände, seltener die untere Extremität. Der Tumor breitet sich entlang von Faszien, Sehnen und Nervenscheiden aus.

Histologische Kriterien

Granulomartiges Bild mit zentraler Nekrose und zwei Tumorzellpopulationen, einer eosinophil-epitheloiden und einer spindelzelligen, gepaart mit einem häufig dichten Kollagenfasergeflecht. Mitosen kommen nicht übermäßig häufig vor (Abb. 2.3.**60**).

Immunhistochemie

Epitheloide Sarkome exprimieren neben mesenchymalen Intermediärfilamenten (Vimentin) zusätzlich Keratine und/oder EMA (Doppelexpression).

Biologie und Prognose

Aggressiver Tumor mit hoher Rezidivrate zwischen 34% (Halling 1996) und 77% (Chase u. Enzinger 1985) und einer Metastasierungshäufigkeit von 40%. Die 5- und 10-Jahres-Überlebensrate liegt zwischen 50 und 80% (Callister u. Mitarb. 2001, Chase u. Enzinger 1985). Bei hoher Mitosezahl und ausgedehnteren Nekrosen im Tumor sind die postoperativen Verläufe besonders ungünstig. Entsprechende Befunde in stammnaher (proximaler) Lokalisation führten zur Abgrenzung eines sog. proximalen Typs eines epitheloiden Sarkoms (Hasegawa u. Mitarb. 2001), dessen Prognose ungünstiger ist als die der Tumoren von distalen Extremitätenpartien.

Alveoläres Weichteilsarkom

Epidemiologie und Lokalisation

Seltener Tumor mit einer Häufigkeit von 0,5–0,9% unter den Weichgewebstumoren (Hashimoto 1995), der alle Altersgruppen betreffen kann, jedoch mit Bevorzugung das junge Erwachsenenalters zwischen 25 und 35 Jahren (Ordonez 1999). Betroffen sind tiefe Strukturen der Extremitäten, besonders im Bereich von Oberschenkeln und Gesäß (Portera jr. u. Mitarb. 2001), bei Kindern auch die Kopf-Hals-Region einschließlich der Orbita.

Histologische Kriterien

Große uniforme, eosinophile oder helle Zellen mit einem leicht granulären Zytoplasma in Nestern, die durch ein alveoläres Fasergerüst mit Kapillaren nach Art einer endokrinen Drüse untergliedert werden (Abb. 2.3.**61**). In zwei Drittel aller Fälle sind rhomboide oder stäbchenförmige PAS-positive, kristalline zytoplasmatische Einschlüsse vorhanden, bei denen es sich um aggregiertes Aktinfilamentmaterial handeln soll, das eine hohe diagnostische Signifikanz besitzt und – im Zweifelsfall – auch elektronenmikroskopisch nachweisbar ist.

Immunhistochemie

Keine durchweg charakteristischen positiven Befunde (Ordonez 1999), am häufigsten ist eine zytoplasmatische Desmin-Expression, die sich aber meist auf einzelne Zellen beschränkt (Abb. 2.3.**62**).

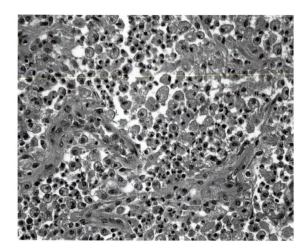

Abb. 2.3.60 Epitheloides Sarkom. Große zytoplasma- und filamentreiche Zellen mit nur geringer Potenz zur Ausbildung echter Verbände. Meist liegen die Tumorzellen eher isoliert, charakteristisch sind ausgiebige Tumornekrosen (hier nicht gezeigt). Immunphänotypisch überwiegt innerhalb einer Doppelexpression mit Zytokeratinen die Vimentin-Komponente für mesenchymale Differenzierung.

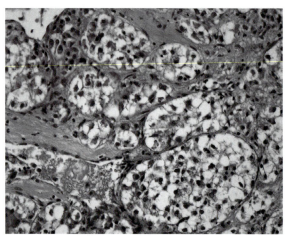

Abb. 2.3.61 Alveoläres Weichteilsarkom im Bereich der Kalotte. Große, zytoplasmareiche Tumorzellen in alveolärer Gliederung. Der klarzellige Eindruck entsteht durch Fixationsartefakte. Aggregiertes Aktinfilamentmaterial in Form von kristallinen Einschlüssen ist in diesem Fall nicht vorhanden (28-jähriger Patient).

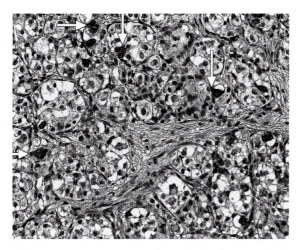

Abb. 2.3.62 Desmin-Immunhistologie des alveoläres Weichteilsarkoms von Abb. 2.3.**61**. Einzelne starke zytoplasmatische Desmin-Expressionen als typischer Befund bei alveolärem Weichteilsarkom (im Schwarz-weiß-Bild dunkle Zellen).

Genetik

Eine hohe Signifikanz scheint die Translokation (X;17) zu besitzen (Joyama u. Mitarb. 1999). Das resultierende kernassoziierte Fusionsprotein wirkt als Transkriptionsfaktor (Ladanyi u. Mitarb. 2001).

Biologie und Prognose

Die Besonderheit im Verlauf dieses aggressiven Weichgewebstumoren besteht in der hohen Metastasierungsrate bei nur geringer Lokalrezidivrate. Die Überlebensraten betrugen bei primär nicht metastasierten Tumoren nach 5 Jahren 60% und nach 10 Jahren 38% (Lieberman u. Mitarb. 1989).

Klarzellsarkom der Weichteile

Synonym

Malignes Melanom der Aponeurosen und Sehnenscheiden.

Epidemiologie und Lokalisation

Seltener Weichgewebstumor mit einer Dominanz in der 3. und 4. Dekade. Über 90% der Tumoren sind an den Extremitäten lokalisiert, vor allem im Bereich des Fußes, seltener ist die Kopf-Hals-Region betroffen, eine Beziehung zu Aponeurosen und Sehnenscheiden ist häufig gegeben (Deenik u. Mitarb. 1999). Makroskopisch weisen diese meist nur wenige Zentimeter messenden Tumoren nicht selten zystische Degenerationen auf.

Histologische Kriterien

Nesterförmige Anordnung der Tumorzellen, die durch fibröse Septen untergliedert sind und zytologisch einen teils rundzelligen, teils spindelzelligen Aspekt aufweisen – auch mit Ausbildung mehrkerniger Riesenzellen. Ein Melaninpigment ist im HE-gefärbten Präparat nur selten leicht zu erkennen. Die Kerne weisen ein bläschenförmiges Chromatin auf, aus dem sich die prominenten Nukleolen hervorheben. Das Stroma kann myxoid oder mikrozystisch sein.

Immunhistochemie

Die Positivität für Melanom-Marker wie S-100 oder HMB-45 ist sehr zuverlässig und damit diagnostisch wertvoll.

Genetik

Von hoher Signifikanz ist die Translokation (12;22), die in der Mehrzahl der Klarzellsarkome, nicht jedoch bei anderen Weichteiltumoren vorkommt. Die Folge dieser genetischen Umlagerung ist wiederum ein Fusionsgen mit einem dadurch kodierten Fusionsprotein, das dem der Ewing-Sarkome nahe steht. Histogenetisch leitet sich der Tumor von der Neuralrinne ab und ordnet sich zwischen einem stark undifferenzierten malignen Schwannom und einem pigmentierten malignen Melanom ein.

Biologie und Prognose

Die Prognose ist grundsätzlich schlecht, die Letalitätsrate beträgt zwischen 37 und 59% (Deenik u. Mitarb. 1999) mit einer 5-Jahres-Überlebensrate von 67% und einer 10-Jahres Überlebensrate von 33% (Lucas u. Mitarb. 1992). Eine Besonderheit des in die Knochen und die Lunge metastasierenden Tumors ist die ausgeprägte lymphonodale Metastasierung (über 50%).

Extraskelettales myxoides Chondrosarkom

Epidemiologie und Lokalisation

Unter den Weichteiltumoren mit einem Anteil von 3% selten (Tsuneyoshi u. Mitarb. 1981). Menschen höheren Lebensalters sind bei einer leichten Dominanz des männlichen Geschlechts bevorzugt betroffen, Kinder und junge Erwachsene hingegen eher selten (Hachitanda u. Mitarb. 1988). Hauptlokalisation sind proximale Extremitäten und der Lendengürtel (Meis-Kindblom u. Mitarb. 1999). Seltener sind die Tumoren am Stamm einschließlich der Paraspinalregion sowie retroperitoneal, intrakranial einschließlich der oberen Nasenwege oder im Knochen lokalisiert.

Histologische Kriterien

Innerhalb eines betont grundsubstanzreichen, myxoiden Stromas finden sich häufig in Strängen aufgereihte, zytoplasmareiche, epitheloide Zellen (Abb. 2.3.**63**) mit vesikulärem Chromatin und prominenten Nukleolen, die Chondroblasten vergleichbar sind. Zellreichere und kleinzellige Varianten sind bekannt (Meis-Kindblom u. Mitarb. 1999).

Immunhistochemie

Meist ohne große Bedeutung, da lediglich Vimentin zuverlässig, die epithelialen und neuronalen Marker aber nur sporadisch exprimiert werden.

Genetik

In bis zu 50% der Tumoren ist eine Translokation t(9;22) mit der Folge einer Fusion mit dem EWS-Gen nachweisbar (Hinrichs u. Mitarb. 1985), darüber hinaus besitzt die Translokation t(9;17) offenbar für einen Teil der Fälle eine Bedeutung (Bjerkehagen u. Mitarb. 1999).

Biologie und Prognose

Eine Tumorgröße von über 10 cm scheint ein prognostisch ungünstiger Befund zu sein. In nahezu der Hälfte der Fälle treten Lokalrezidive und Metastasen, insbesondere in der Lunge auf. Der Verlauf ist aber über viele Jahre nur langsam progredient. Die Überlebensraten liegen bei 5 Jahren bei 90% und bei 10 Jahren bei 70% (Meis-Kindblom u. Mitarb. 1999).

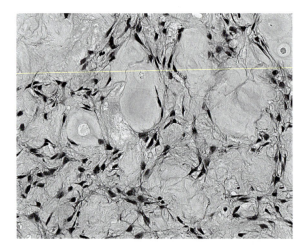

Abb. 2.3.63 Myxoides Chondrosarkom bei einem 9-jährigen Jungen, (Nasennebenhöhle). Sowohl ossär als auch extraossär vorkommender myxoider Weichteiltumor mit myxoider und teilweise chondroider Grundsubstanz mit sternförmigen Mesenchymzellen und einzelnen schattenhaft erkennbaren Chondrozyten-ähnlichen Elementen mit Verlust der Kernanfärbbarkeit (Einzelzellnekrosen).

Desmoplastischer klein-blau-rund-zelliger Tumor

Diese Entität begründet sich auf die typische Konstellation eines desmoplastischen Stromas und eines anaplastischen malignen Tumors mit der Zytoarchitektur kleiner blauer runder Zellen. Die Diagnose wird durch die immunphänotypische Koexpression epithelialer, myogener und neuraler Marker (Positivität von Zytokeratin, Vimentin, NSE und Desmin) sowie einen typischen molekulargenetischen Befund entsprechend einer Translokation t(11;22) gesichert (Gerald u. Mitarb. 1998). Eine Abgrenzung von Ewing-Sarkomen ist auch durch den Nachweis nukleär exprimierten WT1-Gens möglich (Hill u. Mitarb. 2000). Der Tumor weist eine Dominanz im Kindes- und jungen Erwachsenenalter auf und ist nahezu ausschließlich intraabdominell manifestiert, somit außerhalb der gewöhnlichen Betrachtungsebene eines Orthopäden.

Implantatassoziierte Sarkome (außerhalb der WHO-Nomenklatur)

In wenigen Einzelfällen wurde über Sarkome im Zusammenhang mit orthopädischen Implantaten berichtet. In einer Serie von insgesamt 12 malignen Neoplasien, die durchschnttlich 11 Jahre nach Implantation (zwischen 2,5 und 33 Jahren) auftraten, wobei nur Fälle ohne primäre Tumordiagnose berücksichtigt wurden (Keel u. Mitarb. 2001), handelte es sich um 7 Osteosarkome, 4 maligne fibröse Histiozytome und ein neurogenes Sarkom (MPNST), die nach Hüftgelenkendoprothesen bzw. nach Femurmarknagelung aufgetreten waren. Zuvor war in der englischsprachigen Literatur über insgesamt 31 maligne Weichgewebstumoren nach entsprechenden Implantaten berichtet worden. Die Inzidenz liegt – gemessen an der jährlichen Zahl von 140.000 allein in den USA implantierten Hüftgelenkendoprothesen – bei weniger als 0,1%.

Literatur

Aluisio, F.V., S.D. Mair, R.L. Hall (1996): Plantar fibromatosis: treatment of primary and recurrent lesions and factors associated with recurrence. Foot Ankle Int 17: 672–678

Antonescu, C.R., S.J. Tschernyavsky, R. Decuseara, u. Mitarb. (2001): Prognostic impact of P53 status, TLS-CHOP fusion transcript structure, and histological grade in myxoid liposarcoma: a molecular and clinicopathologic study of 82 cases. Clin Cancer Res 7: 3977–3987

August, Ch., H.-J. Holzhausen, C. Zornig, u. Mitarb. (1994): Plexiformer fibrohistiozytischer Tumor. Pathologe 15: 49–53

Azumi, N., J. Curtis, R.L. Kempson, u. Mitarb. (1987): Atypical and malignant neoplasms showing lipomatous differentiation. A study of 111 cases. Am J Surg Pathol 11: 161–183

Barr, F.G., Galili, N., Holick, J. u. Mitarb. (1993): Rearrangement of the PAX3 paired box gene in the paediatric solid tumour alveolar rhabdomyosarcoma. Nat Genet 3: 113–117

Bennicelli, J.L., R.H. Edwards, F.G. Barr (1996): Mechanism for transcriptional gain of function resulting from chromosomal translocation in alveolar rhabdomyosarcoma. Proc Natl Acad Sci USA 93: 5455–5459

Bernasconi, M., A. Remppis, W.J. Fredericks, u. Mitarb. (1996): Induction of apoptosis in rhabdomyosarcoma cells through down-regulation of PAX proteins. Proc Natl Acad Sci USA 93: 13164–13169

Billings, S.D., L.F. Meisner, O.W. Cummings, u. Mitarb. (2000): Synovial sarcoma of the upper digestive tract: a report of two cases with demonstration of the X; 18 translocation by fluorescence in situ hybridization. Mod Pathol 13: 68–76

Bjerkehagen, B., C. Dietrich, W. Reed, u. Mitarb. (1999): Extraskeletal myxoid chondrosarcoma: multimodal diagnosis and identification of a new cytogenetic subgroup characterized by t(9; 17)(q22;q11). Virchows Arch 435: 524–530

Bourgeois, J.M., S.R. Knezevich, J.A. Mathers, u. Mitarb. (2000): Molecular detection of the ETV6-NTRK3 gene fusion differentiates congenital fibrosarcoma from other childhood spindle cell tumors. Am J Surg Pathol 24: 937–946

Brunnemann, R.B., J.Y. Ro, N.G. Ordonez, u. Mitarb. (1999): Extrapleural solitary fibrous tumor: a clinicopathologic study of 24 cases. Mod Pathol 12: 1034–1042

Caillaud, J.M., R. Gerard-Marchant, H.B. Marsden, u. Mitarb. (1989): Histopathological classification of childhood rhabdomyosarcoma: a report from the International Society of Pediatric Oncology pathology panel. Med Pediatr Oncol 17: 391–400

Callister, M.D., M.T. Ballo, P.W. Pisters, u. Mitarb. (2001): Epithelioid sarcoma: results of conservative surgery and radiotherapy. Int J Radiat Oncol Biol Phys 51: 384–391

Cessna, M.H., H. Zhou, S.L. Perkins, u. Mitarb. (2001): Are myogenin and myoD1 expression specific for rhabdomyosarcoma? A study of 150 cases, with emphasis on spindle cell mimics. Am J Surg Pathol 25: 1150–1157

Chase, D.R., F.M. Enzinger (1985): Epithelioid sarcoma. Diagnosis, prognostic indicators, and treatment. Am J Surg Pathol 9: 241–263

Coffin, C.M., L.P. Dehner (1991): Fibroblastic-myofibroblastic tumors in children and adolescents: a clinicopathologic study of 108 examples in 103 patients. Pediatr Pathol 11: 569–588

Coffin, C.M., W. Jaszcz, P.A. O'Shea, u. Mitarb. (1994): So-called congenital-infantile fibrosarcoma: does it exist and what is it? Pediatr Pathol 14: 133–150

Coindre, J.M., P. Terrier, L. Guillou, u. Mitarb. (2001): Predictive value of grade for metastasis development in the main histologic types of adult soft tissue sarcomas: a study of 1240 patients from the French Federation of Cancer Centers Sarcoma Group. Cancer 91: 1914–1926

Costa, J. (1990): The grading and staging of soft tissue sarcomas in Pathobiology of soft tissue tumors. Fletcher C.D., Mc Kee P.H. eds. Churchill Livingstone, Edinburgh: 221–238

Costa, M.J, S.W. Weiss (1990): Angiomatoid malignant fibrous histiocytoma. A follow-up study of 108 cases with evaluation of possible histologic predictors of outcome. Am J Surg Pathol 14: 1126–1132

Davis, R.J., C.M. D'Cruz, M.A Lovell, u. Mitarb. (1994): Fusion of PAX7 to FKHR by the variant t(1; 13)(p36;q14) translocation in alveolar rhabdomyosarcoma. Cancer Res 54: 2869–2872

Deenik, W., W.J. Mooi, E.J. Rutgers, u. Mitarb. (1999): Clear cell sarcoma (malignant melanoma) of soft parts: A clinicopathologic study of 30 cases. Cancer 86: 969–975

Downes, K.A., J.R. Goldblum, E.A.Montgomery, u. Mitarb. (2001): Pleomorphic liposarcoma: a clinicopathologic analysis of 19 cases. Mod Pathol 14: 179–184

Dufau, J.P., R. Soulard, P. Gros (2002): Cellular angiofibroma, angiomyofibroblastoma and aggressive angiomyxoma: members of a spectrum of genital stromal tumours?. Ann Pathol 22: 241–243

Enzinger, F.M. (1970): Epithelioid sarcoma. A sarcoma simulating a granuloma or a carcinoma. Cancer 26: 1029–1041

Enzinger, F.M. (1979): Angiomatoid malignant fibrous histiocytoma: a distinct fibrohistiocytic tumor of children and young adults simulating a vascular neoplasm. Cancer 44: 2147–2157

Enzinger, F.M., S.W. Weiss (1983): Soft Tissue Tumors. Mosby, St. Louis

Enzinger, F.M., S.W. Weiss, C.Y.Liang (1989): Ossifying fibromyxoid tumor of soft parts. A clinicopathological analysis of 59 cases. Am J Surg Pathol 13: 817–827

Enzinger, F.M., R.Y Zhang (1988): Plexiform fibrohistiocytic tumor presenting in children and young adults. An analysis of 65 cases. Am J Surg Pathol 12: 818–826

Fanburg-Smith, J.C., M. Miettinen (1999): Angiomatoid "malignant" fibrous histiocytoma: a clinicopathologic study of 158 cases and further exploration of the myoid phenotype. Hum Pathol 30: 1336–1343

Farshid, G., M. Pradhan, J. Goldblum, u. Mitarb. (2002): Leiomyosarcoma of somatic soft tissues: a tumor of vascular origin with multivariate analysis of outcome in 42 cases. Am J Surg Pathol 26: 14–24

Fetsch, J.F., M. Michal, M. Miettinen (2000): Pigmented (melanotic) neurofibroma: a clinicopathologic and immunohistochemical analysis of 19 lesions from 17 patients. Am J Surg Pathol 24: 331–343

Fetsch, J.F., M. Miettinen (1998): Calcifying aponeurotic fibroma: a clinicopathologic study of 22 cases arising in uncommon sites. Hum Pathol 29: 1504–1510

Fetsch, J.F., S.W. Weiss (1991): Observations concerning the pathogenesis of epithelioid hemangioma (angiolymphoid hyperplasia). Mod Pathol 4: 449–455

Fisher, C. (1990): The value of electronmicroscopy and immunohistochemistry in the diagnosis of soft tissue sarcomas: a study of 200 cases. Histopathology 16: 441–454

Fletcher, C.D.M. (1990): Benign fibrous histiocytoma of subcutaneous and deep soft tissue: a clinicopathologic analysis of 21 cases. Am J Surg Pathol 14: 801–809

Fletcher, C.D.M., P. Gustafson, A. Rydholm, u. Mitarb. (2001): Clinicopathologic re-evaluation of 100 malignant fibrous histiocytomas: prognostic relevance of subclassification. J Clin Oncol 19: 3045–3050

Fletcher, C.D.M., E. Martin-Bates (1987): Spindle cell lipoma: a clinicopathological study with some original observations. Histopathology 11: 803–817

Fletcher, C.D.M. (2000): Diagnostic Histopathology of Tumors. Churchill Livingstone, London

Fletcher, C.D.M. (2002): WHO Classification of tumours: Pathology and Genetics of tumours of soft tissue and bone. ARC press, Lyon

Folpe, A.L., E.M. Chand, J.R. Goldblum, u. Mitarb. (2001): Expression of Fli-1, a nuclear transcription factor, distinguishes vascular neoplasms from potential mimics. Am J Surg Pathol 25: 1061–1066

Folpe, A.L., T. Veikkola, R. Valtola, u. Mitarb. (2000): Vascular endothelial growth factor receptor-3 (VEGFR-3): a marker of vascular tumors with presumed lymphatic differentiation, including Kaposi's sarcoma, kaposiform and Dabska-type hemangioendotheliomas, and a subset of angiosarcomas. Mod Pathol 13: 180–185

Furlong, M.A., J.C. Fanburg-Smith (2001): Pleomorphic rhabdomyosarcoma in children: four cases in the pediatric age group. Ann Diagn Pathol 5: 199–206

Furlong, M.A., T. Mentzel, J.C. Fanburg-Smith (2001): Pleomorphic rhabdomyosarcoma in adults: a clinicopathologic study of 38 cases with emphasis on morphologic variants and recent skeletal muscle-specific markers. Mod Pathol 14: 595–603

Gaffney, E.F., P.A. Dervan, C.D. Fletcher (1993): Pleomorphic rhabdomyosarcoma in adulthood. Analysis of 11 cases with definition of diagnostic criteria. Am J Surg Pathol 17: 601–609

Galili, N., R.J. Davis, W.J. Fredericks, u. Mitarb. (1993): Fusion of a fork head domain gene to PAX3 in the solid tumour alveolar rhabdomyosarcoma. Nat Genet 5: 230–235

Garijo, M.F., J.F. Val-Bernal (1998): Extravulvar subcutaneous cellular angiofibroma. J Cutan Pathol 25: 327–332

Gerald, W.L., M. Ladanyi, E. de Alava, u. Mitarb. (1998): Clinical, pathologic, and molecular spectrum of tumors associated with t(11; 22)(p13;q12): desmoplastic small round-cell tumor and its variants. J Clin Oncol 16: 3028–3036

Gordon, A.T., C.Brinkschmidt, J. Anderson, u. Mitarb. (2000): A novel and consistent amplicon at 13q31 associated with alveolar rhabdomyosarcoma. Genes Chromosomes Cancer 28: 220–226

Granter, S. R., K. Badizadegan, C.D. Fletcher (1998): Myofibromatosis in adults, glomangiopericytoma, and myopericytoma: a spectrum of tumors showing perivascular myoid differentiation. Am J Surg Pathol 22: 513–525

Gurney, J.G., S. Davis, R.K. Severson, u. Mitarb. (1996): Trends in cancer incidence among children in the U.S. Cancer 78: 532–541

Gustafson, P. (1994): Soft tissue sarcoma. Epidemiology and prognosis in 508 patients. Acta Orthop Scand 259: 1–31

Hachitanda, Y., M. Tsuneyoshi, Y. Daimaru, u. Mitarb. (1988): Extraskeletal myxoid chondrosarcoma in young children. Cancer 61: 2521–2526

Hajdu, S. I. (1979): Pathology of Soft Tissue Tumors. Lea and Febiger, Philadelphia

Halling, A.C., P.C. Wollan, D.J. Pritchard, u. Mitarb. (1996): Epithelioid sarcoma: a clinicopathologic review of 55 cases. Mayo Clin Proc 71: 636–642

Harms, D. (1995a): Alveolar rhabdomyosarcoma: a prognostically unfavorable rhabdomyosarcoma type and its necessary distinction from embryonal rhabdomyosarcoma. Curr Top Pathol 89: 273–296

Harms, D. (1995b): New entities, concepts, and questions in childhood tumor pathology. Gen Diagn Pathol 141: 1–14

Hasegawa, T., Y. Matsuno, T. Shimoda, u. Mitarb. (1999): Extrathoracic solitary fibrous tumors: their histological variability and potentially aggressive behavior. Hum Pathol 30: 1464–1473

Hasegawa, T., Y. Matsuno, T. Shimoda, u. Mitarb. (2001): Proximal-type epithelioid sarcoma: a clinicopathologic study of 20 cases. Mod Pathol 14: 655–663

Hashimoto, H. (1995): Incidence of soft tissue sarcomas in adults. Curr Top Pathol 89: 1–16

Henricks, W.H., Y.C. Chu, J.R. Goldblum, u. Mitarb. (1997): Dedifferentiated liposarcoma: a clinicopathological analysis of 155 cases with a proposal for an expanded definition of dedifferentiation. Am J Surg Pathol 21: 271–281

Hill, D.A., J.D. Pfeifer, E.F. Marley, u. Mitarb. (2000): WT1 staining reliably differentiates desmoplastic small round cell tumor from Ewing sarcoma/primitive neuroectodermal tumor. An immunohistochemical and molecular diagnostic study. Am J Clin Pathol 114: 345–353

Hill, K.A., F. Gonzalez-Crussi, P.M. Chou (2001): Calcifying fibrous pseudotumor versus inflammatory myofibroblastic tumor: a histological and immunohistochemical comparison. Mod Pathol 14: 784–790

Hinrichs, S. H., M.A. Jaramillo, P.H. Gumerlock, u. Mitarb. (1985): Myxoid chondrosarcoma with a translocation involving chromosomes 9 and 22. Cancer Genet Cytogenet 14: 219–226

Hostein, I., A. Menard, B.N. Bui, u. Mitarb. (2002): Molecular detection of the synovial sarcoma translocation t(X; 18) by real-time polymerase chain reaction in paraffin-embedded material. Diagn Mol Pathol 11: 16–21

Ioachim, H.L., V. Adsay, F.R. Giancotti, u. Mitarb. (1995): Kaposi's sarcoma of internal organs. A multiparameter study of 86 cases. Cancer 75: 1376–1385

Joyama, S., T. Ueda, K. Shimizu, u. Mitarb. (1999): Chromosome rearrangement at 17q25 and xp11.2 in alveolar soft-part sarcoma: A case report and review of the literature. Cancer 86: 1246–1250

Katenkamp, D., D. Stiller (1990): Weichgewebstumoren. Ambrosius Barth, Leipzig

Keel, S. B., K.A. Jaffe, Petur, G. Nielsen, u. Mitarb. (2001): Orthopaedic implant-related sarcoma: a study of twelve cases. Mod Pathol 14: 969–977

Kelly, K.M., R.B. Womer, P.H. Sorensen, u. Mitarb. (1997): Common and variant gene fusions predict distinct clinical phenotypes in rhabdomyosarcoma. J Clin Oncol 15: 1831–1836

Kempson, R.L., C.D.M. Fletcher, H.L. Evans u. Mitarb. (2001): Atlas of Tumor Pathology: Tumors of the Soft Tissues. Armed Forces Institute of Pathology

Khan, J., M.L. Bittner, L.H. Saal, u. Mitarb. (1999): cDNA microarrays detect activation of a myogenic transcription program by the PAX3-FKHR fusion oncogene. Proc Natl Acad Sci USA 96: 13264–13269

Kodet, R., W.A. Newton, Jr., A.B. Hamoudi, u. Mitarb. (1993): Childhood rhabdomyosarcoma with anaplastic (pleomorphic) features. A report of the Intergroup Rhabdomyosarcoma Study. Am J Surg Pathol 17: 443–453

Kourea, H.P., I. Orlow, B.W. Scheithauer, u. Mitarb. (1999): Deletions of the INK4A gene occur in malignant peripheral nerve sheath tumors but not in neurofibromas. Am J Pathol 155: 1855–1860

Ladanyi, M., M.Y. Lui, C.R. Antonescu, u. Mitarb. (2001): The der(17)t(X; 17)(p11;q25) of human alveolar soft part sarcoma fuses the TFE3 transcription factor gene to ASPL, a novel gene at 17q25. Oncogene 20: 48–57

Lagier, R., J.N. Cox (1975): Pseudomalignant myositis ossificans. A pathological study of eight cases. Hum Pathol 6: 653–665

Lattes, R. (1982): Tumors of the Soft Tissues; Atlas of Tumor Pathology, Second Series; Armed Forces Institute of Pathology

Lieberman, P.H., M.F. Brennan, M. Kimmel, u. Mitarb. (1989): Alveolar soft-part sarcoma. A clinico-pathologic study of half a century. Cancer 63: 1–13

Lucas, D.R., A.G. Nascimento, F.H. Sim (1992): Clear cell sarcoma of soft tissues. Mayo Clinic experience with 35 cases. Am J Surg Pathol 16: 1197–1204

Magner, D., D.P. Hill (1961): Encapsulated angiomyoma of the skin and subcutaneous tissues. Am J Clin Pathol 35: 137–141

McCormick, D., T. Mentzel, A. Beham, u. Mitarb. (1994): Dedifferentiated liposarcoma. Clinicopathologic analysis of 32 cases suggesting a better prognostic subgroup among pleomorphic sarcomas. Am J Surg Pathol 18: 1213–1223

McMenamin, M.E., C.D. Fletcher (2001): Mammary-type myofibroblastoma of soft tissue: a tumor closely related to spindle cell lipoma. Am J Surg Pathol 25: 1022–1029

Meis-Kindblom, J.M., P. Bergh, B. Gunterberg, u. Mitarb. (1999): Extraskeletal myxoid chondrosarcoma: a reappraisal of its morphologic spectrum and prognostic factors based on 117 cases. Am J Surg Pathol 23: 636–650

Meis-Kindblom, J.M., L.G. Kindblom (1998a): Acral myxoinflammatory fibroblastic sarcoma: a low-grade tumor of the hands and feet. Am J Surg Pathol 22: 911–924

Meis-Kindblom, J.M., L.G. Kindblom (1998b): Angiosarcoma of soft tissue: a study of 80 cases. Am J Surg Pathol 22: 683–697

Mendlick, M.R., M. Nelson, D. Pickering, u. Mitarb. (2001): Translocation t(1; 3)(p36.3;q25) is a nonrandom aberration in epithelioid hemangioendothelioma. Am J Surg Pathol 25: 684–687

Mentzel, T., A. Beham, E. Calonje, u. Mitarb. (1997): Epithelioid hemangioendothelioma of skin and soft tissues: clinicopathologic and immunohistochemical study of 30 cases. Am J Surg Pathol 21: 363–374

Mentzel, T., S. Dry, D. Katenkamp, u. Mitarb. (1998): Low-grade myofibroblastic sarcoma: analysis of 18 cases in the spectrum of myofibroblastic tumors. Am J Surg Pathol 22: 1228–1238

Mentzel, T., B. Stengel, D. Katenkamp (1997): Retiform hemangioendothelioma. Clinico-pathologic case report and discussion of the group of low malignancy vascular tumors. Pathologe 18: 390–394

Merchant, N.B., J.J. Lewis, J.M. Woodruff, u. Mitarb. (1999): Extremity and trunk desmoid tumors: a multifactorial analysis of outcome. Cancer 86: 2045–2052

Mertens, F., C.D. Fletcher, P. Dal Cin, u. Mitarb. (1998): Cytogenetic analysis of 46 pleomorphic soft tissue sarcomas and correlation with morphologic and clinical features: a report of the CHAMP Study Group. Chromosomes and MorPhology. Genes Chromosomes Cancer 22: 16–25

Miettinen, M., F.M. Enzinger (1999): Epithelioid variant of pleomorphic liposarcoma: a study of 12 cases of a distinctive variant of high-grade liposarcoma. Mod Pathol 12: 722–728

Miettinen, M., I. Virtanen (1984): Synovial sarcoma – a misnomer. Am J Pathol 117: 18–25

Miyajima, K., Y. Oda, Y. Oshiro, u. Mitarb. (2002): Clinicopathological prognostic factors in soft tissue leiomyosarcoma: a multivariate analysis. Histopathology 40: 353–359

Montgomery, E., J.R. Goldblum, C. Fisher (2001): Myofibrosarcoma: a clinicopathologic study. Am J Surg Pathol 25: 219–228

Montgomery, E., J.H. Lee, S.C. Abraham, u. Mitarb. (2001): Superficial fibromatoses are genetically distinct from deep fibromatoses. Mod Pathol 14: 695–701

Montgomery, E.A., K.O. Devaney, T.J. Giordano, u. Mitarb. (1998): Inflammatory myxohyaline tumor of distal extremities with virocyte or Reed-Sternberg-like cells: a distinctive lesion with features simulating inflammatory conditions, Hodgkin's disease, and various sarcomas. Mod Pathol 11: 384–391

Nagamine, N., Y. Nohara, E. Ito (1982): Elastofibroma in Okinawa. A clinicopathologic study of 170 cases. Cancer 50: 1794–1805

Nascimento, A.F., R. Ruiz, J.L. Hornick, u. Mitarb. (2002): Calcifying fibrous 'pseudotumor': clinicopathologic study of 15 cases and analysis of its relationship to inflammatory myofibroblastic tumor. Int J Surg Pathol 10: 189–196

Nayler, S.J., B.P. Rubin, E. Calonje, u. Mitarb. (2000): Composite hemangioendothelioma: a complex, low-grade vascular lesion mimicking angiosarcoma. Am J Surg Pathol 24: 352–361

Newton, W.A., Jr., E.A. Gehan, B.L. Webber, u. Mitarb. (1995): Classification of rhabdomyosarcomas and related sarcomas. Pathologic aspects and proposal for a new classification – an Intergroup Rhabdomyosarcoma Study. Cancer 76: 1073–1085

Newton, W.A., Jr., E.H. Soule, A.B. Hamoudi, u. Mitarb. (1988): Histopathology of childhood sarcomas, Intergroup Rhabdomyosarcoma Studies I and II: clinicopathologic correlation. J Clin Oncol 6: 67–75

Nucci, M.R., S.R. Granter, C.D. Fletcher (1997): Cellular angiofibroma: a benign neoplasm distinct from angiomyofibroblastoma and spindle cell lipoma. Am J Surg Pathol 21: 636–644

Nucci, M.R., S. Weremowicz, D.M. Neskey, u. Mitarb. (2001): Chromosomal translocation t(8; 12) induces aberrant HMGIC expression in aggressive angiomyxoma of the vulva. Genes Chromosomes Cancer 32: 172–176

Olsen, T.G., E.B. Helwig (1985): Angiolymphoid hyperplasia with eosinophilia. A clinicopathologic study of 116 patients. J Am Acad Dermatol 12: 781–796

Ordonez, N.G. (1999): Alveolar soft part sarcoma: a review and update. Adv Anat Pathol 6: 125–139

Parham, D.M. (2001): Pathologic classification of rhabdomyosarcomas and correlations with molecular studies. Mod Pathol 14: 506–514

Pedeutour, F., R.F. Suijkerbuijk, A. Forus, u. Mitarb. (1994): Complex composition and co-amplification of SAS and MDM2 in ring and giant rod marker chromosomes in well-differentiated liposarcoma. Genes Chromosomes Cancer 10: 85–94

Portera, C.A., Jr., V. Ho, S.R. Patel, u. Mitarb. (2001): Alveolar soft part sarcoma: clinical course and patterns of metastasis in 70 patients treated at a single institution. Cancer 91: 585–591

Rajani, B., T.A. Smith, J.D. Reith, u. Mitarb. (1999): Retroperitoneal leiomyosarcomas unassociated with the gastrointestinal tract: a clinicopathologic analysis of 17 cases. Mod Pathol 12: 21–28

Raney, R.B., J.R. Anderson, F.G. Barr, u. Mitarb. (2001): Rhabdomyosarcoma and undifferentiated sarcoma in the first two decades of life: a selective review of intergroup rhabdomyosarcoma study group experience and rationale for Intergroup Rhabdomyosarcoma Study V. J Pediatr Hematol Oncol 23: 215–220

Rao, V.K., S.W. Weiss (1992): Angiomatosis of soft tissue. An analysis of the histologic features and clinical outcome in 51 cases. Am J Surg Pathol 16: 764–771

Reilly, K.E., P.J. Stern, J.A. Dale (1999): Recurrent giant cell tumors of the tendon sheath. J Hand Surg Am 24: 1298–1302

Remstein, E.D., C.A. Arndt, A.G. Nascimento (1999): Plexiform fibrohistiocytic tumor: clinicopathologic analysis of 22 cases. Am J Surg Pathol 23: 662–670

Rubin, B.P., C.J. Chen, T.W. Morgan, u. Mitarb. (1998): Congenital mesoblastic nephroma t(12; 15) is associated with ETV6-NTRK3 gene fusion: cytogenetic and molecular relationship to congenital (infantile) fibrosarcoma. Am J Pathol 153: 1451–1458

Schurch, W., L.R. Begin, T.A. Seemayer, u. Mitarb. (1996): Pleomorphic soft tissue myogenic sarcomas of adulthood. A reappraisal in the mid-1990 s. Am J Surg Pathol 20: 131–147

Schwartz, H.S., K.K. Unni, D.J. Pritchard (1989): Pigmented villonodular synovitis. A retrospective review of affected large joints. Clin Orthop: 243–255

Scott, S.M., H.M. Reiman, D.J. Pritchard, u. Mitarb. (1989): Soft tissue fibrosarcoma. A clinicopathologic study of 132 cases. Cancer 64: 925–931

Scrable, H.J., D.P. Witte, B.C. Lampkin, u. Mitarb. (1987): Chromosomal localization of the human rhabdomyosarcoma locus by mitotic recombination mapping. Nature 329: 645–647

Shimizu, S., H. Hashimoto, M. Enjoji (1984): Nodular fasciitis: an analysis of 250 patients. Pathology 16: 161–166

Somerhausen, N.S., C.D. Fletcher (2000): Diffuse-type giant cell tumor: clinicopathologic and immunohistochemical analysis of 50 cases with extraarticular disease. Am J Surg Pathol 24: 479–492

Sotelo-Avila, C., P.M. Bale (1994): Subdermal fibrous hamartoma of infancy: pathology of 40 cases and differential diagnosis. Pediatr Pathol 14: 39–52

Sreekantaiah, C., C.P. Karakousis, S.P. Leong, u. Mitarb. (1992): Cytogenetic findings in liposarcoma correlate with histopathologic subtypes. Cancer 69: 2484–2495

Stout, A.P., R. Lattes (1967): Tumors of the Soft Tissues; Atlas of Tumor Pathology, Second Series, Armed Forces Institute of Pathology

Suijkerbuijk, R.F., D.E. Olde Weghuis, M. Berg, van den, u. Mitarb. (1994): Comparative genomic hybridization as a tool to define two distinct chromosome 12-derived amplification units in well-differentiated liposarcomas. Genes Chromosomes Cancer 9: 292–295

Suster, S., A.G. Nascimento, M. Miettinen (1995): Solitary fibrous tumors of soft tissue. A clinicopathologic and immunohistochemical study of 12 cases. Am J Surg Pathol 19: 1257–1266

Szymanska, J., M. Tarkkanen, T. Wiklund, u. Mitarb. (1996): Gains and losses of DNA sequences in liposarcomas evaluated by comparative genomic hybridization. Genes Chromosomes Cancer 15: 89–94

Tsuneyoshi, M., M. Enjoji, H. Iwasaki, u. Mitarb. (1981): Extraskeletal myxoid chondrosarcoma – a clinicopathologic and electron microscopic study. Acta Pathol Jpn 31: 439–447

Ushijima, M., H. Hashimoto, M. Tsuneyoshi, u. Mitarb. (1985): Malignant giant cell tumor of tendon sheath. Report of a case. Acta Pathol Jpn 35: 699–709

Vallat-Decouvelaere, A.V., M. Wassef, G. Lot, u. Mitarb. (1999): Spinal melanotic schwannoma: a tumour with poor prognosis. Histopathology 35: 558–566

Wang, R., Y.J. Lu, C. Fisher, u. Mitarb. (2001): Characterization of chromosome aberrations associated with soft-tissue leiomyosarcomas by twenty-four-color karyotyping and comparative genomic hybridization analysis. Genes Chromosomes Cancer 31: 54–64

Weiss S.W, J.R. Goldblum (2001): Enzinger and Weiss's Soft tissue tumours, 4th ed.

Weiss, S.W., K.G. Ishak, D.H. Dail, u. Mitarb. (1986): Epithelioid hemangioendothelioma and related lesions. Semin Diagn Pathol 3: 259–287

Weiss, S.W., V.K. Rao (1992): Well-differentiated liposarcoma (atypical lipoma) of deep soft tissue of the extremities, retroperitoneum, and miscellaneous sites. A follow-up study of 92 cases with analysis of the incidence of "dedifferentiation". Am J Surg Pathol 16: 1051–1058

Zagars, G.K., M.S. Goswitz, A. Pollack (1996): Liposarcoma: outcome and prognostic factors following conservation surgery and radiation therapy. Int J Radiat Oncol Biol Phys 36: 311–319

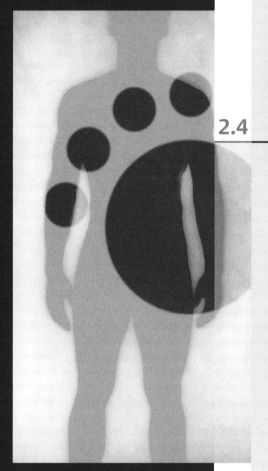

2.4 Konservative und perioperative Therapie der Weichteiltumoren und tumorartigen Läsionen

2.4.1 Chemotherapie bei Weichteilsarkomen des Kindes- und Jugendalters
St. Bielack, I.B. Brecht und H. Jürgens

2.4.2 Chemotherapie im Erwachsenenalter bei malignen Weichteiltumoren
M. Thomas und W.E. Berdel

2.4.1 Chemotherapie bei Weichteilsarkomen des Kindes- und Jugendalters

St. Bielack, I.B. Brecht und H. Jürgens

Einleitung

Weichteilsarkome machen im Kindes- und Jugendalter etwa 7–10 aller malignen Erkrankungen aus. Die altersspezifische jährliche Inzidenzrate deutscher Kinder bis unter 14 Jahren liegt bei etwa 1/100.000, mit einem Gipfel in den ersten Lebensjahren (Kaatsch u. Spix 2002). Die häufigsten Weichteilsarkome in der pädiatrischen Altersgruppe sind mit über 50% die Rhabdomyosarkome (RMS), wobei das embryonale Rhabdomyosarkom gehäuft im Kindergartenalter, das alveoläre Rhabdomyosarkom vorwiegend im Jugendalter auftritt. Weitere anteilmäßig häufig auftretende Weichteilsarkome sind das extraossäre Ewing-Sarkom (EES)/peripherer primitiver neuroektodermaler Tumor (pPNET), das Synovialsarkom (SS) und der maligne periphere Nervenscheidentumor (MPNST). Seltener auftretende Formen sind Fibrosarkome, Leiomyosarkome, maligne fibröse Histiozytome (MFH) sowie unklassifizierte und undifferenzierte Sarkome. Sehr selten finden sich epitheloide Sarkome, Liposarkome, angiomatoide fibröse Histiozytome, maligne Mesenchymome, maligne Rhabdoidtumoren, Retina-Anlage-Tumoren, desmoplastische Rundzelltumoren, inflammatorisch myofibroblastische Tumoren, Klarzellsarkome, alveoläre Weichteilsarkome, extraskelettale Chondrosarkome und vaskuläre Sarkome wie Hämangioendotheliom, Hämangioperizytom oder Angiosarkom (Leuschner u. Harms 1999, Harms u. Mitarb. 2002, Fletcher u. Mitarb. 2000). Wie aus dieser Auflistung ersichtlich wird, unterscheidet sich die Verteilung der histologischen Subtypen und damit das biologische Verhalten der Weichteilsarkome junger Menschen ganz erheblich von den Gegebenheiten bei Erwachsenen.

Obgleich sich Weichteilsarkome grundsätzlich überall im Körper manifestieren können, bevorzugen einige Tumorhistologien spezifische Lokalisationen. So finden sich RMS vorwiegend im Kopf-Hals-Bereich, im Urogenitalbereich, an den Extremitäten und retroperitoneal. Synovialsarkome, Neurofibrosarkome und Fibrosarkome sowie maligne fibröse Histiozytome manifestieren sich meist an den Extremitäten.

Therapiestrategie

Aufgrund der verschiedenen histologischen Formen der Weichteilsarkome mit ihrem unterschiedlichen biologischen Verhalten erfordert ihre Behandlung im Kindes- und Jugendalter ein sehr subtiles, an das Alter der Patienten, die Histologie des Tumors, den Tumorsitz und seine Ausdehnung, die Resektabilität sowie die Chemo- und Radiotherapieempfindlichkeit angepasstes Vorgehen (Donaldson u. Anderson 1997, Mattke u. Mitarb. 2003a, Brecht u. Mitarb. 2003). Es ist eine intensive interdisziplinäre Kooperation zwischen klinisch tätigen Onkologen, Pathologen, Radiologen, Radiotherapeuten und Chirurgen erforderlich. Ziel sollte sein, rückfallfreies Überleben bei möglichst weitgehender Schonung der körperlichen und seelischen Integrität zu erreichen. Die zur Verfügung stehenden Behandlungsmöglichkeiten sind Chirurgie, Radiotherapie und Chemotherapie. Anders als bei Erwachsenen ist die Chemotherapie bei den meisten Weichteilsarkomtypen des Kindes- und Jugendalters integraler Bestandteil der kurativen interdisziplinären Therapiestrategie. Als Beispiel sei hier das scheinbar lokalisierte Rhabdomyosarkom genannt, bei dem mit alleiniger Lokaltherapie – Operation und/oder Strahlentherapie – Überlebensraten von weniger als 20% erreicht werden (McNeer u. Mitarb. 1968, Bizer 1969, Dagher u. Helman 1999), weil sich bei der Mehrzahl der behandelten Patienten in relativ kurzer Zeit Metastasen bilden. Diese Metastasen betreffen vorwiegend die Lunge, außerdem Knochen, Knochenmark oder Lymphknoten. Der zusätzliche Einsatz der Chemotherapie hat zu einer erheblichen Verbesserung der Prognose geführt, da sowohl die Metastasierungsrate als auch die lokale Tumorkontrolle verbessert werden (Flamant u. Hill 1984, Flamant u. Mitarb. 1985). Mit interdisziplinärer Therapie lassen sich heute etwa 60–80% der Patienten mit primär lokalisiertem Rhabdomyosarkom heilen (Koscielniak u. Mitarb. 1992, 1999, 2002; Treuner u. Morgan 1995; Crist u. Mitarb. 1995, 2001; Wexler u. Helman 1997; Flamant u. Mitarb. 1998; Raney u. Mitarb. 2001). Beim Rhabdomyosarkom ist die Chemotherapie somit unverzichtbarer Bestandteil der interdisziplinären Behandlung. Ähnliches gilt z.B. auch für extraossäre Ewing-Tumoren und – mit wenigen Abstrichen – für Synovialsarkome (Ladenstein u. Mitarb. 1993, Okcu u. Mitarb. 2003), während die Indikation zur Chemotherapie bei einigen anderen Entitäten wesentlich differenzierter gestellt werden muss (Koscielniak u. Mitarb. 2002, Raney u. Mitarb. 1994).

Ist eine Chemotherapie indiziert, so muss unter Berücksichtigung lokaler und systemischer Faktoren abgewogen werden, ob diese primär, d.h. bereits präoperativ, oder ausschließlich postoperativ zum Einsatz kommen soll. Die Chemotherapie bei pädiatrischen Weichteilsarkompatienten erfolgt dabei praktisch ausschließlich im Rahmen kooperativer, multizentrischer Therapieoptimierungsstudien (Koscielniak u. Mitarb. 2002). Die operative Versorgung eines Weichteilsarkoms ohne vorherige Diskussion des interdisziplinären Therapiekonzepts mit kompetenten pädiatrischen Onkologen und Radiotherapeuten darf ohne Abstriche als obsolet bezeichnet werden.

Indikation

Basierend auf Erfahrungen der CWS-Gruppe an mehreren Tausend Tumoren und weiteren Literaturdaten können pädiatrische Weichteilsarkome hinsichtlich ihrer Chemotherapieempfindlickeit in drei biologisch unterschiedliche Gruppen unterteilt werden (Tab. 2.4.1). Zunächst wird die Gruppe der chemotherapieempfindlichen **RMS-artigen** (Rhabdomyosarkom-artigen) **Weichteilsarkome** von den **Non-RMS-artigen Tumoren** abgegrenzt. Die Non-RMS-artigen Weichteilsarkome lassen sich wiederum unterteilen in die Gruppe der mäßig chemotherapieempfindlichen Non-RMS-artigen Weichteilsarkome und in die Gruppe der wenig oder nicht chemotherapiesensiblen Non-RMS-artigen Weichteilsarkome (Treuner u. Morgan 1995, Flamant u. Mitarb. 1998). Für die Strategie der interdisziplinären Therapie, d.h. den möglichen Einsatz von Chemo- und Radiotherapie sowie das Ausmaß chirurgischer Eingriffe, ist diese Unterteilung von ganz erheblicher Bedeutung. Sie bezieht sich auf die zu erwartende Reaktion der verschiedenen Weichteilsarkome auf Chemotherapie, schließt dabei aber nicht aus, dass es innerhalb der Gruppen auch zu Abweichungen in die eine oder andere Richtung kommen kann. Selbst bei histologisch gleich anmutenden Tumoren kann es aufgrund meist noch nicht bekannter Faktoren zu divergentem Verhalten unter Chemotherapie kommen. Als Beispiel soll das Fibrosarkom dienen: Hier spricht das kongenitale Fibrosarkom junger Säuglinge sehr gut auf Chemotherapie an, während nach dem ersten Lebensjahr auftretende Fibrosarkome trotz identischer Histologie häufig unempfindlich gegenüber einer Chemotherapie sind (Gonzalez-Crussi u. Mitarb. 1980, Soule u. Pritchard 1997).

RMS-artige Weichteilsarkome

Zu den RMS-artigen Weichteilsarkomen werden Rhabdomyosarkome (embryonale und alveoläre), extraossäre Ewing-Tumoren/PNET, Synovialsarkome und undifferenzierte Sarkome gezählt (s. Tab. 2.4.1) (Treuner u. Morgan 1995). Innerhalb dieser Gruppe gelten die embryonalen Rhabdomyosarkome als diejenigen Tumoren, bei denen mit interdisziplinärer Therapie die besten Heilungschancen erreicht werden können. Die adjuvante (postoperative) Chemotherapie RMS-artiger Tumoren ist heute obligat. Eine zusätzliche neoadjuvante (präoperative) Chemotherapiephase kann oft zur Verbesserung der lokalen Tumorkontrolle und zur Reduktion der erforderlichen lokaltherapeutischen Maßnahmen beitragen (Flamant u. Hill 1984, Flamant u. Mitarb. 1985). Intensität und Dauer der Chemotherapie müssen am individuellen Rückfallrisiko orientiert werden.

Non-RMS-artige Weichteilsarkome

Insgesamt sind Non-RMS-artige Weichteilsarkome im Kindes- und Jugendalter seltene Erkrankungen und die Fallzahlen dementsprechend klein. Dennoch lassen sich auch für diese überwiegend mäßig oder kaum chemotherapiesensiblen Weichteilsarkome differenzierte Aussagen zur möglichen Wertigkeit der Chemotherapie machen (Koscielniak u. Mitarb. 2002, Raney u. Mitarb. 1994). Unter den mäßig auf Chemotherapie ansprechen finden sich Liposarkome, maligne periphere Nervenscheidentumoren, Leiomyosarkome, maligne fibröse Histiozytome, infantile Fibrosarkome und epitheloidzellige Sarkome, unter den nur selten auf Chemotherapie reagierenden Tumoren Klarzellsarkome, alveoläre Weichteilsarkome, extraskelettale Chondrosarkome, Angiosarkome oder Hämangioendothe-

Tab. 2.4.1 Klassifizierung der Weichteilsarkome nach Histologie und Chemotherapieempfindlichkeit

RMS-artige Tumoren		Non-RMS-artige Tumoren	
Gut chemotherapieempfindlich		**Mäßig chemotherapieempfindlich**	**Nicht chemotherapieempfindlich**
Günstige Histologie	*Ungünstige Histologie*		
Rhabdomyosarkom (embryonaler Subtyp)	Rhabdomyosarkom (alveolärer Subtyp) extraossäres Ewing-Sarkom peripherer primitiver neuroektodermaler Tumor Synovialsarkom undifferenziertes Sarkom	epitheloides Sarkom Leiomyosarkom Liposarkom maligner peripherer Nervenscheidentumor malignes fibröses Histiozytom maligner Rhabdoidtumor Hämangioperizytom Angiosarkom kongenitales Fibrosarkom desmoplastischer klein- und rundzelliger Tumor	alveoläres Weichteilsarkom Fibrosarkom (ohne kongenitale Form) extraskelettales Chondrosarkom Klarzellsarkom Hämangioendotheliom inflammatorisches myofibroblastisches Sarkom

RMS = Rhabdomyosarkom

liome. Auch innerhalb der Gruppe der Non-RMS-artigen Tumoren gibt es aber Sarkome, die zumindest in der Primärtherapie recht gut auf Chemotherapie reagieren, wie kindliche Hämangioperizytome (Ferrari u. Mitarb. 2001) oder der desmoplastische Rundzelltumor (Bisogno u. Mitarb. 2000).

Für Non-RMS-artige Weichteilsarkome im Kindes- und Jugendalter herrscht folgender Konsens zur Indikation einer Chemotherapie:
- Patienten mit primär kompletter Tumorentfernung ohne Lymphknotenbefall profitieren in der Regel nicht von einer adjuvanten Chemotherapie.
- Patienten mit Lymphknotenbefall oder primär nicht resezierbarem Tumor sollten eine Chemotherapie erhalten.
- Patienten mit malignen Rhabdoidtumoren oder desmoplastischen Rundzelltumoren sollte unabhängig vom Stadium eine Chemotherapie angeboten werden.

Verwendete Substanzen

Ähnlich wie beim Ewing-Sarkom enthalten pädiatrische Weichteilsarkomprotokolle meist Vincristin und Actinomycin D, zu denen je nach Situation Alkylanzien (Cyclophosphamid oder Ifosfamid) und/oder ein Anthrazyklin, in der Regel Adriamycin (Doxorubicin) hinzugefügt werden (Koscielniak u. Mitarb. 2002). Sowohl Actinomycin D (Pinkel 1959) als auch Vincristin (Selawry u. Hananian 1963) und Cyclophosphamid (Pinkel 1962) werden dabei schon seit mehr als vier Jahrzehnten verwendet. Erste Berichte über den erfolgreichen Einsatz der Zwei-Mittel-Kombination Actinomycin D und Vincristin (James u. Mitarb. 1966) bzw. der Drei-Mittel-Kombination Actinomycin D, Vincristin und Cyclophosphamid (Pratt u. Mitarb. 1972) sind fast ebenso alt. Ob Ifosfamid, mit dem bei pädiatrischen Weichteilsarkomen hohe Ansprechensraten erreicht wurden (Treuner u. Mitarb. 1989, Pappo u. Mitarb. 1993), dem Cyclophosphamid in solchen Kombinationsschemata überlegen ist, wurde bislang nicht belegt. Die amerikanische IRS-IV-Studie konnte beim lokalisierten Rhabdomyosarkom keinen Unterschied zwischen Vincristin, Actinomycin D und entweder Cyclophosphamid oder Ifosfamid zeigen (Crist u. Mitarb. 2001). Dennoch hat es Einzug in viele Protokolle gefunden.

Beim Erwachsenen gilt die Behandlung mit Adriamycin derzeit als der Standard, an dem sich andere Weichteilsarkomtherapien messen lassen müssen (Santoro u. Mitarb. 1995, Sarcoma Meta-Analysis Collaboration 1997). Obwohl Adriamycin auch bei pädiatrischen Patienten mit Weichteilsarkomen bereits seit 1974 (Evans u. Mitarb. 1974) breite Verwendung findet und lange Bestandteil verschiedener erfolgreicher Kombinationsschemata ist (Koscielniak u. Mitarb. 1992, 1999; Ghavimi u. Mitarb. 1981, Pratt u. Mitarb. 1998), wird immer noch kontrovers diskutiert, ob es unverzichtbarer Bestandteil der optimalen Therapie ist oder ob mit Hilfe der erwähnten, weniger spätfolgenträchtigen Substanzen gleich gute Ergebnisse erzielt werden können (Crist u. Mitarb. 2001, Ruymann 2003).

Unter den neueren Substanzen scheint nach Untersuchungen als Einzelsubstanz und in Kombinationsschemata vor allem Topotecan zu hohen Ansprechensraten zu führen (Pappo u. Mitarb. 2001, Saylors u. Mitarb. 2001, Walterhouse u. Mitarb. 2004). Der Stellenwert von Topotecan in der Primärtherapie wurde allerdings noch nicht abschließend bestimmt. Wenige Protokolle sehen für die Primärtherapie den Einsatz von Medikamenten aus anderen Substanzklassen, wie z. B. Topoisomerase-II-Hemmern, Platinderivaten oder Taxanen vor. Der Einsatz von Melphalan oder Cisplatin innerhalb von Kombinationsschemata führte in randomisierten Prüfungen bei Patienten mit lokal fortgeschrittener oder metastatischer Erkrankung nicht zur Verbesserung der Prognose (Crist u. Mitarb. 1995, 2001).

Die Wahl der für die adjuvante oder neoadjuvante Chemotherapie zu verwendenden Medikamentenkombinationen muss ebenso wie die Dauer der Chemotherapie vom individuellen Rückfallsrisiko und der zu erwartenden Chemotherapieempfindlichkeit des jeweils vorliegenden Sarkoms aus erfolgen. Die CWS-Gruppe verwendet zur Risikostratifikation die Faktoren Histologie, Tumorgröße und Patientenalter, TNM-Status sowie postchirurgisches Stadium, auf die später noch näher eingegangen wird. In der Regel werden bei den RMS-artigen Weichteilsarkomen 4 Risikogruppen unterschieden (Treuner u. Mitarb. 2001) und wie folgt therapiert:
- **Niedriges Risiko:** Hier ist eine Chemotherapie mit Vincristin und Actinomycin D über einen Zeitraum von etwa 20 Wochen indiziert.
- **Standardrisiko:** Für diese Gruppe wird eine Kombination aus Vincristin, Actinomycin D und Cyclophosphamid oder Ifosfamid für ca. ein halbes Jahr empfohlen.
- **Hochrisiko:** Für die Hochrisikogruppe lokalisierter RMS-artiger Weichteilsarkome werden diese genannten Kombinationen mit Anthrazyklinen oder anderen zytostatischen Substanzen wie Cisplatin oder VP-16 kombiniert.
- **Sehr hohes Risiko:** Für Patienten mit sehr hohem Risiko für ein Lokalversagen oder eine Metastasierung inkl. der primär metastasierten Tumoren werden neue Chemotherapiekonzepte im Rahmen von Studien geprüft. Während die weitere Intensivierung der Chemotherapie (Hochdosis-Chemotherapie-Protokolle) bisher nicht zu verbesserten Behandlungsergebnissen führte, können möglicherweise eine Verlängerung der Therapie oder experimentelle und immuntherapeutische Therapieansätze die Überlebensraten erhöhen (Klingebiel u. Mitarb. 2003).

Besteht bei Patienten mit **Non-RMS-Weichteilsarkomen** die Indikation zur Chemotherapie, so erhalten diese in der Regel eine Kombination aus Vincristin, Actinomycin D, Ifosfamid/Cyclophosphamid und einem Anthrazyklin, meist Adriamycin.

Prognostische Faktoren bei multimodaler Therapie

Die 5-Jahres-Überlebensrate der Kinder und Jugendlichen mit Weichteilsarkomen konnte durch interdisziplinäre Behandlung innerhalb der Therapieoptimierungsstudien bis auf etwa 70% angehoben werden (Dagher u. Helman 1999, Koscielniak u. Mitarb. 1999, 2002; Crist u. Mitarb. 2001). Bei primär komplett resektablen RMS-artigen und Non-RMS-artigen Tumoren werden durch interdisziplinäre Behandlung sogar Überlebenswahrscheinlichkeiten von gut 80% erreicht (Dagher u. Helman 1999, Koscielniak u. Mitarb. 1999, 2002; Crist u. Mitarb. 2001). Patienten mit primär metastasierten Weichteilsarkomen haben zwar erheblich geringere Überlebenschancen, aber Kinder mit wenigen Primärmetastasen eines embryonalen Rhabdomyosarkoms können durchaus auf Heilung hoffen (Klingebiel u. Mitarb. 2003, Raney u. Mitarb. 1988, Koscielniak u. Mitarb. 1998, Breneman u. Mitarb. 2003).

Neben der histologischen Differenzierung wird die Heilungswahrscheinlichkeit von der Tumorlokalisation, der Tumorausdehnung (TNM-Status) und -größe sowie vom Alter des Patienten und nicht zuletzt von der Resektabilität des Tumors beeinflusst. Die Kenntnis dieser Faktoren ist Voraussetzung für die in allen relevanten aktuellen Therapieoptimierungsstudien durchgeführte Risikostratifikation. Sie ermöglicht, Chirurgie, Radiotherapie und Chemotherapie adäquat und der individuellen Situation angemessen einzusetzen.

Histologische Differenzierung

Auf die verschiedenen Varianten der RMS-artigen und Non-RMS-artigen Weichteilsarkome und ihre Behandelbarkeit ist bereits detailliert eingegangen worden. Die klinische Relevanz der für Sarkome des Erwachsenenalters entwickelten Grading-Schemata, z. B. der weit verbreiteten Klassifikation nach Coindre (Coindre u. Mitarb. 2001), ist bei Weichteilsarkomen von Kindern und Jugendlichen höchst fraglich. Zudem sind die meisten dieser Tumoren ohnehin High-grade-Sarkome (Parham u. Mitarb. 1995).

Lokalisation

Der Tumorlokalisation kommt erhebliche prognostische Relevanz zu. Sie korreliert mit Tumorgröße, Tumorausdehnung, Resektabilität und Histologie. So werden z. B. oberflächliche Weichteilsarkome früher und schon bei geringerer Größe diagnostiziert als tief sitzende Tumoren. International werden hinsichtlich der Tumorlokalisation sieben Regionen unterschieden, denen jeweils unterschiedliche prognostische Bedeutung zukommt (Tab. 2.4.2) (Donaldson u. Mitarb. 1986) Als positive Beispiele können die Rhabdomyosarkome der Orbita angeführt werden, die eine günstige Prognose haben und als negative Beispiele die retroperitonealen Sarkome, bei denen sich ein schlechteres Überleben zeigt.

Tumorgröße und Tumorausdehnung

Die Tumorgröße und -ausdehnung werden nach der von der International Society of Pediatric Oncology und der Union Internationale Contre le Cancer entwickelten TNM-Klassifikation (SIOP-UICC-TNM) prätherapeutisch anhand der Parameter **Tumorsitz** (aufs Ursprungsorgan beschränkt oberflächlich Ta oder tief Tb), **Tumorgröße** ≤5 cm Ta oder >5 cm Tb), **Lymphknotenbefall** (vorhanden N1 oder nicht N0) und **Fernmetastasierung** (vorhanden M1 oder nicht M0) beurteilt (Rodary u. Mitarb. 1989). Die Klassifikation des SIOP-UICC-TNM-Systems korreliert mit dem biologischen Verhalten der Tumoren. Die exakte Zuordnung ist jedoch nicht immer einfach, z. B. wenn präoperativ die exakte Tumorgröße nicht genau beurteilt werden kann.

Patientenalter

Analysen der CWS-Gruppe (Mattke u. Mitarb. 2003a) wie der IRS (Intergroup Rhabdomyosarcoma Study) (Joshi u. Mitarb. 2004) haben ergeben, dass dem Patientenalter prognostische Bedeutung zukommt. Ein Alter von mehr als 10 Jahren gilt übereinstimmend als Risikofaktor.

Resektabilität

Die Resektabilität pädiatrischer Weichteilsarkome wird nach den Kriterien des Grouping-System der Intergroup Rhabdomyosarcoma Study (IRS) definiert (Tab. 2.4.3) (Lawrence u. Mitarb. 1987). Anders als die Festlegung des Stadiums nach der TNM-Klassifikation kann die Zuordnung in eine der Gruppen des IRS-Stagingsystems erst postoperativ erfolgen.

Tab. 2.4.2 Prognostische Relevanz der Tumorlokalisation bei pädiatrischen Weichteilsarkomen

Lokalisation	Prognose
Orbita	günstig
Kopf/Hals, nicht parameningeal	günstig
Kopf/Hals, parameningeal	ungünstig
Blase/Prostata	ungünstig
Urogenital, nicht Blase/Prostata	günstig
Extremitäten	ungünstig
Sonstige Lokalisationen	ungünstig

Tab. 2.4.3 **Postoperative Gruppeneinteilung nach den Kriterien der Intergroup Rhabdomyosarcoma Study (IRS) (Lawrence u. Mitarb. 1987)**

IRS-Grouping-System		Definition
I		lokalisierte Erkrankung, komplett reseziert
	A	auf das Ursprungsorgan oder den Ursprungsmuskel beschränkt
	B	Infiltration über das Ursprungsorgan oder den Ursprungsmuskel hinaus, regionäre Lymphknoten nicht beteiligt
II		kompromittierte oder regionale Resektion einer der folgenden drei Typen:
	A	makroskopisch vollständig resezierte Tumoren mit mikroskopischem Rest
	B	regionäre Erkrankung, komplett reseziert, aber Lymphknotenbefall und/oder Infiltration des Tumors in ein benachbartes Organ
	C	regionäre Erkrankung mit Lymphknotenbefall, makroskopisch vollständig reseziert aber mikroskopischer Rest
III		inkomplette Resektion oder Biopsie mit makroskopischem Residualtumor
IV		Fernmetastasen bei Diagnose

Beim pädiatrischen Weichteilsarkom darf die Resektabilität fraglos als bedeutendster prognostischer Faktor bezeichnet werden. Sie korreliert mit Lokalisation, Tumorgröße, Chemotherapieempfindlichkeit und/oder Radiotherapiesensibilität sowie dem Alter des Patienten.

Ansprechen auf die Chemotherapie

Das Ansprechen chemotherapierter Weichteilsarkome auf die präoperative Behandlung kann durch sequentielle sonographische, computertomographische oder magnetresonanztomographische Untersuchungen recht zuverlässig abgeschätzt werden. Tumoren, deren Volumen unter der primären Chemotherapie um mehr als zwei Drittel abnimmt, sind mit einer erheblich besseren Prognose behaftet als andere (Brecht u. Mitarb. 2003, Koscielniak u. Mitarb. 1992, 2001).

Zusammenspiel von Chemotherapie, Chirurgie und Radiotherapie zwecks Lokalkontrolle

Selbst unter den chemotherapiesensibelsten Weichteilsarkomen ist nur eine kleine Minderheit mit einer alleinigen **Chemotherapie** heilbar. Dies sind in der Regel kleine embryonale Rhabdomyosarkome bei jungen Patienten, welche klinisch und radiologisch exzellent auf Chemotherapie ansprechen (Pilgrim u. Mitarb. 1997). Die Chemotherapie kann jedoch dazu beitragen, die Lokalrezidivrate nach chirurgischer und radiotherapeutischer Behandlung zu senken. Ganz erhebliche Bedeutung kommt der präoperativen Chemotherapie in dem Bestreben zu, verstümmelnde Operationen zu vermeiden. Da die meisten pädiatrischen Weichteilsarkome chemotherapieempfindlich sind, sollten verstümmelnde Operationen nur erfolgen, wenn es mit einer Induktionschemotherapie nicht gelingt, die lokalen Verhältnisse ausreichend zu verbessern. Als verstümmelnde Eingriffe gelten z.B. die Enukleation eines Auges, die Amputation einer Extremität, ein bleibender Anus praeter, die Entfernung von Vagina oder Prostata oder die Zystektomie. Kann ein Weichteilsarkom hingegen ohne Verstümmelung primär sicher komplett reseziert werden (R0-Resektion), so sollte – selbstverständlich erst nach vorheriger Absprache im interdisziplinären Team – primär operiert und erst sekundär mit Chemotherapie behandelt werden (Koscielniak u. Mitarb. 1999).

Für die zeitliche Abfolge von Chirurgie und Chemotherapie gelten im interdisziplinären Therapieumfeld zusammenfassend folgende Regeln: Primär operiert werden sollten nur Tumoren, die komplett und ohne Verstümmelung entfernt werden können. Eine primäre inkomplette Tumorentfernung ist unbedingt zu vermeiden. Tumoren, die primär nur um den Preis einer Verstümmelung oder eines bleibenden schweren kosmetischen Defekts reseziert werden könnten, sollten, wenn sie als chemotherapiesensibel gelten, präoperativ mit Chemotherapie therapiert werden. Ist nach einer Operation ein makroskopischer oder auch nur mikroskopischer Tumorrest verblieben, so sollte, sofern möglich, unmittelbar eine mikroskopisch vollständige Nachresektion folgen (Hays u. Mitarb. 1989). Chemotherapiesensible Sarkome, die auf die zytostatische Behandlung ungenügend ansprechen und auch unter Zuhilfenahme einer simultanen Radiotherapie keinen ausreichenden Tumorrückgang zeigen, müssen dann unter Umständen auch mit dem Preis von schweren bleibenden Defekten reseziert werden.

Die Entscheidungen über Indikation und Dosis einer evtl. erforderlichen **Strahlentherapie** werden unter Berücksichtigung der Tumorhistologie, der Vollständigkeit der primären oder sekundären Tumorresektion, des Ansprechens auf die Chemotherapie und des Alters des Patienten getroffen. Besonders strahlensensibel sind dabei in der Regel genau jene Weichteilsarkomtypen, die auch auf Chemotherapie gut ansprechen. Im Falle einer Inoperabilität selbst nach Induktionschemotherapie stellt die Radiotherapie die einzige Möglichkeit einer Lokaltherapie dar. In vielen Situationen ist aber auch bei vermeintlich vollständiger Tumorresektion eine Bestrahlung indiziert, um die dauerhafte Lokalkontrolle zu sichern. So haben z. B. Patienten mit **alveolären Rhabdomyosarkomen**, die makroskopisch vollständig entfernt werden, mit zusätzlicher Radiotherapie eine um etwa 30 % verbesserte Überlebensrate (Wolden u. Mitarb. 1999). Bei Patienten mit vollständig resezierten und zusätzlich adäquat chemotherapeutisch behandelten **embryonalen Rhabdomyosarkomen** kann hingegen auf die Bestrahlung verzichtet werden, da auch ohne Bestrahlung eine hohe Lokalkontrollrate erreicht wird. Bei Säuglingen und Kindern unter 3 Jahren wird wann immer möglich auf eine Bestrahlung verzichtet, da in diesem jungen Alter besonders erhebliche Langzeitfolgen der Radiotherapie zu befürchten sind.

Ist eine Strahlentherapie indiziert, so beträgt die erforderliche Dosis je nach Ausgangssituation 32–50 Gy. Der Zeitpunkt der in das interdisziplinäre Therapiekonzept integrierten Bestrahlung sollte dabei nicht zu spät liegen und eine einmal begonnene Bestrahlung sollte möglichst nicht unterbrochen werden (Koscielniak 1994).

Aktuelle Studien

Wie bei anderen Malignomen des Kindes- und Jugendalters erfolgt die interdisziplinäre systemische und lokale Therapie pädiatrischer Weichteilsarkome heute praktisch ausschließlich im Rahmen kooperativer, multizentrischer Therapieoptimierungsstudien. Die Studien von vier renommierten Multicentergruppen und die daraus gewonnenen Erkenntnisse werden in diesem Abschnitt kurz dargestellt.

CWS-Studien

In Deutschland, Österreich und der Schweiz, aber auch in anderen europäischen Ländern wie Polen oder Schweden werden pädiatrische Weichteilsarkome nach den Protokollen der Cooperativen Weichteilsarkomstudiengruppe (CWS) der Gesellschaft für Pädiatrische Hämatologie und Onkologie (GPOH) behandelt. Die Aktivitäten der interdisziplinären CWS-Gruppe beschränken sich nicht auf chemotherapierte Weichteilsarkome, sondern es werden **sämtliche Weichteilsarkome junger Menschen** registriert, unabhängig davon, ob das Therapieregime eine Chemotherapie beinhaltet oder nicht.

Kontaktadressen:
- **CWS-Studienzentrale**: Prof. Dr. J. Treuner (CWS-Studienleitung), PD Dr. E. Koscielniak (stellvertr. CWS-Studienleiterin), Dr. I. Brecht (CWS-Studienassistentin)
  Olgahospital Stuttgart,
  Abteilung pädiatrische Onkologie
  Postfach 103 653
  70031 Stuttgart
  Tel.: 0711 – 992 – 3870
  Fax: 0711 – 992 – 2749
  E-mail: cws.study@olgahospital.s.shuttle.de

- **CWS-Studienleitung-Stadium IV**: Prof. Dr. T. Klingebiel
  Universitätskinderklinik III
  Abt. für Pädiatrische Hämatologie/Onkologie
  Theodor-Stern-Kai 7
  60590 Frankfurt
  Tel.: 069 – 6301 – 5094
  Fax: 069 – 6301 – 6700
  E-mail: tklingebiel@zki.uni-frankfurt.de

Seit 1981 hat CWS vier Therapieoptimierungsstudien abgeschlossen. In der ersten Studie CWS-81 wurde mit einem am initialen chirurgischem Stadium orientiertem Therapiekonzept ein 5-Jahres-Gesamtüberleben von 61 % erreicht. Therapiert wurde mit einer Vier-Mittel-Kombination aus Vincristin, Actinomycin D, Cyclophosphamid und Doxorubicin (VACA) (Koscielniak u. Mitarb. 2001). In der nachfolgenden Studie (CWS-86), in der Cyclophosphamid durch Ifosfamid ersetzt wurde (VAIA), lag das 5-Jahres-Gesamtüberleben bei 69 % (Koscielniak u. Mitarb. 1999). In der dritten Studie, CWS-91, wurde eine Risikostratifikation nach IRS-Stadium, Lokalisation, Tumorgröße, T-Status und Chemotherapieresponse vorgenommen. In der jüngst abgeschlossenen Studie CWS-96 wurde die Chemotherapie für Patienten mit geringerem Rückfallsrisiko gegenüber den Vorläuferstudien erheblich reduziert. Obwohl bei definierten Patientengruppen Anthrazykline bzw. Alkylanzien eingespart wurden, hat sich in bisherigen Analysen keine Reduzierung der Überlebenschancen gezeigt (Treuner u. Mitarb. 2003). Auch in der aktuellen Pilotstudie CWS-2002 P wird daher wieder eine risikoadaptierte Therapie eingesetzt. Die CWS-Gruppe plant, zusammen mit anderen europäischen Gruppen im Anschluss an die derzeitige Pilotstudie eine gemeinsame Studie durchzuführen (European Soft Tissue Sarcoma Group = ESSG-Studie).

IRS-Studien

Die amerikanische Intergroup Rhabdomyosarcoma Study Group (IRS) hat seit 1972 vier Studien abgeschlossen. Das 5-Jahres-Überleben stieg dabei von 55 % in der IRS-I-Studie über 63 % in der IRS-II-Studie bis hin zu 70 % in den IRS-III-und IRS-IV-Studien (Crist u. Mitarb. 1995, 2001; Maurer u. Mitarb. 1988, 1993). Die IRS konnte belegen, dass für Patienten mit initial kompletter Resektion und günstiger Histologie eine Chemotherapie aus Vincristin und Actinomycin D ohne Radiotherapie ausreicht (Maurer u. Mitarb. 1988). Für Patienten mit makroskopischen Tumorresten oder primär nur biopsiertem Tumor konnten mit einer Dosissteigerung der Chemotherapiekombination Vincristin, Actinomycin D und Cyclophosphamid (VAC) die Überlebenschancen von 52% (IRS-I) auf 74% (IRS-III) verbessert werden (Crist u. Mitarb. 1995). In der IRS-IV-Studie wurde für Patienten mit lokalisierten Hochrisikosarkomen eine Randomisierung zwischen den drei Chemotherapiekombinationen VAC, VAI (Vincristin, Actinomycin D, Ifosfamid) und VIE (Vincristin, Ifosfamid, Etoposid) und durchgeführt. Es fand sich in allen Gruppen eine rezidivfreie Überlebenswahrscheinlichkeit von etwa 75% nach drei Jahren, so dass die IRS-Studiengruppe VAC weiterhin als Standardtherapie betrachtet (Crist u. Mitarb. 2001).

SIOP-Studien

Die SIOP (International Society for Paediatric Oncology) hat seit 1975 drei Studien abgeschlossen. Der randomisierte Vergleich einer präoperativen mit einer postoperativen Chemotherapie bei lokalisierten Rhabdomyosarkomen in der ersten SIOP-Studie ergab keinen Unterschied in der Heilungswahrscheinlichkeit. Die Studie konnte aber deutlich machen, dass die Lokaltherapie nach präoperativer Chemotherapie oft weniger aggressiv ausfallen kann als bei primärer Operation (Flamant u. Mitarb. 1985). Das 5-Jahres-Gesamtüberleben lag in dieser Studie bei 52%, in der folgenden Studie (1984–1989) bei 68% und in der dritten Studie (1989–1995) bei 71% (Flamant u. Mitarb. 1998). Die abschließenden Resultate der SIOP-Studie MMT-95, die in der Hochrisikogruppe eine Drei-Mittel-Kombination gegenüber einer Sechsmittelkombination vergleicht, liegen noch nicht vor.

ICG-Studien

Die Italian Cooperative Group (ICG) hat seit 1975 zwei Studien abgeschlossen. Seit 1996 behandelt sie nach dem gleichen Konzept wie die CWS-Gruppe. Das Gesamtüberleben für Patienten mit lokalisierten Rhabdomyosarkomen lag in der italienischen RMS-79-Studie bei 64% und in der RMS-88-Studie bei 74%. Eine Verbesserung des Gesamtüberlebens konnte vor allem bei embryonalen Rhabdomyosarkomen, negativem Lymphknotenbefall und parameningealer Lokalisation oder anderer Lokalisation, aber großem, invasiv wachsendem Tumor erreicht werden (Cecchetto u. Mitarb. 2000). Die Ergebnisse gemeinsamer Analysen von ICG und CWS führten zu einer neuen Risikostratifizierung, in der neben den bekannten Risikofaktoren auch Alter und Tumorgröße berücksichtigt werden (Treuner u. Mitarb. 2003).

Prognose nach Rezidiv

Die Prognose rezidivierter Weichteilsarkome des Kindes- und Jugendalters hängt von folgenden Faktoren ab: Histologie, Zeitpunkt und Ort des Rezidivs sowie von der Bestrahlungsoption. Vergleichsweise günstig ist die Prognose mit etwa 45% Überlebenswahrscheinlichkeit bei spät (mehr als ein Jahr nach Therapieende) auftretenden, lokalen Rezidiven embryonaler Rhabdomyosarkome, bei denen noch die Möglichkeit einer Lokalbestrahlung besteht. Patienten mit einem Hochrisikorezidiv sind dadurch gekennzeichnet, dass sie eine oder mehrere der folgenden drei Bedingungen aufweisen: ungünstige Histologie, Fernmetastasen oder fehlende Bestrahlungsoption (Mattke u. Mitarb. 2003 a, b, Klingebiel u. Mitarb. 1998, Pappo u. Mitarb. 1999).

Operable Rezidive sollten reseziert werden. Tumoren, die initial nicht bestrahlt worden waren, sollten zudem als Teil der Rezidivtherapie eine Radiotherapie erhalten. Die Chemotherapie rezidivierter Weichteilsarkome des Kindes- und Jugendalters richtet sich nach der bereits erhaltenen Vortherapie. So sollten Patienten, die noch keine Anthrazykline oder Alkylanzien erhalten haben, Medikamente dieser Substanzklassen bekommen. Wurden hingegen diese Medikamente bereits in der Primärtherapie eingesetzt, so können z. B. Topotecan-haltige Schemata Verwendung finden (Saylors u. Mitarb. 2001). In der Palliativsituation wird ein Schwerpunkt auf lokaltherapeutische Optionen gelegt. Unabhängig davon kann z. B. eine orale Erhaltungschemotherapie mit Cyclophosphamid und Vinblastin (oder Vinorelbine) angeboten werden, der ein leicht lebensverlängernder Effekt zugeschrieben wird.

Akute Nebenwirkungen

Akute Nebenwirkungen der Chemotherapie wie Nausea und Erbrechen, Hämatotoxizität mit Blutungs- und Infektionsgefahr oder Mukositis sind den meisten verwendeten Substanzen gemein und unterscheiden sich nicht von den bei der Behandlung anderer Malignome auftretenden Toxizitäten. Das in praktisch allen pädiatrischen Weichteilsarkomprotokollen enthaltene Vincristin führt zu reversibler peripherer Neurotoxizität, die sich z. B. als motorische Schwäche, Par- und Dysästhesie, Schmerzsensation und/oder häufig als Obstipation manifestieren kann. Die Alkylanzien Cyclophosphamid und Ifosfamid sind ureoltoxisch und bedürfen daher einer supportiven Hydratation und der Gabe des Uroprotektors Uromitexan (MESNA). Werden Anthrazykline eingesetzt, so ist die Herzfunktion zu überwachen.

Spätfolgen der interdisziplinären Therapie

Wichtige, wenn auch seltene, mit einer Chemotherapie assoziierte Spätfolgen nach Behandlung pädiatrischer Weichteilsarkome sind die Anthrazyklin-Kardiomyopathie und die durch Ifosfamid induzierte renale Tubulopathie. Besonders bei männlichen Patienten besteht das Risiko einer Infertilität, hervorgerufen durch hohe kumulative Alkylanziendosen oder Bestrahlung der Gonadenregion bei Tumoren im Beckenbereich (Suarez u. Mitarb. 1991, Langer u. Mitarb. 2002, 2004). Eine Radiotherapie kann außerdem zu Fibrosen, Narbenbildungen und nicht zuletzt zu Wachstumsstörungen führen und dadurch Funktionsbeeinträchtigungen und kosmetische Defekte verursachen (Rubin 1977). Auch eine chirurgische Therapie kann zu relevanten Spätfolgen führen. Beispiele sind Organdysfunktionen durch Resektion z.B. von Nieren, Nerven, Muskeln oder Knochen sowie kosmetische Defekte und funktionelle Verluste durch verstümmelnde Maßnahmen wie z.B. einen Anus praeter (Raney u. Mitarb. 1993).

Das Risiko für die Entwicklung von Sekundärmalignomen liegt bei 2–5% nach 10 Jahren (Bielack u. Mitarb. 2001). Therapiebedingte Risikofaktoren sind Bestrahlung und Chemotherapie (vor allem Alkylanzien), besonders, wenn diese kombiniert zum Einsatz kommen (Hawkins u. Mitarb. 1987). Bei einigen Patienten mit pädiatrischen Weichteilsarkomen besteht auch eine genetische Prädisposition für Krebserkrankungen, z.B. eine Mutation des P-53-Gens, die nicht allein die Entstehung des Weichteilsarkoms, sondern auch die Entwicklung von Sekundärmalignomen wie anderen Sarkomen, Hirntumoren oder Mammakarzinomen begünstigt (Birch u. Mitarb. 1990, Bennicelli u. Baar 1999).

Zusammenfassung

Durch eine interdisziplinäre Therapie können viele Patienten mit Weichteilsarkomen im Kindesalter geheilt werden. Die Chemotherapie ist bei vielen dieser Patienten ein essenzieller Bestandteil der Behandlung. Sie kann zu einer deutlichen Reduktion der Metastasierungsrate und zu einer Verbesserung der Lokalkontrolle beitragen. Die Reihenfolge, in der die therapeutischen Maßnahmen Operation, Chemotherapie und Bestrahlung eingesetzt werden sowie die Intensität der Therapie insgesamt richten sich nach der individuellen Risikosituation. Schon vor der diagnostischen Biopsie sollte der Operateur qualifizierte pädiatrische Onkologen in die Erstellung des interdisziplinären Behandlungskonzepts einbinden, denn nur gemeinsam sind hohe Heilungsraten zu erzielen.

Literatur

Bennicelli, J.L., F.G. Baar (1999): Genetics and the biologic basis of sarcomas. Curr Opin Oncology 11: 627–674

Bielack, S., T. Pilz, B. Fröhlich, B. Kempf-Bielack, S. Ahrens, E. Koscielniak u. Mitarb. (2001): Secondary malignancy following therapy for sarcoma in the COSS, CWS, or CESS studies. Sarcoma 5: 108

Birch, J.M., A.L. Hartley, V. Blair u. Mitarb. (1990): Cancer in the families of children with soft tissue sarcoma. Cancer 66: 2239–2248

Bisogno, G., J. Roganovich, G. Sotti u. Mitarb. (2000): Desmoplastic small round cell tumour in children and adolescents. Med Pediatr Oncol 34: 338–342

Bizer, L.S. (1969): Rhabdomyosarcoma. Am J Surg 118: 453–458

Brecht, I.B., A.C. Mattke, D.S. Kunz u. Mitarb. (2003): Is the response rate a reliable measurement for prognosis of rhabdomyosarcomas in children? Med Pediatr Oncol 41: 316

Breneman, J.C., E. Lyden, A.S. Pappo, M.P. Link, J.R. Anderson, D.M. Parham u. Mitarb. (2003): Prognostic factors and clinical outcomes in children and adolescents with metastatic rhabdomyosarcoma – a report from the Intergroup Rhabdomyosarcoma Study IV. J Clin Oncol 21: 78–84

Cecchetto, G., M. Carli, G. Scotti u. Mitarb. (2000): Importance of local treatment in pediatric soft tissue sarcoma with microscopic residual after primary surgery. Results of the Italian Cooperative Study RMS-88. Med Pediatr Oncol 34: 97–101

Coindre, J.M., P. Terrier, L. Guillou u. Mitarb. (2001): Predictive value of grade for metastasis development in the main histologic types of adult soft tissue sarcomas. A study of 1240 patients from the French Federation of Cancer Centers Sarcoma Group. Cancer 91: 1914–1926

Crist, W., E.A. Gehan, A.H. Ragab u. Mitarb. (1995): The third intergroup rhabdomyosarcoma study. J Clin Oncol 13: 610–630

Crist, W.M., J.R. Anderson, J.L. Meza, C. Fryer, R.B. Raney, F.B. Ruymann u. Mitarb. (2001): Intergroup rhabdomyosarcoma study-IV: results for patients with nonmetastatic disease. J Clin Oncol 19: 3091–3102

Dagher, R., L. Helman (1999): Rhabdomyosarcoma: An overview. Oncologist 4: 34–44

Donaldson, S.S., G.J. Draper, F. Flamant u. Mitarb. (1986): Topography of childhood tumors: pediatric coding system. Pediatr Hematol Oncol 3: 249–258

Donaldson, S.S., J. Anderson (1997): Factors that influence treatment decisions in childhood rhabdomyosarcoma. Intergroup Rhabdomyosarcoma Study Group of the Children's Cancer Group, the Pediatric Oncology Group, and the Intergroup Rhabdomyosarcoma Study Group Statistical Center. Radiology 203: 17–22

Evans, A.E., R.L. Baehner, R.L. Chard jr., S.L. Leikin, E.M. Pang, M. Pierce (1974): Comparison of daunorubicin (NSC-83142) with adriamycin (NSC-123127) in the treatment of late-stage childhood solid tumors. Cancer Chemother Rep 58: 671–676

Ferrari, A., M. Casanova, G. Bisogno u. Mitarb. (2001): Hemangiopericytoma in pediatric ages: a report from the Italian and German Soft Tissue Sarcoma Cooperative Group. Cancer 92: 2692–2698

Flamant, F., C. Hill (1984): The improvement in survival associated with combined chemotherapy in childhood rhabdomyosarcoma. a historical comparison of 345 patients in the same center. Cancer 53: 2417–2421

Flamant, F., C. Rodary, A. Rey u. Mitarb. (1998): Treatment of nonmetastatic rhabdomyosarcomas in childhood and adolescence. Results of the Second Study of the International Society of Paediatric Oncology, MMT 84. Eur J Cancer 34: 1050–1062

Flamant, F., C. Rodary, P.A. Voute, J. Otten (1985): Primary chemotherapy in the treatment of rhabdomyosarcoma in children: Trial of the international society of pediatric oncology (SIOP) preliminary results. Radiother Oncol 3: 227–236

Fletcher, C.D.M., K.K. Unni, F. Mertens (2000): World health classification of tumours. Pathology and genetics. Tumours of soft tissue and bone. IARC Press, Lyon

Ghavimi, F., P.R. Exelby, P.H. Lieberman, B.F. Scott, C. Kosloff (1981): Multidisciplinary treatment of embryonal rhabdomyosarcoma in children: a progress report. Natl Cancer Inst Monogr 56: 111–120

Gonzalez-Crussi, F., M.D. Wiederhold, C. Sotelo-Avila (1980): Congenital fibrosarcoma: presence of a histiocytic component. Cancer 46: 77–86

Harms, D., M. Krams, I. Leuschner (2002): Weichgewebstumoren des Kindes- und Adoleszentenalters. Onkologe 8: 320–333

Hawkins, M.M., G.J. Draper, J.E. Kingston (1987): Incidence of second primary tumours among childhood cancer survivors. Br J Cancer 56: 339–347

Hays, D.M., W. Lawrence jr., M. Wharam u. Mitarb. (1989): Primary reexcision for patients with 'microscopic residual' tumor following initial excision of sarcomas of trunk and extremity sites. J Pediatr Surg 24: 5–10

James jr., D.H., O. Hustu, E.L. Wrenn jr., W.W. Johnson (1966): Childhood malignant tumors. Concurrent chemotherapy with dactinomycin and vincristine sulfate. JAMA 197: 1043–1045

Joshi, D., J.R. Anderson, C. Paidas, J. Breneman, D.M. Parham, W. Crist (2004): Soft Tissue Sarcoma Committee of the Children's Oncology Group. Age is an independent prognostic factor in rhabdomyosarcoma: A report from the Soft Tissue Sarcoma Committee of the Children's Oncology Group. Pediatr Blood Cancer 42: 64–73

Kaatsch, P., C. Spix (2002): Jahresbericht Deutsches Kinderkrebsregister, Institut für Medizinische Biometrie, Epidemiologie und Informatik. Johannes Gutenberg-Universität Mainz: 72

Klingebiel, T., E. Koscielniak, F. Beske u. Mitarb. (2003): High dose therapy versus oral maintenance: results of HD CWS-96 Study for treatment of patients with metastasized soft tissue sarcoma (STS). Med Pediatr Oncol 41: 278

Klingebiel, T., U. Jacobi, M.B. Ranke u. Mitarb. (1998): Treatment of children with relapsed soft tissue sarcoma: Report of the German CESS/CWS REZ 91 trail. Med Pediatr Oncol 30: 269–275

Koscielniak, E., M. Herbst, D. Niethammer, J. Treuner (1994): Improved local tumor control by early and risk-adjusted use of radiotherapy in primary non resectable rhabdomyosarcomas: results of CWS-81 and 86 studies. Klin Pädiatr 206: 269–276

Koscielniak, E., D. Harms, G. Henze u. Mitarb. (1999): Results of treatment for soft tissue sarcoma in childhood and adolescence: a final report of the German Cooperative Soft Tissue Sarcoma Study CWS-86. J Clin Oncol 17: 3706–3719

Koscielniak, E., G. Rosti, J. Treuner u. Mitarb. (1998): Prognosis in patients with primary bone and/or bone marrow metastases of rhabdomyosarcoma (RMS). A joint report of the EBMT Solid Tumor Working Party and the German Soft Tissue Sarcoma Study (CWS). Bone Marrow Transpl 21: 226

Koscielniak, E., H. Jurgens, K. Winkler, D. Burger, M. Herbst, M. Keim u. Mitarb. (1992): Treatment of soft tissue sarcoma in childhood and adolescence. A report of the German Cooperative Soft Tissue Sarcoma Study. Cancer 70: 2557–2567

Koscielniak, E., J. Treuner, H. Jürgens u. Mitarb. (2001): Die Behandlung der Weichteilsarkome im Kindes- und Jugendalter: Ergebnisse der multizentrischen Therapiestudie CWS-81. Klin Pädiat 203: 211–219

Koscielniak, E., M. Morgan, J. Treuner (2002): Soft tissue sarcoma in children: prognosis and management. Paediatr Drugs 4: 21–28

Ladenstein, R., J. Treuner, E. Koscielniak u. Mitarb. (1993): Synovial sarcoma of childhood and adolescence. Report of the German CWS-81 study. Cancer 71: 3647–3655

Langer, T., M. Führer, W. Stöhr, W. Dörffel, H.G. Dörr, S. Bielack u. Mitarb. (2002): Die Überlebenden einer Krebserkrankung im Kindesalter. Nachsorge und Spätfolgen nach erfolgreicher Therapie. Monatsschr Kinderheilkd 150: 942–953

Langer, T., W. Stöhr, S. Bielack, M. Paulussen, J. Treuner, J.D. Beck (2004): Late effects surveillance system for sarcoma patients. Pediatr Blood Cancer 42: 373–379

Lawrence jr., W., E.A. Gehan, D.M. Hays, M. Beltangady, H.M. Maurer (1987): Prognostic significance of staging factors of the UICC staging system in childhood rhabdomyosarcoma: a report from the Intergroup Rhabdomyosarcoma Study (IRS-II). J Clin Oncol 5: 46–54

Leuschner, I., D. Harms (1999): Pathologische Anatomie der Rhabdomyosarkome des Kindes- und Adoleszentenalters. Ein Bericht des Kindertumorregisters bei der Gesellschaft für Pädiatrische Onkologie und Hämatologie (GPOH). Pathologe 20: 87–97

Mattke, A., D.S. Kunz, E. Koscielniak u. Mitarb. (2003a): Do age and size play an important role for the stratification of high risk rhabdomyosarcomas in children? Med Pediatr Oncol 41: 279

Mattke, A., D.S. Kunz, R. Knietig u. Mitarb. (2003b): Prognosis of relapsed patients with rhabdomyosarcoma-like tumors: Is the timepoint of relapse essential for prognosis? Med Pediatr Oncol 41: 315

Maurer, H.M., E.A. Gehan, M. Beltangady u. Mitarb. (1993): The Intergroup Rhabdomyosarcoma Study-II. Cancer 71: 1904–1922

Maurer, H.M., M. Beltangady, E.A. Gehan u. Mitarb. (1988): The Intergroup Rhabdomyosarcoma Study-I. A final report. Cancer 61: 209–220

McNeer, G.P., J. Cantin, F. Chu, J.J. Nickson (1968): Effectiveness of radiation therapy in the management of sarcoma of the soft somatic tissues. Cancer 22: 391–397

Okcu, M.F., M. Munsell, J. Treuner u. Mitarb. (2003): Synovial sarcoma of childhood and adolescence: a multicenter, multivariate analysis of outcome. J Clin Oncol 21: 1602–1611

Pappo, A.S., E. Etcubanas, V.M. Santana, B.N. Rao, L.E. Kun, J. Fontanesi u. Mitarb. (1993): A phase II trial of ifosfamide in previously untreated children and adolescents with unresectable rhabdomyosarcoma. Cancer 71: 2119–2125

Pappo, A.S., E. Lyden, J. Breneman, E. Wiener, L. Teot, J. Meza u. Mitarb. (2001): Up-front window trial of topotecan in previously untreated children and adolescents with metastatic rhabdomyosarcoma: an intergroup rhabdomyosarcoma study. J Clin Oncol 19: 213–219

Pappo, A.S., J.R. Anderson, W.M. Crist, M.D. Wharam, P.P. Breitfeld, D. Hawkins u. Mitarb. (1999): Survival after relapse in children and adolescents with rhabdomyosarcoma: A report from the Intergroup Rhabdomyosarcoma Study Group. J Clin Oncol 17: 3487–3493

Parham, D.M., B.L. Webber, J.J. Jenkins u. Mitarb. (1995): Nonrhabdomyosarcomatous soft tissue sarcomas of childhood: formulation of a simplified system for grading. Mod Pathol 8: 705–710

Pilgrim, T.B., S. Klein, S. Porstmann u. Mitarb. (1997): The value of chemotherapy in providing local tumor control in soft tissue sarcoma (STS) in children and adolescents – a retrospective analysis of CWS-patients without local therapy. 3. Int. Soft Tissue Sarcoma Congress 1997, Stuttgart. Book of abstracts: 64

Pinkel, D. (1959): Actinomycin D in childhood cancer; a preliminary report. Pediatrics 23 (2): 342–347

Pinkel, D. (1962): Cyclophosphamide in children with cancer. Cancer 15: 42–49

Pratt, C.B., H.M. Maurer, P. Gieser, A. Salzberg, B.N. Rao, D. Parham u. Mitarb. (1998): Treatment of unresectable or metastatic pediatric soft tissue sarcomas with surgery, irradiation, and chemotherapy: a Pediatric Oncology Group Study. Med Pediatr Oncol 30: 201–209

Pratt, C.B., H.O. Hustu, I.D. Fleming, D. Pinkel (1972): Coordinated treatment of childhood rhabdomyosarcoma with surgery, radiotherapy, and combination chemotherapy. Cancer Res 32: 606–610

Raney, B., D. Parham, D. Sommelet-Olive u. Mitarb. (1996): Summary of the international symposium on childhood non-rhabdomyosarcoma soft-tissue sarcomas, Padua, Italy, February 10–12, 1994. Med Pediatr Oncol 26: 425–430

Raney, R.B., J.R. Anderson, F.G. Barr, S.S. Donaldson, A.S. Pappo, S.J. Qualman u. Mitarb. (2001): Rhabdomyosarcoma and undifferentiated sarcoma in the first two decades of life: a selective review of intergroup rhabdomyosarcoma study group experience and rationale for Intergroup Rhabdomyosarcoma Study V. J Pediatr Hematol Oncol 23: 215–220

Raney, R.B., M.Tefft, H.M. Maurer u. Mitarb. (1988): Disease patterns and survival rate in children with metastatic soft-tissue sarcoma. A report from the Intergroup Rhabdomyosarcoma Study (IRS)-I. Cancer 62: 1257–1266

Raney, R.B., R. Heyn, D. Hays u. Mitarb. (1993): Sequelae of treatment in 109 patients followed for five to fifteen years after diagnosis of sarcoma of the bladder and prostate: a report from the Intergroup Rhabdomyosarcoma Committee. Cancer 71: 2387–2394

Rodary, C., F. Flamant, S.S. Donaldson (1989): An attempt to use a common staging system in rhabdomyosarcoma: a report of an international workshop initiated by the International Society of Pediatric Oncology (SIOP). Med Pediatr Oncol 17: 210–215

Rubin, P. (1977): Radiation toxicology. Quantitative radiation pathology for predicting effects. Cancer 39: 729–736

Ruymann, F.B. (2003): The development of VAC chemotherapy in rhabdomyosarcoma: what does one do for an encore? Curr Oncol Rep 5: 505–509

Santoro, A., T. Tursz, H. Mouridsen, J. Verweij, W. Steward, R. Somers u. Mitarb. (1995): Doxorubicin versus CYVADIC versus doxorubicin plus ifosfamide in first-line treatment of advanced soft tissue sarcomas: a randomized study of the European Organization for Research and Treatment of Cancer Soft Tissue and Bone Sarcoma Group. J Clin Oncol 13: 1537–1545

Sarcoma Meta-Analysis Collaboration (1997): Adjuvant chemotherapy for localised resectable soft-tissue sarcoma of adults: meta-analysis of individual data. Lancet 350: 1647–1654

Saylors 3rd, R.L., K.C. Stine, J. Sullivan, J.L. Kepner, D.A. Wall, M.L. Bernstein u. Mitarb. (2001): Pediatric Oncology Group. Cyclophosphamide plus topotecan in children with recurrent or refractory solid tumors: a Pediatric Oncology Group phase II study. J Clin Oncol 19: 3463–3469

Selawry, O.S., J. Hananian (1963): Vincristine treatment of cancer in children. JAMA 183: 741–746

Sobin, L.H., C. Wittekind (2002): UICC TNM classification of malignant tumors. 6th ed. Wiley, New York

Soule, E.H., D.J. Pritchard (1997): Fibrosarcoma in infants and children: a review of 110 cases. Cancer 40: 1711–1721

Suarez, A., H. McDowell, P. Niaudet u. Mitarb. (1991): Long term follow up of iphosphamide renal toxicity in children treated for malignant mesenchymal tumours: An International Society of Pediatric Oncology report. J Clin Oncol 9: 2177–2182

Treuner, J., E. Koscielniak, M. Keim (1989): Comparison of the rates of response to ifosfamide and cyclophosphamide in primary unresectable rhabdomyosarcomas. Cancer Chemother Pharmacol 24: 48–50

Treuner, J., F. Flamant, M. Carli (2001): Results of treatment of rhabdomyosarcoma in the European studies. In: Maurer, H.M., F.B. Ruymann, C. Pochedly: Rhabdomyosarcoma and related tumors in children and adolescents. CRC Press, Boca Raton: 227–242

Treuner, J., I.B. Brecht, A.D. Mattke u. Mitarb. (2003): Interim report of the CWS-96-Study: Results of the treatment for soft tissue sarcomas in childhood. Med Pediatr Oncol 41: 278

Treuner, J., M. Morgan (1995): Clinical management of soft tissue sarcomas. Curr Top Pathol 89: 17–30

Walterhouse, Lyden, Breitfeld u. Mitarb. (2004): Efficacy of Topotecan and Cyclophosphamide given in a phase II window trial in children with newly diagnosed metastatic rhabdomyosarcoma: a Children`s Oncology Group Study. J Clin Oncol 22: 1398–1403

Wexler, L., L. Helman (1997): Rhabdomyosarcoma and the undifferentiated sarcomas. In: Pizzo, P., D. Poplack: Principles and practice of pediatric oncology. 3rd ed. Lippincott-Raven, Philadelphia: 799–829

Wolden, S., J. Anderson, W. Crist (1999): Indications for radiotherapy and chemotherapy after complete resection in rhabdomyosarcoma: A report from the Intergroup Rhabdomyosarcoma Studies I to III. J Clin Oncol 17: 3468–3475

2.4.2 Chemotherapie im Erwachsenenalter bei malignen Weichteiltumoren

M. Thomas und W. E. Berdel

Einleitung

Der Anteil der Weichteilsarkome an allen Malignomen der Erwachsenen beträgt ca. 1% mit einem Maximum der Prävalenz in der Adoleszenz sowie der 5. Lebensdekade (Cerny u. Mitarb. 1999). Bis zu 20% der Patienten mit Weichteilsarkomen zeigen bereits zum Diagnosezeitpunkt Fernmetastasen. Am häufigsten sind Lungenmetastasen, die bei $^{2}/_{3}$ der Fälle mit einer Metastasierung zu finden sind. Darüber hinaus kommen aber auch ossäre, hepatische, zerebrale sowie Lymphknotenmetastasen vor (Huth u. Eilber 1988).

Grundlegende Voraussetzung eines kurativen Therapieansatzes bei Patienten mit nicht fernmetastasierten Weichteilsarkomen ist zunächst eine umfassende und adäquate Kontrolle des Lokalbefundes. In jedem Fall soll daher die komplette Resektion des Weichteilsarkoms (mit nachgehender Radiotherapie bei G2- bzw. G3-Sarkomen) angestrebt werden. Wesentlich für die Prognose des Patienten nach kurativer Resektion eines Weichteilsarkoms sind das **histologische Grading** und die **Tumorgröße**. Während für Weichteilsarkome aller Lokalisationen mit einem G1-Grading (low-grade) die Fernmetastasierungsrate nach 5 Jahren mit ca. 5% angegeben wird, liegt sie bei G3-Sarkomen (high-grade) mit einer Tumorgröße < 5 cm bei 30% und bei G3-Sarkomen mit einer Tumorgröße > 5 cm bei 65% (Heise u. Mitarb. 1986). In Abhängigkeit vom Differenzierungsgrad (Grading) wird somit der weitere Verlauf durch das Auftreten von Fernmetastasen aus offenbar zum Diagnosezeitpunkt bereits existenten Mikrometastasen entscheidend beeinflusst. Angesichts der erheblichen prognostischen Einflussgröße des histopathologischen Gradings sollte dieses gemäß einem für Weichteilsarkome validierten, aktuellen Beurteilungssystem erhoben werden. Dies ist auch für die vergleichende Beurteilung von Studienergebnissen bedeutsam. Deren Vergleichbarkeit ist eingeschränkt, da international zum Teil verschiedene Klassifikationen verwendet werden. Eine Übereinstimmung der Grading-Befunde zwischen diesen Beurteilungssystemen liegt teilweise in nur 70–80% der Fälle vor.

Für alle Patienten mit Weichteilsarkomen liegt die 5-Jahres-Überlebensrate bei ca. 50%. Unter den Verbleibenden verstirbt die Mehrzahl im Verlauf der Erkrankung mit Fernmetastasen. Durch den systemischen Therapieansatz der Chemotherapie wird versucht, die Prognose von Patienten mit bereits zum Diagnosezeitpunkt vorliegenden Fernmetastasen (Tab. 2.4.4) bzw. von Patienten mit lokalisierten Tumoren, aber einem hohen Risiko der Fernmetastasierung zu verbessern.

Chemotherapie im metastasierten Tumorstadium

Die Weichteilsarkome des Erwachsenenalters sind nur mäßig chemotherapiesensibel. Bei der Indikationsstellung zur zytostatischen Behandlung sind Nutzen und Limitation der Chemotherapie sowie deren Nebenwirkungen gegenüber zu stellen. Die wirksamsten Zytostatika in der Monotherapie sind Ifosfamid und Doxorubicin mit durchschnittlichen Ansprechraten von ca. 20–30% bei nicht vorbehandelten Patienten. Eine günstige Monoaktivität mit Ansprechraten von 10–20% zeigt außerdem die Substanz Dacarbazin (DTIC). Mit einer adäquat dosierten Kombinationstherapie aus Doxorubicin und Ifosfamid können die Remissionsraten auf ca. 30–40% gesteigert werden (Edmonson u. Mitarb. 1993). Dies ist allerdings nicht in allen Studien konsistent. So zeigte eine randomisierte Studie der EORTC (European Organization on Research and Treatment of Cancer) keinen signifikanten Unterschied der Remissionsraten (23 versus 28%) zwischen einer Doxorubicinmonotherapie (75 mg/m^2) und einer Kombination von Ifosfamid (5 g/m^2) und Doxorubicin (50 mg/m^2) (Santoro u. Mitarb. 1995). Im Vergleich zur Monotherapie wurde in keiner der Studien ein Überlebensvorteil für die Kombinationsbehandlung offensichtlich. Beide Substanzen zeigen eine positive Dosis-Wirkungs-Beziehung, wobei für Doxorubicin der Dosisbereich 70–80 mg/m^2 in

Tab. 2.4.4 **Überlebenszeiten bei metastasiertem Weichteilsarkom**

Behandlung	Mediane Überlebenszeit
Ohne Chemotherapie	10–12 Monate
Mit Chemotherapie	12–15 Monate
Nach pulmonaler Metastasektomie (R0-Resektion; isolierte Lungenmetastasen)	18–27 Monate

Tab. 2.4.5 **Weichteilsarkom, Chemotherapieregime**

Doxorubicinmonotherapie	Doxorubicin	75 mg/m^2	Tag 1; Wdhlg. Tag 22
Ifosfamidmonotherapie	Ifosfamid	5 g/m^2	Tag 1 (über 24 Std.); Wdhlg. Tag 22
	Mesna (Urothelschutz gegen Ifo)	5 g/m^2 (Bolus von 1,25 g/m^2 vor Start Ifo)	Tag 1–3 (über 24 Std.); Wdhlg. Tag 22
Doxorubicin/Ifosfamid	Doxorubicin	75 mg/m^2	Tag 1; Wdhlg. Tag 22
	Ifosfamid	5 g/m^2	Tag 1 (über 24 Std.); Wdhlg. Tag 22
	Mesna (Urothelschutz gegen Ifo)	5 g/m^2 (Bolus von 1,25 g/m^2 vor Start Ifo)	Tag 1–3 (über 24 Std.); Wdhlg. Tag 22
Hochdosierte Ifosfamidmonotherapie (HD-Ifo) (bei Erkrankungsprogression unter o. a. Chemotherapie)	Ifosfamid	4 g/m^2	Tag 1–3 (über 24 Std.); Wdhlg. Tag 29
	Mesna (Urothelschutz gegen Ifo)	4 g/m^2 (Bolus von 1 g/m^2 vor Start Ifo)	Tag 1–4 (über 24 Std.); Wdhlg. Tag 29

3-wöchiger Applikation die besten Ergebnisse zeigt. Für Ifosfamid wird in der Primärbehandlung eine Dosis von 5 g/m² im Abstand von 3 Wochen empfohlen (O'Byrne u. Steward 1999) (Tab. 2.4.**5**). Durch eine weitere Steigerung der Ifosfamid-Dosis in einen Bereich von 10–14 g/m² konnte bei einer Progression des Weichteilsarkoms nach Doxorubicin- und/oder Ifosfamid-haltiger Vortherapie bei ⅓ der Patienten erneut eine Remission induziert werden (LeCesne u. Mitarb. 1995, Keohahn u. Taub 1997). Solche auf der Dosis-Wirkungs-Beziehung basierenden Effekte führten auch zu kleineren Studien, die die Effektivität und Toxizität einer Hochdosischemotherapie mit nachfolgender autologer Stammzellenretransfusion prüften. Obwohl Remissionsraten in einer Größenordnung von bis zu 60–70% erreicht werden konnten, waren die medianen Überlebenszeiten nicht wesentlich länger als im hochdosierten konventionellen Behandlungsansatz.

Letztlich liegt die mediane Überlebenszeit in der Gesamtheit der mit einer Chemotherapie behandelten Patienten mit metastasiertem Weichteilsarkom in einem Bereich von 12–15 Monaten. Damit wird im Hinblick auf das mediane Überleben in der Gesamtgruppe der mit einer Chemotherapie behandelten Patienten kein wesentlicher Überlebensvorteil im Vergleich zu der Patientengruppe ohne zytostatische Therapie erreicht (s. Tab. 2.4.**4**). Jedoch hat der Anteil der Patienten mit einer kompletten Remission (CR) oder einer partiellen Remission (PR) mit nachfolgender chirurgischer Resektion verbleibender Metastasen (NED: no evidence of disease) eine Chance auf eine längerfristige Remission. Den Status einer CR bzw. NED nach zusätzlicher chirurgischer Metastasenresektion erreichen 5–10% der chemotherapierten Patienten. Die mediane Überlebenszeit in dieser Gruppe liegt bei 30 Monaten und 20% dieser Patienten mit CR bzw. NED überleben 5 Jahre tumorfrei. Die Patienten mit ansprechenden Tumoren (CR + PR), d.h. 20–30%, profitieren zusätzlich häufig schon allein durch Palliation ihrer Beschwerden.

Vor dem Einleiten einer Doxorubicin-Therapie soll aufgrund der Kardiotoxizität der Substanz eine Echokardiographie erfolgen und im Verlauf der Behandlung sind weitere Kontrollen durchzuführen. Aus Gründen der Kardiotoxizität darf eine kumulative Grenzdosis von 550 mg/m² nicht überschritten werden. Vor Applikation einer Ifosfamid-Dosis von 5 g/m² sollte vor jedem Zyklus eine Kreatinin-Clearance von mindestens 60 ml/min vorliegen. Zudem wird bei Applikation dieser Dosis über 24 Std. ein Infusionsvolumen von zumindest 4 l appliziert. Daher sollte auch vor dieser Behandlung eine Echokardiographie erfolgen, um eine Einschränkung der linksventrikulären Funktion im Vorfeld sicher zu erkennen.

Letztlich muss immer nach jeweils 2 Therapiezyklen eine Reevaluation bezüglich des Ansprechens mit entsprechenden bildgebenden Untersuchungen erfolgen. Die Applikation von mehr als 4–6 Chemotherapiezyklen ist nicht sinnvoll. Ist der Status des maximalen Ansprechens erreicht und der Primärtumor komplett kontrolliert (in der Regel durch eine R0-Resektion), kann bei jungen Patienten in gutem Allgemeinzustand die Frage der Metastasenchirurgie diskutiert werden.

Unter der Voraussetzung eines guten Allgemeinzustandes, einer ausreichenden funktionellen Operabilität und entsprechender Metastasenlokalisation kann bei verbleibenden isolierten pulmonalen Metastasen durch Metastasektomie ein NED-Status erreicht werden. Nach kompletter pulmonaler Metastasektomie wird für diese Patienten eine mediane Überlebenszeit in einem Bereich von 18–27 Monaten möglich (s. Tab. 2.4.**4**). Bei isolierter pulmonaler Metastasierung erscheint die Metastasektomie aus prognostischen Gründen besonders dann sinnvoll, wenn das tumorfreie Intervall (Abschluss der Primärbehandlung – Auftreten von Lungenmetastasen) > 12 Monate liegt (Billingsley u. Mitarb. 1999). Das vorherige Ansprechen der Metastasen auf eine Chemotherapie hat nach kompletter pulmonaler Metastasektomie keine prognostische Bedeutung.

Zusammenfassung

Angesichts der bei Patienten mit einem metastasierten Weichteilsarkom nur kleinen Chance auf eine dauerhafte Heilung durch eine Chemotherapie und des mit der Chemotherapie verbundenen Nebenwirkungsprofils sollte eine Indikation zur zytostatischen Behandlung bei Patienten > 60 Jahren in schlechtem Allgemeinzustand (Karnofsky-Index < 50%) nicht gestellt werden. Bei Patienten ohne kardiale Begleiterkrankungen in gutem Allgemeinzustand bzw. bei jüngeren Patienten kann eine Chemotherapie durchgeführt werden. Außerhalb von Studien ist eine Doxorubicin-Monotherapie (70–80 mg/m² im Abstand von 3 Wochen) zu empfehlen (O'Byrne u. Steward 1999). In Einzelfällen kann im palliativen Therapiekonzept bei jüngeren Patienten in gutem Allgemeinzustand auch eine Kombinationstherapie erwogen werden, da diese in einigen Studien zu höheren Remissionsraten als die Monotherapie führt (s. Tab. 2.4.**5**).

Im Falle einer Erkrankungsprogression nach durchgeführter Kombinations- oder Monochemotherapie kann bei jungen Patienten in gutem Allgemeinzustand ein erneuter zytostatischer Behandlungsversuch mit hochdosiertem Ifosfamid unternommen werden (s. Tab. 2.4.**5**).

Adjuvante Chemotherapie des Weichteilsarkoms

Nach kompletter Resektion eines Weichteilsarkoms und Bestrahlung des Tumorbettes ist das Auftreten von Fernmetastasen im weiteren Verlauf der wesentliche die Prognose bestimmende Faktor. Insbesondere bei lokal kurativ behandelten G3-Sarkomen mit einer initialen Tumorausdehnung > 5 cm liegt das Risiko für das Auftreten von Fernmetastasen deutlich > 50%. Im Jahr 1997 wurden 14 randomisierte Studien mit 1.568 Patienten, die den Stellenwert einer adjuvanten Doxorubicin-haltigen Chemotherapie überprüften, in einer Metaanalyse ausgewertet. Das histologische Grading wurde bei 67% der Patienten der Metaanalyse als high-grade (G2, G3 in einem dreistufigen Grading-System bzw. G3, G4 in einem vierstufigen Grading-System) eingestuft, bei 5% der Patienten als low-grade (G1 in einem dreistufigen Grading-System bzw. G1, G2 in einem vierstufigen Grading-System) und bei 28% der Patienten war das histologische Grading nicht verfügbar. Der Dosierungsbereich für Doxorubicin lag bei 50–90 mg/m². Nur in einer Studie war mit Ifosfamid als Kombinationspartner ein weiteres beim Weichteilsarkom gut wirksames Zytostatikum enthalten. Die Metaanalyse zeigte eine signifikante Risikoreduktion für das Auftreten einer Erkrankungsprogression und einen Trend für die Reduktion des relativen Risikos aufgrund der Erkrankung zu versterben mit einem absoluten Überlebensvorteil nach 10 Jahren von 4% (Tab. 2.4.**6**). In der Subgruppe der Patienten mit Extremitätensarkomen (58% der Patienten der Metaanalyse) konnte für das Gesamtüberleben eine signifikante Reduktion des relativen Risikos erreicht werden mit einer Verbesserung der 10-Jahres-Überlebensrate um 7% (Sarcoma Meta-Analysis Collaboration 1997). Insbesondere für High-grade-Sarkome der Extremitäten wird damit ein günstiger Effekt (progressionsfreies Überleben; Gesamtüberleben) einer Doxorubicin-haltigen Chemotherapie nach kompletter Resektion und Bestrahlung deutlich. Möglicherweise können in der Kombination mit Ifosfamid noch günstigere Ergebnisse erreicht werden. Nur in einer der Studien der Metaanalyse wurde mit einer Kombination aus Doxorubicin/Ifosfamid behandelt. Eine kürzlich publizierte randomisierte Studie mit komplett resezierten High-grade-Sarkomen der Extremitäten zeigte im Vergleich zur alleinigen Nachbeobachtung für eine adjuvante Chemotherapie mit Epirubicin/Ifosfamid einen signifikanten Überlebensvorteil (50 versus 69%; p = 0,04) (Frustaci u. Mitarb. 2001).

Zusammenfassung

Für High-grade-Weichteilsarkome der Extremitäten zeichnet sich nach kompletter Resektion ein günstiger Effekt (progressionsfreies Überleben; Gesamtüberleben) bei Anwendung einer Doxorubicin-haltigen Chemotherapie ab. Die Indikation für eine adjuvante Doxorubicin-haltige Chemotherapie kann nach kurativer Resektion eines High-grade-Weichteilsarkoms bei Patienten < 65 Jahren ohne ausschließende kardiale Begleiterkrankungen gestellt werden und sollte im Rahmen von Studien erfolgen.

Neoadjuvante Chemotherapie von Weichteilsarkomen

Im Falle eines lokal fortgeschrittenen Weichteilsarkoms ohne Fernmetastasierung kann die Möglichkeit einer neoadjuvanten Therapie in Erwägung gezogen werden, insbesondere wenn eine R0-Resektion zu einem Funktionsverlust oder gar zu einer Extremitätenamputation führen würde. Die Tumorverkleinerung und damit die Chance auf das Erreichen einer sekundären Operabilität ist hier zunächst das Therapieziel. Studien die in diesem Kontext eine präoperative systemische Chemotherapie an einer größeren Patientenanzahl prüften sind nicht verfügbar. Letztlich kann für eine Kombinationschemotherapie mit Doxorubicin/Ifosfamid ein Ansprechen in der Größenordnung von 30–45% erwartet werden. Um die Remissionsrate und damit auch die Rate der die Extremitäten erhaltenden Resektionen bei lokal fortgeschrittener Erkrankung zu steigern, wurden in einigen Studien Therapieansätze mit einer isolierten intraarteriellen Extremitätenperfusion geprüft. Bei lokal weit fortgeschrittenen High-grade-Extremitätensarkomen konnte nach Doxorubicin-haltiger intraarterieller Extremitätenperfusion eine extremitätenerhaltende Resektion in 90% der Fälle erreicht werden (Wanebo u. Mitarb. 1995). Im Weiteren zeigte in diesem Ansatz die isolierte Perfusion mit einem rekombinanten Tumornekrosefaktor [alpha] (TNF-[alpha]) in der Kombination mit Melphalan einen guten Effekt mit einer Remissionsrate und Rate der extremitätenerhaltenden Chirurgie von jeweils 80–90% (Eggermont u. Mitarb. 1997, Gutman u. Mitarb. 1997). Solche Behandlungsansätze sollten nur an Zentren mit entsprechendem Erfahrungshintergrund erfolgen, wie auch letztlich jeder Patient mit einer kurativen Therapieoption eines Weichteilsarkoms in dafür spezialisierten Zentren mit entsprechender Erfahrung vorgestellt werden sollte (Bramwell 2001).

Literatur

Billingsley, K.G., M.E. Burt, E. Jara, R.J. Ginsberg, J.M. Woodruff, D.H. Leung, M.F. Brennan (1999): Pulmonary metastases from soft tissue sarcoma: analysis of patterns of diseases and postmetastasis survival. Ann Surg 229: 602–610

Bramwell, V.H. (2001): Adjuvant chemotherapy for adult soft tissue sarcoma: Is there a standard of care? J Clin Oncol 19: 1238–1247

Cerny, T., H.J. Schmoll, P.M. Schlag (1999): Weichteilsarkome. In: Schmoll, H.J., K. Höffken, K. Possinger: Kompendium internistische Onkologie, Teil 2. 3. Aufl. Springer, Berlin

Tab. 2.4.6 **Adjuvante Chemotherapie beim Weichteilsarkom (Metaanalyse: 14 Studien, 1568 Patienten). Modifiziert nach Sarcoma Meta-analysis Collaboration (1997)**

Chemotherapie (mit Doxorubicin)	10-Jahres-Überlebensrate	
	Krankheitsfreies Überleben	Gesamtüberleben
Ja	55%	55%
Nein	45%	51%
Hazard Ratio	0,75 (p = 0,0001)	0,89 (p = 0,12)

Edmonson, J.-H., L.M. Ryan, R.H. Blum, J.S.J. Brooks, M. Shiraki, S. Frytak, D.R. Parkinson (1993): Randomized comparison of Doxorubicin alone versus Ifosfamide plus Doxorubicin or Mitomycin, Doxorubicin and Cisplatin against advanced soft tissue sarcomas. J Clin Oncol 11 (7): 1269–1275

Eggermont, A.M., H. Schraffordt Koops, J.M. Klausner, D. Lienard, B.B. Kroon, P.M. Schlag, G. Ben-Ari, F.J. Lejune (1997): Isolation limb perfusion with tumor necrosis factor alpha and chemotherapy for advanced extremity soft tissue sarcomas. Semin Oncol 24: 547–555

Frustaci, S., F. Gherlinzoni, A. De Paoli, M. Bonetti, A. Azzarelli, A. Comandone, P. Olmi, A. Buonadonna, G. Pignatti, E. Barbieri, G. Apice, H. Zmerly, D. Serraino, P. Picci (2001): Adjuvant chemotherapy for adult soft tissue sarcomas of the extremities and girdles: results of the Italian randomized cooperative trial. J Clin Oncol 19: 1235–1237

Gutman, M., M. Inbar, D. Lev-Shlush, S. Abu-Abid, M. Mozes, S. Chaitchik, I. Meller, J.M. Klausner (1997): High dose tumor necrosis factor-alpha and melphalan administered via isolated limb perfusion for advanced limb soft tissue sarcoma results in a >90% response rate and limb preservation. Cancer 79: 1129–1137

Heise, H.W., M.H. Myers, W.O. Russel (1986): Recurrence-free survival time for surgically treated soft tissue sarcoma patients. Cancer 57: 172–177

Huth, J., F.R. Eilber (1988): Patterns of metastatic spread following resection of extremity soft-tissue sarcomas and strategies for treatment. Semin Surg Oncol 4: 20

Keohan, M.L., R.V. Taub (1997): Chemotherapy for advanced sarcoma. Sem Oncol 24: 572–579

Le Cesne, A., E. Antoine, M. Spielmann, T. Le Chevalier, E. Brain, C. Toussaint, N. Janin, L. Kayitalire, F. Fontaine, J. Genin, D. Vanel, D. Contesso, T. Turrsz (1995): High-dose ifosfamide: circumvention of resistance to standard-dose ifosfamide in advanced soft tissue sarcomas J Clin Oncol 13: 1600–1608

O'Byrne, K., W.P. Steward (1999): The role of chemotherapy in the treatment of adult soft tissue sarcomas. Oncology 56: 13–23

Santoro, A., T. Tursz, H. Mouridsen, J. Verweij, W. Steward, R.J. Somers, P. Casali, D. Spooner, E. Rankin (1995): Doxorubicin versus CYVADIC versus Doxorubicin plus Ifos in first-line treatment of advanced soft tissue sarcomas: a randomized study of the European Organization for Resear Treatment of Cancer Soft Tissue and Bone Sarcoma Group. J Clin Oncol 13 (7): 1537–1545

Sarcoma Meta-Analysis Collaboration (1997): Adjuvant chemotherapy for localised resectable soft-tissue sarcoma of adults: meta-analysis of individual data. Lancet 350: 1647–1654

Wanebo, H.J., W.J. Temple, M.B. Popp, W. Constable, B. Aron, S.L. Cunningham (1995): Cancer 75: 2299–2306

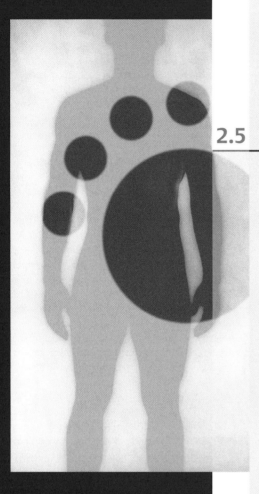

2.5 Chirurgische Therapie der Weichteiltumoren und tumorartigen Läsionen

B. Leidinger und W. Winkelmann

2.5.1 Therapeutisches Vorgehen in Abhängigkeit vom Tumorstadium

2.5.2 Adjuvante Therapieformen bei Weichteilsarkomen

2.5.3 Chirurgische Therapie bei tumorähnlichen Läsionen

2.5.4 Chirurgisches Vorgehen bei Weichteiltumoren

2.5.1 Therapeutisches Vorgehen in Abhängigkeit vom Tumorstadium

Knochen- und Weichteilsarkome verhalten sich biologisch in ähnlicher Weise. Auch Weichteilsarkome sind umgeben von einer Kapsel oder Pseudokapsel sowie einer unterschiedlich breiten reaktiven Zone. Innerhalb der Kapsel ist der Tumor lokalisiert. Die reaktive Zone kann am besten mittels MRT untersucht werden. In der reaktiven Zone kann ein variabler Anteil an mikroskopisch kleinen Tumorzellen vorliegen, der von gesundem Gewebe umgeben wird.

Bei High-grade-Weichteilsarkomen können sowohl Kapsel als auch eine reaktive Zone fehlen, ähnlich wie das für Knochensarkome gilt. Der Unterschied liegt in der Qualität des begrenzenden Gewebes. Während Knochensarkome von schwer penetrierbarem Gewebe wie Periost oder Gelenkkapsel umschlossen werden, breitet sich ein Weichteilsarkom häufig in Muskel- oder Fettgewebe aus, wo eine schwache biologische Barriere den Tumor begrenzt.

Weichteilläsionen liegen häufig oberflächlich im Subkutangewebe und sind etwa 10-mal häufiger gutartig als bösartig (Weiss u. Goldblum 2001).

Tiefer gelegene Weichgewebetumoren breiten sich entlang der Faszien und Bindegewebesepten aus. Da eine intraläsionale Voroperation eines Weichteilsarkoms eine prekäre Situation für das weitere Behandlungsregime erzeugt, wird empfohlen, **alle größeren Weichgewebetumoren** (> 5 cm Durchmesser) und **alle tief gelegenen Geschwülste unabhängig von ihrer Größe** vor einer definitiven Behandlung in einem Referenzzentrum **zu biopsieren** (Fletcher u. Mitarb. 2002, Zagars u. Mitarb. 2003).

Auch bei Weichteiltumoren findet das Prinzip der Kompartmentchirurgie Anwendung. Gleichermaßen gelten die aus Kapitel 1.5.1 bekannten vier chirurgischen Resektionsgrenzen nach Enneking (Ennekin u. Mitarb. 1980, Ennekin 1983): Bei der **intraläsionalen Resektionsgrenze** verläuft die Resektion durch den Tumor und bei der **marginalen Resektion** durch die reaktive Zone. Bei Weichteilsarkomen ist damit die extrakapsuläre „Ausschälung" des Tumors aus seinem Gewebeverband gemeint. Das Risiko von zurückbleibendem Resttumor in Form von Satelliten muss berücksichtigt werden.

Bei einer **weiten Resektion** verläuft die Resektionsgrenze durch gesundes Gewebe. Zur Unterscheidung zwischen weitem und marginalem Resektionsrand gibt es keine klare Millimetergrenze, vielmehr ist die Qualität des Gewebes entscheidend. Fett ist eine schwache Barriere, mehrere Zentimeter sind notwendig, um für eine weite Resektion zu sorgen. Eine Grenzschicht von nur 1 – 2 Millimeter betrachtet man hingegen als weit, wenn Fasziengewebe die Barriere bildet. Generell wird eine 2 cm dicke Schicht gesunden Gewebes auf dem Resektat eines Weichteilsarkoms als eine weite Resektion anerkannt, wobei in einer retrospektiven Arbeit bewiesen werden konnte, dass das Überleben und die Lokalrezidivrate bei Einhaltung eines solchen Resektionsrandes signifikant verbessert werden konnten (Dickinson u. Battistuta 2003). Strander u. Mitarb. (2003) konnten bei marginaler und weiter Resektion nach präoperativer Bestrahlung eine lokale Kontrolle der Erkrankung in 90% der Fälle ermitteln. Mehrere Autoren empfehlen dagegen, eine kontaminierte marginale Resektionsgrenze vor der Nachbestrahlung zu revidieren (Virkus u. Mitarb. 2002), um eine optimale Lokalkontrolle zu gewährleisten, da selbst nach initial intraläsionaler Operation nach Revision und weiter Resektion noch mit einem guten Survival ähnlich der Gruppe mit initialer, weiten Resektion gerechnet werden kann (Sugiura u. Mitarb. 2002).

Eine **radikale Resektion** erzielt man bei Weichgewebetumoren durch Resektion des gesamten Kompartmentes vom Muskelursprung zum Ansatz.

Die anatomische Lokalisation eines Weichteiltumors beeinflusst ganz wesentlich seine Resektabilität. Dadurch ist meistens auch völlig unabhängig von der technischen Versiertheit des Operateurs die Möglichkeit zur lokalen Kontrolle des Tumors vorbestimmt. Zum Beispiel ist bei Läsionen der Hals- und Nackenregion mit ihrer unmittelbaren Nähe zu vitalen Strukturen eine weite Resektion viel schlechter zu erzielen.

Bei Extremitätensarkomen spielt die Lokalisation des Tumors ebenfalls eine Rolle. Mehr proximal gelegene Tumoren haben eine höhere Lokalrezidivrate als distal gelegene (Potter u. Mitarb. 1986). Trotz dieser Tatsache gelang es, Weichteilsarkome aus schwierigen anatomischen Lokalisationen wie der Poplitear-, Axillar- und Ellenbogenregion mit gleich guter Prognose wie einen rein intrakompartmentellen Tumor zu entfernen. Die Größenausdehnung des Tumors war dabei viel entscheidender (Yang u. Mitarb. 1995 a).

Ein isoliertes Lokalrezidiv eines Weichteilsarkoms sollte unabhängig von seiner Lokalisation einer Nachresektion zugeführt werden. In einer Vielzahl von Fällen kann eine vollständige Tumorentfernung ohne Amputation erreicht werden (Midis u. Mitarb. 1998).

Ein besonderes Problem stellt die unterschiedliche Differenzierung von Gewebeanteilen innerhalb eines Tumors dar. Nach Costa u. Mitarb. (1984) werden bei Weichteilsarkomen 3 Malignitätsgrade unterschieden (G1 – 3), in aktuellen Klassifikationen 4 (G1 – 4) (Fletcher u. Mitarb. 2002). Durch die Biopsie wird unter Umständen nur der hochdifferenzierte, niedrigmaligne Anteil der Geschwulst erreicht. Dies ist bei der Planung des Resektionsrandes zu bedenken. Während einige Sarkome wie das Synovialsarkom und Rhabdomyosarkom nur als Grad-3-Tumoren existieren, weisen z.B. das Liposarkom oder Fibrosarkom alle 3 Gradeinteilungen auf (Tab. 2.5.**1**).

Tab. 2.5.1 Malignitätsgrad unterschiedlicher Weichteiltumoren (modifiziert nach Costa 1984)

Histologischer Typ	Grad 1	Grad 2	Grad 3
Liposarkom	myxoid	rundzellig	rundzellig pleomorph
Fibrosarkom	–	+	+
Malignes fibröses Histiozytom	–	myxoid	pleomorph
Leiomyosarkom	+	+	+
Hämangioperizytom	+	+	+
Rhabdomyosarkom	–	–	+
Synovialsarkom	–	–	+
Klarzellsarkom	–	+	+
Maligner peripherer Nervenscheidentumor	–	+	+
Angiosarkom	–	+	+

2.5.2 Adjuvante Therapieformen bei Weichteilsarkomen

Als adjuvante Therapieformen bei Weichteilsarkomen kommen neben neoadjuvanter oder adjuvanter Strahlen- und/oder Chemotherapie die intraoperative Brachytherapie und die isolierte Extremitätenperfusion mit TNF-α und Interferon-γ zusammen mit hyperthermen Melfalan zur Anwendung.

Die Möglichkeit des Down-Staging eines Tumors besteht bei Weichteilsarkomen, die von einem Stadium IIB in IIA verändert werden. Bei der Brachytherapie wird intraoperativ durch temporäre Einbringung von Flaps eine zielgerichtete Strahlentherapie an den Ort einer fraglich knappen Resektion ermöglicht.

Ein weiteres adjuvantes Therapieverfahren stellt die isolierte Extremitätenperfusion dar. Dabei wird nach arterieller und venöser Katheterisierung eine die Extremität versorgende, kardiopulmonale Bypasspumpe angeschlossen. Die Temperatur des Flüssigkeitszuflusses wird hyperthermisch gestaltet. Initial wurden Substanzen wie Melfalan allein verwendet. Mittlerweile werden TNF-α und Interferon-γ hinzugefügt (Yang u. Mitarb. 1995b, Strander u. Mitarb. 2003).

2.5.3 Chirurgische Therapie bei tumorähnlichen Läsionen

Für die tumorähnlichen Läsionen des Weichgewebes (Tab. 2.5.2) gilt ähnlich wie für die knöchernen Veränderungen, dass eine Operation nur im symptomatischen Fall indiziert ist. Auch bei diesen Veränderungen ist das Rezidivrisiko nach intraläsionaler Entfernung, wenn auch nur geringfügig, gegeben.

2.5.4 Chirurgisches Vorgehen bei Weichteiltumoren

Intrakapsuläre, intraläsionale Tumorausräumung

Eine intrakapsuläre Exzision der meisten Weichteiltumoren resultiert in einer exzeptionell hohen Lokalrezidivrate, bei Sarkomen von 100%. Wegen der irregulären Gewebeinfiltration ist bei intraläsionaler Entfernung ein Wiederauftreten der Erkrankung auch bei gutartigen Tumoren wahrscheinlich. Eine intraläsionale Exzision oder Resektionsbiopsie sollte nur gutartigen, oberflächlichen Tumoren und Läsionen mit einem Durchmesser von weniger als

Tab. 2.5.2   Tumorähnliche Läsionen in Weichgeweben

- Palmare und plantare Fibromatose
- Noduläre Fasziitis
- Proliferative Fasziitis und proliferative Myositis
- Elastofibrom
- Xanthom
- Infantiles Xanthogranulom
- Muköse Zyste
- Amputationsneurom
- Morton-Neurom
- Synoviale Chondromatose
- Tumoröse Kalzinose
- Tumorähnliche muskuläre (heterotope) Ossifikationen (Myositis ossificans)
- Pigmentierte (villo-)noduläre Synovialitis

5 cm vorbehalten sein. Dazu zählen so häufige Veränderungen wie das oberflächlich gelegene Lipom oder gutartige Neurinom, die nur ein geringes Rezidivrisiko aufweisen.

Marginale Tumorresektion

Fast alle gutartigen und auch größere, durch Biopsie gesicherte Weichteiltumoren können mit einer marginalen Entfernung erfolgreich therapiert werden. Dabei erfolgt die Resektion entlang der reaktiven Zone dicht oberhalb der Pseudokapsel. Eine En-bloc-Resektion eines Tumors, das Ausschälen einer kleineren Geschwulst im Sinne einer Resektionsbiopsie, wird damit beschrieben. Für eine High-grade-Läsion ist ein marginaler Resektionsrand selbst bei Anwendung adjuvanter Therapie inadäquat, da von einer Lokalrezidivquote von 60–80% ausgegangen werden muss (Weiss u. Goldblum 2001), während ein Low-grade-Sarkom bei gutem Ansprechen auf ein geeignetes Adjuvans ausreichend gut behandelt werden kann.

Weite Tumorresektion

Eine weite Resektion wird erzielt durch Entfernung des Tumors außerhalb der reaktiven Zone, wenn der Tumor makroskopisch im Gesunden innerhalb des Kompartmentes reseziert wird. Die Rezidivrate nach erfolgter weiter Resektion ist von den bisherigen Methoden am niedrigsten, wird aber dennoch mit 30% angegeben (Weiss u. Goldblum 2001). Einige gutartige Tumoren wie die Fibromatose müssen aufgrund ihrer hohen Rezidivneigung von 40% mit weitem Resektionsrand entfernt werden, um sie chirurgisch kontrollieren zu können. Ansonsten bleibt die weite Resektion den Low-grade-Sarkomen vorbehalten, die nicht auf adjuvante Behandlung ansprechen. High-grade-Sarkome können ebenfalls mit weitem Resektionsrand entfernt oder amputiert werden, müssen aber noch mit einer wirksamen adjuvanten Therapie behandelt werden. Hierzu gehören fast alle Weichteilsarkome wie das Fibrosarkom, das Grad-2/3-Liposarkom, das Leiomyosarkom und das High-grade-MFH.

Radikale Tumorresektion/Amputation

High-grade-Sarkome, die nicht auf eine adjuvante Therapie ansprechen, müssen chirurgisch radikal behandelt werden. In den meisten Fällen bedeutet das eine Amputation. Häufig lässt sich der Resektionsrand bei diesen Tumoren durch ihre anatomische Ausdehnung oder Nähe benachbarter vitaler Strukturen nicht beliebig wählen. Typisches Beispiel ist ein Grad-3-Liposarkom, das die Gefäße und Nerven der Fossa poplitea ummauert und somit extrakompartmentell gelegen ist. Auch hier kann ein Extremitätenerhalt nicht erfolgen, auch eine Umkehrplastik würde bei Involution der Nerven in den Tumor nicht indiziert sein. So bleibt häufig nur die Amputation. Ein anderes Beispiel kann das dedifferenzierte Fibrosarkom aus einer ausgedehnten Fibromatose am Oberschenkel sein. Hier sind gutartige und bösartig veränderte Areale chirurgisch nicht voneinander trennbar. Eine vollständige Tumorresektion aller möglicherweise bösartigen Anteile kann durch eine partielle Ausschälung der Geschwulst nicht erreicht werden. Es bleibt somit nur die Amputation. Mit der radikalen Resektion wird auf Kosten der Mutilation die beste lokale Kontrolle (>95%) erreicht (Weiss u. Goldblum 2001).

Für Weichteilsarkome, die auf ein Kompartment begrenzt sind oder durch Down-Staging in ein Kompartment zurückgedrängt wurden, lässt sich durch Entfernung des gesamten Kompartmentes ein Extremitätenerhalt ermöglichen. Am Beispiel des Oberschenkels lässt sich dies verdeutlichen: Der Oberschenkel besteht aus drei Kompartmenten, d.h. einem ventralen, dorsalen und medialen Kompartment. Das ventrale Kompartment beinhaltet den M. quadriceps und sartorius, die zusammen mit dem N. femoralis entfernt werden können. Zur Stabilisierung des Knies dient ein Grazilis- oder Bizeps-Lappen. Das mediale Kompartment besteht hauptsächlich aus der Adduktorenmuskulatur. Die Entfernung diese Kompartmentes wird vom Patienten gut toleriert. Die Resektion des dorsalen Kompartmentes mit der ischiokruralen Gruppe kann ebenfalls durch Muskeltransfers kompensiert werden.

Nicht zuletzt aufgrund verbesserter Operationsmethoden, optimierter adjuvanter und neoadjuvanter Therapie und der größeren Patientenakzeptanz gilt die weite Resektion von malignen Weichteilsarkomen heute als Standardverfahren, ohne die Prognose des Patienten damit zu verschlechtern. Eine Zusammenfassung der Therapieverfahren in Korrelation zu den Stadien nach Enneking findet sich in Tabelle 2.5.**3**.

Tab. 2.5.3   Stadienorientiertes Vorgehen bei Weichteilsarkomen (Enneking 1980, 1983)

Stadium	Grad	Lokalisation	Metastasen	Resektionsrand zur Therapie
IA	G1	T1	M0	weite Resektion oder marginal mit effektivem Adjuvans
IB	G1	T2	M0	weite Resektion/Amputation oder marginal mit effektivem Adjuvans
IIA	G2	T2	M0	radikale Resektion oder weite Resektion mit effektivem Adjuvans
IIB	G2	T2	M0	radikale Exartikulation oder weite Amputation mit effektivem Adjuvans
IIIA/B	G1–2	T1/T2	M1	Thorakotomie mit radikaler Resektion oder Palliation

Literatur

Campanacci, M. (1999): Bone and soft tissue tumors. 2nd ed. Springer, New York

Costa, J., R.A. Wesley, E. Glatstein, S.A. Rosenberg (1984): The grading of soft tissue sarcomas: results of a clinicopathologic correlation in a series of 163 cases. Cancer 53: 530–541

Dickinson, I.C., D. Battistuta (2003): Surgical margin and its influence on survival in soft tissue sarcoma. 12th ISOLS, Sept 15–17th, Rio de Janeiro, Brasil

Enneking, W.F. (1983): Musculoskeletal tumor surgery. Churchill Livingstone, Edinburgh

Enneking, W.F., S.S. Spanier, M.A. Goodman (1980): A system for the surgical staging of musculoskeletal sarcoma. Clin Orth 153: 106–120

Fletcher, C.D.M., K.K. Unni, F. Mertens (2002): World Health Organisation classification of tumors. Pathology and genetics of tumors of soft tisssue and bone. IARCPress, Lyon

Midis, G.P., R.E. Pollock, N.P. Chen (1998): Locally recurrent soft tissue sarcoma of the extremities. Surgery 126: 666–671

Potter, D.A., T. Kinsella, E. Glatstein (1986): High-grade soft tissue sarcomas of the extremities. Cancer 58: 190–205

Strander, H., I. Turesson, E. Cavallin-Stahl (2003): A systematic overview of radiation therapy effects in soft tissue sarcomas. Acta Oncol 42: 516–531

Sugiura, H., M. Takahashi, H. Katagiri, Y. Nishida, H. Nakashima, M. Yonekawa, H. Iwata (2002): Additional wide resection of malignant soft tissue tumors. Clin Orthop 394: 201–210

Virkus, W.W., D. Marshall, W.F. Enneking, M.T. Scarborough (2002): Tumor biology: the effect of contaminated surgical margins revisited. Clin Orthop 397: 89–94

Weiss, S.W., J.R. Goldblum (2001): Enzinger and Weiss's soft tissue tumors. 4th ed. Mosby, St. Louis

Yang, J.C., D.L. Fraker, A.K. Thorn (1995b): Isolation perfusion with tumor necrosis factor-alpha, interferon-gamma, and hyperthermia in the treatment of localized and metastastic cancer. Recent Results Cancer Res 138: 161–166

Yang, R.S., J.M. Lane, F.R. Eilber (1995a): High grade soft tissue sarcoma of the flexor fossae: size rather than compartmental status determine prognosis. Cancer 76: 1398–1405

Zagars, G.K., M.T. Ballo, P.W. Pisters, R.E. Pollock, S.R. Patel, R.S. Benjamin (2003): Surgical margins and reresection in the management of patients with soft tissue sarcoma using conservative surgery and radiation therapy. Cancer 97: 2544–2553

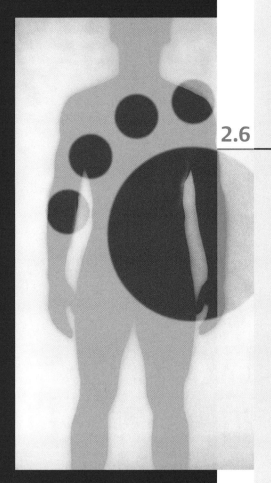

2.6 Komplikationen nach Resektion von Weichteiltumoren

C. Gebert und J. Hardes

2.6.1 Einleitung

2.6.2 Wundheilungsstörungen

2.6.3 Behandlung von Wundheilungsstörungen

2.6.4 Langzeitkomplikationen

2.6.1 Einleitung

Wundheilungsstörungen und Wundinfektionen stellen mit einer Inzidenz von 15–50% neben dem Lokalrezidiv die häufigsten Komplikationen nach Resektion eines Weichteiltumors dar. Besondere Risikofaktoren stellen eine (neo-)adjuvante Chemo- und Strahlentherapie, eine ausgedehnte Tumorresektion mit hohem Blutverlust und eine Lokalisation im Bereich des Körperstammes und der unteren Extremität dar. Des Weiteren scheint ein höheres Patientenalter einen negativen Einfluss auf die Wundheilung zu haben.

Aufgrund der im Allgemeinen schlechteren lokalen Tumorkontrolle einer Monotherapie werden Weichteilsarkome heute meistens einer multimodalen Therapie zugeführt. Folglich sind die wichtigsten zu beobachtenden Komplikationen auch immer das Ergebnis aus chirurgischer und (neo-)adjuvanter Therapie. Wie auch bei der Behandlung von Knochentumoren sind eine gute Weichteildeckung sowie die konsequente Vermeidung von Serom- bzw. Hämatomhöhlen von entscheidender Bedeutung.

Der Adduktorenloge kommt eine besondere Bedeutung zu, da sie zum einen der zweithäufigste Manifestationsort für Weichteiltumoren an der unteren Extremität ist, zum anderen die anatomischen Verhältnisse eine Resektion der meist ausgedehnten Tumoren schwierig macht. Bei der Kompartmentresektion müssen der Canalis adductorius sowie der N. ischiadicus meist langstreckig bis hin zu den anatomischen Grenzen (Hüftgelenk bzw. Femur, Beckenboden, M. adduktor magnus) präpariert werden (Skibber u. Mitarb. 1987, Bell u. Mitarb. 1989, Ormsby u. Mitarb. 1989, Bujko u. Mitarb. 1993, Saddegh u. Bauer 1993).

2.6.2 Wundheilungsstörungen

Wundheilungsstörungen betreffen zum einen oberflächliche Wundrandnekrosen bei unzureichender Muskeldeckung, zum anderen die Entwicklung von tiefen Seromen bzw. Hämatomen (Abb. 2.6.1). Nach erfolgter Tumorresektion muss eine Hohlraumbildung konsequent vermieden werden, um ein Serom bzw. Hämatom zu verhindern (Barwick u. Mitarb. 1992). Daher müssen die vorhandenen Spalträume intraoperativ durch Verlagerung von Muskelgewebe verschlossen und durch einen elastischen Verband zusätzlich von außen komprimiert werden. Bei ausgedehnten Resektionen, insbesondere in den bereits genannten Problemzonen, muss eine ausreichende Drainage der Wundflüssigkeit über mehrere Tage sichergestellt sein und gegebenenfalls eine Immobilisation des Patienten erfolgen. Eine Antibiotikaprophylaxe sollte in der Regel bis zum Abschluss der Wundheilung durchgeführt werden, da revisionspflichtige Infektionen nach ausgedehnten Resektionen mit 10–16% in der Literatur angegeben werden (Skibber u. Mitarb. 1987, Ormsby u. Mitarb. 1989, Stinson u. Mitarb. 1991, Saddegh u. Bauer 1993). Bei der Wahl des Antibiotikums sollte vor allem im Adduktorenbereich bedacht werden, dass auch ggf. urogenitale und kolorektale Keime in den Wundbereich gelangen können.

Zeigt sich präoperativ bei entsprechender Tumorgröße oder intraoperativ bei schlecht mobilisierbarem Gewebe, dass eine Höhlenbildung nicht verhindert werden kann, sollte eine Muskelschwenklappenplastik durchgeführt werden. So kann zum Beispiel ein ausgedehnter Defekt des distalen Oberschenkels durch einen gefäßgestielten Gastroknemiusschwenklappen gedeckt werden. Sollte lokal kein schwenkbarer gefäßgestielter Muskel zur Verfügung stehen, kann auch eine freie Muskelplastik (z.B. Latissimus-dorsi-Transplantation) erfolgen (Barwick u. Mitarb. 1992, Disa u. Mitarb. 2001, Ihara u. Mitarb. 2003). Muskellappenplastiken dienen nicht nur der Füllung von großen Defekten, sie werden auch zur Deckung von bradytrophem Gewebe (z.B. Sehnenspiegel) und zum Schutz von Gefäß- und Nervenstraßen verwendet. Durch konsequenten Einsatz von Muskellappenplastiken kann die

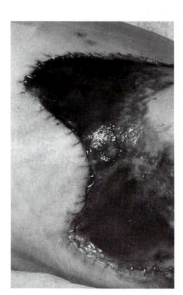

Abb. 2.6.1 Große Wundrandnekrose nach Resektion (äußere Hemipelvektomie) eines ausgedehnten Weichteilsarkoms des rechten Hemipelvis.

Komplikationsrate deutlich reduziert werden (Barwick u. Mitarb. 1992, Rogachefsky u. Mitarb. 2002, Ihara u. Mitarb. 2003) (s. Kap. 2.5 u. 2.9).

Ein spannungsfreier Wundverschluss nach ausgedehnter Hautresektion ist häufig erst durch eine Spalthauttransplantation oder Meshgraftplastik auf darunter liegendem vitalem Muskel möglich. Als standardisierter Entnahmeort kommen der Oberschenkel, die Glutealregion, der Rücken oder auch die Kopfhaut infrage. Der Entnahmeort verheilt meist unproblematisch.

2.6.3 Behandlung von Wundheilungsstörungen

Sind postoperative Komplikationen eingetreten, müssen diese konsequent behandelt werden, um eine rechtzeitige Einleitung der adjuvanten Chemo- und/oder Strahlentherapie zu ermöglichen. So sollten auch kleine oberflächliche Wundheilungsstörungen durch Anwendung feuchter Verbandstechniken (z. B. hydrokolloidale Verbände) therapiert werden (Abb. 2.6.**2a–c** und 2.6.**3a** u. **b**). Bei Wundrandnekrosen kann durch eine enzymatische Lyse die Wundheilung beschleunigt werden. Bei Fehlschlagen der konservativen Therapie muss eine frühzeitige Wundrevision erfolgen, um einer tiefen Wundinfektion vorzubeugen. Bei einem bestrahlten, fibrosierten und minderperfundierten Gewebe sind der operativen Wundrevision jedoch Grenzen gesetzt, so dass in diesen Fällen das Spektrum der konservativen Wundbehandlung voll ausgeschöpft werden muss. Dazu gehört neben einer Behandlung mit passiv wirkenden hydrokolloidalen Verbänden auch zunehmend der Einsatz von Proteinasen bzw. Proteinasemodulierenden Substanzen, um ein granulationsförderndes Wundmilieu zu schaffen (Bischoff u. Mitarb. 1999, Cullen u. Mitarb. 2002). Mit der Vakuumverbandstechnik kann in vielen Fällen eine Beschleunigung der Wundgranulation erzielt werden. Die Vakuumversiegelung stellt zurzeit das einzige Verbandsystem mit feuchter Wundbehandlung und aktivem Sekrettransport dar. So wird die Bildung einer „feuchten Kammer" mit stehenden Flüssigkeitsansammlungen sowie eine sekundäre Kontamination der Wunde von außen verhindert. Gleichzeitig ist das angelegte Vakuum ein starker Reiz zur Bildung von vaskularisierten Granulationsgewebe. Darüber hinaus führt die konsequente Drainage von Wundflüssigkeit zu einer leichten Verschiebung des pH-Wertes in alkalischere Bereiche, wodurch eine Induktion der Reparationsphase bewirkt wird (Bischoff u. Mitarb. 1999).

Eine postoperative Serom- bzw. Hämatombildung sollte nur bei klinischer Beschwerdesymptomatik entlastet werden, da zum einen nach der Punktion die Gefahr einer Superinfektion besteht, zum anderen häufig eine rezidivierende Serombildung zu erwarten ist.

Neben den rein chirurgischen Ursachen können Komplikationen nach Therapie von Weichteilsarkomen durch eine (neo-)adjuvanten Behandlung mit verursacht werden (Arbeit u. Mitarb. 1987, Suit u. Mitarb. 1988, Brennan u. Mitarb. 1991, Wiklund u. Mitarb. 1993, Coindre u. Mitarb. 1996, Virkus u. Mitarb. 2002). Das Ziel der präoperativen

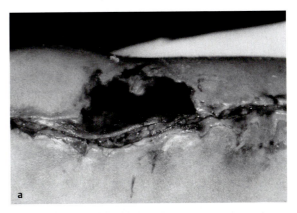

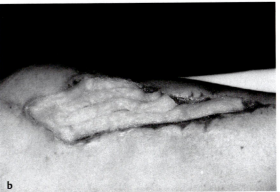

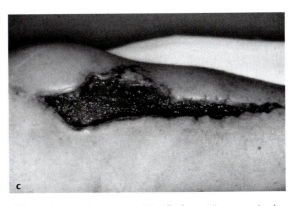

Abb. 2.6.2 a–c Postoperative Wundheilungsstörung proximale Tibia (**a**). Behandlung mit einem feuchtaktivem Alginat-Verband (**b**). Situs nach intensiver konservativer Therapie unmittelbar vor der Defektdeckung mittels Meshgraft (**c**).

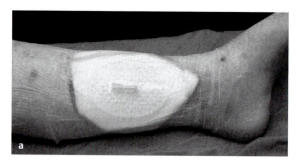 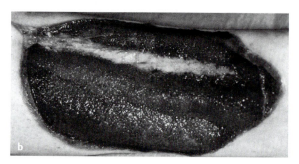

Abb. 2.6.3 a u. b Vakuumverband am distalen Unterschenkel bei einer Wundheilungsstörung (**a**). Bildung von Granulationsgewebe unter Therapie mit dem Vakuumverband (**b**).

Strahlentherapie besteht in der Reduktion des Tumorvolumens. Teilweise kann erst durch diese eine weite Tumorresektion erzielt werden, hierbei werden jedoch häufiger Wundheilungsstörungen beobachtet (Bell u. Mitarb. 1989, Bujko u. Mitarb. 1993, Cheng u. Mitarb. 1996). Auch bei der intra- bzw. postoperativ durchgeführten Brachytherapie, bei der die zur Weichteildeckung verwendeten Areale nicht direkt der Strahlendosis ausgesetzt sind, wurden Wundheilungsstörungen zwei- bis dreimal häufiger beobachtet (Skibber u. Mitarb. 1987, Ormsby u. Mitarb. 1989, Bujko u. Mitarb. 1993, Saddegh u. Bauer 1993).

2.6.4 Langzeitkomplikationen

Langzeitkomplikationen umfassen zumeist Ödeme (3–20%) und Gewebefibrosierungen mit Kontrakturen und Bewegungseinschränkung der angrenzenden Gelenke (17–32%). Weiterhin findet man eine Minderung der lokalen Muskelkraft bzw. der Mobilität des Patienten (7–20%), strahleninduzierte Knochennekrosen und postradiogene pathologische Frakturen (6–30%) (Bonarigo u. Rubin 1967, Green u. Mitarb. 1969, Butler u. Mitarb. 1990, Stinson u. Mitarb. 1991, Keus u. Mitarb. 1994, Pelker u. Friedlaender 1997, Lin u. Mitarb. 1998). Die Resektion von kortikalem Knochen oder auch nur des Periosts im Rahmen der Tumorresektion scheint die Gefahr von postradiogenen Frakturen zu erhöhen (Bell u. Mitarb. 1989, Stinson u. Mitarb. 1991). Des Weiteren werden Störungen in den Wachstumsfugen mit nachfolgender Fehlstellung und Wirbelkörperdeformitäten mit konsekutiver Entwicklung einer Skoliose bei Kindern ab einer Strahlendosis von 35 Gy beschrieben (Butler u. Mitarb. 1990). Eine verzögerte Frakturheilung ist ebenfalls häufig dokumentiert (Bonarigo u. Rubin 1967; Green u. Mitarb. 1969, Pelker u. Friedlaender 1997). Histopathologische Untersuchungen aus Tierversuchen zeigten neben einer gestörten Blutversorgung des Knochens auch eine gestörte Osteoblastenaktivität (Green u. Mitarb. 1969). Radiographisch zeigen sich neben einer ausgeprägten Osteopenie auch gestörte Trabekelstrukturen und Kortikalisveränderungen (Mitchell u. Logan 1998).

Strahleninduzierte sekundäre Malignome werden insbesondere in Kombination mit alkylierenden chemotherapeutischen Substanzen beschrieben (Stinson u. Mitarb. 1991, Keus u. Mitarb. 1994, Lin u. Mitarb. 1998).

Literatur

Arbeit, J.M., B.S. Hilaris u. Mitarb. (1987): Wound complications in the multimodality treatment of extremity and superficial truncal sarcomas. J Clin Oncol 5 (3): 480–488

Barwick, W.J., J.A. Goldberg u. Mitarb. (1992): Vascularized tissue transfer for closure of irradiated wounds after soft tissue sarcoma resection. Ann Surg 216 (5): 591–595

Bell, R.S., B. O'Sullivan u. Mitarb. (1989): Complications and functional results after limb-salvage surgery and radiotherapy for difficult mesenchymal neoplasms: a prospective analysis. Can J Surg 32 (1): 69–73

Bischoff, M., L. Kinzl u. Mitarb. (1999): The complicated wound. Unfallchirurg 102 (10): 797–804

Bonarigo, B.C., P. Rubin (1967): Nonunion of pathologic fracture after radiation therapy. Radiology 88 (5): 889–898

Brennan, M.F., E.S. Casper u. Mitarb. (1991): The role of multimodality therapy in soft-tissue sarcoma. Ann Surg 214 (3): 328–336; discussion 336–328

Bujko, K., H.D. Suit u. Mitarb. (1993): Wound healing after preoperative radiation for sarcoma of soft tissues. Surg Gynecol Obstet 176 (2): 124–134

Butler, M.S., W.W. Robertson jr. u. Mitarb. (1990): Skeletal sequelae of radiation therapy for malignant childhood tumors. Clin Orthop 251: 235–240

Cheng, E.Y., K.E. Dusenbery u. Mitarb. (1996): Soft tissue sarcomas: preoperative versus postoperative radiotherapy. J Surg Oncol 61 (2): 90–99

Coindre, J.M., P. Terrier u. Mitarb. (1996): Prognostic factors in adult patients with locally controlled soft tissue sarcoma. A study of 546 patients from the French Federation of Cancer Centers Sarcoma Group. J Clin Oncol 14 (3): 869–877

Cullen, B., R. Smith u. Mitarb. (2002): Mechanism of action of PROMOGRAN, a protease modulating matrix, for the treatment of diabetic foot ulcers. Wound Repair Regen 10 (1): 16–25

Disa, J.J., A.W. Smith u. Mitarb. (2001): Management of radiated reoperative wounds of the cervicothoracic spine: the role of the trapezius turnover flap. Ann Plast Surg 47 (4): 394–397

Green, N., S. French u. Mitarb. (1969): Radiation-induced delayed union of fractures. Radiology 93 (3): 635–641

Ihara, K., M. Shigetomi u. Mitarb. (2003): Pedicle or free musculocutaneous flaps for shoulder defects after oncological resection. Ann Plast Surg 50 (4): 361–366

Keus, R.B., E.J. Rutgers u. Mitarb. (1994): Limb-sparing therapy of extremity soft tissue sarcomas: treatment outcome and long-term functional results. Eur J Cancer 30-A (10): 1459–1463

Lin, P.P., P.J. Boland u. Mitarb. (1998): Treatment of femoral fractures after irradiation. Clin Orthop 352: 168–178

Lin, P.P., K.D. Schupak u. Mitarb. (1998): Pathologic femoral fracture after periosteal excision and radiation for the treatment of soft tissue sarcoma. Cancer 82 (12): 2356–2365

Mitchell, M.J., P.M. Logan (1998): Radiation-induced changes in bone. Radiographics 18 (5): 1125–1136; quiz 1242–1123

Ormsby, M.V., B.S. Hilaris u. Mitarb. (1989): Wound complications of adjuvant radiation therapy in patients with soft-tissue sarcomas. Ann Surg 210 (1): 93–99

Pelker, R.R., G.E. Friedlaender (1997): The Nicolas Andry Award-1995. Fracture healing. Radiation induced alterations. Clin Orthop 341: 267–282

Rogachefsky, R.A., A. Aly u. Mitarb. (2002): Latissimus dorsi pedicled flap for upper extremity soft-tissue reconstruction. Orthopedics 25 (4): 403–408

Saddegh, M.K., H.C. Bauer (1993): Wound complication in surgery of soft tissue sarcoma. Analysis of 103 consecutive patients managed without adjuvant therapy. Clin Orthop 289: 247–253

Skibber, J.M., M.T. Lotze u. Mitarb. (1987): Limb-sparing surgery for soft tissue sarcomas: wound related morbidity in patients undergoing wide local excision. Surgery 102 (3): 447–452

Stinson, S.F., T.F. DeLaney u. Mitarb. (1991): Acute and long-term effects on limb function of combined modality limb sparing therapy for extremity soft tissue sarcoma. Int J Radiat Oncol Biol Phys 21 (6): 1493–1499

Suit, H.D., H.J. Mankin u. Mitarb. (1988): Treatment of the patient with stage M0 soft tissue sarcoma. J Clin Oncol 6 (5): 854–862

Virkus, W.W., D. Marshall u. Mitarb. (2002): The effect of contaminated surgical margins revisited. Clin Orthop 397: 89–94

Wiklund, T.A., T.A. Alvegard u. Mitarb. (1993): Marginal surgery and postoperative radiotherapy in soft tissue sarcomas. The Scandinavian Sarcoma Group experience. Eur J Cancer 29-A (3): 306–309

2.7 Strahlentherapie bei Weichteiltumoren und tumorartigen Läsionen

A. Schuck und N. Willich

2.7.1 Weichteilsarkome
2.7.2 Aggressive Fibromatose
2.7.3 Hämangiome
2.7.4 Therapiekomplikationen

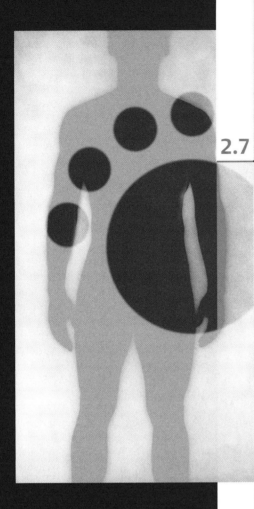

2.7.1 Weichteilsarkome

In der Therapie der Weichteilsarkome wird zwischen Manifestationen im Kindes- und Jugendalter und Manifestationen im Erwachsenenalter unterschieden. Patienten unter 18 Jahren werden in Deutschland und Österreich im Rahmen der CWS-Studie behandelt. Zum Teil handelt es sich dabei um chemotherapiesensible Tumoren, die in einem interdisziplinären Therapiekonzept unter Einschluss systemischer, operativer und radiotherapeutischer Therapiemodalitäten behandelt werden.

Weichteilsarkome im Erwachsenenalter sprechen wesentlich schlechter auf Zytostatika an, obwohl es Hinweise auf eine geringgradige Verbesserung der Prognose durch anthrazyklinhaltige Therapieregime bei gering differenzierten Sarkomen gibt. Therapiestandard ist jedoch bis heute die Durchführung einer weiten, wenn möglich funktionserhaltenden Operation gefolgt von einer postoperativen Radiotherapie.

Weichteilsarkome im Erwachsenenalter

Die Strahlentherapie ist eine wesentliche Stütze in der Behandlung der Weichteilsarkome im Erwachsenenalter. Nach bildgebender Diagnostik des Primärtumors zur Festlegung der Tumorausdehnung und Bestimmung der Histologie erfolgen Staging-Untersuchungen zum Ausschluss von Fernmetastasen. Die nachfolgende Resektion dient neben der Tumorentfernung ebenfalls der detaillierten Bestimmung der Tumorausbreitung. Die weite Resektion des Primärtumors gefolgt von einer postoperativen Radiotherapie stellt die Standardbehandlung des Weichteilsarkoms im Erwachsenenalter dar. Die lokale Kontrollrate ist dabei auch bei optimierter Radiotherapie wesentlich abhängig von der Radikalität der Operation. Bei makroskopisch oder mikroskopisch inkompletter Resektion sinkt die lokale Kontrolle. Ein Vorteil einer anthrazyklinhaltigen Chemotherapie zeigte sich bislang für das rezidivfreie Überleben. In einer randomisierten Studie wurde ebenfalls eine Verbesserung des Gesamtüberlebens festgestellt (Frustaci u. Mitarb. 2001). Metaanalysen weisen ebenfalls auf eine geringe Verbesserung der Überlebensrate durch eine Chemotherapie auch im Erwachsenenalter hin (Thierney u. Mitarb. 1995).

Postoperative Strahlentherapie

Die Ergebnisse vieler retrospektiver und aktueller prospektiv-randomisierter Studien belegen, dass eine postoperative Bestrahlung mit 60–66 Gy nach einer die Extremitäten erhaltenden Resektion von Weichteilsarkomen der Stadien IIB/IIIB zu einer signifikant verbesserten lokalen Kontrollrate führt. Die lokalen Kontrollraten nach 5 Jahren betragen 70–100% im Vergleich zu ca. 50% beim nicht bestrahlten Kollektiv (Yang u. Mitarb. 1998, Suit u. Spiro 1994). Yang u. Mitarb. (1998) verglichen in einer prospektiv-randomisierten Studie die Extremitäten erhaltende Resektion und postoperative Bestrahlung mit der alleinigen die Extremitäten erhaltenden Resektion. Eingeschlossen wurden Patienten mit hoch- und niedrigmalignen Weichteilsarkomen jeder Tumorgröße und Histologie. Die lokale Rezidivrate war in der Gruppe mit postoperativer Bestrahlung signifikant reduziert. Dies galt sowohl für Patienten mit hochmalignen als auch für Patienten mit niedrigmalignen Sarkomen bei einer Nachbeobachtungszeit von nahezu 10 Jahren. Die erkrankungsspezifischen 5-Jahres-Gesamtüberlebensraten betrugen in den prospektiven Studien jeweils ca. 70–85%. Im Vergleich zur radikalen operativen Therapie (Kompartmentresektion, Amputation) werden durch die Extremitäten erhaltende kombinierte Therapie identische Resultate bezüglich der Tumorkontrolle erreicht (Yang u. Rosenberg 1989). Bei Lokalisationen im Bereich des Körperstammes wird nach Resektion des Primärtumors ebenfalls eine postoperative Bestrahlung empfohlen.

Präoperative Strahlentherapie

In mehreren retrospektiven Studien an selektierten Patientengruppen mit meist hochmalignen Tumoren und Tumordurchmessern > 10–15 cm sowie bei Patienten, bei denen eine chirurgische Therapie mit weiter Resektion im Gesunden aufgrund der Tumorgröße und/oder der Nähe zu vitalen Strukturen häufig nur durch einen radikalen Eingriff mit deutlicher Funktionseinschränkung möglich wäre, finden sich günstige Resultate einer präoperativen Bestrahlung (Barkley u. Mitarb. 1988, Brant u. Mitarb. 1990, Suit u. Spiro 1994). So berichten Suit u. Spiro (1994) von 5-Jahres-Lokalkontrollraten bei Tumoren über 15 bzw. 20 cm Maximaldurchmesser von 100 und 79% bei präoperativer gegenüber 50 bzw. 67% bei postoperativer Bestrahlung. Das kleinere Bestrahlungsvolumen der präoperativen Radiotherapie mit einer Verminderung der assoziierten Toxizität wird als wichtiger Vorteil gesehen. Als nachteilig beschreiben die Autoren eventuelle Verzögerungen der Wundheilung und die fehlende Möglichkeit der exakten pathohistologischen Aufarbeitung. Nach einer Studie von Nielsen u. Mitarb. (1991) ist aufgrund signifikant kleinerer Bestrahlungsvolumina bei der präoperativen im Vergleich zur postoperativen Bestrahlung eine geringere Akut- und Spättoxizität zu erwarten. Vergleichende Langzeituntersuchungen liegen hierzu nicht vor.

Ein retrospektiver Vergleich von präoperativer versus postoperativer Bestrahlung liegt in einer Arbeit von Cheng u. Mitarb. (1996) vor. Bei einer Patientenpopulation mit einander entsprechenden AJCC-Stadien (58 versus 60% in Stadien IIB, IIIB) und Balance der bekannten Prognosefaktoren ergaben sich keine signifikanten Unterschiede in der Lokalrezidiv- und Gesamtüberlebensrate. Die Rate an Wundkomplikationen war in der Gruppe mit präoperativer Radiotherapie signifikant höher (15/48 versus 5/64, p = 0,001). Die Autoren sehen daher für die meisten Patienten die Operation plus postoperative Radiotherapie als Standardbehandlung an.

Die lokale Rezidivfreiheit nach präoperativer Radiotherapie ist ebenso wie bei der postoperativen Radiotherapie abhängig vom Ausmaß der chirurgischen Resektion (Sadoski u. Mitarb. 1993).

Intraoperative Radiotherapie (IORT)

Die derzeit zur Verfügung stehenden Therapieoptionen der IORT sind schnelle Elektronen variabler Energie sowie Brachytherapieverfahren (Applikation des Gamma-Strahlers Iridium-192 in Afterloading-Technik).

Die intraoperative Brachytherapie der Weichteilsarkome unter Verwendung von Flabs in Afterloading-Technik wird in der Regel in Kombination mit der perkutanen Teletherapie angewandt. Bei einem selektionierten Patientengut mit intraoperativem Erfordernis einer marginalen Resektion zumeist im Bereich neurovaskulärer Strukturen kann mittels der IORT ein Boost in dieser Region appliziert werden. Gleichzeitig wird eine effiziente Schonung von umgebendem Normalgewebe erreicht. In der Arbeitsgruppe von Suit u. Spiro (1994) wird die präoperative Bestrahlung von Weichteilsarkomen mit einer Dosis von 50 Gy mittels Teletherapie regulär durch eine intraoperative Bestrahlung bis zu einer Gesamtdosis von 64–66 Gy ergänzt. Die 5-Jahres-Kontrollrate betrug retrospektiv 92%. Fein u. Mitarb. (1995) berichten über eine Serie von 67 kombiniert chirurgisch und radiotherapeutisch behandelten Patienten mit Weichteilsarkomen, von denen 13 Patienten bei vermuteter marginaler Resektion eine zusätzliche IORT mit 10–20 Gy (median 18 Gy) erhielten. Lokalrezidive traten in der Gruppe mit zusätzlicher IORT nicht auf, im Vergleich rezidivierten 6 von 54 Patienten der ausschließlich perkutan behandelten Gruppe. Aus den bisher vorliegenden Daten aus retrospektiven Untersuchungen zur IORT bei Weichteilsarkomen können gesicherte Indikationen bisher nicht abgeleitet werden. Der Einsatz der IORT bei marginaler Resektion scheint jedoch die lokale Kontrolle günstig zu beeinflussen und ist auch aus strahlenbiologischer Sicht sinnvoll.

Limitierende Faktoren der IORT stellen die geringe Toleranz peripherer Nerven gegenüber höheren Einzeldosen über 20 Gy und kumulativen Gesamtdosen über 70 Gy sowie bestimmte abdominelle Tumorlokalisationen (z. B. retroperitoneal) dar, welche aus technisch-anatomischen Gründen nicht adäquat erfasst werden können. Bei kombinierter Tele- und Brachytherapie können fraktionierte Brachytherapiedosen von 20–25 Gy ohne ein wesentliches Risiko von Nebenwirkungen unter Aussparung von Risikostrukturen appliziert werden.

Strahlentherapie bei Rezidiven

Etwa 20% der Rezidive von Weichteilsarkomen sind Lokalrezidive. Bei fehlender Disseminierung haben Patienten nach kompletter operativer Tumorentfernung eine rezidivfreie 5-Jahres-Überlebensrate von 45–70%. Zusätzlich zur Resektion des Rezidivs kann individuell abgestimmt eine prä-, intra- oder postoperative Radiotherapie erfolgen. Die Indikation, das Bestrahlungsfeld sowie die zu applizierende Dosis sind dabei abhängig davon, ob bereits in der Primärtherapie eine Bestrahlung erfolgt war und von der Rezidivlage.

Bestrahlungsdosen und -technik

Die Bestrahlungsdosen in der Behandlung von Weichteilsarkomen sind abhängig vom Zeitpunkt der Bestrahlung, vom Grading des Tumors sowie vom Resektionsstatus.

Bei der postoperativen Bestrahlung wird nach vollständiger Resektion eine Gesamtdosis von etwa 60 Gy in einer Fraktionierung von 1,8 bzw. 2 Gy pro Tag appliziert. Das Zielvolumen umfasst die prätherapeutische Tumorausdehnung mit einem Sicherheitssaum von 5–8 cm in Abhängigkeit vom Tumor-Grading. Nach 50 Gy wird eine Feldverkleinerung durchgeführt und die prätherapeutische Tumorausdehnung mit einem Sicherheitssaum von 2 cm bestrahlt. Nach R1-Resektionen wird die Bestrahlungsdosis auf 66 Gy, nach R2-Resektion auf 70–75 Gy angehoben. Bei makroskopisch verbliebenen Tumorresten muss jedoch vor Beginn der Bestrahlung die Möglichkeit einer Reoperation geprüft werden. Die Bestrahlungsdosen können bei differenzierten Sarkomen geringfügig niedriger gewählt werden. Bei der Bestrahlungsplanung muss darauf geachtet werden, dass die Bestrahlungsfelder die Operationsnarbe und die Drainageaustrittsstellen vollständig erfassen. Außerdem muss bei der Bestrahlung von Extremitäten wenn möglich ein 1–2 cm breiter longitudinaler Gewebestreifen unbestrahlt bleiben, um das Auftreten von Lymphödemen zu vermeiden.

Bei der präoperativen Bestrahlung werden im Allgemeinen 50 Gy appliziert. Das Bestrahlungsfeld umfasst das Tumorareal und einen zusätzlichen Sicherheitssaum von 3–5 cm. Die PE-Narbe muss im Bestrahlungsfeld liegen. Die Operation sollte erst etwa 5 Wochen später erfolgen.

Wesentlich für die Durchführung der Bestrahlung ist eine reproduzierbare Patientenlagerung. Diese kann durch die Verwendung von Lagerungshilfen wie Vakuumkissen, Fußstützen, Gesichtsmasken etc. gewährleistet werden.

Radiotherapie von Weichteilsarkomen im Kindes- und Jugendalter

Ebenso wie im Erwachsenenalter stellen Weichteilsarkome im Kindes- und Jugendalter eine sehr heterogene Gruppe von Tumoren dar. Der häufigste Subtyp ist das chemotherapiesensible Rhabdomyosarkom (RMS) (Conrad u. Mitarb. 1996). Dabei werden als histologisch günstig das embryonale und das unklassifizierbare RMS angesehen, als histologisch ungünstig das alveoläre RMS. Weitere chemotherapiesensible RMS-artige Tumoren sind extraossäre Sarkome der Ewing-Familie, Synovialsarkome und undifferenzierte Sarkome. Weiterhin existieren mäßig oder nicht chemotherapiesensible Sarkome wie Leiomyosarkome, Liposarkome und Fibrosarkome.

Im Kindes- und Jugendalter erfolgt eine multimodale Therapie, in Deutschland und Österreich im Rahmen der CWS-Studie. Die Patienten erhalten bei chemotherapiesensiblen Tumoren zusätzlich zur Resektion eine risikoadaptierte Polychemotherapie und ggf. eine Bestrahlung. Die Indikation und die Bestrahlungsdosis sind dabei abhängig von der Histologie des Tumors, der Operationsradikalität, der Tumorlokalisation und dem Ansprechen auf die Chemotherapie (Koscielniak u. Mitarb. 1999). Die verwendeten Bestrahlungsdosen liegen in Abhängigkeit von den bereits genannten Faktoren zwischen 32 Gy (hyperfraktioniert akzeleriert) und 50 Gy (Koscielniak u. Mitarb. 1999). Die früher durchgeführte postoperative Bestrahlung des gesamten betroffenen Kompartimentes wurde bereits nach der amerikanischen IESS-I-Studie in den 1970er Jahren verlassen. In dieser Studie zeigte sich, dass in Kombination mit einer Polychemotherapie die Bestrahlung des gesamten betroffenen Muskels bei Rhabdomyosarkomen keinen Vorteil gegenüber einer Bestrahlung des initial betroffenen Areals zuzüglich eines Sicherheitsabstandes erbrachte (Conrad u. Mitarb. 1996). Nachfolgende Studien zeigten hohe lokale Kontrollraten mit dieser eingeschränkten Zielvolumendefinition. Aktuell wird ein Sicherheitsabstand von 2 cm zum prätherapeutischen Tumorvolumen als Standard betrachtet. Das Zielvolumen muss die Operationsnarbe sowie Drainageaustrittsstellen erfassen. Ein Beispiel einer Bestrahlungsanordnung bei einem Patienten mit Rhabdomyosarkom sind in den Abbildungen 2.7.1 und

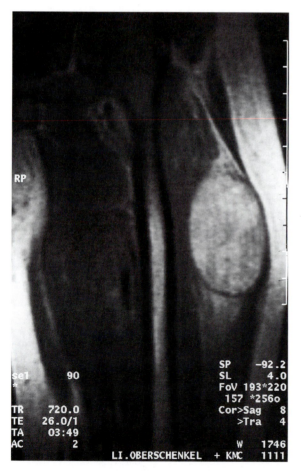

Abb. 2.7.1 Patient mit einem kontrastmittelaufnehmenden alveolären Rhabdomyosarkom im Bereich des linken Oberschenkels (MR in koronarer Schichtführung).

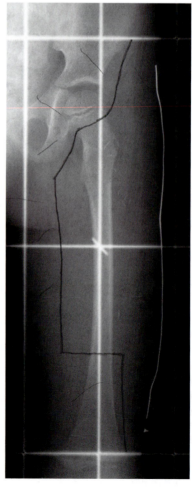

Abb. 2.7.2 Nach Chemotherapie und vollständiger Tumorresektion erfolgte die Nachbestrahlung der initialen Tumorregion plus Sicherheitsabstand. Lateral am Oberschenkel ist die Narbe markiert, die vollständig vom Bestrahlungsfeld erfasst wird. Die proximalen und distalen Wachstumsfugen konnten vollständig aus dem Bestrahlungsfeld herausgehalten werden.

2.7.2 dargestellt. Bei parameningealem Tumorsitz erfolgen eine Bestrahlung der angrenzenden Schädelbasis sowie ein Boost auf die primäre Tumorregion, nur bei positiver Liquorzytologie ist die Bestrahlung der kraniospinalen Achse vorgesehen.

Das Gesamtüberleben in der CWS-86-Studie betrug für Patienten mit RMS-artigen Tumoren 69% nach 5 Jahren (Koscielniak u. Mitarb. 1999). Dabei hatten insbesondere Patienten mit einer manifesten Disseminierung eine ungünstige Prognose. Weitere prognostisch relevante Faktoren sind histologischer Subtyp, Tumorgröße, Tumorlokalisation, Resektionsradikalität, Ansprechen auf die Chemotherapie sowie das Patientenalter.

2.7.2 Aggressive Fibromatose

Die aggressive Fibromatose stellt eine besondere Tumorentität dar, die fast nie metastasiert, die aber lokal aggressiv wächst. Die Therapie der Wahl ist die vollständige operative Entfernung des Tumors. Dies ist aufgrund der Größe und Lokalisation des Tumors oft nicht möglich. Eine perkutane Bestrahlung wird adjuvant und bei Patienten mit mikroskopischen oder makroskopischen Tumorresten sowie bei inoperablen Tumoren eingesetzt. Es gibt keine sicheren Hinweise auf eine Dosis-Wirkungs-Beziehung. Für Patienten mit subklinischem oder manifestem Tumor werden Bestrahlungsdosen von 50–55 Gy empfohlen (Acker u. Mitarb. 1993, Sherman u. Mitarb. 1990). Aufgrund des lokal invasiven Charakters der Erkrankung sollten großzügige Sicherheitsabstände zur makroskopischen Tumorausdehnung gewählt werden.

2.7.3 Hämangiome

Hämangiome erscheinen an unterschiedlichen Lokalisationen. Kapilläre und kavernöse Hämangiome können als Haut- oder Schleimhautläsionen bei oder kurz nach der Geburt apparent werden. Juvenile Hämangiome der Haut weisen regelmäßig eine spontane Rückbildung während der ersten 10 Lebensjahre auf. Die Indikation zur Radiotherapie wird aufgrund der Sorge vor einer Tumorinduktion heute zurückhaltend gestellt. Alternative Versuche wie orale Steroidgabe werden bei symptomatischen Hämangiomen im Kindesalter bevorzugt. Beim Versagen alternativer Therapiemaßnahmen oder bedrohlicher klinischer Situation werden Haut- oder obere Atemwegsläsionen bei Kindern im Allgemeinen mit 3–7,5 Gy bestrahlt. Bei unzureichender Rückbildung kann die Applikation wiederholt werden. Fast alle Läsionen verkleinern sich durch die Therapie (Donaldson u. Mitarb. 1979, Furst u. Mitarb. 1990). Bei kavernösen Hämangiomen der Wirbelsäule sind Bestrahlungsdosen von mehr als 30 Gy effektiv (Schild u. Mitarb. 1991).

2.7.4 Therapiekomplikationen

Das Nebenwirkungsspektrum in der Bestrahlung der unterschiedlichen Weichteilsarkome ist im Wesentlichen abhängig von der Tumorlokalisation. Als akute Nebenwirkungen sind vor allem Hautreaktionen zu verzeichnen, die durch gleichzeitige Gabe von Adriamycin oder Actinomycin D verstärkt werden können. Zusätzlich können bei Tumoren des Körperstammes Nebenwirkungen durch die Nähe strahlensensibler Organe entstehen (Zystitis, Enteritis, Pneumonitis etc.). Nach hochdosierter Strahlentherapie mit Gesamtdosen über 60 Gy steigt die Rate an Weichteilfibrosen und pathologischen Frakturen im Bestrahlungsareal. Wenn kein bestrahlungsfreier Lymphstreifen bei Extremitätentumoren belassen werden konnte, ist die Inzidenz von distalen Lymphödemen deutlich erhöht. Die applizierten Bestrahlungsdosen bewirken bei Heranwachsenden einen Stopp des Längenwachstums in den Epiphysenfugen, die im Bestrahlungsfeld liegen. Das daraus resultierende Wachstumsdefizit ist abhängig vom Alter des Patienten und vom Anteil der betroffenen Epiphysenfuge am Gesamtlängenwachstum. Zur Vermeidung eines asymmetrischen Wachstums ist darauf zu achten, dass Epiphysenfugen entweder komplett bestrahlt oder komplett ausgespart werden können. Bestrahlungen im Bereich der Wirbelsäule bei Kindern führen zur Entstehung von Skoliosen und Kyphosen. Auch hier ist auf eine symmetrische Bestrahlung der eingeschlossenen Wirbelkörper zu achten. Bei Bestrahlungen im Bereich des Gesichtsschädels im Kindes- und Jugendalter treten Gesichtsasymmetrien auf.

Bei Bestrahlungen am Körperstamm muss auf die Dosisbelastung strahlensensibler Organe wie Darm, Leber, Nieren und Lunge geachtet werden. Zur Minimierung der Organdosis und zur Abschätzung der zu erwartenden akuten und chronischen Nebenwirkungen sollte bei entsprechendem Tumorsitz ein Dosis-Volumen-Histogramm des betroffenen kritischen Organs unter Berücksichtigung der Toleranzdosen erstellt werden.

Literatur

Acker, J.C., E.H. Bossen, E.C. Halperin (1993): The management of desmoid tumors. Int J Radiat Oncol Biol Phys 26: 851

Barkley, T.H., R.G. Martin, M.M. Romsdahl, R. Lindberg, G.K. Zagras (1988): Treatment of soft tissue sarcomas by preoperative irradiation and conservative surgical resection. Int J Radiat Oncol Biol Phys 14: 693–699

Brant, A.T., J.T. Parsons, R.B. Marcus, S.S. Spanier, T.C. Heare, R.A. van der Griend, W.F. Enneking, R.R. Million (1990): Preoperative irradiation for soft tissue sarcomas of the trunk and extremities in adults. Int J Radiat Oncol Biol Phys 19: 899–906

Cheng, E.Y., K.E. Dusenberry, M.R. Winters, R.C. Thompson (1996): Soft tissue sarcomas: preoperative versus postoperative radiotherapy. J Surg Oncol 61: 90–99

Conrad, E.U., L. Bradford, H.A. Chansky (1996): Pediatric soft tissue sarcomas. Orth Clin North Am 17: 655–664

Donaldson, S.S., D. Chassagne, H. Sancho-Garnier u. Mitarb. (1979): Hemangiomas of infancy: results of 90-Y interstituial therapy: a retrospektive study. Int J Radiat Oncol Biol Phys 5: 1–11

Fein, D.A., W.R. Lee, R.M. Lanciano, B.W. Corn, S.H. Herbert, A.L. Hanlon J.P., Hoffman, B.L. Eisenberg, L.R. Coia (1995): Management of extremity soft tissue sarcomas with limb sparing surgery and postoperative irradiation: Do total dose, overall treatment time, and the surgery-radiotherapy interval impact on local control? Int J Radiat Oncol Biol Phys 32: 969–976

Frustaci, S., F. Gherlinzoni, A. De Paoli, M. Bonetti, A. Azzarelli, A. Comandone, P. Olmi, A. Buonadonna, G. Pignatti, E. Barbieri, G. Apice, H. Zmerly, D. Serraino, P. Picci (2001): Adjuvant chemotherapy for adult soft tissue sarcomas of the extremities and girdles: results of the Italian randomized cooperative trial. J Clin Oncol 19: 1235–1237

Furst, C.J., M. Lundell, L.E. Holm (1990):Tumors after radiotherapy for skin hemangioma in childhood. Acta Oncol 29: 557

Koscielniak, E., D. Harms, G. Henze u. Mitarb. (1999): Results of treatment of soft tissue sarcoma in childhood and adolescence: a final report from the German Cooperative Soft Tissue Sarcoma Study CWS-86. J Clin Oncol 12: 3706–3719

Nielsen, O.S., B. Cummings, B. O`Sullivan, C. Catton, R.S. Bell, V.L. Fornasier (1991): Preoperative and postoperative irradiation of soft tissue sarcomas: effect on radiation field size. Int J Radiat Oncol Biol Phys 21: 1595–1599

Sadoski, C., H.D. Suit, A. Rosenberg, H. Mankin, J. Efrid (1993): Preoperative radiation, surgical margins, and local control of exremity sarcomas of soft tissues. J Surg Oncol 52: 223–230

Schild, S.E., S.J. Buskirk, L.M. Frick u. Mitarb. (1991): Radiotherapy of large symtomatic hemangiomas. Int J Radiat Oncol Biol Phys 21: 729–735

Sherman, N.E., M. Romsdahl, H. Evans u. Mitarb. (1990): Desmoid tumors: A 20-year radiotherapy experience. Int J Radiat Oncol Biol Phys 19: 37

Suit, H.D., I. Spiro (1994): Role of radiation in the management of adult patients with sarcoma of soft tissue. Sem Surg Oncol 10: 347–356

Tierney, J.F., V. Mosseri, L.A. Stewart, R.L. Souhami, M.K.B. Parmar (1995): Adjuvant chemotherapy for soft-tissue sarcoma: review and meta-analysis of the published results of randomised clinical trials. Br J Cancer 72: 469–475

Yang, J.C., A.E. Chang, A.R. Baker, W.F. Sindelar, D.N. Danforth, S.L. Topalian, T. DeLaney, E. Glatstein, S.M. Steinberg, M.J. Merino, S.A. Rosenberg (1998): Randomized prospective study of the benefit of adjuvant radiation therapy in the treatment of soft tissue sarcomas of the extremity. J Clin Oncol 16: 197–203

Yang, J.C., S.A. Rosenberg (1989): Surgery for adult patients with soft tissue sarcomas. Sem Oncol 16: 289–296

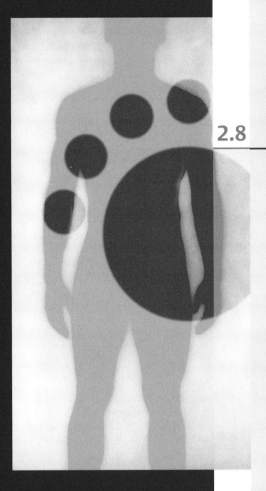

2.8 Nachsorgeempfehlung bei Weichteiltumoren

Chr. Hoffmann

2.8.1 Einleitung
2.8.2 Rezidivdiagnostik
2.8.3 Spätfolgendiagnostik

2.8.1 Einleitung

Die Prognose hängt bei Weichteilsarkomen unter anderem entscheidend vom Grading des Primärtumors ab. Die psychosoziale und chirurgisch/orthopädische Nachsorge ist an die individuelle Situation des Patienten zu adaptieren.

2.8.2 Rezidivdiagnostik

Die Metastasierung erfolgt bei Weichteilsarkomen überwiegend hämatogen, jedoch bei juvenilen Rhabdomyosarkomen, Synovialsarkom und malignem fibrösem Histiozytom auch in lymphogen in die regionären Lymphknoten. Die Fernmetastasierungsrate bei Weichteilsarkomen beträgt je nach multimodaler Therapie 30–60%. Rezidive treten in 80% der Fälle innerhalb von 2 Jahren nach Therapieende auf. Lokale und systemische Rezidive können bis zu 5 Jahre nach Diagnose auftreten und werden danach seltener. Es wird daher empfohlen, innerhalb der ersten 2 Jahre aller 3 Monate den Lokalbefund und die Lunge radiologisch zu kontrollieren. Ab dem 2. bis 5. Jahr können die Intervalle auf 6 Monate ausgedehnt werden und nach 5 Jahren genügt eine jährliche Kontrolluntersuchung des Patienten (Tab. 2.8.1 und 2.8.2). Vor jeder Resektion eines Lokalrezidivs ist eine Dünnschicht-CT-Untersuchung der Lunge zum Ausschluss von simultane Lungenmetastasen obligat.

Tab. 2.8.1 Nachsorgeempfehlung bei High-grade Weichteilsarkome

Untersuchungszeitraum (Jahre)	1. Jahr	2. Jahr	3. Jahr	4. Jahr	5. Jahr	6.-10. Jahr
Untersuchungszeitraum (Monate)	3 6 9 12	15 18 21 24	28 32 36	42 48	54 60	1 × pro Jahr
Anamnese	+ + + +	+ + + +	+ + +	+ +	+ +	+
Körperliche Untersuchung	+ + + +	+ + + +	+ + +	+ +	+ +	+
Labor	+ +	+ +	+	+	+	+
Sonographie lokal	+ + + +	+ + + +	+ + +	+ +	*	*
Thoraxaufnahme	+ + + +	+ + + +	+ + +	* +	* +	*
Skelettszintigraphie	* *	* *	*	*	*	*
Sonographie Abdomen	* *	* *	*	*	*	*
MRT (CT) lokal	+ +	+ +	+ *	*	*	*
Toxizitäten	+	*	+	*	+	*
Lebensqualität/ Funktion	+ +	+ +	* +	+	+	+

+ = obligat * = fakultativ

Tab. 2.8.2 **Nachsorgeempfehlung bei Low-grade Weichteilsarkome**

Untersuchungszeitraum (Jahre)	1. Jahr	2. Jahr	3. Jahr	4.– 10. Jahr
Untersuchungszeitraum (Monate)	3 6 12	18 24	30 36	1 × pro Jahr
Anamnese	+ + +	+ +	+ +	+
Körperliche Untersuchung	+ + +	+ +	+ +	+
Labor	+ +	+	+	*
Sonographie lokal	+	+	+	+
Thoraxaufnahme	+ +	+ +	+	+
Skelettszintigraphie	*	*	*	*
MRT (CT) lokal	+ +	+	+	*
Sonographie Abdomen	* *	* *	*	*
Lebensqualität/ Funktion	+ +	+ +	+	+

+ = obligat
* = fakultativ

2.8.3 Spätfolgendiagnostik

Ferner ist ein Monitoring der kritischen Organe Herz, Knochenmark, Niere, der bestrahlten und operierten Skelettsysteme sowie des endokrinologischen Status erforderlich. Die bei den Untersuchungen erhobenen Befunde kommen den Patienten frühzeitig zugute (Beginn bzw. Intensivierung der Physiotherapie, berufliche Rehabilitation, hormonelle Substitution) und Spätnebenwirkungen können dauerhaft minimiert werden.

Literatur

Anthony, D., M.D. Elias (1992): Chemotherapy for soft tissue sarcomas. Clin Ortho Res 289

Bundesarbeitsgemeinschaft für Rehabilitation (1994): Rehabilitation Behinderter: Schädigung – Diagnostik – Therapie – Nachsorge. Dt Ärzte-Verlag, Köln

Crist, W.M., E.A. Gehan, A.H. Ragab, P.S. Dickman, S.S. Donaldson, C. Fryer, D. Hammond, D.M. Hays, J. Herrmann, R. Heyn, P. Morris Jones, W. Lawrence, W. Newton, J. Ortega, R.B. Raney, F.B. Ruymann, M. Teft, B. Weber, E. Wiener, M. Wharam, T.J. Vietti, H.M. Maurer (1995): The third Intergroup Rhabdomyosarcoma Study. J Clin Oncol 13: 610–630

Enzinger, F.M., S.W. Weiss (1995): Soft tissue tumors. Mosby, St. Louis

van Oosterom, A., J. van Junnik (1986): Management of soft tissue and bone sarcomas. Raven Press, New York

Sauer, H. (1995): Adjuvante Chemotherapie bei Weichteilsarkomen? Strahlentherapie und Onkologie 171

Sauer, H. (1995): Primäre operative Therapie von Lungenmetastasen bei Weichgewebssarkomen. Pro und Contra aus Sicht des Onkologen. Onkologe 2

Studienprotokoll der Kooperativen Weichteilsarkomstudie der Gesellschaft für Pädiatrische Onkologie und Hämatologie CWS-96. Studienleiter: Prof. Dr. Jörn Treuner, Dr. Ewa Koscielniak CWS-Studienzentrale, Olgahospital Stuttgart, Postfach 10 36 52, 70031 Stuttgart

Treuner, J., F. Flamant, M. Carli (1991): Results of treatment of rhabdomyosarcoma in the European studies. In: Maurer, H.M., F.B. Ruymann, C. Pochedly: Rhabdomyosarcoma and related tumors in children and adolescent. CRC Press, Boca Raton, Ann Arbor, Boston, London

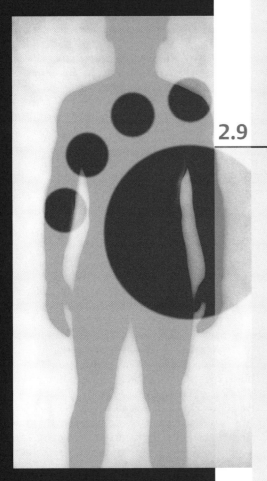

2.9 Plastisch-chirurgische Maßnahmen bei Knochen- und Weichteiltumoren

J.G. Grünert, D. Kloss und M. Jakubietz

2.9.1 Einleitung
2.9.2 Strategien zur Extremitätenerhaltung
2.9.3 Defektdeckung

2.9.1 Einleitung

Knochentumoren sind selten. Die mehr als 30 verschiedenen Arten von Knochentumoren machen nur etwa 1% aller bösartigen Neubildungen aus, jedoch etwa 10% der malignen Tumoren im Kindes- und Jugendalter. Sie treten mit einer Häufigkeit von ca. 10 Fällen eines malignen Knochentumors pro 1 Mio. Bevölkerung pro Jahr auf. Aufgrund der großen Erfolge einer multimodalen Therapie überleben heute 60–80% der Patienten mit malignen Knochentumoren.

Bei den Weichteiltumoren treten die gutartigen Veränderungen rund 10-mal häufiger auf als die Sarkome. Die Sarkome der Weichgewebe sind nahezu zweimal häufiger als die des Knochens. Das entspricht einer Häufigkeit von ca. 20 Fällen pro 1 Mio. Bevölkerung pro Jahr.

2.9.2 Strategien zur Extremitätenerhaltung

In den letzten 20 Jahren haben sich die Techniken der Resektion und der Rekonstruktion von Tumoren der Extremitäten wesentlich weiterentwickelt. Dabei wird eine radikale oder lokal weite Tumorresektion angestrebt, um im Anschluss durch geeignete Wiederherstellungstechniken die Extremität in ihrer funktionellen Integrität zu rekonstruieren. Durch diese die Extremitäten erhaltende Vorgehensweise werden die Überlebensraten nicht negativ beeinflusst, allerdings die Lebensqualität der Betroffenen deutlich gebessert.

In der Vergangenheit lag die Amputationsrate bei Tumoren der Extremitäten zwischen 40–50%. Diese Rate konnte deutlich gesenkt werden. Die Extremitätenerhaltung bei gleichzeitig verbesserter lokaler Tumorkontrolle war durch die Entwicklung neuer Resektionstechniken und den Einsatz einer adjuvanten Strahlentherapie bei nicht ausreichend weiter Resektion möglich. Besonders vorteilhaft hat sich bei der die Extremitäten erhaltenden Therapie die Anwendung von plastisch-rekonstruktiven Techniken erwiesen. So ist in spezialisierten Zentren die onkologisch indizierte Amputationsrate auf unter 10% gefallen. Gelegentlich kann die Amputation aber dennoch indiziert sein, z.B. bei sehr großen Defekten mit wesentlicher funktioneller Einbuße, anaplastischen Tumoren, Frührezidiven nach adäquater Erstresektion, Befall von Stammnerven, Blutgefäßen oder Gelenken, distalem Extremitätenbefall und bei ausgeprägt vorhandenen Strahlenschäden.

Bei der definitiven Tumorresektion wird stets die radikale oder lokal weite Tumorresektion angestrebt. Das bedeutet, dass grundsätzlich alle vorbestehenden Zugänge, deren Narben und auch die vormaligen Drainageaustrittsstellen zu resezieren sind. Auch durch fernab des Zuganges ausgeleitete Drainagen können sich mögliche Tumorverschleppungen ergeben (Mankin u. Mitarb. 1982, Simon u. Finn 1993).

Die **Indikation** zu einer **plastisch-chirurgischen Rekonstruktion** ergibt sich bei:
- Befall der distalen Extremitätenabschnitte,
- großen Gewebeverlusten mit freiliegenden Knochen, Gelenken und vitalen Strukturen,
- großen Höhlenbildungen,
- zu erwartenden Wundheilungsstörungen,
- nach Reintervention nach nicht kompletter Resektion mit positiven Randschnittkontrollen.

Aus palliativer Indikation können weichteilplastische Maßnahmen zur Behandlung von perforierenden Tumoren, Ulkusbildungen und möglichen Arrosionen wichtiger Strukturen erforderlich werden. Sekundär ergeben sich Indikationen bei Lokalrezidiven, Komplikationen bei der Wundheilung und strahlenbedingten Schäden. Auch können aus funktionellen oder gelegentlich ästhetischen Gründen plastisch-chirurgische Techniken erforderlich werden, um Bewegungsstörungen, instabile Narben oder Kontrakturen anzugehen (Steinau u. Mitarb. 2000).

Die **Behandlung** eines Patienten mit einem bösartigen Knochentumor gliedert sich **in 3 Phasen**:

1. Phase. In der ersten **onkologischen Phase** hat nach vorangehender Diagnosesicherung und eventueller adjuvanter Therapie die radikale oder weite Tumorresektion zu erfolgen. Die konsequente Tumorentfernung ist die wesentliche Voraussetzung für die lokale Tumorkontrolle und das Langzeitüberleben des Patienten. Dieser Schritt muss unabhängig von allen weiteren Wiederherstellungsoperationen konsequent erfolgen.

2. Phase. In dieser Phase erfolgt die **Rekonstruktion des knöchernen Defektes**. Da sehr viele Knochentumoren im metaphysären Bereich der langen Röhrenknochen lokalisiert sind, ist es oft erforderlich, das angrenzende Gelenk ganz oder teilweise zu ersetzen. Besonderheiten ergeben sich bei Kindern, bei denen durch die Tumorresektion die Wachstumsfuge mit entfernt werden musste. Zur Wiederherstellung des knöchernen Defektes eröffnen sich verschiedene Optionen. Meist kommt eine metallische Prothese zu Anwendung, aber auch osteoartikuläre Allografts oder deren Kombination. Gelegentlich ist die Arthrodese unter Verwendung von Knochen- oder Allograftinterpositionen eine Lösung.

3. Phase. Die dritte und für den weiteren Erfolg der Rekonstruktion entscheidende Phase ist die **Weichteilwiederherstellung**. Gerade durch die modernen Techniken der regionären Muskelverlagerung und durch freie Muskeltransplantationen konnten die Aussichten und die Möglichkeiten auf eine erfolgreiche Extremitäten erhaltende Tumorbehandlung wesentlich gebessert werden. Ohne eine adäquate Weichteildeckung ist jede knöcherne Rekonstruktion zum Scheitern verurteilt. Gerade diese Phase der Wiederherstellung erfordern plastisch-chirurgische Erfahrungen und eine mikrochirurgische Expertise, welche in einem interdisziplinären Team für den Patienten verfügbar sein sollte. Die gute **Weichteilwiederherstellung** ermöglicht:
- rasche Wiedererlangung von Beweglichkeit und Gelenkfunktion,
- oft eine dynamische Stabilisation der Gelenke,
- eine adäquate Weichteilbedeckung von freiliegenden neurovaskulären Strukturen, Prothesen oder Knochen,
- gelegentlich auch als funktionelle Muskelübertragung neben der Weichteildeckung die Kompensation von ausgefallenen Bewegungsfunktionen,
- das Ausfüllen von Toträumen und vermeidet dadurch die Ansammlung von Hämatomen und Seromen, die in der Folge zu Infektionen führen können.

Durch die gute Weichteildeckung werden Wunddehiszenzen und postoperative Infektionen verhindert. Diese Komplikationen können die extremitätenerhaltende Strategie gefährden und die notwendige postoperative erforderliche Chemotherapie verzögern (Hidalgo u. Mitarb. 1998, Masquelet 2003, Willcox u. Smith 2000) und wirken sich damit auf die Lebenserwartung und die Lebensqualität der Betroffenen direkt aus. Da die meisten Patienten eine Kombinationstherapie aus Strahlen- und Chemotherapie erhalten, sind sie in ihrer Immunabwehr beeinträchtigt. Anämie, Thrombozytopenie und gefährlich niedrige weiße Blutzellen sind die Regel. Aufgrund der großen, lang dauernden Tumoroperationen und in Anbetracht der Abwehrlage sind Wundkomplikationen häufig.

Eine präoperative Strahlentherapie beeinträchtigt durch die Radionekrose der angrenzenden Knochen sowie durch Fibrose und Strahlenschädigung der umgebenden Haut die Heilung. Daher scheint die aggressive und konsequent plastische Versorgung nicht nur der sicheren Tumorresektion zu dienen, sondern gewährleistet auch einen günstigen postoperativen Verlauf.

Obwohl die rekonstruktiven Techniken der die Gliedmaßen erhaltende Tumortherapie aufwendiger und anspruchsvoller sind, gewährleisten sie den meist jüngeren Patienten doch eine höhere Lebensqualität und eine bessere physische und psychologische Situation als die Amputation. Diese Vorgehensweise ist heute eher zur Regel als zur Ausnahme bei der Behandlung von Knochentumoren geworden. Die Raten an lokaler Tumorkontrolle und an erkrankungsfreier Zeit entsprechen denen nach Amputationen. Die mittlere Überlebensrate entspricht ca. 60% (Hudson u. Mitarb. 1990). Die Extremitäten erhaltende Therapie zieht keine höhere lokale Rezidivgefahr nach sich. Diese beläuft sich auf 5–10% (Kashdan u. Mitarb. 1991). Durch eine interdisziplinäre Betreuung der Patienten können rund $2/3$ der Patienten mit primären Knochentumoren von der Gliedmaßen erhaltenden Strategie profitieren (Drake 1995; Eckardt u. Mitarb. 1985, 1991; Krag u. Mitarb. 1991, Nichter u. Menendez 1993, Simon 1988, Tomita u. Tsuchiya 1989). Die häufigste Lokalisation für eine Extremitäten erhaltende Strategie ist die Knieregion. Gerade hier finden sich Osteosarkome am häufigsten (60%) (Eckardt u. Mitarb. 1991).

2.9.3 Defektdeckung

Weichteildefekte

Das primäre Ziel der operativen Therapie von Knochentumoren ist die Kontrolle der lokalen Erkrankung, deshalb dient die Rekonstruktion der Maximierung der Lebensqualität des Patienten. Der Wiederherstellungschirurg versetzt den resezierenden Chirurgen in die Lage, den Tumor adäquat zu entfernen und gewährleistet die effektive und verlässliche Wundheilung bei minimaler Morbidität und Mortalität (Ormsby u. Mitarb. 1989). Durch den Einsatz von zwei Teams unter Verwendung von separaten Instrumenten kann die oft lang dauernde Operation ermüdungsärmer und schneller durchgeführt werden. Die Methode zum Wundverschluss wird jeder individuellen Situation eigens angepasst. Als Prinzipien gelten:
- entferntes Gewebe durch gleiches Gewebe zu ersetzen,
- Minimierung der Morbidität der Spendenregionen,
- Berücksichtigung des Allgemeinstatus des Patienten,
- Gewährleistung einer adäquaten Weichteildeckung durch Auswahl von gut durchblutetem Gewebe zur Deckung kritischer Strukturen, wie großer Nerven, Gefäße, Gelenke, Knochen Allografts oder Prothesen.

Die primäre und sofortige Weichteildeckung sollte die Regel sein. Nur bei unsicherer Resektion und unklaren Resektionsrändern ist ein zweizeitiges Vorgehen mit temporärer Deckung durch Kunsthaut oder Homotransplantaten gerechtfertigt.

Ein direkter Wundverschluss mit Direktnaht ist nach einer Tumorentfernung nur gestattet, wenn dieser spannungsfrei gelingt. Besonders nach vorausgegangener Bestrahlung treten in 51 % der Fälle wesentliche Komplikationen auf, die sich als Wunddehiszenzen, Infektionen und Fistelungen zeigen (Barwick u. Mitarb. 1992).

Risikofaktoren für Wundkomplikationen sind großvolumige Tumorresektionen, präoperative Bestrahlung, postoperative Bestrahlungen (Brachytherapie vor dem 5. postoperativen Tag), Diabetes mellitus, präoperative Hyperthermie und Rauchen. Die Raten der Wundkomplikationen sind an der unteren Extremität größer als an der oberen Extremität. Höheres Alter, größere Blutverluste (> 1 l Blut), lange Operationszeiten und die Technik des Chirurgen sind wesentliche Einflussfaktoren (Bujko u. Mitarb. 1993, O'Connor u. Mitarb. 1993, Peat u. Mitarb. 1994).

Liegt nach einer Tumorresektion ein gut durchbluteter Wundgrund ohne freiliegende vitale Strukturen vor, darf beim Wundverschluss bei Spannung dieser nicht erzwungen werden. Die großzügige Verwendung von Hauttransplantaten, in der Regel als Spalthauttransplantate (0,3 mm Dicke) oder in Gelenknähe, wegen der geringeren Schrumpfungstendenz als Vollhauttransplantate, ist zu empfehlen. Sollte das nicht ausreichen, können lokale Hautlappen eingeschwenkt werden. Hierbei müssen die Hebedefekte oft durch Spalthauttransplantate gedeckt werden. Wegen hoher Komplikationsraten verbietet sich dies auf vorbestrahlten Arealen. In solchen Fällen sollten gestielte Fernlappenplastiken zum Einsatz kommen. Besonders um die Region des Kniegelenks hat sich die Nutzung des M.-gastrocnemius-Transpositionslappens bewährt (Abb. 2.9.1). Für den Hüft- und mittleren Oberschenkelbereich werden inferior gestielte Rektus-abdominis-Lappen verwendet. In der Schulter- und Oberarmregion kommt der gestielte M.-latissimus dorsi-Lappen zur Anwendung (Abb. 2.9.2 a–c). Sollte allerdings die Funktionalität der Extremität nach der Tumorresektion durch die Verwendung eines lokalen Muskellappens noch weiter eingeschränkt werden, ist die freie mikrochirurgische Gewebetransplantation großzügig anzuwenden. Durch die freie Gewebeverpflanzung von Haut-, Faszien-, Muskel-, Knochen- oder kombinierten Lappenplastiken gelingt die adäquate Weichteildeckung oft ohne wesentliche Hebemorbidität (Serafin 1996). Gelegentlich kann die mikrochirurgische Gewebetransplantation auch neben der Weichteildeckung funktionellen Anforderungen genügen. So können durch Anschluss von sensiblen Nerven sensibel versorgte Hautlappen (z. B. A.-radialis-Lappen) einen Fußsohlendefekt mit gefühlvoller Haut ersetzen oder aber nach Entfernung von ganzen Muskelkompartimenten am Unterarm durch Transplantation von motorisch innervierten Muskel (z. B. M. gracilis, M. latissimus dorsi) funktionelle Ausfälle kompensiert werden. Zur Gewährleistung eines größtmöglichen Erfolges ist eine mikrochirurgische Routine Voraussetzung. Erfolgsraten von 95–98 % sind heute bei entsprechender Expertise die Regel (Khouri 1992). Prinzipiell sollten immer großkalibrige mikrochirurgische Anschlüsse außerhalb der Resektions- und Bestrahlungszone favorisiert werden. Wenn möglich werden End-zu-Seit-Anastomosen für die arterielle Strombahn bevorzugt (Godina 1979). Die Venen werden in der Regel End-zu-End anastomosiert. Bei auch nur geringer Spannung sollten großzügig Veneninterponate benutzt werden (Tab. 2.9.1).

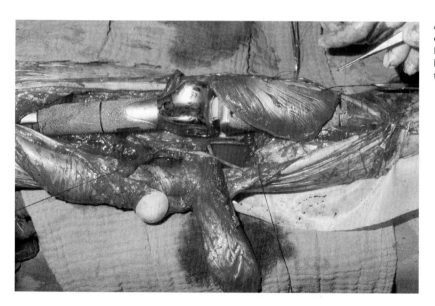

Abb. 2.9.1 Verbesserte Weichteildeckung durch Transpostion beider Mm. gastrocnemii nach Osteosarkomresektion und Prothesenimplantation.

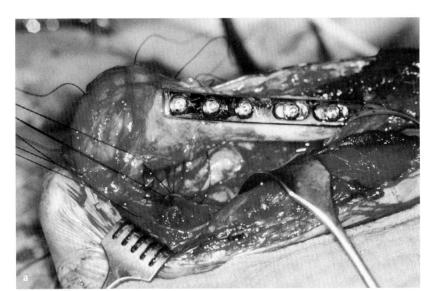
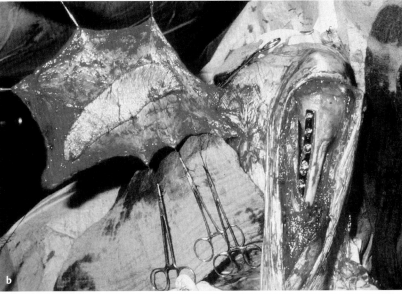
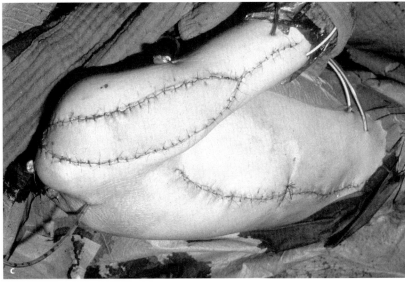

Abb. 2.9.2 a–c Allograftimplantation nach Resektion eines malignen Knochentumors im proximalen Humerus (**a**). Zur Deckung des Weichteildefektes nach Tumorresektion und Allograftimplantation wird ein gestielter muskulokutaner Latissimus-dorsi-Lappen zum proximalen Oberarm verlagert (**b**). Befund nach Verlagerung des muskulokutanen Latissimus-dorsi-Lappens mit Direktverschluss der Entnahmestelle (**c**).

Tab. 2.9.1 Lappenplastiken

		Art	Größe	Gefäß	Durchmesser	Gefäßstiel	Besonderheiten
Kutane Lappen	A.-radialis-Lappen	kutan osteokutan	12 × 25 cm	A. radialis 2 Vv. comitantes	2–3,5 mm	bis 10 cm	sichere Anatomie dünner Lappen Sensibilität möglich
	Lateraler Oberarm-Lappen	kutan	10 × 14 cm	A. collateralis radialis 2 Vv. comitantes	1–2 mm (A) 1,5–2,5 mm (V)	bis 10 cm	dünner Lappen auffälliger Hebedefekt
	(Para)Skapular-Lappen	kutan osteokutan	12 × 22 cm (S) 15 × 30 cm (P)	A. circumflexa scapulae	2–3,5 mm	6–9 cm 10–12 cm	geringe Lappendicke
	Leisten-Lappen	kutan	bis 15 × 30 cm	A. circumflexa ilium profunda	0,5–1,5 mm	6–8 cm	unsichere Anatomie gestielt oder frei
	Dorsalis-pedis-Lappen	kutan	9 × 12 cm	A. dorsalis pedis V. saphena	2–3 mm	bis 5 cm	dünner Lappen Hebedefekt
	Anterolateraler Oberschenkel-Lappen	kutan	anterior-lateraler Oberschenkel	Perforator	1,5–2,5 mm	8–20 cm	anatomische Variabilität
Muskellappen	M.-latissimus-dorsi-Lappen	Muskel oder muskulokutan	bis 20 × 40 cm	A. thoracodorsalis	2–3 mm (A) 3–4 mm (V)	6–12 cm	ideal für große Defekte, gestielt oder frei auch als funktioneller Muskel übertragbar
	M.-rectus-abdominis-Lappen	muskulokutan	bis 17 × 40 cm	A. epigastrica inferior	2–3,5 mm	7–15 cm	gestielt oder frei übertragbar
	M.-gracilis-Lappen	Muskel oder muskulokutan	bis 6 × 25 cm	A. circumflexa femoris medialis	1,6 mm	5–8 cm	geringer Hebedefekt als funktioneller Muskel übertragbar
	M.-gastrocnemius-Lappen	Muskel oder muskulokutan	24 × 7 cm (med.) 20 × 5 cm (lat.)	A. suralis medialis und lateralis	2,5–3 mm (A) 2,5–3,5 mm (V)	3–5 cm	meist gestielt, aber auch frei und funktionell übertragbar

Gefäßrekonstruktion

Extremitätenerhaltende Operationstechniken erfahren gelegentlich durch den Tumorbefall von wichtigen Gefäßen Limitationen. Ist ansonsten der Tumor komplett zu entfernen, ist zur Vermeidung der Amputation ein Gefäßersatz erforderlich. Dies trifft besonders für Tumoren in der Leiste und am distalen Oberschenkel zu. Besonders bei Tumoren in der Knieregion kann bei Gefäßbefall der N. ischiadicus noch tumorfrei sein, so dass der Gliedmaßenerhalt sinnvoll ist. Die präoperative MRT- oder angiographische Untersuchung ergibt hier die entscheidenden Informationen und ist für die Operationsplanung Voraussetzung. Per definitionem breitet sich ein Sarkom mit Einbeziehung von Gefäß-/Nerven-Bündeln extrakompartmental aus. Da die Amputation die Fernmetastasierungsrate bzw. die Überlebensrate nicht wesentlich verbessert, ist zur Verbesserung der Lebensqualität des Patienten der Gliedmaßenerhalt anzustreben (Hohenberger 1998, Karakousis u. Mitarb. 1996). Eine multimodale Therapie kann bei weitgehendem Funktionserhalt der Extremität eine Lokalrezidivrate von unter 20% ermöglichen (Spiro u. Mitarb. 1995, Zahlten-Hinguranage u. Mitarb. 2003, Zelefsky u. Mitarb. 1990). Die Gefäße werden deutlich im Gesunden abgesetzt

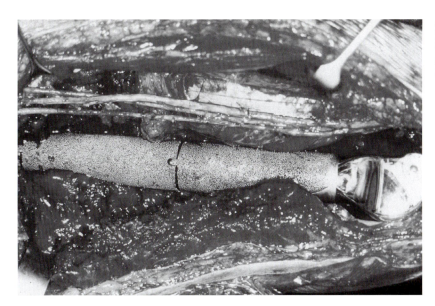

Abb. 2.9.3 Überbrückung von 26 cm Defektstrecke der A. und V. femoralis nach Osteosarkomresektion und Tumorprothesenimplantation.

und durch vorzugsweise autologe Veneninterponate wiederhergestellt. Nur bei Ermangelung eigener Transplantatquellen ist die Verwendung von Gefäßprothesen gestattet. Auch ein langstreckiger Ersatz von z. B. Defektstrecken der A. und V. femoralis von bis 28–30 cm ist so erfolgreich möglich (Grünert u. Mitarb. 1994, Wuisman u. Grünert 1994) (Abb. 2.9.3). Planungstechnisch ist zur Vermeidung einer zu langen Ischämie des distalen Gliedmaßenabschnittes nach Tumorresektion eventuell die Gefäßstrombahn bei der Tumorresektion vorübergehend noch zu erhalten bis die knöcherne Rekonstruktion erfolgt ist. Danach kann der Tumor komplett mitsamt den Gefäßen entfernt werden und die Gefäßinterposition direkt erfolgen. Bei der Gefäßrekonstruktion ist auf die adäquate Orientierung der Veneninterponate, deren Kaliber und die passende Länge des Transplantates zu achten. Wichtige Gefahrenpunkte sind zu lange Interponate mit Verwindungen des Gefäßes an der distalen Anastomose, Abknickungen bei Überlänge und die Ausbildung eines Kompartmentsyndroms bei zu langer Ischämiezeit. Besonders bei der venösen Rekonstruktion hat der Gefäßersatz oft nur eine passagere Funktion bis eine ausreichende Kollateralisation vorliegt. Die thrombotische Verschlussrate bei langstreckiger Venenwiederherstellung ist recht hoch (Gloviczki u. Mitarb. 1992). Voraussetzung für den Erfolg ist die adäquate Weichteilbedeckung durch gut durchblutetes Gewebe ohne Spannung. Fernlappenplastiken oder freie mikrochirurgische Lappen sind gelegentlich zur Erzielung einer komplikationsfreien Wundheilung indiziert. Direkt postoperativ wird der Patient heparinisiert und erhält mittelfristig einen Thrombozytenaggregationshemmer.

Nervenrekonstruktion

Sind wesentliche Nerven wie z. B. der N. ischiadicus in der Knieregion betroffen, so besteht die Indikation zur Amputation. Je weniger ein Nerv funktionell bedeutsam ist, desto leichter darf bzw. muss er bei einer Tumorresektion geopfert werden. Die Möglichkeit einer operativen Nervenwiederherstellung ist gegeben, wenn es sich bei einem jüngeren Patienten um eine distale kurze Defektstrecke handelt. Die Kontinuitätswiederherstellung erfolgt durch Interposition von Nerventransplantaten, die als Kabeltransplantate eingesetzt und meist vom N. suralis der Gegenseite gewonnen werden.

Motorische Rekonstruktionsverfahren

Müssen bei einer extremitätenerhaltenden Tumorresektion im Rahmen einer lokal weiten Resektion oder einer Kompartmentresektion funktionell wichtige Muskeln entfernt werden, ergibt sich daraus oft ein wesentlicher Funktionsausfall. Wurde in sano operiert, so ist direkt im Anschluss an die Tumorentfernung neben der Weichteildeckung auch die funktionelle Rekonstruktion anzustreben. Besonders im Bereich des Unterarmes kann durch Sehnentranspositionen und motorische Ersatzplastiken ein Bewegungsdefizit ausgeglichen werden. Unwichtigere Sehnen werden verlagert, um ausgefallene Funktionen zu kompensieren. Sind keine Muskeln als Motoren mehr verfügbar, so können z. B. durch eine Handgelenkarthrodese die das Handgelenk bewegenden Muskeln „freigespielt" werden, um sie anschließend zur Motorisierung der Finger zu verwenden. Im Oberarmbereich verursacht der Verlust der Flexoren ein größeres Defizit als der Verlust der Extensoren. Die Streckfunktion erfolgt auch gut passiv durch Entspannung der Flexoren sowie durch die Schwerkraft. Möchte man allerdings die Beugemuskulatur des Oberarmes wiederherstellen, so können Muskeln vom Stamm auf die Extremität verlagert werden. Dafür wird vor allem der gestielte Latissimus-dorsi-Lappen oder der Pektoralis-major-Lappen als funktioneller Muskelersatz verwendet. Fehlen im Unterarmbereich alle Muskeln, so ermöglicht die freie mikrochirurgische Verpflanzung eines nerval angeschlossenen M. latissimus dorsi oder eines M. gracilis die Wiedergewinnung von aktiver willentlicher Beweglichkeit (Doi u. Mitarb. 1999). Bei Verlusten der Oberschenkelmuskulatur ist die Kniegelenkarthrodese eine funktionell valide Alternative. Die angepasste orthetische Versorgung einer Extremität durch dynamische Schienen kann die Selbstständigkeit des Patienten unterstützen.

Knochendefekte

Die Indikation zur Transplantation von vaskularisierten Knochen stellt sich erst bei Defekten im Schaftbereich von mehr als 10 cm (Tab. 2.9.**2**). Besonders bei einem schlecht durchbluteten Wundbett und einer zu erwartenden Verzögerung der Knochenheilung unter fortgesetzter Chemotherapie (Brown 1991) oder nach Bestrahlung ermöglicht ein vaskularisierter Knochen die schnellere und sichere Einheilung mit geringerem Infektrisiko und der Möglichkeit der besseren Inkorporation und funktionellen Hypertrophie unter Belastung (Taylor 1983). Eine Periode von 1–1,5 Jahren der Entlastung und der protektiven Schienung sind nach dem Ersatz von langen Röhrenknochen die Regel (Wie u. Mitarb. 1997). Derartige Knochentransplantate können auch in Kombination mit Allografts verwendet werden, um eine schnellere Belastbarkeit zu erreichen (Wuisman u. Mitarb. 1996) (Abb. 2.9.**4** u. 2.9.**5 a–c**). Der Schlüssel zum Erfolg liegt in der guten Vaskularisation des Knochens und der kompletten Weichteildeckung durch gut durchblutete Muskulatur (Abb. 2.9.**2**). Die meist verwendeten Transplantate sind die freie oder gestielte Fibula (Wuisman u. Mitarb. 1996) oder das freie Beckenkammtransplantat an der A. epigastrica inferior profunda.

Umkehrplastiken, Replantationen

Zur Vermeidung von sehr weit proximal gelegenen Amputationen können durch Umkehrplastiken funktionell längere Extremitäten erzielt werden, die einerseits besser prothetisch versorgt werden können bzw. den Patienten mehr Funktionalität bewahren. Müssen proximal gelegene Tumoren reseziert werden, so kann gelegentlich die Weichteildeckung erheblich schwierig sein. In solchen Fällen können z.B. von der gesunden distalen amputierten Extremität freie Transplantate gewonnen werden, die den proximalen Gewebedefekt verschließen. So kann der zirkuläre Hautweichteilmantel des Unterarmes (Grünert u. Mitarb. 1992) oder der gesamte Unterarm (Steinau u. Mitarb. 1992) zur Defektdeckung eines Rumpfdefektes Verwendung finden. Ist an der unteren Extremität der Amputationsstumpf nur mit instabilen Weichteilen zu erhalten, so kann sensibel versorgte Fußsohlenhaut mikrochirurgisch zu Stumpfdeckung replantiert werden.

Palliative Indikation

Bei Patienten mit ausgedehnten Tumoren, die zur Perforation neigen oder die bereits ein Ulkus gebildet haben sowie bei ausgedehntem Lymphknotenbefall und Fernmetastasierung ist gelegentlich in Abhängigkeit der zu erwartenden Überlebenszeit eine palliative plastisch-chirurgische Rekonstruktion erforderlich (Steinau u. Mitarb. 1992). Die lokale Tumorentfernung bzw. das Debulking wird die Überlebenszeit nicht beeinflussen, jedoch aber die Lebensqualität des Patienten verbessern, die Pflegebedürftigkeit reduzieren, die Unabhängigkeit erhöhen und auch zur Schmerzreduktion beitragen. Funktionelle und pflegetechnische Erfordernisse sind in diesen Fällen von Bedeutung und sollen den Patienten vor einer allzu frühen präterminalen Abhängigkeit bewahren und die lebenswerte Zeit verlängern. Voraussetzung dafür sind sichere und den Patienten wenig belastende Operationen ohne wesentliche Sekundärfolgen und die während eines kurzen Krankenhausaufenthaltes durchgeführt werden können. Durch entsprechende Lappenplastiken können palliative Strahlenbehandlungen oder Chemotherapien ermöglicht werden.

Tab. 2.9.2 **Knochentransplantate**

Knochentransplantate	Art	Größe	Arterie	Durchmesser	Gefäßstiel	Besonderheiten
Fibula	ossär osteokutan	bis 20–26 cm	A. fibularis 2 Vv. comitantes	1,5–3 mm	3–5 cm mit A. fibularis 7–10 cm	mit Hautinsel möglich, double barrel, evtl. Instabilität im OSG
Beckenkamm	ossär osteokutan	bis 16 cm	A. cirumflexa ilium profunda 2 Vv. comitantes	2–3 mm	5–7 cm	nachteiliger Hebedefekt

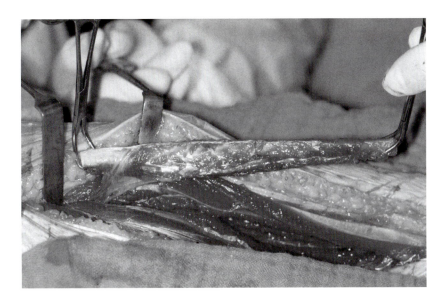

Abb. 2.9.4 Entnahme einer gefäßgestielten Fibula mit A. und V. fibularis.

Nachbehandlung

Nach freien Hauttransplantaten erfolgt der erste Verbandswechsel nach ca. 5 Tagen. Freie mikrochirurgische Lappen müssen in den ersten Tagen nach der Verpflanzung regelmäßig bzw. kontinuierlich kontrolliert werden. Das Monitoring des Lappens erfolgt durch regelmäßige Durchblutungskontrollen durch klinische Beurteilung der kapillären Füllung sowie der Farbe und der Wärme des Lappens. Nach Anlage eines gut gepolsterten Verbandes ist die Ruhigstellung auf einer Gipsschiene empfehlenswert. Eine perioperative Antibiotikagabe ist die Regel, allerdings lässt sich die Infektionsrate auch durch die postoperative Anwendung einer Sauerstoffnasensonde für die ersten 36 Stunden signifikant reduzieren. Zur Senkung von mikrovaskulären Komplikationen ist ein ausreichender Hämoglobinwert (> 10 mg%), ein Hämatokrit von 28–30%, ein Blutdruck von konstanter Höhe (> 100 mmHg Mitteldruck) und eine ausreichende Flüssigkeitssubstitution erforderlich. Zur Verbesserung der Rheologie werden in der Regel je nach Körpergewicht 12.000–15.000 IE/d Heparin verabreicht und 500 ml HAES 6% bzw. 10% pro 24 Stunden gegeben. Der Erfolg einer mikrochirurgischen Rekonstruktion kann bei schlechter Technik nicht durch medikamentöse Rundumschläge gerettet werden. Daher ist Erfahrung und mikrochirurgische Routine Voraussetzung.

Komplikationen

Die allgemeine Komplikationsrate nach extremitätenerhaltender Therapie beläuft sich auf 9,2–92% (Eckardt u. Mitarb. 1985). Darunter sind sowohl die postoperativen mechanischen als auch Wundheilungskomplikationen summiert. Die Wundkomplikationen machen allein 4,4–38,5% aus und betreffen Infektionen, Wunddehiszenzen, verzögerte Wundheilung und Transplantatverluste oder Lappennekrosen. Die Ursachen dieser Komplikationen ergeben sich aus einer verzögerten postoperativen Chemotherapie, Folgeoperationen und verzögerter postoperativer Physiotherapie mit Verlust an Beweglichkeit und Ausbildung von Kontrakturen. Die Folgen von diesen Komplikationen sind oft katastrophal (Quill u. Mitarb. 1990). Besonders häufig treten Komplikationen nach gliedmaßenerhaltenden Maßnahmen um das Kniegelenk auf. In einer großen Studie zeigten 75% nach Resektionen im distalen Femur- und proximalen Unterschenkelbereich Komplikationen im Vergleich zu einer Komplikationsrate von 18% nach Hüft- oder Schulterresektionen mit Rekonstruktionen (McDonald u. Mitarb. 1990). In einem Drittel der Fälle muss bei Komplikationen amputiert werden. Die für die Überlebensrate wichtige perioperative Chemotherapie ist jedoch mit einer signifikant höheren Komplikationsrate vergesellschaftet. Der Beginn frühestens 2 Wochen nach der Tumoroperation wäre der beste Kompromiss. Durch die großzügige Verwendung von gut vaskularisierten Muskeltransplantaten lässt sich die Infektrate deutlich reduzieren (Chang u. Mathes 1982) und auch der Heilungsverlauf wird verbessert (Mathes u. Mitarb. 1982).

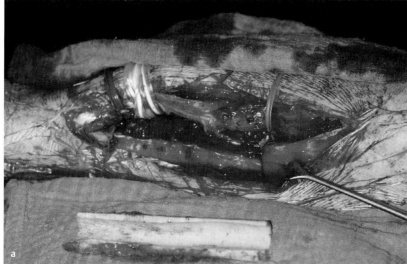
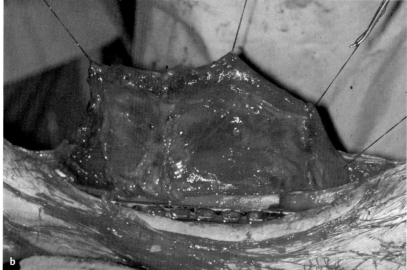
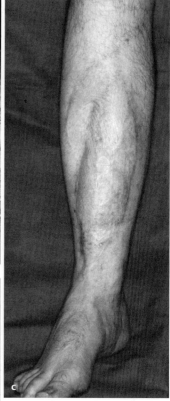

Abb. 2.9.5 a–c Nach Osteosarkomresektion im mittleren Tibiadrittel Transposition einer ipsilateralen gefäßgestielten Fibula und Einpassung eines Allografts (**a**). Zur adäquaten Weichteildeckung wurde eine freie mikrochirurgisch übertragene Latissimus-dorsi-Muskellappenplastik nötig (**b**). Klinisches Resultat nach Spalthauttransplantation auf den freien M. latissimus dorsi (**c**).

Literatur

Barwick, W.J., J.A. Goldberg, S.P. Scully u. Mitarb. (1992): Vascularised tissue transfer for closure of irradiated wounds after soft-tissue sarcoma resection. Ann Surg 216: 591–595

Brown, K.L.B. (1991): Limb reconstruction with vascularised fibular grafts after bone tumor resection. Clin Orthop 262: 64–73

Bujko, K., H.D. Suit, D.S. Springfield u. Mitarb. (1993): Wound healing after preoperative radiation for sarcoma of soft tissues. Surg. Gynecol. Obstet. 176: 124–134

Chang, N., S.J. Mathes (1982): Comparison of the effect of bacterial inoculation in musculocutaneous and random-pattern flaps. Plast Reconstr Surg 70: 1–9

Doi, K., N. Kuwata, F. Kawakami, Y. Hattori, K. Otsuka, K. Ihara (1999): Limb-sparing surgery with reinnervated free muscle transfer following radical excision of soft-tissue sarcoma in the extremity. Plast Reconstr Surg 104: 1679–1687

Drake, D.B. (1995): Reconstruction for limb-sparing procedures in soft-tissue sarcomas of the extremities. Clin Plast Surg 22: 123–128

Eckardt, J.J., F.R. Eilber, F.J. Dorey, J.M. Mirra (1985): The UCLA experience in limb salvage surgery for malignant tumors. Orthopedics 8: 612–621

Eckardt, J.J., J.G. Matthews, F.R. Eilber (1991): Endoprothetic reconstruction after bone tumor resections of the proximal tibia. Orthop Clin North Am 22: 149

Gloviczki, P., P.C. Pairolero, B.J. Toomey, T.C. Bower u. Mitarb. (1992): Reconstruction of large veins for nonmalignant venous occlusive disease. J Vasc Surg 16: 750–761

Godina, M. (1979): Perferential use of end-to-side anastomosis in free flap transfer. Plast Reconstr Surg 64: 673–682

Grünert, J., H. Rieger, M. Littmann (1992): Der totale freie Unterarmlappen. 22. Tagung der Vereinigung der Deutschen Plastischen Chirurgen, Erlangen, 24.-26. September 1992

Grünert, J., P. Wuisman, R.D. Keferstein (1994): Plastisch-rekonstruktive Maßnahmen von Knochen- und Weichteildefekten nach Resektion von malignen Tumoren der Extremitäten. In: Zilch, H., E. Schumann: Plastisch-rekonstruktive Maßnahmen bei Knochen- und Weichteildefekten. Thieme, Stuttgart: 85–86

Hidalgo, D.A., J.J. Disa, P.G. Cordeiro, Qun-Ying Hu (1998): A review of 716 consecutive free flaps for oncologic surgical defects: Refinement in donor-site selection and technique. Plast Reconstr Surg 102: 722–734

Hohenberger, P. (1998): Chirurgische Technik und chirurgisch-onkologische Taktik bei Tumoren der Weichgewebe und Extremitäten mit Gefäßbeteiligung. Chirurg 69: 19–27

Hudson, M., M.R. Jaffe, N. Jaffe u. Mitarb. (1990): Pediatric osteosarcoma: Therapeutic strategies, results and prognostic factors derived from a 10-year experience. J Clin Oncol 8: 1988–1997

Karakousis, C.P., C. Karmpaliotis, D.L. Driscoll (1996): Major Vessel Resection during limb-preserving surgery for soft tissue sarcomas. World J Surg 20: 345–350

Kashdan, B., K.L. Sullivan, R.D. Lackman u. Mitarb. (1991): Extremity osteosarcomas. Radiology 177: 95–99

Khouri, R. (1992): Avoiding free flap failure. Clin Plast Surg 19: 773–781

Krag, D.N., H. Klein, P.D. Schneider u. Mitarb. (1991): Composite tissue transfer in limb-salvage surgery. Arch Surg 126: 639–641

Mankin, H.J., T.A. Lange, S.S. Spanier (1982): The hazard of biopsy in patients with malignant primary bone and soft-tissue tumors. J Bone Joint Surg 64-A: 1121–1127

Masquelet, A.C. (2003): Muscle reconstruction in reconstructive surgery: soft tissue repair and long bone reconstruction. Langenbecks Arch Surg 388: 344–346

Mathes, S.J., B.S. Alpert, N. Chang (1982): Use of the muscle flap in chronic osteomyelitis: Experimental and clinical correlation. Plast Reconstr Surg 69: 815–829

McDonald, D.J., R. Capanna, F. Gherlinzoni u. Mitarb. (1990): Influence of chemotherapy on perioperative complications in limb salvage surgery for bone tumors. Cancer 65: 1509–1516

Nichter, L.S., L.R. Menendez (1993): Reconstructive considerations for limb salvage surgery. Orthop Clin North Am 24: 511–521

O'Connor, M.I., D.J. Pritchard, L.L. Gunderon (1993): Integration of limb-sparing surgery, brachytherapy and external-beam irradiation in the treatment of soft-tissue sarcomas. Clin Orthop 289: 73–80

Ormsby, M.V., B.S. Hilaris, D. Mori u. Mitarb. (1989): Wound complications of adjuvant radiation therapy in patients with soft-tissue sarcomas. Ann Surg 210: 93–99

Peat, B.G., R.S. Bell, A. Davis, B. O'Sullivan, J. Mahoney, R.T. Manktelow, V. Bowen, C. Catton, V.L. Fornasier, F. Langer (1994): Wound-healing complications after soft-tissue sarcoma surgery. Plast Reconstr Surg 93: 980–987

Quill, G., S. Gitellis, T. Morton u. Mitarb. (1990): Complications associated with limb salvage for extremity sarcomas and their management. Clin Orthop 260: 242–250

Serafin, D. (1996): Atlas of microsurgical composite tissue transplantation. W.B. Saunders Co., Philadelphia

Simon, M. (1988): Limb salvage for osteosarcoma. J Bone Joint Surg 70-A: 307–310

Simon, M.A., H.A. Finn (1993): Diagnostic strategy for bone and soft-tissue tumors. J Bone Joint Surg 75-A: 622–631

Spiro, I.J., A.E. Rosenberg, D. Springfield, H.D. Suit (1995): Combined surgery and radiation therapy for limb preservation in soft tissue sarcoma of the extremity: the Massachusetts General Hospital experience. Cancer Invest 13: 86–95

Steinau, H.U., G. Germann, W. Klein, S.P. Roehr, C. Josten (1992): The "epaulette" flap: replantation of osteomyocutaneous forearm segments in interscapulothoracic amputations. Eur J Plast Surg 15: 283–288

Steinau, H.U., P.M. Vogt, H.H. Homann, D. Hebebrand (2000): Malignant soft tissue tumors. In: Achauer, B.M.: Plastic surgery. Bd. 4. Mosby, St. Louis: 2287–2298

Taylor, G.I. (1983): The current status of free vascularized bone grafts. Clin Plast Surg 10: 185–209

Tomita, K., H. Tsuchiya (1989): Intermediate results and functional evaluation of limb-salvage surgery for osteosarcoma. J Surg Oncol 41: 71–76

Wei, F.C., T.A. El-Gammal, C.H. Lin, W.N. Ueng (1997): Free fibula osteoseptocutaneous grafts for reconstruction of segmental femoral shaft defects. J. Trauma 43: 784–792

Willcox, T.M., A.A. Smith (2000): Upper limb free flap reconstruction after tumor resection. Seminars in Surg Oncol 19: 246–254

Wuisman, P., J. Grünert (1994): Transpositions des vaisseaux permettant d'eviter les plasties en rotation ou les amputations lors du traitement des tumeurs malignes primitives du genou. Revue de Chirurgie Orthopedique 80: 720–727

Wuisman, P., J. Grünert, M. Langer (1996): Der ipsilaterale, gefäßgestielte Fibulatransfer bei malignen Tibiatumoren. Operat Orthop Trauma 8: 142–152

Zahlten-Hinguranage, A., L. Bernd, D. Sabo (2003): Amputation oder Extremitätenerhalt? Orthopäde 32: 1020–1027

Zelefsky, M.J., D. Nori, M.H. Shiu, M.F. Brennan (1990): Limb salvage in soft tissue sarcomas involving neurovascular structures using combined surgical resection and brachytherapy. Int J Radiat Oncol Biol Phys 19: 913–918

Sachverzeichnis

A

Actinomycin-D 130 f, 334
– Nebenwirkung 135
Adamantinom 98, 120
Adenokarzinom, Knochenmetastase 123
Adriamycin 130 f, 334
– Nebenwirkung 135
AJCC-Staging-System 267 f
Akupunktur 235
Albright-McCune-Syndrom 97
Alkylierende Substanzen 131
– Nebenwirkungen 135
Allgemeinbefinden 10
Allgemeinzustand des Patienten bei Knochenmetastasen 242
Allograft, osteoartikuläres 180, 182
Allograftarthrodese 180 f
Allograftknochen 179 ff
– Definition 179 ff
– diametaphysärer 182
– Indikation 182 f
– massiver 179 f
– – Fixation 181
– – Komplikation 199 f
– – Osteosynthese 181 f
Allograftversagen 199
Amputation 151
– Indikation 204 ff, 375
– beim Kind 206
– bei malignem Weichteiltumor 207
– modifizierte 208
– onkologisch begründete 204 f
– palliative 207
– sekundäre 206
– Vernunftindikation 206
Analgesie, postoperative 142
Anästhesie 140 ff
– Checkliste 144
– Induktion 143
– perioperative 140, 143 ff
– postoperative 144 f
– Risikoindex 143
Angiofibrom, zelluläres 299
Angiographie
– Biopsievorbereitung 57
– Knochentumordiagnostik 26
– Weichteiltumor 273
Angioleiomyolipom 291
Angioleiomyom 306 f
Angiolipom 291
Angiomatose 92, 316
– zystische, des Knochens 93
Angiomyofibroblastom 299
Angiomyxom, tiefes aggressives 299
Angiosarkom 319 f
– des Knochens 120 f
– – Mikroskopie 121
– – Röntgenbild 40
– kutanes 319
Anthrazyklin 131
Anthrazyklin-Kardiomyopathie 135
Antibiotikaprophylaxe, perioperative 143
Anti-Granulozyten-Antikörper, monoklonale, ^{99m}Tc-markierte 53
Antikörper gegen zelluläre Intermediärfilamente 64

ARMS s. Rhabdomyosarkom, alveoläres
Arsen, Knochentumorbehandlung 233
Arteria-radialis-Lappen 372, 374

B

Bach-Blütentherapie 235
Becken, Tumorprothese 175 f
Beckenkammspongiosaplastik, autologe 158 f
Beckenkammtransplantat, freies 376
Beckenmetastasen 245
– Rekonstruktion, postoperative 245
Beckenteilersatz 245 f
Beckentumorresektion
– Nervenresektion 196
– Umkehrplastik 187
Beinlängendifferenz
– nach Hüftverschiebeplastik
– nach Tumorresektion 167 f, 183
Bestrahlungsdosis 361
– Kindes-/Jugendalter 362
Bestrahlungsfeld 361
Bestrahlungstechnik 361
Bewegungseinschränkung 9
Bierbeck-Granula 98
Biopsatentkalkung 63
Biopsie
– chirurgische Richtlinien 57 f
– CT-gesteuerte 280
– Instrumente 61
– Knochenläsion 57 ff
– offene
– – Knochentumor 148, 60 ff
– – Weichteiltumor 281
– perkutane
– – Knochentumor 59
– – Weichteiltumor 280 f
– Planung 20
– sonographisch gesteuerte 280
– Tumorzellenkontamination 196
– Vorbereitung 57
– Weichteiltumor 272, 280 f
Biopsieortwahl bei Knochentumor, Magnetresonanztomographie 26
Bioreaktor 250, 253
Bisphosphonate bei Knochenmetastasen 234
Bronchialkarzinom, Knochenmetastase 122
B-Symptomatik 118
B-Zell-Lymphom 125

C

Campanacci-Syndrom s. Dysplasie, fibröse
Carboxypeptidase G2 135
CD-34-Positivität 300
CGH (Comparative Genomische Hybridisierung) 68
Chemotherapie 149
– Hyperthermie 192
– Knochentumor
– – maligner 130 ff
– – als Zweitmalignom 134
– Knochentumorrezidiv 134

– Nachbehandlung 135 f
– Nebenwirkungen 338
– – akute 135
– neoadjuvante, Knochentumor 154
– Substanzen 130 f, 334
– supportive Maßnahmen 131
Chirubismus 96
Chondroblastom 83 f
– Genetik 83
– Mikroskopie 83 f
– Röntgenbild 31 f
Chondrodysplasie s. Enchondromatose 81
Chondrom 79 ff
– Häufigkeit, relative 5
– juxtakortikales 33
– – (= periostales) 81
– – 114
– parostales (= periostales) 81
– periostales 79, 81
– – Röntgenbild 33 f
– zentrales s. Enchondrom
Chondromatose, primäre synoviale 82 f
Chondrome, multiple, Röntgenbild 34 f
Chondrometaplasie, primäre synoviale (Chondromatose, primäre synoviale) 82 f
Chondromyxoidfibrom 84 f
– Genetik 84
– Mikroskopie 84 f
– Röntgenbild 32 f
Chondrosarkom 80, 112 ff
– Altersverteilung 9
– dedifferenziertes 34, 115 f
– Differenzialdiagnose 113 ff
– Grad
– – I 34 f
– – – Unterscheidung vom Enchondrom 35 f
– Häufigkeit, relative 6
– mit hochdifferenzierten und schlecht differenzierten Anteilen 115 f
– juxtakortikales 114
– Malignitätsgrade 34
– mesenchymales 114 f
– Mikroskopie 112 ff
– MR-Tomographie 34
– myxoides, extraskelettales 325 f
– periosteales (= juxtakortikales) 114
– prädisponierende Faktoren 112
– Röntgenbild 34
– sekundäres 35, 112
– Strahlentherapie 219
Chordom
– MR-Tomographie 40 f
– Röntgenbild 41
– sakrokokzygeales 40 f
– Strahlentherapie 219 f
Chymotrypsin 232
Cirtical Irregularity Syndrome s. Desmoid, periostales 78
Cisplatin 130 f
– Nebenwirkungen 135
c-Kit 65
Comparative Genomische Hybridisierung 68
Composite-Allograft 181 f
Computertomographie
– Biopsievorbereitung 57

– bei radiologischer Knochenläsion 24 f
– Weichteiltumor 272
Cortical Onlaygraft 181
Cyclophosphamid 130 f, 334

D

Dabska-Typ-Hämangioendotheliom 317 f
Darmbeinschaufelresektion 157
Deformität nach Tumorresektion 167 f
Dekompression, ventrale, Wirbelsäulenmetastase 244
Desmoid, periostales 78
– Mikroskopie 78
– Röntgenbild 45 f
Desmoid-Typ-Fibromatose 299 f
Dexrazoxan 135
Diagnostik
– immunhistochemische 63 ff
– klinische 262 f
– molekularbiologische 67 ff
– nuklearmedizinische 47 ff, 277 ff
– pathologisch-histologische 62 ff
– präoperative 142 f
– radiologische 20 ff, 272 f
Diät, makrobiotische 233
Docking-Operation 167
Doppel-Wadenbeintechnik 160
Dorsalis-pedis-Lappen 374
Down-Staging 16
– Ewing-Sarkom 11
– Knochentumor
– – extrakompartmenteller 11
– – hochgradig maligner 16
– Weichteilsarkom, extrakompartmentales 263 f
Doxorubicin 131, 342 f
Drei-Phasen-Skelettszintigraphie 48
Druckentlastung, kontinuierliche 192 f
Dupuytren-Exostose 77
Dysplasie 4
– fibröse 97
– – Genetik 97
– – Mikroskopie 97
– – monostische 42, 97
– – polyostische 42, 97
– – Röntgenbild 42 f
– osteofibröse 42, 97 f
– – Genetik 98
– – Mikroskopie 98

E

Echinokokkose 75
EGFR (epidermaler Wachstumsfaktorrezeptor) 65
Eigenbluttherapie 235
Elastofibrom 296 f
Enchondrom 79 ff
– Genetik 81
– Mikroskopie 81
– Prädilektionsstellen 80
– Röntgenbild 33 f
– Unterscheidung vom Chondrosarkom Grad I 35 f
Enchondroma protuberans 33
Enchondromatose 79, 81 f, 112

Sachverzeichnis

Endothelmarker 320
Enneking-Tumormodell 150
Enostom, Röntgenbild 27
Enostose, solitäre s. Osteom
Entzündungsreaktion, Knochentumor 13
Enzym, proteolytisches 232
Enzymtherapie bei Knochentumor 232
Epidermiszyste 78
Epiphysendistraktion vor Tumorresektion 165
Erdheim-Chester-Erkrankung 99f
ERMS s. Rhabdomyosarkom, embryonales
Ersatzplastik, motorische 375f
Etoposid 130f
EURO-E.W.I.N.G.-99-Protokoll 134
EURO-E.W.I.N.G.-Studie 134
Evaluation, präoperative 140, 142f
Ewing-Sarkom 6, 118ff
– Altersverteilung 9
– Chemotherapie 130ff
– Definition 118
– Diagnostik
– – immunhistochemische 119
– – molekularbiologische 118
– Differenzialdiagnose 119f
– Down-Staging 11
– extraskelettales 267
– Makroskopie 119
– 4-Medikamenten-Kombinationschemotherapie 131
– Mikroskopie 119f
– MR-Tomographie 11, 36
– Nachsorgeempfehlung 212ff
– PCR 118
– Resektataufarbeitung 66
– Röntgenbild 36
– Strahlentherapie 217 F
– Therapieperspektiven 135
Exartikulation 151
Exostose
– kartilaginäre s. Osteochondrom
– osteokartilaginäre s. Osteochondrom
– subunguale 77
Extremitätenerhaltung 370f
Extremitätenweichteilsarkom 258
Exzisionsbiopsie 60, 281

F

Färbung, histologische 63
Fasciitis nodularis 295
Fasziitis, proliferative 295f
Feinnadelaspiration 58, 280
Femur
– distales
– – Biopsiezugang 58
– – Tumorprothese 176
– proximales
– – Biopsiezugang 58
– – Tumorprothese 175f
– totales, Tumorprothese 176
Femurtumor, maligner, Umkehrplastik 186ff
Fettgewebe 26
Fettgewebstumor 285, 290ff
– benigner 290ff
– Dignität, intermediäre 285ff, 292f
– lokal aggressiver 292
– maligner 293ff
– – Immunhistochemie 295
– – Zytogenetik 295
– Pathologie 290ff
Fettzellen, siegelringartige 292, 294

^{18}F-FDG -PET
– Anreicherungsmechanismus 54
– Indikation 278f
– Konsensuskonferenz 54f, 278
– Mertastasensuche 55
– Osteosarkom 51
– Rezidivdiagnostik 55
– Therapiemonitoring 55
– Weichteiltumordiagnostik 278
Fibrom
– aponeurotisches
– – juveniles 298
– – kalzifizierendes 298
– desmoplastisches 298
– – des Knochens 89f
– – – Genetik 89
– – – Mikroskopie 89f
– – – Röntgenbild 39
– nichtossifizierendes 88f
– – Röntgenbild 45
– – Vorzugslokalisation 45
– ossifizierendes s. Dysplasie, osteofibröse
– der Sehnenscheiden 298
Fibromatose
– aggressive 299f
– axilläre 277
– Bestrahlung, adjuvante 363
– desmoplastische 298
– digitale, infantile 298
– hyaline, juvenile 298
– MR-Tomographie 276f
– superfizielle 299
Fibromatosis colli 298
Fibromyxoidsarkom, niedriggrad malignes 303
Fibrosarkom
– adultes 302f
– infantiles 301f
– – Zytogenetik 302
– des Knochens 120
– – Mikroskopie 120
– – Röntgenbild 39
– Strahlentherapie 219
Fibroxanthom s. Histiozytom, fibröses, benignes
Fibroxanthosarkom s. Histiozytom, fibröses, malignes
Fibularesektion 157
Fibula-pro-Tibia-Rekonstruktion 159f
Fibulatransplantat 158ff
– gefäßgestieltes 159f, 376
– – Komplikation 201
Fieber 10
FISH (Interphase-Fluoreszenz-in-situ-Hybridisierung) 68
Fixateur externe, Knochendefektrekonstruktion 166f
Flare-Phänomen, Knochenmetastasen 52
Floret-like cells 291
Fluor-18-Deoxyglukose-Positronen-Emissions-Tomographie s. ^{18}F-FDG-PET
Fluor-18-FDG-Positronen-Emissions-Tomographie s. ^{18}F-FDG-PET
FNCLCC-Gradingsystem 267, 288f
Folsäureantagonisten 131
– Nebenwirkungen 135
Fraktur
– nach Knochenverpflanzung 162
– pathologische 10
– – Amputationsindikation 206
– – Chondrosarkom 113
– – Dysplasie, fibröse 97
– – Knochenzyste, juvenile 44
– – langer Röhrenknochen 246
– – metastasenbedingte 246
– – Plasmozytom 123

– radiogene 356
Frakturheilung, verzögerte, radiogene 356
Fremdknochen-Prothesen-Kombination 181f
Fremdknochentransplantat s. Allograftknochen

G

Galliumcitrat-67-Szintigraphie 56
Galliumnitrat 235
Gammastrahler 47
Gammopathie, monoklonale 123
Ganglion
– intraossäres 46, 78
– – Mikroskopie 78
– juxtaossäres 46
– Röntgenbild 46
Ganzkörperdarstellung, Positronen-Emissions-Tomographie 53ff
Ganzkörperuntersuchung, nuklearmedizinische 47
Gardner-Syndrom 87, 262
Gaucher, Morbus 74
Gefäßinfiltration, tumoröse 26
Gefäßneubildung, Knochentumor 12
Gefäßrekonstruktion 374f
Gefäßtumor 287, 316ff
– aggressiv wachsender 318
– benigner 316
– Dignität, intermediäre 317f
– Endothelmarker 320
– maligner 318ff
Gefrierschnitt 60
Genexpressionsanalyse, globale 69
Gensequenzanalyse 69
Gentranslokation, balancierte, Weichteilsarkom 70
Gerson-Diät 234
Gewebetransplantat, autologes, Herstellung 250ff
– Trägermaterial 250, 252
– trägervermittelte 250
Gewebetransplantation, mikrochirurgische, freie 372
GNTM-Klassifikation, Weichteiltumor 268
Grading 103
– Knochentumor 13f
– Weichteiltumor 266ff, 288f, 342
Grading-System 267, 288f
Granula, PAS-positive 119f
Granulom, eosinophiles 98f
– Mikroskopie 98f
– Röntgenbild 41
– Strahlentherapie 221
Granulozyten, autologe, radioaktiv markierte 53
Grüner Tee 233

H

Halswirbelsäulenmetastasen, Dekompression, ventrale 244
Hämangioendotheliom 317f
– Dabska-Typ 317f
– epitheloides 318f
– kaposiformes 317
– retiformes 317f
– Röntgenbild 40
Hämangiom 92f
– arteriovenöses 316
– diffuses 316
– epitheliales 92

– epitheloides 317
– Immunhistochemie 92
– intramuskuläres 317
– juveniles 316, 363
– kapilläres 92, 316
– kavernöses 92, 316
– MR-Tomographie 274
– Radiotherapie 363
– Röntgenbild 39f, 274f
– synoviales 317
– tiefes 317
– venöses 92
Hämangiomatose, skelettale 93
Hämangioperizytom 301
– Röntgenbild 40
Hamartom 4
– fibröses 297
Hämatom
– chronisches 275
– MR-Tomographie 274f
– postoperatives 354
– Resorptionsprozess 275
Handgelenkarthrodese 375
Hand-Schüller-Christian-Syndrom 41, 98
Haut aus der Tube 253
Hautersatz, allogener 253
Hautreaktion, radiogene 363
Hauttransplantation, freie, Nachbehandlung 377
High-grade surface osteosarcoma 111
High-grade-Knochensarkom, Nachsorgeempfehlung 212
High-grade-Sarkom 267, 311
High-grade-Weichteilsarkom, Nachsorge 366
Hirtenstabdeformität 42
Histiozyten, schaumzellig transformierte 99
Histiozytom, fibröses
– – angiomatoides 321
– – benignes 88
– – – Röntgenbild 38
– – tiefes 304
– – malignes 305f
– – – Altersverteilung 9
– – – Genetik 306
– – – Histologie 305f
– – – Immunhistochemie 305
– – – inflammatorisches 117
– – – des Knochens 117f
– – – Mikroskopie 117f
– – – Röntgenbild 39
– – – Strahlentherapie 219
Histiozytose, sklerosierende, polyostische 99f
Histiozytose X s. Langerhans-Zell-Histiozytose
HMB-45 325
Hodgkin-Lymphom
– Mikroskopie 125
– Röntgenbild 37
– Skelettbefall 37
Hodgkin-Zellen 125
Hohlnadelbiopsie 280
– Knochentumor 59
Hormonbehandlung, Karzinommetastasen, ossäre 240
Hüftgelenk, Resektionsarthrodese 161
Hüftkopf, Neokapsel 157
Hüftumkehrplastik 185
Hüftverschiebeplastik 157
Humerus
– Biopsiezugang 59
– Tumorprothese 177
Humerustumor, maligner, proximaler 161

Sachverzeichnis

Hybridisierung, genomische, comparative 68
Hyperostose, kortikale, irreguläre 86
Hyperparathyreoidismus 46
Hyperplasie 4
Hyperthermie 191 f

I

Ifosfamid 130 f, 342 f
– Nebenwirkung 135
^{131}I-mIBG 227 f
Implantat, orthopädisches, Sarkomentstehung 326
Indiumoxinat-111 53
Infektion
– bei Allograft 199 f
– nach Knochenverpflanzung 162
– bei Tumorprothese 174 f, 198 f
Infektübertragung bei Knochentransplantation 162
Inklusionszyste, epidermale 78
Intercalary Graft 180
Interphase-Fluoreszenz-in-situ-Hybridisierung 68
Inzisionsbiopsie 60, 281
IORT (intraoperative Strahlentherapie) 361
Irregularität, kortikale, metaphysäre 45

J

Jet-Lavage 148
Juvara-Plastik 161

K

Kalkaneusprothese, totale 177
Kallusdistraktion 164 ff, 183
– Einfluss adjuvanter Therapie 165
Kaposi-Sarkom 262, 318
Kappa-Leichtketten 124
Kapselrekonstruktion, Trevia-Anbindungsschlauch 173 f
Kardioprotektivum bei Anthrazyklin-Therapie 135
Karnofsky-Index 242
Kempson-Campanacci-Läsion s. Dysplasie, osteofibröse
Klarzellchondrosarkom 116 f
Klarzellsarkom der Weichteile 325
Klassifikation 5 f
Klavikula-pro-Humerus-Rekonstruktion 160 f
Kniegelenk, Resektionsarthrodese 161
Kniegelenkarthrodese 376
Knochen, reaktiver 12
Knochenanteil, entbehrbarer 157
Knochenbank 179
Knochendefekt
– Rekonstruktion 370, 376
– – biologische 156 ff
– – – Komplikation 200 f
– – primäre 166 f
– – sekundäre 166
– – wie ausgestanzt wirkender 38
Knochendestruktion 21 f
– Lodwick-Graduierung 21 f
Knocheneinheilung, verzögerte 162
Knochenentnahme 179
– Morbidität 162 f
Knochenersatz 158 ff

Knochenersatzstoff 163
Knochenimplantat, Skelettszintigraphie 53
Knocheninfarkt 117
Knocheninsel s. Osteom
Knochenläsion
– Ausräumung, intrakapsuläre, intraläsionale 151
– benigne
– – aggressiv wachsende, Resektion 153
– – aktive
– – – Ausräumung 151
– – – Resektion
– – – – intraläsional-marginale 151
– – – – marginale 151
– – – – Zementierung 151
– – inaktive, latente, Ausräumung 151
– – Resektionsrand, stadienabhängiger 155
– Biopsie 57 ff
– Biopsieortwahl, Magnetresonanztomographie 26
– Diagnostik
– – nuklearmedizinische 47 ff
– – pathologisch-histologische 62 ff
– – radiologische 20 ff
– differenzialdiagnostische Zuordnung 21
– Dignität 22
– entzündliche 74
– fetthaltige 39
– Form 23
– geographische 21
– Größe 23
– Kortikalisdestruktion 21, 23
– Kortikalisintegrität 23
– Lokalisation 23 f
– magnetresonanztomographisches Erscheinungsbild 26
– maligne, Resektionsrand, stadienabhängiger 155
– Patientenalter 24
– Periostreaktion 22 f
– Procedere bei Malignitätsverdacht 133
– Röntgenmorphologie 21
– scharf begrenzte 21
– Sklerosesaum 22
– Trabekulierung 23
– Weichteilkomponente 23
– zystische, magnetresonanzto-mographisches Erscheinungsbild 26
Knochenmarkinfiltration, Szintigraphie 53
Knochenmarkmetastasen, Szintigraphie 53
Knochenmarkraum, Mastzellinfiltration 100
Knochenmarkszintigraphie 53 f
– Indikation 53
– Radiopharmaka 53
Knochenmarktumor, Röntgenbild 36 f
Knochenmetastasen 121 ff, 238 ff
– Allgemeinzustand des Patienten 242
– Bisphosphonate 234, 241
– Diagnostik 238 ff
– – immunhistochemische 64, 122 f
– ^{18}F-FDG-PET 55 f
– Flare-Phänomen 52
– Hormonbehandlung 240 f
– Inoperabilität 242

– Komplikation, operationsbedingte 242
– Mikroskopie 122 f
– MR-Tomographie 239
– Operabilität 242
– Operationsrisiko 242
– Pathogenese 238
– Primariussuche 239
– Primärtumor 121
– prognostische Faktoren 241
– Radionuklidtherapie
– – Nachsorge 227
– – palliative 224 ff
– – Strahlenexposition 227
– – tumorspezifische 227 f
– Resektion, Osteosynthese 246 f
– Resektionsgrenzen 242
– Röntgenbild 239
– Schmerztherapie, palliative 224 ff
– Screening 239
– Skelettszintigraphie 52
– Staging-Verfahren 239
– Strahlentherapie 240
– Therapie
– – operative 241 f
– – systemische 240 f
– Weichteilkomponente 239
Knochennekrose 74 f
Knochenneubildung, metaplastische, indirekte 22
Knochenöffnung, biopsiebedingte 61
Knochenresektat, tumortragendes, Aufarbeitung 66 f
Knochensarkom
– Funktionsmonitoring 213 f
– Nachsorgeempfehlung 212 ff
– Rezidivdiagnostik 213
– Spätfolgenmonitoring 213
Knochenstruktur, physiologische, Magnetresonanztomographie 25 f
Knochenstrukturschaden 74
Knochentransplantat 376
– Abstoßung 162
– autogenes 182
– gefäßgestieltes 376
– – Komplikation 201
– homologes s. Allograftknochen
– kortikales
– – autologes 158 ff
– – homologes 158 ff
– vaskularisiertes 376
Knochentransplantation, Erregerübertragung 179
Knochentumor 75 f
– aggressiv wachsender 14 f
– aktiver 14 f
– Altersabhängigkeit 9
– Amputation s. Amputation
– Anamnese 8
– Angiographie 26
– Arsenbehandlung 233
– Ätiologie 8
– Ausdehnung
– – anatomische 14
– – Magnetresonanztomographie 26
– benigner 79 ff
– Entartung, maligne 8
– Häufigkeitsverteilung 5, 7
– Pathologie 77 f
– Skelettszintigraphie 53
– Stadieneinteilung 14 f
– bindegewebiger, Röntgenbild 38 f
– Biopsie 57 ff
– – Methodenwahl 58 ff
– – offene 60 ff

– – perkutane 59
– – Zugang 58 f
– Biopsieortwahl, Magnetresonanztomographie 26
– chondrogener 79
– magnetresonanztomographisches Erscheinungsbild 26
– – Matrix 22
– Diagnosefindung 63
– Diagnostik
– – immunhistochemische 63 ff
– – molekularbiologische 67 ff
– – pathologisch-histologische 62 ff
– Diät, makrobiotische 233
– Dignitätsklassifikation 76
– Entzündungsreaktion 13
– Enzymtherapie 232
– epiphysärer 32
– extrakompartmenteller 14
– – Down-Staging 11
– ^{18}F-FDG-PET 54 f
– fibrogener 88 ff
– fibrohystiozytärer 6
– fibröser 6
– Gefäßneubildung 12
– gemischter 6
– genetische Faktoren 8
– Gerson-Diät 234
– Grüner Tee 233
– hämatogener 6, 64
– – maligner 123 ff
– Häufigkeitsverteilung 5 ff
– histiozytärer 41
– hochgradig maligner 4, 13 ff
– – Down-Staging 16
– immunhistochemische Parameter 64
– immunologische Faktoren 8
– intrakompartmenteller 14
– kartilaginärer 6
– Klassifikation 5 f
– – histogenetische 5
– – histologische 5
– klinisches Bild 8 f
– knochenbildender, Röntgenbild 27 ff
– knorpelbildender, Röntgenbild 31 ff
– Kompartment, anatomisches 10 f
– latenter 14 f
– lipomatöser 6
– Livingstone-Therapie 234
– Lokalisationsverteilung 8 f
– maligner
– – Bestrahlungsdosis 216 f
– – Bestrahlungsvolumen 217
– – Chemotherapie 130 ff, 165
– – – adjuvante 133, 165
– – – Nachbehandlung 135 f
– – – Nebenwirkungen, akute 135
– – – neoadjuvante 133, 154, 165
– – – postoperative 133
– – – präoperative 133, 154, 165
– – – Stellenwert 132 f
– – – Studien 133 f
– – – Substanzen 130 f
– – – supportive Maßnahmen 131
– – Grading s. Grading
– – hämatogene Streuung 238
– – Häufigkeitsverteilung 6 f
– – Kindesalter 118
– – Lokalkontrolle 132 f
– – Lokalrezidiv 206
– – Metastasen, viszerale 239, 241
– – Pathologie 103 ff

– – Procedere bei Verdacht 133
– Resektion, Komplikation 206
– Resektionsgrenze 165
– Rezidiv 134
– Stadieneinteilung 15 ff
– Staging-Verfahren 239
– Strahlentherapie 216 ff
– – Nebenwirkungen 221
– – Patientenlagerung 217 f
– Therapie
– – multimodale 131 f
– – – prognostische Faktoren 131 f
– – Perspektiven 135
– – Phasen 370 f
– – Strategie 130
– Malignitätsgrad, histologischer 5
– Matrix 22
– mesenchymale Reaktion 12
– Mistelextrakt 233
– neurogener 94
– niedrigradig maligner 4, 13 ff
– notochordaler Abstammung 6, 40 f
– ossärer 6
– osteogener 84 ff
– Penetration 13
– reaktive Zone 12 f
– Regressionsgrad 66
– Resektion
– – Blutverlust 197
– – Epiphysendistraktion 165
– – intraläsionale 149 f
– – Komplikation 196 ff
– – – ischämiebedingte 197
– – operationstypische 197 ff
– – marginale 149 ff
– – radikale 149 f, 154 f
– – weite 149 f, 153 f
– Resektionsrand 149 f
– Schmerzen 9
– sekundärer
– – 18F-FDG-PET 55 f
– – Skelettszintigraphie 52 f
– Selen 234
– Skelettszintigraphie 51 f
– Sonographie 27
– Stadieneinteilung 13 ff
– synovialen Ursprungs 6
– Therapie
– – chirurgische s. auch Operation; s. auch Tumorchirurgie
– – – stadiengerechte 149
– Tumorgrenze 13
– undefinierter Herkunft 95
– vaskulärer 6
– – Röntgenbild 39 f
– Verlaufsuntersuchung, postoperative 53
– Vitamine 234
– Wachstum 11 ff
– Wachstumsbarrieren, anatomische 10 f
– Wachstumsgeschwindigkeit 4, 9
– WHO-Klassifikation 76
– Zelldifferenzierung 6
– aus zwei Komponenten 34
Knochenumbau, regeneratorischer 75
Knochenveränderung
– posttraumatische 77 f
– tumorartige, reaktive 77 f
Knochenverpflanzung, Komplikation 162 f
Knochenzyste
– aneurysmatische 95
– – Differenzialdiagnose 44
– – Genetik 95
– – Mikroskopie 95

– – MR-Tomographie 45
– – Röntgenbild 44 f
– – sekundäre 95
– – solide Variante 96
– – juvenile 96 f
– – Druckentlastung, kontinuierliche 192 f
– – Mikroskopie 96 f
– – MR-Tomographie 44
– – Punktion, perkutane 193
– – Röntgenbild 44
– – Spülung 193
– – solitäre 96 f
Knorpelimplantat 253
Knorpelkappe 33, 79 f
Kolloide, ^{99m}Tc-markierte 53
Kompartment, anatomisches 10 f
Kompartmentchirurgie 149
Kontraktur nach Weichteiltumorresektion 356
Kortikalisdefekt, oberflächlicher 45 f
Kortikalisdestruktion 21, 23, 111, 117
Kortikalistransplantat
– autologes 158 ff
– homologes 158 ff
Kortikalisverdickung 119
Kost, vegetarische 234
Kryochirurgie 190
Kryotherapie 148
KS (Kaposi-Sarkom) 318
Kyphoplastik 244 f

L

Lambda-Leichtketten 124
Längenwachstumsstörung, radiogene 363
Langerhans-Zellen 98
– Immunhistochemie 98
Langerhans-Zell-Histiozytose 41, 98 f
– Genetik 99
– Mikroskopie 98 f
Lappennekrose 377
Leave-me-alone-Lesions 20
Leiomyom 93 f
Leiomyosarkom 307 f
– epitheloides 307 f
– Histologie 307 f
– des Knochens 121
– Diagnostik, immunhistochemische 121
– – Mikroskopie 121
– – retroperitoneales 308
Leisten-Lappen 374
Letterer-Siwe-Erkrankung 41, 98
Leukozytenszintigraphie 53
Li-Fraumeni-Syndrom 103, 134
Lipidgranulomatose des Knochens 99 f
Lipoblasten 291 f
– Siegelringzell-Typ 292, 294
Lipoblastom 292
Lipom 93 f
– chondroides 292
– intramedulläres 93 f
– intramuskuläres 292
– des Knochens 39
– konventionelles 290 f
– Mikroskopie 94
– MR-Tomographie 273 f
– parostales 93
– pleomorphes 291
– superfizielles 290 ff
– synoviales, villöses 292
– tiefes 292 f

Lipoma arborescens 274, 292
Lipomatose, diffuse 290
Liposarkom
– dedifferenziertes 293
– hochdifferenziertes 273, 292 f
– intramuskuläres 293
– des Knochens 121
– – Röntgenbild 39
– Misch-Typ 294
– MR-Tomographie 273 f
– myxoides 293 f
– pleomorphes 294
– rundzelliges 294
– Skelettszintigraphie 278
– wenig differenziertes 273
Livingstone-Therapie bei Knochentumor 234
LMS s. Leiomyosarkom
Lodwick-Graduierung, Knochendestruktion 21 f
Low-grade-Fibromyxoidsarkom 303
Low-grade-Knochensarkom, Nachsorgeempfehlung 212
Low-grade-Sarkom, myofibroblastisches 301
Low-grade-Weichteilsarkom, Nachsorge 367
Lymphangiektasie des Knochens 93
Lymphangiom 92, 317
– MR-Tomographie 274
Lymphangiomatose 93
Lymphödem, radiogenes 363
Lymphom, malignes 124 f
– Immunhistochemie 125
– Mikroskopie 124 f
– primär ossäres, Strahlentherapie 221
– primär skelettales 124
– Skelettbeteiligung 124

M

Maffucci-Syndrom 82, 112
Magnetresonanztomographie
– Biopsievorbereitung 57
– Knochenstruktur, physiologische 25 f
– Knochentumordiagnostik 25 f
– kontrastmittelgestützte 273
– Metastasensuche 25
– Weichteiltumordiagnostik 272 f
Mammakarzinommetastasen, ossäre 123
– Chemotherapie 240
– Hormonbehandlung 240
Mammary-Typ-Myofibroblastom 298
Mantelgraft 181
Mastozytose, systemische 100
Mastzellinfiltration 100
Matrixproduktion 22
– Osteosarkom 22, 29, 51
Medizin, regenerative 254
Melaninbildung 314
Melanom, malignes
– der Aponeurosen und Sehnenscheiden 325
– 18F-FDG-PET 55
Melorheostose 86
Mesenchymale Reaktion, Knochentumor 12
Mesna 135, 342
Metastasen 14
– Diagnostik, immunhistochemische 64
– 18F-FDG-PET 55
– osteolytische 42

– osteosklerotische 42
– Röntgenbild 41 f
– Szintigraphie 42
– viszerale 239, 241
Methotrexat 130 f
– Nebenwirkungen 135
Methotrexatintoxikation 135
MFH s. Histiozytom, fibröses, malignes
Misch-Typ-Liposarkom 294
Mistelextrakt 233
Mittellinientumor 40
MPNST s. Nervenscheidentumor, peripherer, maligner
MSRS-Prothesensystem 169 f
MSTS-Enneking-Score 213 f
Musculi-gastrocnemii-Transpositionslappen 372
Musculoskeletal-Tumour-Society-Stagingsystem nach Enneking 13 ff, 268 f
Musculus-gastrocnemius-Lappen 374
Musculus-gracilis-Lappen 374
Musculus-latissimus-dorsi-Lappen 372 ff, 378
– motorische Ersatzoperation 376
Musculus-pectoralis-major-Lappen 376
Musculus-rectus-abdominis-Lappen 372, 374
Muskelplastik, freie 354
Muskelschwenklappenplastik 354
MUTARS-Prothesensystem 169 f
– Implantatfixation 172
Myelom, multiples s. Plasmozytom, disseminiertes
Myofibroblastom, Mammary-Typ 298
Myofibrom 297 ff
Myofibromatose 297 ff
Myofibrosarkom 301
Myositis
– ossificans 296
– – Histologie 296
– – MR-Tomographie 275
– – proliferative 295 f
Myxofibrosarkom 303
Myxom
– intramuskuläres 320
– juxtaartikuläres 320

N

Nadelbiopsie
– Knochentumor 59
– Weichteiltumor 280
Nagel, medullärer, Allograftfixation 182
Nasenrachenfibrom, juveniles 299
NCI-Drei-Grad-System 267, 288 f
Nekrose-Index 288
Neoplasie 75
Nervenrekonstruktion 375
Nervenresektion bei Beckentumorresektion 196
Nervenscheidenmyxom 313 f
Nervenscheidentumor, peripherer, maligner 314 f
– epitheloider 315
– Genetik 315
– Histologie 314 f
Nerventransplantat 375
Nervus
– ischiadicus, tumorbedingte Schädigung 375
– peroneus communis, Schädigung, intraoperative 196

Nervus, suralis, Transplantatentnahme 375
Neurilemmom 312
Neurinom 312
Neuroblastom, Knochenmetastasen, Radionuklidtherapie 227 f
Neurofibrom 313
- epitheloides 313
- plexiformes 313
- storiform, pigmentiertes 314
Neurofibromatose Typ 1, maligne Entartung 262
Neurothekom 313 f
Nidus 28
Nierenversagen, progredientes 123
Nierenzellkarzinom, klarzelliges, Knochenmetastase 122
NOF s. Fibrom, nichtossifizierendes
Non-Hodgkin-Lymphom des Knochens 37
Nora-Läsion 77
Nuklearmedizinische Diagnostik 47 ff, 277 ff

O

Oberarmbeugemuskeln, Wiederherstellung 376
Oberarm-Lappen, lateraler 374
Oberflächenosteom 87
Oberflächenosteosarkom 109 ff
- hochmalignes 111
Oberflächensarkom, hochmalignes, Röntgenbild 31
Oberschenkel-Lappen, anterolateraler 374
Oberschenkelmuskeln, Wiederherstellung 376
Ollier, Morbus s. Enchondromatose
Operation
- adjuvante 148
- diagnostische 148
- palliative 148
Organspenderknochen s. Allograftknochen
Ösophagusadenokarzinom, Knochenmetastase 123
Ossifikation, heterotope
- MR-Tomographie 275
- Röntgenbild 275 f
Osteoblastom 87 f
- Genetik 87 f
- Mikroskopie 87 f
- Röntgenbild 28 f
- Vaskularisation 29
- Vorzugslokalisation 28
Osteosarkommetastase
- Skelettszintigraphie 49 f
Osteochondrom 79 f
- erworbenes 77
- Genetik 79
- Häufigkeit, relative 5
- Knorpelkappe 33, 79 f
- maligne Entartung 80
- Mikroskopie 79
- Röntgenbild 33
Osteochondromatose 79
Osteochondrome, multiple 33
Osteoidosteom 86 f
- Mikroskopie 86 f
- Röntgenbild 27 f
- Thermokoagulation 190 f
Osteoklastom s. Riesenzelltumor des Knochens
Osteolyse
- brauner Tumor 46
- Chondromyxoidfibrom 32
- Chondrosarkom 34
- Ewing-Sarkom 36
- Fibrom
- - desmoplastisches 39

- - nichtossifizierendes 45
- Histiozytom, fibröses
- - benignes 38
- - malignes 39
- Knochenzyste
- - aneurysmatische 44 f
- - juvenile 44
- Metastase 42
- Nidus 28
- Non-Hodgkin-Lymphom 37
- Osteoblastom 28
- Osteosarkom 29
- Plasmozytom 38
- Riesenzelltumor 43
Osteom 84 ff
- Mikroskopie 85 f
- Röntgenbild 27
Osteopenie, Plasmozytom 38
Osteopoikilose 85 f
Osteoprotegerin 235
Osteosarkom 103 ff
- Altersverteilung 9
- Chemotherapie 130 ff
- - Substanzen 130 f
- Chemotherapiewirkung 51
- chondroblastisches 104, 106
- Differenzialdiagnose 108 f, 111
- extraossäres 51
- ^{18}F-FDG-PET 51
- fibroblastisches 105 ff
- Häufigkeit, relative 6
- kleinzelliges 106 ff
- Matrixproduktion 22, 29, 51
- medulläres 29 f
- MFH-Typ 106 f
- Mikroskopie 105 ff
- Nachsorgeempfehlung 212 ff
- nichtresezierbares, Radionuklidtherapie 228
- oberflächliches 109 ff
- - hochmalignes 111
- osteoblastisches 104 ff
- osteosklerotisches 105
- parossales 30 f, 110 f
- periostales 31, 111
- Prädilektionsstelle 103
- Resektataufarbeitung 66
- Röntgenbild 29 ff, 104
- sekundäres 31
- Skelettszintigraphie 49 ff
- Strahlentherapie 216
- teleangiektatisches 104, 106 f
- Therapie, Perspektiven 135
- zentrales, niedrigmalignes 106, 108 f
- als Zweitmalignom 134
Osteosarkommetastase
- Skelettszintigraphie 49 f
- SPECT 49 ff
Ostitis deformans 31, 75, 103, 117
Östrogenrezeptornachweis, immunhistochemischer 123

P

Paget, Morbus 31, 75, 103, 117
Palacosplombe 245
Papain 232
Paraskapular-Lappen 374
PCR (Polymerase-Kettenreaktion) 69
- Ewing-Sarkom 118
Periostitis, reaktive, floride 77
Periostreaktion
- kontinuierliche 22 f
- lamelläre 23
- spikuläre 23
- unterbrochene 22 f
- zwiebelschalenartige 23

Peroneusschwäche, Vincristin-bedingte 135
Pfeffer-und-Salz-Muster 39
Phantomschmerz 140
Phäochromozytom, Knochenmetastasen, Radionuklidtherapie 227 f
3-Phasen-Skelettszintigraphie 48
Phenol 148
Phosphonate, Technetium-99 m-markierte 47 f
Plasmozytom 123 f
- Computertomographie 38
- Definition 123
- Differenzialdiagnose 123 f
- disseminiertes 37 f
- - Strahlentherapie 220
- extramedulläres, Strahlentherapie 220
- Mikroskopie 123 f
- MR-Tomographie 38
- Röntgenbild 37 f
- solitäres, Strahlentherapie 220
Plasmozytomzellen, Immunphänotyp 123 f
Plattenosteosynthese
- Allograftfixation 182
- nach weiter Tumorresektion 153
PMMA-Zementierung 148
PNET s. Tumor, neuroektodermaler, primitiver, peripherer
Polymerase-Kettenreaktion 69
Polyposis, adenomatöse, familiäre 262
Positronen-Emissions-Tomographie 53 ff
- Anreicherungsmechanismus 54
- Durchführung 54
- Indikation 54 ff
- Knochenmetastasennachweis 239
- Konsensuskonferenz 54 f, 278
PRMS (pleomorphes Rhabdomyosarkom) 311 f
Projektionsradiographie, Weichteiltumor 272 f
Proliferation, osteokartilaginäre, parostale, bizarre 77 f
Prostatakarzinommetastasen, ossäre 122
- Hormonbehandlung 240 f
Protheseninfektion 199 f
- Vorgehen 200
Prothesenlockerung, Skelettszintigraphie 53
Prothesenversorgung nach Umkehrplastik 189
Pseudarthrose nach Knochenverpflanzung 162
Pseudokapsel 304
- Knochentumor 11 f, 14
- Weichteiltumor 264 f
Pseudotumor 298
- fibroossärer, digitaler 296
Pseudozyste 96
p53-Überexpression 65
PVNS s. Synovialitis, villonoduläre, pigmentierte

Q

Querschnittssymptomatik 238

R

Rachitis 74
Radiofrequenzablation, perkutane, CT-gesteuerte 191
Radionekrose 371
Radionuklidtherapie
- Kontraindikation 225
- Nachsorge 227
- Nebenwirkungen 226 f
- palliative, bei Knochenmetastasen 224 ff
- Strahlenexposition 227
Radiopharmaka 224 f
- Halbwertszeiten 224 f
- Knochenmarkszintigraphie 53
- Pharmakokinetik 48, 224 f
- Skelettszintigraphie 47 f
Randsklerose, scharf begrenzte 45
Rebiopsie, sofortige 63
Recklinghausen, Morbus 313 f
Regeneratbildung, Einfluss adjuvanter Therapie 165
Regionalanästhesie, postoperative 142
Reichel-Krankheit (Chondromatose, primäre synoviale) 82 f
Rekonstruktion
- biologische
- - Knochendefekt 156 ff
- - Komplikation 200 f
- motorische 375 f
- plastisch-chirurgische 370 ff
- - Indikation 370
- - kniegelenknahe, Komplikationsrate 377
- - Komplikation 377
- - Nachbehandlung 377
- - palliative 370, 376
Replantation 376
Resektionsarthrodese 161
Resektionsbiopsie 148, 281
Respiratorische Störung, postoperative 141
Reverse-Transkriptase-Polymerase-Kettenreaktion (RT-PCR) 69
Rezidivdiagnostik, ^{18}F-FDG-PET 55
Rhabdomyom 308 f
- adultes 308
- fetales 308
Rhabdomyosarkom 261
- alveoläres 267, 310 f, 337
- Genetik 311
- Histologie 310 f
- Prognose 311
- embryonales 309 f, 337
- botryoides 309 f
- Histologie 309 f
- Immunhistochemie 310
- Lokalisation 309
- Prognose 310
- Kindes-/Jugendalter, Bestrahlung 362
- pleomorphes 311 f
^{186}Rh-HEDP 225
Riesenzellen 89 ff, 98 f
- benigne 116
- osteoklastäre 117
Riesenzellgranulom, reparatives 96
Riesenzelltumor 6
- chondromatöser, epiphysärer s. Chondroblastom
- Häufigkeit, relative 5
- kalzifizierender s. Chondroblastom
- des Knochens 89 ff
- - Genetik 90
- - Mikroskopie 90 f
- - Strahlentherapie 219

- maligner 90f
- MR-Tomographie 37
- Röntgenbild 43
- synovialer 303f
- – Histologie 304
- tenosynovialer 303
- Vorzugslokalisation 43

Rippenresektion 157
Röhrenknochenmetastase 246f
Röntgenbild 20ff, 272f
- Biopsievorbereitung 57

Rosenkranz, rachitischer 74
RT-PCR-Diagnostik 69

S

Salzer-Kuntschik-Tumorregressionsgrad-Beurteilung 66f
Sarkom
- epitheloides 323f
- fibroblastisches, myxoinflammatorisches 301
- mit hoher Rezidivrate 301
- implantatassoziiertes 326
- myofibroblastisches, niedriggradig malignes 301
- pleomorphes 302
- strahleninduziertes 8, 221
- synoviales 322f
- – Genetik 323
- – Histologie 322f
- – Metastasierung 323

Sattelprothese 175f
Scalloping 34, 38
Schädelbasischordom, Strahlentherapie 219f
Schaltknochentransplantat 180
Schambeintumor, maligner, Resektion 157
Schaumzellen 117
Schenkelhals, Hirtenstabdeformität 42
Schilddrüsenkarzinom
- differenziertes, Knochenmetastasen, Radionuklidtherapie 227f
- Knochenmetastase 122

Schmerzen 140
- belastungsabhängige 9
- Knochentumor 9

Schmerzrhythmus, zirkadianer 27
Schmerztherapie
- palliative, bei Knochenmetastasen 224ff
- perioperative 144
- Wirkung 141

Schnellschnitttechnik, intraoperative 62f
Schnittführung, Biopsie, offene 60
Schultergelenk, Resektionsarthrodese 161
Schwannom
- benignes 312
- im Knochen 94
- melanotisches 314

Schwellung 9
- Weichteiltumor 263

Sehnenscheidenfibrom 298
Sehnentransposition 208
Selen bei Knochentumor 234
Sensibilisierung, neuronale, Inhibition 141
Serom 354
Silberbeschichtung, Tumorprothese 175
Single Photon Emission Tomography 49ff
Sitzbeinresektion 157
Skapulaprothese 177
Skapularesektion, totale 177

Skapular-Lappen 374
Skelettszintigramm(-graphie) 42, 47ff
- Anreicherungsmechanismus 47f
- Bilgebung, planare 48
- Biopsievorbereitung 57
- kalte Läsion 52
- Knochenmetastasennachweis 52, 239
- – bei Weichteiltumor 277f
- Knochen-zu-Weichteil-Kontrast 52
- Radiopharmaka 47
- statische 48
- Supercan 52
- Therapiemonitoring 51f

Skip-Metastase 155
Sklerosesaum 22
SMA (Smooth Muscle Actin) 307
^{153}Sm-EDTMP 225, 228
Smooth Muscle Actin 307
Sonographie
- Knochentumordiagnostik 27
- Weichteiltumordiagnostik 273

Southern-Blot-Technik 69
SPECT (Single Photon Emission Tomography) 49ff
S-100-Protein 312f, 315, 325
Spindelzellen 302
Spindelzelllipom 291
- Histologie 291

Spondylektomie 244f
Spongiosaplastik
- autologe 158
- Docking-Operation 167
- homologe 158

^{89}Sr-Chlorid 225
Staging
- Knochentumor 15f
- Weichteiltumor 263, 267ff, 288, 290

Staging-System 15, 267f
Stanzbiopsie 280f
- Hämatomprophylaxe 281

Sternberg-Reed-Zellen 125
Stoffwechselerkrankung 74
Strahlenexposition, Radionuklidtherapie 227
Strahlensensibilität, Organe 363f
Strahlentherapie 148
- intraoperative 361
- bei malignem
- – Knochentumor 216ff
- – Weichteiltumor 360ff
- Nebenwirkungen 221, 363f
- Organdosisminimierung 364
- postoperative 360f
- präoperative 355f, 360f
- – Komplikation 356
- Zielvolumen 362

Strahlung, ionisierende 8
Stressfraktur nach Knochenverpflanzung 162
Stumpfaufbauplastik 208
Sunburst-Phänomen 23
Synovialitis, villonoduläre, pigmentierte 91f, 303f
- atypische 276
- Genetik 92
- Histologie 304
- Mikroskopie 91f
- MR-Tomographie 276

Synovialsarkom 322
- ^{18}F-FDG-PET 279
- Genetik 323
- Histologie 322f
- Metastasierung 323
- molekularbiologischer Nachweis 70
- Zytogenetik 67

T

^{99m}Tc-Anti-NCA-95 53
^{99m}Tc-Dicarboxidiphosphonat 47
^{99m}Tc-DPD (^{99m}Tc-Dicarboxidiphosphonat) 47
^{99m}Tc-HMPAO 53
^{99m}Tc-Isonitrile 56
^{99m}Tc-MDP (^{99m}Tc-Methylendiphosphonat) 47
^{99m}Tc-Methylendiphosphonat 47
^{99m}TC-MIBI 56
^{99m}Tc-Nanokolloide 53
Thallium-201-Chlorid-Szintigraphie 56
Therapiemonitoring
- ^{18}F-FDG-PET 55
- Skelettszintigraphie 51f

Thermokoagulation 190f
Tibia
- antecurvata 42
- distale, Tumorprothese 177
- proximale
- – Biopsiezugang 59
- – Tumorprothese 176f
- – totale, Tumorprothese 177

Tibiaersatz, totaler 177
Tibiaosteosarkomresektion, Defektdeckung 378
Tibiatumor, maligner, Umkehrplastik 186f
Tissue Engineering 250ff
- Entwicklung 254
- Produkte in der Klinik 253
- Trägermaterial 250, 252

^{201}Tl-Thalliumchlorid-Szintigraphie 56
TNM-System 13ff, 290
Topotecan 334
Touton-Riesenzellen 99
Trabekulierung 23
Translokation
- Klarzellsarkom der Weichteile 325
- Rhabdomyosarkom, alveoläres 311
- Synovialsarkom 323

Transplantatverlust 377
Trevira-Anbindungsschlauch
- Gewebeverhalten 174
- Kapselrekonstruktion 173f
- Weichgeweberekonstruktion 173f

True-Cut-Nadel 280
Trypsin 232
Tumor
- benigner 4
- brauner, Röntgenbild 46
- chondrogener, Malignitätszeichen 113
- chondroossärer 287
- Diagnosefindung 63
- fibrohistiozytischer 303ff
- – benigner 303f
- – Dignität, intermediäre 304f
- – maligner 305f
- – plexiformer 304f
- fibromyxoider, ossifizierender 321f
- – Histologie 321f
- fibrosarkomatoider 302
- fibröser
- – kalzifizierender 298f
- – solitärer, extrapleuraler 300f
- histiozytärer 41
- hochgradig maligner 4f, 13ff
- klein-blau-rund-zelliger, desmoplastischer 326
- lipomatöser, atypischer 292f
- maligner, Grading s. Grading

- myofibroblastischer, inflammatorischer 299, 301
- neuroektodermaler
- – Melaninbildung 314
- – primitiver, peripherer (s. auch Ewing-Sarkom, extraskelettales) 119, 315
- niedriggradig maligner 4, 13ff
- Röntgenbild 36f

Tumorähnliche Läsion 6
- des Knochens 75, 150f
- – Diagnostik
- – – nuklearmedizinische 47ff
- – – radiologische 42ff
- – Entartung, maligne 8
- – Operationsindikation 150f
- – Pathologie 77ff
- – Skelettszintigraphie 53
- des Weichgewebes 258f, 284, 350
- – Operationsindikation 349

Tumorausdehnung, anatomische 14
Tumorausräumung, intrakapsuläre 151f
Tumorchirurgie 148ff
- Anästhesie 140ff
- Checkliste, anästhesiologische 144
- Instrumentierung 143
- Komplikation
- – kardiale 141f
- – pulmonale 141f
- – Körpertemperaturkontrolle 143
- – Volumensubstitution 143

Tumorendoprothese nach weiter Knochentumorresektion 154
Tumorgrad 13f
Tumorgrenze 13
Tumorklassifikation 74ff
Tumorknochen 114
Tumorleiden, systemische Komponente 164
Tumormatrix 22
Tumormodell 150
Tumornekrose, zentrale 323f
Tumornekrosefaktor 235
Tumorosteoid 114
Tumorprothese 168ff, 246f
- antiinfektiöse Oberfläche 174f
- Eigenschaften 170
- Fixation 172f
- Infektion 198f
- Infektionsbehandlung 174
- Keimbesiedlung 174
- Komplikation 197ff
- Lockerung, aseptische 175
- Material 174f
- Modular-System 169
- Osteointegrationsverbesserung 175
- präoperative Planung 169f
- Schaftfraktur 198
- silberbeschichtete 175

Tumorresektion
- in entbehrbaren Knochenanteilen 157
- intraläsionale 149f, 348
- marginale 149ff, 350
- radikale 149f, 348, 350, 370
- Rekonstruktion, plastisch-chirurgische 370ff
- weite 149f, 153f, 348, 350, 370

Tumorstadien 13ff
Tumorwachstum 11ff
- fischgrätenartiges 120

Tumorzytogenetik, klassische 67

U

Umkehrplastik 184ff, 376
- Hautschnitte 185f
- Indikation 184f
- Komplikation 188, 200f
- Prothesenversorgung 189
- Typen 184, 186ff
- Voraussetzungen 185
Umweltfaktoren 8
Umweltstoff, kanzerogener 262
Urticaria pigmentosa 100

V

Venenrekonstruktion 375
Verbundosteosynthese nach Metastasenresektion 246f
Verlängerungsmarknagel 168
Vertebrektomie 244
Vertebroplastik 244
Vimentin 120
Vincristin 130f, 334
- Nebenwirkung 135
Vitamine bei Knochentumor 234

W

Wachstumsfaktorrezeptor, epidermaler 65
Wachstumsprothese 183
Wadenbein s. Fibula
Weibel-Palade-Körperchen 92
Weichgeweberekonstruktion, Trevira-Anbindungsschlauch 173f
Weichteildefektdeckung 354, 371ff
- Wundkomplikation 372
Weichteil-Klarzellsarkom 325
Weichteilresektat, tumortragendes, Aufarbeitung 66f
Weichteilsarkom
- alveoläres 324f
- - Immunhistochemie 324f
- Bestrahlungsdosen 361
- Bestrahlungstechnik 361
- Chemotherapeutika 334
- Chemotherapie 341ff
- - adjuvante 334, 343f
- - Indikation 333
- - neoadjuvante 334, 344
- Chemotherapieempfindlichkeit 333
- Chemotherapieregime 342f
- CWS-Studie 363
- extrakompartmentales, DownStaging 263f
- Gentranslokation, balancierte 70
- Grading 342
- Kindes-/Jugendalter
- - Bestrahlungsdosis 362
- - Chemotherapie 332ff
- - - Ansprechen 336
- - - Nebenwirkungen 338
- - Chemotherapie-Chirurgie-Zusammenspiel 336f
- - CWS-Studien 337
- - Gruppeneinteilung, postoperative 335f
- - ICG-Studien 338
- - IRS-Studien 337f
- - Lokalisation 335
- - Lokalkontrolle 336f
- - Prognose 335, 338
- - Resektabilität 335
- - SIOP-Studien 338
- - Strahlentherapie 336f, 362f
- - - postoperative 362
- - - Zielvolumen 362
- - Therapie
- - - interdisziplinäre, Spätfolgen 339
- - - multimodale 362
- - Therapiestrategie 332
- - Tumorausdehnung 335
- - Tumorgröße 335
- - Klassifizierung, histologische 333
- metastasiertes
- - Chemotherapie 342f
- - Überlebenszeit 342
- Metastasierung 366
- Nachsorge 366f
- non-RMS-artiges, Kindes-/Jugendalter 333f
- Resektion
- - radikale 350
- - weite 350
- Rhabdomyosarkom-artiges Kindes-/Jugendalter 333
- Risikogruppen 334
- Spätfolgendiagnostik 367
- strahleninduziertes 262
- Strahlentherapie 360f
- - intraoperative 361
- - postoperative 360f
- - präoperative 360f
- - bei Rezidiv 361
- Therapie
- - adjuvante 349
- - Komplikation 355
- - stadienorientierte 351
- - Tumorgröße 342
Weichteiltumor 258ff
- altersabhängiges Auftreten 284f
- Amputation s. Amputation
- Anamnese 263
- Angiographie 273
- Aufarbeitung 67
- Ausdehnung, anatomische 269
- benigner 259
- biologische Bewertung 288
- Biopsie 272, 280f
- - bei Malignitätsverdacht 281
- CD-34-Positivität 300
- Computertomographie 272
- Diagnosefindung 63
- Diagnostik
- - immunhistochemische 65
- - klinische 262f
- - nuklearmedizinische 277ff
- - radiologische 272f
- Differenzierung
- - gewebliche 284
- - unsichere 287f, 320ff
- - unterschiedliche 348
- Differenzierungsmerkmale 284
- Dignitätsbewertung 284
- Exzision, intraläsionale 349
- 18F-FDG-PET 278f
- - Indikation 278f
- fibroblastisch-myofibroblastischer 285f, 295ff
- - benigner 295ff
- - Dignität, intermediäre 299ff
- - lokal aggressiver 299f
- - maligner 302f
- fibrohistiozytischer 286, 303ff
- - benigner 303f
- - Dignität, intermediäre 304f
- - maligner 305f
- - plexiformer 304f
- glattmuskulärer 287, 306ff
- - benigner 306f
- - maligner 307f
- GNTM-Klassifikation 268
- Grading 266ff, 288f
- Grading-Systeme 267
- Häufigkeitsverteilung 259, 261f
- Heterogenität 284
- hochdifferenzierter 258
- immunhistochemische Parameter 64
- Immunphänotyp 284
- infantiler 261
- Klassifikation 259ff
- Knochenmetastasensuche 277f
- Kompartment 263f, 269
- - anatomisches 10f
- Komplikation, postoperative 354ff
- Langzeitkomplikation, postoperative 356
- lokal aggressiver, intermediärer 258ff
- Magnetresonanztomographie 272f
- maligner 258ff
- - altersabhängiges Auftreten 261
- - Chemotherapie 341ff
- - Grading s. Grading
- - nicht vorbehandelter 265
- - Strahlentherapie 360ff
- - Therapie, neoadjuvante 265
- Malignitätsbeurteilung 266f
- Malignitätsgrad 349
- Nachsorge 366f
- neurogener 312ff
- - benigner 312ff
- - Dignität, intermediäre 314
- - maligner 314
- niedrigdifferenzierter 258
- Pathologie 284ff
- perivaskulärer 287
- Projektionsradiographie 272
- Randstruktur 265f
- reaktive Zone 264f
- Resektion
- - intraläsionale 348
- - marginale 350
- - radikale 348, 350
- - weite, 348, 350
- Resektionsbiopsie 349
- Rezidivdiagnostik 366
- rhabdomyoblastärer 287
- selten metastasierender, intermediärer 258ff
- semimaligner 258
- mit Skelettmuskeldifferenzierung 308ff
- - benigner 308f
- - maligner 309ff
- Sonographie 273
- Spätfolgendiagnostik 367
- spindelzelliger 302
- Stadieneinteilung 13ff, 266ff
- Staging 263, 267ff, 288, 290
- Staging-System 267f
- Strahlentherapie, Nebenwirkung 363f
- subkutaner 280
- Therapie, gradingabhängige 348f
- TNM-Klassifikation 290
- ursächliche Faktoren 262
- Wachstumsgeschwindigkeit 263
- WHO-Klassifikation 285ff
- Zelldifferenzierung 260f
WHO-Klassifikation 5
- Knochentumoren 76
- Weichteiltumor 285ff
Wirbelkörperfraktur, pathologische 244f
Wirbelkörperhämangiom
- Röntgenbild 39f
- Strahlentherapie 220
Wirbelosteolyse 38, 41
Wirbelsäulenbestrahlung beim Kind 364
Wirbelsäulenmetastase, solitäre 244
Wirbelsäulenmetastasen 238, 243ff
- Dekompression, ventrale 244
- MR-Tomographie 52
- Operationsindikation 243
- Operationsverfahren 244
- Weichteilkomponente 239
Wirbelsäulentumor, chondrogener, CGH-Analyse 68
Wundheilungsstörung
- Behandlung 355f
- bei Tumorprothese 198
- nach Weichteiltumorresektion 354ff
Wundinfektion bei Tumorprothese 198f
Wundkomplikation
- nach plastisch-chirurgischer Rekonstruktion 377
- nach Weichteildefektdeckung 372
Wundrandnekrose 354
- radiogene 356
- Therapie 355
Wurzelkompressionssymptomatik 238

X

Xanthofibrom s. Histiozytom, fibröses, benignes
Xanthogranulom s. Histiozytom, fibröses, benignes
Xanthom, fibröses s. Histiozytom, fibröses, benignes
Xanthosarkom s. Histiozytom, fibröses, malignes

Z

Zellen, chondroblastäre, helle 116
Zellkultur 251f
Zyste
- magnetresonanztomographisches Erscheinungsbild 26
- synoviale, Diagnostik 277
Zystitis, hämorrhagische 135
Zytokine, Tissue Engeneering 252